普通高等教育规划教材
国家“十一五”重点出版计划项目

妇产科护理学

主　编　何　仲　吴丽萍
主　审　邓　姗　姜　梅
编　者（按姓氏拼音为序）
薄海欣　北京协和医院
邓寒羽　北京协和医学院护理学院
何　仲　北京协和医学院继续教育学院
李　青　承德医学院护理学院
刘绍金　北京协和医院
陆　虹　北京大学护理学院
单伟颖　承德医学院护理学院
吴丽萍　北京协和医学院护理学院
赵　红　北京协和医学院护理学院
赵玉芳　北京协和医院

中国协和医科大学出版社

图书在版编目（CIP）数据

妇产科护理学／何仲，吴丽萍主编．—4版．—北京：中国协和医科大学出版社，2014.6
ISBN 978-7-5679-0116-2

Ⅰ．①妇…　Ⅱ．①何…②吴…　Ⅲ．①妇产科学-护理学　Ⅳ．①R473.71

中国版本图书馆CIP数据核字（2014）第140193号

普通高等教育规划教材
国家“十一五”重点出版计划项目
妇产科护理学

主　　编：何　仲　吴丽萍
责任编辑：邓明俊

出版发行：中国协和医科大学出版社
（北京东单三条九号　邮编100730　电话65260378）
网　　址：www.pumcp.com
经　　销：新华书店总店北京发行所
印　　刷：北京佳艺恒彩印刷有限公司

开　　本：787×1092　1/16开
印　　张：33
字　　数：700千字
版　　次：2014年8月第一版　2015年1月第二次印刷
定　　价：70.00元

ISBN 978-7-5679-0116-2

前　言

随着医学科学的飞速发展和护理模式的转变，对护理人员提出了更高的要求，为培养适应临床需求的高素质的护理人才，北京协和医学院护理学院在国家教育部、国家卫生和计划生育委员会、美国CMB基金的支持下，进行了课程设置改革并配套编写了本教材。

本教材参照美国、加拿大等国采用的以生命周期和人的基本需要为主线构建护理课程的模式，在“21世纪护理人才培养模式改革与实践”课题系列教材的基础上，邀请相关专家，尤其是临床护理专家编写了本教材，主要内容为妇产科常见疾病患者的护理。教材内容翔实具体，实用性强，更加贴近临床，更加突出整体护理。教材内容适合高等医学院校护理学专业的学生和教师使用，同时适于临床妇产科护士使用。

本教材是普通高等教育规划教材、国家新闻出版总署“十一五”重点出版计划项目临床护理学丛书中的一本。教材编写过程中，得到了北京协和医学院护理学院、北京协和医院、北京大学护理学院、承德医学院护理学院等护理同仁的大力支持。

由于时间仓促和编者的水平有限，教材中难免存在不足之处，恳请护理界同仁及广大读者批评指正。

何　仲　吴丽萍

2014年7月

目　录

绪　论

妇产科护理学是与内科、外科、儿科护理学并驾齐驱的主干专业课程，是一门涉及面较广和整体性较强的学科。

一、妇产科护理学的定义及范畴

妇产科护理学是一门诊断并处理妇女对现存和潜在健康问题的反应，为妇女健康提供服务的科学，是现代护理学的重要组成部分。护理对象包括生命各阶段不同健康状态的女性，以及相关的家庭和社会成员，以确保妇女在整个生命周期不同生理阶段的健康、安全和幸福，保证胎儿、新生儿的生存及健康成长。主要包括产科护理学、妇科护理学、计划生育、妇女保健四部分内容。

产科护理学包括产科学基础（女性生殖系统解剖及生理等）、生理产科学（妊娠生理、妊娠诊断、孕期监护及保健、正常分娩、正常产褥等）、病理产科学（妊娠病理、妊娠合并症、异常分娩、分娩期并发症、异常产褥等）、胎儿及新生儿护理四大部分。

妇科护理学包括妇科学基础（妇女一生生理变化、月经生理、女性内分泌等）、女性生殖器炎症（各部位炎症、性传播疾病等）、女性生殖器肿瘤（各部位良性和恶性肿瘤等）、月经失调（功能失调性子宫出血、闭经、痛经等）、女性生殖器损伤（子宫脱垂、生殖道瘘等）、女性生殖器畸形（主要是先天畸形等）、女性其他生殖器疾病（子宫内膜异位症、不孕症等）。

在我国，妇产科护理学还包括计划生育。计划生育是我国的一项基本国策，它不是孤立地控制生育、降低人口数量，而是与妇幼保健、妇女健康密切结合。要求每对夫妇和个人实现其生育目标，对生育数量、间隔和时机，自由地、知情地和负责地做出选择。计划生育部分包括选择生育时期、避孕指导以及处理非意愿妊娠等内容。

妇女保健学是根据女性生殖生理特征，以保健为中心，以群体为对象的一门新兴学科。主要研究妇女一生各时期的生理、心理、社会适应能力的保健要求。

二、妇产科护理学的发展史及新进展

妇产科护理最早源于产科护理。自有人类以来，就有专人参与照顾妇女的生育过程，这就是最早的产科及产科护理雏形。在当时无任何消毒和护理措施情况下，产科并发症、产妇及新生儿的发病率和死亡率极高。公元500年，印度外科学家Susruta首次报告了产褥感染，分析了感染原因，从此强调助产人员在接生前必须修剪指甲并洗净双手。此后，经历了很长一段时间，伴随着社会进步和医学发展，医疗和护理学逐渐摆脱了宗教和神学色彩，患病妇女开始求助于医疗机构。1625年后，H·Van·Roonhyze著有《现代妇科和产科学》，记述了为子宫破裂和宫外孕患者实施剖宫产术、膀胱阴道瘘修补术。此后，剖腹探查术开始兴起。妇科学和外科学的结合由 W · Hunter（1718~1783 年）医师开始，C · White（1728~1813 年）首先提出产科无菌手术的概念和产褥感染的理论。至 19 世纪，J · Simpson（1811~1870 年）通过自身实验，创立了麻醉学，使外科和妇产科学发展达到新的阶段。在 1600~1900 年的 300 年间，妇产科及其护理学的发展与医学总体发展密不可分。

祖国医学发展历史悠久，公元前 1300~1200 年，在以甲骨文撰写的卜辞中就有王妃分娩时染疾的记载，此为我国关于妇产科疾病的最早记录。在 2000 多年前诞生的《黄帝内经 · 素问》中详细记录了女子成长、发育、月经疾患、妊娠的诊断及相关疾病治疗的认识和解释，这些妇产科学知识对后人有很重要的启示。在晋朝太医令王叔和（公元 210~285 年）所著《脉经》里也有不少关于妇科疾病病因和诊断的描述。至隋朝，巢元方（公元 605~616 年）著有《诸病源候论》，其中有关妇人杂病、妊娠病、产病、难产及产后病等妇产科病因、病理方面的进一步解释。至唐代，孙思邈（公元 581~682 年）先著有《千金要方》，其中有三卷专论《妇人方》：上卷论妊娠和胎产，中卷论杂病，下卷论调经；后著有《千金翼方》。孙思邈对种子、恶阻、养胎、妊娠等疾病的治疗，临产注意事项、产后护理及崩漏诸症皆有较详尽的分析和论述。唐朝大中初年（公元 8 世纪中叶）昝殷所著《经效产宝》是我国现存最早的一部中医妇产科专著，产科与内科从此时起开始分立；至宋朝嘉祐五年（公元 1060 年）产科已正式确定为独立学科，为当时规定的九科之一。从宋朝到清朝的大约 1000 年间，随着中医学的发展，妇产科学也发展到一定规模，更不乏妇产科专著，其中尤以宋代陈子明的《妇人大全良方》及清代乾隆御纂的《医宗金鉴 · 妇科心法要诀》的内容系统、详尽，反映了我国当时中医妇产科学的发展水平。

至近代，妇女选择的分娩场所也由家庭转为医院。随着分娩场所的变迁，参与产科护理的人员结构和性质也在发生根本性变化。最初只有女性才能参与妇女生育过程的照顾。这些人往往拥有较多子女，有着丰富的生育经历，所具有的接生技术通常是以学徒的学习方式从他人获得。当分娩场所由家庭转移到医院时，即需要一批受过专业训练，具备特殊技能的护理人员参与产科的护理工作。第二次世界大战以前，妇产科照顾的重点仅限于急症、重症状态的护理，以及预防妇产科传染病方面的工作。当时，护士的角色有很大的局限性。近年来，为了应对人口与发展的问题，世界卫生组织（WHO）提出“2015 年人人享有生殖健康”，我国政府对实现生殖保健做出承诺，并制定分阶段服务目标。当代妇产科护理工作内容和范畴有了新的内涵和扩展，对妇产科护理工作提出了新的要求，也指明了发展方向。护理模式由单纯“以疾病为中心的护理”到“以病人为中心的护理”向“以整体人的健康为中心”转变，护理场所逐渐由医院扩大到家庭和社会，服务人群由非健康人群扩大到亚健康和健康人群。

随着基础学科、妇产科学和医学模式的不断发展，妇产科护理模式也发生了很大的转变。以往的产科学是“以母亲为中心”的理论体系，着重研究孕妇在妊娠期的生理变化、正常分娩的机制、妊娠并发症的防治、异常分娩的处理、产褥期母体变化等，相比之下对胎儿、新生儿的研究明显不足，致使胎儿、新生儿死亡率降低速度不能让人满意。近年，产科学理论体系有着显著转变，代之以母子统一管理的理论体系，甚至有学者提出产科学应改为母子医学。这一新理论体系的出现，导致围生医学、新生儿学等分支学科诞生。相应地，产科护理模式转向

“以家庭为中心”，确定并针对个案、家庭、新生儿在生理、心理、社会等方面的需要及时调适，向他们提供具有安全性和高质量的健康照顾，尤其强调提供促进家庭成员间的凝聚力和维护身体安全的母婴照顾。分娩环境的改善、分娩技术的提高以及“母婴同室”的建立、围产期服务模式的探索等是实现“以家庭为中心的产科护理”的具体表现。

三、妇产科护理学的学习目的及方法

学习妇产科护理学目的在于学好理论和掌握技术，运用护理程序为护理对象实施整体护理，达到减轻痛苦、促进康复、预防疾病发生、提供保健指导的目的。

妇产科护理学虽然有专科性，但是人体是一个有机的整体，妇产科疾病和内科、外科、儿科等疾病有着不可分割的联系。学好妇产科护理，首先要重视前期课程和相关学科知识如护理学基础、内科护理学、外科护理学、儿科护理学的学习，只有这样才能提高对妇产科护理学的认识和理解。其次，由于当前妇产科护理工作的内容和范畴比传统的妇产科护理扩展很多，而且还具有独立和日趋完善的护理相关理论体系如 Orem 自我护理理论、Maslow 人类基本需要层次论等，因此对专科护士的文化基础水平、沟通交流能力、责任心及职业道德等方面提出更高的要求，因此在学习基本理论、基本知识和基本技能的同时，还要树立整体观念，重视妇女的心理状态和社会因素，运用相关的护理理论科学有效地实施护理活动。最后，必须充分认识到妇产科护理是一门实践性学科，在学习的全过程强调理论联系实际，注重实践能力和职业行为规范培养，通过临床实践，进一步培养和提高实际工作能力，正确运用整体护理程序管理护理对象。

四、妇产科护士应具备的素质

妇产科的护理对象大多数处于妇女一生当中的特殊时期，从事妇产科护理工作的人员除了具备扎实的理论知识和娴熟的操作技术外，还应具备以下几点。

1. 高尚的人文修养　在护理实践中，人文精神体现在对妇女生命与健康、权利与需求、人格和尊严的关心和关注。由于妇产科疾病涉及患者隐私部位，大多有紧张、不安的复杂心理。当护士实施操作时，体现人文关怀的悉心呵护，可以化解妇女的恐惧和担心。由于工作中常常能接触到其他科室接触不到的患者隐私，作为妇产科护士应保护妇女隐私，尊重并帮助她们渡过难关。

2. 高度的责任心　妇产科工作关系到母婴的安危，工作中稍有不慎和疏忽很可能会给母婴生命带来意外，甚至威胁母婴的生命安全，影响下一代的健康和质量，影响家庭的幸福和稳定。因此，妇产科护士应牢记自己肩上的责任和使命，在工作中把好每一关，以高度负责的态度护理每一位孕产妇和妇科患者。

3. 良好的协作精神　妇产科工作有较多的协作环节，比如接生过程中助产士与护士之间的协作、手术过程中医护之间的合作等。作为妇产科护士在工作中要有团队精神，并且逐步加强彼此间合作的默契。

（吴丽萍）

第一章 女性生殖系统解剖与生理

关键词

pelvis	骨盆
pelvic floor	骨盆底
vulva	外阴
mons pubis	阴阜
labium majus	大阴唇
labium minus	小阴唇
clitoris	阴蒂
vaginal vestibule	阴道前庭
vagina	阴道
uterus	子宫
cervix	子宫颈
endometrium	子宫内膜
myometrium	子宫肌层
serosa of uterus	子宫浆膜层
round ligament	圆韧带
broad ligament	阔韧带
cardinal ligament	主韧带
utero-sacral ligament	宫骶韧带
oviduct	输卵管
ovary	卵巢
urethra	尿道
urinary bladder	膀胱
ureter	输尿管
rectum	直肠
vermiform appendix	阑尾
estrogen	雌激素
progestin	孕激素
androgen	雄激素
follicle stimulating hormone，FSH	卵泡刺激素
luteinizing hormone，LH	黄体生成素
prolactin，PRL	催乳素
hypothalamus-pituitary-ovary axis，H-P-O axis	下丘脑-垂体-卵巢轴

第一节　女性生殖系统解剖

女性生殖系统包括内、外生殖器官及相关组织与邻近器官。骨盆为产道的重要组成部分，与分娩关系密切。

一、骨盆

骨盆是胎儿娩出时必经的通道，其大小、形状对分娩有直接影响。

（一）骨盆的组成

1. 骨盆的骨骼　骨盆由骶骨、尾骨及左右两块髋骨组成。每块髋骨又由髂骨、坐骨及耻骨融合而成；骶骨由5~6块骶椎融合而成，呈三角形，其上缘明显向前突出，称为骶岬；尾骨由4~5块尾椎合成（图1-1）。

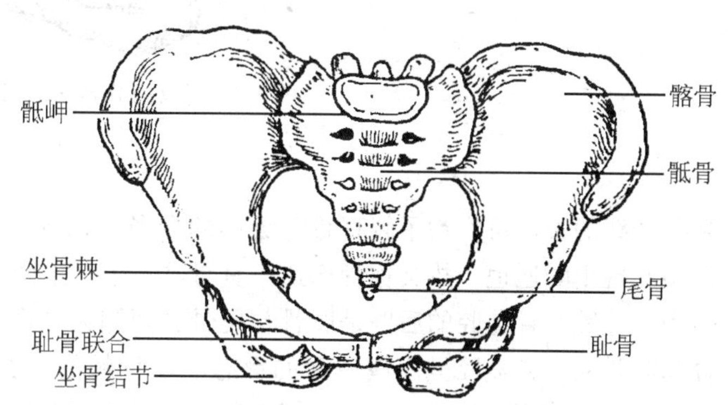

图1-1　正常女性骨盆（前上观）

2. 骨盆的关节　包括耻骨联合、骶髂关节和骶尾关节。两耻骨之间有纤维软骨，形成耻骨联合，位于骨盆的前方，其上、下附有耻骨韧带。骶髂关节位于骶骨和髂骨之间，在骨盆后方。骶尾关节为骶骨与尾骨的联合处，有一定的活动度。

3. 骨盆的韧带　骨盆各部之间的韧带，以骶骨、尾骨与坐骨结节之间的骶结节韧带和骶骨、尾骨与坐骨棘之间的骶棘韧带较为重要（图1-2）。妊娠期受性激素影响，韧带较松弛，各关节的活动性也稍有增加，有利于分娩时胎儿通过。

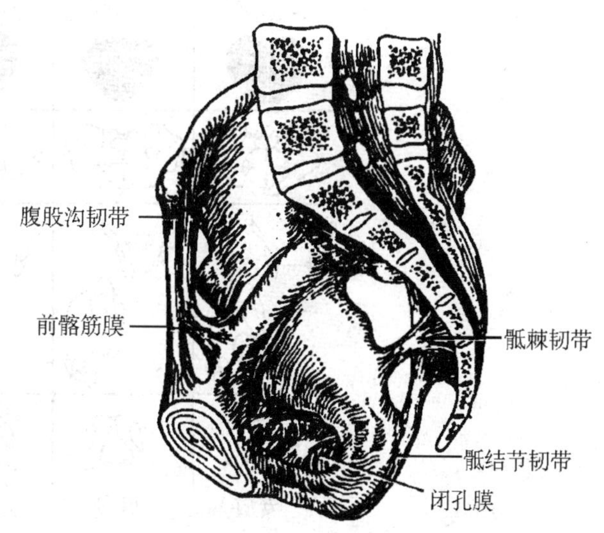

图1-2　骨盆的韧带

（二）骨盆的分界　以耻骨联合上缘、髂耻缘及骶岬上缘的连线（所谓分界线即髂耻线）为界，将骨盆分为假骨盆和真骨盆（图1-3）。假骨盆又称大骨盆，位于骨盆分界线以上，为腹腔的一部分，其前方为腹壁下部、两侧为髂骨翼，其后方为第5腰椎。假骨盆与产道无直接关系，但假骨盆

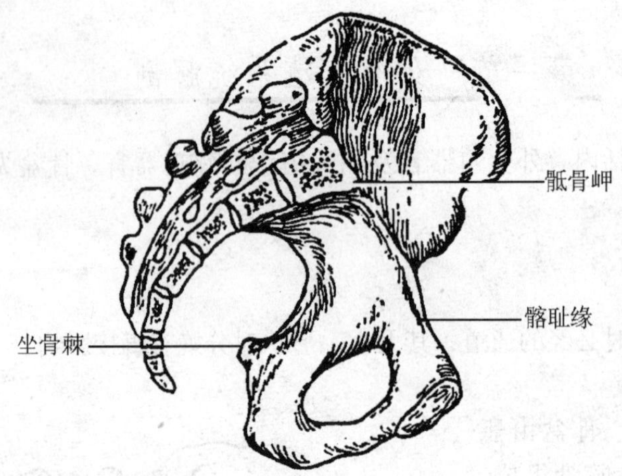

图 1-3 骨盆的分界（侧面观）

某些径线的长短可作为了解真骨盆大小的参考。真骨盆又称小骨盆，位于骨盆分界线以下，是胎儿娩出的通道，故又称骨产道。真骨盆有上、下两口，即骨盆入口与骨盆出口，两口之间为骨盆腔。骨盆腔的后壁是骶骨与尾骨，两侧为坐骨、坐骨棘和骶棘韧带，前壁为耻骨联合和耻骨支。骨盆腔呈前浅后深的形态，坐骨棘位于真骨盆的中部，可经肛诊或阴道诊触到，骶骨的前面凹陷形成骶窝，第 1 骶椎向前凸出形成骶岬，为骨盆内测量的重要标志。耻骨两降支的前部相连构成耻骨弓。通常女性骨盆较男性骨盆宽而浅，有利于胎儿娩出。

（三）骨盆的类型　根据骨盆形状（按 Callwell 与 Moloy 分类），分为 4 种类型（图 1-4）。

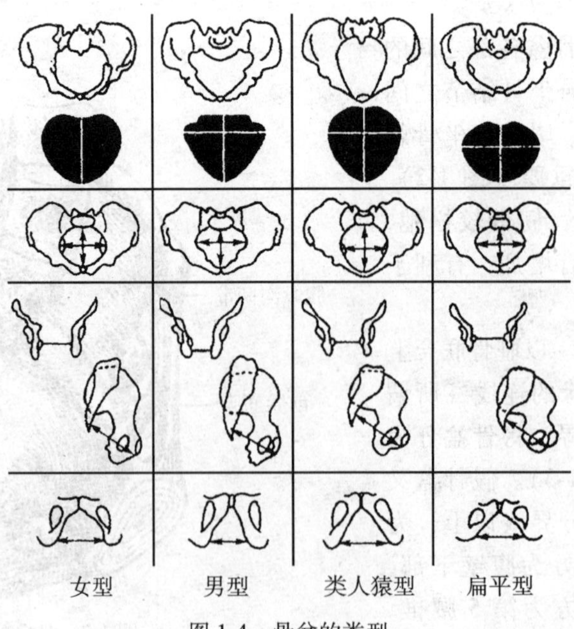

图 1-4 骨盆的类型

骨盆的类型可构成骨产道对分娩的影响。

1. 女型　骨盆入口呈横椭圆形，髂骨翼宽而浅，入口横径较前后径稍长，耻骨弓较宽，两侧坐骨棘间径≥10cm。最常见，为女性正常骨盆。在我国妇女骨盆类型中占52%~58.9%。

2. 扁平型　骨盆呈扁椭圆形，入口前后径大于横径。耻骨弓宽，骶骨失去正常弯度，变直向后翘或深弧型，故骶骨短而骨盆浅。在我国妇女中较常见，占23.2%~29%。

3. 类人猿型　骨盆入口呈长椭圆形，入口前后径大于横径。骨盆两侧壁稍内聚，坐骨棘较突出，坐骨切迹较宽，耻骨弓较窄，但骶骨向后倾斜，故骨盆前部较窄而后部较宽。骶骨往往有6节，故较其他型深。在我国妇女中占14.2%~18%。

4. 男型　骨盆入口略呈三角形，两侧壁内聚，坐骨棘突出，耻骨弓较窄，坐骨切迹窄，呈高弓形，骶骨较直而前倾，致出口后矢状径较短。骨盆腔呈漏斗形，往往造成难产。较少见，在我国妇女中仅占1%~3.7%。

骨盆的形态、大小除种族差异外，其生长发育还受遗传、营养与性激素的影响。上述四种基本类型只是理论上归类，临床多见为混合型骨盆。

（四）骨盆底　骨盆底由多层肌肉和筋膜组成，封闭骨盆出口，承托并保持盆腔脏器于正常位置。若骨盆底结构和功能发生异常，可影响盆腔脏器位置与功能，甚至引起分娩障碍，而分娩处理不当，亦可损伤骨盆底。

骨盆底的前方为耻骨联合和耻骨弓，后方为尾骨尖，两侧为耻骨降支、坐骨升支及坐骨结节。两侧坐骨结节前缘的连线将骨盆底分为前、后两部：前部为尿生殖三角，向后下倾斜，有尿道和阴道通过；后部为肛门三角，向前下倾斜，有肛管通过。骨盆底由外向内分为3层：

1. 外层　即浅层筋膜与肌肉。在外生殖器、会阴皮肤及皮下组织的下面为会阴浅筋膜，它的深面由3对肌肉及一括约肌组成盆底浅肌肉层（图1-5）。

（1）球海绵体肌　位于阴道两侧，覆盖前庭球及前庭大腺，向前经阴道两侧附于阴蒂海

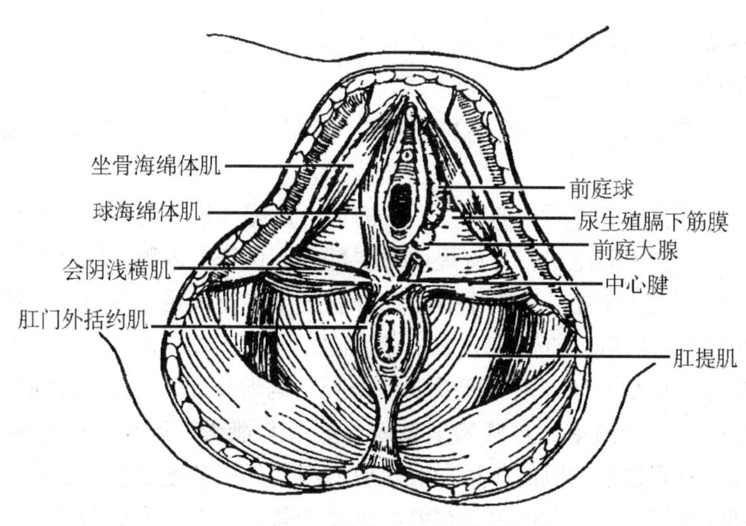

图1-5　骨盆底浅层肌肉

绵体根部，向后与肛门外括约肌互相交叉而混合。此肌收缩时能紧缩阴道，又称阴道缩肌。

（2）坐骨海绵体肌　从坐骨结节内侧沿坐骨升支内侧与耻骨降支向上，最终集合于阴蒂海绵体（阴蒂脚处）。

（3）会阴浅横肌　从两侧坐骨结节内侧面中线向中心腱汇合。

（4）肛门外括约肌　为围绕肛门的环形肌束，前端汇合于中心腱。

2. 中层　为尿生殖膈，由上、下两层坚韧的筋膜及其间的一对会阴深横肌及尿道括约肌组成，覆盖于由耻骨弓与两坐骨结节所形成的骨盆出口前部三角形平面的尿生殖膈上，亦称为三角韧带。尿道及阴道穿过尿生殖膈（图 1-6）。

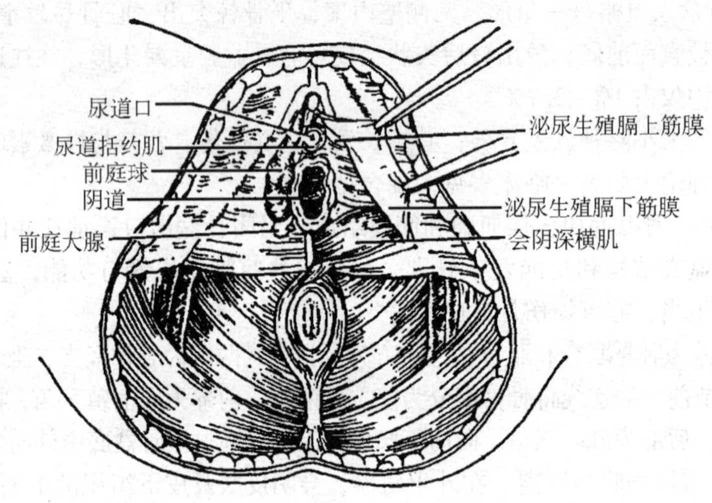

图 1-6　泌尿生殖膈上下两层筋膜及肌肉

（1）会阴深横肌　自坐骨结节的内侧面伸展至中心腱处。

（2）尿道括约肌　环绕尿道，控制排尿。

3. 内层　由肛提肌及筋膜组成的盆底最内、最坚韧的一层，亦称为盆膈。尿道、阴道及直肠均穿过。

肛提肌是位于骨盆底的成对扁肌，向下、向内合成漏斗形。每侧肛提肌由前内向后外由3 部分组成（图 1-7）。①耻尾肌：为肛提肌主要部分，位于最内侧，肌纤维从耻骨降支内面沿阴道、直肠向后，终止于尾骨，其中有小部分肌纤维终止于阴道和直肠周围，经产妇的此层组织易受损伤而导致膀胱、直肠膨出；②髂尾肌：为居中部分，从腱弓（即闭孔内肌表面筋膜的增厚部分）后部开始，向中间及向后走行，与耻尾肌汇合，再经肛门两侧至尾骨；③坐尾肌：为靠外后方的肌束，自两侧坐骨棘至尾骨与骶骨。肛提肌有加强盆底托力的作用，并有加强肛门及阴道括约肌的作用。肛提肌的内、外层各覆有一层筋膜，内层为覆盖盆底及盆壁的坚韧的结缔组织即盆筋膜，与盆腔脏器相联系的部分形成韧带，对盆腔脏器有坚强的支托作用。盆筋膜上面为盆腔腹膜，二者间有一层疏松的结缔组织称为盆腔结缔组织，盆腔血管、神经、淋巴及输尿管均在此层受到保护。

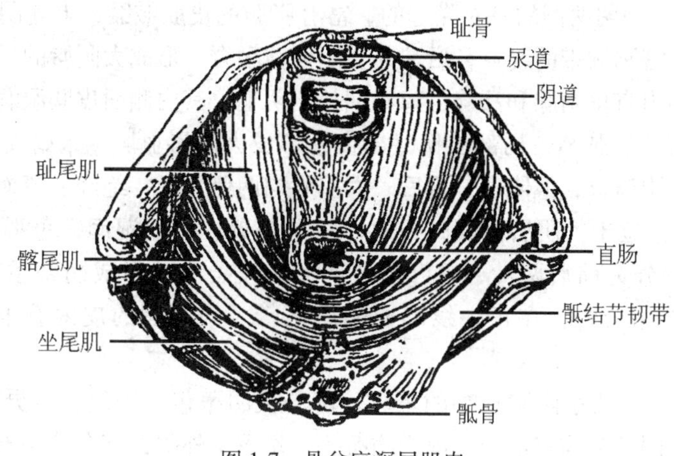

图 1-7 骨盆底深层肌肉

会阴有广义和狭义之分。广义的会阴是指封闭骨盆出口的所有软组织，前为耻骨联合下缘，后为尾骨尖，两侧为耻骨降支、坐骨升支、坐骨结节和骶结节韧带。狭义的会阴是指阴道口与肛门之间的软组织，厚 3~4cm，由外向内逐渐变窄呈楔状，表面为皮肤及皮下脂肪，内层为会阴中心腱，又称会阴体。妊娠期会阴组织变软有利于分娩，分娩时要保护此区，以免造成会阴裂伤。

二、外生殖器

女性外生殖器又称外阴，是指从耻骨联合及双股内侧至会阴之间的组织（图 1-8）。

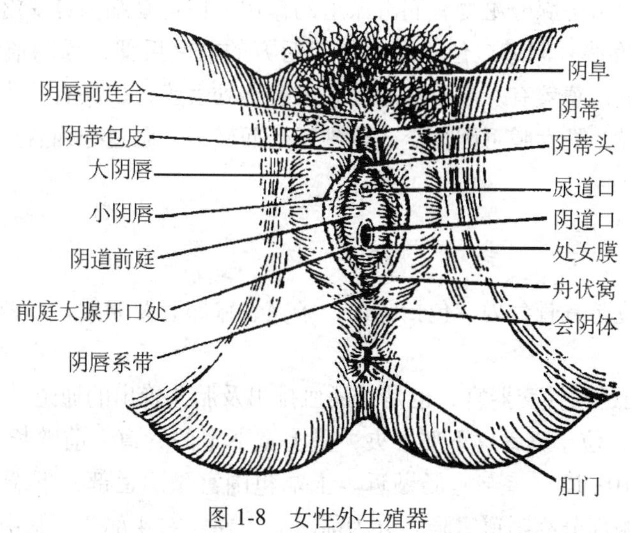

图 1-8 女性外生殖器

（一）阴阜　耻骨联合前面隆起的脂肪垫。青春期后该部皮肤上覆以阴毛，呈倒三角形分布，为女性第二性征之一。阴毛疏密、粗细、色泽可因人或种族而异。

（二）大阴唇　外阴两侧的一对隆起的、富有脂肪的皮肤皱襞，上连阴阜下接会阴，两侧大阴唇前端为子宫圆韧带的终点，后端在会阴体前融合，形成大阴唇的后连合。大阴唇外侧面为皮肤，皮层内有皮脂腺和汗腺，青春期长出阴毛；其内侧面皮肤湿润似黏膜。大阴唇皮下脂肪中有丰富的静脉丛，局部受伤时出血易形成大阴唇血肿。未婚女性双侧大阴唇合拢，遮盖尿道口及阴道口，但阴道分娩后，大阴唇向两侧分开，绝经后萎缩。

（三）小阴唇　位于大阴唇内侧的一对薄皮肤皱襞，表面湿润，色褐，无毛。两侧小阴唇前端融合，并分为前后两叶，前叶形成阴蒂包皮，后叶形成阴蒂系带，小阴唇的后方与大阴唇的后方相会合，在正中线形成阴唇系带。小阴唇的皮内有丰富的神经末梢，很敏感。

（四）阴蒂　位于两小阴唇顶端的下方，部分被阴蒂包皮围绕，与男性阴茎海绵体相似，有勃起功能。阴蒂分为三部分，前为阴蒂头，暴露于外阴，富含神经末梢，极敏感；中为阴蒂体；后为两个阴蒂脚，附着于两侧的耻骨支上。

（五）阴道前庭　为双侧小阴唇所包围的菱形区，前为阴蒂，后为阴唇系带，其内包括有尿道口、阴道口及前庭大腺的开口。在阴道口与阴唇系带之间有一浅窝，称为舟状窝，分娩后常因会阴撕裂而消失。

1. 前庭球　又称球海绵体，位于前庭两侧，由有勃起性的组织构成，其前部与阴蒂相连，后部与前庭大腺相邻，表面为球海绵体肌覆盖。

2. 前庭大腺　又称为巴多林腺，位于大阴唇的后方，左右各一，也为球海绵体肌覆盖，如黄豆大小，直径0.5~1cm。腺管细长（1~2 cm），向内侧开口于前庭后方小阴唇与处女膜之间的沟内。性兴奋时可分泌黏液，起润滑作用。正常情况检查时不能触及此腺。若因感染腺管口闭塞，形成前庭大腺囊肿或脓肿，可看到并能触及。

3. 尿道外口　位于阴蒂头后下方，为圆形开口。尿道后壁近尿道口处，有一对并列的腺体即尿道旁腺，尿道旁腺分泌物有润滑尿道的作用，但也是细菌容易潜藏的部位。

4. 阴道口及处女膜　阴道口位于尿道外口后方的前庭后部，为阴道的开口，其形状及大小常不规则。阴道口覆盖有一层较薄的黏膜皱襞称处女膜，中央有一小孔，处女膜的厚度及孔的大小因人而异。处女膜可因性交或剧烈运动而破裂，阴道分娩后进一步受损，仅留处女膜痕。

三、内生殖器

女性内生殖器位于真骨盆内，包括阴道、子宫、输卵管及卵巢，后两者常被称为子宫附件（图1-9）。

（一）阴道　阴道为性交器官，也是月经血排出及胎儿娩出的通道。

1. 位置和形态　位于真骨盆下部中央，呈上宽下窄的管道。前壁长7~9cm；与膀胱和尿道相邻，后壁长10~12cm，与直肠贴近。上端包围宫颈阴道部，下端开口于阴道前庭后部。环绕宫颈周围的部分称阴道穹隆，分为前、后、左、右4部分，其中后穹隆最深，与盆腔最低的直肠子宫陷凹紧密相邻，临床上可经此处穿刺或引流。

2. 组织结构　阴道壁自内向外由黏膜、肌层和纤维组织膜构成。阴道黏膜由复层扁平上皮细胞覆盖，呈淡红色，无腺体，有很多横纹皱襞，故有较大伸展性。阴道黏膜受性激素影响有周期性变化。幼女及绝经后妇女的阴道黏膜上皮甚薄，皱襞少，伸展性小，容易创伤而感染。阴道肌层由两层平滑肌纤维构成，外层纵行，内层环行，在肌层的外面有一层纤维组织膜，含多量弹力纤维及少量平滑肌纤维。阴道壁因富有静脉丛，故局部受损伤易出血或形成血肿。

（二）子宫　子宫于青春期后受性激素影响发生周期性变化并产生月经；性交后子宫亦为精子通往输卵管的通道；受孕后胎儿在子宫内生长发育；分娩时，由于子宫强而规律的收缩将胎儿及其附属物排出。

1. 形态　子宫是有腔壁厚的肌性器官（图 1-9）。成年人子宫呈前后略扁的倒置梨形，重约 50g，长 7~8cm，宽为 4~5cm，厚为 2~3cm，宫腔容量约 5ml。子宫上部较宽称宫体，其上端隆突部分称宫底，宫底两侧为宫角，与输卵管相通。子宫下部较窄呈圆柱状称宫颈。宫体与宫颈的比例，婴儿期为 1∶2，成年妇女为 2∶1，老年妇女为 1∶1。

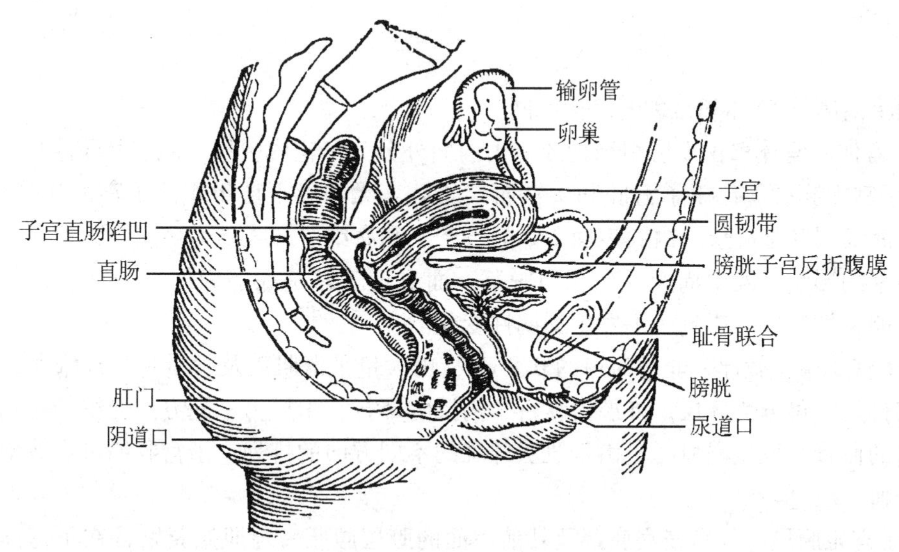

图 1-9　女性内生殖器（矢状断面观）

宫腔为上宽下窄的三角形，两侧通输卵管，尖端朝下通宫颈管。在宫体与宫颈之间形成最狭窄的部分称子宫峡部，在非孕期长约 1 cm，其上端因解剖上较狭窄，又称解剖学内口；其下端因黏膜组织在此处由子宫内膜转变为宫颈黏膜，又称组织学内口。宫颈内腔呈梭形称宫颈管，成年妇女长约 2. 5~3cm，其下端称宫颈外口，连接阴道顶端，故子宫颈以阴道附着部为界分为两部分，即宫颈阴道上部和宫颈阴道部（图 1-10）。未产妇的宫颈外口呈圆形；已产妇的宫颈外口受分娩影响形成大小不等的横裂，而分为前唇和后唇。

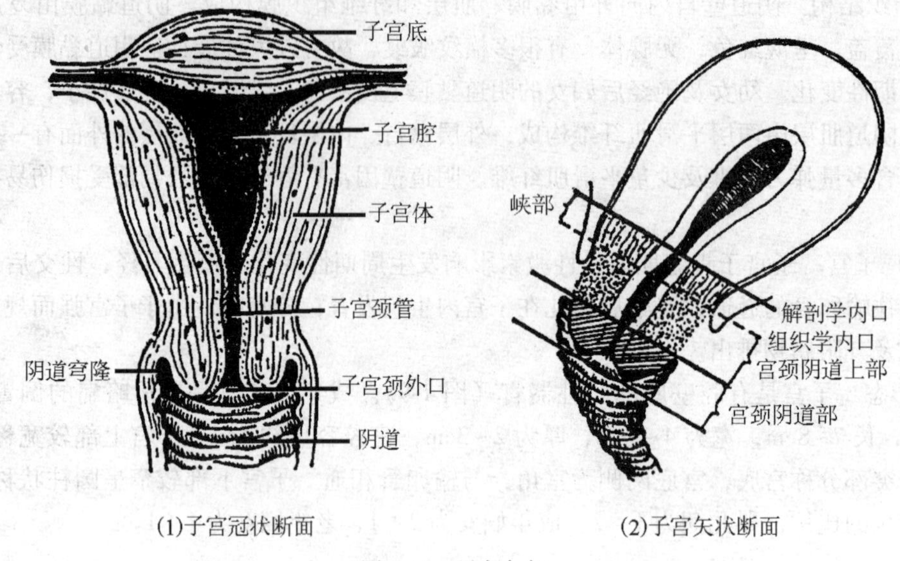

(1)子宫冠状断面　　(2)子宫矢状断面

图 1-10　子宫各部

2. 组织结构　宫体和宫颈的结构不同。

（1）宫体　宫体壁由 3 层组织构成，由内向外分为子宫内膜层、肌层及浆膜层。

1）子宫内膜层　位于子宫腔和子宫肌层之间，无内膜下层组织。子宫内膜分为 3 层：致密层、海绵层和基底层。内膜表面 2/3 为致密层和海绵层，统称为功能层，青春期开始受卵巢性激素的影响，发生周期性变化而脱落。而靠近子宫基底层为靠近子宫肌层的 1/3 内膜，不受卵巢性激素的影响，不发生周期性变化。

2）子宫肌层　较厚，非孕时厚约 0. 8 cm，由大量平滑肌束及少量弹力纤维所组成。肌纤维交错排列，可分为 3 层，外层为纵行，内层为环行，中层为不同方向交织的排列。肌层中有丰富的血管，发生出血时，由于肌层纤维的不同方向的排列，子宫收缩可有效地使血窦关闭而止血。

3）子宫浆膜层　为覆盖宫底部及其前后面的脏层腹膜，与肌层紧贴，在子宫前面近子宫峡部处，腹膜与子宫壁结合较疏松，向前反折以覆盖膀胱，形成膀胱子宫陷凹。在子宫后面，腹膜沿子宫壁向下，至宫颈后方及阴道后穹隆再折向直肠，形成直肠子宫陷凹，亦称道格拉斯陷凹。

（2）宫颈　主要由结缔组织构成，含少量平滑肌纤维、血管及弹力纤维。宫颈管黏膜上皮细胞呈单层高柱状，黏膜层有许多腺体能分泌碱性黏液，形成宫颈管内的黏液栓，将宫颈管与外界隔开。黏液栓成分及性状受性激素影响，发生周期性变化。宫颈阴道部为复层扁平上皮覆盖，表面光滑。在宫颈外口柱状上皮与鳞状上皮交界处是宫颈癌的好发部位。

3. 位置　子宫位于盆腔中央，膀胱与直肠之间，下端接阴道，两侧有输卵管和卵巢。

宫底位于骨盆入口平面以下，宫颈外口位于坐骨棘水平稍上方。当膀胱空虚时，成人子宫的正常位置呈轻度前倾前屈位，主要靠子宫韧带及骨盆底肌和筋膜的支托作用。

4. 子宫的韧带　子宫共有4对韧带（图1-11）。

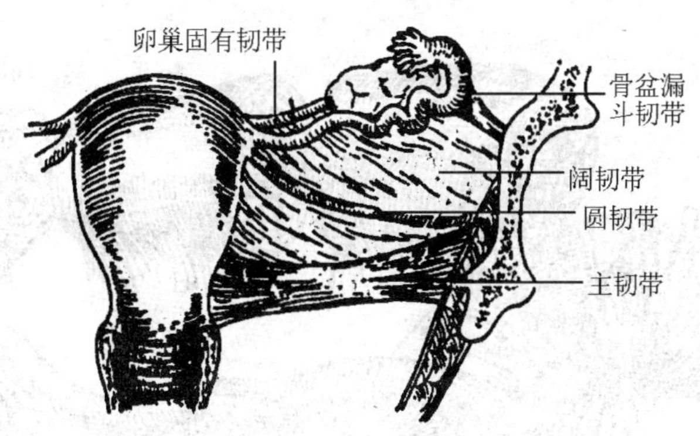

图1-11　子宫韧带

（1）圆韧带　呈圆索形得名，由结缔组织与平滑肌组成，全长10~12cm。起自宫角的前面、输卵管近端的下方，在阔韧带前叶的覆盖下向前外侧走行，到达两侧骨盆侧壁后，经腹股沟管止于大阴唇前端，有维持子宫前倾位置的作用。

（2）阔韧带　位于子宫两侧呈翼状的双层腹膜皱襞，由覆盖子宫前后壁的腹膜自子宫侧缘向两侧延伸达骨盆壁而成，能够限制子宫向两侧倾斜。阔韧带分为前后两叶，其上缘游离，内2/3部包裹输卵管（伞部无腹膜遮盖），外1/3部移行为骨盆漏斗韧带或称卵巢悬韧带，卵巢动静脉由此穿过。卵巢内侧与宫角之间的阔韧带稍增厚，称为卵巢固有韧带或卵巢韧带。卵巢与阔韧带后叶相接处称卵巢系膜。在输卵管以下、卵巢附着处以上的阔韧带称输卵管系膜，内含有中肾管遗迹。在宫体两侧的阔韧带中有丰富的血管、神经、淋巴管及大量疏松结缔组织称宫旁组织。子宫动静脉和输尿管均从阔韧带基底部穿过。

（3）主韧带　又称宫颈横韧带。在阔韧带的下部，横行于宫颈两侧和骨盆侧壁之间，为一对坚韧的平滑肌与结缔组织纤维束，是固定宫颈位置、防止子宫下垂的主要结构。

（4）宫骶韧带　起自宫体宫颈交界处后面的上侧方，向两侧绕过直肠到达第2、3骶椎前面的筋膜。韧带含平滑肌和结缔组织，外有腹膜遮盖，短厚有力，将宫颈向后向上牵引，维持子宫处于前倾位置。

若上述韧带、骨盆底肌和筋膜薄弱或受损伤，可导致子宫位置异常，形成不同程度的子宫脱垂。

（三）输卵管　输卵管为一对细长而弯曲的肌性管道，位于子宫阔韧带的上缘内，内翻与宫角相连通，外端游离呈伞状，与卵巢接近。全长8~14cm，是精子及卵子相遇受精的部位，也是向宫腔运送受精卵的通道。根据输卵管形态，由内向外可分为4部分（图1-12）。①间质部：潜行于子宫壁内的部分，狭窄而短，长约1cm；②峡部：在间质部外侧，细而较直，管腔较窄，长 2~3cm；③壶腹部：在峡部外侧，壁薄，管腔宽大而弯曲，长 5~8cm；④伞部：在输卵管的最外侧端，长 1~1.5cm，开口于腹腔，开口处有许多指状突起，有“拾卵”作用。

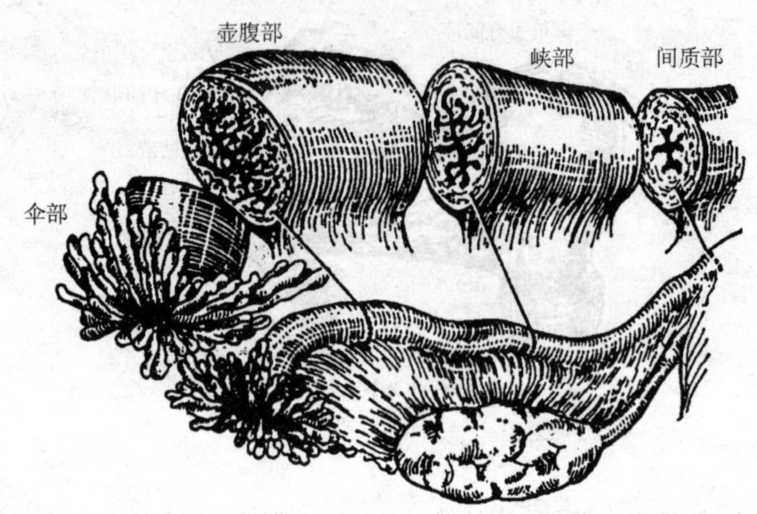

图 1-12　输卵管各部及其横断面

输卵管由 3 层构成：外层为浆膜层，为腹膜的一部分；中层为平滑肌层，由内环行、外纵行的两层平滑肌组成，常有节奏地收缩，能引起输卵管由远端向近端的蠕动；内层为黏膜层，由单层高柱状上皮覆盖。上皮细胞分为纤毛细胞、无纤毛细胞、楔状细胞及未分化细胞 4 种。纤毛细胞的纤毛摆动有助于运送卵子；无纤毛细胞有分泌作用（又称分泌细胞）；楔形细胞可能为无纤毛细胞的前身；未分化细胞亦称游走细胞，为上皮的储备细胞。输卵管肌肉的收缩和黏膜上皮细胞的形态、分泌及纤毛摆动均受性激素影响，有周期性变化。

（四）卵巢　卵巢为一对扁椭圆形的性腺。由外侧的骨盆漏斗韧带和内侧的卵巢固有韧带悬于骨盆壁和子宫之间。借卵巢系膜与阔韧带相连。卵巢前缘中部有卵巢门，卵巢血管与神经通过骨盆漏斗韧带经卵巢系膜在此出入卵巢；卵巢后缘游离。卵巢的大小、形状随年龄大小而有差异。青春期前，卵巢表面光滑；青春期开始排卵后，表面逐渐凹凸不平；成年妇女的卵巢约 4cm×3cm×1cm 大小，重 5~6g，呈灰白色；绝经后卵巢萎缩变小变硬。阴道检查不易触到。卵巢具有生殖和内分泌作用。

卵巢表面无腹膜，由单层立方上皮覆盖，称为生发上皮；其内有一层纤维组织称卵巢白膜。再往内为卵巢组织，分皮质与髓质。皮质在外层，由大小不等的各级发育卵泡、黄体和它们退化形成的残余结构及间质组织组成；髓质在中心，无卵泡，含疏松结缔组织及丰富的血管、神经、淋巴管及少量与卵巢韧带相连续、对卵巢运动有作用的平滑肌纤维（图 1-13）。

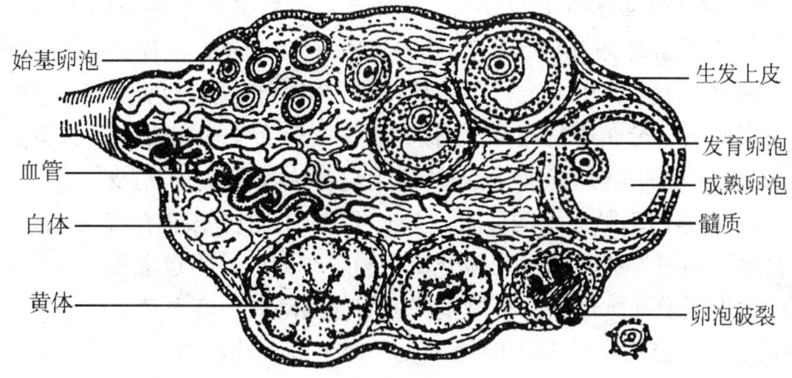

图 1-13　卵巢的构造（切面）

四、血管、淋巴及神经

女性生殖器官的血管与淋巴管相伴行，各器官间静脉及淋巴管以丛、网状相互吻合。

（一）动脉　女性内、外生殖器官的血液供应主要来自卵巢动脉、子宫动脉、阴道动脉及阴道内动脉（图 1-14）。

1. 卵巢动脉　自腹主动脉分出，在腹膜后沿腰大肌前行，向外向下行至骨盆缘处，跨过输尿管及髂总动脉下段，经骨盆漏斗韧带向内横行，再向后穿过卵巢系膜，分支经卵巢门进入卵巢。卵巢动脉在进入卵巢前，尚有分支走行在输卵管系膜内供应输卵管，其末梢在宫

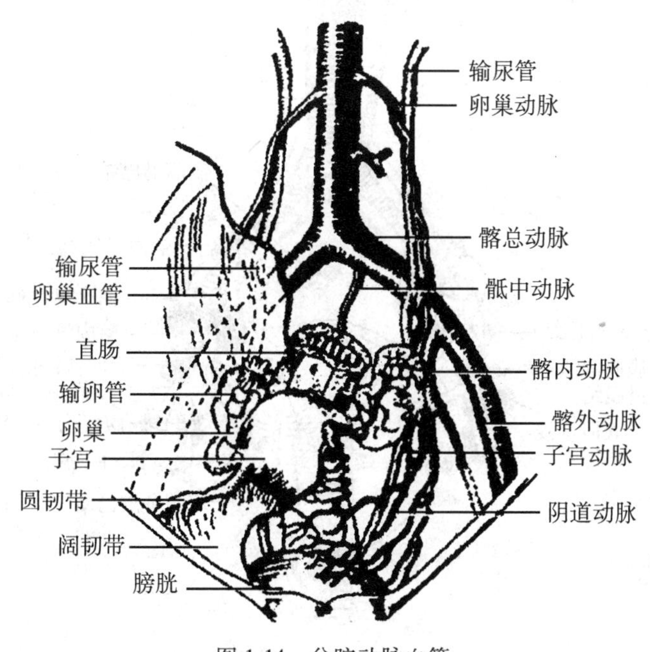

图 1-14　盆腔动脉血管

角附近与子宫动脉上行的卵巢支相吻合。

2. 子宫动脉　为髂内动脉前干的分支，在腹膜后沿骨盆侧壁向下向前行，经阔韧带基底部、宫旁组织到达子宫外侧，相当于宫颈内口水平约 2cm 处，横跨输尿管至子宫侧缘，此后又分为上下两支：上支较粗，走行于阔韧带内，沿宫体侧缘迂曲上行，称为子宫体支，至宫角处又分为宫底支（分布于宫底部）、输卵管支（分布于输卵管）及卵巢支（与卵巢动脉末梢相吻合）；下支较细，分布于宫颈及阴道上段，称为宫颈-阴道支。

3. 阴道动脉　为髂内动脉前干的分支，分布于阴道的中下段前后壁、膀胱顶及膀胱颈。阴道动脉与子宫动脉阴道支和阴部内动脉分支相吻合，因此，阴道上段由子宫动脉宫颈-阴道支供应，而中段由阴道动脉供应，下段主要由阴部内动脉和痔中动脉供应。

4. 阴部内动脉　为髂内动脉前干的终末支，经坐骨大孔的梨状肌下孔穿出骨盆腔，绕过坐骨棘背面，再经坐骨小孔到达会阴及肛门，并分出 4 支。①痔下动脉：供应直肠下段及肛门部；②会阴动脉：分布于会阴浅部；③阴唇动脉：分布于大、小阴唇；④阴蒂动脉：分布于阴蒂及前庭球。

（二）静脉　盆腔静脉均与同名动脉伴行，并在相应器官及其周围形成静脉丛，且互相吻合，故盆腔静脉感染容易蔓延。卵巢静脉出卵巢门后形成静脉丛，与同名动脉伴行，右侧汇入下腔静脉，左侧汇入左肾静脉，故左侧盆腔静脉曲张较多见。

（三）淋巴　女性生殖器官和盆腔具有丰富的淋巴系统，淋巴结一般沿相应的血管排列，其数目、大小和位置均不恒定。主要分为外生殖器淋巴与盆腔淋巴两组（图 1-15）。

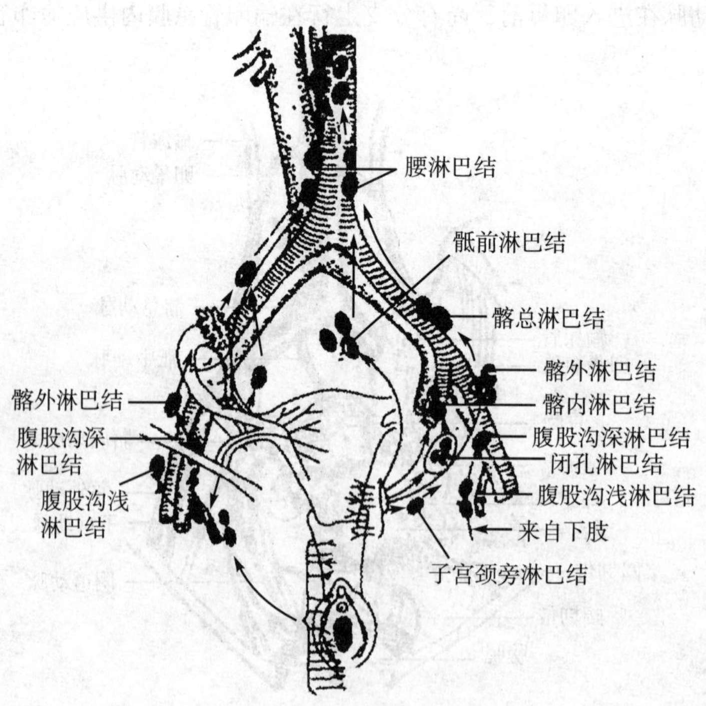

图 1-15　女性盆腔淋巴结

1. 外生殖器淋巴　分为深浅两部分。

（1）腹股沟浅淋巴结　分上、下两组，上组沿腹股沟韧带排列，收纳外生殖器、会阴、阴道下段及肛门部的淋巴；下组位于大隐静脉末端周围，收纳会阴及下肢的淋巴。其输出管大部分汇入腹股沟深淋巴结，少部分汇入髂外淋巴结。

（2）腹股沟深淋巴结　位于股静脉内侧，收纳阴蒂、腹股沟浅淋巴，汇入髂外及闭孔等淋巴结。

2. 盆腔淋巴　分为3组：①髂淋巴组由髂内、髂外及髂总淋巴结组成；②骶前淋巴组位于骶骨前面；③腰淋巴组位于主动脉旁。

阴道下段淋巴主要汇入腹股沟浅淋巴结。阴道上段淋巴回流基本与宫颈淋巴回流相同，大部分汇入闭孔淋巴结与髂内淋巴结；小部分汇入髂外淋巴结，并经宫骶韧带汇入骶前淋巴结。宫体、宫底淋巴与输卵管、卵巢淋巴均汇入腰淋巴结，小部分汇入髂外淋巴结。宫体两侧淋巴沿圆韧带汇入腹股沟浅淋巴结。当内、外生殖器官发生感染或癌瘤时，往往沿各部回流的淋巴管传播，导致相应淋巴结肿大。

（四）神经　女性内、外生殖器官有躯体神经和自主神经共同支配。

1. 外生殖器的神经支配　主要由阴部神经支配。由第Ⅱ、Ⅲ、Ⅳ骶神经分支组成，含感觉和运动神经纤维，走行于阴部内动脉相同的途径。在坐骨结节内侧下方分成会阴神经、阴蒂背神经及肛门神经（又称痔下神经）3支，分布于会阴、阴唇、阴蒂、肛门周围。

2. 内生殖器的神经支配　主要由交感神经与副交感神经所支配。交感神经纤维自腹主动脉前神经丛分出，进入盆腔后分为两部分。①卵巢神经丛：分布于卵巢和输卵管；②骶前神经丛：大部分在宫颈旁形成骨盆神经丛，分布于宫体、宫颈、膀胱上部等。骨盆神经丛中有来自第Ⅱ、Ⅲ、Ⅳ骶神经的副交感神经纤维，并含有向心传导的感觉神经纤维（图1-16）。子宫平滑肌有自律活动，完全切除其神经后仍能有节律收缩，还能完成分娩活动。临床上可见低位截瘫的产妇仍能自然分娩。

五、女性生殖器官的邻近器官

女性生殖器官与骨盆腔其他器官不仅在位置上互相邻接，而且血管、淋巴及神经相互也有密切联系。当某一器官有病变时，如创伤、感染、肿瘤等，易累及邻近器官。

1. 尿道　为一肌性管道，始于膀胱三角尖端，穿过尿生殖膈，终止于阴道前庭部的尿道外口。长4~5cm，直径约0.6cm。尿道内括约肌为不随意肌，尿道外括约肌为随意肌。由于女性尿道短而直，且开口于前庭，容易引起泌尿系感染。

2. 膀胱　为一囊状肌性器官。其大小、形状可因其盈虚及邻近器官的情况而变化。排空的膀胱为锥体形，位于耻骨联合之后、子宫之前。膀胱充盈时可凸向骨盆腔甚至腹腔。膀胱分为膀胱顶及底部，由浆膜、肌层及黏膜构成，膀胱与子宫间形成膀胱子宫凹陷，腹膜覆盖膀胱顶部，再折向子宫的前壁。膀胱底部黏膜形成的三角区称膀胱三角，三角底为双侧输尿管的开口，三角的顶与尿道内口相连。膀胱与子宫的解剖关系密切，因此，进行妇产科检查或手术前，注意排空膀胱很重要。

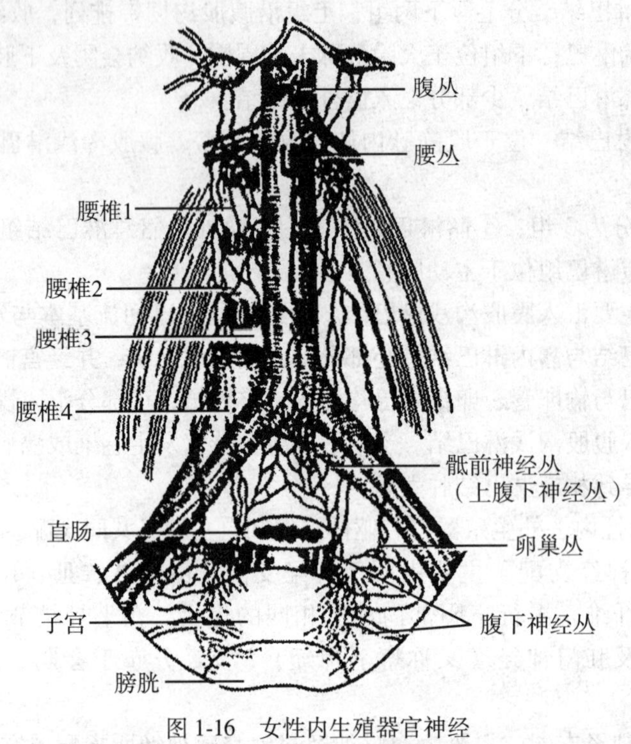

图 1-16　女性内生殖器官神经

3. 输尿管　为一对肌性圆索状管道，起自肾盂，终于膀胱，长约 30cm，粗细不一，最细部分的内径仅 3~4mm，最粗可达 7~8mm。由黏膜、肌层及外膜构成。自肾盂沿腰大肌前面偏中线侧下降，于骶髂关节处，经髂外动脉起点的前方进入骨盆后下行，于阔韧带基底部向内、向前，于宫颈外侧约 2cm 处，在子宫动脉后方与之交叉，再经阴道穹隆顶端向前进入膀胱壁，于壁内斜行 1. 5~2cm，开口于膀胱三角区的底部。妇科手术时要避免损伤输尿管，包括其外膜。

4. 直肠　前为阴道及子宫，后为骶骨，上接乙状结肠，下连肛管，全长 15~20cm。腹膜于直肠中段折向前上方，覆盖于子宫颈及子宫的后壁，形成子宫直肠凹陷，是人体最低的部位，腹腔液体容易积聚于此，盆腔的肿瘤也易转移至该处。肛管长 2~3cm，周围有肛提肌及肛门内、外括约肌，而肛门外括约肌为骨盆底浅层肌的一部分。因此，妇科手术及分娩处理时均应注意避免损伤肛管、直肠。

5. 阑尾　长 7~9cm，上接盲肠，位于右髂窝内，其长短、粗细及位置常因人而异；阑尾的下端接近右输卵管及卵巢，因此在诊断上常与妇科疾患难以鉴别。阑尾的位置在妊娠期因子宫的增大而向上、向外移位，诊断时需加注意。

第二节 女性生殖系统生理

妇女一生各时期都有不同的生理特点。女性生殖系统的功能、生理变化与其他系统的功能息息相关，且能相互影响。

一、女性一生各阶段的生理特点

女性从胎儿形成到衰老是渐进的生理过程，也是下丘脑-垂体-卵巢轴功能发育、成熟和衰退的过程。根据妇女一生的年龄和生殖内分泌变化，划分为胎儿期、新生儿期、儿童期、青春期、性成熟期、绝经过渡期和绝经后期7个阶段，但各阶段并无截然界限，可因遗传、环境、营养等条件影响而有个体差异。

（一）胎儿期　受精卵是由父系和母系来源的23对（46条）染色体组成的新个体，其中一条染色体在性发育中起决定性作用，称性染色体。性染色体X与Y决定着胎儿的性别，XX合子发育成女性，XY合子发育成男性。胚胎6周后原始性腺开始分化。若胚胎细胞不含Y染色体即无H-Y抗原时，性腺分化缓慢，至胚胎8~10周性腺组织才出现卵巢的结构。原始生殖细胞分化为初级卵母细胞，性索皮质的扁平细胞围绕卵母细胞构成原始卵泡。卵巢形成后，因无雄激素，无副中肾管抑制因子，所以中肾管退化，两条副中肾管发育成为女性生殖道。

（二）新生儿期　出生后4周内，称为新生儿期。女性胎儿在母体内受到胎盘及母体卵巢产生的女性激素的影响，出生时新生儿外阴较丰满，乳房略隆起或少许泌乳。出生后新生儿脱离母体环境，血中女性激素水平迅速下降，可出现少量阴道流血。这些均属生理现象，短期内均能自然消退。

（三）儿童期　从出生后4周至12岁为儿童期（它又分为4期：出生28日后至1周岁为婴儿期；1周岁后至3周岁为幼儿期；3周岁后至6周岁为学龄前期；6周岁后至12周岁为学龄期）。在儿童期前期（约8岁以前），下丘脑-垂体-卵巢轴的功能处于抑制状态，卵泡无雌激素分泌，儿童体格持续生长发育，而性腺及生殖器官处于幼稚的状态，卵巢虽有成批的原始卵泡低度发育，但很快地萎缩、退化，子宫幼小，宫颈占整个子宫长度的2/3，子宫的肌层很薄，输卵管很细，阴道黏膜无皱襞，上皮很薄，抵御感染的能力很差，容易发生炎症。子宫、输卵管及卵巢均位于腹腔内，接近骨盆入口。在儿童期后期（约8岁以后），卵巢内的卵泡受垂体促性腺激素的影响有一定发育并分泌性激素，但仍达不到成熟阶段。卵巢形态逐步变为扁卵圆形。子宫、输卵管及卵巢逐渐向骨盆腔内下降；女性特征开始呈现，皮下脂肪在胸、髋、肩部及耻骨前面堆积；此时逐渐向青春期过渡。

（四）青春期　从乳房发育等第二性征出现至生殖器官逐渐发育成熟，获得性生殖能力的一段生长发育期，称为青春期。这一过程是下丘脑-垂体-性腺轴被激活的结果，是儿童向成人的转变期。世界卫生组织（WHO）规定青春期为10~19岁。这一时期的生理特点有以下几方面。

1. 第一性征发育　即生殖器官的发育。由于下丘脑与垂体促性腺激素分泌量增加及作用加强，使卵巢发育与性激素分泌逐渐增加，内、外生殖器进一步发育。外生殖器从幼稚型变为成人型；阴阜隆起，大阴唇变肥厚，小阴唇变大且有色素沉着；阴道长度及宽度增加，阴道黏膜变厚并出现皱襞；子宫增大，尤其宫体明显增大，使宫体占子宫全长的2/3；输卵管变粗；卵巢增大，皮质内有不同发育阶段的卵泡，致使卵巢表面稍呈凹凸不平。此时虽已初步具有生育能力，但整个生殖系统的功能尚未完善。

2. 第二性征出现　除生殖器官以外，还有其他女性特有的征象出现，包括：音调变高；乳房丰满而隆起；出现阴毛及腋毛；骨盆横径发育大于前后径；胸、肩部皮下脂肪增多，显现女性特有体态。

3. 生长加速　青春期少女体格加速生长，月经初潮后增长速度减缓。

4. 月经来潮　月经来潮是青春期开始的一个重要标志。青春早期各激素水平开始有规律性波动，直到雌激素水平达到一定高度而下降时，引起子宫撤退性出血即月经初潮。由于卵巢功能尚不健全，故初潮后月经周期也多无一定规律。

（五）性成熟期　又称生育期，是卵巢生殖功能与内分泌功能最旺盛的时期。一般自18岁左右开始，约持续30年。此期妇女卵巢功能成熟，有规律的周期性排卵。生殖器各部和乳房也均有不同程度的周期性改变。

（六）绝经过渡期　指卵巢功能开始衰退直至最后一次月经的时期。一般始于40岁，历时短则1~2年，长至10余年。妇女一生中最后一次月经称为绝经。WHO将卵巢功能开始衰退直至绝经后1年内的时期称为围绝经期。由于卵巢功能逐渐衰退，卵泡不能成熟及排卵，因而常出现无排卵性月经；此期雌激素水平低，出现一些血管舒缩障碍和神经精神障碍的症状。血管舒缩障碍可表现为潮热和出汗；神经精神障碍可表现为情绪不稳定、不安、抑郁或烦躁、失眠和头痛等。

（七）绝经后期　指绝经后的生命时期。绝经后期初期卵巢内卵泡耗竭，分泌雌激素功能停止，卵巢间质有分泌雄激素功能，雄激素在外周组织转化为雌酮，成为绝经后期血循环中的主要雌激素。妇女60岁以后称老年期，此期卵巢间质的内分泌功能逐渐衰退，体内雌激素水平明显下降，整个机体发生衰老改变，生殖器官进一步萎缩，易发生老年性阴道炎；骨代谢失常引起骨质疏松，易发生骨折。

二、月经及月经期的临床表现

月经是指伴随卵巢周期性排卵而出现的子宫内膜周期性脱落及出血。规律月经的出现是生殖功能成熟的标志之一。

1. 月经初潮　月经第一次来潮称为月经初潮。多在13~14岁发生，可早至11~12岁。月经初潮早晚主要受遗传因素控制，营养、体重也起重要作用。近年，月经初潮年龄有提前趋势。

2. 月经周期　正常月经具有周期性。出血的第1日为月经周期的开始，相邻两次月经第1日的间隔时间，称一个月经周期。一般为21~35日，平均28日。周期长短因人而异，但每个妇女的月经周期有自己的规律性。

3. 月经持续时间及出血量　月经持续时间称为经期，一般为2~7日，多数为3~5日。一次月经的总失血量为经量，一般月经第2~3日的出血量最多。正常经量多为30~50ml，超过80ml表明经血量过多。

4. 月经血的特点　为暗红色，其中除血液外，尚含有子宫内膜碎片、宫颈黏液及阴道脱落的上皮细胞。月经血的主要特点是不凝固，但在正常情况下偶尔亦有些小凝块。月经血内缺乏纤维蛋白及纤维蛋白原，主要是由于纤维蛋白的溶解。开始剥落的子宫内膜中含有极多的活化物质混入经血内，使经血中的纤溶酶原激活转变为纤溶酶，纤维蛋白在纤溶酶的作用下裂解为流动的分解产物。同时内膜组织含有其他活性酶，能破坏许多凝血因子（如凝血因子Ⅰ、Ⅴ、Ⅶ、Ⅷ、Ⅸ），也妨碍血液凝固，以致月经血变成液体状态排出。

5. 月经期的症状　一般月经期无特殊症状。有些妇女经期可有腰酸、下腹疼痛及腰骶部下坠感，个别妇女有恶心、呕吐、腹泻等胃肠道症状，也可有头痛、失眠、精神抑郁、易于激动等神经系统的症状，或有膀胱刺激的症状，一般不影响工作及生活。

三、卵巢功能及其周期性的变化

（一）卵巢的功能　卵巢是女性性腺，有两种主要功能：一为产生卵子并排卵的生殖功能；另一为产生性激素的内分泌功能。

（二）卵巢的周期性变化　从青春期开始到绝经前，卵巢在形态和功能上发生周期性变化，称为卵巢周期。

1. 卵泡的发育及成熟　卵巢的基本生殖单位是原始卵泡。卵泡自胚胎形成后即进入自主发育和闭锁的轨道。胚胎20周时，原始卵泡数量最多约700万个，以后发生退化闭锁，原始卵泡逐渐减少，新生儿出生时卵泡总数下降约200万个。经历儿童期直至青春期，卵泡数下降只剩下30万~50万个。此过程不依赖于促性腺激素的刺激。进入青春期后，卵泡发育成熟的过程则依赖于促性腺激素的刺激。性成熟期每月发育一批卵泡，其中一般只有一个优势卵泡可以完全成熟并排出卵子，其余的卵泡在发育不同阶段通过细胞凋亡机制而自行退化，称为卵泡闭锁。妇女一生中一般只有400~500个卵泡发育成熟并排卵。根据卵泡形态、大小、生长速度和组织学特征，可将卵泡的生长过程分为以下4个阶段。

（1）原始卵泡　直径50 μm，是由一个停留于减数分裂双线期的初级卵母细胞及环绕其周围成单层梭形的前颗粒细胞组成。

（2）窦前卵泡　直径约200 μm，包绕卵母细胞的梭形前颗粒细胞变为单层柱状颗粒细胞，卵母细胞增大并分泌糖蛋白，在其周围形成透明带，即为初级卵泡。颗粒细胞进一步增殖变为多层，外围的间质包绕形成卵泡膜的内、外层，颗粒细胞层与卵泡膜层之间出现基膜层，此时的卵泡也称为次级卵泡。此阶段颗粒细胞上出现卵泡生长发育所必备的3种特异性受体，即卵泡刺激素（FSH）受体、雌二醇（E_2）受体和雄激素（A）受体，卵泡内膜上出现了黄体生成素（LH）受体。窦前卵泡具备合成性激素的能力。

（3）窦状卵泡　直径增至500 μm，在雌激素和FSH持续影响下产生卵泡液，颗粒细胞间积聚的卵泡液增加，最后融合形成卵泡腔。在FSH作用下，窦状卵泡的颗粒细胞获得LH受体，在LH受体协同作用下，产生雌激素数量较窦前卵泡明显增加。

（4）排卵前卵泡　即成熟卵泡，也称格拉夫卵泡。为卵泡发育的最后阶段，卵泡液急剧增加，卵泡腔增大，卵泡体积显著增大，直径可达15～20mm，卵泡向卵巢表面突出（图1-17）。其结构从外向内依次为以下五部分。

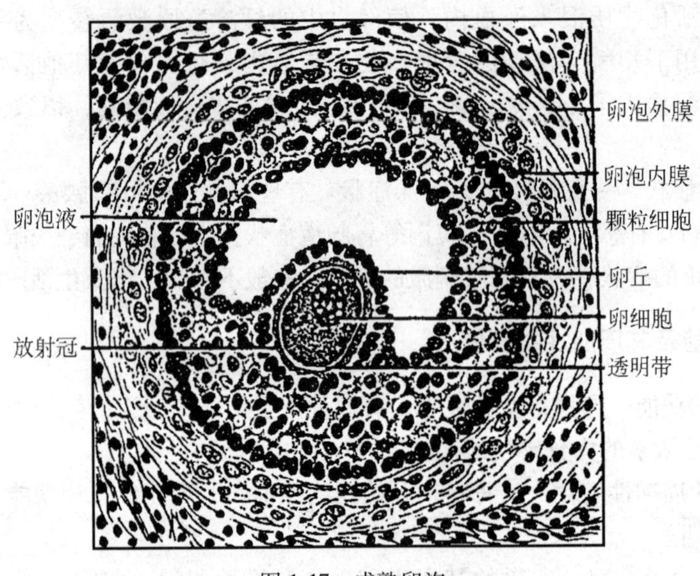

图1-17　成熟卵泡

1）卵泡外膜　为致密的卵巢间质组织，与卵巢间质无明显界限。

2）卵泡内膜　血管丰富，细胞呈多边形，较颗粒细胞大，这种细胞亦从卵巢皮质层间质细胞衍化而来。

3）颗粒细胞　无血管存在，其营养来自外围的卵泡内膜，细胞呈立方形。在颗粒细胞层与卵泡内膜层间有一层基膜。

4）卵泡腔　腔内充满大量清澈的卵泡液。

5）卵丘　突出于卵泡腔，卵细胞深藏其中，形成卵丘。

6）放射冠　直接围绕卵细胞的一层颗粒细胞，呈放射状排列而得名。在放射冠与卵细胞之间还有一层很薄的透明膜，称透明带。

自月经第1日至卵泡发育成熟，称为卵泡期，一般需10～14日。一般认为，正常妇女生育期每个周期中仅有数个卵泡发育成熟。其中只有一个卵泡发生排卵，其余同样成熟的卵泡都不排卵而退化。

2. 排卵　卵细胞被排出的过程称排卵。排卵前，成熟卵泡分泌的雌激素高峰对下丘脑产生正反馈作用，下丘脑释放大量促性腺激素释放激素，刺激垂体释放促性腺激素（LH和FSH）并出现峰值。LH峰使卵母细胞重新启动减数分裂过程，直至完成第一次减数分裂，排出第一极体，初级卵母细胞成熟为次级卵母细胞。在 LH 峰作用下，排卵前卵泡黄素化，产生少量孕酮。LH 和 FSH 排卵峰和孕酮的协同作用，激活卵泡液内蛋白溶酶活性，溶解卵泡壁隆起的尖端部分，形成排卵孔。排卵前卵泡液中前列腺素显著增多，排卵时达高峰。前列腺素能够促进卵泡壁释放蛋白溶酶，也能够促使卵巢内平滑肌收缩，有助于排卵。排卵时随着卵细胞同时排出的有放射冠、透明带及少量卵丘内的颗粒细胞。

排卵多发生在下次月经来潮前 14 日左右，卵子可由两侧卵巢轮流排出，也可由一侧卵巢连续排出。卵子排出后，经输卵管伞部捡拾、输卵管壁蠕动以及输卵管黏膜纤毛活动等协同作用进入输卵管，并循管腔向子宫侧运行。

3. 黄体形成及退化　排卵后，卵泡液流出，卵泡腔内压下降，卵泡壁塌陷，卵泡颗粒细胞和内膜细胞向内侵入，周围有结缔组织的卵泡外膜包围，共同形成黄体。卵泡颗粒细胞和卵泡内膜细胞在 LH 排卵峰作用下进一步黄素化，分别形成颗粒黄体细胞及卵泡膜黄体细胞。在血管内皮生长因子作用下，血管侵入颗粒细胞层。排卵后 7~8 日（相当于月经周期第 22 日左右），黄体体积和功能达最高峰，直径 1~2cm，外观色黄，突出于卵巢的表面。若卵子未受精，黄体在排卵后 9~10 日开始退化，其机制迄今不详。黄体退化时黄体细胞逐渐萎缩变小，周围的结缔组织及成纤维细胞侵入黄体，逐渐由结缔组织所代替，组织纤维化，外观色白，称为白体。排卵日至月经来潮为黄体期，一般为 14 日。黄体功能衰退后月经来潮，此时卵巢中又有新的卵泡发育，开始新的周期。

（三）卵巢分泌的性激素　卵巢合成及分泌的性激素，主要为雌激素、孕激素和雄激素等类固醇激素。

1. 激素的合成　卵巢合成及分泌雌激素和孕激素，同时也合成与分泌很少量的雄激素。其基本的化学结构是含有 18（雌激素）、19（雄激素）及 21（孕激素）个碳原子的类固醇激素。卵巢组织将含有 2 个碳原子的醋酸盐转化为胆固醇，或直接摄取血中的胆固醇，作为合成类固醇激素的基础结构，胆固醇在内质网形成 21 个碳原子的孕烯醇酮，在酶的催化作用下，或经 17α-羟孕烯醇酮、去氢表雄酮转为雄烯二酮，或经孕酮、17α-羟孕酮也可转变为雄烯二酮。雄烯二酮又在酶的催化下，形成睾酮，再经去甲基及芳香化生成雌二醇。雄烯二酮亦可形成雌酮。由此可见，雌、雄及孕激素间有密切的关系。排卵前、后不同的合成途径及卵巢组织内不同的细胞所含酶的浓度的差异，决定了合成的是哪一种激素。

2. 运送　卵巢的类固醇激素可与白蛋白及性激素结合蛋白相结合，周缘血中含有游离及结合的类固醇激素。

3. 代谢　卵巢合成的雌激素有雌二醇及雌酮，它们的代谢降解产物为雌三醇，活性很弱。卵巢合成的具有生物活性的孕激素是孕酮，孕酮在肝内降解，亦可为外周的其他组织所灭活，其主要的降解产物是孕二醇，与葡萄糖醛酸盐相结合，从尿中排出。

4. 周期变化

（1）雌激素　在卵泡开始发育时，雌激素分泌量很少，随着卵泡渐趋成熟，雌激素分泌也逐渐增加，于排卵前形成一高峰，排卵后分泌稍减少，在排卵后 7~8 日黄体成熟时，形成又一高峰，但第二高峰较平坦，峰的均值低于第一高峰。黄体萎缩时，雌激素水平急骤下降，在月经期达最低水平。

(2) 孕激素　排卵后孕激素水平开始增加，排卵后7~8日黄体成熟时，达最高峰，以后逐渐下降，到月经来潮时降至排卵前水平。

5. 卵巢性激素的生理作用

(1) 雌激素的生理作用　促进子宫发育，增强子宫的收缩力及子宫平滑肌对缩宫素的敏感性；促使子宫内膜增生及宫颈口松弛，宫颈黏液分泌增加，质变稀薄，易拉成丝状；促进输卵管发育并加强其蠕动；促进阴道上皮的增生、角化及阴唇的发育；促进乳腺腺管增生，乳头、乳晕着色；协同FSH促进卵泡的发育；由于对脂肪代谢的影响，有利于防止冠心病的发生；亦可促进水、钠潴留并有助于钙在骨骼的沉积；此外，雌激素通过正、负反馈作用，调节垂体促性腺激素的分泌。

(2) 孕激素的生理作用　使子宫平滑肌松弛，降低子宫对缩宫素的敏感性，有利于胚胎和胎儿在子宫内生长发育；使增生期子宫内膜转化为分泌期内膜，为受精卵着床做好准备；抑制输卵管的收缩，并使宫颈口闭合，宫颈黏液减少，变稠厚，拉丝度降低；使阴道上皮细胞脱落加快；在雌激素作用的基础上，促进乳腺腺泡发育成熟；孕激素能兴奋下丘脑体温调节中枢，使基础体温升高0.3~0.5℃，并可促进水、钠的排泄；通过对下丘脑的负反馈作用，影响脑垂体促性腺激素的分泌。

根据上述生理功能，显示孕激素在雌激素作用的基础上，进一步促使女性生殖器和乳房的发育，为妊娠准备条件。可见二者有协同作用；另一方面，雌激素和孕激素又有拮抗作用，表现在于子宫收缩、子宫内膜变化、输卵管蠕动、宫颈黏液变化、阴道上皮细胞角化和脱落以及水、钠代谢等方面。

(3) 雄激素　卵巢能分泌少量雄激素——睾酮，睾酮主要来自肾上腺皮质，卵巢也分泌一部分。睾酮不仅是合成雌激素的前体，而且是维持女性正常生殖功能的重要激素。从青春期开始，雄激素分泌增加，促进阴蒂、阴唇和阴阜的发育，促进阴毛、腋毛的生长。此外，少女在青春期生长迅速，也有雄激素的影响。

激素通过与靶组织细胞受体相结合而发挥作用。

四、子宫内膜及生殖器其他部位的周期性变化

卵巢的周期性变化使生殖器其他部位也产生相应的变化，尤以子宫内膜的周期性变化最为显著（图1-18）。

(一) 子宫内膜的周期性变化　子宫内膜在结构上分为基底层和功能层，基底层靠近子宫肌层，不受月经周期中激素变化的影响，在月经期不发生脱落；功能层靠近宫腔，由基底层再生而来，受卵巢激素的影响呈周期性变化，若未受孕，功能层坏死脱落，形成月经。正常一个月经周期以28日为例，其组织形态的周期性改变可分为3期。

1. 增殖期　月经周期第5~14日，相当于卵泡发育成熟阶段。在雌激素作用下，子宫内膜上皮腺体和间质细胞呈增殖状态。增殖期又分早、中、晚期3期。

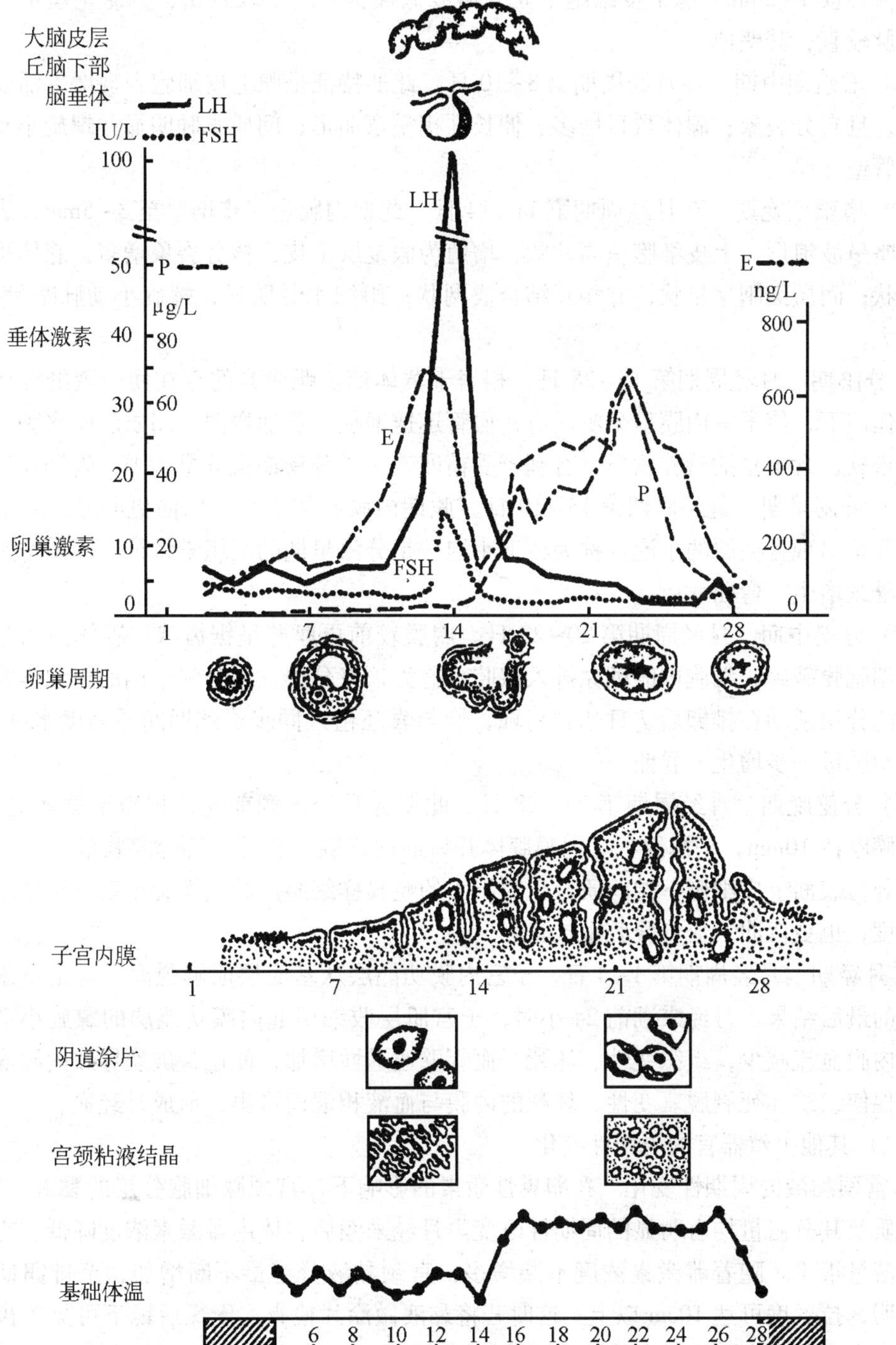

图 1-18 月经周期中脑垂体、卵巢、子宫内膜、阴道涂片、宫颈黏液及基础体温的周期性变化

（1）增殖期早期　在月经周期第5~7日。内膜的增殖与修复在月经期即已开始。此期内膜较薄，仅1~2mm。腺上皮细胞呈立方形或低柱状。间质较致密，细胞呈星形。间质中的小动脉较直，其壁薄。

（2）增殖期中期　在月经周期第8~10日。此期特征是腺上皮细胞表现增生活跃，细胞呈柱状，且有分裂象；腺体数目增多、伸长并稍呈弯曲形；间质水肿明显；螺旋小动脉逐渐发育，管壁变厚。

（3）增殖期晚期　在月经周期第11~14日。此期内膜进一步增厚至3~5mm，表面高低不平，略呈波浪形。上皮细胞呈高柱状，增殖为假复层上皮，核分裂象增多，腺体更长，形成弯曲状；间质细胞呈星状，并相互结合成网状；组织水肿明显，螺旋小动脉略呈弯曲状，管腔增大。

2. 分泌期　月经周期第15~28日，相当于黄体期。雌激素的存在使内膜继续增厚；在孕激素作用下，使子宫内膜呈分泌反应，血管迅速增加，更加弯曲，间质疏松水肿。此时内膜厚且松软，含丰富的营养物质，有利于受精卵着床。分泌期也分早、中、晚期3期。

（1）分泌早期　月经周期第15~19日。此期内膜腺体更长，屈曲更明显；腺上皮细胞的核下开始出现含糖原的小泡，称为核下小泡，是分泌早期的组织学特征；间质水肿，螺旋小动脉继续增生、弯曲。

（2）分泌中期　月经周期第20~23日。内膜较前更厚并呈锯齿状；腺体内的分泌上皮细胞顶端胞膜破碎，细胞内的糖原排入腺腔，称为顶浆分泌，为分泌中期的组织学特征。子宫内膜的分泌活动在排卵后7日达到高峰，恰与囊胚植入同步。此期间质高度水肿、疏松，螺旋小动脉进一步增生、卷曲。

（3）分泌晚期　月经周期第24~28日。此期为月经来潮前期，相当于黄体退化阶段。子宫内膜厚达10mm，呈海绵状。内膜腺体开口面向宫腔，有糖原等分泌物溢出，间质更疏松、水肿，表面上皮细胞下的间质分化为肥大的蜕膜样细胞。此期螺旋小动脉迅速增长超出内膜厚度，也更弯曲，血管管腔也扩张。

3. 月经期　月经周期第1~4日。子宫内膜功能层从基底层崩解脱离，这是孕酮和雌激素撤退的最后结果。月经来潮前24小时，子宫肌层收缩引起内膜功能层的螺旋小动脉持续痉挛，内膜血流减少，组织变性、坏死，血管壁通透性增加，使血管破裂导致内膜底部血肿形成，促使组织坏死剥脱。变性、坏死的内膜与血液相混而排出，形成月经血。

（二）其他生殖器官的周期性变化

1. 宫颈黏液的周期性变化　在卵巢性激素的影响下，宫颈腺细胞分泌的黏液，其物理、化学性质及其分泌量均有明显的周期性改变。月经来潮后，体内雌激素浓度降低，宫颈管分泌的黏液量很少。随着雌激素浓度不断增多，宫颈黏液分泌量不断增加，至排卵期变得稀薄、透明，拉丝度可达10cm以上。这时若将黏液做涂片检查，干燥后镜下可见羊齿植物叶状结晶，这种结晶在月经周期第6~7日开始出现，到排卵期最为清晰而典型。排卵后，受孕激素影响，黏液分泌量逐渐减少，质地变黏稠而混浊，拉丝度差，易断裂。涂片检查时结晶逐渐模糊，至月经周期第22日左右完全消失，而代之以排列成行的椭圆体。临床上检查宫颈黏液，可以了解卵巢功能状态。

宫颈黏液为含糖蛋白、血浆蛋白、氯化钠和水分的水凝胶。在月经前后，宫颈黏液中的氯化钠含量仅占黏液干重的2%~20%；而在排卵期可达40%~70%。由于黏液是等渗的，氯化钠比例的增加势必导致水分亦相应增加，故排卵期的宫颈黏液稀薄而量多。宫颈黏液中还含有糖蛋白，在电镜下见糖蛋白排列成网状，近排卵时，在雌激素影响下网眼变大，有利于精子通过。雌、孕激素的作用使宫颈在月经周期中对精子穿透发挥生物阀作用。

2. 阴道黏膜的周期性变化 阴道上皮是复层扁平上皮，分为底层、中层和表层。排卵前，阴道上皮在雌激素的影响下，底层细胞增生，逐渐演变为中层与表层细胞，使阴道上皮增厚；表层细胞出现角化，其程度在排卵期最明显。阴道上皮细胞内富有糖原，糖原经寄生在阴道内的乳杆菌分解而成乳酸，使阴道内保持一定酸度，可以防止致病菌的繁殖。排卵后，在孕激素的作用下，主要为表层细胞脱落。阴道上段黏膜对雌激素最敏感，临床上检查阴道上1/3段阴道侧壁脱落细胞的变化，了解体内雌激素水平和有无排卵。

3. 输卵管的周期性变化 输卵管内衬上皮由非纤毛和纤毛细胞组成，月经周期中，在雌激素的作用下，其形态和功能发生与子宫内膜相似的变化。输卵管黏膜上皮纤毛细胞生长，体积增大；非纤毛细胞分泌增加，为卵子提供运输和种植前的营养物质。雌激素还促进输卵管发育及输卵管肌层的节律性收缩。孕激素则能增加输卵管的收缩速度，减少输卵管的收缩频率。孕激素与雌激素间有许多互相制约的作用，孕激素可抑制输卵管黏膜上皮纤毛细胞的生长，减低分泌细胞分泌黏液的功能。雌、孕激素的协同作用，保证受精卵在输卵管内的正常运行。

五、下丘脑-垂体-卵巢轴的相互关系

下丘脑-垂体-卵巢轴（H-P-O轴）是一个完整而协调的神经内分泌系统，它的每个环节均有其独特的神经内分泌功能，并且互相调节、互相影响。它的主要生理功能是控制女性发育、正常月经和性功能，因此又称性腺轴。此外，它还参与机体内环境和物质代谢的调节。

H-P-O轴的神经内分泌活动还受到大脑高级中枢调控。在下丘脑促性腺激素释放激素（GnRH）的控制下，腺垂体分泌FSH和LH，卵巢性激素依赖于FSH和LH的作用，而子宫内膜的周期变化又受卵巢分泌的性激素调控。

性腺轴的功能调节是通过神经调节和激素反馈调节实现。卵巢性激素对下丘脑-垂体分泌活动的调节作用称为反馈性调节作用。下丘脑的不同部位对性激素作用的反应性不同。使下丘脑兴奋，分泌性激素增多者称正反馈；反之，使下丘脑抑制，分泌性激素减少者称负反馈。大量雌激素抑制下丘脑分泌FSH-RH（负反馈）；同时又兴奋下丘脑分泌LH-RH（正反馈）。大量孕激素对LH-RH呈抑制作用（负反馈）。当下丘脑因受卵巢性激素负反馈作用的影响而使卵巢释放激素分泌减少时，垂体的促性腺激素释放也相应减少，黄体失去Gn RH的支持而萎缩，由其产生的两种卵巢激素也随之减少。子宫内膜因失去卵巢性激素的支持而萎缩、坏死、出血、剥脱，促成月经来潮。在卵巢性激素减少的同时，解除了对下丘脑的抑制，下丘脑得以再度分泌有关释放激素，于是又开始另一个新的周期，如此反复循环（图1-19）。

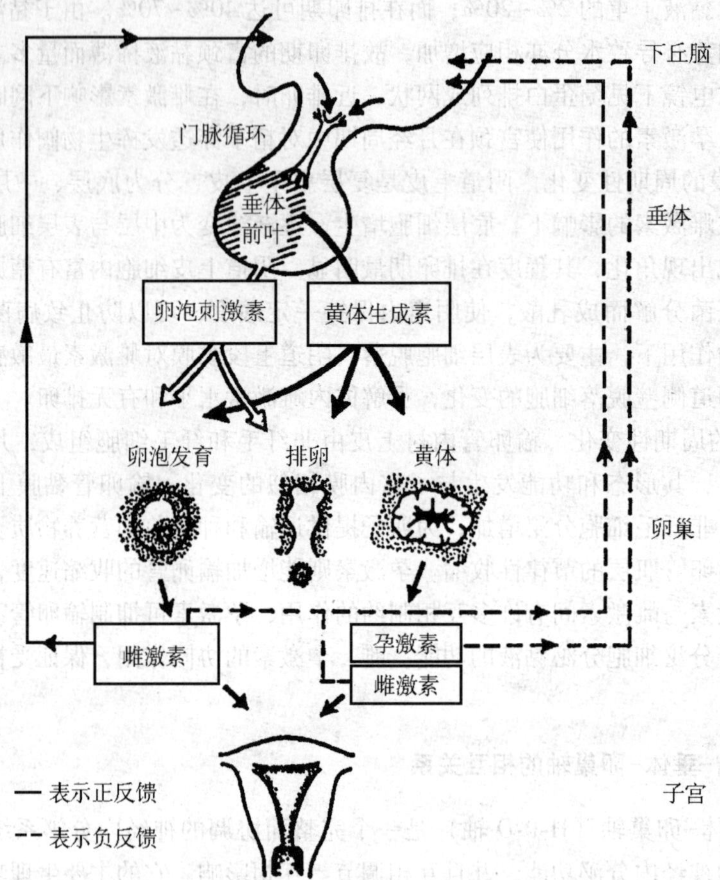

图 1-19 下丘脑-垂体-卵巢轴之间的相互关系示意图

下丘脑、垂体与卵巢激素彼此相互依存，又相互制约，调节着正常的月经周期，其他内分泌腺及前列腺素与月经周期的调节密切相关。而所有这些生理活动并非孤立的，均受大脑皮层调控，可见神经系统在月经周期的调节中起重要作用。

（吴丽萍）

第二章　妊娠期妇女及其家庭护理

关键词

pregnancy	妊娠
embryo	胚胎
fetus	胎儿
fertilization	受精
spermatozoon	精子
ovum	卵子
imbed	着床
decidua	蜕膜
basal decidua	底蜕膜
capsular decidua	包蜕膜
true decidua	真蜕膜
placenta	胎盘
amniotic membrane	羊膜
chorion frondosum	叶状绒毛膜
intervillous space	绒毛间隙
free villus	游离绒毛
anchoring villus	固定绒毛
human chorionic gonadotropin，hCG	人绒毛膜促性腺激素
human placental lactogen，HPL	人胎盘生乳素
estrogen	雌激素
progesterone	孕激素
fetal membranes	胎膜
chorion	绒毛膜
amnion	羊膜
umbilical cord	脐带
Wharton jelly	华通胶
amniotic fluid	羊水
polyhydramnios	羊水过多
oligohydramnios	羊水过少
gestational age	孕龄
fetal circulation	胎儿血循环

chloasma gravidarum	妊娠黄褐斑
morning sickness	晨起呕吐
hegar sign	黑加征
Montgomery's tubercles	蒙氏结节
colostrum	初乳
fetal movement，FM	胎动
ultrasonography	超声检查
fetal attitude	胎势
fetal lie	胎产式
longitudinal lie	纵产式
transverse lie	横产式
fetal presentation	胎先露
fetal position	胎位
antenatal care	产前检查
expected date of confinement，EDC	预产期
last menstrual period，LMP	末次月经日期
intrauterine growth retardation，IUGR	胎儿宫内发育迟缓
four maneuvers of Leopold /Leopold's maneuver	四步触诊法
interspinal diameter，IS	髂棘间径
intercristal diameter，IC	髂嵴间径
external conjugate，EC	骶耻外径
transverse outlet，TO	出口横径
angle of public arch	耻骨弓角度
diagonal conjugate，DC	对角径
conjugate vera	真结合径
interspinous diameter	坐骨棘间径
threatened labor	先兆临产
false labor	假临产
show	见红
premature rupture of membranes，PROM	胎膜早破
altered nutrition：less than body requirement	营养失调——低于机体需要量
altered nutrition：more than body requirement	营养失调——高于机体需要量
altered nutrition：potential for more than body requirement	营养失调——潜在高于机体需要量
knowledge deficit	知识缺乏
anxiety	焦虑

妊娠是指胚胎和胎儿在母体内发育成长的过程，从成熟卵子受精开始，至胎儿及其附属物自母体排出为止。妊娠全过程约 40 周，可分为三个时期：妊娠 12 周末以前称为早期妊娠；妊娠 13 周~27 周末称为中期妊娠；妊娠 28 周及其以后称为晚期妊娠。整个过程变化复杂却又极为协调。

第一节 妊娠生理

一、胚胎的形成

（一）受精　受精指精子和卵子结合形成受精卵的过程，多发生在排卵后12小时内。

精液射入阴道内，精子离开精液，经宫颈管进入子宫腔，与子宫内膜接触后，受子宫内膜产生的α淀粉酶与β淀粉酶的作用，精子顶体酶上的“去获能因子”被解除，精子获能，具有受精能力。精子获能的主要部位是子宫及输卵管。

成熟卵子从卵巢排出后，经输卵管伞端的“拾卵”作用，进入输卵管，停留在壶腹部和峡部连接处，等待受精。

卵子与精子相遇后，精子发生顶体反应，精子头部的外膜和顶体前膜融合、破裂，释放顶体酶。凭借顶体酶的作用，精子穿过卵子的放射冠和透明带。一旦精子穿越透明带后，卵子细胞质内的皮质颗粒释放溶酶体酶，引起透明带结构改变，精子受体分子变性，从而阻止其他精子进入透明带，这个过程称透明带反应。穿越透明带的精子，与卵子表面接触，开始受精。逐渐地，精原核与卵原核相融合，完成整个受精过程。

受精过程以精子穿过次级卵母细胞的透明带为开始，以卵原核和精原核结合形成受精卵为结束，整个过程约需24小时。受精卵的形成标志着新生命的诞生。

（二）受精卵的发育、输送与着床　受精后，受精卵借助输卵管蠕动和输卵管上皮纤毛推动，向子宫腔方向移动，同时进行有丝分裂。由于透明带的限制，子细胞数量虽然增多，但总体积并没有增加，适宜受精卵在狭小的输卵管腔中移动。约在受精后的72小时，受精卵分裂成由16个细胞组成的实心细胞团，称为桑葚胚，也称早期囊胚。受精后第4日，早期囊胚进入子宫腔。然后，透明带消失，胚泡体积迅速增大，在受精11～12日时形成晚期囊胚。晚期囊胚侵入子宫内膜的过程称为受精卵着床（图2-1）。

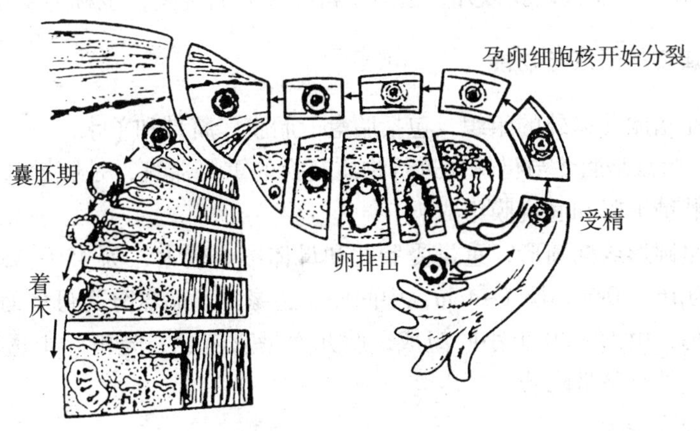

图2-1　卵子受精与精子植入

受精卵着床经过定位、黏附和穿透三个阶段。完成着床的必备条件是：①透明带消失；②囊胚滋养层细胞分化出合体滋养细胞；③囊胚和子宫内膜同步发育并相互配合；④孕妇体内有足够的孕酮，子宫有一个极短的敏感期允许受精卵着床。

孕卵着床以后滋养细胞复制、增大，内细胞团的大小和数目也急剧增加，并发生结构变化。内细胞团先分化出原始内、外胚层，此时为二胚层期。二胚层间有一层基膜称为胚盘。原始外胚层与滋养细胞之间形成羊膜腔。外胚层为羊膜腔的底部，滋养细胞分化成羊膜细胞，构成羊膜腔的顶部。以后外胚层再分化出胚内中胚层，即三胚层期。此三胚层进一步分化，发育为各种器官。

外胚层主要分化成：皮肤及附属物、唾液腺、乳腺、鼻通道、外耳道、眼晶状体、结膜、角膜、肛门及神经系统等。

中胚层主要分化成：泌尿生殖器官、骨骼、肌肉、结缔组织、循环系统。

内胚层主要分化成：消化道、胸腺、甲状腺、肝、肺、胰腺、膀胱、各种小腺体、管道等。

（三）蜕膜　受精卵着床后，子宫内膜发生蜕膜样改变。蜕膜具有保护及营养胚胎的功能。按蜕膜与受精卵的位置关系可将蜕膜分为三部分（图 2-2）。

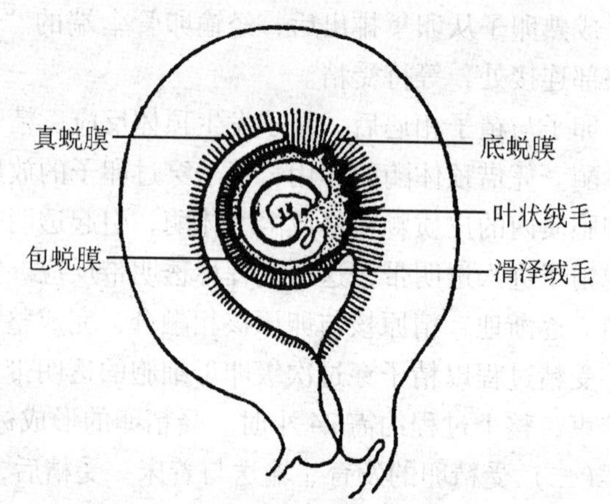

图 2-2　早期妊娠的子宫蜕膜与绒毛的关系

1. 底蜕膜　与囊胚极滋养层接触的蜕膜。以后与滋养细胞一起形成胎盘的母体部分。

2. 包蜕膜　覆盖在囊胚表面的蜕膜。随妊娠进展，包蜕膜和真蜕膜相贴近逐渐相互融合，至分娩时已无法分开。

3. 真蜕膜　底蜕膜及包蜕膜以外，覆盖子宫腔表面的蜕膜，也称为壁蜕膜。

二、胎儿附属物的形成与功能

胎儿附属物是指胎儿以外的组织，包括胎盘、胎膜、脐带和羊水。

（一）胎盘　胎盘是胎儿与母体间进行物质交换的重要器官，是胚胎与母体组织的结合体，由羊膜、叶状绒毛膜和底蜕膜组成。

足月的胎盘呈圆形或椭圆形，重量受胎儿和母体影响较大，为 450~650g，占足月儿体重的 1/6，直径为 16~20cm，厚 1~4cm，中间厚、边缘薄。胎盘分为母体面和胎儿面，母体面呈暗红色、粗糙，由 15~20 个小叶组成；胎儿面呈灰蓝色、光滑、半透明，表面覆盖着羊膜，中央或稍偏处有脐带附着。

1. 胎盘的形成与结构

（1）羊膜　羊膜是胚胎期羊膜囊扩大的囊壁而附着于绒毛膜板表面的透明薄膜，是胎盘的最内层，构成胎盘的胎儿部分。羊膜表面光滑，无血管、神经和淋巴。

（2）叶状绒毛膜　绒毛膜由滋养层细胞与滋养层内面的胚外中胚层共同组成。胚胎发育 13~21 日时，是绒毛膜分化发育最旺盛的时期，此时绒毛逐渐形成。绒毛的形成共经历 3 个阶段，即一级绒毛、二级绒毛和三级绒毛。①一级绒毛：指绒毛膜周围长出不规则突起的合体滋养细胞小梁，逐渐呈放射状排列，绒毛膜深部增生活跃的滋养细胞也伸入，形成合体滋养细胞小梁的细胞中心索，初具绒毛形态；②二级绒毛：指一级绒毛继续生长，其细胞中心索伸展至合体滋养细胞内层，胚外中胚层也长入细胞中心索，形成间质中心索；③三级绒毛：指胚胎血管长入间质中心索（图 2-3）。随着绒毛不断分支并于其中长出血管，约在受精后第 3 周末开始建立胎儿循环。

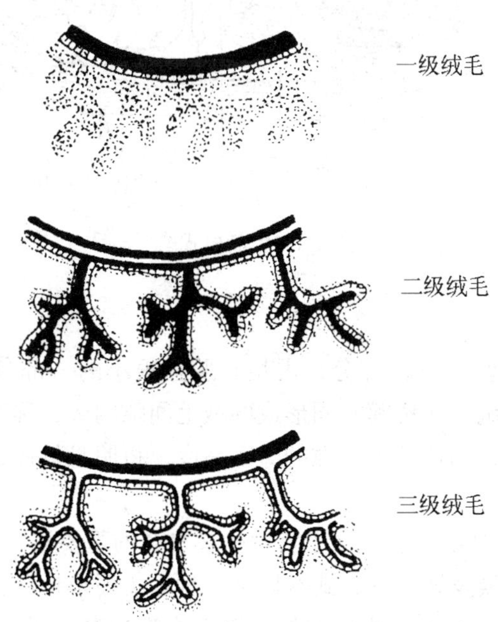

图 2-3　绒毛发育三个阶段模式图

叶状绒毛膜是与底蜕膜相接触的绒毛膜，由于营养丰富、发育良好，构成胎盘的胎儿部分，是胎盘的主要部分。绒毛滋养层合体细胞溶解周围的蜕膜形成绒毛间隙。从绒毛膜板伸出的绒毛干逐渐分支，形成初级绒毛干、次级绒毛干和三级绒毛干，向绒毛间隙伸展，形成终末绒毛网。绒毛末端悬浮于绒毛间隙中进行物质交换的绒毛，称为游离绒毛；长入底蜕膜中起固定作用的绒毛，称为固定绒毛。每个绒毛干中均有脐动脉和脐静脉，随绒毛干再分支，脐血管越来越细，最终形成毛细血管，进入绒毛末端（图 2-4）。

当子宫内膜螺旋动脉在滋养细胞的侵袭下破裂时，由于子宫内膜螺旋动脉血压为 60~80mmHg，而绒毛间隙的血流压力为 10~50mmHg，依靠血压差，母体血液进入绒毛间隙进行物质交换，然后再经子宫蜕膜静脉回流至子宫肌层。

母儿间的物质交换是在绒毛间隙进行的，胎儿血液经脐动脉直至绒毛毛细血管壁，与绒毛间隙中的母血进行物质交换，两者血液并不直接相通。随着妊娠的进展，绒毛数目增多，每个绒毛体积发生变化，母儿血液接触的表面积越来越大，更有利于物质交换，满足胎儿的需要。绒毛间隙约能容纳150ml血液，在子宫胎盘循环中，每分钟血流量为500~700ml。

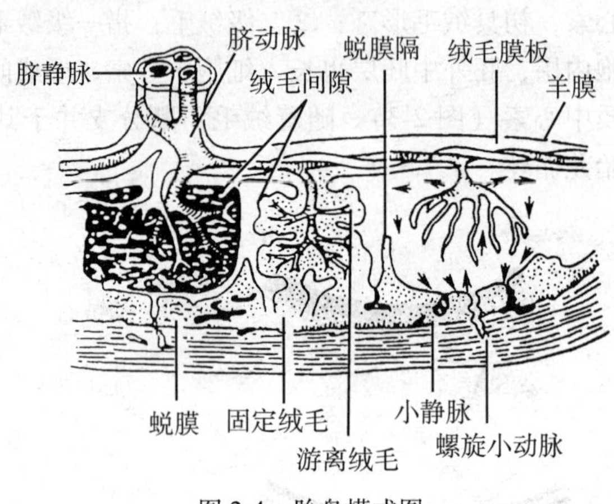

图2-4　胎盘模式图

（3）底蜕膜　构成胎盘的母体部分，占足月胎盘很小的一部分。底蜕膜表面覆盖一层来自固定绒毛的滋养层细胞与底蜕膜共同形成的绒毛间隙的底，称为蜕膜板。由此板向绒毛膜方向伸出一些蜕膜间隔，约达绒毛间隙的2/3高度，将胎盘母体面分成肉眼可见的15~20个母体叶。

2. 胎盘的功能　胎盘是维持胎儿在子宫内生长发育的重要器官，其功能极为复杂。

通过胎盘进行物质交换及转运的方式有以下几种。①简单扩散：指物质通过细胞质膜从高浓度区扩散至低浓度区，不消耗能量，如脂溶性高、相对分子质量<250、不带电荷的物质（如O_2、CO_2、水、钠、钾电解质等）。②异化扩散：指细胞质膜上有单一的载体用于扩散，虽然物质也是通过细胞质膜从高浓度区向低浓度区扩散，不消耗能量，但速度比简单扩散快。由于细胞质膜上载体数量有限，当达到一定浓度时，扩散速度明显减慢，此时扩散速度与浓度差不呈正相关，如葡萄糖的转运。③主动运输：指依靠细胞代谢产生的热能作为动力，物质通过细胞质膜从低浓度区逆方向扩散至高浓度区，如氨基酸、钙、铁及水溶性维生素的转运。④其他：较大的物质可以通过细胞质膜的裂隙，或通过细胞质膜内陷吞噬后继之膜融合，形成的小泡向细胞内转移等方式转运，如大分子蛋白质、免疫球蛋白等的转运。

胎盘的功能包括气体交换、营养物质供应、排出胎儿代谢产物、防御功能及合成功能等。

（1）气体交换　维持胎儿生命最重要的物质是O_2。在母体与胎儿之间，O_2及CO_2是以简单扩散方式进行交换，可以替代胎儿呼吸系统的功能。

1）氧交换　母体子宫动脉血氧分压（PO_2）为95~100mmHg，绒毛间隙中的血PO_2为

40~50mmHg，而胎儿脐动脉血 PO_2 在交换前为 20mmHg，通过简单扩散方式与绒毛间隙的母血进行交换后，胎儿脐静脉血 PO_2 上升为 30mmHg 以上，氧饱和度达 70%~80%。虽然交换后的胎儿血 PO_2 升高不多，但胎儿红细胞的血红蛋白含量高，对氧的亲和力强，能从母血中获得充足的 O_2。

2）二氧化碳交换　母体子宫动脉血二氧化碳分压（PCO_2）为 32mmHg，绒毛膜间隙中的 PCO_2 为 38~42mmHg，胎儿脐动脉血 PCO_2 为 48mmHg。因 CO_2 的扩散速度比 O_2 快 20 倍，因此胎儿 CO_2 容易通过绒毛膜间隙直接向母体扩散。

（2）营养物质供应　可以替代胎儿消化系统的功能。葡萄糖是胎儿热能的主要来源，其以易化扩散的方式通过胎盘，胎儿体内的葡萄糖均来自母体。胎儿血中的氨基酸浓度高于母血，其以主动运输的方式通过胎盘。胎儿的脂质则是由胎儿利用糖及乙酸自行合成，或是母体自由脂肪酸以简单扩散的方式通过胎盘。电解质及维生素多数以主动运输的方式通过胎盘。此外，胎盘中含有多种酶（如氧化酶、还原酶、水解酶等），可将复杂化合物分解为简单物质（如蛋白质分解为氨基酸、脂质分解为非酯化脂肪酸等），也能将简单物质合成后供给胎儿（如葡萄糖合成糖原、氨基酸合成蛋白质等）。IgG 分子量较大，却也可通过胎盘，可能与血管合体膜表面有专一受体有关。

（3）排出胎儿代谢产物　胎儿的代谢产物，如尿素、尿酸、肌酐、肌酸等，经胎盘送入母血，由母体排出体外。故胎盘可以替代胎儿泌尿系统的功能。

（4）防御功能　胎盘虽能阻止母血中的某些有害物质进入胎儿血中，但胎盘的屏障作用极为有限。各种病毒（如风疹病毒、巨细胞病毒、流感病毒等）、相对分子质量小且对胚胎及胎儿有害的药物，均可通过胎盘导致胎儿畸形、流产及死胎。一般细菌、弓形虫、衣原体、支原体、螺旋体等虽不能通过胎盘，但可在胎盘部位形成病灶，破坏绒毛结构后进入胎儿体内，引起感染。但母体中的免疫抗体，如 IgG 可以通过胎盘，使胎儿从母体处获得抗体，从而得到被动免疫。

（5）合成功能　胎盘具有合成物质的能力，包括蛋白激素、类固醇激素、某些酶及细胞因子与生长因子等，对维持正常妊娠有重要作用。

1）蛋白激素　包括人绒毛膜促性腺激素、人胎盘生乳素妊娠特异性蛋白等。

人绒毛膜促性腺激素（hCG）：由合体滋养细胞产生。于受精后第 6 日受精卵滋养层形成时开始少量分泌。妊娠早期分泌量迅速增加，约 2 日增长一倍。妊娠 8~10 周时血清浓度达最高峰，持续 1~2 周后逐渐下降，至妊娠中、晚期时浓度仅为峰值的 10%，持续至分娩。约产后 2 周内完全消失。hCG 分子同卵泡刺激素（FSH）、黄体生成素（LH）和促甲状腺激素（TSH）一样，由 α、β 亚基组成，α 亚基几乎相同，但 β-hCG 亚基羧基端最后的 24 个氨基酸片段为其所特有，可在受精 10 日后在母血中测出，是诊断早孕的敏感方法之一。已知的 hCG 的主要功能有：①维持黄体，使月经黄体增大发育成为妊娠黄体，增加类固醇激素的分泌，使种植后的内膜维持分泌期变化以维持妊娠；②β 亚基刺激雄激素芳香化转化为雌激素，同时刺激孕酮的形成；③抑制植物凝集素对淋巴细胞的刺激作用，吸附于滋养细胞表面，以避免胚胎滋养层被母体淋巴细胞攻击；④刺激胎儿的睾丸分泌睾酮，促进男性性分化；⑤与母体甲状腺细胞 TSH 受体结合，刺激甲状腺的活性。

人胎盘生乳素（HPL）：由合体滋养细胞合成。于妊娠5~6周可在母血中测出，随妊娠进展和胎盘逐渐增大，其分泌量持续增加，至妊娠34~36周达高峰，维持至分娩。产后迅速下降，约在产后7小时即测不出。妊娠期连续测定HPL可了解胎盘功能。HPL的功能有：①与胰岛素、肾上腺皮质激素共同作用于乳腺腺泡，刺激乳腺发育，合成乳白蛋白、乳酪蛋白及乳珠蛋白，为产后泌乳做准备；②促进胰岛素生成，使母血胰岛素值升高，蛋白合成增加；③通过脂解作用使游离脂肪酸、甘油浓度升高，以游离脂肪酸作为能源，抑制母体对葡萄糖的摄取利用，使多余的葡萄糖运送给胎儿，作为胎儿的主要能源，同时也增加了母体血糖浓度；④抑制母体对于胎儿的排斥反应。因此可以认为，HPL是通过母体促进胎儿发育的“代谢调节因子”。

妊娠特异性蛋白：由合体滋养细胞分泌，包括妊娠相关血浆蛋白A（pregnancy associated plasma protein A，PAPP-A）、妊娠相关血浆蛋白B（pregnancy associated plasma protein B，PAPP-B）及妊娠相关血浆蛋白C（pregnancy associated plasma protein C，PAPP-C）。其中较重要的是PAPP-C，也称妊娠特异性 β_1 糖蛋白（pregnancy-specific β_1 glycoprotein，SP_1）。受精卵着床后，SP_1 值逐渐上升，至妊娠足月时达高峰，为200mg/L。正常妊娠母血、羊水、脐血及乳汁中均能检测出 SP_1，可用于预测早孕，并能间接了解胎儿情况。

2）类固醇激素　包括雌激素和孕激素。

雌激素：孕妇血中雌激素随妊娠进展而增加。妊娠早期主要由卵巢黄体产生，妊娠10周后主要由胎盘合成。妊娠末期，雌三醇（E_3）值为非孕妇女的1000倍，雌二醇（E_2）、雌酮（E_1）为非孕妇女的100倍，产后下降。雌激素可促进子宫平滑肌细胞的增生肥大，使子宫平滑肌对缩宫素的敏感性增强。同时与孕激素、胎盘生乳素共同作用，促进乳腺发育以准备泌乳。雌激素对代谢的影响主要表现在水、钠潴留方面。

孕激素：正常妊娠期孕激素逐渐增加。妊娠早期，主要来自卵巢妊娠黄体；自妊娠8~10周开始，主要来自胎盘合体滋养细胞。孕激素的代谢产物为孕二醇，通过尿液排出。孕激素的主要功能是减少肌张力及肌肉收缩性，降低子宫的敏感性，利于胚胎的植入与发育。但由于孕激素使平滑肌松弛，可造成胃排空慢、胃内容物逆流、胃灼热、便秘等症状。孕激素还可影响中枢神经系统，引起不安、困倦、过度换气等症状；并影响体内电解质平衡，造成钠、氯排出增加。此外孕激素可以造成基础体温的上升。上述症状都应引起护理人员的重视，帮助孕产妇更好地应对。

3）酶　胎盘还可以合成某些酶，包括缩宫素酶、耐热性碱性磷酸酶等，其生物学意义尚不明确。其中缩宫素酶可能使缩宫素灭活，起到维持妊娠的作用。耐热性碱性磷酸酶可作为胎盘功能检查的一项指标。

4）细胞因子与生长因子　包括表皮生长因子（epidermal growth factor，EGF）、神经生长因子、胰岛素样生长因子（insulin like growth factor，IGF）、肿瘤坏死因子-α（tumor necrosis factor-α，TNF-α）、白细胞介素1（interleukin 1，IL1）、IL2、IL6、IL8等。这些因子对胚胎及胎儿的营养和免疫保护均有一定的作用。

（二）胎膜　胎膜由绒毛膜和羊膜组成。胎膜外层为绒毛膜，在发育过程中因缺乏营养逐渐退化萎缩成为平滑绒毛膜，至妊娠末期与内层的羊膜紧密相贴，但尚能完全分开。胎膜内层为羊膜。羊膜为无血管的半透明薄膜，能转运溶质和水，维持羊水的平衡。胎膜含有多种与类固醇激素代谢有关的酶，还可能在分娩发动上起一定作用。

（三）脐带　脐带是连接胎儿与胎盘的条索状组织，一端连于胎儿脐轮，另一端附着于胎盘的胎儿面，多为偏性。足月胎儿脐带长 30~100cm，平均 55cm，直径 0.8~2.0cm。脐带表面有羊膜覆盖，成灰白色，内有一条脐静脉，两条脐动脉，周围有含水量丰富的胚胎结缔组织，称为华通胶，有保护脐带血管的作用。胎儿通过脐带血循环与母体进行营养和代谢物质的交换。脐带受压致血流受阻时，可危及胎儿生命。

（四）羊水　羊膜腔内含有的液体称为羊水。

羊水量在妊娠 36~38 周时达高峰，可达 1000ml，此后羊水量逐渐下降，妊娠 40 周时约为 800ml。在妊娠的任何时期，如果羊水量超过 2000ml，可诊断为羊水过多；在妊娠晚期，如果羊水量少于 300ml，可诊断为羊水过少。

妊娠早期的羊水主要是母体血清经胎膜进入羊膜腔的透析液，也有极少量是通过脐带华通胶和胎盘表面羊膜的透析液，以及经尚未角化的胎儿皮肤漏出的水分子和小分子物质。此时的羊水为无色澄清液体，与母体血清及其他部位组织液相似。妊娠中期后胎儿尿液为羊水的主要来源，胎儿尿液排至羊膜腔中，使羊水渗透压逐渐降低，肌酐、尿素、尿酸值升高。妊娠晚期胎儿肺参与羊水的生成，每日 600~800ml 从肺泡分泌至羊膜腔。妊娠足月时，羊水略显混浊，不透明，可见悬有小片状物，包括胎脂、胎儿脱落的上皮细胞、毳毛、少量白细胞、清蛋白、尿酸盐、各种激素和酶等。

羊水的吸收主要通过胎膜和脐带的吸收，以及胎儿的吞咽完成。胎儿皮肤角化前，皮肤也有吸收羊水的功能，但量很少。

羊水并非静止不动，而是不断进行液体交换，以保持羊水量的相对恒定。母儿间的液体交换主要通过胎盘进行交换，每小时约 3600ml。母体与羊水间的交换，主要通过胎膜，每小时约 400ml。羊水与胎儿间主要通过消化道、呼吸道、泌尿道及角化前的皮肤等进行交换，但量很少。

羊水有保护胎儿和母体的作用。胎儿可在羊水中自由活动，避免胎肢的粘连；同时，羊水可以保持羊膜腔内温度恒定；当妊娠期母体腹部受到一定的外力撞击，或临产后子宫收缩时，羊水可直接承受压力，使子宫腔内压力均匀，避免胎儿局部受压，避免脐带被压迫造成胎儿窘迫；此外，羊水还有利于胎儿体液平衡，胎儿可以胎尿的方式将过多的水分排至羊水中。对于母体，羊水可减少妊娠期因胎动所致的不适感；临产时，前羊膜囊形成的楔形水压利于子宫颈口和阴道的扩张；破膜后，羊水有冲洗阴道、防止感染的作用。

三、胎儿发育

妊娠 8 周以内的胎体称为胚胎，是主要器官结构完成分化的时期。妊娠第 9 周起的胎体成为胎儿，是各器官进一步发育成熟的时期。

（一）胎儿发育特征　描述胎儿的发育，以 4 周（28 日）为一个孕龄单位。

4 周末：可辨认出胎盘与体蒂。

8 周末：胚胎已初具人形，头占整个胎体近一半。面部已能分辨出口、鼻、外耳、眼睑、眼球等。四肢增大，有关节、手指及脚趾形成。B 超可见胎心搏动。

12 周末：胎儿身长约 9cm，体重约 20g。外生殖器已分化。四肢可活动。

16 周末：胎儿身长约 16cm，体重约 100g。胎儿已开始出现呼吸运动，并开始长出头发，可确定胎儿性别，皮肤菲薄，皮下无脂肪，部分孕妇能自觉胎动。

20 周末：胎儿身长约 25cm，体重约 300g。皮肤暗红，出现胎脂，全身有毳毛，开始出现吞咽、排尿功能，可听诊到胎心音，出生后可有心跳及呼吸。

24 周末：胎儿身长约 30cm，体重约 700g。各脏器均已发育。皮下脂肪开始沉积，但因量不多，皮肤皱褶。

28 周末：胎儿身长约 35cm，体重 1000g。可以有呼吸运动，但肺泡Ⅱ型细胞产生的表面活性物质含量较少，出生后易患新生儿肺透明膜病。若加强护理则可存活。

32 周末：胎儿身长约 40cm，体重约 1700g。面部毳毛易脱落。出生后如注意护理可以存活。

36 周末：胎儿身长约 45cm，体重约 2500g。皮下脂肪沉积较多，面部皱纹消失。出生后能哭，有吸吮能力，肺表面活性物质已成熟，生活能力良好。

40 周末：胎儿身长约 50cm，体重约 3000g。胎儿成熟，指（趾）甲超过指（趾）端，皮肤粉红色，胎脂消失，肠内含胎粪，出生后哭声响亮，吸吮能力强，能很好存活。女性胎儿外生殖器发育良好，男性胎儿双侧睾丸下降至阴囊内。

（二）胎儿生理特点

1. 循环系统

（1）解剖学特点　①脐静脉一条，来自胎盘的含氧量较高、营养丰富的血液经脐静脉进入胎儿肝脏及下腔静脉。出生后胎盘循环停止，脐静脉闭锁成肝圆韧带，脐静脉的末支——静脉导管闭锁成静脉韧带。②脐动脉两条，来自胎儿的含氧量较低的混合血经脐动脉注入胎盘与母血进行物质交换，生后脐动脉闭锁与相连的闭锁的腹下动脉形成腹下韧带。③动脉导管，位于肺动脉及主动脉弓之间，生后肺循环建立后，肺动脉血液不再流入动脉导管，动脉导管闭锁成动脉韧带。④卵圆孔位于左右心房之间，右心房的血液经卵圆孔直接入左心房，生后出现自主呼吸，肺循环建立，胎盘循环停止，左心房压力增高，右心房压力下降，卵圆孔于出生后数分钟开始关闭，多在生后 6 个月完全闭锁，极少终生不闭锁，但很少有临床症状。

（2）血循环特点　来自胎盘的血液沿胎儿腹前壁进入体内分为 3 支：一支直接入肝；一支与门静脉汇合入肝，此两支的血液经肝静脉入下腔静脉；另一支为静脉导管直接入下腔静脉。可见进入右心房的下腔静脉血是混合血，有来自脐静脉含氧量较高的血液，也有来自胎儿身体下部含氧量较低的血液。

卵圆孔开口处正对着下腔静脉入口，下腔静脉进入右心房的血液，绝大部分经卵圆孔入左心房。而上腔静脉进入右心房的血液，很少甚或不通过卵圆孔流向右心室，随后进入肺动脉。由于肺循环阻力较大，肺动脉血液大部分经动脉导管流入主动脉，仅约 1/3 血液经肺静脉入左心房。左心室小部分血液进入降主动脉至全身后，经腹下动脉再经脐动脉进入胎盘，与母血进行气体交换。可见胎儿体内无纯动脉血，而是动、静脉混合血，各部位血氧含量只有程度上的差异。进入肝、心、头部及上肢的血液，含氧量较高且营养较丰富，以适应需要。注入肺及身体下部的血液，含氧量及营养较少（图 2-5）。

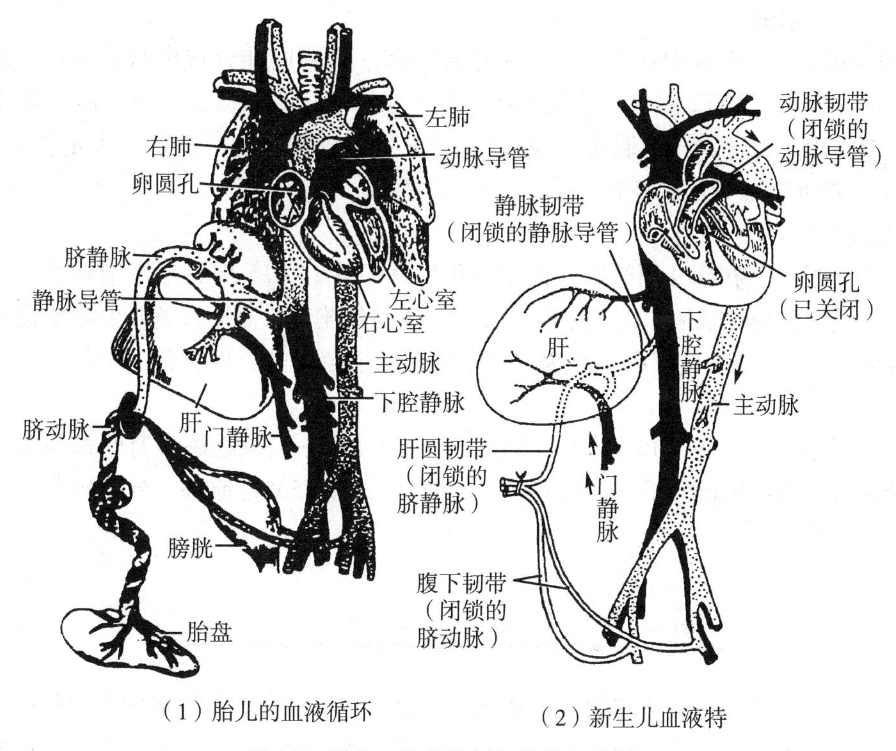

图 2-5　胎盘、胎儿及新生儿的血液循环

2. 血液系统

（1）红细胞生成　妊娠早期，红细胞主要来自卵黄囊；10 周时来自肝脏；以后骨髓、脾逐渐有造血功能。无论是早产儿还是妊娠足月儿，红细胞数量均较多，但胎儿的红细胞生命周期短，仅为 80 日。

（2）血红蛋白生成　血红蛋白包括原始血红蛋白、胎儿血红蛋白和成人血红蛋白三种。妊娠前半期，血红蛋白均为胎儿型；妊娠 32～34 周时，开始产生成人型血红蛋白，临产时胎儿型血红蛋白仅占 25%。

（3）白细胞生成　妊娠 8 周，胎儿出现粒细胞；12 周，胸腺、脾产生淋巴细胞；妊娠足月时，白细胞计数可达（15～20）$\times 10^9$/L。

3. 呼吸系统　母儿血液在胎盘进行气体交换，但在出生前胎儿的呼吸道、肺循环及呼吸肌均已发育。孕 11 周 B 超可看到胎儿胸壁运动，孕 16 周胎儿呼吸时能使羊水进出呼吸道。正常胎儿呼吸运动是阵发性和不规则的，频率为 30～70 次/分。

4. 消化系统　孕 11 周小肠已有蠕动，至孕 16 周胃肠功能基本建立。胎儿可吞咽羊水，吸收水分、氨基酸、葡萄糖及其他可溶性营养物质，但对脂肪吸收能力较差。胎儿肝脏缺乏许多酶，不能结合红细胞破坏产生的大量游离胆红素。胆红素在小肠内被氧化成胆绿素，胆绿素代谢产物使胎粪呈黑绿色。

5. 泌尿系统　孕11~14周时，胎儿肾脏已有功能；孕14周时，膀胱内已有尿液。胎儿通过排泄参与羊水的循环。

6. 内分泌系统　胎儿甲状腺于孕6周开始发育，12周时能合成甲状腺激素，是胎儿最早发育的内分泌腺。孕12周时，胎儿甲状旁腺可分泌甲状旁腺激素。肾上腺于孕4周时开始发育，孕7周时可合成肾上腺素，孕20周时肾上腺皮质增宽，能产生大量类固醇激素。孕12周时，胎儿胰腺分泌胰岛素。

7. 生殖系统

(1) 男性胎儿　在孕9周时睾丸开始分化发育，孕14~18周时形成细精管。睾丸形成后，刺激间质细胞分泌睾酮，促进中肾管发育，支持细胞产生副中肾管抑制物质使副中肾管退化。外阴部5α-还原酶使睾酮衍化为二氢睾酮，外生殖器向男性分化。于临产前，睾丸降至阴囊中。

(2) 女性胎儿　孕11~12周时，卵巢开始分化发育。因缺乏副中肾管抑制物质，副中肾管系统发育，形成阴道、子宫及输卵管。外阴部因缺乏5α-还原酶，外生殖器向女性分化发育。

第二节　妊娠期母体变化

妊娠后，孕妇全身各系统均发生一系列生理变化，以适应不断增加的生理负担，这些变化会持续整个妊娠期。分娩后约6周，这些生理改变才逐渐恢复到妊娠前的状态，但乳房除外，因哺乳的需要，乳房会分泌乳汁。同时，由于妊娠期胎儿的生长发育和母体的生理改变，妊娠期妇女会出现心理上的变化，这些心理变化又可以影响胎儿及母体的生理状态。

一、妊娠期母体的生理变化

(一) 生殖系统

1. 子宫　妊娠期，生殖系统的变化最大，其中以子宫的变化最为明显。

(1) 子宫体　妊娠期子宫逐渐增大变软。非孕时，子宫的大小为7cm×5cm×3cm，足月时子宫的大小为35cm×22cm×25cm。妊娠早期，子宫呈不规则球形，受精卵着床部位的子宫壁突出明显。妊娠晚期，子宫呈不同程度的右旋，这与盆腔左侧为乙状结肠占据有关。

非孕时，子宫的容量为5~10ml，重量为50~70g，足月时子宫的容量约为5000ml，重量约为1100g，容量增加约1000倍，重量增加约20倍。子宫的增大主要是由于肌细胞的肥大。肌细胞由非孕时长20μm、宽2μm增长至妊娠足月时长500μm、宽10μm，同时胞质内充满有收缩功能的肌动蛋白和肌球蛋白，为临产子宫收缩提供物质基础。同时，子宫肌壁厚度逐渐增加，从非孕时的约1cm，至孕中期达到2.0~2.5cm，至妊娠末期又逐渐变薄为0.5~1.0cm。妊娠前半期，子宫的增大主要是由于雌激素、孕激素及绒毛人体催乳素刺激的结果；妊娠中期，子宫的增大则是激素和机械性两方面作用的结果；妊娠最后两个月，子宫的增大主要是由于机械性扩张所致，此时胎儿发育较快，使子宫壁拉长变薄。

子宫各部位的增长速度不同。宫底于妊娠后期增长速度最快，宫体含肌纤维最多，子宫下段次之，宫颈最少，以适应临产后子宫阵缩由宫底向下递减，促使胎儿娩出。自妊娠12~14周起，子宫出现不规律、不对称、无痛性收缩，腹部检查可以触及，有时孕妇也可以感觉到。宫缩的幅度和频率随妊娠进展而逐渐增加，直至妊娠晚期。这种无痛性宫缩称为Braxton Hicks收缩。

由于子宫的增大以及胎盘和胎儿的发育，妊娠期子宫的血液供应量增加20~40倍。妊娠前子宫血流量为15~20ml/min，足月时血流量为500~700ml/min，全身血流量的1/6循环至子宫，其中75%流入胎盘。子宫动脉由非孕时屈曲至足月时变直且增粗，是主要的供血来源。宫缩时，子宫血流量明显减少。

（2）子宫峡部　未孕时子宫峡部长约1cm，妊娠后变软。妊娠12周以后，子宫峡部逐渐伸展拉长变薄，扩展为子宫腔的一部分，称为子宫下段，到妊娠足月时可长达7~10cm。

（3）子宫颈　妊娠后，宫颈血管增多，组织水肿、着色、变软。子宫颈腺体肥大、增生，宫颈黏液分泌增多，形成黏稠的黏液栓，可封闭宫颈口，防止感染。接近临产时，宫颈管变短并出现轻度扩张。由于宫颈鳞柱状上皮交界处外移，宫颈表面出现糜烂面，称假性糜烂。

2. 卵巢　妊娠期卵巢略增大，新的卵泡发育和排卵均停止，月经也停止。妊娠早期，卵巢可见妊娠黄体，产生雌激素及孕激素，以维持妊娠。妊娠10周以后，黄体功能完全被胎盘取代，开始萎缩。

3. 输卵管　妊娠期输卵管伸长，但肌层不增厚。黏膜层上皮细胞稍扁平，在基质中可见蜕膜细胞。有时，黏膜也可出现蜕膜反应。

4. 阴道　妊娠期阴道血管增加并急剧扩张，使阴道黏膜充血水肿呈紫蓝色。阴道黏膜增厚，皱襞增多，结缔组织变松，阴道变软，伸展性增加，为胎儿通过创造条件。妊娠后阴道上皮细胞及宫颈腺体分泌增多，使白带增多，呈白色糊状。阴道上皮糖原聚集，乳酸含量增多，使阴道分泌物pH值降低，为3.5~6.0，不利于致病菌生长，防止感染。

5. 外阴　外阴皮肤增厚，血管分布增加，可出现外阴静脉曲张。大小阴唇色素沉着。大阴唇结缔组织变松软，伸展性增加。小阴唇皮脂腺分泌增多。

（二）乳房　妊娠早期开始，乳房腺体组织逐渐发育，乳房内血管增加、充血明显。孕妇可自觉乳房发胀，有触痛和刺痛。乳头及乳晕变大并着色，乳头易勃起以适应哺喂新生儿，乳晕的皮脂腺肥大，形成散在的结节状小突起，称为蒙氏结节。这是诊断早期妊娠的体征之一。

妊娠期乳房发育受到胎盘分泌激素的控制，乳腺腺管在雌激素的作用下发育，乳腺腺泡在孕激素的作用下发育。此外胎盘生乳素、垂体催乳素以及胰岛素、皮质醇、甲状腺素等均有促进乳房发育的作用。妊娠期，由于大量雌激素和孕激素抑制催乳素的作用，乳房并不发生泌乳，产后胎盘激素停止分泌，在催乳素的作用下，乳汁排出。妊娠16周后，尤其在妊娠后期接近分娩期时挤压乳房，可有数滴稀薄黄色液体溢出，为初乳。分娩后新生儿吸吮乳头，乳房正式分泌乳汁。

（三）血液系统

1. 血容量 血容量于妊娠6~8周开始增加，于孕32~34周达到高峰，并维持到妊娠足月。可能是因为雌激素增加而刺激肾上腺分泌醛固酮，使水钠潴留，以至血容量增加。产后2~3周，血容量恢复至未孕水平。

妊娠期总血容量平均增加30%~40%，约1500ml。包括血浆及红细胞的增加，其中血浆量增加40%~50%，约1000ml，红细胞增加18%~30%，约500ml，因而形成血液稀释，出现妊娠生理性贫血，当血红蛋白值下降到100g/L时，即应考虑贫血。

2. 血液成分

（1）红细胞 妊娠期骨髓不断产生红细胞，网织红细胞不断增多。由于血液稀释，红细胞计数约为3.6×10^{12}/L（非孕妇女约为4.2×10^{12}/L），血红蛋白值约为110g/L（非孕妇女约为130g/L），血细胞比容为0.31~0.34（非孕妇女为0.38~0.47）。

（2）白细胞 妊娠7~8周开始增加，妊娠30周时达高峰，为（10~15）$\times10^{9}$/L，非孕妇女为（5~8）$\times10^{9}$/L。主要是中性粒细胞增加，淋巴细胞变化不大。

（3）凝血因子 孕妇血液处于高凝状态。凝血因子Ⅱ、凝血因子Ⅴ、凝血因子Ⅶ、凝血因子Ⅷ、凝血因子Ⅸ、凝血因子Ⅹ均增加，血浆纤维蛋白原明显增加，血小板变化不明显。

（4）血浆蛋白 由于血液稀释，血浆蛋白尤其是白蛋白减少，约为35g/L。

（四）循环系统

1. 心脏 妊娠后期，由于子宫的增大使膈肌上升，使得心脏向左、向上、向前移位，心尖部左移，致使大血管轻度扭曲，心脏血流量增加，速度加快，多数孕妇的心尖区及肺动脉区可听到Ⅰ~Ⅱ级柔和吹风样收缩期杂音，产后逐渐消失。

2. 心率 妊娠期心率受多种因素影响，一般妊娠早期心率增快，比未孕时每分钟增加约15次。另外，许多轻微刺激都可引起暂时性心率加快。孕期因自主神经系统不稳定，也可出现阵发性心动过速，孕妇会感到心悸。

3. 心排出量 妊娠期心排出量增加很多，这不仅是子宫增大和胎儿生长发育的需要，也是其他脏器功能增加的需要。心排出量的增加与血容量的增加大致同步。心排出量的增加，是通过心率加快和增加每搏量来实现的，结果会增加心脏负担。妊娠32~34周时，血容量达高峰，左侧卧位时，心搏量约增加30%，每搏量约为80ml，持续此水平直至分娩。产后6周心排出量逐渐恢复至未孕水平。临产和分娩时均有血流动力学的改变。临产时，每一次宫缩约有500ml的血液自子宫挤入体循环，循环系统内血容量暂时上升，心排出量也增加。胎儿娩出后，由于子宫对腹部静脉和盆腔静脉压力的解除，下肢回心血量增加致使循环的血量增加，从而出现血容量增加的又一个高峰。

4. 血压 妊娠早期及中期时孕妇血压偏低，在晚期时血压轻度升高。由于外周血管扩张，血液稀释及胎盘循环的建立，使得舒张压稍有下降，收缩压无明显变化，所以脉压稍增大。孕妇体位可影响血压，坐位血压高于仰卧位。

5. 静脉压 妊娠对于孕妇的上肢静脉压无影响。下肢的股静脉压，自妊娠20周起，在各种体位时均升高，为1.96~2.94kPa（20~30mmH_2O）。这是因为妊娠后盆腔血液回流至下腔静脉的血量增加，增大的子宫压迫下腔静脉使血液回流受阻所致。

如果孕妇长时间处于仰卧位，可引起回心血量减少，心排出量随之减少而使血压下降，称直立性低血压。孕妇可有眩晕、心悸、面色苍白、出冷汗等症状。侧卧位时能解除子宫压迫，改善静脉回流，缓解症状。此外，由于下肢血液淤积使回心血量减少，心排出量降低，以及动脉压降低，孕妇的代偿功能又不能使正常的血液循环很快恢复，因此，当孕妇从卧位迅速站立时，会出现头晕、头痛，甚至昏厥等症状。由于下肢、外阴及直肠静脉压增高，加之妊娠期静脉壁扩张，孕妇容易发生下肢、外阴静脉曲张和痔。

（五）呼吸系统　妊娠期，由于母体代谢作用的增加，以及胎儿生长发育的需要，孕妇耗氧量增加10%~20%。

但由于呼吸道黏膜充血水肿，孕妇易感到呼吸困难，易发生鼻出血。声带水肿时会出现声音嘶哑。上呼吸道黏膜增厚、充血、水肿，会使局部抵抗力减低，容易发生上呼吸道感染。

妊娠后期时，膈肌上升约4cm，胸廓前后径及横径均加宽，膈肋角增宽，肋骨向外扩展，使胸廓周径增大约6cm，肺通气量增加约40%，孕妇有过度通气现象。

妊娠晚期增大的子宫，可减低膈肌活动幅度。孕妇以胸式呼吸为主，通过增加胸廓活动，保持气体交换。妊娠期呼吸次数变化不大，约每分钟20次，但呼吸较深。

（六）消化系统　约50%的孕妇早孕时有恶心、呕吐等消化道症状。症状多因人而异，或轻或重，可发生于任何时间，但多发生于晨起空腹时，约妊娠3个月时，可自行消失。

由于妊娠期受大量雌激素的影响，孕妇可出现牙龈肥厚、充血、水肿，容易患牙龈炎以致牙龈出血。如缺钙，孕妇还可出现牙齿松动。此外，孕妇还常出现唾液增多及流涎等症状。妊娠期胃肠平滑肌张力下降，贲门括约肌松弛，胃内酸性内容物可反流至食管下部而产生胃灼热感。同时，胃肠蠕动减低，胃排空时间延长，以及肠道气体积存，也可引起上腹饱满感及腹胀。肠蠕动减低及腹肌张力低下，还使粪便在大肠内停留时间延长，出现便秘，并可引起痔疮或使原有痔疮加重。

（七）泌尿系统　由于孕妇及胎儿代谢产物的增多，妊娠期妇女的肾脏负担加重，肾血流量和肾小球滤过率均增加。肾血流量在妊娠早期增加30%~40%，妊娠末期则稍下降。肾小球滤过率在妊娠早期增加30%~50%，在妊娠中期升高50%并持续至足月。血管充盈而使肾脏体积在妊娠期略增大。此外，由于肾小球滤过率增加，肾小管对葡萄糖的再吸收能力不能相应增加，约15%的孕妇饭后会出现生理性糖尿，应与真性糖尿病相鉴别。

肾血流量和肾小球滤过率可受体位的影响，孕妇侧卧位时肾小球滤过率可提高50%，故孕妇侧卧位不仅可以预防直立性低血压，还可以增强肾功能。妊娠期，肾脏要负担排泄母体和胎儿的新陈代谢产物，尿量增加60%~80%，由于卧位时肾小球滤过率高于站位，故夜尿量多于日尿量。

此外，在妊娠早期，由于增大的子宫压迫膀胱，孕妇容易出现尿频。在妊娠12周以后，子宫体高出盆腔，膀胱压迫症状消失。至妊娠末期，由于胎先露进入盆腔，孕妇再次出现尿频，甚至尿液外溢。此症状会在分娩后逐渐消失，孕妇无需通过减少液体摄入缓解症状。

同时，妊娠中后期，由于孕激素的作用，肾盂、输尿管均会扩张，输尿管蠕动减弱，尿流变慢，而且右侧输尿管位于骨盆入口处，易受右旋子宫的压迫，加之输尿管有尿液反流现象，孕妇易患急性肾盂肾炎，以右侧多见。

（八）其他

1. 内分泌系统

（1）垂体　妊娠期垂体稍增大，尤其在妊娠末期，腺垂体增大明显。在妊娠期，先由妊娠黄体后由胎盘分泌大量雌激素和孕激素，通过对下丘脑和腺垂体的负反馈作用，使得垂体促性腺激素分泌减少。故在妊娠期卵巢无卵泡发育成熟，也无排卵。

（2）甲状腺　妊娠期甲状腺组织血管分布增加，血运丰富，腺体增生，可有轻度肿大。血中甲状腺激素虽增加，但体内游离甲状腺激素并未增多，故孕妇通常无甲状腺功能亢进的表现。孕妇与胎儿体内的促甲状腺激素均不能通过胎盘，各自负责自身甲状腺功能的调节。

此外，由于放射性碘可很快通过胎盘，且胎儿甲状腺对碘有很强的亲和力，可致胎儿畸形，所以孕妇不能用放射性碘来测量甲状腺功能或治疗甲亢。

2. 皮肤　孕妇乳头、乳晕、腹白线、外阴等有些部位的皮肤可出现色素沉着。有些孕妇面颊部可出现蝶状褐色斑，称作妊娠黄褐斑，可于产后自行消退。皮肤局部出现的色素沉着可能与垂体分泌的促黑素细胞激素分泌增加，以及雌激素、孕激素大量增多对黑色素细胞产生刺激效应有关。

此外，由于妊娠期子宫增大，腹部随之膨胀，腹壁皮肤张力加大，使皮肤弹力纤维断裂而出现裂纹，称为“妊娠纹”。新的妊娠纹呈淡红色或紫色，见于初产妇；旧的妊娠纹呈银白色，多见于经产妇。其常见部位有乳房、腹部、髋部及股部。

同时，妊娠中、晚期，由于甲状腺功能及体重增加，孕妇汗腺分泌旺盛，极易出汗，甚至形成痱。

妊娠期，毛发处于生长期，由于新陈代谢增加而使毛发生长速度增快。而产后处于生长期的毛发迅速转变为休止期，于产后2~3周大量脱落，6个月至1年后慢慢恢复。

3. 骨骼、关节及韧带　妊娠期，孕妇可出现骨盆韧带及椎骨间关节、韧带松弛，骶髂、骶尾及耻骨联合处关节活动度增加，韧带松弛等，部分孕妇可自觉腰骶部及肢体疼痛不适，这可能与松弛素的作用有关。同时，由于子宫增大，重心前移，脊柱略向前凸，为保持身体平衡，孕妇头及肩向后移，腰部曲度增加，容易引起腰背酸痛。正常孕妇骨质一般无变化，仅在妊娠次数过多、过密又不注意补充维生素D及钙时，可引起骨质疏松。

二、妊娠期母体的心理变化

妊娠期可以被看作是家庭生长发育的一个阶段。随着新生命的到来，夫妻的家庭和社会角色会产生相应的变化，准父母要做好迎接新生命到来的准备，并要学习如何为人父母。此外，妊娠也会对原有夫妻的感情产生一定的影响，夫妻双方要不断调整以适应新的家庭模式。

妊娠期妇女出现的一系列生理变化以及对分娩的恐惧会使孕妇产生一些心理反应。妊娠期妇女常见的心理反应包括：惊讶、矛盾、接受、自省、情绪波动等。孕妇如能适应并调整妊娠期心理变化，则可以促进孕期顺利渡过，反之，则会影响妊娠期母子健康，乃至今后的生活。孕妇常见的心理反应如下。

1. 惊讶　无论妊娠是否是计划内的，大多数妇女在受孕之初都会感到惊讶和震惊。

2. 矛盾　在惊讶的同时，多数妇女还会出现矛盾的心理。孕妇常会既享受着怀孕带来的愉悦感，又会感觉此时妊娠的发生不是时候，比如工作、学习以及经济等问题还未处理好，自己还未做好为人父母的准备等。常表现为情绪低落、抱怨身体不适、认为自己形象变丑、不再具有女性魅力等。矛盾心理在计划外妊娠妇女中更常见。当孕妇自觉胎儿在腹中活动时，矛盾的心理会逐渐消失。

3. 接受　妊娠早期，孕妇对于妊娠的感受只是停经后各种不适的反应，以及健康服务人员对于她腹中胎儿的描述，孕妇并未真实地感受到“孩子”的存在，所以她更多的是关注自身。随着妊娠的进展，腹部逐渐膨隆，尤其是胎动的出现，使孕妇感受到“孩子”的真实存在，并逐渐以一个真正的人来对待腹中的胎儿，出现“筑巢反应”。孕妇开始幻想胎儿的外貌、性别、在家庭中的接受程度以及未来命运等，并注重胎教如欣赏音乐、图片等。同时，孕妇也会寻求他人对孩子的认同。

在妊娠晚期，由于膨大的腹部加重体力负担，孕妇开始渴望分娩，与胎儿分离。孕妇常会因胎儿将要出生感到愉快，但同时也担心胎儿是否健康、分娩能否顺利，疼痛、出血等分娩的症状是否会威胁母儿生命等。

孕妇对妊娠的接受程度可受到多种因素的影响，如妊娠的时间、是否是计划中的妊娠、家庭的经济状况、有无固定配偶等。同时，孕妇对妊娠的接受程度也可以影响其对妊娠的生理感受，接受程度越高，其感受到的妊娠的不适反应越少，对不适的耐受程度也越高，反之亦然。

4. 自省　妇女在妊娠后，可能会对以前所喜欢从事的活动失去兴趣，喜欢独处和独立思考，并开始关注自己的身体。这种状态有助于更好地计划准备，以应对妊娠和分娩，接受新生儿的到来。但同时这种自省行为也会使孕妇的丈夫和其他亲友感受冷落而影响他们之间的关系，从而影响孕妇的心理健康。

因此，夫妻双方在妊娠早期，就应与健康服务人员共同讨论妊娠过程中可能出现的一系列不适和可能会产生的心理改变，并共同制定计划加以应对。

5. 情绪波动　妊娠期大多数妇女的情绪都很不稳定，敏感且易激动。她们可能会因为极小的事情而产生强烈的情绪变化，这种情绪变化会使其配偶感到不知所措，严重者会影响夫妻间的感情。如果孕妇的亲属能够理解这种情绪波动是妊娠期特有的心理反应，则能帮助孕妇很好地应对。

美国妇产科护理学专家 Rubin 在分析妊娠期心理变化时指出，妊娠期妇女为保持其自身和家庭的完整性，更好地迎接家庭新成员，应承担四项主要责任，这些责任的完成是建立良好亲子感情的基础。

1）确保安全地度过妊娠期、分娩期　为确保自己和胎儿的安全，顺利地度过妊娠期、分娩期，孕妇会通过各种渠道寻求有关妊娠、分娩的知识。包括阅读相关书籍、遵循医生的建议和指导等。

2）寻求他人对孩子的接受 在妊娠初期，孕妇先是表现为自己不接受妊娠，但随着腹部的膨隆和胎动的出现，孕妇开始逐渐接受胎儿的存在，并努力寻求他人对孩子的认可和接受。在这一过程中，配偶对孩子的接受程度对孕妇的影响很大，丈夫的支持和对孩子的接受，能够促进孕妇完成孕期心理发展任务并形成母亲角色的认同。

3）寻求他人对自己母亲角色的认可 随着对妊娠的接受，孕妇开始想象自己的孩子，显示出对孩子的爱，并学习如何承担母亲角色，学习婴儿护理技术。此时，帮助孕妇树立自信心可以促进其更好地承担母亲角色。

4）学习为孩子而奉献 孕妇承担母亲角色后开始为孩子而逐渐忽略或推迟自身需要的满足，将孩子的需求放在首位，从而顺利担负起产后照顾孩子的重任。

第三节 妊娠诊断

一、早期妊娠诊断

（一）健康史与症状

1. 停经 生育年龄妇女平时月经周期规律者，一旦月经过期10日或以上，应疑为妊娠；若停经已达8周，妊娠的可能性更大。停经是已婚妇女可能妊娠的最早和最重要的症状，但停经不一定就是妊娠，应予以鉴别，如生活压力加大、糖尿病等全身性疾病、运动量过大、卵巢肿瘤、子宫内膜炎等都可导致停经。哺乳期妇女虽未恢复月经，仍可能再次妊娠。

2. 早孕反应 约半数妇女于妊娠早期（停经6周左右）会出现头晕、乏力、嗜睡、流涎、食欲不振、喜食酸物或厌恶油腻、恶心、晨起呕吐等症状，称为早孕反应。恶心、晨起呕吐可能与体内hCG增多、胃酸分泌减少以及胃排空时间延长有关，多于妊娠12周左右自行消失。早孕反应应注意与胃肠道疾病、感染、神经性厌食或情绪变化等引起的恶心、呕吐相鉴别。

3. 尿频 妊娠早期出现的尿频症状，是增大的前倾子宫在盆腔内压迫膀胱所致。约在妊娠12周以后，当子宫体进入腹腔不再压迫膀胱时，尿频症状自然消失。应注意评估是否伴有烧灼感、疼痛或蛋白尿，以区别于泌尿系统感染的症状。

4. 乳房胀痛 孕妇在妊娠早期（6周左右）和妊娠晚期，可自觉乳房胀痛或刺痛。

（二）检查与体征

1. 乳房的变化 自妊娠8周起，受增多的雌激素及孕激素的影响，孕妇乳腺腺泡及乳腺小叶增生发育，乳房逐渐增大。孕妇可自觉乳房轻度胀痛及乳头疼痛，初孕妇更明显。检查可见乳房体积增大，有明显的静脉显露，乳头增大，乳晕周围皮脂腺增生出现深褐色结节，称为蒙氏结节。

2. 生殖器官的变化 妊娠6~8周行阴道窥器检查，可见阴道壁及宫颈充血，呈紫蓝色。双合诊检查发现宫颈变软，子宫峡部极软，感觉宫颈与宫体似不相连，称为黑加征。随妊娠进展，子宫体增大变软，最初是子宫前后径变宽略饱满，至妊娠5~6周子宫体呈球形。停经 8 周时，子宫为非孕时的 2 倍；停经 12 周时，为非孕时的 3 倍，可在耻骨联合上方扪及子宫底。

（三）辅助检查

1. 妊娠试验　妊娠后滋养细胞分泌 hCG，经尿中排出，因此临床上多采用免疫学方法（试纸法）协助诊断早期妊娠。若检测结果为阳性，即在白色显示区上下呈现两条红色线，表明受检者尿中含 hCG，提示妊娠。必要时也可做尿浓缩或稀释试验，与异常妊娠或滋养细胞疾病相鉴别。

2. 黄体酮试验　利用孕激素在体内突然撤退能引起子宫出血的原理，可对月经过期可疑早孕的妇女，进行黄体酮试验，协助诊断妊娠。每日肌注黄体酮注射液 20mg，连用 3 日，停药后 2~7 日内出现阴道流血，提示体内有一定量雌激素，注射孕激素后，子宫内膜由增生期转为分泌期，停药后孕激素水平下降致使子宫内膜剥脱，可以排除妊娠。但若停药后超过 7 日仍未出现阴道流血，则早期妊娠的可能性很大。

3. 基础体温测定　具有双相型体温的妇女，停经后高温相持续 18 日不下降者，早期妊娠的可能性大。高温相持续 3 周以上者，早孕的可能性更大。

4. 超声检查

（1）B 超显像法　诊断早期妊娠快速、准确的方法。阴道 B 超在妊娠 4~5 周时，宫腔内可见到圆形或椭圆形的妊娠囊；5 周时妊娠囊内可见到胎芽和原始胎心搏动。

（2）超声多普勒法　妊娠 7 周后，用超声多普勒仪可听到有节律的、单一高调的胎心音，胎心率多在 150~160 次/分。此外，应用多普勒法还可听到脐带血流音。

5. 宫颈黏液检查　宫颈黏液量少质稠，涂片干燥后光镜下见到排列成行的椭圆体，不见羊齿状结晶，则早期妊娠的可能性大。

二、中晚期妊娠诊断

（一）健康史与症状　孕妇有早期妊娠的经过，并逐渐感到腹部增大和胎动，以及一些伴随症状。

（二）检查与体征

1. 子宫增大　子宫随妊娠进展逐渐增大。检查腹部时，根据手测子宫底高度（表 2-1）及尺测耻上子宫长度，可以估计胎儿大小和妊娠周数。但子宫底高度存在个体差异，仅供参考。

表 2-1　妊娠各周子宫底高度及子宫长度

妊娠周数	手测子宫高度	尺测耻上子宫长度（cm）
12 周末	耻骨联合上 2~3 横指	
16 周末	脐耻之间	
20 周末	脐下 1 横指	18（15.3~21.4）
24 周末	脐上 1 横指	24（22.0~25.1）

续 表

妊娠周数	手测子宫高度	尺测耻上子宫长度（cm）
28 周末	脐上 3 横指	26（22.4~29.0）
32 周末	脐与剑突之间	29（25.3~32.0）
36 周末	剑突下 2 横指	32（29.8~34.5）
40 周末	脐与剑突之间或略高	33（30.0~35.3）

2. 胎动　胎儿在子宫内冲击子宫壁的活动称为胎动。胎动是胎儿情况良好的表现。孕妇于妊娠 18~20 周开始自觉胎动，每小时 3~5 次。妊娠周数越多，胎动越活跃，但至妊娠末期胎动逐渐减少。

3. 胎心音　于妊娠 18~20 周用听诊器经孕妇腹壁能听到胎心音。胎心音呈双音，第一音和第二音很接近，似钟表“滴答”声，速度较快，每分钟 120~160 次。妊娠 24 周以前，胎心音多在脐下正中或稍偏左、右可听到。妊娠 24 周以后，胎心音多在胎背所在侧听得最清楚。听到胎心音即可确诊妊娠且为活胎。注意胎心音需与子宫杂音、腹主动脉音、胎动音及脐带杂音相鉴别。

4. 胎体　妊娠 20 周后，经腹壁能触及子宫内的胎体。妊娠 24 周后，触诊能区分胎头、胎背、胎臀和胎儿肢体。胎头圆而硬，有浮球感；胎背宽而平坦，形状不规则；胎儿肢体小且有不规则运动。随妊娠进展，通过四步触诊法能够查清胎儿在子宫内的位置。

（三）辅助检查

1. 超声检查　超声检查对腹部检查不能确定的胎产式、胎先露、胎方位或胎心未听清者有意义。B 超显像法不仅能显示胎儿数目、胎产式、胎先露、胎方位、有无胎心搏动以及胎盘位置，且能测量胎头双顶径等多条径线，并可观察有无胎儿畸形。彩色多普勒血流显像能探出胎心音、胎动音、脐带血流音及胎盘血流音等。

2. 胎儿心电图　目前常用间接法检测胎儿心电图，即通过孕妇体表记录所得。通常于妊娠 12 周以后即能显示规律的图形，妊娠 20 周后的成功率更高。对诊断胎心异常有一定价值。

三、胎产式、胎先露、胎方位

妊娠 28 周以前，由于羊水较多，胎体较小，胎儿在子宫内的活动范围大，胎儿的位置和姿势容易改变。妊娠 32 周以后，由于胎儿生长迅速、羊水相对减少，胎儿与子宫壁贴近，胎儿的位置和姿势相对恒定。

胎儿在子宫内的姿势，称为胎姿势。正常胎姿势为：胎头俯屈，颏部贴近胸壁，脊柱略前弯，四肢屈曲交叉于胸腹前，其体积及体表面积均明显缩小，整个胎体成为头端小、臀端大的椭圆形，以适应妊娠晚期椭圆形宫腔的形状。

由于胎儿在子宫内位置不同，有不同的胎产式、胎先露及胎方位。胎儿位置与母体骨盆的关系，可以影响分娩，故在妊娠末期应予确定，并纠正异常胎位。

（一）胎产式　母体纵轴与胎体纵轴的关系称为胎产式（图 2-6）。两纵轴平行，称为纵产式。两纵轴垂直，称为横产式。两纵轴交叉呈角度，为斜产式，斜产式是暂时的，多数在分娩时转为纵产式，偶尔转为横产式。

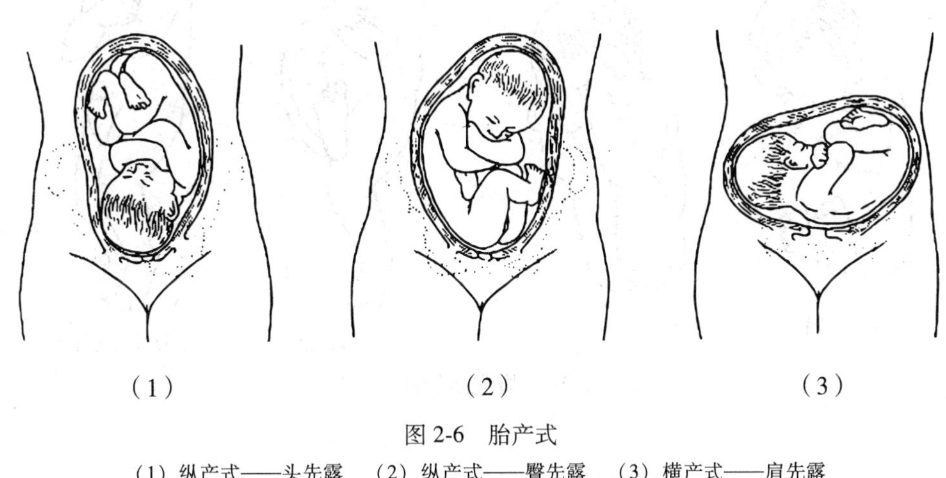

图 2-6　胎产式

（1）纵产式——头先露　（2）纵产式——臀先露　（3）横产式——肩先露

（二）胎先露　胎体最先进入母体骨盆入口的部分称为胎先露，纵产式有头先露及臀先露，横产式为肩先露。头先露因胎头屈伸程度不同，又分为枕先露、前囟先露、额先露及面先露（图 2-7）。臀先露因入盆的先露部分不同，又分为混合臀先露、单臀先露、单足先露和双足先露（图 2-8）。偶见头先露或臀先露与胎手或胎足同时入盆，称为复合先露（图 2-9）。

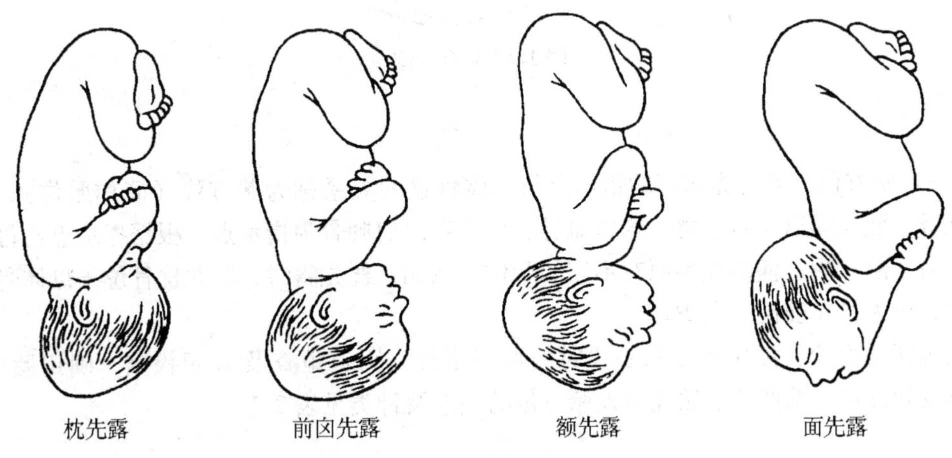

图 2-7　头先露的种类

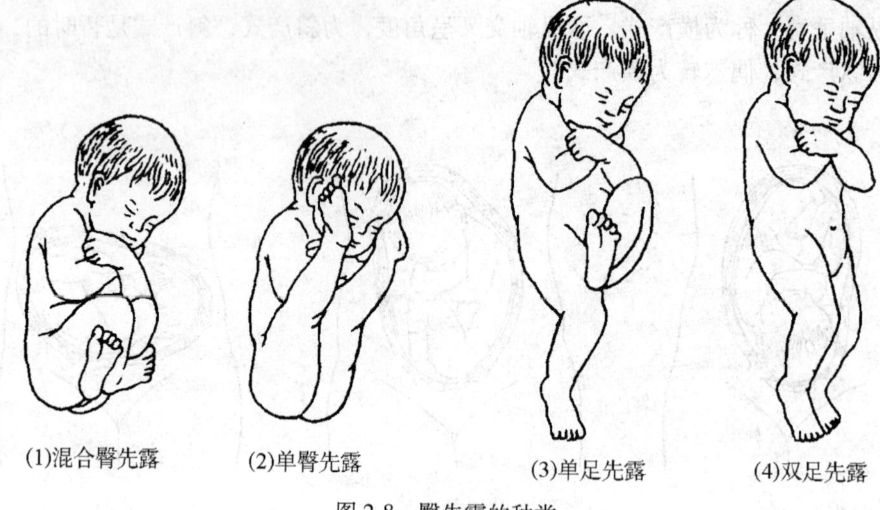

图 2-8 臀先露的种类

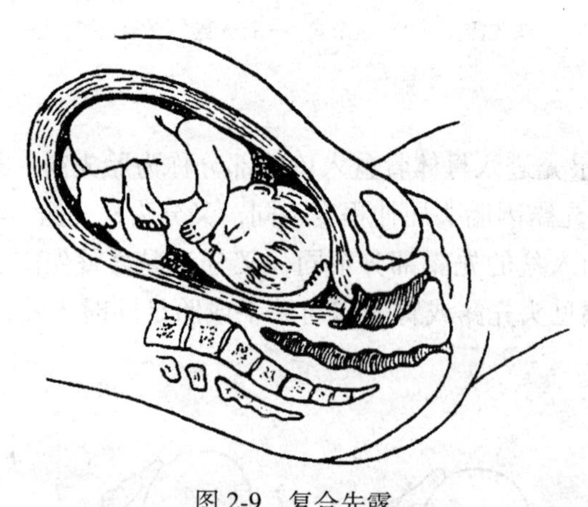

图 2-9 复合先露

（三）胎方位 胎儿先露部的指示点与母体骨盆的关系称为胎方位（简称胎位）。枕先露以枕骨、面先露以颏骨、臀先露以骶骨、肩先露以肩胛骨为指示点。根据指示点与母体骨盆左、右、前、后、横的关系而有不同的胎位。例如，枕先露时，胎儿枕骨位于母体骨盆的左前方，应为枕左前位，余类推。

通过腹部视诊、腹部触诊和必要时的肛门指诊、阴道检查及 B 超检查，确定胎产式、胎先露及胎方位。胎产式、胎先露及胎方位的关系及种类见表 2-2。

表 2-2　胎产式、胎先露及胎方位的关系及种类

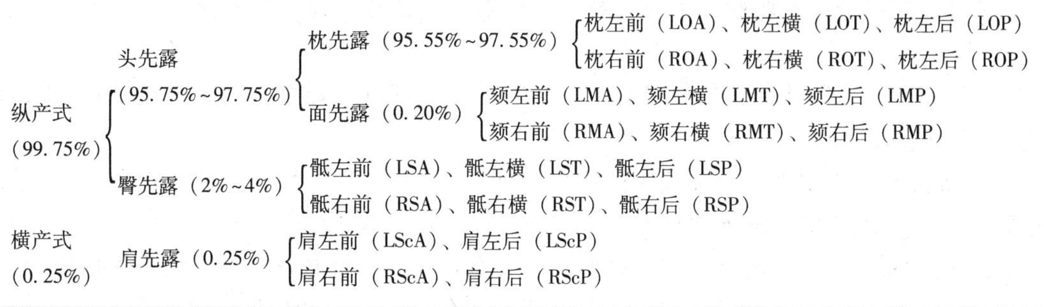

纵产式（99.75%）	头先露（95.75%~97.75%）	枕先露（95.55%~97.55%）	枕左前（LOA）、枕左横（LOT）、枕左后（LOP）
			枕右前（ROA）、枕右横（ROT）、枕左后（ROP）
		面先露（0.20%）	颏左前（LMA）、颏左横（LMT）、颏左后（LMP）
			颏右前（RMA）、颏右横（RMT）、颏右后（RMP）
	臀先露（2%~4%）		骶左前（LSA）、骶左横（LST）、骶左后（LSP）
			骶右前（RSA）、骶右横（RST）、骶右后（RSP）
横产式（0.25%）	肩先露（0.25%）		肩左前（LScA）、肩左后（LScP）
			肩右前（RScA）、肩右后（RScP）

四、预产期的测算

1. 方法一　从末次月经第一日算起，顺延至第 40 周的第 7 日，即为预测的分娩日期。

2. 方法二　从末次月经第一日算起，月份减 3 或加 9，日期加 7，即推测得公历预产期。例如，末次月经第一日为 2008 年 11 月 22 日，预产期应为 2009 年 8 月 29 日。

如孕妇仅记农历末次月经第一日，算法基本同上，日期应加 14，得出预产期仍为农历日期，或由医师换算成公历，再推算预产期。

如为月经不准或哺乳期未行经的妇女，可根据早孕反应出现的日期、胎动开始日期、宫底高度，并参考孕 20 周前 B 超测量胎儿双顶径、胸围、腹围等资料，进行综合性分析，以估计预产期。

第四节　产前护理评估

良好的妊娠期护理可以维持孕妇及胎儿的健康，并有助于预防各种合并症。其目的在于：维护和促进孕妇健康及家庭调适，预防和降低围生期的发病率和死亡率，协助孕妇顺利度过分娩期，保证母婴健康，提高妇幼保健水平。

产前检查是孕期监护的重要方式。产前检查的时间应从确诊为早孕时开始，如经全面检查未发现异常者，应于妊娠 20 周起接受产前系列检查。通常于妊娠 20~28 周期间每 4 周检查 1 次，妊娠 28~36 周期间每 2 周检查 1 次，自妊娠 36 周起每周检查 1 次。高危孕妇应酌情增加产前检查的次数。产前护理评估则是产前检查内容的重要组成部分，也是为孕妇提供高质量妊娠期护理的前提。

一、健康史

孕妇首次接受产前检查时，应进行较全面的评估，并注意收集下列资料，以及时发现影响妊娠正常过程的潜在因素。完整的健康史资料是产前评估的基础。

（一）一般资料

1. 年龄　年龄过小容易难产。年龄过大，特别是 35 岁以上的初孕妇，容易发生胎儿染色体异常、妊娠期高血压疾病、产力异常等。

2. 职业　如果孕妇的职业接触有毒物质、放射物质或在高温、高噪声下工作，应在孕期予以调换。

3. 家庭状况　家庭状况包括经济收入、居家及卫生状况、婚姻状况、家庭结构、宗教信仰、教育程度等。

（二）家族史　夫妻双方有无遗传性疾病（如血友病等）、慢性病（如高血压、心血管疾病等）；有无双胞胎史；家族中有无先天畸形史；双方父母的健康状况等。

（三）既往史　着重了解孕妇有无高血压、心血管疾病、结核病、肝肾疾病等病史。如有此类疾病，应注意发病时间及治疗情况。除此之外，还应了解孕妇做过何种手术。

（四）妇科疾病史　妇科疾病及手术情况；有无生殖道疾病；人工流产史；有无梅毒、淋病、AIDS 等性病史。

（五）月经史及婚育史

1. 月经史　包括初潮年龄、月经周期、持续时间。记录方式为：初潮年龄$\frac{\text{持续时间}}{\text{月经周期}}$

例如：妇女初潮年龄为 14 岁，月经周期为 28～30 日，持续时间为 4～5 日，记作 $14\frac{4\sim5}{28\sim30}$日。

同时还应了解每次月经的量，有无痛经，痛经的程度，以及末次月经日期，以便推算预产期。

2. 婚育史　初婚的年龄，丈夫的健康状况，孕妇本人的妊娠次数、流产次数（自然流产和人工流产）、生产次数、存活子女数目及情况。

孕妇本人的既往孕产情况：既往妊娠的周数，分娩所用时间，分娩方式（自然分娩、手术助娩、剖宫产），分娩的感受，既往妊娠、分娩、产褥期的经过，有无合并症及治疗情况等。

（六）本次妊娠情况　了解本次妊娠早期有无早孕反应、病毒感染及用药史；胎动开始的时间；妊娠过程中有无阴道流血、头痛、头晕、心悸、气短、下肢水肿等症状。

（七）与妊娠有关的日常生活史　应了解孕妇的日常生活方式、饮食类型、活动与休息情况、工作状况及其个人卫生习惯。

二、身体评估

（一）一般性全身检查

1. 身高、体重　通过测量体重可以评估孕妇的营养状况，以及有无发生水肿。所以每次产前检查均应测量体重并记录，以及早发现异常情况。

2. 生命体征　生命体征包括体温、脉搏、呼吸及血压。一般孕妇的生命体征为：体温 36.2～37.6℃；脉搏 60～90 次/分；血压不应超过 140/90mmHg，若血压高于此值，或与基础血压相比较超过 30/15mmHg，则属于病理状态。

3. 全身系统检查　除按内科常规进行全身各系统检查外，还应重点了解孕妇营养、发育及精神状态；检查孕妇的心、肺功能有无异常；脊柱及下肢有无畸形；认真检查乳房发育情况，仔细观察乳头大小，有无乳头凹陷；注意聆听孕妇主诉，观察孕妇出现水肿的情况，如孕妇仅膝以下或踝部水肿，经休息后可消退，则不属于异常，应及时发现异常情况。

（二）产科检查　包括腹部检查、骨盆测量、阴道检查及肛门检查。

1. 腹部检查　首先向孕妇解释清楚检查的目的和过程，然后让孕妇排空膀胱，采用膀胱截石位仰卧于检查床上，暴露腹部、双腿略屈曲分开，放松腹肌。检查者站于孕妇右侧。注意保护患者隐私。

（1）视诊　观察腹部大小，有无妊娠纹、手术瘢痕及水肿。如腹部过大，应考虑有无双胎、巨大儿、羊水过多的可能。如腹部过小，应考虑有无胎儿生长受限的可能。

（2）触诊　检查腹部肌肉紧张程度，了解胎儿大小、羊水情况、胎位等。

1）测子宫底高度、腹围　评估妊娠周数、胎儿大小及羊水量。

测量子宫底高度方法：用软尺由耻骨联合上缘，经脐至子宫底测得的弧行长度即为子宫底高度。测量腹围的方法：用软尺经脐中央，绕腹部一周测得的周径，即为腹围。

2）四步触诊法　检查子宫大小、胎产式、胎先露、胎方位及胎先露部是否衔接。做前三步检查手法时，检查者站于孕妇右侧并面对孕妇。做第四步检查手法时，检查者则面向孕妇足端（图 2-10）。

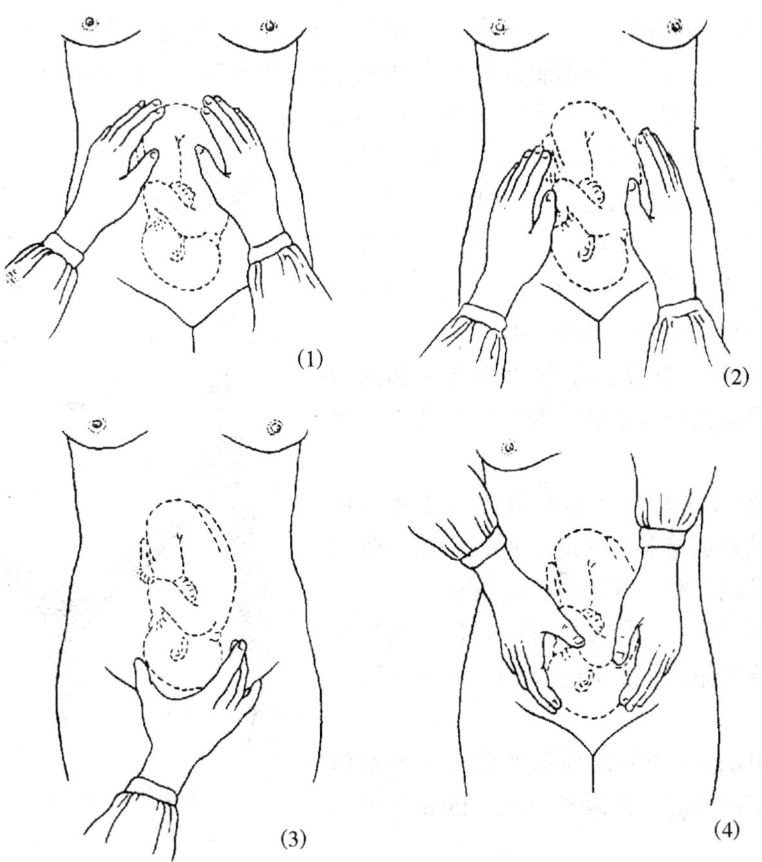

图 2-10　四步触诊法

第一步　目的：测量子宫底高度，以确定孕周。观察胎儿身体的哪个部分位于子宫底位置。方法：检查者双手置于子宫底部，检查子宫外形并测得子宫底高度，估计胎儿大小是否与妊娠周数相符。然后以两手指腹相对轻推，判断宫底部的胎儿部分：若为胎头则硬而圆，且有浮球感；若为胎臀，则较软而宽，形状略不规则。注意事项：检查时应以剑突、脐、耻骨联合为指示点，做出判断。

第二步　目的：确定胎儿身体的哪部分位于子宫的两侧。方法：检查者双手分别置于腹部两侧，一手固定，另一手轻轻深按检查，两手交替，分辨胎背及胎儿四肢的位置。检查时，平坦饱满的一侧为胎背，同时确定胎背向前、向侧或向后；高低不平，有活动结节感的一侧为胎儿肢体部分，如胎儿肢体正在活动时更易分辨。

第三步　目的：确定胎产式，即横产式还是纵产式；先露部是头还是臀；以及先露部是否已固定。方法：检查者右手拇指与其他 4 指分开置于耻骨联合上方，握住先露部，仔细判断先露部是头还是臀。左右推动以确定是否衔接，如先露部仍浮动，表示尚未入盆，如已衔接，则先露部不能被推动。

第四步　目的：再次确定先露部是否衔接。方法：两手分别置于先露部两侧，沿骨盆入口方向向下深按，进一步确定胎先露及其入盆程度，如胎先露已衔接，头、臀难以鉴别时，可做阴道检查，以协助诊断。

（3）听诊　即听诊胎心音。目的：了解胎儿在子宫内的健康状况，诊断胎产式和胎方位。听诊依据：胎心音在靠近胎背上方的孕妇腹壁听得最清楚。枕先露时，胎心音在孕妇脐右（或左）下方听得最清楚；臀先露时，胎心音在脐右（左）上方听得最清楚；肩先露时，胎心音在近脐部下方听得最清楚。注意事项：听胎心音时要注意其节律与速度，并注意有无脐带杂音。当触诊确定胎背有困难时，可借助胎心音和胎先露综合分析判断胎位（图 2-11）。

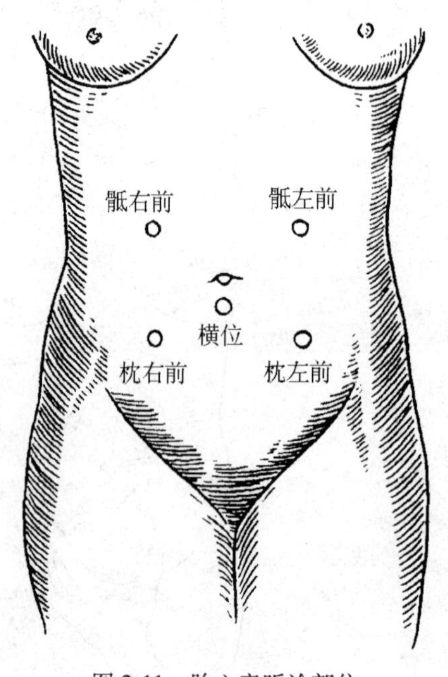

图 2-11　胎心音听诊部位

2. 骨盆测量　骨盆测量分为外测量和内测量，以了解骨盆大小及形状，判断胎儿能否经阴道分娩。

（1）骨盆外测量　虽不能直接测出骨盆内径，但通过从外测量各径线的比例，可以对骨盆大小作做间接的判断。常用的径线如下。

1）髂棘间径　孕妇取伸腿仰卧位，测量两髂前上棘外缘的距离，正常值为 23~26cm（图 2-12）。

2）髂嵴间径　孕妇取伸腿仰卧位，测量两髂嵴外缘最宽的距离，正常值为 25~28cm（图 2-13）。

3）骶耻外径　孕妇取左侧卧位，右腿伸直，左腿屈曲，测量第5腰椎棘突下至耻骨联合上缘中点的距离，正常值18~20cm。第5腰椎棘突下相当于米氏菱形窝的上角，或相当于髂嵴后连线中点下1.5cm（图2-14）。

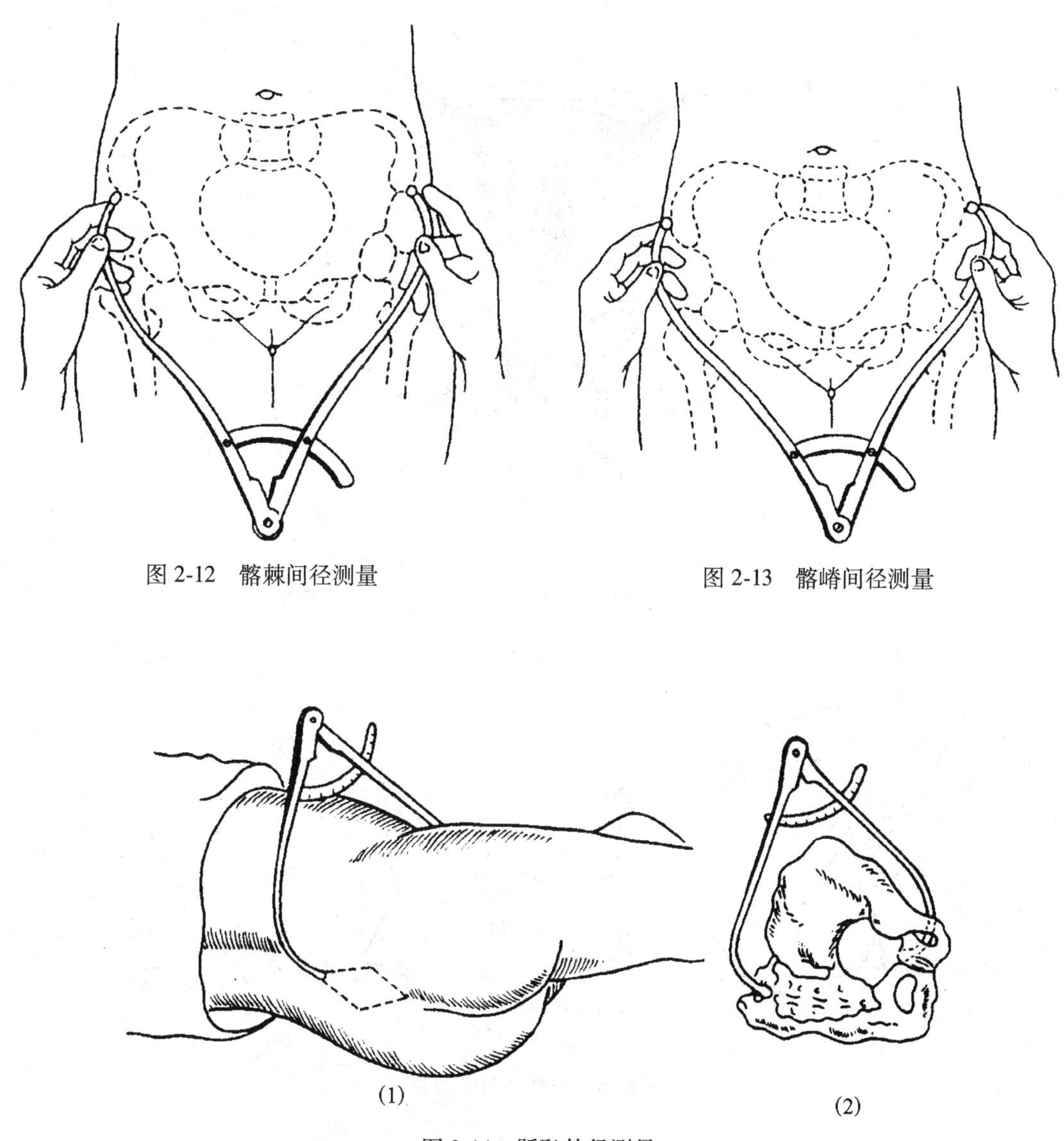

图2-12　髂棘间径测量

图2-13　髂嵴间径测量

(1)　(2)

图2-14　骶耻外径测量

4）出口横径或称坐骨结节间径　孕妇取仰卧位，两腿弯曲，双手抱双膝。测量两坐骨结节内侧缘的距离，正常值为8.5~9.5cm。如出口横径小于8cm，则应测量出口后矢状径，即坐骨结节间径中点至骶骨尖端的距离，其正常值为8~9cm。如出口横径与后矢状径之和大于15cm，一般足月儿可以经阴道娩出。可见测量出口横径可直接推测骨盆出口横径的长度（图2-15）。

5）耻骨弓角度　用两拇指尖斜着对拢，放置于耻骨联合下缘，左右两拇指平放在耻骨降支上面，测量两拇指尖的角度即为耻骨弓角度，正常值为 90°，小于 80°则为异常（图 2-16）。

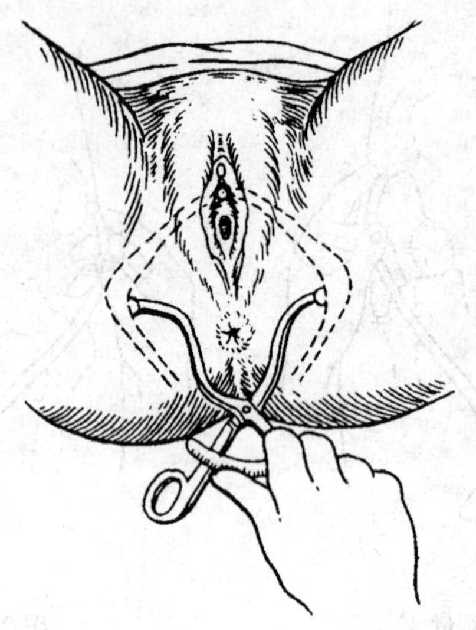

图 2-15　坐骨结节间径测量

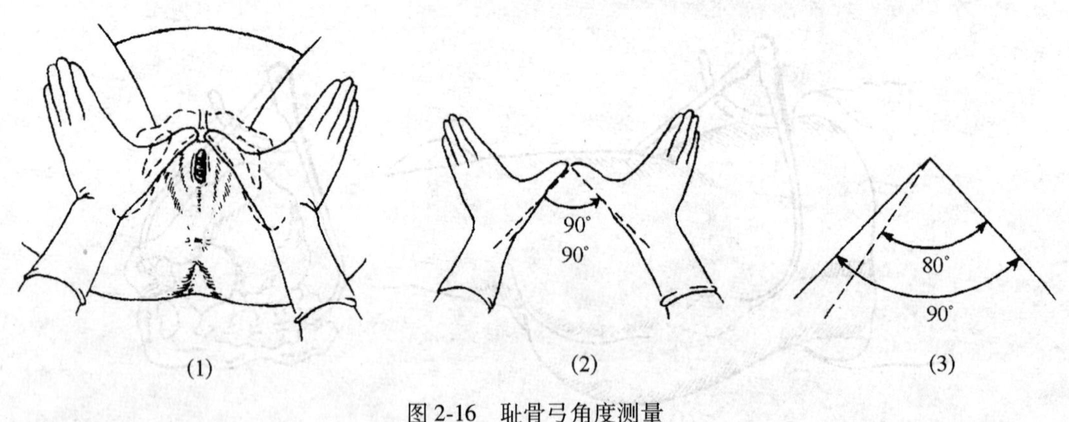

图 2-16　耻骨弓角度测量

（2）骨盆内测量　能较准确地经阴道测知骨盆大小，适用于外测量提示骨盆有狭窄者。测量时孕妇取膀胱截石位，外阴部需消毒。检查者戴消毒手套并涂润滑剂，动作要轻柔。一般在孕 24～36 周时测量为宜，太早阴道较紧，影响操作；太晚则容易引起感染。测量的主要径线如下。

1）对角径　为耻骨联合下缘至骶岬上缘中点的距离，正常值为 12.5～13cm，此值减去 1.5～2cm，即为骨盆入口前后径的长度，又称真结合径。方法是检查者将一手的示、中指伸入阴道，用中指尖触到骶岬上缘中点，示指上缘紧贴耻骨联合下缘，用另一手示指正确标记此接触点，抽出阴道内手指，测量此接触点到中指尖的距离，即为对角径，再减去 1.5～2cm，即得出真结合径值，真结合径的正常值约为 11cm。测量时，若阴道内中指尖触不到骶岬，表示对角径值大于 12.5cm（图 2-17）。

2）坐骨棘间径 测量两坐骨棘间的距离，正常值约为 10cm。测量方法为一手的示指、中指放入阴道内，分别触及两侧坐骨棘，估计其间的距离（图 2-18）。

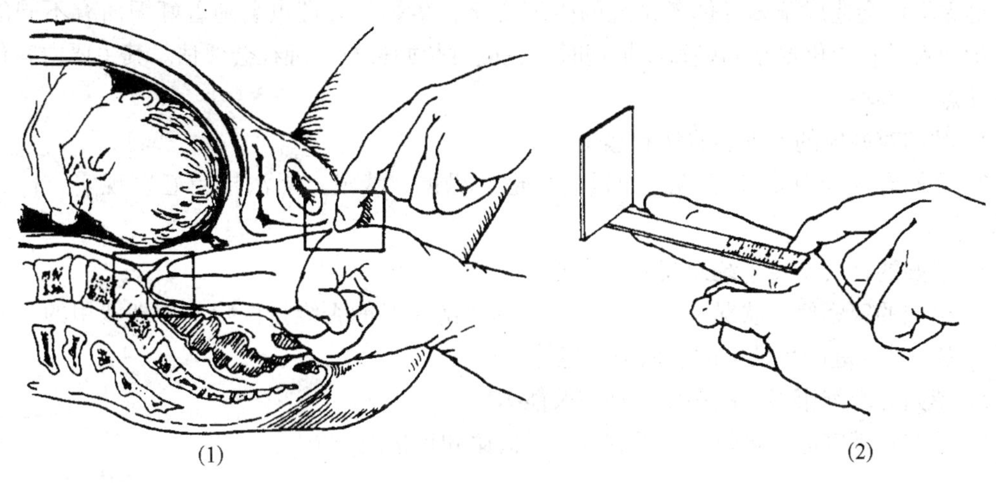

图 2-17 对角径测量

3. 阴道检查 目的在于了解软产道的健康状况。孕妇在妊娠早期初诊时均应进行阴道内检查，以了解产道、子宫及附件情况，及时发现异常。妊娠 24～36 周时，应同时做骨盆内测量。妊娠最后 1 个月内及临产后，应避免不必要的阴道检查，如确实需要，则应严格消毒，避免引起感染。

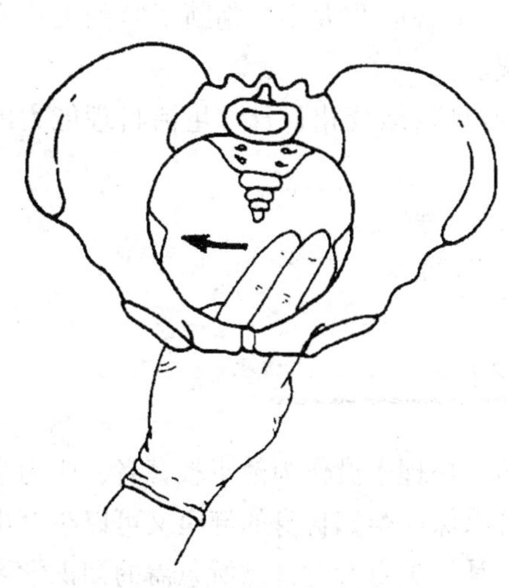
图 2-18 坐骨棘间径测量

4. 肛查 可以了解胎先露部，骶骨的弯曲度，坐骨棘、坐骨切迹宽度及骶尾关节的活动度等。

（三）辅助检查 除检查血常规（红细胞计数、Hb 值、白细胞总数及分类、血小板数等）、血型和尿常规（尿蛋白、尿糖等）外，还应根据具体情况做下列检查。

1. 肝功能、血液化学、电解质测定及心电图、乙肝表面抗原抗体等项目检查，以判断有无妊娠合并症的发生。

2. 血型 包括 ABO 血型及 Rh 分型。

Rh（-）者应做抗体浓度检查，以及早发现母儿血型不合并做好准备。如母亲的血型为"O"型，胎儿的血型为"A"型或"B"型，则抗体可通过胎盘而引起胎儿溶血。

3. B超检查　以了解胎儿发育情况、羊水量、胎盘附着位置、胎儿有无明显畸形等。

4. 对有死胎、死产、胎儿畸形史和患有遗传性疾病的孕妇，应检测孕妇的甲胎蛋白值，并对羊水细胞培养进行染色体核型分析等。

三、心理社会评估

妊娠不仅会造成孕妇身体各系统的生理变化，孕妇的心理也会随着妊娠而有不同的变化。护理人员在提供给孕妇妊娠期护理时，也应对孕妇进行心理社会评估。其主要内容包括以下几点。

1. 孕妇对妊娠的态度、看法和感受。

2. 孕妇有无异常心理反应，如过度焦虑、恐惧、淡漠、无法接受妊娠现实、行为不当等。

3. 孕妇的社会支持系统及其家庭功能。

4. 孕妇的家庭经济状况及生活环境，如其经济状况能否维持医疗、护理费用的支出和生活所需，其家庭的生活空间、周围环境等。

5. 孕妇寻求健康指导的态度、动力及能力。

6. 孕妇及其家庭成员目前所得到的实际健康知识情况。

四、产前复诊

了解孕妇经过前次产前检查后有无改变，以便及早发现异常，其内容包括以下几点。

1. 询问前次产前检查后，有无出现异常症状，如头痛、头晕、目眩、水肿、阴道流血、胎动出现特殊变化等。如有异常，应及时与医师联系并给予相应的处理。

2. 测量体重及血压，检查有无水肿及其他异常。复查有无蛋白尿。

3. 复查胎位，听胎心率，测量宫底高度、腹围，了解胎儿大小，判断子宫的大小是否符合妊娠周数，有无羊水过多及胎儿生长受限等情况。

4. 随着妊娠的进展，了解并观察孕妇有无消极心理情绪变化、日常生活自理能力的改变，及时发现对妊娠产生不良影响的心理因素。

5. 监测胎儿及其成熟度，具体方法详见有关章节。

6. 结合具体情况进行孕期保健指导，并确定复诊时间。

第五节　妊娠期健康指导

由于妊娠期妇女的整个怀孕过程是在家中度过的，护理人员作为健康教育者，应为孕妇提供健康咨询服务，使其顺利渡过妊娠期，这样既可以保证孕妇自身的健康又可以孕育出健康的下一代。成人教育的理论指出，成人学习的特点是：学习者对自己所急需的知识学习的最快。根据这一特点，护士应注意针对不同时期的孕妇，提供相应的健康指导，满足不同个体的需求。

一、妊娠早期的健康指导

妊娠早期的健康指导是指在妊娠早期对孕妇及其家庭成员所进行的健康指导，其中大部分内容需要孕妇在整个妊娠期都要掌握并运用。

（一）妊娠早期的自我护理指导

1. 个人卫生 个人卫生包括沐浴、口腔卫生和外阴清洁。

（1）沐浴 妊娠期新陈代谢旺盛，孕妇应经常沐浴，以保持清洁、舒适。具体沐浴的次数可依季节和个人习惯而定，孕妇应尽量采用淋浴方式，避免坐浴，以减少污水经阴道逆行感染的机会。淋浴水温不宜过高或过低，淋浴时间也不可过长，并注意保持浴室内通风，同时应注意保持身体平衡，地面置防滑垫，以防跌倒。

（2）口腔卫生 孕妇体内激素水平的改变，易造成齿龈肿胀及出血，应指导孕妇保持良好的口腔卫生习惯。饭后及临睡前应选用软毛牙刷仔细刷牙。如果孕妇喜甜食，应选择迅速溶解的甜食，并在进食后刷牙或漱口。如有牙病，应及早就医，以免因口腔或牙齿疾患影响进食而导致营养不良，或细菌经血循环行至身体其他部位而引起疾病。

（3）外阴清洁 孕妇由于妊娠期激素的作用，阴道分泌物增加，外阴部会感到不舒适，并容易发生泌尿系统感染，所以孕妇应注意保持外阴清洁，勤换内裤，着透气性、吸水性好的棉制内裤。外阴以清水淋洗即可，每日 1~2 次，便后应使用清洁卫生纸，并从前向后擦干净。

2. 工作 健康孕妇可胜任正常工作，但应调离可能危及孕妇自身及胎儿发育的工作（如需接触有毒化学物质及放射物质的工作、需长时间站立或必须保持身体平衡的工作等）。多数孕妇通常工作至怀孕 7 个月，也有工作至分娩者。孕妇在工作时应注意工作强度，避免超过身体负荷的工作，不宜攀高、抬举过重物品。对于事业心强、工作繁忙的妇女，要重点指导她们如何自我保护，并抓紧时间休息。

3. 安全 妊娠早期的安全性在于避免接触有害物质，如有毒的化学物质、放射性物质等。

吸烟（包括被动吸烟）和饮酒已被证明对孕妇有害。由于烟草可产生一氧化碳、烟碱，使血管收缩，从而减少了胎盘循环血量，导致胎儿、胎盘缺氧，因此孕期吸烟可引起流产、早产、死胎及低出生体重儿增加。实验证明，胎盘异常的发生率与孕妇吸烟的数量成正比，而胎儿体重则与吸烟数量成反比，吸烟母亲的新生儿健康状况和智力水平明显低于不吸烟者。

有人统计，少量、中量饮酒，即可对胎儿产生毒害。如果孕妇每月饮酒 60ml，即可致胎儿颅囟、四肢及心血管缺陷，并可增加发生低出生体重儿、身材短小儿、智力低下儿等的风险。

孕妇也应避免噪声刺激，长期的噪声刺激可导致流产、胎儿畸形及增加低出生体重儿发生的风险。孕妇应尽量避免到人员密集的公共场所，勿接触传染病患者，以防止交叉感染。

4. 孕期用药 孕期用药应注意以下两方面的问题。

（1）避免乱用药物　有些药物可以通过胎盘影响胚胎及胎儿发育，对胚胎或胎儿产生毒害，表现为致胎儿畸形和致癌作用。孕期用药要慎重，特别是妊娠初期前两个月，是胎儿器官形成时期，更应注意。

致胎儿畸形的药物取决于药物的毒性、胎儿体内的血药浓度和用药时间。在早孕期，胎儿器官正在分化阶段，某些药物如抗早孕反应药、保胎药、一些抗感染药或避孕药等，使正处于高度分化、发育形成的某些器官细胞受损而导致流产、畸形、功能异常。致癌作用的药物多为雌激素类，如己烯雌酚，可导致用药后所生女婴在14～24岁发生阴道透明细胞癌。此外，用药方法不当、剂量过大、时间过长也可给胎儿带来危害。因此，孕妇应在医师指导之下合理用药。计划妊娠的妇女在停经后应尽早检查，以确定是否怀孕，并决定以后用药方案。

（2）积极配合药物治疗　目前有一种倾向，即孕妇因担心药物对胎儿的不良影响，所有药物都不使用，甚至有并发症、合并症者也拒绝必要的药物治疗，以致病情加重，严重影响母儿健康。护士有责任帮助孕妇纠正错误观念，权衡利弊，正确对待治疗性用药，必要时积极配合，在医师的指导下合理用药，以免贻误治疗，给母儿带来不良后果。

5. 妊娠合并症的征兆　早期妊娠最常见的症状是阴道出血。只要有阴道出血，无论症状多轻微都应及时报告，因为严重的出血都是从轻微出血开始的。妊娠早期出血最主要的原因是先兆流产、葡萄胎或异位妊娠。

（二）妊娠期营养指导　妊娠期的妇女不仅要维持自身的营养需求，还要保证受精卵在40周内发育成为体重约3000g的胎儿，加上子宫、胎盘、乳房的发育，以及要为分娩和泌乳做好准备等，因此妇女在妊娠期的营养需求比非孕时有所增加。

1. 妊娠期营养需求

（1）热量　妊娠早期孕妇每日约需增加热量209kJ（50kcal）或与未孕时相同。妊娠中晚期，由于基础代谢率升高，胎儿生长发育和母体组织迅速增长，每日需增加热量836～1672kJ（200～400kcal）。但最近研究表明，基于妊娠后孕妇每千克体重所消耗热能有所下降，且孕妇的活动量减少，因此，所需增加的热能并不如以往所提倡的那么高。我国营养学会推荐妊娠中、晚期孕妇每日热能摄入应增加830kJ（200kcal）。孕妇应根据体重增长控制热能的摄入。

糖和脂肪是热能的主要来源。糖的供给量应占总热量的55%～60%，比正常人稍低，以提高蛋白质的供给量和其他营养素的补充。对有早孕反应的孕妇，糖的摄入量每日不应低于150～200g，以防止酮症酸中毒。脂肪的供给量应占总热能的25%～30%。

（2）蛋白质　蛋白质是人体细胞生长发育和修复所必需的物质基础之一。如蛋白质供给不足，将影响胎儿中枢神经系统的发育和功能。我国营养学会建议：妊娠中期应比非妊娠期每日增加蛋白质15g，相当于100g（约2个）鸡蛋的含量；妊娠末期，每日增加25g，相当于50g瘦肉和2个鸡蛋的含量。动物类和大豆类等优质蛋白质的摄入量不应少于总蛋白质摄入量的1/3。

（3）维生素　维生素可分为脂溶性和水溶性维生素两种。

1）脂溶性维生素　维生素A的需求量高于非孕期，一是要满足胎儿的生长发育和储存的需要，二是要满足母体自身和泌乳的需要。但也不可过多地摄取维生素 A，否则会导致胎儿黄疸、腭裂、骨骼畸形等。维生素 A 在蛋黄、动物肝脏及深色蔬菜中含量较多。

维生素 D 能促进体内钙与磷的吸收，利于牙齿和骨骼的发育。鱼肝油中含量较多，孕妇每日应有 1~2 小时的户外活动，多晒太阳，可以增加维生素 D 的摄入。

2）水溶性维生素 维生素 B_1 能增进食欲，维持良好的消化功能，多存在于种子胚芽及外皮中，黄豆和瘦肉中含量亦较高，如缺乏则可导致便秘、呕吐、倦怠以致分娩困难。

维生素 B_2 参与体内热能代谢，动物肝脏、绿叶菜、干果、菌藻类和蛋黄中含量较多，如缺乏则可引起口角溃疡、舌炎、外阴炎等。

维生素 B_{12} 有利于防止孕妇和新生儿贫血，瘦肉和发酵制品中含量较多。

叶酸缺乏时可引起孕妇巨幼红细胞性贫血而导致流产和新生儿死亡，同时还易引起神经管畸形，故孕妇每日应补充叶酸 400μg。

维生素 C 能促进体内蛋白合成及伤口愈合过程，并能促进铁的吸收，防止贫血，各种新鲜水果和蔬菜中均含有维生素 C，以绿叶菜、西红柿、柿子椒、山楂、草莓等含量丰富。

（4）无机盐 孕妇对钙、铁、碘的需要量比非妊娠妇女要多。

1）钙 钙是构成胎儿骨骼、牙齿的主要成分。胎儿骨骼、牙齿的发育需由母体为其提供大量的钙。孕妇每日约需钙 1500mg、磷 2000mg。孕妇如缺钙，轻者可感腰腿痛、牙痛、肌肉痉挛，重者可致骨软化症及牙齿松动，胎儿也会因缺钙出现先天性骨软化症。食物中奶、蛋、豆类、绿叶蔬菜、海带、紫菜、虾皮、木耳及芝麻酱等均含有丰富的钙。

2）铁 铁是造血的主要物质。妊娠期，胎儿与胎盘的发育、子宫的增长均需要大量铁，分娩失血及产后哺乳所消耗的铁也需预先储备。孕妇每日约需铁 15mg。缺铁将导致贫血，除能影响孕妇体质，使抵抗力低下、易发生出血倾向外，严重时可引起胎儿生长受限。动物肝脏、瘦肉、海带、紫菜、虾米、木耳、黄豆制品、标准粉、芝麻酱、芹菜及黄花菜等均为含铁丰富的食物。

3）碘 碘是甲状腺素的主要组成部分。甲状腺素能促进蛋白质合成，促进胎儿生长发育。若碘的供给不足，孕妇易发生甲状腺肿大，并影响胎儿的生长发育。海产品中碘的含量较高，孕妇应经常食用。

2. 妊娠期体重的改变 妊娠期妇女体重的改变存在较大的个体差异，整个妊娠期平均体重增加约 12. 5kg，其中包括胎儿、胎盘、羊水、子宫、乳腺、母体血容量等，此外还有脂肪沉积作为能源储备。孕妇体重于妊娠早期增加 1~2kg，妊娠中期至末期，每周增加 0. 3~0. 5kg。如每周体重增加小于 0. 3kg，则需注意有无胎儿生长受限的发生；如大于 0. 5kg，则应注意有无妊娠水肿、羊水过多和热能摄入过多等情况。

（三）妊娠期性生活指导 妊娠早期由于早孕反应和乳房胀痛，以及雌激素分泌减少，使孕妇的性冲动下降，但由于子宫供血量增加使得骨盆充血，阴部感觉增加，所以有些妇女在怀孕期间性欲增强，并首次体验到高潮。随着妊娠的进展，早孕反应逐渐消失，又不必担心再次妊娠，有些夫妻在妊娠中期的性生活会比非孕期和谐，但随着腹部的膨隆，性交姿势需要改变。

有人指出应在妊娠 12 周以内和 32 周以后避免性生活，以免因兴奋和机械性刺激引起盆腔充血、子宫收缩而造成流产、早破水或早产，同时避免将细菌带入阴道而导致产前、产时和产后的感染。妊娠期的性生活问题应与夫妻二人共同讨论，解答双方的疑问，以使其顺利度过妊娠期。

（四）妊娠早期的不适及应对措施

1. 恶心、呕吐　约有半数以上的孕妇在妊娠早期会有不同程度的恶心现象，少数发生呕吐，以晨起为明显，亦有全天频发者。发生原因尚不明确，其原因可能与妊娠期体内绒毛膜促性腺激素增加，妊娠期糖代谢改变使血糖降低、雌激素水平升高，以及心理、情绪、未婚、计划外妊娠等因素有关。有些孕妇还希望以此获得家人的关怀。

护士应评估孕妇恶心和呕吐的程度。轻者不需特殊处理即可自行缓解。对症状严重者，应建议其只摄取无异味的清淡饮食，避免其诱发因素，症状多可以解除。如恶心常常发作，甚至呕吐者，可建议孕妇晨起吃些饼干，采取少量多餐方式进食，多吃些蔬菜、水果，避免空腹，同时避免油炸、甜腻食物。也可以选用某些药物，如维生素 B_1、维生素 B_6、小量苯巴比妥等，改善症状。同时，护士应多给予孕妇精神上的鼓励和安慰，也有助于症状的缓解。

2. 尿频、尿急　尿频、尿急是由于妊娠子宫增大，压迫膀胱所致。妊娠 12 周后子宫超出盆腔，压迫症状随之消除；至妊娠后期，胎头入盆时，尿频症状又重复出现，甚至在孕妇咳嗽、打喷嚏时，也可能有尿液外溢现象。护士应向孕妇解释出现症状的原因，并告知孕妇有尿意时应及时排空，不宜憋忍，使其理解此症状并非病理性，可待其自然恢复。同时护士应提醒孕妇切勿以减少液体入量来解除尿频，以免影响机体代谢，但可在白天增加水分入量，临睡前减少入量，以减少夜尿频繁现象，并可指导孕妇做提肛运动，训练盆底肌肉的收缩功能，以增强排尿控制能力。正常妇女增加腹压时尿液外溢的情况会于妊娠结束后自行消失，如会阴肌肉过度松弛者，产后此现象仍会存在，则应转到泌尿科诊治。

3. 白带增多　怀孕时阴道分泌物增加是常见的生理现象，通常这种分泌物为白色，含有黏液及脱落的阴道上皮细胞，系妊娠期阴道脱落细胞增多、阴道上皮糖原含量增加、宫颈黏液分泌旺盛所致。阴道酸度减低，导致某些微生物容易滋生。

对阴道分泌物过多的孕妇，应全面检查排除滴虫、真菌及其他感染，并针对原因给予处理。如系生理性分泌增加，应指导孕妇每日清洗外阴 1~2 次并更换内裤，避免着尼龙材料的内裤及裤袜，以免因影响散热及水分的吸收而加重症状。如分泌物刺激会阴部皮肤引起损害及不适，会阴清洗后可在局部外涂氧化锌油，症状会很快得以改善。必要时需及时就诊，进一步明确诊断并治疗。

二、妊娠中、晚期的健康指导

妊娠中、晚期，由于胎儿的生长发育，母体的负担逐渐加重，孕妇应注意活动与休息，并采取相适应的姿势。同时，妊娠期各种并发症多发生于妊娠中、晚期，此时胎儿的各器官逐渐发育，因此，还需注意有无并发症的发生并监测胎儿的发育情况。妊娠期妇女的自我监护是早期发现妊娠期合并症的重要手段之一。

（一）妊娠中、晚期的自我监护　妊娠中、晚期自我监护内容主要包括胎儿和母体两方面。其中母体的自我监护主要是早期发现各种合并症的征兆，胎儿方面的自我监护主要是胎动的自我监护。

1. 胎动计数 胎动是胎儿身体在子宫内的运动，是表示子宫内有生命存在的象征。胎动计数是自我监护胎儿情况变化的一种手段。妊娠 18~20 周孕妇开始自感有胎动。正常情况下，每小时 3~5 次，如有宫内窒息，可出现胎动异常。胎儿在缺氧早期的躁动不安，常表现为胎动活跃，胎动次数增加；但当缺氧严重时，胎动则逐渐减弱，次数也减少。

孕妇自妊娠 30 周开始，每日早、中、晚各数 1 小时胎动，每小时胎动不低于 3 次，反映胎儿情况良好。如将 3 次胎动次数的总和乘 4，即得 12 小时的胎动次数。12 小时的胎动数不得少于 10 次。凡 12 小时内胎动数小于 10 次，或逐日下降大于 50%而不能恢复者，均应视为子宫胎盘功能不足，胎儿有子宫内缺氧，需及时到医院就诊，进一步检查并采取措施。孕妇数胎动时思想应集中，静坐或卧位，以免遗漏胎动感觉，每次均应做记录。护理人员在指导孕妇自数胎动时，应强调其重要性，并鼓励孕妇认真对待并注意坚持。

2. 中、晚期妊娠合并症的征象

（1）体重 妊娠中、晚期体重增加每周应不少于 0. 3kg，不大于 0. 5kg。孕妇应注意监测体重，如体重增加过快，应考虑有无水肿和羊水过多；如增加过慢，则应考虑有无胎儿生长受限的发生。

（2）头晕、眼花 妊娠中、晚期可发生妊娠期高血压疾病。头晕、眼花是妊娠期高血压疾病的自觉症状，如有发生，孕妇应注意休息，并到医院就诊，加以控制。

（3）阴道出血 妊娠中、晚期阴道出血的主要原因是前置胎盘和胎盘早剥。如孕妇有阴道出血，不论量多少，均应给予高度警惕，并应及时到医院就诊，进一步明确原因，以得到相应的治疗和护理。

（4）胎膜早破 临产前胎膜自然破裂，孕妇感觉羊水自阴道流出，称为胎膜早破。胎膜早破的原因有：①子宫张力过大，常见于多胎妊娠或羊水过多者；②胎位异常，如横位；③腹压急骤增大，如咳嗽、便秘等；④机械性创伤，如性交；⑤其他，如宫内感染等。一旦发生胎膜早破，孕妇应立即平卧，如可能应及时听胎心，并到医院就诊。

（5）寒战、发热 寒战、发热是感染的症状，如有此症状应警惕宫内感染的发生。宫内感染是一种对母体及胎儿都很严重的合并症，应予以高度重视。但也可能是肠胃炎的症状，所以孕妇不能自作主张地判断和用药，应及时就诊和治疗。

3. 活动 妊娠期由于松弛素的作用，孕妇关节、韧带连接部都较松弛，同时因子宫增大，身体前倾，因此孕妇保持身体平衡较非孕期困难。孕妇应避免关节过度屈曲和伸张，不要进行任何需要跳跃、旋转或迅速改变方向的活动。

运动可以促进血液循环，增进睡眠和食欲，增加舒适，并可强化肌肉，增强产道弹性，为分娩做好准备，因此，孕妇应进行适当的运动。其中，散步是最佳的运动方式。孕妇进行运动首先要征求健康服务人员的意见，健康孕妇运动时间以每周 3 次为宜，每次运动时间不宜过长，每次运动 10~15 分钟后应休息 2~3 分钟，再进行下一个 10~15 分钟的运动，如运动后心率超过 140 次/分，则应休息至心率恢复至 90 次/分以下，再进行运动。如心率不能迅速恢复，则应降低运动强度。运动后应注意补充水分和热量。运动时应选择合适的乳罩以支托乳房。运动量以不感到疲倦为度。一旦发生下列情况之一，孕妇应立即停止运动，并报告医护人员：呼吸短促、头晕、麻木、任何形式的疼痛、每小时宫缩超过 4 次、胎动减少和阴道出血等。

4. 正确的体位　随妊娠的进展，孕妇的腹部逐渐膨隆，孕妇应努力适应这一变化。良好的体位可以帮助孕妇适应并减少不适感，正确的体位如下（图 2-19）。

（1）站立时，将身体重心放到脚跟，两脚分开约 30cm，以保持身体平衡。

（2）坐位时，椅子应稍矮，以使双脚能着地，最好膝关节能高于髋关节。

（3）尽量避免长时间站立，如不可避免，应在一只脚下垫一矮脚蹬，并不断更换。

（4）当拾取地面上或近于地面的物品时，应弯曲膝部以代替腰部的弯曲去取物品。

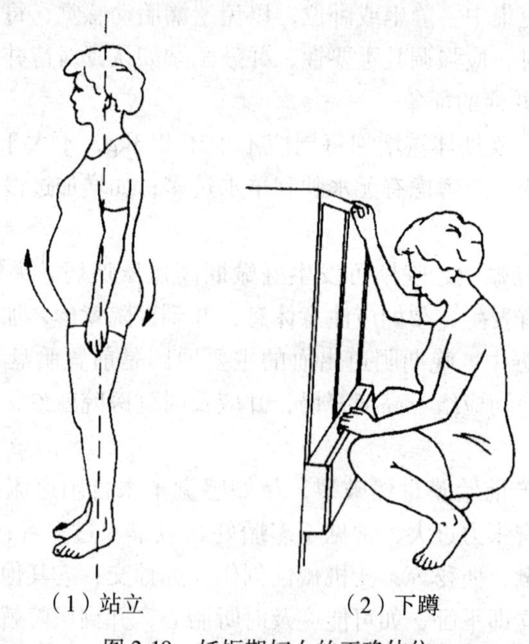

（1）站立　　（2）下蹲

图 2-19　妊娠期妇女的正确体位

5. 衣着　孕妇衣着宜宽大，腰部不要束得过紧，以免影响血液循环并妨碍胎儿活动。天气暖和时，应着短衣裙，使较大面积的皮肤晒到太阳，吸收紫外线，促进体内维生素 D 的生成，以帮助钙的吸收。孕妇可选择特制的腹带以支撑腹部。妊娠期不宜穿高跟鞋，以免引起身体重心前移、腰椎过度前凸而导致腰背疼痛，以低跟（2～3cm）、宽头、软底鞋为宜，并注意鞋应合脚，底有防滑纹，行动时更安全舒适。

6. 乳房的护理　妊娠后孕妇需为母乳喂养做好准备，应锻炼乳头皮肤的韧性。护理人员应指导孕妇经常用温水清洗双侧乳房，除去污垢。妊娠期乳房增大，上衣不宜过紧，宜选用合适的乳罩支托乳房，防止下垂。

7. 休息与放松　孕妇身体负担较重，易于疲劳，需要充足的睡眠和休息时间。一般孕妇每晚应有 8~9 小时睡眠时间，中午应有 1~2 小时午休时间。孕妇卧床休息和睡眠时，宜取左侧卧位，下肢放松自然屈曲，腿间可垫软枕，这样可以避免增大的子宫压迫腹主动脉和下腔静脉，以保证子宫胎盘的血流灌注，为胎儿创造较好的宫内生长环境，同时下腔静脉血回流通畅，可减轻下肢水肿，这种姿势有助于肌肉放松，还利于减轻疲劳。睡眠时应注意保持环境安静，室内空气清新。

（二）妊娠中、晚期的不适及应对措施

1. 足部水肿　妊娠后期由于下肢静脉回流不畅，大多数孕妇易发生足踝部水肿，长期站立或坐位时水肿会加重，长期水肿可能会导致静脉曲张。如水肿合并有高血压、蛋白尿则属于病态。

护士对足踝部水肿的孕妇，应做较全面的体格检查，排除妊娠期高血压疾病。嘱其避免长久站立或坐位，指导她们做足背屈曲运动，以收缩肌肉，促使血液回流，同时在休息及卧床时，注意抬高下肢。

2. 便秘　便秘是孕妇的常见症状，与孕期肠蠕动减缓、液体入量减少及缺乏户外运动有关。预防便秘的发生至关重要，应指导孕妇增加纤维素食品及水果、流质食物的入量，养成每日定时排便的习惯。有人认为晨起饮一杯凉开水有助于预防便秘的发生，食用香蕉是治疗便秘的非药物疗法。便秘严重时，需按医嘱给予缓泻剂或开塞露，但要使孕妇切勿养成依赖药物的习惯。

3. 痔　妊娠期盆腔内血管分布增多，由于增大子宫的压迫阻碍了静脉回流，静脉内压力增高引起曲张，故妊娠期痔的发生、发展及症状均明显，疼痛及出血较为常见，痔静脉血栓形成也更严重。

妊娠后要预防痔的发生和加重，除注意调节饮食、养成良好的排便习惯外，孕中、后期宜多卧床休息，取侧卧位可以减轻子宫对盆腔静脉的压迫，有助于症状的缓解。如已形成痔，应服缓泻剂软化大便；局部热敷后涂 20% 鞣酸软膏或痔疮膏，将其轻轻送回肛门内。如发生血栓疼痛剧烈，可用肛门栓剂；治疗无效时应手术切开清除栓子。

通常分娩后，痔可缩小，症状消失。如分娩后痔的症状仍严重，或有长期出血致失血性贫血等，应转入外科给予手术治疗。

4. 下肢及外阴静脉曲张　约有 20% 的孕妇患静脉曲张，以经产妇多见，长期站立可使病情加重。有的孕妇在妊娠 2 个月时即可发病。静脉曲张的发生主要是由于妊娠子宫增大，压迫下腔静脉，下肢及会阴静脉回流缓慢，血液淤积，对静脉壁造成压力所致。发生静脉曲张后，可能出现下肢肿胀不适或疼痛，易于疲劳等症状，多于午后加重。

护士应教导孕妇养成坐、卧位时抬高下肢的习惯；或平卧于床上，抬高下肢，使臀部与足跟抵于墙壁，每日数次，每次 3~5 分钟（图 2-20）；或侧卧。孕妇勿坐立过久，避免坐时一腿交叉搭于另一腿上。孕妇应选择穿弹性裤或支持性裤袜，下肢可绑以弹性绷带，外阴用泡沫橡皮垫支托等措施，均有助于改善症状。严重者应完全休息，分娩时注意防止外阴部曲张的静脉破裂导致大出血。

5. 腰背痛　孕妇常感腰背疼痛，这是由于妊娠时增大的子宫向前凸出，孕妇为保持身体平衡而重心后移，肩部过度后倾，脊柱过度前曲，骨盆倾斜，背伸肌持续紧张所致。同时

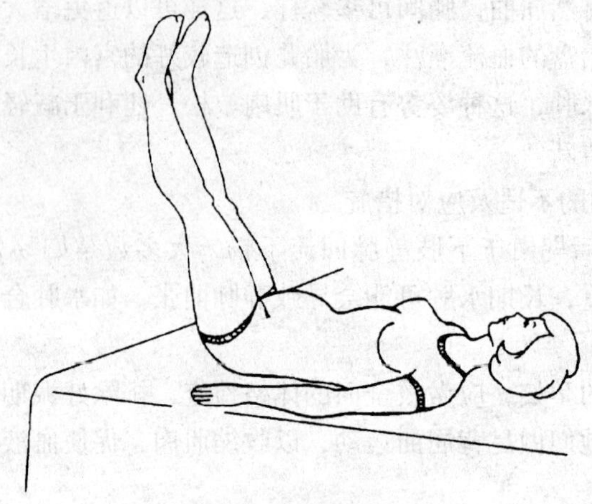

图 2-20　双腿抬高运动

妊娠期分泌松弛素也会使骨关节韧带松弛，导致下腰部、腰骶部易感疲劳而疼痛，孕妇体质虚弱者尤甚。有人会发生骶髂关节及耻骨联合处隐痛或压痛症状，行走活动时加重，严重者妨碍活动。

预防腰背痛的主要方法是指导孕妇保持正确的姿势，并做骨盆倾斜运动（图 2-21）。严重者应卧床休息，适当增加钙的入量。腰骶部热敷等也有助于症状的缓解。必要时可按医嘱

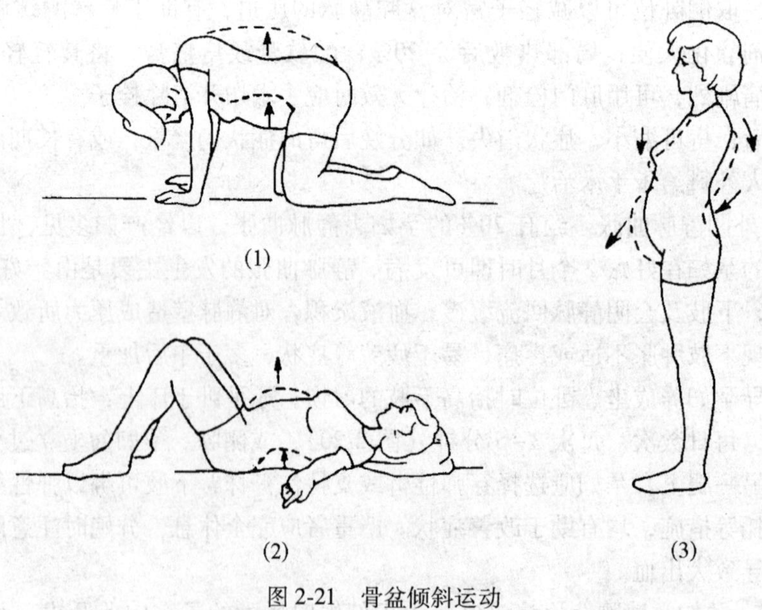

图 2-21　骨盆倾斜运动

使用止痛药物。

6. 小腿痉挛　妊娠后期孕妇常发生腓肠肌挛缩，夜间发作较重。该症状的发生可能因血液钙离子浓度降低，钙磷比例失调引起神经系统应激功能过强所致，也可能因维生素D缺乏，影响钙离子吸收所致。肌肉痉挛发作时，可做腓肠肌按摩；或让孕妇仰卧、屈膝，护士或家属一手自足底握足，另一手扶住膝部，突然使其伸膝，同时使足背屈；或做腓肠肌热敷。

此外，平日应注意增加孕妇饮食中钙、维生素D的入量，局部保暖，或口服复合维生素B，上述方法均可预防腿部痉挛的发生。

7. 胃灼热　孕妇在妊娠末2个月常有胃灼热，俗称“烧心”，主要是子宫底升高，胃内压力增加，胃内容物反流至食管下段，引起胃液性食管炎所致。预防方法是避免过饱，饭后勿立即卧床，避免摄取过多脂肪、油炸、产气食物及辛辣食品，进餐时勿饮大量液体，注意少量多餐。如频发胃灼热，可按医嘱服用氢氧化铝、三硅酸镁等制酸药物。

8. 直立性低血压　妊娠末期孕妇若较长时间取仰卧位，由于增大的子宫压迫下腔静脉，使回心血量减少，心搏出量亦减少，可出现血压降低、心率加快、面色苍白等症状，称为直立性低血压。为避免该症状的发生，应指导孕妇避免长时间仰卧。一旦出现，立即改为侧卧位，解除子宫对下腔静脉的压迫，使回心血量增加，症状即可解除。

第六节　分娩准备

多数孕妇，特别是初孕妇，常会非常兴奋而主动地进行分娩的准备。同时，分娩的恐惧与焦虑也在困扰着她们，分娩对母儿安全的威胁，以及分娩时的疼痛和不适是引起恐惧和焦虑的主要原因。恐惧和焦虑等心理问题又会影响产程的进展和母儿安全，并加重分娩时的疼痛与不适。所以帮助孕妇做好分娩的准备是非常必要的。分娩的准备包括：识别分娩的先兆，准备分娩的物品，了解分娩知识，以及学习应对分娩时疼痛和不适的方法。

一、分娩的先兆

在正式临产前，孕妇往往会出现一些症状预示着即将正式临产，这一阶段也被称作先兆临产。临产前的症状包括不规律的子宫收缩、血性阴道分泌物以及可能发生的破水。

（一）子宫收缩　妊娠晚期，子宫可以出现不规律收缩，常在夜间出现而于清晨消失。每次持续时间少于30秒，间隔时间可长可短，但都在5分钟以上，比正式临产宫缩间隔时间长。子宫收缩也可表现为短时间内有规律，继而又无规律甚至子宫收缩消失。孕妇可感到轻微腰酸，下腹轻微胀痛。因这种无效的子宫收缩不能使宫口开大，也有人称之为假临产。

（二）血性阴道分泌物　正式临产前1~2日，出现少量血性黏液自阴道流出，称见红。这是子宫不规律收缩，使宫颈内口附近的胎膜与该处的子宫壁分离，毛细血管破裂所致，是分娩即将开始比较可靠的征象。但出血量若超过月经量，则不应认为是见红，需排除是否为妊娠晚期出血性疾病。

（三）破水　有些孕妇可于正式临产前发生胎膜破裂，羊水自阴道流出。如果胎膜破裂发生在正式临产前，称为胎膜早破。此时孕妇应立即卧床休息，以侧卧位为宜，以预防脐带脱垂。未住院的孕妇应尽量保持外阴清洁并保持侧卧姿势到医院就诊。

二、分娩的物品准备

孕妇及其家庭成员应于产前选择并确定分娩的场所，准备好临产时到达医院的交通工具。并于妊娠后期应将分娩后产妇及新生儿的所需物品准备齐全。

（一）新生儿物品的准备　新生儿皮肤细嫩，易受损伤，所以衣被、尿布等应选用质地柔软、吸水性强、透气性好、便于洗涤和消毒的纯棉制品。小衣服的薄厚应根据气候的冷暖而选用棉针织品、薄绒布或花布等，也可用柔软的旧衣服洗净后改制。新生儿及婴儿的衣服应稍宽大，便于穿脱，衣缝应在衣服外面，以防摩擦婴儿的皮肤。如购买成衣，须经洗涤、日晒后再用，衣服不应钉纽扣，宜以布带子或尼龙搭扣代替。尿布要柔软、洁净，形状可为长方形或三角形，使用时以布带、松紧带或安全别针固定。衣服和尿布的数量要充足，以备更换。同时，还应准备单布或绒布包被、毛巾被、毛毯、棉被、手帕、大小毛巾、围嘴等，供婴儿保暖、洗脸、洗澡、喂奶用。

（二）母亲物品的准备　母亲所用物品包括：足够数量的消毒卫生巾，数个清洁卫生带以便更换；合适的胸罩，并以数块小毛巾垫于其内，以支托充满乳汁的乳房；根据气候的冷暖准备合适的衣服，但要柔软、舒适、吸汗，薄厚适中；吸奶器，必要时借以吸空乳房。

三、分娩知识简介

向孕妇介绍分娩知识可有助于孕妇正确看待分娩过程及应对分娩时的不适，并在分娩过程中加强自我了解和自我控制的能力。主要内容包括：宫颈口扩张及伸展的过程，分娩过程的分期及临床表现，胎先露下降的过程，以及产妇在分娩过程中可能接受的治疗和护理等（见正常分娩）。

四、分娩不适的应对技巧

许多研究表明在分娩过程中，分娩所引起的疼痛、孕妇对疼痛的恐惧、自我控制能力的丧失以及各种所没有预料到的反应及治疗，是妇女分娩过程中压力的主要来源，直接影响分娩的进程，并对产妇的心理产生影响。充分的分娩前准备可以帮助妇女更好地应对分娩过程中的压力。准备分娩的方法很多，以 Dick-Read 方法和 Lamaze 方法的使用最为广泛。

Dick-Read 认为，人们对分娩的不正确认识，致使普遍存在对分娩所产生疼痛的恐惧，恐惧则会导致紧张，紧张更加剧了疼痛，即疼痛-恐惧-紧张综合征。如果产妇能很好地应对 3 个环节中的任何一个，即能阻断三者的联系，从而减轻分娩所引起的压力和不适。分娩前的准备则是提高产妇应对能力的主要方法。

Lamaze 基于巴甫洛夫（Pavlov）的条件反射理论，认为分娩时的疼痛不仅是一种生理反应，也是机体对刺激的一种心理反应，引起反应的刺激是子宫的收缩。产妇经过训练可以用放松的方法和有规律的呼吸调节作为对宫缩这一刺激的反应，以取代心理反应的疼痛、喊叫和失去自我控制的表现。

常见的分娩准备方法主要可以归纳为：放松的技巧，呼吸控制的技巧和转移注意力的技巧。如果产妇在妊娠期能很好地学习，反复练习，并在护理人员的指导下正确使用，则可有效地缓解分娩过程中的不适。

（一）分散注意力　分散注意力的技巧是选择一个实际的或想象中的事物作为注意点，指导产妇将注意力集中于此一点，使其注意力从宫缩引起的疼痛和不适上转移开，从而降低对宫缩的感受力，增加对不适的耐受力，因为大脑高度注意某一刺激时可以抑制对其他刺激的反应。

（二）控制呼吸　呼吸的频率和节律会受到身体运动和精神状态的影响。当运动或精神紧张时，呼吸频率就会加剧，这是交感神经兴奋所致。分娩时，随着宫缩强度和频率的增加，产妇的呼吸也会受到影响而变得不规则。

呼吸控制的技巧是指在分娩过程中，根据宫缩的强度、频率和持续时间主动地调整呼吸频率和节律的方法。它可以缓解由于分娩所产生的压力，增强产妇的自我控制意识。控制呼吸的技巧可与转移注意力的技巧联合使用。

适用于第一产程呼吸控制的方式多种多样，根据宫缩的强度和持续时间的不同可选择不同的方式。当转移注意力的方法已不能帮助产妇缓解分娩的不适时，则可选择慢-胸式呼吸，其频率为正常呼吸的1/2。随着宫缩频率和强度的增加，则可选择浅式呼吸，其频率约为正常呼吸的2倍。当进入第一产程过渡期时，即宫口开大8~10cm时，产妇的不适达到最剧烈的程度，一般选用喘-吹式呼吸，即4次短浅的呼吸后吹一口气，此比率也可上升至6：1或8：1，但要注意预防过度通气。在使用每一种呼吸方式时，都是以一次深呼吸开始并以深呼吸结束。

第二产程中，当胎先露达到盆底压迫肛提肌时，产妇会不自主地屏气向下用力，并主动增加腹压。这时如宫口已开全，产妇应尽量屏气6~8秒后，深吸一口气再屏气，如此重复，每次宫缩4~5次。如胎头已娩出，为保护会阴避免撕裂，则可使用喘-吹式呼吸方式。

宫缩时控制呼吸的频率与节律，还可以使产妇感受到她对自身的控制能力，并表明能通过个人努力去完成某项工作，这可以增强其自信心。

为了能在分娩过程中更好地应用控制呼吸的技巧，必须在孕期反复练习，使之成为一种条件反射。需要注意的是，分娩时使用控制呼吸的技巧，并不是因为这种方法比自然的呼吸方法好，而是在产妇不能继续保持自然呼吸时，这种方法比其他可以加剧紧张的呼吸方式更有利于产妇。

（三）放松的技巧　放松是消除肌肉和精神紧张，缓解疲劳，使身心恢复平静的一种方法，也叫放松术。这种方法不仅适合于在分娩过程中使用，也被作为一种生活的技巧而广泛应用，以应对日常生活中的各种压力。正如日常生活中放松的技巧有许多种一样，分娩过程中放松的技巧也多种多样。为了能更好地在分娩过程中使用这一技巧，孕妇在妊娠期应在专业人员的指导下进行训练。

1. 有意识地放松　通过有意识地对身体某一部分或某几部分肌肉进行收缩-放松的训练，最终达到可以有意识地放松紧张部位肌肉的目的。有意识地放松方法，包括渐进式和选择式放松训练。

2. 触摸放松　当产妇某一部分肌肉（如颈部、前臂）紧张时，护士或其他工作人员触摸产妇的紧张部位，并指导其放松，这可帮助产妇达到放松肌肉的目的。

3. 意念放松　产妇通过想象某一美好的事物，驱除头脑中的一切杂念以达到一种身心平静的状态。

4. 音乐放松　选择产妇喜欢的舒缓的音乐，指导其完全沉浸于音乐之中，从而达到身心平静状态的方法。但这种方法要求产妇具备一定的音乐欣赏能力。

五、护理程序在分娩准备中的应用

在分娩准备中有效地应用护理程序方法可以保证孕妇的学习效果。在评估阶段，护士重点评估影响孕妇接受和学习分娩准备知识的各种因素，以及希望学习的内容。之后，在评估基础上制定学习目标、学习计划，利用书籍、挂图、录像、模型等教具进行形象化教学。在学习活动中注意提供练习机会，为孕妇提供个别化辅导，确保教育效果。

（一）护理评估　护士在认真复习孕妇检查记录资料的同时，应重点评估影响孕妇接受和学习分娩准备知识的各种因素，如教育程度、教育背景、既往经历、家庭环境、文化及宗教信仰等因素，此外还应了解孕妇及其家属希望学习的内容，以及实际准备情况。

（二）可能的护理问题和医护合作性问题

1. 知识缺乏　缺乏相关分娩准备的知识。

2. 焦虑　与分娩室的陌生环境有关。

（三）计划与实施

1. 预期目标

（1）孕妇能陈述分娩准备的具体内容。

（2）孕妇能正确应用呼吸控制的方法应对分娩期不适。

2. 计划与实施

（1）为孕妇提供分娩准备的知识　利用图书、图片、幻灯、挂图、录像等，按孕妇需要有系统地向孕妇详细介绍有关分娩准备知识，其中包括分娩先兆、入院待产指征及分娩前的准备等内容。

（2）传授应对分娩不适的技巧　结合图示，护士应耐心演示并讲解缓解分娩不适的各种技巧。注意每教一种方法后，要求孕妇重复练习至可正确回示为止。同时鼓励孕妇在分娩前反复练习直到可自如运用。这种训练如能有家属陪伴效果会更好。

（3）提供支持　鼓励孕妇说出内心的焦虑，鼓励家属参与分娩前的准备过程，为孕妇提供支持，增强自然分娩的信心，缓解孕妇的焦虑程度。

（四）护理评价　孕妇能说出分娩准备的具体内容。孕妇在分娩过程中，能正确应用呼吸控制方法应对不适。

（何　仲）

第三章　分娩期妇女及其家庭护理

关键词

delivery	分娩
term delivery	足月产
premature delivery	早产
postterm delivery	过期产
uterine contraction	子宫收缩力（简称宫缩）
uterine cavity	子宫腔
true pelvis	真骨盆
pelvic inlet plane	骨盆入口平面
symphysis pubis	耻骨联合
antero-posterior diameter of the brim	入口前后径
transverse diameter of the brim	入口横径
mid plane of pelvis	中骨盆平面
pelvic outlet plane	骨盆出口平面
antero-posterior diameter of outlet	出口前后径
inter-tuberous diameter	出口横径（又称坐骨结节间径）
axis of pelvis	骨盆轴
inclination of pelvis	骨盆倾斜度
lower uterine segments	子宫下段
isthmus uteri	子宫峡部
physiologic retraction ring	生理缩复环
effacement of cervix	宫颈管消失
dilatation of cervix	宫口扩张
perineum	会阴
foetal skull	胎头颅骨
sagittal suture	矢状缝
coronal suture	冠状缝
lambdoid suture	人字缝
temporal suture	颞缝
frontal suture	额缝
anterior fontanelles	前囟
posterior fontanelles	后囟
biparietal diameter，BPD	双顶径

occipito-frontal diameter	枕横径
suboccipito-bregmatic diameter	枕下前囟径
mento-vertical diameter	枕颏径
fetal abnormalities	胎儿畸形
anencephaly	脑积水
conjoined twins	联体儿
mechanism of labor	分娩机制
engagement	衔接
descent	下降
flexion	俯屈
internal rotation	内旋转
extension	仰伸
restitution	复位
external rotation	外旋转
in labor	临产
total stage of labor	总产程
first stage of labor	第一产程
stage of dilatation	宫颈口扩张期
second stage of labor	第二产程
stage of expulsion of the fetus	胎儿娩出期
third stage of labor	第三产程
partogram	产程图
prolonged active phase	活跃期延长
acceleration phase	加速期
maximum acceleration phase	最大加速期
deceleration phase	减速期
rupture of membranes	胎膜破裂
head visible on vulval gapping	胎头拨露
crowning of head	胎头着冠
episiotomy	会阴切开术
postero-lateral episiotomy	会阴后-斜切开术
median episiotomy	会阴正中切开术
Apgar score	阿普加评分法
skin to skin	皮肤接触
schultz mechanism	胎儿面娩出式
duncan mechanism	母体面娩出式
inversion of uterus	子宫内翻
manual removal of placenta	手取胎盘术
succenturiate placenta	副胎盘
risk for altered parenting	有母亲不称职的危险

妊娠满28周及以后的胎儿及其附属物，从临产发动至从母体全部娩出的过程，称为分娩。妊娠满37周至不满42足周（259~293日）间分娩，称为足月产。妊娠满28周至不满37足周（196~258日）间分娩，称为早产。妊娠满42周以上分娩，称为过期产。

第一节 决定分娩的因素

决定分娩的因素包括产力、产道、胎儿和精神心理因素。产力是分娩的动力，正常分娩除依靠产力将胎儿排出体外，还同时需要软产道相应的扩张和足够大的产道供胎儿通过。产力受胎儿的位置、大小及其与产道关系，以及精神心理因素的影响。正常分娩要依赖于这些因素之间的相互适应和协调，分娩是一个正常的生理过程，在分娩过程中，产妇保持良好的精神心理状态，对顺利分娩非常重要。

一、产力

是指将胎儿及其附属物从子宫内逼出的力量。产力包括子宫收缩力（简称宫缩）、腹肌及膈肌收缩力和肛提肌收缩力。子宫收缩力为分娩的主要力量，贯穿于整个分娩过程中，使子宫颈口开大，迫使胎儿下降娩出。腹肌、膈肌和肛提肌在第二产程时起辅助作用。

（一）子宫收缩力　分娩时子宫肌产生规律性收缩称宫缩，是临产后的主要动力。宫缩能使宫颈管缩短直至消失，子宫颈口扩张，胎先露下降、胎儿及胎盘娩出。在生理性肌肉收缩中，唯有分娩期子宫肌收缩产生疼痛，子宫肌收缩是不以个人意志而改变的。临产后正常的子宫收缩具有三个特点。

1. 节律性　宫缩具有节律性是临产的重要标志之一。正常宫缩是子宫体部不随意、有规律的阵发性收缩。临产后随着产程进展，每次子宫收缩的强度由弱到强（进行期），维持一定时间（极期），随后由强到弱（退行期），直至消失进入间歇期（图3-1），间歇期子宫肌松弛。如此反复，直至分娩全部结束。

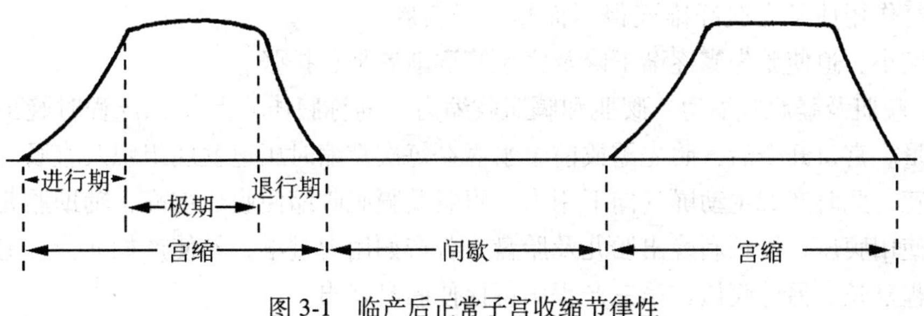

图3-1　临产后正常子宫收缩节律性

在全部分娩过程中，子宫收缩的频率逐渐增加，强度逐渐加强，子宫内压逐渐加大。临产开始时，宫缩持续时间30秒，间歇期5~6分钟。随着产程的进展，宫缩持续时间逐渐延长，间歇期逐渐缩短。当宫口开全后，宫缩持续时间可长达60秒，间歇期可缩短至1~2分钟。宫缩强度随产程进展也逐渐增加，子宫腔内压力在临产初期升高 25~30mmHg，在第一产程末可增加至 40~60mmHg，在第二产程期间高达 100~150mmHg，而间歇期子宫腔内的压力仅为 6~12mmHg。间歇期产妇本身无感觉。当羊膜腔压力升至 26mmHg 以上时，产妇才能感觉疼痛。由于疼痛感受阈不同，故有很大的个体差异，实际阵痛的时间较宫缩时间为短。宫缩越弱，阵痛时间越短。产程初期宫缩持续的时间短、间歇时间长、强度弱，随着产程进展，宫缩持续时间渐长、间歇期渐短、强度增加，因而疼痛越来越重。

当子宫收缩时，子宫肌壁血管受压，胎盘血液循环受到影响，使胎儿血供减少，胎心变慢。在间歇期时，子宫肌纤维松弛，使胎盘绒毛间隙的血流量重新充盈。子宫收缩与松弛交替，宫腔内压力时高时低，使胎儿、母体血循环得以恢复，有利于气体和物质交换。在临床上有许多因素可影响宫缩的规律性及强度，如孕妇年龄及胎儿大小；产妇仰卧位可使宫缩减弱，而侧卧位则宫缩加强。

2. 对称性和极性　正常宫缩每次开始于左右两侧宫角，以微波形式迅速向子宫底部集中，然后再向子宫下段扩散，以每秒 2cm 速度由宫底部向下移动，约 15 秒扩展到整个子宫，引起协调一致的宫缩，称为子宫收缩的对称性（图 3-2）。

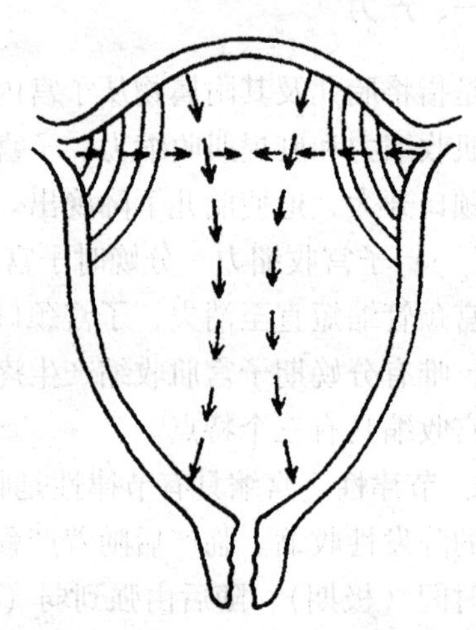
图 3-2　正常子宫收缩的对称性

子宫底部收缩力最强、最持久，向下则逐渐减弱、变短，子宫底部收缩力的强度几乎是子宫下段的 2 倍，宫缩的这种下行性梯度称为宫缩的极性。因此在观察临产时的子宫收缩时主要观察子宫底部。

3. 缩复作用　子宫肌收缩与其他部位平滑肌或横纹肌不同，每次宫缩时，子宫体部肌纤维缩短变宽，宫缩后肌纤维虽又重新松弛，但不能完全恢复到原来长度，经过反复收缩，肌纤维越来越短，此现象称为缩复作用。随着产程进展，子宫收缩频率加快，缩复作用使子宫肌纤维变得厚而短，子宫腔容积逐渐缩小，迫使胎先露逐渐下降及宫颈管逐渐展平、扩张。

（二）腹肌及膈肌收缩力　腹肌和膈肌收缩力（简称腹压）是第二产程时娩出胎儿的主要辅助力量。宫口开全后，胎先露或前羊水囊在每次宫缩时压迫盆底组织及直肠，反射性地引起排便感，此时产妇主动屏气向下用力，腹肌及膈肌收缩使腹压增高，辅助胎儿娩出。如产妇正确使用腹压，可顺利娩出胎儿及胎盘，若产妇用力过早，易使产妇疲劳，造成子宫颈水肿，产程延长。另外腹压在第三产程中可促使胎盘娩出。

（三）肛提肌收缩力　第二产程中，宫缩时肛提肌的收缩可协助胎先露在骨盆腔内完成内旋转及仰伸等作用，有利于胎儿娩出，并且在第三产程时可协助胎盘娩出。

助产士应注意产妇的心理变化，因为产妇紧张焦虑的情绪可抑制神经垂体缩宫素的释放，影响子宫收缩，导致难产发生。

二、产道

产道是胎儿娩出的通道，分骨产道及软产道两部分。骨产道通常指真骨盆，是固定不变的部分，骨产道的大小、形状对分娩有直接影响。软产道是由子宫下段、子宫颈、阴道及盆底等软组织所组成的弯曲的管道。妊娠期间软产道血运充足变软，能高度扩张，胎儿易于通过。

（一）骨产道

1. 骨盆各平面及其径线　为便于了解分娩时胎先露部通过骨产道的过程，一般将骨盆腔分为 3 个骨盆平面，每一平面各有其与分娩相关的径线。

（1）骨盆入口平面　指真假骨盆的交界面，呈横椭圆形。前方为耻骨联合上缘，两侧为髂耻缘，后方为骶骨岬上缘。入口平面共有 4 条径线（图 3-3）。①入口前后径：又称真结合径，是从耻骨联合上缘中点至骶骨岬上缘正中间的距离，平均值为 11cm，这是骨盆入口最小径线，它是胎先露进入骨盆入口的重要径线，其长短与分娩的关系非常密切；②入口横径：指左右髂耻线间的最大距离，平均值约为 13cm，为骨盆入口平面最大径线；③入口斜径：左右各一。左骶髂关节至右髂耻隆突间的距离为左斜径，右骶髂关节至左髂耻隆突间的距离为右斜径，平均值约为 12.75cm。但由于乙状结肠占据左斜径一部分位置，而相对缩短，故胎头多取右斜径入盆，常形成左枕前位。

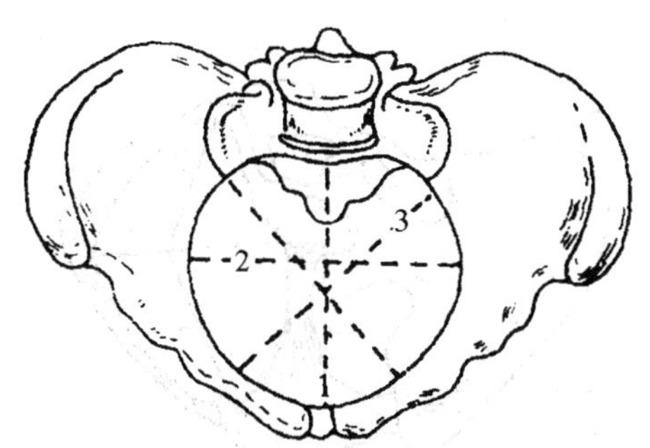

图 3-3　骨盆入口平面各径线

1. 前后径 11cm；2. 横径 13cm 之 3. 斜径 12.75cm

（2）中骨盆平面　此平面具有产科临床重要性。因为它是骨盆最小平面，最狭窄，呈横径短的不规则长椭圆形。其前方为耻骨联合的下缘，两侧为坐骨棘，后方为骶骨下端。中骨盆平面有两条径线（图 3-4）。①中骨盆前后径：耻骨联合下缘中点通过坐骨棘连线中点至骶骨下端间的距离，平均值约为 11.5cm；②中骨盆横径：又称坐骨棘间径，是指两坐骨棘间的距离，平均值约为 10cm，是胎先露部通过中骨盆的重要径线，其长短与分娩关系极为密切。

（3）骨盆出口平面　是骨盆腔的下口，由两个在不同平面的三角形组成。前三角形的顶端为耻骨联合下缘，两侧为耻骨降支，后三角的顶端为骶尾关节，两侧为骶结节韧带。骨

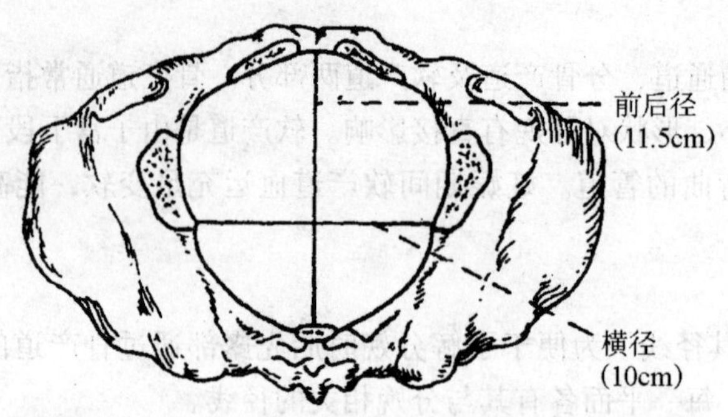

图3-4 中骨盆平面各径线

盆出口平面有4条径线（图3-5）。①出口前后径：耻骨联合下缘至骶尾关节之间的距离，平均值约为11. 5cm；②出口横径：又称坐骨结节间径，为两坐骨结节间的距离，平均值约为9cm，是胎先露部通过骨盆出口的重要径线，其长短与分娩的关系密切；③出口前矢状径：耻骨联合下缘至坐骨结节间径中点间的距离，平均值约为6cm；④出口后矢状径：骶尾关节至坐骨结节间径中点间的距离，平均值约为8. 5cm。若出口横径稍短，而出口后矢状径较长，两径之和大于15cm时，一般大小的胎头可利用后三角区经阴道娩出。

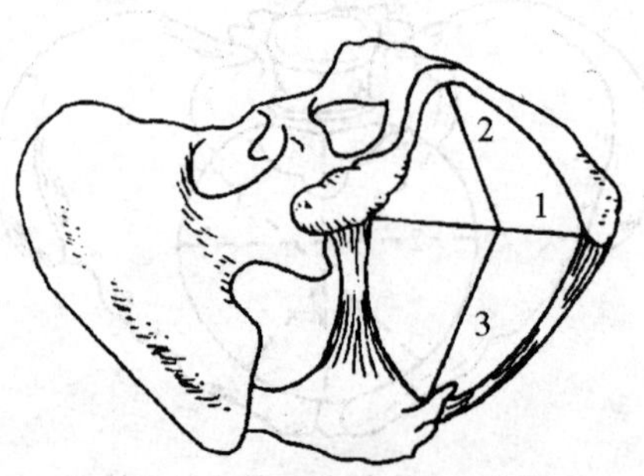

图3-5 骨盆出口各径线（斜面观）

总之，骨盆各平面径线的大小关系到胎儿能否顺利入盆及分娩，其中以入口前后径、中骨盆横径及出口横径尤为重要。

中骨盆对分娩机转的关系最为密切，在产科临床上占重要位置，但易被忽视。中骨盆难产是临床工作中最难判断与处理的问题。因为对其横径的测量多以手指横扫两侧坐骨棘以估计其间距，其准确性与临床经验有关。

2. 骨盆轴与骨盆倾斜度

（1）骨盆轴 为连接骨盆各假想平面中点的曲线。此轴上段向下向后，中段向下，下段向下向前（图3-6）。分娩时，胎儿沿此轴娩出。

（2）骨盆倾斜度　当妇女直立时，骨盆入口平面与地平面所形成的角度，称为骨盆倾斜度。非妊娠期一般为50~60°，平均51.2°。妊娠晚期增大的子宫向前凸出，为保持孕妇体位平衡，而使骨盆倾斜度增加3~5°，一般为60°（图3-7）。若角度超过70度，骶骨常向前、向上，而耻骨弓向后、向下移位，结果骨盆入口的有效前后径缩短，阻碍胎头的衔接、下降和内旋转，或当胎头娩出时因倾斜度大，将胎头冲向会阴体，造成会阴严重裂伤。

（二）软产道　软产道是由子宫下段、子宫颈、阴道和骨盆底软组织构成的弯曲管道。

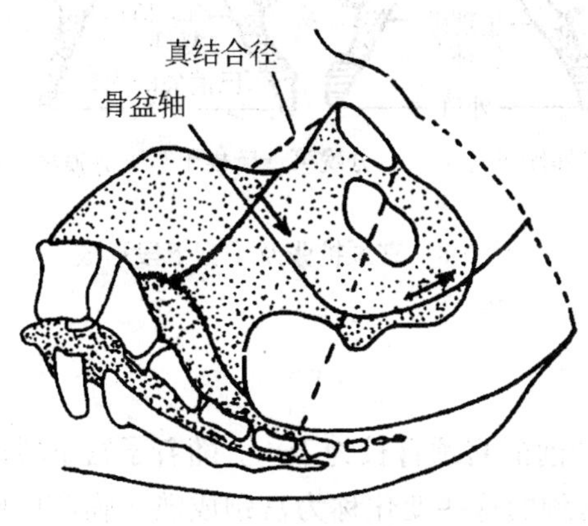

图3-6　骨盆轴

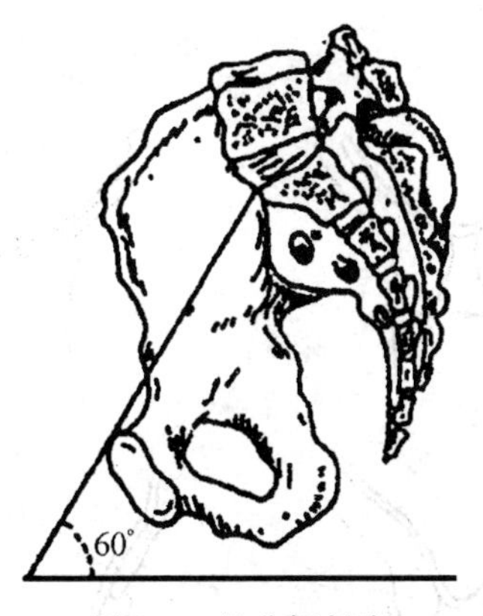

图3-7　骨盆倾斜度

1. 子宫下段的形成　子宫下段由子宫峡部发展形成。子宫峡部在非孕期时长约1cm，妊娠后子宫峡部逐渐伸展，在妊娠12周时已成为子宫腔的一部分，随着妊娠的进展到末期逐渐被拉长形成子宫下段。此时子宫下段仍保持很大的张力，维持子宫腔的闭锁状态，使妊娠得以继续。临产后的规律宫缩进一步使子宫下段拉长达7~10cm，肌壁变薄成为软产道的一部分。由于子宫肌纤维的缩复作用，子宫上段的肌层越来越厚，子宫下段被牵拉而伸展变薄，由于子宫上、下段的肌肉厚薄不同，在两者间的子宫内面形成一环状隆起处，称为生理缩复环（图 3-8）。

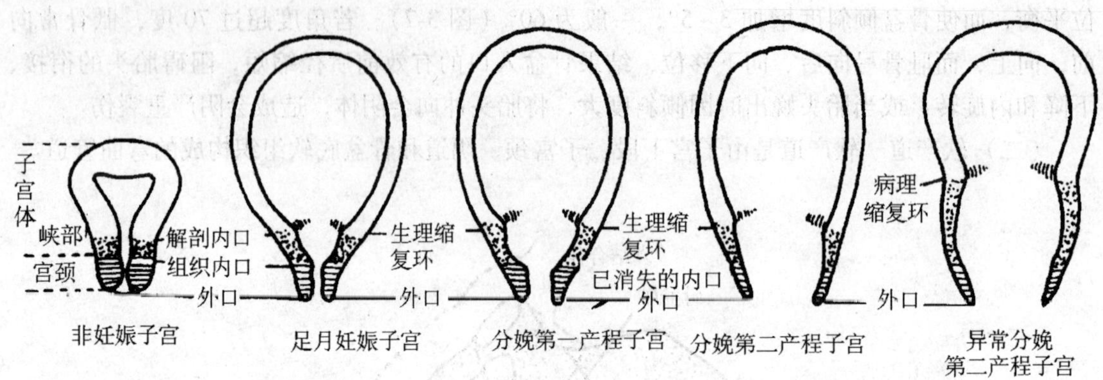

图 3-8 宫颈扩张及子宫下段形成

2. 子宫颈的变化

（1）宫颈管消失 临产前的宫颈管长为 2cm。随着子宫下段的形成，宫颈变软，宫颈管变短，宫颈口部分扩张，宫颈的这些变化称为宫颈成熟。临产后由于宫缩的牵拉及宫缩时前羊水囊对子宫颈的压力，宫颈内口先扩张，随后宫颈管道逐渐变短消失展平。初产妇一般是宫颈管先消失，宫颈口后扩张，经产妇的宫颈管消失与宫颈口扩张同时进行（图 3-9）。

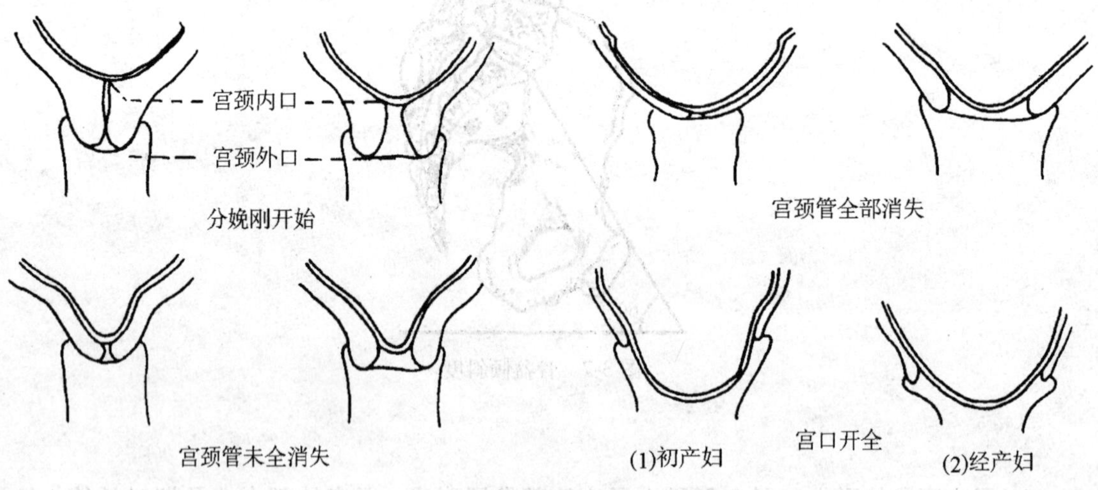

图 3-9 宫颈管消失与宫口扩张

（2）宫颈口扩张 临产前，初产妇的宫颈外口只能容一指尖，而经产妇则能容纳一指。临产后由于子宫肌肉的收缩、缩复，以及前羊膜囊对宫颈的压迫，协助扩张宫颈口，胎膜多在宫颈口近开全时自然破裂。破膜后，胎先露直接对宫颈压迫，扩张宫颈口的作用更明显。

随着产程的进展，子宫口从一指尖逐渐扩大至10cm，使妊娠足月的胎头方能通过。

3. 骨盆底、阴道及会阴的变化　临产后，胎先露下降直接压迫骨盆底和扩张阴道，使软产道下段形成一个向前弯曲的筒状，阴道前壁短后壁长，阴道外口开向前上方，黏膜皱襞展平使腔道加宽。初产妇的阴道较紧，扩张的较慢，而经产妇的阴道较松，扩张较快。会阴被胎先露扩张和肛提肌向下及两侧扩展而变薄，使5cm厚的会阴体变成2~4mm的组织，以利胎儿娩出。阴道及骨盆底的结缔组织和肌纤维在妊娠期增生肥大，血管变粗，血运丰富，使临产后的会阴体可承受一定的压力，但分娩时如保护会阴不当，也容易造成裂伤。

三、胎儿

正常分娩，胎儿以纵产式、枕先露为主。胎头是最难通过产道的部分。若胎儿过大或过熟，胎位不正或胎儿畸形如脑积水等均能引起难产。

（一）胎儿的大小　在分娩过程中，胎儿大小是决定分娩难易的重要因素之一。胎头过大致胎头径线大时，尽管骨盆正常大，因颅骨较硬，胎头不易变形，也可引起相对性头盆不称，造成难产。因为胎头是胎体的最大部分，也是胎儿通过产道最困难的部分。

1. 胎头颅骨　胎头颅骨由顶骨、额骨、颞骨各两块及枕骨一块构成。颅骨间的缝隙称为颅缝，两顶骨间为矢状缝。顶骨与额骨间为冠状缝。枕骨与顶骨间为人字缝。颞骨与顶骨间为颞缝。两额骨间为额缝。两颅缝交界处空隙较大称为囟门。胎头前部的菱形称为前囟，前囟也称为大囟门。后部的三角形称为后囟，后囟也称为小囟门（图3-10）。颅缝与囟门均有软组织覆盖，使骨板有一定活动余地，使胎头具有一定的可塑性，以适应分娩的需要。在临产过程中，通过产道受到压力时，颅缝轻度重叠，使头颅变形，缩小头颅体积，有利于胎头的娩出。

2. 胎头的径线　①双顶径：为两顶骨隆突间的距离，是胎头的最大横径（图3-10），临床以B超测此值判断胎儿大小。一般足月妊娠时平均值约为9.3cm。②枕额径：又称前后径，为鼻根至枕骨隆突的距离，胎头以此径衔接，妊娠足月时平均值约为11.3cm。③枕下

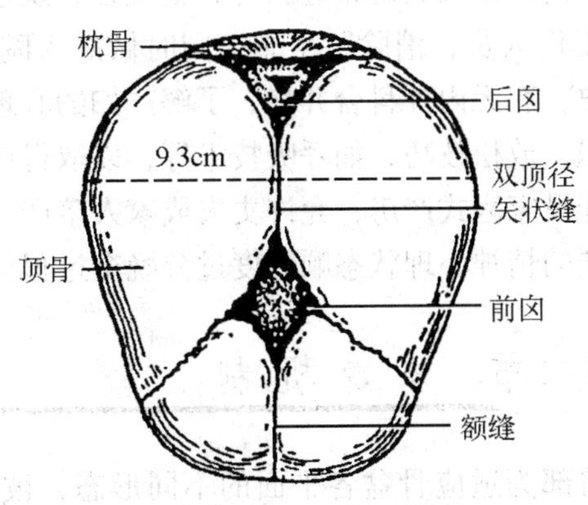

图3-10　胎头颅骨各颅缝、囟门及双顶径

前囟径：又称小斜径，为前囟中央至枕骨隆突下方的距离，妊娠足月时平均值约为9.5cm，胎头俯屈后以此径通过产道。④枕颏径：又称大斜径，为颏骨下方中央至后囟顶部的距离，妊娠足月时平均值约为13.3cm。

（二）胎位　如为纵产式（头位或臀位），胎体纵轴与骨盆轴相一致，容易通过产道。头位是胎头先通过产道，但需要查清矢状缝及前后囟，以便确定胎位。矢状缝是确定胎位的重要标记，囟门对判断胎位也很重要。头位时，在分娩过程中，可使颅骨重叠，胎头塑形，周径变小，有利于胎头娩出。而臀位时，因胎臀较胎头周径小且软，后出胎头通过产道时，阴道不能充分扩张，胎头娩出时又无变形机会，使胎头娩出困难。横位时，胎体纵轴与骨盆轴垂直，妊娠足月的活胎不能通过产道，对母婴威胁极大。

（三）胎儿畸形　当胎儿某一部分发育不正常，如脑积水、联体儿等，由于胎头或胎体过大，通过产道常发生困难。

四、精神心理因素

分娩虽然是生理过程，但对于产妇确实是一种持久而强烈的应激源。除对产妇生理上产生应激，同样对其精神心理方面也有影响。虽然精神因素对产程的影响早为人们所认识，但长期以来缺乏科学的研究。现已证实，在分娩过程中精神心理状态可以明显地影响产力，宫口扩张缓慢，胎先露部下降受阻，产程延长，产妇体力消耗过多，同时也促使产妇神经内分泌发生变化，交感神经兴奋，释放儿茶酚胺，血压升高，心率加快，呼吸急促，肺内气体交换不足，导致胎儿缺血缺氧，出现胎儿窘迫。一般来说，产妇对分娩的安全性有顾虑，并对医护人员有很大的依赖性。她们害怕分娩，害怕疼痛、出血、发生难产等，常处于紧张、焦虑的精神心理状态。英国产科医生利德（Read）早在1959年就提出，要自然分娩必须先祛除害怕、紧张与疼痛症候群。产妇住院环境的改变，陌生的医护人员以及对分娩知识认识不足，更加剧她们的恐惧心理。

一般来讲，产妇的精神因素主要来源于三个方面：分娩的准备度、个人适应能力以及支持系统。因此，产妇除在产前门诊接受健康宣教外，更应在分娩过程中，护理人员要耐心安慰产妇，介绍住院环境和工作人员，消除陌生感。同时做好入院评估，了解产妇的孕期经过，如有无手术史、用药史，有无内外科合并症，了解产妇的心理需求，提供必要的护理支持。并进一步讲解分娩知识，放松技巧，如呼吸技术等，以取得产妇很好的配合。有条件的医院，可开展镇痛分娩或开设家庭式产房，允许丈夫或家人陪产，或开展护理人员对产妇的一对一陪产，使产妇以最佳的精神心理状态顺利度过分娩全过程。

第二节　分娩机制

分娩机制是指胎儿先露部为适应骨盆各平面的不同形态，被动地进行一系列适应性转动，以其最小经线通过产道的全过程。整个过程被分解为衔接、下降、俯屈、内旋转、仰伸、复位及外旋转等动作。临床上枕先露占95.55%~97.55%，又以枕左前位最多见，故以枕先露最常见的方式枕左前位为例，详细说明分娩机制（图3-11）。

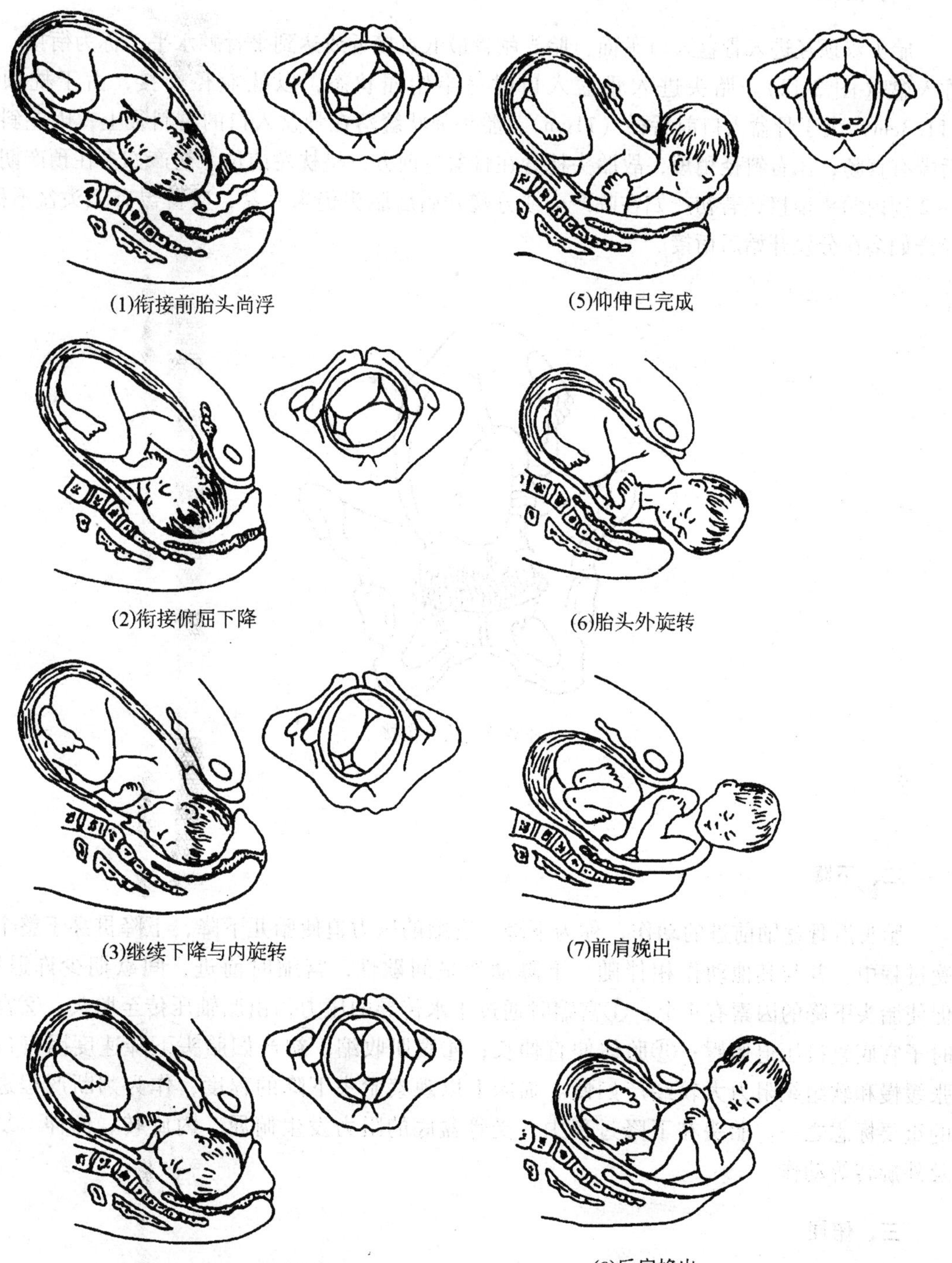

图 3-11　枕左前位分娩机制示意图

一、衔接

胎头双顶径进入骨盆入口平面，胎头颅骨最低点接近或达到坐骨棘水平，称为衔接，又称入盆（图 3-12）。胎头进入骨盆入口时呈半俯屈状态，以枕额径衔接，由于枕额径（11.3cm）大于骨盆入口前后径（11cm），胎头矢状缝落在骨盆入口的右斜径上，因左斜径后端有直肠，比右斜径稍短，故胎头枕骨在骨盆左前方，呈枕左前位。初产妇多在预产期前1~2 周内胎头衔接，若初产妇在临产前或分娩开始后胎头仍未入盆，应警惕有无头盆不称，经产妇多在分娩开始后衔接。

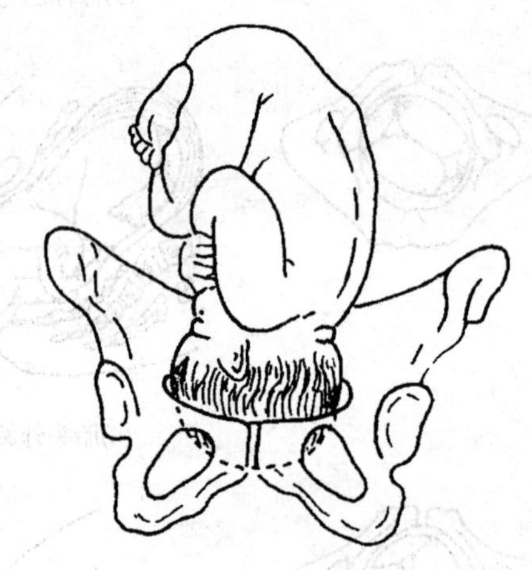

图 3-12　胎头衔接

二、下降

胎头沿骨盆轴前进的动作，称为下降。宫缩的压力迫使胎儿下降，下降贯穿于整个分娩过程中，并与其他动作相伴随。下降动作呈间歇性，宫缩时前进，间歇期少许退回。促使胎头下降的因素有 4 个：①宫缩时通过羊水传导的压力，由胎轴压传至胎头；②宫缩时子宫底直接压迫胎臀；③胎体伸直伸长；④腹肌收缩。初产妇胎头下降速度因宫口扩张缓慢和软组织阻力大较经产妇慢。临床上以观察胎头下降的程度，作为判断产程进展的重要标志之一。胎头在下降过程中，受骨盆底的阻力发生俯屈、内旋转、仰伸、复位及外旋转等动作。

三、俯屈

胎头继续下降至骨盆底时，处于半俯屈状态的胎头枕骨遇到肛提肌及骨盆侧壁的阻力，借杠杆作用胎头进一步俯屈，使下颌接近胸部，由胎头衔接时的枕额径（11.3cm）变为枕下前囟径（9.5cm）（图 3-13），以适应产道的最小经线，有利于胎头继续下降。

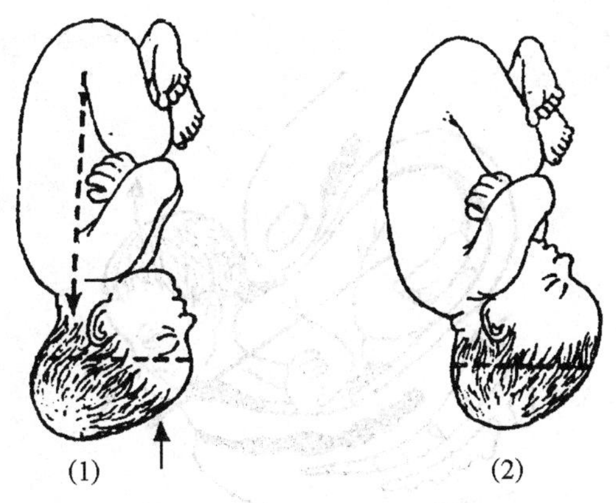

图 3-13　胎头俯屈

四、内旋转

胎头为适应骨盆纵轴而旋转，使其矢状缝与中骨盆及骨盆出口前后径相一致，称为内旋转。当俯屈下降时，枕部受肛提肌的收缩力将胎头推向前方，使枕部向前旋转 45 °，即后囟转到耻骨弓下面，此时往往是在第一产程末完成内旋转动作（图 3-14）。

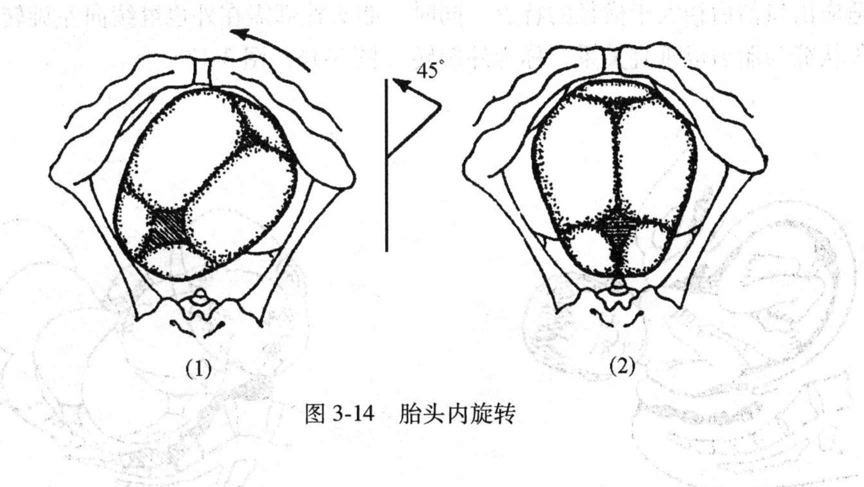

图 3-14　胎头内旋转

五、仰伸

胎头完成内旋转后，胎头极度俯屈达到外阴部。产妇主动使用腹压向下屏气用力以及子宫收缩力和肛提肌反射性收缩，迫使胎头继续向下向前推进，胎头枕部达耻骨联合下缘时，以耻骨弓为支点胎头逐渐仰伸，胎头的顶、额、鼻、口、颏相继娩出（图 3-15）。当胎头仰伸时，胎儿双肩径进入骨盆入口左斜径。

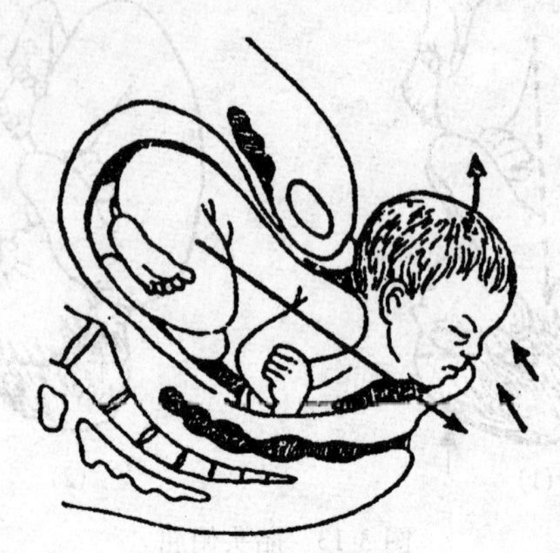

图 3-15　胎头仰伸

六、复位及外旋转

胎头娩出时，胎儿双肩径沿骨盆入口左斜径下降。胎头娩出后，为使胎头与胎肩恢复正常关系，胎头枕部向左旋转 45 °，使胎头与胎肩成正常关系，称为复位。胎肩在盆腔内继续下降，前（右）肩向母体前方旋转 45 °，使胎儿双肩径转成与骨盆出口前后径相一致的方向，以适应出口前后径大于横径的特点。同时，胎头枕部需在外也继续向左旋转 45 °，以保持胎头矢状缝与胎肩成垂直关系，称为外旋转（图 3-16，图 3-17）。

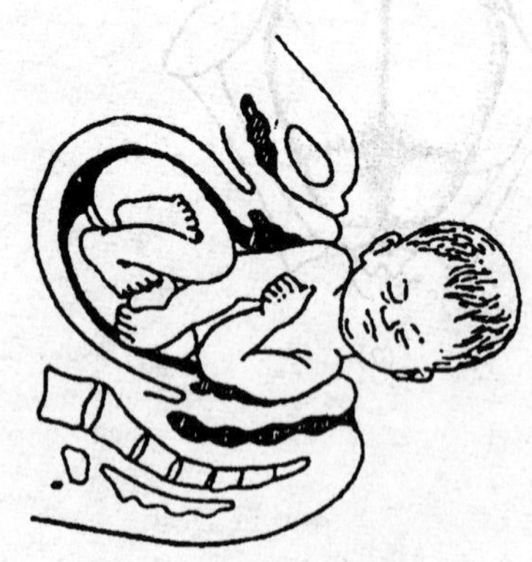

图 3-16　胎头外旋转

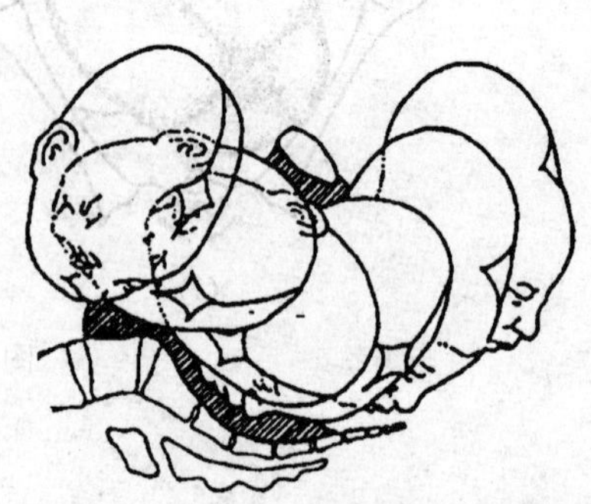

图 3-17　胎头娩出

七、胎肩及胎儿娩出

胎儿完成外旋转后，胎儿前（右）肩出现于耻骨联合下方，前肩娩出（图 3-18），继之后（左）肩从会阴部娩出（图 3-18），然后胎儿腹部、臀部及下肢全部娩出。

分娩的大部分动作发生在盆腔产道内，从体外是看不到的，所以必须熟悉分娩机转，掌握分娩的生理规律，才能处理分娩过程中所产生的一些复杂而特殊的问题。

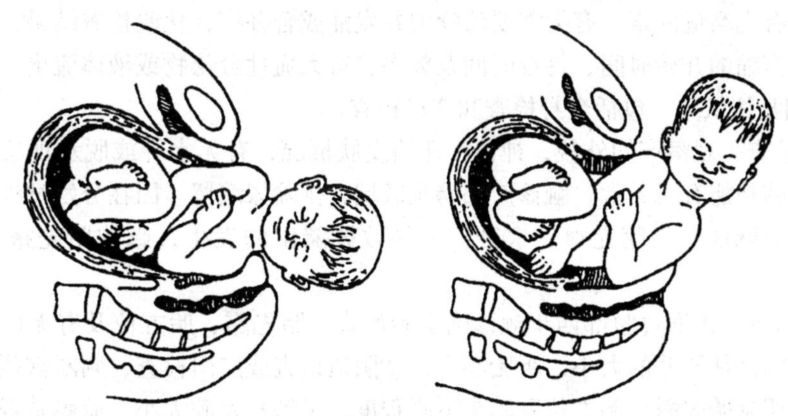

图 3-18　胎儿前、后肩娩出

第三节　产程的分期及护理

临产的诊断

临产开始的标志是有规律且逐渐增强的子宫收缩，持续 20～30 秒或以上，间歇时间 5～6 分钟，同时伴有进行性子宫颈管消失、宫口扩张和胎先露部下降。

产程分期

分娩的全过程是从规律性宫缩开始至胎儿胎盘娩出为止，称为总产程。临床上根据不同阶段的特点又分为三个产程。

第一产程又称宫颈扩张期。指从间歇 5～6 分钟开始的规律性宫缩开始至宫颈口开全。初产妇的宫颈较紧，子宫口扩张较慢，需 11～12 小时，经产妇的宫颈较松，子宫口扩张较快，需 6～8 小时。

第二产程又称胎儿娩出期。指从宫口开全至胎儿娩出。初产妇需 1～2 小时，经产妇需几分钟至 1 小时。

第三产程又称胎盘娩出期。指从胎儿娩出至胎盘娩出。需 5～15 分钟，一般不超过 30 分钟。

一、第一产程的观察和护理

（一）护理评估

1. 健康史

（1）询问健康史并记录　根据产前记录了解产妇的一般情况，如结婚年龄、怀孕年龄、身高、体重、孕前血压、营养状况、胎产次、既往病史、过敏史、月经史、孕产史，如有无流产、早产、难产、死产或死胎史等。了解本次妊娠情况，如末次月经、孕期有无阴道流血、本次妊娠有无高危因素、有无需要治疗的并发症或合并症，化验检查结果，骨盆各径线测量值，询问宫缩的开始时间、持续时间及频率，有无血性分泌物或液体流出。

（2）产妇身体状况　包括全身检查和产科检查。

1）全身检查　观察产妇外貌、神情，评估皮肤情况，有无水肿或脱水现象。测量生命体征，检查心肺功能有无异常。触诊产妇膀胱区域，排除尿潴留。因在分娩过程中，由于胎头压迫，膀胱肌麻痹、黏膜充血、水肿，可导致尿潴留的发生，影响胎先露下降和子宫收缩。

2）产科检查　①通过腹部四步触诊确定胎产式、胎先露、胎方位及有无衔接。根据子宫底高度、腹围评估胎儿的大小，听胎心音；②阴道检查或肛门检查，判断宫颈管消失与宫口扩张程度，明确胎先露、胎方位及胎头下降程度，了解骨盆腔大小，胎膜是否破裂。

2. 临床表现

（1）规律宫缩　产程开始时，宫缩持续时间较短（约 30 秒），间歇期较长（5~6 分钟）。随着产程进展，持续时间延长（50~60 秒），且强度不断增加，间歇期逐渐缩短（2~3 分钟）。当宫口近开全时，宫缩持续时间可长达 1 分钟或 1 分钟以上，间歇期仅为 1 分钟或稍长。宫缩的强弱以宫缩时子宫体是否变硬及变硬的程度为依据。当子宫收缩至高峰时，宫体上部如板状感，可用手摸或胎儿监护仪观察宫缩的强弱、频率及持续时间。良好的宫缩应伴随着相应的子宫颈扩张。

（2）宫颈口扩张　是第一产程的主要特点。可通过阴道检查或肛门检查以确定宫口扩张程度。当宫缩逐渐频繁且不断增强时，子宫颈管逐渐缩短直至展平，子宫颈口逐渐扩张。第一产程又分为潜伏期和活跃期。潜伏期是指从临产出现规律宫缩至子宫颈口扩张 3cm，此期子宫颈口扩张速度较慢，平均每 2~3 小时扩张 1cm，约需 8 小时，最大时限为 16 小时，超过 16 小时称为潜伏期延长。活跃期是指从宫颈口扩张 3cm 至宫口开全 10cm，宫颈口扩张速度显著加快，约需 4 小时，最大时限为 8 小时，超过 8 小时称为活跃期延长。活跃期又分为加速期：是指宫颈口扩张加速至 3~4cm，约需 1.5 小时；接着是最大加速期：是宫颈口扩张最快的时期，宫颈口扩张至 4~9cm，约需 2 小时；最后是减速期：是指宫颈口扩张至 9~10cm，约需 30 分钟，然后进入第二产程（图 3-19）。

若宫颈口不能如期扩张，多因子宫收缩乏力、胎位不正、头盆不称等原因存在。当宫颈口开全时，宫口边缘消失，子宫下段及阴道形成宽阔的筒腔。

（3）胎头下降程度　是决定能否经阴道分娩的重要观察项目。为能准确判断胎头下降程度，应定时行肛门检查或阴道检查，以明确胎头颅骨最低点的位置，并能协助判断胎位。

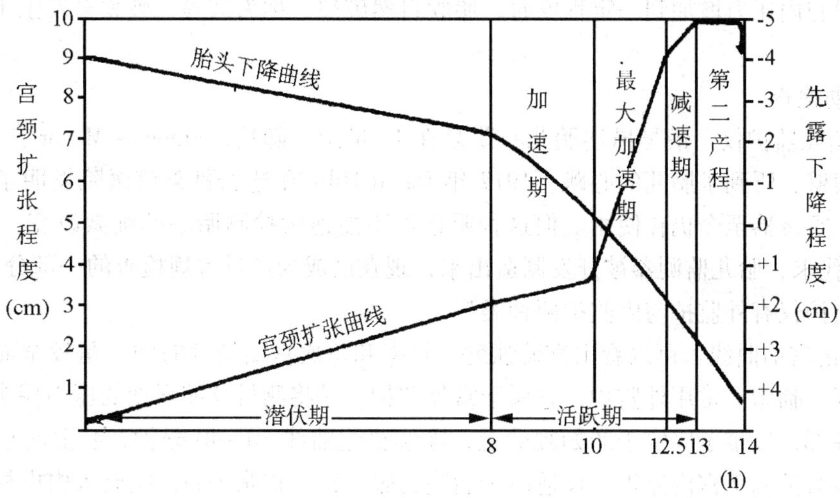

图 3-19 产程图

伴随着宫缩和宫颈扩张，胎儿先露部逐渐下降，胎头在潜伏期下降不明显，在活跃期下降加快，平均每小时下降 0.86cm，第一产程结束时，可降至坐骨棘平面下 2~3cm 水平，并完成了衔接、下降、俯屈和内旋转的过程（图 3-20）。胎头下降程度可通过先露部颅骨最低点与坐骨棘的关系来确定。若先露部颅骨最低点在坐骨棘水平时以“0”表示，棘上 1cm 为“-1”，棘下 1cm 为“+1”，依此类推。

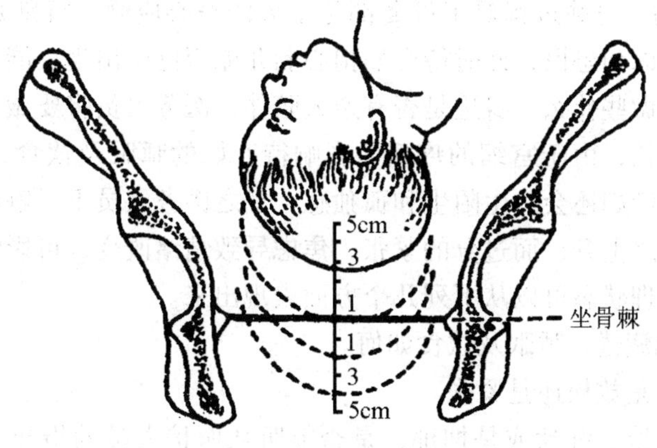

图 3-20 胎头下降程度的判定

（4）胎膜破裂 简称破膜。宫缩时，子宫羊膜腔内压力增高，胎先露部下降，将羊水阻断为前、后两部，在胎先露部前面的羊水量约为 100ml，称为前羊水，形成了前羊水囊，也称为胎胞，它有助于扩张宫颈口。随着产程的进展，宫缩逐渐加强，子宫羊膜腔内压力更高，当羊膜腔内压力增加到一定程度时，胎膜自然破裂，称为破膜。破膜多发生于宫口近开全时。

3. 辅助检查

（1）胎儿监护仪　最早描述胎儿心跳是在17世纪，随后，Francois Mayor在1818年通过将耳贴腹壁，听到了胎儿的心跳。1917年David Hills在芝加哥莱茵医院发明了头部听诊器，此胎儿听诊器至今仍在使用。但这种听诊器不能连续检测胎心的细微改变，于是在20世纪60年代末，胎儿监测器被开发制造出来，现在已成为产科常规检查的一部分。

胎儿监护仪有外监护与内监护两种类型。

1）描记宫缩曲线　可以看出宫缩强度、频率和每次宫缩持续时间，是较全面反映宫缩的客观指标。临床上常用外监护，它属于宫外监护，是将测量宫缩强度的压力探头放置在宫体接近宫底部，以带子固定于产妇腹壁上，连续描记曲线30~40分钟，必要时可延长或重复数次。内监护属于宫内监护，仅适应于胎膜已破，宫口扩张1cm，能放入内电极，将电极固定在胎儿头皮上，子宫腔静止压力及宫缩时压力的测定，是经塑料导管通过宫口进入羊膜腔内，塑料导管内充满液体，外端连接压力探头即可记录宫缩产生的压力，所得结果较准确，但容易引起宫腔内感染，且价格较贵，一般很少用。

2）描记胎心曲线　多用于外监护，将测量胎心的探头放置于胎心音最响亮的部位，用带子固定于腹壁上，观察胎心率的变异及其与宫缩、胎动的关系。此法因能判断胎儿在宫内的状况，故明显优于听诊器法。

（2）胎儿头皮血检查　第一产程时，正常胎儿头皮血pH应为7.25~7.35。若pH小于7.25时，为酸中毒前期，应隔10分钟再重复检查一次；若pH小于7.20时，则为酸中毒；若PH持续下降或低于7.20时，应结合临床情况，立即终止妊娠，以挽救胎儿。

4. 心理社会评估　分娩过程对于母婴都是重大的身心应激，特别是初产妇。待产妇对应激的反应主要是焦虑和恐惧，此时待产妇担心胎儿能否健康出生，能否顺产，能否耐受宫缩的疼痛，自己应该做些什么，身边是否有亲人陪伴，医务人员将要做什么等。

第一产程时间较长，由于宫缩的疼痛，影响待产妇的睡眠及饮食，精力与体力消耗较大，同时新入院的待产妇还会产生陌生和孤独感，加之医务人员不了解或误解等原因，会使待产妇的焦虑水平随之上升，而过分的紧张、焦虑导致情绪改变，可影响产程的进展。

一般待产妇的心理状态可以从下列几个方面表现出来。

（1）精力　有无疲倦，睡眠及饮食如何。

（2）身体姿势　是放松还是紧张。

（3）行为　是健谈、沉默或是抑郁，是否能听从医护人员的指导、安排，还是有逆反行为。

（4）感知方面　对分娩知识的认识如何，能否正确理解医护人员的解释、说明，是否需要反复解释方可明白。

（5）对宫缩引起疼痛的耐受性　是否有呻吟、大声尖叫或默然等。护士应正确评估待产妇对疼痛的耐受性，因为有些待产妇由于缺乏对分娩知识的正确认识或受他人不良感受的影响，当规律宫缩刚开始时，就大喊大叫，无法控制自己，但有些待产妇却表现为平静或低声呻吟，故护士应用自己的知识和技能来判断宫缩强弱，而不能根据待产妇的表现而断定。

（二）护理诊断和医护合作性问题

1. 疼痛　与子宫收缩有关。

2. 焦虑　与担心自身与胎儿健康、分娩疼痛、缺乏相关知识有关。

3. 尿潴留　与胎先露下降、胎头压迫膀胱肌或体位改变不适应有关。

4. 体液不足　与产程中出汗多，摄入量减少有关。

5. 躯体活动受限　与宫缩疼痛、破膜等因素有关。

6. 恶心、呕吐　与分娩刺激胃肠道有关。

7. 潜在并发症——胎儿窘迫　与子宫收缩引起胎盘血流量减少，胎儿宫内缺氧有关。

（三）计划与实施

1. 预期目标

（1）产妇能正确复述正常分娩过程的相关知识，降低焦虑。

（2）产妇能积极配合，减轻不适反应，愉快分娩，母子平安。

2. 计划与实施

（1）一般护理　待产妇于临产后入院，当发生特殊情况如胎膜早破、阴道流血量多等，应紧急入院。

1）待产环境　应提供安静无刺激性的环境，室内空气新鲜，温湿度适宜。物品和家具摆放整洁，病室规范。也可在墙上张贴字画，以给待产妇在视觉上的良好刺激。

2）支持系统　有条件的医院，可实行康乐待产，允许丈夫、家人在分娩过程中陪伴产妇，或提供家庭化分娩室，给予待产妇心理上的支持。

3）健康教育　待产妇入院后，医护人员应热情接待，介绍待产室、产房环境及工作人员，护士应加强与待产妇的沟通，沟通时要注意语音、语速，态度和蔼，特别要重视非语言交流，消除待产妇紧张、陌生的情绪。询问、评估并记录待产妇的身体状况、既往病史、孕期情况、此次住院原因等，以便及时发现问题，有针对性的护理。同时要向待产妇讲解产程中各种注意事项，宣教内容必须能使待产妇理解和掌握。在分娩过程中，应及时向待产妇通报产程进展情况，以增强其自信心。医护人员在做任何治疗前应事先解释清楚，以取得待产妇的理解，消除疑虑，得到积极的配合。对孕史或产史不良的产妇更应加强心理护理，给予心理支持。因每个人的情绪反应、掌握分娩的相关知识不同，所以入院时的健康教育要因人而异。

4）建立良好的护患关系　护士可在宫缩时协助待产妇按摩腰背部等，触摸对产妇更是一种心理上的安慰，可减轻紧张、焦虑的程度，增加安全、舒适感。护士应同情、理解和关心待产妇，做好基础护理工作。经常陪伴在待产妇的身边，有条件时可设专人负责，仔细、耐心听取待产妇的叙述和提问，接受待产妇的行为并给予正确指导。同时应起到待产妇与家属之间的桥梁作用，及时传递两者之间的信息，使双方放心。

5）监测生命体征　待产妇无特殊情况，入院后应测体重、体温、脉搏、血压，了解临产情况，如宫缩情况、胎膜有无破裂、阴道出血量等，发现异常及时通知医生进行处理。观察生命体征：临产后体温一般变化不大，脉搏、呼吸可稍有增加。如体温>37.5 ℃，脉搏>100 次/分。应通知医生进行治疗。血压应每 4 小时测一次，发现血压升高应增加测量次数并给予相应处理。

6）观察合并症的征象 如有头晕、眼花、头痛、呕吐、上腹部痛，子宫收缩异常，待产妇烦躁不安，呼吸困难等应引起高度重视。注意阴道流血量，若阴道流血为鲜红色，多于月经血量，应及时与医生联系以除外前置胎盘或胎盘早剥等情况发生。

7）备皮 一般初产妇常规行外阴备皮，其优点是有利于会阴切开术的缝合，缺点是可能增加感染的机会。另外，产后局部毛发开始生长时，产妇可能会经历局部发痒的困扰。国外早在 20 世纪 80 年代就已不备皮，WHO 于 1996 年 1 月出版了《正常分娩监护实用手册》，其中将备皮措施评估为无效措施。我国目前有些医院已取消此项措施。

8）灌肠 灌肠的意义目前仍在争议中，在《正常分娩监护实用手册》中，灌肠也被评估为无效措施，英国于 20 世纪 80 年代末已不将其作为常规处理的措施。目前我国大多数医院仍做常规灌肠，一般在初产妇临产后，宫口开大 3cm 以下且无特殊情况，可给予 1%肥皂水灌肠。其目的是通过反射作用刺激子宫收缩，同时清洁直肠，避免分娩时粪便溢出污染消毒区域。若有胎膜破裂、阴道异常流血、心肌病、胎儿窘迫、胎头高浮时，应禁止灌肠。灌肠后要观察子宫收缩，勤听胎心。

9）活动 一般无并发症的待产妇均可自由活动，如有陪产，应鼓励待产妇在准父亲的陪伴下下床走动。走路可以增加待产妇的舒适度，并且有助于宫口扩张及先露部下降。但有合并症的待产妇，如阴道流血过多或待产妇有头晕、眼花的自觉症状，宫口开大 3~4cm，使用镇静剂和止痛剂（如哌替啶）均应卧床休息，采取左侧卧位为宜，以增加胎盘血液的灌注量，应向待产妇解释卧床休息的必要性，以防发生意外。

10）注意破膜时间 下床活动的待产妇若破膜后应立即卧床，值班护士要听胎心音，行肛门检查，注意观察有无脐带脱垂征象，记录破膜时间、羊水量及性状，破膜时间>12 小时尚未分娩者，应遵医嘱给予抗生素，预防感染。如系头位，羊水混有胎粪呈黄绿色，表示胎儿宫内缺氧，应做相应处理。

11）饮食 临产后，待产妇的消化能力减弱，食物在胃内存留时间较长，待产妇不愿进食。个别待产妇有恶心、呕吐。应鼓励待产妇在宫缩间歇时，摄入一些清淡且营养丰富的半流饮食，既可增加营养及液体的需要量，又可为分娩储存足够的能量。对呕吐待产妇应根据病情，给予静脉输液以补充能量。

12）预防尿潴留 临产后护理人员应每 2~3 小时提醒待产妇排尿一次，如果刚解完小便，待产妇仍有尿意，此乃胎儿先露部对膀胱压迫所致，护理人员可直接触摸待产妇耻骨联合上方的部位，即可查知是否有膀胱过度膨胀，以防止膀胱过度膨胀影响胎先露下降及子宫收缩，延长产程。

13）基础护理 临产后，由于子宫收缩频繁，除全身出汗外，外阴部的分泌物及羊水外溢常使待产妇感到不舒适。应协助待产妇做好生活护理。破膜的待产妇，应由护士冲洗外阴 2 次/日，保持外阴清洁。出汗多者应擦澡，使待产妇感到舒适并能解除疲劳。

（2）准父亲的角色 分娩是家庭一件重要且有意义的经验。现在越来越多的准父亲愿意且真正地参与妻子的分娩过程，研究发现准父亲参与分娩的主要动机是给予妻子支持，并且他们也意识到妻子需要他们的陪伴。研究认为父亲参与分娩可使父亲和孩子建立一个亲密关系；使父亲能够对其孩子表达细心、真挚的感情；使父亲能参与照顾孩子生活的工作；使父亲了解自己的责任。也有研究表明准父亲陪伴分娩，可给予产妇足够的支持，使产妇感觉分娩过程较为舒适，害怕程度较低，产程较短，产时合并症较少。因此，在我们强调以家庭为中心的产科护理时，准父亲的照顾与支持是不可忽视的一环。但是目前产科临床的照顾多以产妇为主，在分娩过程中，医护人员常将焦点放在准妈妈身上，而疏忽了准父亲的情绪和需求，以致准父亲因缺乏有效的支持，而感到被忽视与不知所措。护理人员应协助准父亲发挥其功能，参与分娩。目前已有医院允许准父亲参与整个分娩过程，这也是未来发展的必然趋势，能充分体现产科护理强调以家庭为中心的观点。

（3）产程护理　严密观察产程进展，以及待产妇、胎儿对临产的反应，及时发现影响健康的早期征象进行处理。

1）产程图　产程图是以临产时间（小时）为横坐标，以宫颈扩张度（cm）为纵坐标在左侧，胎头下降程度（cm）在右侧，画出宫颈扩张和胎头下降的曲线（图 3-19）。

2）勤听胎心音　可用胎心听诊器或胎心监护仪。胎心监护仪不仅可描记胎心曲线，还可观察胎心率的变异及其与宫缩、胎动之间的关系，从而判断胎儿在宫内的状态。正常胎心率为 120~160 次/分。

临产后，应每隔 1 小时在宫缩间歇时听取胎心音 1 次，每次听 1 分钟并记录。宫缩紧时应每 30 分钟听取 1 次。当宫缩停止后，如出现下列情况之一，应紧急处理。①胎心率下降久不恢复；②>160 次/分或<120 次/分；③胎心不规律；④胎儿监护显示胎心有晚期减速，则表示有胎儿窘迫，应即刻给待产妇吸氧，左侧卧位，通知医生寻找原因。

枕先露的胎心音在待产妇脐下听到，如胎头已衔接，则在接近骨盆的边缘处可听到。臀位一般在脐上和平脐处听到。听取胎心音时要注意与待产妇主动脉搏动或子宫杂音区别开，如有怀疑时，可同时测待产妇的桡动脉以鉴别。

3）观察子宫收缩　最简单的方法是由助产人员以一手手掌放于待产妇腹壁上（宫底部），触诊手法应柔和，用力适当，不能在腹壁上来回移动。宫缩时宫体部隆起变硬，间歇期松弛变软。应定时连续观察宫缩，每次观察宫缩要测 3 次以上，并做好记录，观察子宫收缩要注意以下几点。①子宫收缩持续的时间：指子宫开始收缩到开始放松所需时间。②子宫收缩的频率：指本次子宫收缩开始到下一次子宫收缩开始所需时间。③子宫收缩的强度：为估计子宫肌肉的坚硬程度。

子宫收缩持续时间、频率及强弱是影响产程进展的主要因素。

4）肛门检查　临产后，应适时在宫缩时进行肛门检查（简称肛查），其次数需要根据胎产次、宫缩强弱、产程进展等情况而定，次数不宜过多。一般在宫口开大 3cm 前，每 2~4 小时做一次肛查，若在 3cm 以上，应每 1~2 小时做一次肛查。每次不要超过 2 人检查，以免产妇有不适感觉，检查后要做好记录并描记产程图。肛门检查主要了解子宫颈软硬程度、厚薄，宫口扩张程度（其直径以 cm 或横指计算，一横指相当于 2cm），此外，还可了解胎膜是否破裂、骨盆腔大小、胎儿先露部及先露部下降的程度。若有异常阴道流血或怀疑有前置胎盘者，应禁止肛查，以免诱发出血。

肛门检查方法：产妇仰卧，两腿屈曲分开。检查者站于待产妇右侧，右手戴一次性薄膜手套涂上甘油冻后，轻轻伸入直肠内，拇指伸直，其余各指屈曲以利于示指深入。示指在直肠内向后触及尾骨尖端，了解尾骨活动度，再摸两侧坐骨棘是否突出，并确定胎先露高低，然后用指端掌侧探查子宫颈口，摸清其四周边缘，估计宫口扩张情况。当宫口近开全时，仅能摸到一个窄边。当宫口开全时，则摸不到宫口边缘。未破膜者，在胎头前方可触到有弹性的胎胞。已破膜者，则能直接触到胎头，若无胎头水肿，还能摸清颅缝及囟门的位置，有利于确定胎位。若能触及有血管搏动的索状物，应考虑为脐带先露或脐带脱垂，需要及时处理。

5）阴道检查　应在严密消毒外阴后进行，检查者戴无菌手套。阴道检查前、后要向待产妇做好解释工作，取得待产妇的配合，消除思想顾虑。阴道检查能直接摸清胎头，触清矢状缝及囟门确定胎位、宫口扩张程度，以决定分娩方式。适用于肛查时胎先露不明、宫口扩张及胎头下降不明、怀疑有脐带先露或脐带脱垂、轻度头盆不称经试产 4~6 小时产程进展缓慢者。

6）减轻由于临产引起的不适

a. 腹痛　正常的宫缩也会引起不同程度的腹痛。疼痛因人而异，有些产妇对疼痛特别敏感，加之精神紧张，在宫缩时易发生躁动及喊叫，消耗很大的体力，影响正常产程的进展。因此，护士要正确评估产妇对疼痛的耐受性，针对不同原因给予具体指导，消除产妇不正确的认识和不良情绪，多陪伴接触产妇，加强精神鼓励与支持，指导产妇在宫缩时调整呼吸、体位；同时与产妇交流，分散其注意力。

b. 小腿部肌肉痉挛　较多见，常使待产妇难以忍受。首先要使待产妇安静，将肌肉痉挛的腿放平伸直，一手压膝盖，另一手使脚背屈，痉挛可立即解除，然后再按摩腓肠肌。

c. 排便感　胎先露压迫直肠时有排便感，提示即将分娩，应进行肛门检查。也有可能是由枕后位所引起，应向待产妇解释，不能过早向下用力以免造成宫颈水肿，影响宫口扩张，必要时纠正胎位。

d 腰痛　每次宫缩时，腰骶部出现暂时性或持续性的疼痛，护士应协助产妇按摩腰骶部以减轻不适。

初产妇宫口开全至 10cm，经产妇宫口开大 3~4cm 且宫缩好，可护送产房准备接生。

（四）护理评价　产妇主诉其在产程中感觉较舒适，焦虑程度有所减轻，能适应产程进展。产妇及胎儿在产程中未出现并发症，产程进展满意。

二、第二产程的观察和护理

（一）护理评估

1. 健康史

（1）了解健康史　与第一产程内容相同，但同时要了解第一产程经过和处理情况。

（2）身体评估　产妇的阴道血性分泌物增加，宫缩加强。此时胎头降至骨盆出口压迫骨盆底组织，产妇在宫缩时不由自主地向下屏气用力，主动增加腹压，这时，产妇体力消耗很大，常表现为大汗淋漓，四肢随意活动，腰骶酸痛，小腿肌肉痉挛，有的产妇可有呕吐。

2. 临床表现　第二产程宫缩持续时间长，间歇时间短，产力最强。宫口开全后，若仍未破膜，常影响胎头下降，应行人工破膜。破膜后，宫缩可暂时停止，待产妇略感舒适。随后宫缩重现且较前增强，每次持续 1 分钟或以上，间歇期仅 1~2 分钟，待产妇有排便感。随着产程进展，会阴逐渐膨隆和变薄，肛门括约肌松弛。胎头于宫缩时暴露于阴道口，当宫缩间歇时又缩回阴道内，称为胎头拨露。随着产程进一步发展，在宫缩间歇时，胎头也不再回缩，此时胎头双顶径已越过骨盆出口，称为胎头着冠。此后会阴极度扩张，产程继续进展，娩出胎头，接着胎头复位、外旋转，前肩、后肩、躯体相继娩出，并伴随后羊水涌出。

经产妇的第二产程较短，上述临床表现不宜截然分开，有时仅需几次宫缩，即可完成胎儿娩出。因此要密切观察产程进展，以免发生意外。

3. 辅助检查　用胎儿监护仪监测胎心率，以及胎心率与宫缩的变化关系。若条件允许，可持续监护，以便及时发现异常，及时处理。

4. 心理社会评估　在第二产程中，产妇的恐惧、急躁情绪比第一产程加剧（若在第一产程时未进行有效、正确指导的情况下），常表现为烦躁不安，在产床上乱动，大喊大叫。此时易发生坠床危险，应引起护理人员的高度重视。

（二）护理诊断和医护合作性问题

（1）有胎儿受伤的危险　与宫缩过紧、脐带短或绕颈、胎头在产道内挤压过久等因素有关。

（2）有产妇受伤的危险　与分娩过程中待产妇不合作有关。

（3）其他同第一产程。

（三）计划与实施

1. 预期目标

（1）指导产妇正确使用腹压，能积极参与分娩过程。

（2）监测产妇和胎儿的生理状况，避免产时母婴并发症的发生。

（3）提供准父母在分娩过程中的情绪支持。

2. 计划与实施

（1）接生的准备工作　产妇的第二产程和第三产程都是在产房中进行的。目前我国已有少数有条件的医院开展了集待产、分娩和产后休养为一体的房间（LDR），产妇不会因搬运与医护人员的流动而造成不适与压力，提供了一个放松的分娩环境。一般要求产房的设施大致和手术室相似，必须符合无菌的原则，并备有母婴的抢救设备和药品，如新生儿开放暖箱、复苏设备、氧气、负压吸引等，要求以上物品齐全、功能完好，并且要有经过新生儿窒息复苏培训的医护人员在场。

（2）指导产妇正确使用腹压　第二产程虽然时间短，但发生异常情况的可能性相对较大。应严密观察产妇的一般情况，测血压，听胎心音。指导产妇在宫缩时屏气用力，增加腹压，将胎儿娩出，是第二产程的首要护理目标。产妇一般采取半坐卧位，双腿屈曲，双脚置于脚蹬上，调整脚蹬到适合双腿的位置，使其高度和角度不致造成腘窝处或腓肠肌的压力，可以有效地支持双脚，产妇双手握住产床边把手，当宫缩开始时，先吸一口气，吐掉，然后再吸一口气，憋住，如解干大便样向下用力，如果在气用尽后，产妇觉得子宫仍持续收缩，则再吸一口气憋住，往下用力，如此，一直持续用力到此次子宫收缩结束。产妇在向下用力时可以将把手往后拉，做出划船的动作，以便更有效地使用腹压。在宫缩间歇时，护理人员可鼓励待产妇尽量放松，安静休息。以保存体力，在使用腹肌向下用力时，脸部、颈部与嘴巴也要尽量保持放松，以避免产妇将力量集中在脸部及颈部，无法有效使用腹压。在产妇用力时，丢失大量水分，这时应给产妇提供饮水并及时擦干汗渍。护理人员要一直指导产妇用力的技巧，如果产妇做得很好，护理人员应立即给予表扬。在临床常见的现象是在产妇通常无法抓住要点，做到有效的用力，护理人员可利用宫缩间歇时，仍先给产妇适度的称赞，然后再提醒产妇可以怎样改进会更好。否则，在产妇几乎失去控制的同时，又接收到护理人员的负向回馈，很可能让产妇受到挫折而失去控制。另外，护理人员也要随时告之准父母产程的进展情形。如果产妇用力不当，易疲劳，造成宫缩乏力，影响产程进展，导致第二产程延长。医护人员应及时检查原因，尽快采取措施结束分娩，避免胎头过度受压。

（3）胎儿监护　第二产程中，宫缩频而强，影响胎盘血循环，易造成胎儿宫内缺氧，应每 5~6 分钟听胎心音 1 次，或使用胎心监护仪，若发现胎心异常，应立即检查处理，尽快结束分娩。

（4）接产准备

1）消毒外阴　产妇卧于产床上（或坐于特制产椅上），双腿屈曲分开，臀下置一冲洗盆。用消毒纱布蘸肥皂水擦洗外阴部，顺序是大阴唇、小阴唇、阴阜、大腿内上 1/3、会阴及肛门周围（图 3-21）。然后用温开水冲掉肥皂水，为了防止冲洗液流入阴道，可用消毒纱布球盖住阴道口。最后涂以碘伏消毒，取下阴道口的纱布球和冲洗盆，垫以消毒巾。

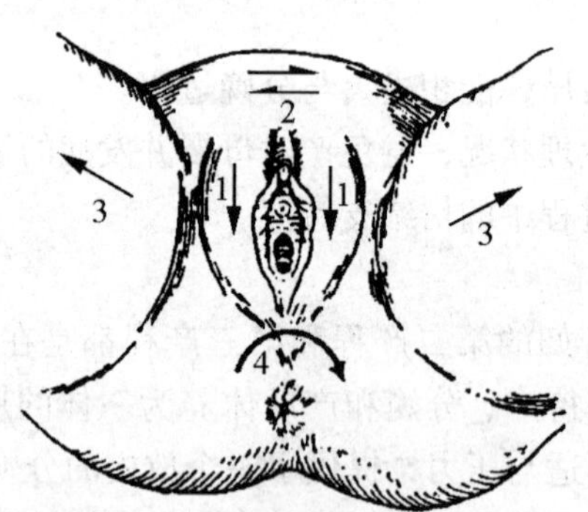

图 3-21　外阴部消毒的擦洗顺序

2）接生者的准备　按手术要求，刷手，穿接生衣，戴手套，铺消毒巾及接生单。备好新生儿睡篮，打开热辐射开放暖箱，开启产包，备好无菌生理盐水，新生儿复苏器械（复苏器、大小面罩、各种型号气管插管、新生儿低压吸引器、新生儿吸痰管、新生儿喉镜、肾上腺素 1mg/ml），如为初产妇应准备会阴侧切包及局麻药品。

（5）接产

1）胎头娩出　当会阴水肿、会阴过紧缺乏弹力、耻骨弓过低、胎儿过大、胎儿娩出过速等，均容易造成会阴严重撕裂，因此接生者要掌握好胎头娩出的时机。保护会阴的同时协助胎头俯屈，使胎头以最小径线（枕下前囟径）娩出，在宫缩间歇时，让产妇稍向下屏气用力，使胎头缓慢娩出，可防止会阴严重撕裂。

保护会阴的具体方法：在会阴部盖上一块消毒巾，接产者右肘支在产床上，右手拇指与其余四指分开，利用手掌的大鱼际肌顶住会阴部。每当宫缩时应向上内方托压，同时左手应轻轻压胎头枕部，协助胎头俯屈和使胎头缓慢下降。宫缩间歇时，保护会阴的右手稍放松，以免压迫过久引起会阴水肿。当胎头枕部在耻骨弓下露出时，左手应按分娩机制协助胎头仰伸。此时若宫缩强，应让产妇张口哈气以解除腹压的作用，让产妇在宫缩间歇时稍向下屏气，使胎头缓慢娩出。胎头娩出后，右手仍应注意保护会阴。

会阴过紧或胎头过大，估计分娩时会阴撕裂不可避免者，或母儿有病理情况急需结束分娩者，应行会阴切开术。会阴切开术包括会阴后-侧切开术及会阴正中切开术。

会阴左侧后-侧切开术：阴部神经阻滞麻醉生效后，术者于宫缩时以左手中、示两指伸入阴道内，撑起左侧阴道壁起到引导剪开方向并保护胎头不受损伤的作用。右手用钝头直剪自会阴后联合中线向左侧45°方向切开会阴，切口长3~4cm，注意阴道黏膜与皮肤切口长度一致。因会阴切开后出血较多，故应适时切开，不应过早。会阴切开后用纱布压迫止血，必要时用血管钳结扎止血。

会阴正中切开术：术者于宫缩时沿会阴后联合中央垂直切开，长约2cm，不要损伤肛门括约肌。此方法剪开组织少、出血量少、术后局部组织肿胀及疼痛较轻微，但切口有自然延长导致撕裂肛门括约肌的危险。故胎儿大、助产不熟练者不宜采用。

胎头娩出后，接生者右手仍应保护会阴，不要急于娩出胎肩，左手自鼻根部向下轻轻挤压，将口鼻黏液、羊水等挤出。

2）脐带绕颈的处理　如脐带绕颈松，可用手将脐带顺肩推下或从头部脱出，如绕颈紧或缠绕两周以上，可用两把止血钳将其一段脐带夹住并从中剪断，注意勿伤皮肤，待松解脐带后再协助胎肩娩出。

3）胎肩及躯干娩出　胎头娩出后协助胎头复位和外旋转。左手将胎颈部向下轻压，使前肩娩出，然后再托胎颈向上，娩出后肩，用力要适当，不能过于牵拉，防止损伤臂丛神经。双肩娩出后，保护会阴的右手方可放松，双手协助胎体及下肢相继娩出。胎儿娩出后，及时用新生儿吸痰器吸出口腔、鼻腔内的羊水及黏液，以防发生吸入性肺炎。胎儿娩出后，在产妇臀下放一接血器，以测量出血量。

4）脐带处理　用无菌纱布擦净脐根周围后，在距脐根0.5~1.0cm处用气门芯或脐带夹结扎脐带，或用粗丝线分别在距脐根0.5cm、1.0cm处结扎两遍，注意用力适当，必须扎紧，以防脐带出血。于线上0.5cm处剪断脐带，挤净断面上的脐血，用20%高锰酸钾或2.5%碘酒消毒脐带断面，注意高锰酸钾不可触及新生儿皮肤，以免皮肤灼伤。以脐纱包好，脐带卷固定。新生儿娩出后如一般情况良好，接产者在断脐后将其抱给产妇确认婴儿性别。

5）新生儿即时护理　新生儿娩出后，采用阿普加评分法评估新生儿出生后的身体状况。以出生后1分钟时的心率、呼吸、肌张力、喉反射及皮肤颜色五项体征为依据，每项0~2分（表3-1），满分10分。8~10分为正常新生儿。7分以上只需一般处理，4~7分为轻度窒息，需积极处理，如吸氧、插管吸痰等，0~3分为重度窒息，需紧急抢救，如气管插管、脐静脉给药或气管内给药等。在抢救过程中，应在不同时间继续评分。一般于生后1分钟、5分钟、10分钟各进行一次评分。

表3-1 新生儿阿普加评分法

体征	应得分数		
	0分	1分	2分
每分钟心率	0	少于100次	100次及以上
呼吸	0	浅慢且不规则	佳，哭声响
肌张力	松弛	四肢稍屈曲	四肢屈曲，活动好
喉反射	无反射	有些动作	咳嗽、恶心
皮肤颜色	苍白	青紫	红润

a. 新生儿保暖　因产房环境的温度和母体内温度相差甚多，且新生儿出生时全身潮湿，加上新生儿体温调节功能尚未成熟，在新生儿出生后，应立即给予保暖，以预防体热散失过速。用毛巾将新生儿身上的血迹、黏液擦掉，胎脂部位可用消毒花生油棉球拭去，尤其是皮肤皱褶处。动作要轻、快，注意保暖，可在辐射开放台上进行操作。

b. 早开奶　在出生后30分钟内，若新生儿无异常情况，应裸体与母亲进行皮肤接触，将新生儿放置于母亲的胸部吸吮30分钟。通过婴儿吸吮母亲的乳房，可刺激垂体前叶、后叶释放催乳素及缩宫素，促使乳汁分泌并可预防产后出血，同时也建立了母婴情感的交流。

c. 眼睛护理　出生后用抗生素眼药水滴双眼，以预防经过产道时新生儿眼睛受感染。

d. 护士要为新生儿测量体重、身长，右手腕系上写有母亲姓名和病历号的手腕带，将婴儿右脚底纹印在婴儿病历上，然后把新生儿放在睡篮内，以便随母亲一同进入母婴同室。

（四）护理评价

分娩过程中，母婴未发生产伤。产妇积极参与分娩，并且得到了亲人和医务人员的支持与帮助，使产妇感到较舒适。

三、第三产程的观察及护理

（一）护理评估

1. 健康史

（1）了解健康史　资料同第一产程，并了解第二产程的经过及处理情况。

（2）身体状况　胎儿娩出后，子宫降至平脐或脐下，宫缩暂停，几分钟后又重新出现。胎盘娩出后2小时内评估子宫收缩情况，注意宫底高度、膀胱充盈度、有无血肿等。记录脉搏、血压。如宫缩差，子宫底上升多提示宫腔内有积血，如产妇自觉有肛门坠胀感，一般为阴道后壁血肿。胎盘娩出后，应仔细检查会阴、阴道和宫颈有无裂伤，评估裂伤程度。

2. 临床表现

（1）胎盘剥离 胎儿娩出后，产妇顿感轻松，子宫底降至脐平，宫缩暂停几分钟后又重新出现。因胎儿娩出后子宫腔容积突然明显缩小，胎盘不能相应缩小，与子宫壁发生错位而剥离，剥离面出血形成胎盘后血肿，子宫继续收缩，剥离面积继续扩大直至胎盘完全剥离而娩出。胎盘剥离征象如下。

1）子宫体变硬呈球形，胎盘剥离后降至子宫下段，下段被扩张，子宫体呈狭长形被推向上，子宫底升高达脐上。

2）阴道有少量流血。

3）剥离的胎盘降至子宫下段，阴道口外露的一段脐带自行延长。

4）用手掌尺侧在产妇耻骨联合上方轻压子宫下段，子宫体上升而外露的脐带不再回缩。

（2）胎盘剥离及排出方式有以下两种。

1）胎儿面娩出式 也称希氏法机转。胎盘从中央开始向周围剥离，并由接触胎儿面或光滑面先出现在阴道口。胎盘娩出后有少许出血，此方式多见。

2）母体面娩出式 也称邓氏法机转。胎盘从边缘开始剥离再向中央剥离，它会卷起来随着子宫表面滑出，以母体面或粗糙面先出现在阴道口。其特点是先有较多出血后再排出胎盘，此方式较少见。常会伴随胎盘碎片存留。

3. 辅助检查 根据病情需要，选择血常规、出凝血时间、血气分析及心电图等检查，以协助判断母婴的状况。

4. 心理社会评估 胎儿娩出后，产妇感到轻松，心情比较平静。如果新生儿有异常或因为新生儿性别不理想，使产妇不能接纳自己的孩子，特别是当缺乏亲人的支持与理解时，则会产生焦虑、烦躁不安等情绪的变化。

（二）护理诊断及医护合作性问题

1. 潜在并发症产后出血与胎盘胎膜残留、软产道裂伤和尿潴留等因素有关。

2. 疼痛 与会阴切开及会阴裂伤等因素有关。

3. 父母亲子依赖改变的危险 与文化背景、性别期待、胎次、母亲的疲惫程度、疼痛等有关。

4. 有感染的危险 与胎盘剥离面未修复、产道损失、产后出血等因素有关。

（三）计划与实施

1. 预期目标

（1）产后出血量在正常范围之内。

（2）产妇主诉不适感减轻。

（3）父母能接纳新生儿并进行了亲子关系的建立。

2. 计划与实施

（1）协助胎盘娩出 当确定胎盘完整剥离时，应在宫缩时用左手握住宫底轻压子宫，产妇稍向下用力，同时右手轻轻牵拉脐带，协助胎盘娩出。助产士切忌在胎盘尚未完全剥离之前，用手按揉、下压宫底或牵拉脐带，以免引起胎盘部分剥离而出血或拉断脐带，甚至造成子宫内翻。胎盘娩至阴道口时，助产士用双手捧住胎盘，向一个方向旋转变换并缓慢向外牵拉，使胎膜完整排出。若胎膜断裂，可用血管钳夹住断裂上端的胎膜，继续向原方向旋转，将其余胎膜娩出。胎盘娩出后，按摩子宫刺激其收缩以减少出血。

如胎儿娩出后15~30分钟，排除膀胱充盈及给宫缩剂后胎盘仍不排出，可经脐静脉注入40℃生理盐水200~500ml，利用膨胀绒毛和温热的刺激，促使胎盘剥离。如经上述处理仍无效者，应在严格执行无菌技术操作下行手取胎盘术。

（2）检查胎盘胎膜　将胎盘铺平，仔细检查胎盘、胎膜是否完整，注意有无胎盘小叶缺损，血管有无断裂，及时发现副胎盘。若发现有残留胎盘和胎膜时，应在无菌操作下手入宫腔内取出残留组织，或产后刮宫。

（3）检查软产道　胎盘娩出后应仔细检查会阴、小阴唇内侧、尿道口周围、阴道及宫颈有无裂开。如有裂伤，应立即缝合。缝合前应用无菌生理盐水冲洗伤口，以预防产后伤口感染。缝合时护理人员应解释缝合的过程，保证使用局部麻醉剂以减轻疼痛，降低产妇的压力。另外，鼓励夫妇分享早期亲子关系建立的喜悦，以转移产妇的注意力，促进舒适。

（4）预防产后出血　胎儿娩出后，立即肌内注射缩宫素10 U。如产妇有产后出血史或存在多产、双胎、羊水过多、滞产等易发生宫缩乏力的因素，应在胎头或胎肩娩出时，静脉注射缩宫素10 U，然后将缩宫素20 U，加入5%葡萄糖500ml液体中持续静脉滴注。

（5）帮助父母建立最初的亲子关系　新生儿娩出后应抱给母亲看，若新生儿状况稳定，应让父母与孩子相处一段时间并协助开始互动，这是亲子依附开始的最佳时机。如果新生儿因生理状况必须先做其他支持性的措施，应向父母解释处理的方式，并且在进入稳定期后早期协助父母与新生儿互动。然而父母对新生儿的行为反应通常也会受许多因素的影响，如母亲的疼痛、疲惫程度、夫妇双方对性别的期待、文化背景等，使父母对新生儿露出失望的神情，但是护理人员的反应与处理措施对亲子早期互动是有益处的。如护理人员可鼓励父母和新生儿目光接触，触摸新生儿或者拥抱新生儿等，以巧妙的方法协助亲子关系的建立。

（6）产后即时护理　是指胎盘娩出后需继续在产房内观察2小时的一段时间，有些教材将它称为第四产程。因为在此阶段产妇易发生并发症，最常见的并发症是产后出血。因此，产程结束后，护理人员要针对产妇在产后2小时的生理状况、舒适需求以及营养、水分、休息的需要完成一个系统性的评估。给产妇擦浴，更换衣服，垫好消毒会阴垫，让产妇注意保暖，使其安静休息。同时应观察子宫收缩、宫底高度、膀胱充盈度、阴道流血量、会阴阴道内有无血肿。每15~30分钟测量一次血压、脉搏，询问产妇有无头晕、乏力等。同时注意以下情况：

1）阴道流血不多，但宫缩欠佳，子宫底上升表示子宫腔内有积血，应挤压子宫底排出积血，同时按摩子宫，给予宫缩剂。

2）注意膀胱是否过胀，必要时导尿，以免影响子宫收缩。

3）产妇自觉肛门坠胀感，应警惕有会阴阴道血肿，应行肛门检查以便确诊。若血肿较小时，可严密观察其发展趋势，若血肿较大或持续增大时，需切开止血，重新缝合。

4）产妇分娩后易感口渴饥饿，应给予易消化、富含营养的食物及饮料，以恢复体力。

5）产后观察 2 小时，若子宫收缩好，阴道流血量不多，生命体征平稳时，同新生儿一起送至母婴同室。

（四）护理评价

产妇表达出分娩后较舒适。产妇生命体征保持在正常范围内。父母已能接纳新生儿，并具备相应的照顾婴儿的能力。

第四节　产程对母亲及胎儿的影响

一、产程对产妇的影响

（一）心理影响　分娩是妇女生命活动中的重要事件。由于在分娩过程中会存在许多不测和不适，很多产妇对分娩产生紧张、焦虑。产妇的情绪对产程的进展有极大的影响，保持良好的心理状态能缩短产程，使产程进展顺利；反之，紧张、焦虑的情绪可带来不良后果，影响分娩的过程，增加难产率。英国 Dick Read 医师认为，紧张、焦虑可造成肌肉紧张，从而抑制子宫颈管的扩张。因此分娩中的心理变化应该受到关注。

（二）生理影响

1. 消化系统　在分娩过程中，产妇的胃肠道蠕动和吸收功能均减弱，胃排空时间延迟，故分娩开始后进食的食物不易消化，在宫缩强烈时常引起反射性恶心、呕吐。产妇摄入热量、水分不足，影响产程进展。分娩时产妇屏气向下用力推挤胎儿时，粪便会被挤出。

2. 血液系统　分娩时由于血液浓缩，白细胞数量有所增加，可达 $19\times10^9/L$，以中性粒细胞增多为主，血小板无变化。白细胞增多是由于宫缩等活动所致，白细胞数量增高有利于防止感染。

3. 循环系统　第一产程子宫收缩时，每次宫缩约有 500ml 血液被挤入周围循环，回心血量增加，使心输出量阵发性增加 20%左右，平均动脉压上升 10mmHg。子宫收缩间歇时，血压可恢复。第二产程，产妇屏气向下用力，血压升高较明显，一般为 25~30 mmHg，宫缩间歇时略有下降。第三产程时，胎儿娩出，腹腔内压突然降低，血液淤滞在内脏血管床，回心血量急剧减少。胎盘娩出时，大量血液从子宫突然进入血循环中，两者所引起的血流动力学变化，使产妇心脏负担加重，血压可恢复正常水平或稍低。

4. 呼吸系统　因耗氧量增加而使呼吸频率加快。在第一产程耗氧量增加 40%，第二产程增加 100%。有一部分产妇会因使用腹压而使呼吸频率 1 分钟增加 8 次以上。

5. 泌尿系统　胎先露压迫膀胱可产生黏膜水肿、充血，甚至渗血，可累及膀胱三角区，但一般无特殊临床表现。有时产程中排尿不及时，易发生尿潴留。

6. 酸碱平衡　分娩早期由于过度换气可导致 pH 值增加；第一产程末时 pH 值恢复正

常。但若第一产程延长，则血液 pH 值会降低，可出现代谢性酸中毒。

（三）护理评估

1. 了解待产妇的认知水平　平时对待问题的态度，如何决策及应对的方式。

2. 了解待产妇的生活方式　如起居、业余爱好、家务劳动等，可从侧面了解产妇的性格。

3. 了解待产妇可利用的支持系统　如发生问题时，谁能帮助解决。

4. 了解待产妇妊娠史、分娩史　以往的分娩过程对产妇都会有一定程度的心理刺激，尤其是对于孕产史不良的待产妇更应注意仔细了解问题所在。

5. 评估待产妇入院后的情绪变化　是否有忧虑、孤独、无助感，并确定待产妇的焦虑程度。焦虑程度一般分为 4 度：轻度、中度、重度和极重度。

轻度：表现为个体的注意力、理解力和警惕性的提高，能应对和解决各种情况及问题，能将过去、现在和将来的经验统合起来。

中度：感知能力有些变化。出现轻度的注意力难以集中，常用过去的思想方法来观察，对待目前的经历，在适应和分析方面存在一定困难。声音和语调发生变化，呼吸频率和心率增加，并有颤抖等。

重度：感知能力明显降低，注意力高度分散，常用过去的观点观察现在的经历，不能理解目前的情境。各种功能欠佳，不能理解交谈内容。可有过度换气、心动过速、头痛、头晕、恶心等表现。

极重度：感知歪曲，夸大，分散力加重，不能统合，不能看到和理解现在的处境，经常沉浸在对往事的回忆中。不能承担责任，不能沟通，呼吸困难，心悸等。

6. 评估待产妇的身体状况　是否有心悸、血压升高、呼吸加快、出汗、颤抖、坐立不安、尿频、恶心呕吐、失眠和疲乏等表现。

（四）护理诊断和医护合作性问题

1. 焦虑　与缺乏分娩过程的相关知识有关。

2. 疼痛　与分娩时的宫缩有关。

（五）计划与实施

1. 预期目标

1）产妇能描述自己的焦虑程度。

2）在自己或他人的帮助下，产妇能运用有效的方法控制其情绪变化。

3）产妇生命体征正常。

2. 计划与实施

1）认真评估　对每一位新入院的待产妇均应进行心理、社会和身体评估，并做好记录。以便根据具体情况给予个性化的责任制的整体护理。

2）其他护理措施详见第一产程一般护理内的第 1~4 条。

（六）护理评价　产妇紧张、焦虑程度有所减轻。产妇生命体征在正常范围内。产妇语言表达和行为正常。

二、产程对胎儿的影响

临产开始，每当子宫收缩，胎盘及胎儿的循环均受到阻碍，可有暂时性的缺氧现象。中枢神经缺氧可刺激迷走神经，使胎儿心率变慢。临床上每当子宫收缩时，胎心率即由 140 次/分下降至 110~120 次/分，宫缩停止后才恢复。如果宫缩已停止，胎心率仍恢复很慢或在胎心监护时发现胎儿心率下降至 100~110 次/分时，表明胎儿有窒息现象。因此，在产程中，应经常听胎心音或在胎心监护仪下，观察胎儿宫内情况，以便采取相应措施解除对胎儿的高危因素。

（赵玉芳）

第四章 产褥期妇女及其家庭护理

关键词

puerperium	产褥期
involution of uterus	子宫复旧
regeneration of the endometrium	子宫内膜的再生
sensory impulses	神经冲动
anterior part of the pituitary gland	腺垂体（垂体前叶）
prolactin	泌乳激素
prolactin reflex	泌乳反射
posterior part of the pituitary gland	神经垂体（垂体后叶）
oxytocin	缩宫素（催产素）
oxytocin reflex	缩宫素反射
hypothalamic-pituitary-ovarian axis，HPOA	下丘脑-垂体-卵巢轴
psychological changes	心理变化
taking in period	接受期
taking hold period	执行期
letting go period	释放期
postpartum blues	产后抑郁
Postpartum depression	产褥期抑郁症
postpartum psychosis	产后精神病
parent-child attachment	亲子依附
attachment	依附
bonding	连接
introductory phase	介绍期
acquaintance phase	熟识期
phase of mutual regulation	调节期
reciprocity phase	互惠期
rooming-in	母婴同室
after-pains	产后宫缩痛
lochia	恶露
lochia rubra	血性恶露
lochia serosa	浆液恶露
lochia alba	白色恶露

retention	尿潴留
constipation	便秘
tonic	连续紧张性的
clonic	阵挛性的
breastfeeding	母乳喂养
anti-infective proteins	抗感染蛋白
breastfeed exclusively	纯母乳喂养
maternal factors	母亲的因素
factors in the infant	婴儿的因素
ineffective breast feeding	母乳喂养无效
engorgement	乳房肿胀
sore nipples	乳头疼痛
flat nipples	平坦乳头
inverted nipples	凹陷乳头
positioning	体位
attachment	含接姿势
chin	下颏
areola	乳晕
nipple fissure	乳头皲裂
oxytocin reflex	射乳反射
mastitis	乳腺炎

从胎盘娩出至产妇除乳腺外全身各器官恢复至非孕期状态的一段时期称为产褥期，一般为6周。产褥期内，以生殖器官和乳房的变化最为显著。但生殖器官为复旧，而乳房则在妊娠期变化基础上发生旺盛分泌活动，以供新生儿营养需要。

产妇分娩后，不仅需要生理的调适，心理方面也会因为孩子的出生、家庭成员的增加、新角色的扮演、与亲子关系建立的需求，而需要做各方面的调整。因此，做好产褥期妇女的身心与家庭护理非常重要。

第一节　产褥期妇女及家庭调适

一、产褥期妇女的生理变化

（一）生殖系统

1. 子宫　产褥期子宫变化最大。自胎盘娩出后的子宫状态逐渐恢复至非孕状态的过程，称为子宫复旧。

（1）子宫体肌纤维的缩复　子宫复旧不是肌细胞数目的减少，而是肌细胞的缩小，主要由于肌细胞胞质蛋白质分解被排出，胞质减少，细胞体积缩小，裂解的蛋白质及其代谢产物通过肾脏排出体外，故产褥期内产妇尿中含氮量增加。随着子宫肌纤维的不断缩复使子宫体逐渐缩小，产后第1日子宫底平脐，以后每日下降1~2cm。产后1周，在耻骨联合上可扪到子宫底约妊娠12周大小，重约500g，产后10日，子宫降至骨盆腔内，腹部检查测不到子宫底，产后6周恢复到正常未孕期大小（图4-1）。子宫重量也逐渐减少，由分娩结束时的1000g降到非孕时的50g。

（2）子宫内膜的再生　胎盘附着部蜕膜海绵层随胎盘排出，子宫胎盘附着面立即缩小到仅为原来面积的一半，导致开放的螺旋动脉及静脉窦压缩变窄和栓塞，出血逐渐减少直至停止。分娩后2~3日内，基底层蜕膜表面坏死，随恶露排出。子宫内膜残存的基底层再生新的功能层，约产后3周，除胎盘附着面外，子宫腔内膜基本完成修复，胎盘附着处的子宫内膜修复需6周。若在此期间胎盘附着面因复旧不良出现血栓脱落，可引起晚期产后出血。

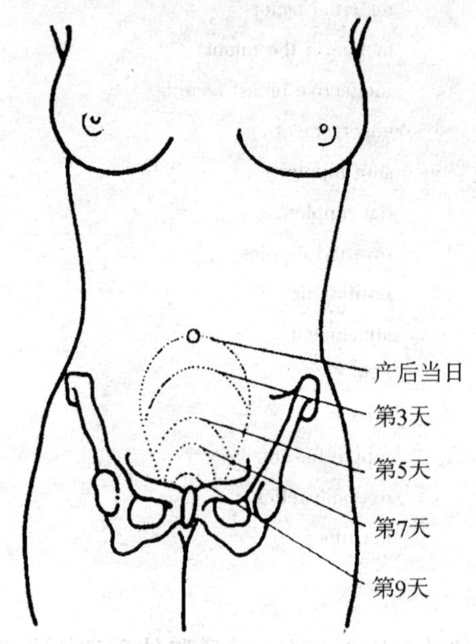

图4-1　产后子宫复旧过程

（3）子宫颈　胎盘娩出后，子宫颈松软、壁薄皱起，子宫颈外口呈环状周边如袖口。产后2~3日，宫口仍能通过二指。产后1周，子宫颈外形及子宫颈内口完全恢复至非孕状态。产后4周时子宫颈完全恢复正常状态。由于子宫颈外口分娩时常有轻度损伤，故由未产型的圆形变为已产型的横裂。

2. 阴道及外阴　分娩后阴道壁肌肉松弛、肌张力低，阴道黏膜皱襞因过度伸展而消失，产褥期阴道腔逐渐缩小，阴道壁肌张力逐渐恢复，黏膜皱襞约在产后3周左右开始复现，产褥期内阴道壁肌张力虽然可逐渐恢复，但在产褥期结束时仍不能完全恢复至妊娠前状态。

分娩后外阴有轻度水肿，产后2~3日自行消退。会阴有轻度撕裂伤，或有会阴侧切缝合后，均可在3~5日内愈合。处女膜在分娩时撕裂形成残缺不全的痕迹，称为处女膜痕。阴道后联合多为愈合伤痕，是为经产特征。

3. 盆底组织　盆底肌肉及筋膜常因分娩时过度扩张而失去弹力，也可出现部分肌纤维断裂。产褥期如能坚持产后运动，盆底肌肉可恢复至接近孕前状态，否则极少能恢复原状。如盆底肌肉及筋膜严重断裂，产褥期内过早劳动，可导致阴道壁膨出甚至发生子宫脱垂。

（二）内分泌系统　分娩后雌激素、孕激素水平急剧下降，至产后1周时已降至未孕时水平。胎盘生乳素于产后3~6小时不再测出。人类绒毛膜促性腺激素在产后2周内逐渐下降至消失。

不哺乳产妇一般于产后6~8周恢复月经，平均在产后10周左右恢复排卵。哺乳产妇因泌乳素的分泌可抑制排卵，月经复潮延迟，甚至在哺乳期间月经一直不来潮，平均在产后4~6个月恢复排卵。产后较晚恢复月经者，首次月经来潮常有排卵，故哺乳妇女在月经恢复前也有受孕的可能。

（三）乳房　主要是泌乳。妊娠期乳腺管受雌激素的影响，乳腺泡受孕激素的影响而生长发育，同时垂体催乳激素、胎盘生乳素、甲状腺素、皮质醇和胰岛素亦参与促进乳腺的生长发育。但在妊娠期雌激素、孕激素及胎盘生乳素水平均高，有抑制垂体生乳激素的泌乳作用，使乳腺发育但不分泌乳汁。分娩后，雌激素和胎盘生乳素水平急剧下降，胎盘生乳素在6小时内消失，孕激素在几日后下降，雌激素于产后5~6日下降到基线。雌激素有增加垂体催乳激素对乳腺的发育作用，但又有抑制乳汁分泌、对抗垂体催乳激素的作用，产后处于低雌激素、高泌乳激素水平，导致乳汁开始分泌。

垂体催乳素是泌乳的基础，但乳汁分泌在很大程度上取决于哺乳时的吸吮刺激。每次婴儿吸吮乳头时，通过神经冲动可刺激产妇垂体前叶泌乳激素呈脉冲式、阵发性释放，即泌乳反射，以促进乳汁分泌（图4-2）。吸吮动作还可反射性引起垂体后叶释放缩宫素，即缩宫素反射（图4-3）。缩宫素可刺激乳腺肌细胞和乳腺管收缩而促使乳汁排出，还可以使子宫收缩，预防产后出血。由此可见，婴儿频繁吸吮乳头是保持乳腺不断泌乳的关键，并且有利于生殖器官的恢复。此外，产妇的营养、睡眠、健康情况和情绪状态都将影响乳汁的分泌。

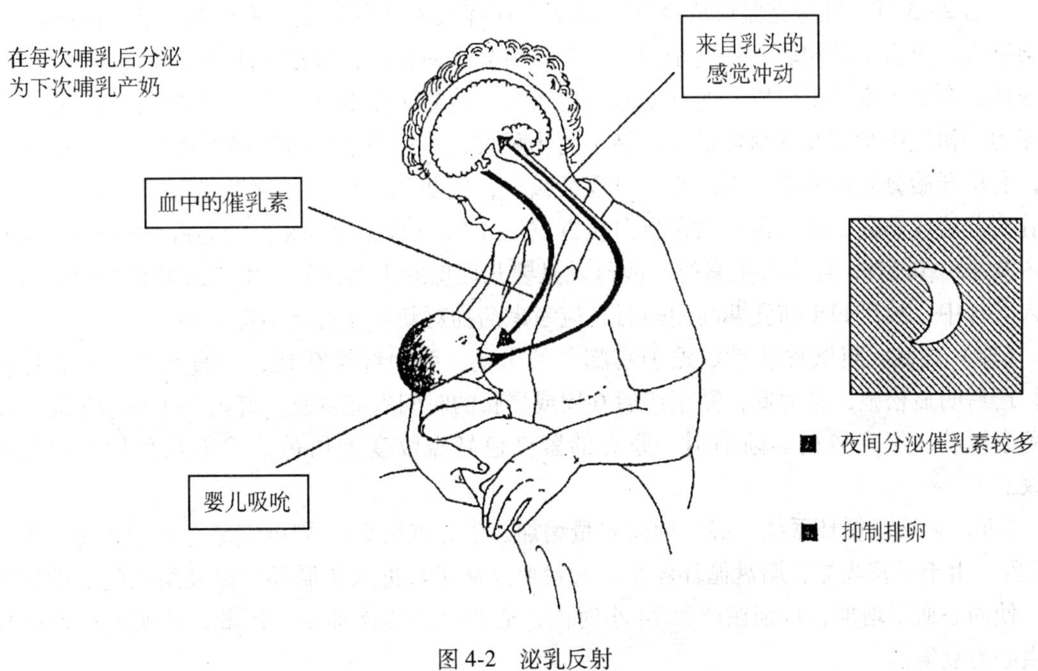

图4-2　泌乳反射

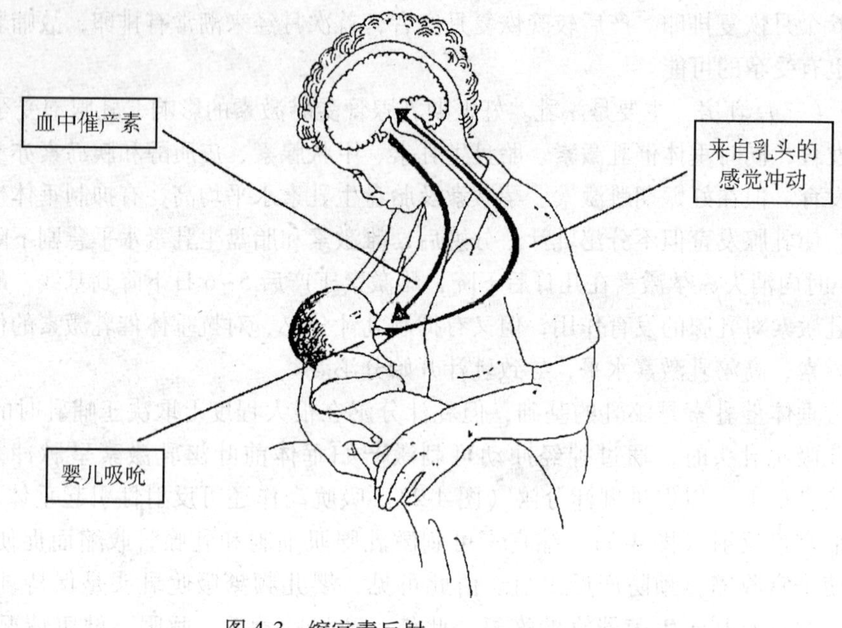

图 4-3　缩宫素反射

产后 2~3 日，乳房充血形成硬结，局部有压痛及发热的感觉，有时腋下淋巴结和副乳也会肿大，仅有少量初乳。初乳是指产后 7 日内分泌的乳汁，因富含胡萝卜素，呈浑浊淡黄色液体，含有丰富的蛋白质，尤其是球蛋白较多，使婴儿在出生后的一定时期具有防御感染的能力。初乳中脂肪及乳糖含量少，易于消化吸收，并有助于排泄胎粪的作用。一般产后 7 日，乳房开始分泌过渡乳，蛋白质含量逐渐减少，脂肪和乳糖含量逐渐增加。产后 14 日以后乳房分泌成熟乳，呈白色，内含蛋白质占 2%~3%，脂肪约占 4%，糖类占 8%~9%，无机盐占 0.4%~0.5%，还有维生素等，故母乳是婴儿理想的天然食品。由于多数药物可经母血渗入乳汁中，故产妇于哺乳期间用药时，应考虑药物对新生儿有无不良影响。

（四）腹壁　腹壁皮肤受妊娠子宫膨胀的影响，弹力纤维断裂，腹直肌呈不同程度分离，产后明显松弛，张力低，需至产后 6 周或更长的时间方能恢复。妊娠期出现的下腹正中线色素沉着，于产褥期逐渐消退，原有的紫红色妊娠纹变为白色，成为永久性的白色妊娠纹。

（五）血液及循环系统　妊娠期血容量增加，于分娩后 2~3 周可恢复至未孕状态。产后 3 日内，由于子宫收缩，胎盘循环停止，大量血液从子宫进入体循环，以及组织间液的回吸收，使回心血量增加，特别在产后 24 小时内，心脏负担再次加重。因此，心脏病的产妇易发生心力衰竭。

凝血系统的凝血活酶、凝血酶原及纤维蛋白原在妊娠晚期及产褥早期均增高，有利于胎盘剥离面迅速形成血栓，减少产后出血，但也可促进产后盆腔及下肢静脉内血栓形成，故产后应早期活动。纤维蛋白原、凝血活酶、凝血酶原于产后 2～3 周降至正常，红细胞计数及血红蛋白值逐渐增多，白细胞计数于分娩期和产后 24 小时内略升高，其中以中性粒细胞增加最多。

（六）泌尿系统　妊娠期潴留在体内的大量水分，于分娩后的最初几日经由肾脏排出，故产后尿量明显增加，通常产后 4～5 日内妇女每日尿量为正常成人尿量的 2～3 倍。在分娩过程中，膀胱因过分受压，导致膀胱黏膜充血、水肿，肌张力降低，加之产后外阴伤口疼痛，不习惯卧床排尿，产后疲乏等原因，容易发生尿潴留。膀胱充盈可影响子宫收缩而导致产后出血，因此要及时处理。妊娠期发生的肾盂及输尿管生理性扩张，产后需 4～6 周恢复正常。

（七）消化系统　产后 1～2 日内产妇常感口渴，喜进汤食，但食欲欠佳，以后逐渐好转。胃肠肌张力蠕动减弱，约需 2 周恢复正常。产后因卧床时间长，缺乏运动，腹直肌及盆底肌肉松弛，加之肠蠕动减弱，易发生便秘。

二、产褥期妇女的心理变化

怀孕对家庭及产妇是一种压力，需要加以调适。同样，产后产妇的生理、心理的改变及新生儿的出世对产妇也是另一种新的变化，必须重新调整及适应。因此，护理人员应了解产妇的心理变化，重视心理健康的评估和护理，使产妇能早期适应产后的生活，并使新生儿能得到良好的照顾。

（一）产褥期妇女常见的心理反应

1. 嫉妒　多数母亲都会产生被遗弃的感觉，这是因为在产前的整个妊娠期她是被关注的焦点，每个人都关心、询问她的情况。而分娩后，孩子成了关注的焦点，多数人都在询问孩子的情况，大部分的礼物也是送给孩子的。使产妇产生一种嫉妒感，也会产生一种困惑，一个“好”母亲怎么能嫉妒自己的孩子呢？面对这样的母亲，最好的办法是将情况说明，不让这种嫉妒隐藏在她心中，使她面对自己的心理反应，知道这种心理反应是正常的，以便使其恢复自信心。

2. 失望　产褥早期母亲体验的另一种感觉可能是对孩子的失望。在整个妊娠期中，母亲想象着孩子的容貌，但不是眼前的这个满脸皱褶、哭闹不停的孩子。母亲另一个对孩子失望的原因是孩子的性别与期望的性别不符，虽然有些母亲清楚孩子的性别是由父亲决定的，但通常她们也会自责，护理人员应帮助这些母亲改变对孩子性别和外观的感受，在护理孩子时，多夸奖孩子，是比较有效的办法，可使母亲觉得她的孩子非常可爱。同时产妇生活中的关键人物，其丈夫对孩子的看法对她的影响很大，因此也应将丈夫列在帮助的对象之内。

（二）产褥期妇女的行为态度与心理调适　鲁宾于 1977 年针对产后妇女的行为和态度发表其研究结果，发现产后妇女将其生理和心理上的能量都反映在可以观察到的行为与态度上。研究表明，产后产妇心理调适要经历三个时期：接受期、执行期和释放期。

1. 接受期　产后 2～3 日内，产妇通常较为被动，依赖护士做一些活动或做决定，并且非常关心自己的需要，尤其重视睡眠及饮食。这种依赖行为是由于产后会阴伤口的疼痛、产后痛、产后过度疲劳以及产妇不知道如何照顾新生儿等所引起。产妇通常喜欢向护理人员或家人谈论自己的怀孕、妊娠、待产和分娩的经过，这种行为将有助于产妇接受生产的事实。因此，护理人员应加以倾听，并分享她的喜悦和经验。

接受期的心理问题，主要是对新角色的心理适应问题，即从孕妇到母亲的心理转变，这种心理适应问题在初产妇尤其突出。接受期产妇一方面身体很虚弱，另一方面神经系统又高度兴奋，并且还面临着一个新生命，所以这段时期的心理支持对产后恢复、角色转换、母婴感情的建立都是非常有益的。

接受期产妇的心理变化可分为以下几期。

（1）新生儿娩出期　即从新生儿娩出到离开产房。

在新生儿第一声啼哭发出后，产妇都有一种解脱感，这时她们最关心的是新生儿性别、新生儿体重、新生儿是否健康。有的问题如性别，产妇可能早在产前就知道，但胎儿娩出后，几乎所有产妇都想用“亲眼所见”来证实孩子的性别。大多数产妇也都很关心孩子的体重，这能增加母亲的自豪感。当产妇知道了孩子的性别和体重后，往往就急于知道孩子是否健康。有资料表明，当产妇发现孩子有先天性疾病后，会表现得非常绝望，这种情绪可能严重影响产后恢复。

（2）周围人注意中心的转移期　这段时期是自产妇从产房回到母婴同室开始，可能会持续很长时间，但以刚回到母婴同室反应最为强烈。

由于分娩是一个正常的生理现象，所以，当产妇回到母婴同室后，多数人可能更去关心孩子，使产妇产生被忽视感，因此觉得委屈和嫉妒。这时尤其需要丈夫的安慰，丈夫应向妻子表明虽然孩子出生了，但她依然是他爱的中心。丈夫可用平常惯用的表达爱的方式，如一句话、一个拥抱，都可以给产妇很大的心理安慰。这一时期如果心理护理恰当，能使产妇很快安静下来，并有利于睡眠和充分的休息。

（3）母婴感情建立期（角色习惯期）　这段时期从产妇经过充分的休息睡眠后开始，一直到执行期。

经过充分休息和睡眠后的产妇，才可能关心注意自己的孩子，产妇可能会觉得孩子和想象中的相差太远而感到失望。这时母婴的接触可能是被动的，是由医护人员安排的。这个时期，医护人员要帮助产妇从心理上适应母亲这个角色。鼓励产妇多注意和抚触自己的孩子，医护人员通过夸奖孩子的优点激起母亲的荣誉感和母爱，这些都有助于母婴感情的培养，从而促进产妇心理角色的转变，并能为以后坚持母乳喂养打下基础。

2. 执行期　经过2~3日的休息及调适后，产妇会由关心自己的生理需要，慢慢地将注意力转移到新生儿身上。产妇开始做一些活动，自己做决定，虽然还有一些不适和疲劳，但开始对照顾孩子表现出强烈的兴趣和愿望，主动参与照顾新生儿的工作，并期待自己能胜任母亲的角色。因此，此期是健康教育的最佳时期。护士应为产妇示范护理婴儿的技巧，并在产妇操作时进行指导效果会更好。虽然产妇表现出较强的独立性，但由于知识和技能的缺乏，更需要护士和家人的鼓励，这样可增加产妇的自信心。

执行期产妇的心理变化表现为以下几方面。

（1）接受婴儿，并开始表现出关注　产妇和自己的孩子在一起，开始了一种从未经历的新生活，她开始注意孩子的一举一动，并表现出极大的兴趣。只要产妇不是正在休息，一般她们都是在观察和谈论自己的孩子，并善于提出问题，这表示她们已接受了自己的孩子，开始关心他/她。这时的产妇虽然关注自己的孩子，但并不积极拥抱孩子，主要是由于拥抱方法不当，害怕弄伤孩子。

（2）认识到母亲的责任　此时的产妇已经能认识到自己作为母亲所要承担的责任，但信心不足，需要他人的指导和鼓励，帮助她树立自信心。产妇能否顺利渡过这一阶段，对产妇的生活和亲子关系的建立会产生影响。

3. 释放期　执行期以后是释放期，此两期并无明显分界，不同产妇的执行期时间也不同。释放期时，产妇终于能重新设定自己的新角色，这个过程会延伸到孩子成长的岁月中。

（三）丈夫的反应

1. 产后丈夫从待产时的紧张情绪中解脱出来，有一种如释重负的感觉，看到健康的婴儿会产生强烈的喜悦和自豪感，但有些丈夫可能会因为婴儿性别的原因出现情绪反应，甚至懊恼不快。少数新生儿由于产前检查未查出有任何异常（或根本没有进行产前检查），而在出生后发现有先天性疾病，常见的如腭裂、多指（趾），甚至更严重的一些疾病，作为丈夫会有不同程度的不接受感，表现为对婴儿的冷漠，甚至厌恶，或表现为内心负疚感，丈夫的这种情绪会转向产妇，发泄其内心不满，以达到自身的心理平衡。

2. 产后丈夫的角色发生了变化，不仅是丈夫而且是父亲，初为人父，家庭责任感增强了，他们多数表现出主动承担更多的家务，并且以此为乐。

3. 丈夫的反应对于产妇情绪心理的影响很大，往往丈夫的一句问候，一下抚摸就可以使产妇产生安全、欣慰、被关心的感觉。而丈夫对婴儿的态度，也间接对产妇产生影响。

（四）产褥期抑郁症　是分娩后常见的一种心理障碍。其反应程度由轻微的产褥期抑郁症至严重程度的产后精神病。其特征表现为厌食、注意力不集中、健忘、时常伤心哭泣、焦虑、疲倦、依赖、易怒暴躁、无法忍受挫折、负向思考方式等。发生时间一般是在产后第1日至第6周，而以产后1~10日被认为是发生的危险期。

产后精神病是除了具有产褥期抑郁症的症状外，还有思考过程障碍、无法照顾孩子、连续数月的饮食与睡眠问题、产妇甚至会伤害自己或孩子。根据国外统计，大约3/4新母亲们可患有产褥期抑郁症。

造成产褥期抑郁症的原因，一般认为与下列因素有关。

1. 生理因素　产后体内激素水平的改变、产后疲倦、不舒适感及身体系统重新调整适应。

2. 心理因素　产褥期抑郁症的产妇，时常表现出焦虑，或者出现过度自我控制和顺从。因缺乏照顾孩子的经验，导致对母亲责任感到压力。因此，产妇对母亲角色的认同有缺损，时常会有强烈的依赖需求，以至于对自己的母亲角色产生冲突和适应不良。

3. 社会因素　就社会因素而言，目前小家庭居多，家中可以帮忙的亲属极为有限，孩子托人照顾的费用也很高，因此，产后往往面临经济与孩子的照顾问题。有些产妇有了孩子后，虽然没有家庭经济的负担，但仍然愿意继续在外工作，因为可以从工作中得到充实与满足感，然而这些产妇必须留在家中照顾孩子。

过去认为产褥期抑郁症是西方社会中常见的问题。有资料表明近年来我国产褥期抑郁症患病率有了明显的增加，而过去可能有低估的现象。过去被低估的原因可能是我国妇女不善于以语言表达抑郁，中国传统文化教导压抑感情，凡事认命，常常默认。另外，随着医学模式的转变，人们开始注重产妇的心理问题。

尽管我国有坐月子的习惯，产妇能得到家庭的支持，但是由于社会的变革及家庭组织结构的改变，产褥期抑郁症的问题应受到重视，对产妇的心理健康应仔细评估。特别是当产妇出现疲倦、精力下降、食欲减退、便秘、睡眠障碍等，应给予高度重视。

对于患有产褥期抑郁症的产妇，应使她明白抑郁并非是不正常的现象，护理人员应鼓励产妇表达心中的感受并加以倾听，允许她们以哭泣或其他的方式表达其失落、沮丧的情绪，以整体护理的思想为指导，及时发现产妇的心理问题，提供有效的心理支持。此外，家庭的支持也是非常重要的，尤其是丈夫，应了解产妇情绪变化的原因，以便给予心理和社会的支持。

三、亲子依附关系的建立

分娩后，产妇与新生儿便形成了所谓的母子（女）关系，这种母子关系的形成是以后持续亲子依附过程的一项重要因素。“依附”是指婴儿对照顾者的一种察觉与反应，而“连接”是指父母对孩子产生的一种特殊情感，这两种过程是相互的关系，即母亲的行为会唤起婴儿的反应，而新生儿的行为又能引起母亲的反应。母子间会表现出一些亲密感的行为，如抚摸、亲吻、眼对眼注视、拥抱等。

通常产妇在怀孕期间感觉到胎动后，便会与胎儿产生情感连结，而婴儿出生后，这种情感连结就更为强烈，使母亲与婴儿开始建立亲子的依附关系。

（一）影响亲子依附的因素

1. 母亲及家庭因素　母亲的人格、气质、身体状况、生活方式、文化以及对婴儿的期望等，会影响母亲与胎儿的情感连结。另外家庭对怀孕的准备程度，若此次怀孕是家庭所预期的，并且为婴儿的来临做好准备，这样的家庭能很快接纳新生儿，因而能产生良好的依附关系。

2. 婴儿因素　婴儿出生后的外观、健康情况、行为及婴儿本身的气质也会影响依附关系的建立。如若是一个畸形儿，可能使母亲出现否认、愤怒的行为反应，亲子关系的建立就会受到影响。

（二）母婴间的互动过程　有关资料表明，母婴之间的互动是有规律性可循的，一般可分为四期。

1. 介绍期　第一次接触是母婴之间目光接触，母亲会觉得非常高兴。接着，母亲用手去抚触婴儿的身体部位，然后去拥抱婴儿。慢慢地，母亲开始使用语言来表达自己的感受，以表示对孩子的关注。

2. 熟识期　经过介绍期的互动后，母亲便会开始了解婴儿，而婴儿也会尝试去认识母亲。一般母亲先会开始注意婴儿的外观及长相，如哪像母亲，哪像父亲等。而婴儿也开始熟悉母亲的体味、声音及抚摸，对母亲给予的刺激有良好的反应。因此，在熟识期母婴的感情会更加亲密，母亲将婴儿视为一个独立的个体，注意并满足婴儿的需要。

3. 调节期 母亲在照顾新生儿的过程中，母婴之间会产生冲突，如母亲想休息了，而婴儿却哭着要吃奶，当母亲和家人想与婴儿互动时，婴儿却要睡觉了。这样，常使母亲感到焦虑并受到挫折，从而影响亲子的互动。因此，在这个时期，母亲应了解母婴之间都有需要的满足，不必要求某一方要完全配合，并且明白偶尔顺从对方的需要是必须的，这样可使双方都能得到最大的满足。

4. 互惠期 当母婴之间互相调适一定时期后，若双方都能得到适度的满足，母婴便会进入具有规律性的互惠期。在互惠期中，父母对婴儿发出的刺激能够满足，使婴儿具有放松及满意的表现，进而刺激父母，使父母得到满足的回报，这样他们继续提供婴儿良好的刺激。

亲子间的依附关系若能发展到良好的互惠行为，即彼此的互动会为双方带来心理满足和愉快，将促进婴儿有健全的人格及心理。

（三）促进亲子依附的建立

1. 护理人员应评估母亲的人格、气质、文化程度、身体状况、有无育儿的经验、怀孕时的状况、对婴儿的期望、家庭的准备程度、产后亲子互动的情形、母亲是否能主动关心爱护婴儿以及婴儿的反应等。

护理人员在进行评估时，应在不同的场合和时间，做多次的资料评估，并且了解母婴当时的心理状况，这样才能做出准确的判断。

2. 护理人员应协助母亲接受已生产的事实，了解父母及家庭对婴儿的期望，并使家庭了解其期望值与实际情况可能会有差距。产后即让母亲抱新生儿，以促进亲子早期接触，病房应实行母婴同室。

在护理工作中，应协助父母了解婴儿的需要，教会父母学习如何满足婴儿的需要，加强健康教育。并给予支持性的护理措施，以减轻母亲的疲劳。同时注重心理支持，鼓励父母谈出心中的感受，以得到理解和支持。

第二节 产褥期妇女的护理

一、护理评估

（一）健康史 仔细阅读产前护理记录，了解产前有无并发症，如妊娠期高血压疾病、前置胎盘、妊娠合并糖尿病、胎膜早破以及心脏功能等。了解分娩情况，如产时出血量、有无会阴侧切伤口、胎盘娩出是否完整、有无产后刮宫、会阴伤口有无撕裂伤以及伤口缝合情况。了解新生儿情况，有无窒息、婴儿体重等。了解分娩时的用药情况。

（二）临床表现

1. 一般身体状况

（1）体温 产后体温一般多在正常范围，有些产妇产后 1 日内体温略有升高，但一般不超过 38℃，这可能与产程延长或过度疲劳有关。未母乳喂养的产妇或未做到及时有效的母乳喂养，通常于产后 3～4 日因乳房血管、淋巴管极度充盈也可发热，体温高达 38.5～

39℃，一般仅持续数小时，最多不超过12小时，体温即下降，不属病态。

（2）脉搏　产后因子宫胎盘循环停止以及卧床休息等原因，故脉搏为60~70次/分，一般产后1周可恢复正常。

（3）呼吸　产后呼吸深而慢，14~16次/分，由于产后腹压降低，膈肌下降，由怀孕期间的胸式呼吸变为腹式呼吸。如果产妇有疼痛或焦虑的情形，则呼吸频率会加快；相反，止痛药和麻醉药品的使用会使呼吸频率下降。

（4）血压　产后血压一般无变化，但患有妊娠期高血压疾病的产妇产后血压有明显的下降。

（5）褥汗　产褥早期皮肤排泄功能旺盛，出汗多，尤其以夜间睡眠和初醒时更明显，一般1周内可自行好转，不属病态。

（6）腹痛　产褥早期因子宫的收缩，常引起阵发性的腹部剧烈疼痛，尤其是经产妇更为明显，称为“产后宫缩痛”。一般持续2~3日后会自行消失。当婴儿吸吮产妇乳房时，可反射性刺激下丘脑的垂体后叶分泌缩宫素增加，使疼痛加重。

（7）产妇在产后常口渴、饥饿、疲劳，表现口唇干燥、说话无力等。

（8）膀胱　受产程的影响，产后易发生尿潴留或泌尿系感染。因此，护理人员应了解产妇的排尿情况。

2. 生殖系统

（1）子宫　胎盘娩出后，子宫收缩变得圆而硬，子宫底一般在脐下一横指。产后第1日因子宫颈外口升至坐骨棘水平，使子宫底稍上升平脐，以后每日下降1~2cm，产后10日子宫降入骨盆腔内，此时腹部检查于耻骨联合上方摸不到子宫底。

（2）会阴　产后会阴可有轻度水肿，一般于产后2~3日自行消退，若有会阴侧切伤口或撕裂修补者，会阴处常有疼痛。

（3）恶露　产后随子宫蜕膜特别是胎盘附着处蜕膜的脱落，血液、坏死蜕膜组织等经阴道排出，称为恶露。恶露分为①血性恶露：色鲜红，含大量血液而得名。量多，有时有小血块。有少量胎膜及坏死蜕膜组织。②浆液恶露：色淡红似浆液得名。含少量血液，但有较多的坏死蜕膜组织、子宫颈黏液、阴道排液，且有细菌。③白色恶露：黏稠，色泽较白得名。含大量白细胞、坏死蜕膜组织、表皮细胞及细菌等。

恶露有血腥味但无臭味，持续4~6周，总量约500ml。血性恶露约持续3日，以后转为浆液恶露，约2周后变为白色恶露，再持续2~3周后干净。

（三）辅助检查　除进行产后常规体检外，应做血、尿常规检查，若产妇有发热时，可做药物敏感试验。

（四）心理社会评估（见第一节产褥期妇女的心理变化）

二、护理诊断和医护合作性问题

1. 疼痛　与会阴侧切伤口、产后宫缩痛等因素有关。
2. 活动无耐力　与产后贫血、产程延长、产后虚弱有关。
3. 尿潴留　与会阴伤口疼痛、不习惯床上小便、分娩时损伤膀胱黏膜等因素有关。

4. 便秘　与产后活动减少、饮食不合理、肠蠕动减少、腹压降低等因素有关。

5. 睡眠型态紊乱　与婴儿哭闹、哺乳及照料婴儿有关。

6. 焦虑　与缺乏护理孩子的知识、技能，担心孩子的健康有关。

7. 有感染的危险　与分娩后机体抵抗力下降、存在子宫胎盘创面以及会阴侧切伤口等因素有关。

8. 有产后出血的危险　与子宫收缩不良、胎盘和胎膜残留、软产道损伤或凝血机制异常等有关。

三、计划与实施

（一）预期目标

1. 能维持产妇的身心健康。

2. 产妇在护理孩子时表现出自信和满足。

4. 产妇能正确理解产褥期的心理、生理变化。

5. 产妇能获得正确的产褥期健康指导。

（二）计划与实施

1. 一般护理

（1）环境　产后应在温湿度适宜、安静舒适的休养环境休养。室温保持在18～20℃，湿度为55%～60%为宜，空气新鲜，经常通风换气，保证室内有充足的光线。通风时避免对流风直吹产妇，夏季要注意防暑。

（2）个人卫生　产褥期应每日梳头刷牙，保持整洁及口腔卫生。产褥期早期，皮肤排泄功能旺盛，排出大量汗液，尤以睡眠和初醒时最明显，这是正常生理现象。因此，产后衣着薄厚要适当，要勤用热水擦身或淋浴，可以洗发，但须注意保暖勿受凉，勤换衣裤、会阴垫及床单等。

（3）生命体征　产后24小时内应密切观察血压、脉搏、体温、呼吸的变化。若产妇脉率有过快的现象，护理人员应该立即注意血压、子宫收缩、阴道出血量、会阴或腹部伤口情况，以便及时发现产后出血及其他变化。由于分娩的疲劳可使体温在产后24小时内略有升高，如体温≥38℃应及时通知医生。一般产后应每日测量体温、脉搏、血压、呼吸各2次。

（4）休息与活动　产后12小时内以卧床休息为主，只要生命体征平稳，以后可逐渐增加活动量。第一次下床要在床边适应片刻再活动，且身边必须有护士陪伴，因为第一次下床活动通常会有低血压现象的出现，所以要防止发生意外。产后要鼓励产妇早期下床活动，以增强血液循环，促进子宫收缩、恶露排出、会阴伤口愈合，促进大小便排泄，并可预防盆腔或下肢静脉血栓形成。产褥期应保证充分的休息和睡眠，活动时间和范围应逐渐增加，2周后可从事少量家务活动，但要避免久蹲或站立太久、提重物和重体力劳动等，如果过早负重和疲劳过度，会引起腰背和关节酸痛，甚至因盆底肌肉张力恢复欠佳而导致子宫脱垂。疲劳会影响食欲，从而影响乳汁分泌。

（5）营养　正常分娩后稍事休息，产妇即可进食易消化的半流质饮食，以后可根据产妇具体情况进普食。产后的饮食应营养丰富，易于消化，少量多餐，汤汁类可促进乳汁分泌。

乳母较正常妇女每日增加热能800kcal，增加蛋白25g，注意多食优质蛋白，如蛋、奶、鱼、瘦肉及大豆制品，脂肪量略高于正常人，但过高会使乳汁中高脂肪而导致婴儿腹泻。每日保证供给钙2000mg，铁18mg，维生素A400IU，维生素C100mg，维生素B1. 8mg，尼克酸18mg，维生素D的供给宜与正常妇女相同。乳母应限制辛辣、刺激食品及酒类。乳母不可随意用药，需经医生准许方可使用，因药物可通过乳汁进入婴儿体内产生不良影响。

2. 生殖器官的观察与护理

（1）子宫收缩　胎盘娩出后，子宫收缩呈硬球形，子宫底约低于脐部居中或偏右侧。回母婴同室后，严密观察宫缩及恶露情况，每30分钟检查一次，共4次。如子宫底上升，子宫体变软，可能有宫腔积血，应在腹部按摩子宫以刺激子宫收缩，排除血块，可以预防产后出血。每日应在同一时间测量子宫底高度，观察子宫复旧情况。检查前先排空膀胱，仰卧床上，测量由耻骨联合上缘至宫底的距离（或测脐部至宫底的距离），称耻上几厘米或脐下几厘米，并记录。产后1日，子宫底平脐或脐下1cm，以后每日下降1~2cm，产后1周缩小为如孕12周大小，仅在耻骨联合上方触及，产后10日左右经腹部检查已触不到子宫底，检查子宫底高度的同时应注意子宫及双侧附件有无压痛。

护理人员应向产妇讲解有关子宫复旧的过程，指导产妇如何触摸子宫底，以及出血量多时，如何按摩子宫底。

一般初产妇的子宫收缩是呈现一种连续紧张性的，因此较少出现产后痛的情况。而经产妇、多胎分娩、胎儿过大或羊水过多的产妇，因为子宫收缩是属于一种阵挛性的，所以会经历较强烈的子宫收缩疼痛感。如果产后痛造成产妇非常不舒适，应让产妇做一些呼吸和放松技巧，以减轻产后痛，必要时遵医嘱给予止痛药。

（2）恶露　恶露的评估应包括恶露量、颜色和气味的变化。恶露量应和经血量差不多，但因人而异，由于喂母乳时可释放缩宫素促进子宫收缩，所以其恶露量比不喂母乳的产妇少。用力时恶露量增加，特别是初次下床时，产妇休息时又会减少。应将这种情况告之产妇，以免引起不必要的惊慌。

产后1小时内每15分钟检查子宫底、子宫收缩情况。更换会阴垫时，应评估恶露的性质、量和颜色。若恶露量多且色鲜红，应检查是否有子宫颈或阴道壁的撕裂伤。当产妇能自我护理时，要鼓励产妇勤换会阴垫，因为恶露是细菌生长的最佳媒介，而且潮湿的会阴垫长久附在会阴缝合处会减慢愈合速度。产后的最初8小时内，每隔1小时检查恶露1次，以后每8小时1次，护理人员和产妇在处理完会阴垫后必须洗手。

若产后子宫复旧欠加，血性恶露可增多，持续时间长，若有臭味，可能有残留胎盘、胎膜或感染，应仔细观察及时处理。阴道有组织物掉出时，应保留送病理检查。疑有感染时，应查白细胞及中性粒细胞分类计数，做阴拭子细菌培养及药物敏感试验，同时应注意体温和脉搏的变化。

（3）会阴护理　外阴是生殖道的门户，肠道细菌可经肛门感染阴道。分娩后，外阴及阴道可能有伤口，加之子宫颈尚未闭合，子宫腔内胎盘剥离后有较大创面，而且恶露在阴道和会阴部的存在，也会为细菌生长提供有利环境，所以产后会阴部易感染，并上行至宫内感染或引起泌尿系统的感染，因此必须做好外阴的清洁卫生，预防感染，促进愈合，增加患者舒适感。

每日用温水（45℃）加络合碘溶液，浓度为 1∶40 冲洗外阴两次，大便后亦应冲洗。用物选用消毒的海绵块或纱球，一般不用棉球，因为棉球冲洗会使一些棉絮附着于阴毛根部或会阴缝线上，从而使恶露残留。每次冲洗前应先排净小便，掌握由上至下的冲洗原则，动作要轻柔，因为分娩时会阴受压，产后有会阴肿胀、压痛，表皮微血管破裂可能会有淤斑。洗到肛门的镊子和海绵块不可再用，勿使冲洗水冲进阴道，以免引起感染。阴唇一般是闭合并覆盖于阴道口，只要不用手将阴唇分开，就可以防止冲洗液进入阴道口。冲洗后用干纱球擦干外阴，垫好消毒会阴垫，平时应尽量保持会阴部清洁干燥。

每次冲洗外阴时要观察恶露量、性质及气味。产妇能自理或会阴无伤口者，护士应指导产妇进行自我护理会阴部。冲洗外阴时，应观察伤口愈合情况，水肿严重者局部可用红外线照射，或用50%硫酸镁湿热敷，95%酒精湿敷，每日 2~3 次，每次 20 分钟，可退肿消炎促进伤口愈合。伤口疼痛时可适当服镇痛药，若疼痛剧烈或有肛门坠胀感应通知医生检查，以便发现外阴及阴道壁深部血肿并及时处理。如有侧切伤口，应嘱产妇健侧卧位，勤换会阴垫，以减少恶露流浸会阴伤口。一般于产后 3~5 日拆线，拆线前应排大便一次，拆线后 1 周内避免下蹲，以防伤口裂开。若伤口感染，应提前拆线引流或行扩创处理。伤口局部有硬结或分泌物时，于分娩后 7~10 日可温水坐浴，但恶露量多且颜色鲜红者应禁止坐浴。

3. 尿潴留和便秘的处理　产后产妇尿量增多，充盈的膀胱可影响子宫收缩。护士应于产后 4~6 小时内主动送便器并协助排尿，但产妇常因产后会阴伤口疼痛、卧床小便不习惯、产后疲乏，以及分娩过程中膀胱受压肌张力减低等原因影响顺利排尿。如产后 6~8 小时产妇仍不能自行排尿，子宫底上升达脐以上，或在子宫底下方触及一囊性肿块，表明有尿潴留，此时护士应讲明排尿的意义，解除思想顾虑并采取以下方法协助排尿，如协助产妇坐起或下床小便、用温开水冲洗外阴或听流水声音诱导排尿反射，也可按摩膀胱或针刺三阴交、关元、气海等穴位刺激膀胱肌收缩排尿，肌注新斯的明 0.5mg 可使平滑肌收缩有助排尿，但效果不显著。用上述方法无效时，应在严格无菌操作下导尿并留置导尿管，开放引流 24~48 小时，使膀胱肌休息并逐渐恢复其张力，必要时给予抗生素预防感染。

产后产妇因卧床时间长、运动减少、肠蠕动减弱、腹肌松弛等因素均易发生便秘。产后应鼓励产妇多饮水，多食蔬菜及水果，尽早下床运动，以防便秘发生。如产前已灌肠者，产后 2 日内可无大便，否则必要时给缓泻剂。因痔疮痛影响排便时，可用安纳素栓置肛门内起到镇痛作用。肛门洗净后可涂 20%鞣酸软膏，有收敛镇痛作用，产后 10 日可以温水坐浴，每日 2~3 次，多在产后数周消失。

4. 乳房护理　产妇应穿大小适宜的胸罩，以支持增大的乳房，减轻不适感，每次哺乳前，产妇应洗净双手，用湿毛巾擦净乳房。哺乳时护士应进行喂养方面知识和技能的指导，预防乳房肿胀或乳头皲裂（详见第三节母乳喂养）。哺乳后，应将婴儿竖直抱起，轻拍背1~2 分钟，排出胃内空气以防溢奶。

产妇因病或其他原因不能哺乳者，应及时退乳。分娩第 2 日肌注己烯雌酚 4mg，每日 2 次，共 3 日。已泌乳者可外敷芒硝，将芒硝碾碎放薄布袋中敷于乳房，每乳 200g，用乳罩托住，芒硝结块时应更换，直至无乳汁分泌；或用焦麦芽60g水煎当茶饮效果亦好。

5. 产褥期保健操　产后运动可增强腹肌张力和恢复体形。肌肉张力的恢复需要2~3个月，并且与怀孕的次数、运动量和运动种类有关。产后运动可促进子宫复旧、促进骨盆底收缩和复旧；可以增强阴道口和尿道口肌肉张力，并且使骨盆底恢复其支托生殖器官和泌尿器官的功能，以免子宫脱垂或子宫后屈而引起腰酸背痛或膀胱膨出。产后运动可促进血液循环，预防血栓性静脉炎；可促进肠子蠕动，增进食欲及预防便秘。产后第二日开始可进行产后锻炼，应注意产后运动应由由少到多，由轻到重，根据产妇的情况逐渐加强，避免过于劳累（图4-4）。运动中若有出血或不舒适感觉时，应立即停止。剖宫产妇女可先进行促进血液循环的运动项目，如深呼吸，其他项目可以等到伤口愈合后再逐渐进行。

运动前的准备包括打开窗户保持室内空气通畅及新鲜、穿着宽松衣服、排空膀胱、移去枕头，以及在硬板床上进行运动。

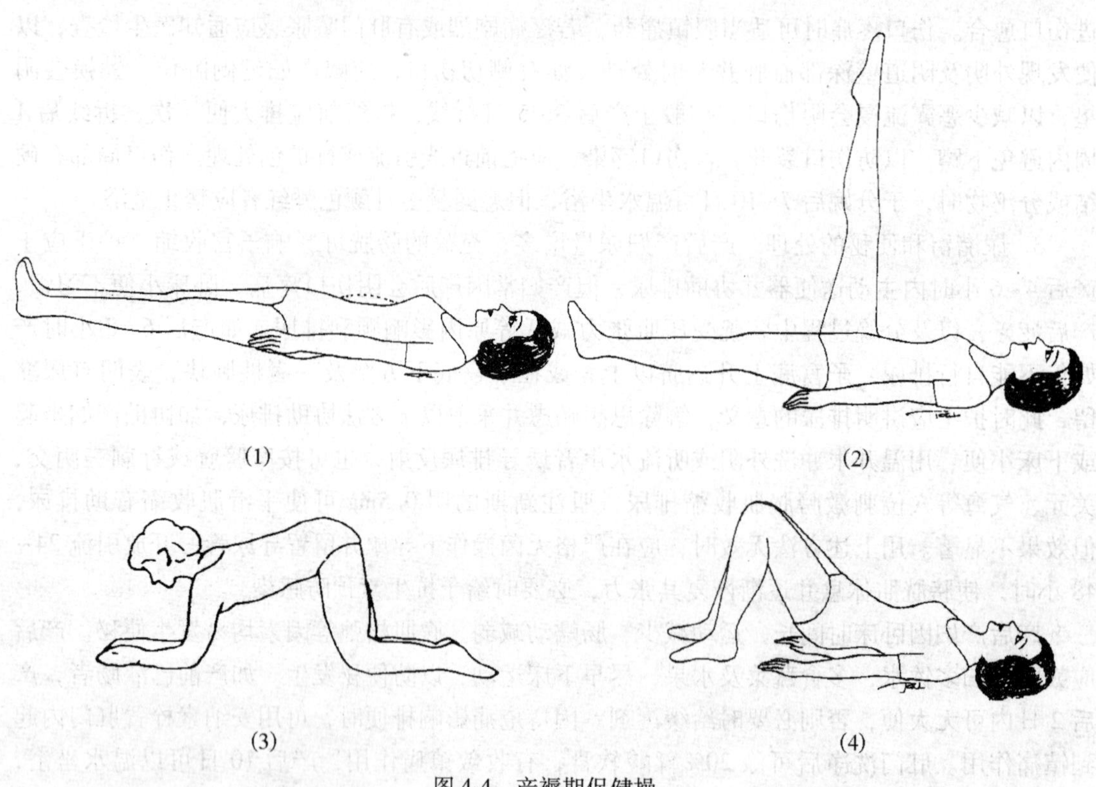

图4-4　产褥期保健操

（1）腹式深呼吸　产妇取仰卧位，全身放松，先深吸气，收腹部，然后呼气。每日2次，每次20分钟。

（2）缩肛动作　产妇取仰卧位，两臂直放于身旁，进行缩肛与放松动作，每日数次，每次10下。

（3）抬腿动作　产妇取仰卧位，两臂直放于身旁，举一腿与身体垂直，然后慢慢放下，再举另一腿，再放下，如此交换举腿 5 次，每日锻炼 1~2 次。

（4）膝胸卧位　每日 2 次，每次 10 分钟。

（5）抬臀动作　产妇取仰卧位，两臂直放于身旁，屈腿，有规律地抬高臀部离开床面，然后放下，每日 2 次，每次连续动作 10 次左右。

6. 性生活指导　产后夫妇的性生活会因为产后生理、心理的变化和角色的改变而深受影响。特别是性欲和性反应也会因为孩子的降临而产生变化。一般产褥期恶露尚未干净时，不宜性生活，因为此时子宫创面未完全修复，以免引起感染。应在产后 6 周检查完毕，生殖器官已复原的情况下，恢复性生活。目前也有人提出只要浆性恶露一结束，就可以恢复性生活。如有会阴侧切伤口，需在伤口愈合后恢复性生活，约在产后 3 周。

产后初期，因为激素水平尚未恢复孕前状态，阴道润滑性减少和会阴伤口的易感性，常会造成产后性交时的疼痛与不适，所以可以使用润滑胶剂，以减轻性交疼痛。

排卵可在月经未复潮前即先恢复，故应采取避孕措施，可选用工具法，包括男性工具法（避孕套）和女用工具法（宫内节育器）以及口服避孕药等方法。如哺乳的母亲不宜口服避孕药，因激素可通过乳汁而影响婴儿，应选用工具避孕。一般正常分娩者产后 3 个月，剖宫产者产后 6 个月可放宫内节育器，但应与医生讨论具体的放置时间。

7. 产后复查　分娩后 6 周进行产后复查，如有异常情况者，可提前进行。检查时应了解产妇全身及生殖器官恢复的情况，会阴、阴道伤口愈合情况，骨盆底的肌肉张力，乳房及泌乳情况，测量血压，必要时做血红蛋白及红细胞计数、尿蛋白及尿常规检查，并且对婴儿进行全身检查，了解喂养及发育状况，进行保健咨询。对有并发症的产妇应及时给予治疗处理，有合并内外科疾患者，督促去内外科随诊，继续治疗。

8. 心理护理　帮助产妇保持心情愉快，精神放松，给予知识及技能的指导，使产妇能很快适应母亲角色的转变，顺利渡过产褥期。分娩对产妇而言是个压力，角色的变化带来责任的加重，又由于产后身体的变化，更会加重压力。

产后最初 1~2 日，产妇常叙述分娩的经过和感受，更加关心自己。护士在与产妇建立良好的支持关系后，应多与其接触，此时产妇被动性、依赖性显著增加，护理人员在做好基础护理及婴儿护理的同时，进行卫生宣教工作。产后 3~4 日，经过充分的休息和恢复，产妇转为去实现自己的职能，开始关心孩子的喂养能力，乳汁的质量，也会认为孩子的溢奶是自己的过失，甚至常常自责。护理人员应说明这种想法是不正确的，并指导产妇掌握为人父母的知识与技能，但护士不能代替母亲照顾孩子，应让产妇学会如何观察和护理孩子，以增强母亲的信心。

产后体形的改变能否恢复，是许多产妇都关注的问题。产褥初期，因为分娩后腹部松弛，孕前衣服不再合身，产妇会感到不安，护理人员应讲解产后锻炼的功效，如能坚持会恢复孕前水平。

9. 出院指导　产妇在出院前一日，护士应认真评估其身体状况，以及她是否具备护理孩子的知识及技能，是否具备自我护理的能力，若有疑问应及时给予解答，必要时应与家属交流沟通，商讨解决问题的措施。告诉产妇随访的时间，确保母婴在产后 42 日到医院随访。

（三）健康教育

1. 产妇住院期间，护理人员应根据产后母体生理、心理变化，适时的在日常护理工作中随时进行健康教育。因为健康教育是护理实践的一个重要组成部分，是护士职责之一，护士不仅是健康的照顾者，同时也是健康的倡导者和教育者。通过产后的健康教育，可使产妇顺利地度过产褥期并适应角色的转变，承担起母亲的重任。

2. 产后健康教育的形式应多样化。根据美国护理专家 Rogers 在 1986 年做过的一项科学研究表明，一个人能记住所听到的内容占 5%，记住读过的内容占 10%，记住见到的内容占 30%，记住亲自做过的事情占 75%。因此，护士在健康教育中要采用多种方式方法，以使产妇能有效地接收信息（知识），从而促进健康。临床上一般采取个体指导（面授）和小组指导等方法，如组织产妇听课、看录像、听录音、阅读书刊和板报，护士示范护理技巧或产妇自己动手操作，护士在旁边指导等。

3. 健康教育的内容

（1）母乳喂养指导　如母乳喂养的重要性、按需喂养、如何预防乳房肿胀和乳头皲裂、挤奶的手法等。大部分产妇初为母亲，缺乏喂养婴儿的知识，甚至不知道如何怀抱婴儿。因此，产后 1~2 日应首先进行母乳喂养方面的指导。

（2）新生儿护理知识及技能　如新生儿黄疸的原因与预防、如何预防婴儿呕吐以及一些婴儿疾病常见症状及处理、预防接种的时间和注意事项、新生儿皮肤的护理（婴儿沐浴、尿布使用）以及脐带处理方法等。

（3）产褥期自我护理的注意事项　如产妇的饮食、休养的环境、产妇的活动与睡眠、恶露的观察、子宫的复旧、个人的卫生及产后性生活指导等。

通过健康教育，使产妇能在产褥期间，讲科学，摒陋习，以保障母婴的身心健康。

四、护理评价

产妇在产褥期未出现并发症，如感染、出血等。产妇身体恢复良好，各项检查均在正常范围。产妇能适应母亲角色的转变，表现出良好的照顾婴儿的能力。

第三节　母乳喂养

一、母乳喂养的重要性

母乳喂养是大自然赋予人类的本能喂养方法。我国是一个具有几千年历史的文明古国，我国妇女自古以来以生儿育女为己任，并将用自己乳汁喂养孩子看作是母亲的光荣和自豪。但自从 20 世纪 70 年代以来，我国特别是城市母乳喂养率有所下降。

保护、促进和支持母乳喂养是 1990 年联合国召开的“世界儿童问题首脑会议”提出的重要目标之一，是国际社会继儿童计划免疫之后倡导的保护儿童健康的又一重大技术对策。1991 年 3 月我国总理李鹏代表中国政府在“儿童生存保护和发展的世界宣言”和“90 年代行动计划”的两个文件上签名并作出承诺，在中国创建爱婴医院，并于 1992 年国务院颁发了《九十年代中国儿童发展规划纲要》。

为了实现我国政府对国际社会的承诺及《九十年代中国儿童发展规划纲要》的目标，自 1992 年以来，我国开展了大规模的以“促进母乳喂养，创建爱婴医院”为起点的爱婴行动，并培训了大批妇产科医生、儿科医生、护士、助产士和妇幼保健工作者。按照创建爱婴医院的十条标准，更新和改变了医护人员对母乳喂养的知识、态度和行为。改革了传统的产儿科制度，实行母婴同室、早开奶。创建爱婴医院规范了医疗保健机构的爱婴服务，成功地保护、促进和支持了母乳喂养。

通过多年的调查研究，证实母乳在免疫学、营养学、生殖生理学和心理学等方面有着特殊的功能，因此母乳喂养对母亲、婴儿的健康有诸多益处。

母乳含有婴儿所需的全部营养。母乳中含乳清蛋白较多，约占蛋白质总量的 2/3，可在胃内形成较细小的凝块，容易消化。脂肪中亚油酸含量较高，并含有较多的脂肪酸，脂肪颗粒较小，易于消化、吸收。乳糖完全溶于乳汁中，乳糖分解产酸，使新生儿粪便 pH 值较低，不利于大肠杆菌等病菌生存，而使不致病的双歧杆菌大量繁殖，从而减少新生儿患腹泻及被大肠杆菌感染的机会。母乳中钙磷比例合适，含铁量甚微，但易吸收，各种维生素含量与乳母所进食物有密切关系。母乳中大部分乳清蛋白是由抗感染蛋白组成，主要为分泌性 IgA。此外母乳中含有乳铁蛋白、转铁蛋白、溶菌酶、补体和巨噬细胞以及其他酶类，故母乳有较强的抗感染作用。在初乳中免疫物质更丰富，含蛋白较高，脂肪及糖较少，能满足出生婴儿的需要。初乳具有轻泻的作用，能促进胎粪的排出，减轻新生儿黄疸的发生。

母乳喂养可增进母子感情，使母亲有一种情感上的满足，这样有利于婴儿的生长发育，有研究证明母乳喂养与高智商有关。

母乳喂养可促进子宫收缩，预防产后出血，并可减低母亲患乳腺癌、卵巢癌的发病率，延长排卵时间。

母乳直接从乳腺分泌，温度适宜，无污染，喂养方便，可减少家庭经济上的开支。

二、纯母乳喂养与母婴同室

婴儿从出生至产后 6 个月，除给母乳外不给婴儿其他食品及饮料，包括水（除药品、维生素、矿物质滴剂外），称为纯母乳喂养。

母婴同室是指生后母婴 24 小时在一起，母婴分离不应超过 1 小时。母婴同室可使母亲对孩子有反应，有助于母婴感情的联络，婴儿哭闹减少，母亲对母乳喂养信心增加，并可随时喂养孩子。

三、影响母乳喂养成功的因素

（一）母亲的因素

1. 心理因素

（1）产前母乳喂养心理准备是影响母乳喂养的保护性因素。产前母乳喂养心理准备越充分，在产后便更有信心坚持较长时间母乳喂养。因此，保证在孕期做好母乳喂养心理准备是产前母乳喂养宣教工作的重点。

（2）产后焦虑、抑郁，不良的分娩体验，分娩后的疲劳，缺乏自信，是影响第一个月纯母乳喂养的重要因素。因此，应在分娩中减少产妇的痛苦，保证产后休息，使产妇能保持一个良好的心态。

2. 社会因素　产后访视是影响母乳喂养的又一个保护性因素，它是提供母乳喂养支持与帮助的又一途径。这对持续进行母乳喂养具有积极的影响。如果母亲缺乏支持系统，加之工作负担过重，家庭模式的改变，孩子由他人照顾使母婴分离等，都可影响母乳喂养的成功率。

3. 生理因素　严重的心脏病，子痫，传染病，营养不良，乳房问题，睡眠不足，或使用某些药物如麦角新碱、甲硝唑、巴比妥类等。

（二）婴儿的因素　早产儿，婴儿畸形如唇腭裂，产时并发症如颅内出血，新生儿窒息等。

四、护理评估

（一）健康史　了解母亲妊娠史、分娩史、用药史、疾病史。注意搜集新生儿的出生情况，如阿氏评分、体重等。

（二）母婴身体状况

1. 评估母亲的身体状况

（1）全身情况　有无急性传染性疾病，身体发育，营养状况，有无严重的心脏病、妊娠期高血压疾病等。

（2）乳房情况　乳房的形态，乳头有无凹陷，乳头有无皲裂或乳头是否平坦等。

（3）乳汁的质和量　乳汁的颜色，初乳是质稠、半透明，成熟乳呈白色。

（4）休息和饮食　产后是否母婴同室，母亲能否和婴儿同步休息。产后饮食易清淡，注意摄入高蛋白、高营养的饮食。

2. 评估婴儿的身体状况　婴儿的吸吮能力，喂奶时能否听见吞咽声，两次喂奶之间，婴儿是否满足、是否安静，体重增长如何。大小便情况，有无畸形如唇腭裂，有无分娩并发症如颅内出血等征象。

（三）心理社会评估　评估产妇有无焦虑、抑郁的表现，如时常哭泣，情绪不稳定，对周围事情不感兴趣，不愿意触摸、照顾孩子。

评估产妇的家庭情况，如经济状况，产后有无支持系统照顾母婴等。

五、护理诊断和医护合作性问题

1. 母乳喂养无效　与母亲缺乏哺喂的技巧和知识、自信心不足、母亲疲劳等因素有关。

2. 乳房肿胀　与婴儿含接姿势不正确，未做到按需哺乳有关。

3. 乳头疼痛　与婴儿含接姿势不正确引起乳头皲裂有关。

4. 有感染的危险　与乳头皲裂，致病菌侵入有关。

六、计划与实施

（一）预期目标

1. 母亲能掌握母乳喂养的知识和技巧。

2. 新生儿喂养后每日尿量增加，体重增长理想。

3. 促进亲子关系建立。

4. 母亲能坚持母乳喂养 4~6 个月。

（二）计划与实施

1. 产前喂养知识教育　在孕妇学校由护士向孕妇讲解婴儿的营养需求，母乳喂养的好处，孕期妇女的营养，除必需的饮食外，应禁烟酒、咖啡和禁忌药物。并使孕妇了解乳房的大小与泌乳量无关，母乳喂养不会影响产妇的外形，反而会促进子宫的复旧。护士应用模型向孕妇示范母乳喂养的体位，如何怀抱婴儿等，如有可能请孕妇自己进行练习，以增强孕妇母乳喂养的自信心。

2. 产前乳房护理

（1）擦洗乳头　告之孕妇在妊娠 7 个月后用湿毛巾擦洗乳头，每日 1 次，擦洗时用力适当，不要损伤皮肤，不能用肥皂和酒精。产前经常擦洗乳头能使乳头、乳晕皮肤坚韧，可预防喂奶时乳头疼痛和皲裂，但有流产及早产先兆的孕妇应禁止刺激乳头。

（2）乳房按摩　指导孕妇在妊娠 7 个月后用手掌侧面轻按乳房壁，露出乳头，并围绕乳房均匀按摩，每日 1 次，其目的是增加乳房的血液循环，促进乳汁分泌。

3. 乳母的心理准备

（1）产后产妇常担心自己乳汁少，不够喂养婴儿。因此，护理人员应消除产妇紧张的心理，告之产妇婴儿是伴着水、葡萄糖和脂肪储存而诞生的，产后几日的少量初乳完全能满足婴儿需要。只要让婴儿勤吸吮，注意饮食及休息，母乳会分泌很快。

（2）出生最初几日婴儿体重呈生理性下降的趋势，只要坚持频繁吸吮，婴儿体重会很快恢复。但婴儿体重下降不应超过出生体重的 10%。

（3）坚持按需哺乳，婴儿啼哭或母亲觉得乳房肿胀或觉得需要哺乳时，就给婴儿喂奶。因为婴儿早期频繁吸吮，按需哺乳有助于母亲分泌乳汁，并让婴儿吸吮到营养和免疫价值极高的初乳，以促进胎粪排泄。产后 1 小时内开始哺乳，产后 1 周内，哺乳次数应频繁些，每 2~3 小时哺乳一次，每次 15~20 分钟或更长些，只要婴儿想吃就不要停止。每次哺乳时，母亲用一手托扶并轻轻挤压乳房，手呈 C 字形，协助乳汁外溢，防止乳房堵住婴儿鼻孔。哺乳后，应将婴儿抱起轻拍背部 1~2 分钟，以便排出胃内空气，防止婴儿溢乳。

（4）注意休息，母婴同室打乱了产妇以往的睡眠习惯，常感到疲劳，产妇应与婴儿同步休息，以保证充足的体力和精力。

4. 母乳喂养的技巧指导

（1）母亲的体位　母亲可采取坐位或卧位，全身肌肉放松抱好婴儿。母亲的手指贴靠在乳房下的胸壁上，拇指轻压乳房上部，这可改善乳房形态，使婴儿容易含接。注意托乳房的手不要太靠近乳头处，示指支撑着乳房基底部。婴儿的头与身体呈一直线，脸对着乳房，鼻子对着乳头，婴儿身体紧贴母亲，若是新生儿，应托着其臀部（图 4-5）。

（2）婴儿含接姿势　婴儿的下颏接触到乳房，嘴张得够大，让乳头和大部分乳晕都含在婴儿口内，下唇外翻，婴儿嘴下方露的乳晕比上方少（图 4-6）。

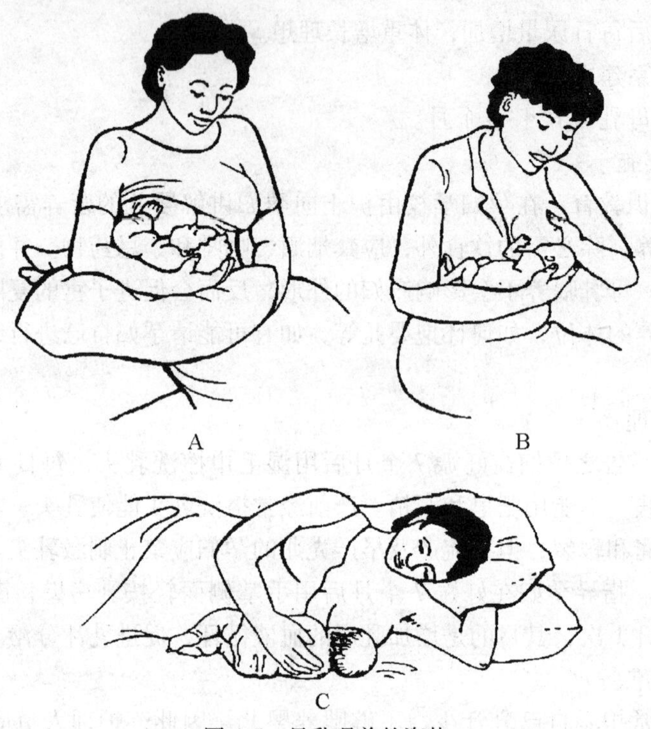

图 4-5　母乳喂养的姿势

A. 把婴儿放在臂下的姿势（环抱式），适于双胎、乳腺管阻塞、婴儿含接有困难者；B. 母亲用乳房对侧臂抱婴儿，适用于体小或患病婴儿；C. 侧卧式

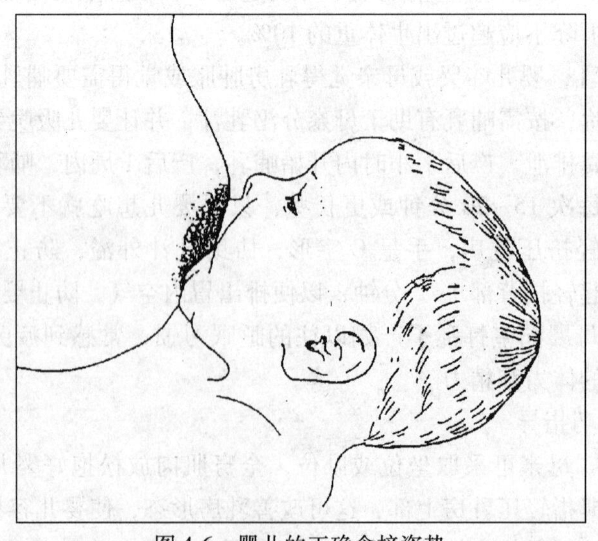

图 4-6　婴儿的正确含接姿势

5. 乳头皲裂的护理　由于婴儿含接姿势不良可造成乳头皲裂，母亲常感到乳头疼痛。发生皲裂后，若症状较轻，可先喂健侧乳房，再喂患侧。喂奶结束时，母亲用示指轻轻向下按压婴儿下颌，避免在口腔负压情况下拉出乳头而引起局部疼痛或皮肤损伤。如果母亲因疼痛拒绝哺乳时，应将乳汁挤出收集在一个消毒容器内，用小勺喂哺婴儿，每 3 小时一次，直至好转。每次哺乳后，再挤出数滴奶涂于皲裂的乳头、乳晕上，因乳汁具有抑菌作用且含有丰富的蛋白质，能起修复表皮的作用，并将乳房暴露在新鲜的空气中，使乳头干燥，有利于伤口愈合。

6. 乳房肿胀的护理

（1）原因　产后开奶时间晚、婴儿含接姿势不良、限定喂奶时间、未做到按需哺乳。

（2）预防　首先于分娩后尽早开奶，确保正确的含接姿势，做到充分有效的吸吮，鼓励按需哺乳（只要婴儿想吃或母亲乳胀时）。

（3）处理　如果婴儿能吸吮应采取正确的含接姿势频繁喂养，若因乳房过度肿胀，婴儿无法吸吮时应将乳汁挤出喂哺婴儿，挤奶前先刺激射乳反射。可采用热敷、按摩、拍打等方法，母亲应精神放松，然后再用手或吸奶器将乳汁挤出，每次挤奶时间一般为 20 ~ 30 分钟。

（4）手工挤奶方法　护士要教会母亲自己做。让母亲把双手彻底洗净，将已消毒的挤奶容器靠近乳房。拇指及示指放在乳晕上，距乳头根部 2cm 处，二指相对，其他手指托着乳房。用拇指及示指向胸壁方向轻轻下压，不可压得太深，否则将引起乳导管阻塞。压力应作用于乳晕下方的乳窦上，反复一压一放。第一次挤压可能无奶水滴出，如果射乳反射活跃，奶水还会流出甚至喷出。挤压乳晕的手指不能滑动或摩擦，应依各个方向挤压乳晕，使每个乳窦的乳汁都被挤出。一侧乳房至少挤压 3~5 分钟，待乳汁少了，就可挤另一侧乳房，如此反复数次持续 20~30 分钟（图 4-7）。

7. 乳腺炎护理　产妇的乳房若出现红、肿、热、痛的症状，或有硬结，提示可能患有乳腺炎。轻度时，哺乳前湿热敷乳房 4 ~ 6 分钟并按摩乳房，由乳房外侧向乳头方向环行按摩。哺乳时先喂患侧，因饥饿时的婴儿吸吮力最强，有利于吸通乳腺管。同时按摩患侧乳房，充分吸空乳汁，并增加哺乳的次数，每次哺乳 20 ~ 30 分钟。哺乳后，母亲应充分休息，给予清淡饮食。体温高时应多喝水，遵医嘱给予抗生素或镇痛药。

8. 平坦或凹陷乳头的护理　产后应树立母亲的信心，向母亲讲清楚婴儿吸的是乳晕而不是乳头。帮助母亲哺乳时采取正确的体位，尝试不同的哺乳体位，如环抱式。也可采取其他方法，如用手刺激乳头、手动吸奶器或用空针筒抽吸乳头将乳头竖立起来，有利于婴儿含接（图 4-8）。

9. 出院指导　出院时应通知社区保健部门，以便母亲能得到进一步的母乳喂养方面的支持。嘱咐母亲在出院后，应合理安排饮食，保持精神愉快，注意个人卫生，注意休息和睡眠。如果母亲需外出工作时，可在上班前将乳汁挤出存放于冰箱内，白天由他人用奶瓶继续喂母乳，母亲下班后及节假日时间仍坚持母乳喂养，时间可长达 4~6 个月。

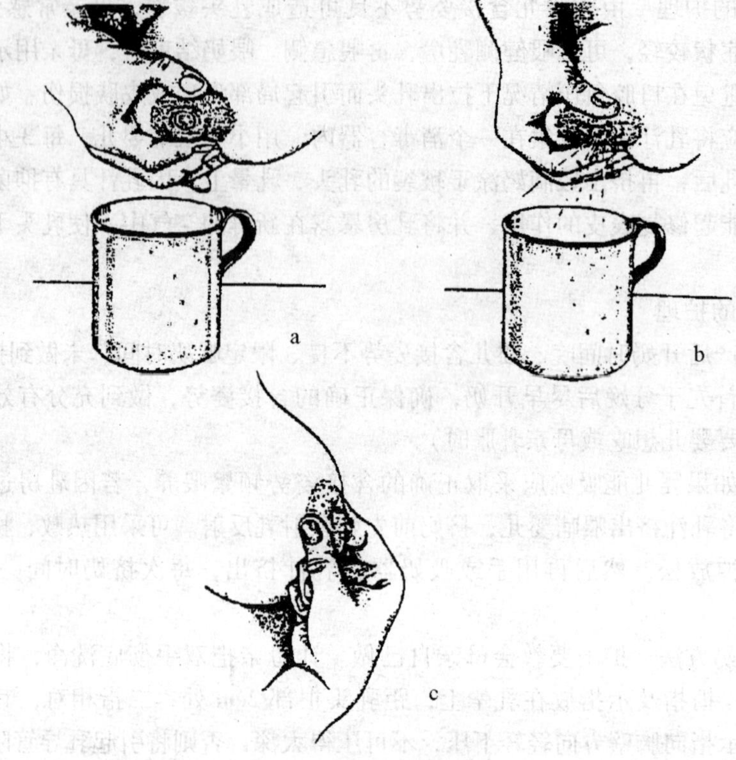

图 4-7　手工挤奶的手法

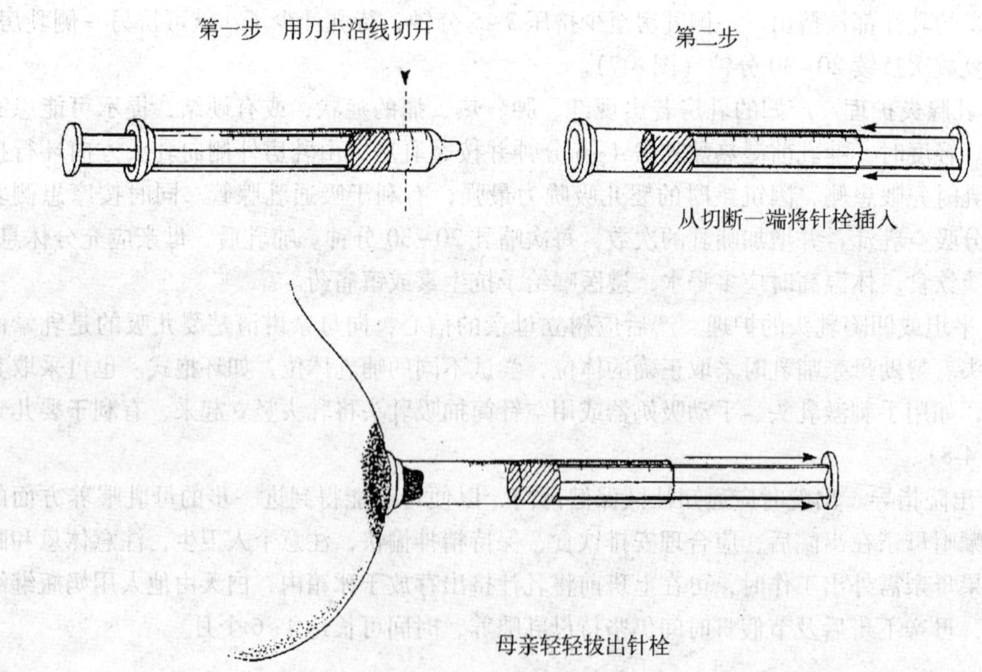

图 4-8　制备和应用注射器护理凹陷乳头

七、护理评价

母亲能叙述母乳喂养的知识并能进行有效的喂养。婴儿小便次数正常，体重增长理想。母亲能很好地照顾婴儿，母子感情亲密。

八、母乳喂养成功的十项措施

要求每个妇幼保健机构都应做到以下方面。

1. 有书面的母乳喂养政策，并常规传达到所有的保健人员。
2. 对所有保健人员进行必要的技术培训，使她们能实施这一政策。
3. 要把有关母乳喂养的好处及处理方法告诉所有的孕妇。
4. 帮助母亲在产后 1 小时内开奶。
5. 指导母亲如何哺乳，以及在需与其婴儿分开的情况下如何保持泌乳。
6. 除母乳外，禁止给新生儿喂任何食物或饮料，除非有医学指征。
7. 实行母婴同室，让母亲与其婴儿 24 小时在一起。
8. 鼓励按需喂养。
9. 不要给母乳喂养的婴儿吸橡皮奶头，或使用奶头作安慰物。
10. 促进母乳喂养支持组织的建立，并将出院的母亲转给这些组织。

（赵玉芳）

第五章 正常新生儿的护理

关键词

neonate	新生儿
Apgar score	阿氏评分法
asphyxia	窒息
jaundice	黄疸
vernix	胎脂
exclusive breast-feeding	纯母乳喂养
rooming-in	母婴同室
feeding on-demand	按需喂养
touch	抚触
immunization	免疫接种

新生儿期是指从出生脐带结扎至出生后 28 日。新生儿出生后，面对子宫外的环境是否能成功地调适过来，决定于新生儿本身的生物性与行为性的准备度，以及家属和医护人员所提供的健康照顾品质。护理人员在护理新生儿时应完整及深入地评估新生儿的身体状况，并且提供必要的照顾，以及向父母提供健康教育以提升其护理婴儿的技能。

一、新生儿的生理特点

自娩出的一刹那，新生儿的身体即发生了若干的生物性反应，以使其能适应子宫外的环境及奠定以后生长发育的基础。

1. 呼吸系统　正常的胎儿在子宫内即开始有微弱的呼吸运动。为促使新生儿在第一次呼吸运动中使肺部能扩张起来，胎儿在出生前其肺部必须达到相当的成熟度，即胎肺表面有活性剂的存在，以避免肺泡的萎缩，同时，胎肺血管发育完成且深入肺部组织，以协助气体的交换。新生儿出生时由于本体感受器及温度感受器受到刺激等多种因素，呼吸中枢反射性兴奋，从而引起呼吸运动。

由于新生儿呼吸中枢调节功能不全，呼吸肌发育不完善，呼吸主要依靠膈肌运动，以腹式呼吸为主。所以，新生儿呼吸表浅，效能较低，频率较快，每分钟 30~40 次，有时节律不规则。

影响新生儿第一次呼吸的因素包括：肺泡表面张力、肺内液体的黏稠度及肺部疾病。当胎儿经过阴道分娩，胎肺内的液体有 30% 被挤压出来。如果是剖宫产，胎儿没有经过挤压过程，则容易有部分液体存留在肺内而出现呼吸窘迫的现象。

2. 循环系统 出生时，脐带的切断及第一次呼吸，使新生儿的循环系统发生改变。

（1）卵圆孔关闭 胎儿在子宫内，由于右心房的压力较大，卵圆孔是敞开的。出生时，新生儿呼吸后肺动脉扩张使肺部含氧，肺阻力的下降与肺血流的增加使右心房的压力降低，引发新生儿在出生后数小时卵圆孔自动功能性关闭，数月后，卵圆孔永久性关闭。

（2）动脉导管关闭 因动脉导管对动脉血氧压力的改变非常敏感，所以当新生儿第一次呼吸时，肺动脉血管扩张，阻力减少，血氧分压上升，动脉导管收缩。动脉导管功能性关闭发生在出生后15小时内，而在出生3周后才会永久地关闭。所以部分新生儿出生后几日内可闻及心脏杂音。

3. 免疫系统 胎儿从妊娠20周后就可以自行合成少量的免疫球蛋白。同时，胎儿从母体获得IgG，可在出生6个月内对白喉、麻疹和风疹等具有免疫力，但本身的主动免疫力则尚未发育完善。新生儿的巨噬细胞对抗原的识别能力差，免疫反应不及时。新生儿产生的IgM有限，又缺少补体和备解素等，因而粒细胞对细菌，特别是革兰阴性菌的杀灭能力差，容易发生败血症。血中的溶菌酶和粒细胞对真菌的杀灭力也较差，应注意预防感染。

胎儿在宫内不能产生IgA，但母亲的初乳中含有IgA。因此，母乳喂养的新生儿可获得来自母体的IgA，以抵抗胃肠道及呼吸道的感染。

4. 消化系统 新生儿胃容量较小，胃排空时间为2~4小时。由于新生儿的胃部呈水平状，且贲门括约肌发育不全，所以哺乳后容易发生溢乳。新生儿对淀粉消化能力较弱，对蛋白质、糖类、脂肪的消化较好，可吸收85%~95%的人乳脂肪，牛乳脂肪颗粒较大吸收率较低，肠壁有较大的通透性而易于初乳中免疫球蛋白的吸收，故母乳喂养是哺育新生儿的最佳选择。

90%的新生儿在出生24小时内排出第一次胎便，若出生24小时后仍未有胎便排出，应检查有无先天性消化道畸形。胎便是一种无味、浓稠、深绿色的粪便，内含有胆汁、胎儿的上皮细胞、毛发和羊水。经喂养2~3日后出现过渡性粪便，是一种棕绿色不及胎便黏稠的粪便。在新生儿出生后第4日，喂母乳者会排出具有甜味、金黄色、松软的粪便；而喂牛乳者则排出具有刺激味、黄白色、浆糊状的粪便。新生儿的排便次数因人而异，喂母乳的婴儿排便次数多。一旦新生儿建立了规律性哺喂，其排便次数可有2~3日一次或一日10次的可能。

5. 泌尿系统 新生儿肾脏滤过功能、调节功能及浓缩功能均较弱，易发生水、电解质紊乱。新生儿多在出生后24小时内排尿。排尿的次数第一日2~6次，随着喂养量的增加，次数可达到每日十余次。若出生后48小时仍未排尿，应检查原因。

6. 神经系统 新生儿脑相对较大，脊髓相对较长，但脑沟回仍未完全形成。新生儿具有如下非条件反射：觅食、吸吮、吞咽、拥抱、握持等反射。由于大脑皮层兴奋性较低，新生儿每日睡眠20小时以上。新生儿味觉发育较好，皮肤感觉以口唇最敏感，嗅觉较弱，触觉及温度觉较敏感，痛觉迟钝。

7. 代谢系统 新生儿代谢水平较成人高。出生后其葡萄糖及钙质的供应受到阻断，尤其是在刚出生的第1日，葡萄糖及钙质的代谢出现巨大的改变。出生时新生儿血中葡萄糖浓度为母体的60%~70%，而在1~2小时之间快速下降，最后维持在1.9~2.2mmol/L（35~40mg/dl），在6小时后又会升至3.3mmol/L（60 mg/dl）。低血糖症是指出生72小时内血中葡萄糖值低于2.2mmol/L（40 mg/dl）。

新生儿血钙浓度一般在出生后24~48小时内会持续下降至维持一定值。低钙血症是指血钙值低于1.75mmol/L（7 mg/dl），一般多发生于新生儿出生2日内或6~10日之间。持续性的低钙血症多源于牛乳中钙磷比例不当。

低血糖和低钙血症是新生儿最常见的新陈代谢异常，是引起抽搐的主要原因。此外，躁动、窒息、发绀、无精打采、吸吮力差、体温偏低和肌肉张力差等症状也是低血糖或低血钙的临床表现。

8. 生理性黄疸　由于胎儿期红细胞含氧量少而代偿性增多，出生后肺呼吸建立，体内过多的红细胞迅速被破坏而产生大量的胆红素，而新生儿肝脏酶系统发育不完善，无法在短期内将大量的胆红素代谢掉，致使皮肤、黏膜、巩膜逐渐发黄，称为生理性黄疸。足月儿于出生后2~3日出现，第4~6日达高峰，一般7~10日或以后自然消退。

病理性黄疸多出现在出生后24小时内，并可能合并有血型不合、遗传性新陈代谢异常或严重的生产窒息。

母乳性黄疸一般发生在出生后3~4日，且持续时间较长。其原因是母乳中含有黄体脂醇会抑制葡萄糖醛酸转换酶的作用，并且母乳中含较高量的脂肪酶，可抑制间接胆红素的结合。当新生儿血清胆红素高达274μmol/L（16 mg/dl）时，应暂时停止母乳喂养。

9. 凝血因子缺乏　凝血因子是维系凝血过程的重要因素。由于新生儿肝脏功能不健全，会出现凝血因子缺乏的现象，使新生儿的凝血时间延长。凝血因子中，凝血因子Ⅱ、凝血因子Ⅶ、凝血因子Ⅸ、凝血因子Ⅹ会受到肠道菌落合成的维生素 K_1 的活化。而新生儿在出生时肠道呈无菌状态及维生素 K_1 值偏低，因此，在出生后立即预防性注射维生素 K_1，可防止新生儿出血问题。

10. 碳水化合物的代谢　新生儿体内的葡萄糖以肝糖原的形式储存在肝脏中，当体内葡萄糖不足时，肝糖原即分解成葡萄糖进入血管中，以维持有效的血糖浓度。若出现窒息或低体温时会使体内的葡萄糖快速耗尽。

11. 生理性体重下降　新生儿在出生后2~4日，因尿液及粪便的排出、摄入量少、无感性水分丧失及高新陈代谢率等因素，其体重会下降6%~9%，一般不超过10%，称为生理性体重下降。以后，随着适当的液体补充和热量摄取，新生儿在第5日后开始体重逐渐增加，到出生后7~10日，体重恢复到原有水平。

12. 乳腺肿大及假月经　新生儿出生后3~5日，可出现乳房肿大或有乳汁样的分泌物，多于2~3周后自然消退。女婴有时会出现少量阴道流血或白色分泌物，1~3日后自止。以上均系母亲妊娠后期的雌激素进入胎儿体内，出生后突然中断所致，一般不需要处理。

13. 体温调节　新生儿体温调节中枢尚未完全成熟，以及受到周围环境的影响，易导致体温的丧失。此外，新生儿体表面积大、皮下组织较少、皮肤层较薄，以及血管分布于近皮肤的表面，使新生儿的体温容易传送到外界环境中。新生儿出生时环境温度一般低于子宫内温度，再加上新生儿皮肤潮湿、产房空气为低湿度且流动性大，使体温丧失快速。出生后

1 小时内体温约下降 2℃，以后逐渐回升，12～24 小时稳定在 36.5℃左右。新生儿无颤抖反应，而是增加氧耗提高代谢率增加产热。环境温度过高时通过皮肤蒸发水分散热，如进水量不足，体温可骤然升高至 39℃以上，发生脱水热。

14. 皮肤黏膜 新生儿出生时全身皮肤覆盖着一层灰白色的胎脂，有保护皮肤和减少散热的作用。头皮、耳后、腋下及其他皮肤皱褶处的胎脂较厚，可于出生后用消毒植物油或温开水轻轻擦去。新生儿的皮肤薄嫩，易受损伤而发生感染。

新生儿口腔黏膜柔嫩，血管丰富，两颊有厚的脂肪层称颊脂体，可帮助吸吮。上腭中线或两旁常有黄白色小点状物称为上皮珠，齿龈上有黄白色小颗粒称为牙龈粟粒点，俗称“马牙”，两者均系上皮细胞堆积所致，以后会自行消失，勿挑破或以物擦拭口腔，以防损伤黏膜。

有些新生儿在出生后 1～2 周内可在鼻尖和颌下处看到表皮下点状的白点即粟粒疹。其原因是新生儿皮脂腺未成熟，皮脂凝聚在皮脂腺内阻塞所致，2 周内可消失。有些新生儿在臀部、腰部或背部出现一界限分明的色素沉着区域，通常是蓝色带状的，称为蒙古斑。无特殊意义，通常于 1～5 岁时消失。

毒性新生儿红斑：是指毛囊周围的发疹。其原因可能是新生儿对一些接触物如皂液、油类的一种过敏反应或是皮肤受床单和衣物的刺激产生的反应。有 30%～70%的新生儿出生后 24～48 小时出现全身性红斑，开始时为丘疹，第 2 日渐严重，成为红斑，多数第 3 日消失，不需要治疗。

二、护理评估

1. 健康史 了解母亲的妊娠经过、母亲血型、分娩情况，如分娩方式、麻醉方式、产程时间、破水时间、羊水性质、胎心记录、阿氏评分、有无产伤等。

2. 身心状态 了解新生儿的成熟度。妊娠 37 周前出生者为早产儿；妊娠 37 周至不满 42 周者为足月儿；妊娠达到或超过 42 周者为过熟儿。然而若新生儿出生体重比其妊娠周数轻者，即小于胎龄儿，其对子宫外环境的调适可能会出现问题。

根据新生儿的生理变化了解新生儿的身体状态，如大小便排泄情况、皮肤颜色、睡眠状态等。另外，评估新生儿脐带的性质，观察有无脐带渗血。新生儿的吸吮情况等。

3. 辅助检查 必要时，了解新生儿的血生化指标，如血糖值、胆红素值、血细胞比容等。

三、护理诊断和医护合作性问题

1. 营养失调——低于机体需要量 与能量摄入不足，如巨大儿或母亲有糖尿病等因素有关。
2. 体温过高/过低 与新生儿体温调节中枢发育不完善等因素有关。
3. 黄疸 与新生儿肝脏发育不健全或感染、溶血等因素有关。
4. 有感染的危险 与新生儿免疫机制发育不完善和新生儿的特殊生理状况等因素有关。
5. 有皮肤完整性受损的危险 与新生儿皮肤娇嫩易受损伤及皮肤护理不当有关。
6. 腹泻 与肠道感染、不合理喂养方式有关。

7. 有窒息的危险　与误吸、吸吮吞咽反射不协调、呕吐有关。

8. 母乳喂养无效　与母亲不能正确哺喂、母乳量不足、母亲缺乏喂养知识有关。

四、计划与实施

（一）预期目标

1. 新生儿营养维持平衡，体重正常，哺喂后母婴满意。
2. 新生儿体温维持正常。
3. 新生儿皮肤保持完整，预防感染的发生。
4. 预防新生儿期可能出现的合并症。
5. 新生儿发育正常，无异常发生。

（二）护理措施　新生儿在出生的数小时内是一段重要且充满危机的时刻，护理人员应保护与维系新生儿主要生理功能的稳定性，以及预防新生儿合并症的发生。胎儿娩出后在产房进行即刻处理后与母亲一起转入母婴同室。护理人员应详细了解分娩方式及有无异常情况发生。根据新生儿记录核对母亲姓名、床号、出生日期、时间、性别、手腕带等是否正确，如无异常，应按正常新生儿进行护理。护理人员在为新生儿提供护理时，应将相关的新生儿的护理知识传授给新生儿的父母，使他们能尽快转变角色，担当父母的责任。同时，父母应为新生儿提供护理，增强其亲子感情，加深对新生儿的了解。

1. 体温控制　新生儿脱离母体后，因宫内外温度有差异，体温易受外界环境影响而下降，所以对刚出生的新生儿保温尤为重要。在产房，新生儿出生后的所有处理均应在保暖的情况下进行。新生儿出生后护理人员应立即擦干其皮肤，以防体温蒸发，尤其是头部。擦拭后用干净、温暖的包布包裹婴儿，并且用包布将头部包住，再进行新生儿与母亲的皮肤接触和早开奶。在换尿布和沐浴时动作应迅速，以减少体温的丢失。另外，要注意室温，一般为22℃~24℃，湿度55%~60%。若室温过高或婴儿盖被太厚，加之婴儿入量少，排泄多，会出现新生儿脱水热，体温可高达39℃左右。此时，应立即喂糖水，并减少盖被，使体温降至正常。

2. 预防低血糖　早期发现低血糖的现象，可预防中枢神经系统损害的发生。新生儿出生后应立即进行早开奶，按需哺乳。护理人员应观察新生儿的吸吮状态、母亲乳房情况、婴儿排泄情况等。当怀疑新生儿入量不足时，应检测其血糖值变化，若血糖值低于1.9~2.2mmol/L（35~40mg/dl），应立即加喂，因为如果不及时处理，可能会发生新生儿抽搐及窒息的现象。每日沐浴后，测量新生儿体重，并与出生时体重做参考，了解新生儿生理性体重下降的情况。

3. 密切观察黄疸情况　适当的护理照顾可以有效预防新生儿严重生理性黄疸的发生。护理人员应鼓励母亲给新生儿母乳喂养，因为初乳有轻度促进排泄的作用，使一部分胆红素从肠道尽早排出，以减轻黄疸的发生。护理人员要观察黄疸的程度，如面部、巩膜、手心、脚心的皮肤颜色，了解胆红素值的变化。对于母儿血型不合的新生儿，出生后24小时内应密切观察，发现异常，及时处理。

4. 预防吸入性综合征　由于新生儿的生理特点，易发生黏液或食物反流吸入的现象。

因此，新生儿在每次喂食后，护理人员或母亲要给婴儿进行拍背，促使其胃内气体排出，新生儿应尽量采取侧卧位，以利于呼吸道分泌物引流，防止坠积或呕吐物被吸入。

5. 预防感染　由于新生儿免疫机制不健全，皮肤层较薄等原因易发生感染。因此，在日常护理新生儿时要特别注意并加以预防。婴儿衣物、食具应专人专用，婴儿用过的一切布类用品清洗后，需经高压消毒后再使用。每日新生儿洗澡一次，做好新生儿脐带的护理。每次护理新生儿前后均应认真洗手，洗手可切断病原体的传播途径，是控制医院感染的重要措施，护理操作时要摘掉戒指、手镯等饰物，因为饰物上最容易积存污垢和病菌。有呼吸道感染、腹泻、开放性伤口、皮肤病、疱疹的人员应不能接触新生儿。母婴同室的房间应阳光充足、空气流通，室温保持在22～24℃，相对湿度维持在55%～60%，每日定时通风换气，减少空气中细菌和病菌数量。每日用湿法进行房间清洁，严格探视制度，控制外界人员对产妇和婴儿带来的交叉感染。

（1）新生儿沐浴　沐浴不仅是清洁皮肤，也可使新生儿在洗澡盆内运动，观察其生长发育情况，并检查皮肤是否红润、干燥，有无发绀、斑点、脓包或黄染等，如有异常及时处理。沐浴环境应舒适、避风、无尘，调节室温在26～28℃。

沐浴前应做好准备，包括：新生儿衣物、尿布、毛巾、消毒棉签、棉球、纱布、75%酒精、护臀霜、爽身粉、婴儿浴液等。

沐浴方式有卧式沐浴、盆浴、床上擦浴等。护士应根据新生儿大小和活动能力选择沐浴方式。目前医院内选用卧式淋浴，其优点是省力、迅速、减少交叉感染。有条件的医院可选择床旁盆浴，可避免抱错新生儿，又可有效预防交叉感染的发生。盆浴时要先倒冷水再倒热水，并用手腕内侧测试水温为40℃左右。沐浴时间应选择在喂奶后1小时，防止婴儿呕吐。沐浴顺序为眼睛、面部、颈部、身体，最后为生殖器部位。沐浴时应适当支托头颈部和四肢，用拇指与中指分别压住婴儿两侧的耳翼，避免洗澡水进入婴儿耳道，选择对婴儿皮肤无刺激的皂液。若新生儿皮肤红斑多，应尽量用清水洗澡，以减少皂液对皮肤的刺激。新生儿沐浴室应注意不可将新生儿单独留在沐浴台上，护士应始终用手触摸和保护新生儿。沐浴时动作应轻柔而敏捷，防止新生儿受凉或损伤。

新生儿住院期间，护士应向其父母进行沐浴操作示范，并指导母亲实际操作1～2次。也可放录像或幻灯等进行讲解示范，应推荐家庭沐浴法。

（2）脐带护理　新生儿每日沐浴后，进行脐带护理。原则是保持脐带清洁、干燥。其方法是用75%酒精棉签从脐带根部以环形的方式向外涂抹，直径为5cm大小，消毒后脐带不宜包扎，以促进脐带干燥脱落及预防感染。一般脐带在新生儿出生后7～10日自然脱落，脱落后仍需继续用75%酒精消毒脐窝处直至分泌物消失。在护理脐带时，要观察脐带有无渗血、出血、发红和异常的味道，以早期发现和处理。对出生24小时内的新生儿，应密切观察脐带有无渗血或出血，如发现有出血应根据情况重新进行脐带结扎，更换脐带纱布，以防感染。如脐部红肿或分泌物有臭味，提示脐部感染，除局部处理外，应根据医嘱使用抗生素预防败血症。新生儿应勤换尿布，避免大小便污染脐部。

（3）臀红护理　臀红即所谓的尿布疹，其原因是尿液及粪便长时间的刺激所致。处理方法是每次大小便后用温水洗净，适当暴露患部，用烤灯照射。照射时以保持皮肤温热为适宜的距离，谨防烫伤。另外，要勤换尿布，使用氧化锌软膏涂抹患部。

（4）皮肤护理　新生儿皮肤角质层薄嫩，易受损伤而发生感染。清除胎脂和洗浴时动作要轻柔。衣服、尿布等要柔软、平展无皱，皂液要漂洗干净，减少对皮肤的刺激和磨损。

（5）免疫接种　卡介苗在出生后24小时即可接种。但若出生体重<2500g的早产儿及体温>37.5℃、严重腹泻、呕吐、病危抢救的新生儿应暂缓接种。乙肝疫苗第一针在出生后24小时内接种。接种前应做好登记工作，以免漏种或重复接种，注意两种疫苗应在不同手臂接种。护理人员应向母亲讲明接种的目的，接种后的注意事项，复诊的时间、地点等。

1）卡介苗接种方法：采取皮内注射法。接种卡介苗时要求注射部位、剂量、操作等要准确。注射部位应选在左臂三角肌下缘，用75%的酒精消毒皮肤，待干燥后用左手绷紧皮肤，右手持消毒的1ml结核菌素试验注射器做皮内注射，注入皮内0.1ml形成2~3mm直径的皮丘，注射不宜过深，以免引起重度反应。

注意事项：①卡介苗应保存在冷暗处（2~8℃），接种前需先震荡菌苗使之均匀，如发现有不可摇散的颗粒、安瓿有破裂、瓶签不清楚以及菌苗过期等情况应废弃。安瓿打开后应在半小时内用完，不可在阳光下接种，否则影响效果。②接种时应严格掌握操作规程，接种用具均需经高压消毒，注射时要用消毒的干针筒及针头，做到一人一针一筒，用毕后先消毒后清洁处理。③卡介苗为低毒性活结核杆菌，多余菌苗及使用后的注射器应焚烧，不可乱丢。

卡介苗接种后的反应。①轻度反应：卡介苗接种后2~3周，局部出现丘疹浸润、硬结，继之出现脓包或溃疡；约2个月后，脓痂脱落，这属于正常反应；②重度反应：卡介苗接种后局部出现红肿、脓包、严重溃疡，腋下淋巴结肿大，甚至形成脓肿，这是异常反应，应进一步检查。

随访与宣教：新生儿接种卡介苗后，应对母亲详细说明接种卡介苗的作用与反应，使母亲了解有关知识。新生儿出生后未能接种卡介苗，可在3个月内去结核病防治所补种。母亲患有结核病者，新生儿仍然可以接种卡介苗，但应告之母子需隔离4~6周，使新生儿体内产生抗体，则接种效果较好。

2）乙肝疫苗接种。①主动免疫：无论乙型肝炎表面抗原阳（阴）性的母亲所生的婴儿，于出生后24小时内、1个月、6个月各接种一次疫苗。②被动免疫：对乙肝急性期或恢复期（无论e抗原阳性或阴性）母亲所生的婴儿，应用特异性高效价免疫球蛋白（HBIG），可使婴儿乙肝病毒携带率大幅度下降。方法是出生后24小时内、3个月、6个月各肌注一次。婴儿在接受主动免疫后产生自身抗体需要一定时间，在产生抗体之前给予被动免疫可使婴儿乙肝病毒携带率大幅度下降，因此乙肝疫苗与乙肝免疫球蛋白联合使用效果更好。

6. 大小便的观察　新生儿生长发育有赖于良好的喂养，而大便的性状能提示喂养情况，故每次更换尿布时要观察大小便次数，大便性状，并记录第一次排尿、排便时间，通过观察可初步了解消化道情况，为某些疾病诊断治疗提供依据。例如，消化不良时，大便呈黄绿色、稀薄状、次数多且粪水分开；摄入蛋白质过多时，大便硬结、块状，粪臭味极浓；进食不足时，大便呈绿色量少、次数多；肠道感染时，大便次数多、溏薄或水样，或带黏液、脓性，粪便腥臭，此时新生儿畏食、呕吐、腹胀、烦躁不安、发热，甚至嗜睡、脱水。

7. 眼、口、耳、鼻的护理 每日沐浴前用清水棉球从内向外清洁新生儿双眼。如眼睛发红、肿胀、分泌物增多，可能是对出生时为预防眼炎使用的药物过敏，也可能是产妇阴道患有炎症，胎儿经过产道时含细菌的分泌物接触新生儿眼睛，或由医务人员手污染而引起的结膜炎。此类患儿应遵医嘱使用眼药水治疗，护理人员应注意在治疗前后消毒双手。

新生儿口腔黏膜柔嫩，不应擦洗，以免损伤引起感染。口角处的奶渍及溢奶要及时擦去，以免发生口角炎。每日应检查口腔，如发现口腔黏膜有白点或雪片样白苔，应用生理盐水棉签轻轻拭去，如不易擦去或擦后有出血点，则为白色念珠菌感染引起的鹅口疮，应用4%苏打水清洗创面，再涂以制霉菌素甘油。治疗应在哺乳后半小时。患儿用过的奶瓶应先煮沸消毒再清洗，或先用4%苏打水浸泡半小时后再煮沸消毒，以防交叉感染。

沐浴时应擦洗耳郭，经常检查耳道及耳后，以防止泪水、奶水或呕吐物流入耳道、耳后引起炎症或溃烂。如有溃烂可用1%甲紫涂抹，新生儿侧卧时应患侧在上，使溃疡面通风干燥。

新生儿鼻部如有污物，可用温开水棉签轻轻擦拭，以保持呼吸道通畅。

8. 啼哭的观察 新生儿刚娩出后因受环境温度的突然改变，产生本能的反应——啼哭，以后随着大脑皮层和感觉器官的发育，啼哭逐渐和情绪联系在一起，如饥饿、过暖、响声、受刺激等皆能引起啼哭，新生儿伴有导致机体痛苦不适的任何疾病时也可出现不同形式的啼哭。如面色正常且哭声洪亮，久哭后声音逐渐变弱，哺乳后哭声立即停止，此系饥饿性啼哭。如出现烦躁而颤抖的尖声哭叫，并有难产或分娩损伤史者，常提示颅脑损伤。哭声低弱，呻吟伴有面色青灰、呼吸急促、精神萎靡，应警惕有心肺功能异常或衰竭的可能。根据哭声高低、强弱、持续时间的长短及其他伴随症状，分析啼哭的原因及时给予相应处理，常能挽救新生儿生命。

9. 监测体温、脉搏和体重 新生儿每日应测量体温2次，如体温低于36℃或高于37.5℃，应每4小时测量1次。体温过低应注意保暖，体温过高应检查原因，如盖被太厚、室温过高等，应及时处理。

正常新生儿脉搏为120~140次/分。临床上一般不测，如需要测量脉搏可触摸颞动脉或用听诊器听心脏。

新生儿体重是衡量生长发育与营养吸收程度的重要指标。因此新生儿出生后即应测量体重，以后每天沐浴后测量一次。出生后3~4日出现生理性体重下降，如出现体重下降过多或时间延长，应注意查找原因。

10. 新生儿抚触 抚触是经过科学指导的、有技巧的抚摸和按触，通过抚触者的双手对被抚触者的皮肤各部位进行有次序的、有手法技巧的抚摩。其目的是通过抚触可促进母婴情感交流；促进新生儿神经系统的发育，增加其应激能力；加快新生儿免疫系统的完善，提高免疫力；加快新生儿对食物的吸收，使其增加体重。

抚触要点：①一般在出生后24小时开始给新生儿进行抚触，时间在沐浴后，两次哺乳之间进行。每次抚触时间为10~15分钟，每日2~3次。②新生儿抚触室温度应在28℃以上，全裸时可在调温的操作台上进行，台面温度为36℃左右。③抚触者在操作前要取下饰物，洗净双手，用婴儿润肤油揉搓双手温暖，再进行抚触。④抚触时可播放柔和的轻音乐，使新生儿保持愉快的心情，抚触过程中要与婴儿进行语言和情感交流。抚触时应注意婴儿的个体差异，如健康情况、行为反应、发育阶段等。抚触时要注意婴儿的反应，如有哭闹、肌张力提高、神经质、活动兴奋性增加、肤色出现变化或呕吐等，应立即停止对该部位的抚触，如持续1分钟以上，应完全停止抚触。操作顺序是头部-胸部-腹部-上肢-下肢-背部-臀部。具体操作方法如下。

（1）头面部　两拇指指腹从眉间向两侧推；两拇指从下颌部中央向两侧以上滑行，让上下唇形成微笑状；一手托头，用另一手的指腹从前额发际抚向脑后，最后示、中指分别在耳后乳突部轻压一下；换手，同法抚触另半部。

（2）胸部　两手分别从胸部的外下方（两侧肋下缘）向对侧上方交叉推进，至两侧肩部，在胸部划一个大的交叉，避开新生儿的乳腺。

（3）腹部　示、中指依次从新生儿的右下腹至上腹向下腹移动，呈顺时针方向划半圆，避开新生儿的脐部和膀胱。

（4）四肢　两手交替抓住婴儿的一侧上肢从上臂至手腕轻轻滑行，然后在滑行的过程中从近端向远端分段挤捏。对侧及双下肢方法相同。

（5）手和足　用拇指指腹从婴儿掌面（脚跟）向手指（脚趾）方向推进，并抚触每个手指（脚趾）。

（6）背部　以脊柱为中分线，双手分别平行放在脊柱两侧，往相反方向重复移动双手；从背部上端开始逐步向下渐至臀部，最后由头顶沿脊柱摸至骶部、臀部。

（三）健康指导　指导产妇正确的母乳喂养方法，鼓励其坚持纯母乳喂养4~6个月。指导产妇护理婴儿的技巧，如给婴儿换尿布、洗澡、脐带护理、新生儿抚触等育儿知识，添加辅食的时间、方法，按免疫程序进行计划免疫接种，及时到指定的医疗机构复查。教会产妇识别新生儿的异常状况，告之咨询的电话，以及如何寻求相关组织的支持与帮助。

五、护理评价

新生儿能顺利适应母体外的环境。新生儿能有效吸吮母乳，且母乳充足，能做到纯母乳喂养。新生儿与母亲建立了良好的亲子关系。新生儿呈现舒适感，无因护理不当造成并发症的发生。

（赵玉芳）

第六章　高危妊娠监护

关键词

high risk pregnancy	高危妊娠
high risk gravida	高危孕妇
high risk infants	高危儿
estrogen. creatinine，E/C	尿雌激素/肌酐比值
oxytocin challenge test，OCT	缩宫素激惹试验
contraction stress test，CST	宫缩应激试验
non-stress test，NST	无应激试验
fetal heart rate，FHR	胎心率
FHR-baseline	胎心率基线
FHR variability	胎心率变异
tachycardia	心动过速
bradycardia	心动过缓
baseline oscillation	基线摆动
silent oscillation	静止型
acceleration	加速
deceleration	减速
early deceleration，ED	早期减速
variable deceleration，VD	变异减速
late deceleration，LD	晚期减速
fetal acceleration test	胎心率加速试验
amnioscopy	羊膜镜检查
lecithin. sphingomyelin，L/S	卵磷脂/鞘磷脂比值
foam stability test	羊水泡沫试验
alpha-fetoprotein，AFP	甲胎蛋白

高危妊娠是指在妊娠期有某种并发症或致病因素，可能危害孕妇、胎儿与新生儿或导致难产者。

高危妊娠的范围相当广泛，几乎包括了所有病理产科。

1. 孕妇年龄<16 岁或≥35 岁。

2. 有异常孕产史，如自然流产、异位妊娠、早产、死产、死胎、难产（包括剖宫产史）、新生儿死亡、新生儿溶血性黄疸、新生儿畸形或有先天性或遗传性疾病等。

3. 各种妊娠并发症，如妊娠期高血压疾病、前置胎盘、胎盘早剥、羊水过多或过少、胎儿生长受限、过期妊娠、母儿血型不合等。

4. 各种妊娠合并症，如心脏病、糖尿病、高血压、肾脏病、肝炎、甲状腺功能亢进、血液病、病毒感染（风疹、巨细胞病毒感染）等。

5. 可能发生分娩异常者，如胎位异常、巨大胎儿、多胎妊娠、骨盆异常、软产道异常等。

6. 胎盘功能不全。

7. 妊娠期接触大量放射线、化学性毒物或服用过对胎儿有影响的药物。

8. 盆腔肿瘤或曾有手术史等。

具有高危妊娠因素的孕妇称为高危孕妇。加强高危孕妇的系统管理和监护，了解胎儿在子宫内的安危，及早发现高危胎儿并及时给予处理，对早期发现遗传性疾病、降低围生儿死亡率和先天性缺陷都具有重要意义。

第一节 高危妊娠常见的监护方法

孕妇身体各系统因胎儿生长发育出现一系列相适应的变化，这些变化一旦超越生理范畴或孕妇患病不能适应妊娠的变化，则孕妇和胎儿均可出现病理情况，成为高危妊娠。通过对孕妇及胎儿的孕期监护和保健，能够及早发现并治疗并发症，及时纠正异常胎位和发现胎儿发育异常等，结合孕妇及胎儿的具体情况，确定分娩方式。根据国家卫生和计划生育委员会的要求，国内已普遍实行孕产期系统保健的三级管理，推广使用“孕产妇系统保健手册”，着重对高危妊娠（在妊娠期有某种并发症、合并症或致病因素可能危害孕妇、胎儿及新生儿或导致难产者）进行筛查、监护和管理。

高危妊娠监护的内容根据孕期不同而不同，早期妊娠监护重点在于确定妊娠高危程度，是否需行人工流产终止妊娠；中期妊娠监护重点是通过B超检查、羊水细胞的遗传学检查及羊水中甲胎蛋白测定等确定胎儿有无遗传性疾病或畸形，从优生角度考虑是否需终止妊娠；晚期妊娠监护重点是胎儿宫内状况、胎盘功能、胎儿成熟度，从母儿安全考虑，确定合适的分娩时机和方法，减少围生儿死亡率和发病率。胎儿及其成熟度的监护，包括确定是否为高危儿、胎儿宫内情况的监护、胎盘功能检查、胎儿成熟度检查、胎儿先天畸形的宫内诊断和胎儿遗传性疾病的宫内诊断。

一、胎儿宫内情况的监护

（一）确定是否为高危儿　高危儿包括：①孕龄<37周或≥42周；②出生体重<2500g；③小于胎龄儿或大于胎龄儿；④出生后1分钟内Apgar评分0~3分；⑤产时感染；⑥高危妊娠产妇的新生儿；⑦手术产儿；⑧新生儿的兄姐有严重的新生儿病史或新生儿期死亡等。

（二）胎儿宫内情况的监护

1. 妊娠早期　妇科检查确定子宫大小及是否与妊娠周数相符；B超检查最早在妊娠第5周即可见到妊娠囊；超声多普勒法最早在妊娠第7周能探测到胎心音。

2. 妊娠中期　借助手测宫底高度或尺测耻上子宫长度以及腹围。协助判断胎儿大小及是否与妊娠周数相符；B 超检查从妊娠 22 周起，胎头双顶径值每周约增加 0.22cm，于妊娠 20、24、28 周行产前检查时，进行胎心率的监测。

（1）测量宫底高度　在随访或产前检查时，每次均应测量孕妇子宫在耻骨上的长度，了解胎儿宫内生长发育的情况。测量前孕妇先排空膀胱，仰卧位，双腿伸直，用手测宫底高度或皮尺测量耻骨联合上缘中点至宫底间弧线的距离，一般从妊娠 20 周起，每 4 周测量 1 次，28 周后，每 2 周测量 1 次，36 周后，每周测量 1 次，如发现异常可缩短复查时间（表 6-1）。此法虽然还存在着孕妇腹壁厚薄、羊水多少和先露高低，以及是否入盆等造成的误差，但由于简便易行，有一定的准确性，因此仍是一种具有临床实用价值的测量法。

表 6-1　不同妊娠周数子宫底高度及子宫长度

妊娠周数	手测宫底高度	尺测耻上子宫长度（cm）
12 周末	耻骨联合上 2~3 横指	
16 周末	脐耻之间	
20 周末	脐下 1 横指	18（15.3~21.4）
24 周末	脐上 1 横指	24（22.0~25.1）
28 周末	脐上 3 横指	26（22.4~29.0）
32 周末	脐与剑突之间	29（25.3~32.0）
36 周末	剑突下 2 横指	32（29.8~34.5）
40 周末	脐与剑突之间或略高	33（30.0~35.3）

（2）测量腹围　测量子宫底高度的同时配合测量腹围，可更准确地估计胎儿宫内发育情况。测量腹围的方法是用皮尺绕脐 1 周，如最大腹围不在脐周水平，则取下腹最膨隆处测量。

（3）B 超　由于超声诊断对人体无损伤，并且方法简便、准确、迅速，已在围生期监护中广泛应用。①在早期妊娠监测中可以确定妊娠、估计胚胎发育及诊断孕早期常见疾病（如葡萄胎、各种类型流产、异位妊娠）；②在中晚期妊娠监护中确定胎先露、胎方位、估测孕龄、了解胎儿成熟度（胎儿双顶径、头围、腹径、股骨长等）、胎儿生物物理指标（胎动、羊水量、胎盘分级、胎儿呼吸运动、胎儿肌张力 5 项）；③监测胎儿常见异常，如胎儿生长受限、胎儿发育畸形；监测胎盘位置、胎盘成熟度和脐带情况；④彩色多普勒超声监测胎儿脐动脉血流频谱中收缩期血流峰值与舒张末期血流速度比值。

3. 妊娠晚期

（1）手测宫底高度或尺测耻上子宫长度，测量腹围值，胎动计数，胎心监护。B 超检查不仅能测得胎头双顶径值，且能判定胎位及胎盘位置、胎盘成熟度。

（2）胎动计数　通过自测或 B 超检查监测胎动，若胎动计数≥30 次/12 小时为正常，<10 次/12 小时提示胎儿缺氧。胎动计数是孕妇自我监护胎儿的简便、安全而又可靠的方法。指导孕妇每天早、中、晚固定时间各数 1 小时胎动，将 3 次胎动数相加乘以 4，即得 12 小时胎动数。正常时每小时胎动 3~5 次，若 12 小时胎动<10 次或低于自我测胎动规律的 50%，在排除

药物影响后，提示胎儿缺氧。胎儿在缺氧的早期躁动不安，常表现为胎动活跃，胎动次数增加。当缺氧严重时胎动则逐渐减弱，次数也减少，一般胎动消失12~24小时后胎心音消失。

（3）羊膜镜检查　利用羊膜镜透过完整胎膜，观察妊娠末期或分娩期羊水颜色，判断胎儿安危，达到监测胎儿的目的。正常者可见羊水呈透明淡青色或乳白色及胎发、漂浮胎脂片。若混有胎粪者呈黄色、黄绿色甚至深绿色。

（4）心电图监测　胎儿在子宫内是否状态良好，胎心是一项重要指标。胎儿心电图是较好的监护方法，临床上多采用经腹壁的外监护法，对母儿均无损伤，可在不同孕周多次监测。

（5）胎儿电子监测　胎儿监护仪已在临床上广泛应用，其优点是不受宫缩影响。能连续观察并记录胎心率的动态变化。因有子宫收缩描记、胎动记录，故能反映三者间的关系。

1）胎心率的监测　用胎儿监护仪记录的胎心率有两种基本变化——胎心率基线及胎心率一过性变化。

a. 胎心率基线　指在无胎动、无宫缩或宫缩间歇期记录的FHR。可从每分钟心搏次数及FHR变异两方面对胎心率基线加以估计。

FHR>160次/分或FHR<120次/分，历时10分钟称为心动过速或心动过缓。FHR变异是指FHR有小的周期性波动。胎心率基线有变异即基线摆动，包括胎心率的变异振幅和变异频率，前者指正常胎心率有一定的波动，波动范围正常为10~25次/分；后者指计算1分钟内波动的次数，正常为≥6次。基线波动活跃则频率增高，基线平直则频率降低或消失，基线摆动表示胎儿有一定的储备能力，是胎儿健康的表现。FHR基线变平即变异消失或静止型，提示胎儿储备能力的丧失（图6-1）。

b. 胎心率一过性变化　受胎动、宫缩、触诊及声响等刺激，胎心率发生暂时性加快或减慢，持续十余秒或数十秒后又恢复到基线水平，称胎心率一过性变化，又称周期性胎心率（PFHR）。是判断胎儿安危的重要指标。

加速：是指子宫收缩后胎心率基线暂时增加15次/分以上，持续时间>15秒，这是胎儿良好的表现。加速原因可能是胎儿躯干局部或脐静脉暂时受压。散发的、短暂的胎心率加速是无害的。但若脐静脉持续受压，则进一步发展为减速。

减速：是指随宫缩出现的短暂性胎心率减慢，可分为3种类型。早期减速：特点是胎心率曲线下降

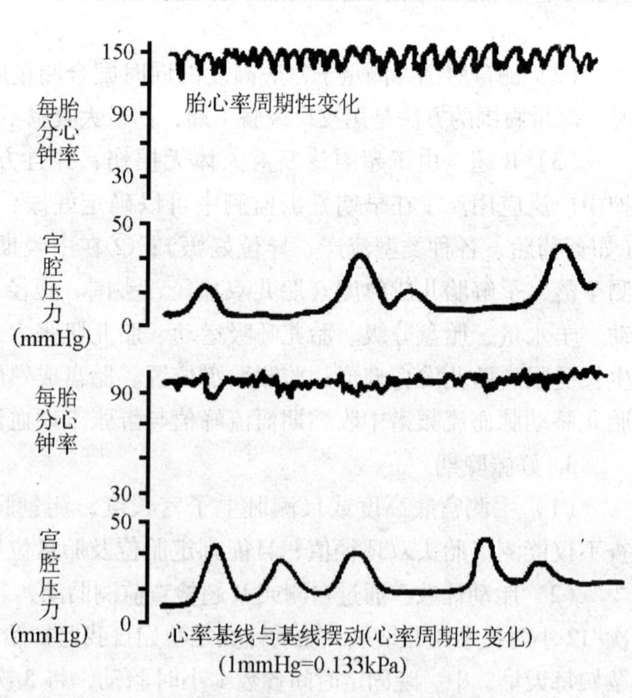

图6-1　胎心率基线与基线摆动

与子宫收缩曲线上升同时发生，胎心率曲线最低点（波谷）与宫缩曲线顶点（波峰）相一致，子宫收缩后迅即恢复正常，下降幅度<50 次/分，时间短，恢复快（图 6-2）。早期减速一般认为是宫缩时胎头受压，脑血流量一过性减少（一般无伤害性）的表现，不受孕妇体位或吸氧而改变。变异减速：特点是宫缩开始后胎心率不一定减慢。减速与宫缩无恒定的关系，然而一旦出现，下降迅速且下降幅度大（>70 次/分），持续时间长短不一，恢复也迅速（图 6-3）。变异减速一般认为是因为子宫收缩时脐带受压兴奋迷走神经所致。晚期减速：特点是子宫收缩开始后一段时间（多在高峰后）出现胎心率减慢，但下降缓慢，下降幅度<50 次/分，持续时间长，恢复亦缓慢（图 6-4）。晚期减速一般认为是胎儿缺氧的表现，它的出现提示应对胎儿的安危予以高度注意。

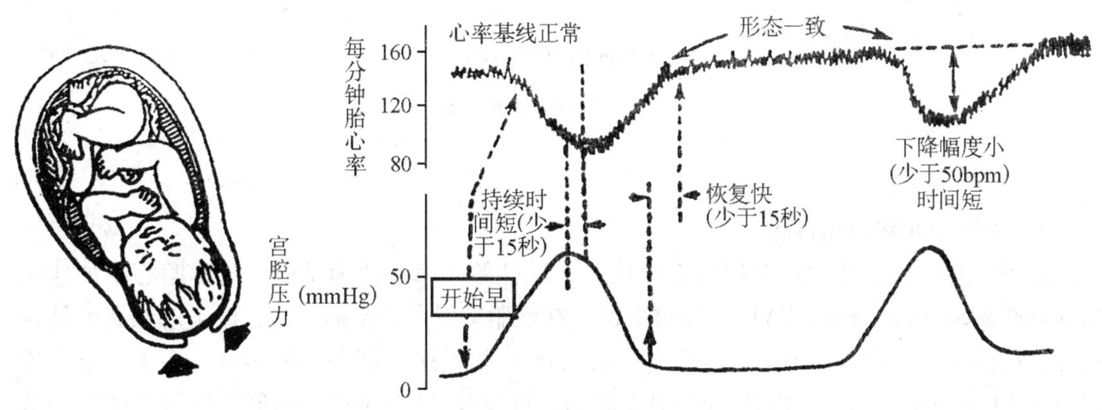

注:1mmHg=0.133kPa

图 6-2 PFHR 早期减速

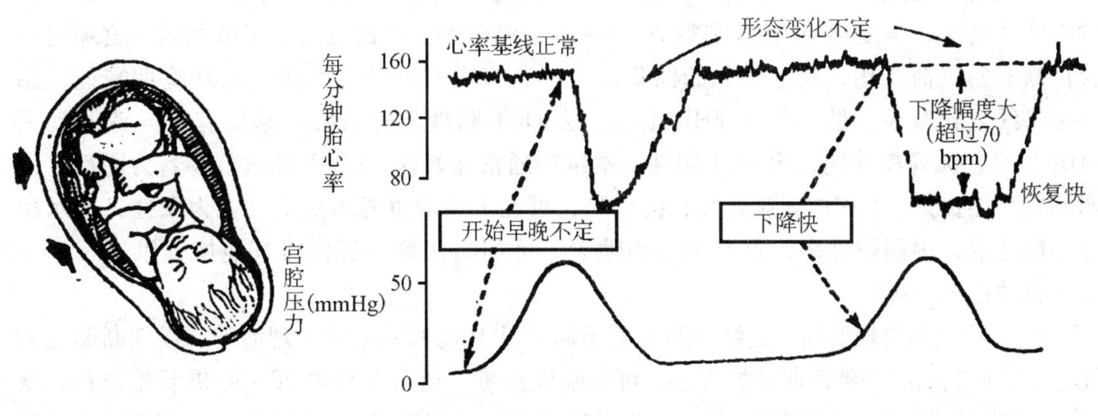

注:1mmHg=0.133kPa

图 6-3 PFHR 变异减速

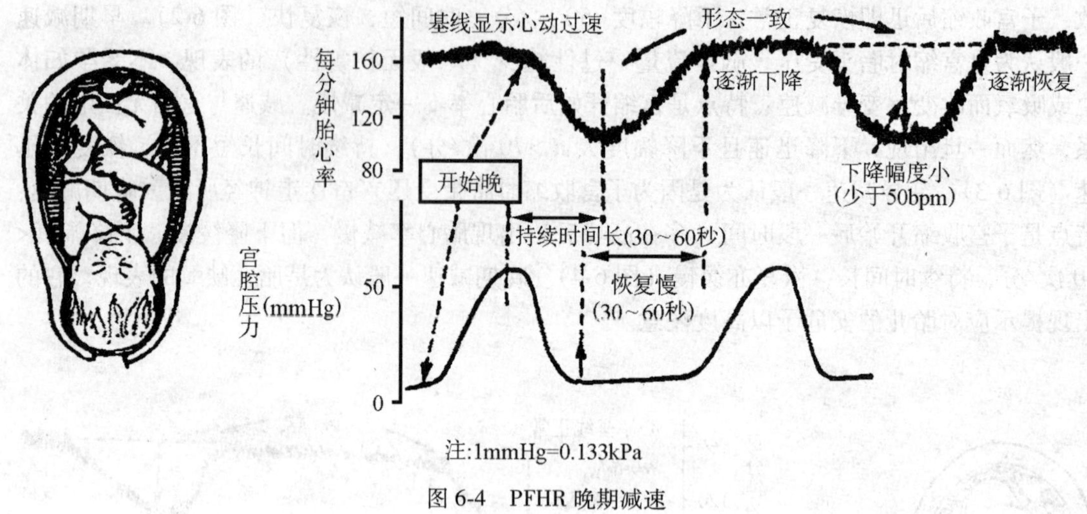

注:1mmHg=0.133kPa

图 6-4 PFHR 晚期减速

2）预测胎儿宫内储备能力

a. 无应激试验 本试验是以胎动时伴有一过性胎心率加快为基础，又称胎心率加速试验（fetal acceleration test，FAT）。通过本试验观察胎动时胎心率的变化，以了解胎儿的储备能力。试验时，孕妇取半卧位，腹部（胎心音区）放置涂有耦合剂的多普勒探头，至少连续记录 20 分钟为一单位。如 20 分钟内无胎动，再延长 20 分钟监测时间，以等待睡眠中的胎儿醒来。一般认为 20 分钟至少有 2 次或 2 次以上胎动，胎动时胎心率加速≥15 次/分，持续时间≥15 秒，为正常，称为有反应型；若胎动时无胎心率加速，胎动时胎心率加速<15 次/分，持续时间<15 秒为无反应型，应寻找原因。此项试验方法简单、安全，可在门诊进行，并可作为缩宫素激惹试验前的筛选试验。

b. 缩宫素激惹试验 又称宫缩应激试验，通过静脉滴注缩宫素诱发宫缩，使其 10 分钟有 3 次宫缩，强度达 40 秒，观察 20 分钟内宫缩时胎心率的变化，了解胎盘于宫缩时一过性缺氧的负荷变化，测定胎儿的储备能力。若多次宫缩后连续重复出现晚期减速，胎心率基线变异减少，胎动后无 FHR 增快，为 OCT 阳性。若胎心率基线有变异或胎动后 FHR 加快，无晚期减速，为 OCT 阴性。本试验通常在妊娠 36 周开始进行。若为阴性，提示胎盘功能良好，1 周内无胎儿死亡的危险，可在 1 周后重复本试验。若为阳性，提示胎盘功能减退，因假阳性多，意义不如阴性大，可加测尿雌三醇值或其他检查以进一步了解胎盘功能的情况。

c. 胎儿生物物理监测 是综合胎心电子监护及 B 超所示某些生理活动，以判断胎儿有无急、慢性缺氧的一种产前监护方法，可供临床参考。通常在妊娠 28~30 周开始进行，所选用的指标为胎儿呼吸样运动、胎动、胎儿肌张力、无应激试验、羊水容量。每项 2 分，满分 10 分，Manning 评分法见表 6-2，评分的预测和处理原则见表 6-3。

表 6-2 Manning 评分法

项 目	2分（正常）	0分（异常）
无应激试验（20 分钟）	≥2 次胎动伴胎心加速≥15 次/分，持续≥15 秒	<2 次胎动；胎心加速<15 次/分，持续<15 秒
胎儿呼吸运动（30 分钟）	≥1 次，持续≥30 秒	无；或持续<30 秒
胎动（30 分钟）	≥3 次躯干和肢体活动（连续出现计 1 次）	≤2 次躯干和肢体活动；无活动肢体完全伸展
肌张力	≥1 次躯干和肢体伸展复屈，手指摊开合拢	无活动；肢体完全伸展；伸展缓慢，部分复屈
羊水量	羊水暗区垂直直径≥2cm	无；或最大暗区垂直直径<2cm

表 6-3 Manning 评分的预测和处理原则

评分	胎儿情况	处理原则
10	无急性、慢性缺氧	每周复查 1 次，高危妊娠每周复查 2 次
8	急性、慢性缺氧可能性小	每周复查 1 次，高危妊娠每周复查 2 次，羊水过少可终止妊娠
6	可疑急性、慢性缺氧	24 小时内复查，评分仍≤6 或羊水过少，可终止妊娠
4	可有急性、慢性缺氧	24 小时内复查，评分仍≤6 或羊水过少，可终止妊娠
2	急性缺氧或伴慢性缺氧	若胎肺成熟，终止妊娠；胎肺不成熟给予激素治疗 48 小时终止妊娠
0	急性、慢性缺氧	终止妊娠，胎肺不成熟，同时激素治疗

二、胎盘功能检查

胎盘功能检查包括胎盘功能和胎儿胎盘单位功能的检查，能间接判断胎儿状态，是对胎儿进行宫内监护，以便能够早期发现隐性胎儿窘迫，有助于及时采取相应措施，使胎儿能在良好情况下生长发育，直至具有在宫外生存能力时娩出。

1. 胎动　与胎盘血管状态关系密切，胎动计数可了解胎儿宫内状况，是判断胎儿宫内安危的主要临床指标。≥30 次/12 小时为正常，<10 次/12 小时提示胎儿缺氧。

2. 孕妇尿中雌三醇测定　妊娠期间雌三醇主要由孕妇体内的胆固醇经胎儿肾上腺、肝及胎盘共同合成。>15mg/24h 尿为正常值，10～15mg 为警戒值，<10mg 为危险值。妊娠晚期多次测得雌三醇值<10mg/24h 尿，表示胎盘功能低下。也可用孕妇随意尿检测雌激素/肌酐（E/C）比值，以估计胎儿胎盘单位功能。E/C 比值>15 为正常值，10～15 为警戒值，<10为危险值。

3. 孕妇血清胎盘生乳素（HPL）测定　采用放射免疫法，妊娠足月 HPL 值为 4～11mg/L，若该值于妊娠足月<4mg/L 或突然降低 50%，提示胎盘功能低下。

4. 缩宫素激惹试验（OCT）　无应激试验（NST）无反应者需做 OCT。OCT 阳性，提示胎盘功能减退。

5. 阴道脱落细胞检查　舟状细胞成堆，无表层细胞，嗜伊红细胞指数（EI）<10%、致密核少者，提示胎盘功能良好；舟状细胞极少或消失，有外底层细胞出现. 嗜伊红细胞指数

>10%、致密核多者，提示胎盘功能减退。

6. 胎儿电子监护仪与B超联合行胎儿生物物理监测，也能提示胎盘功能情况。

三、胎儿成熟度（fetal maturity）检查

1. 正确推算妊娠周数　必须问清末次月经第一日的确切日期，并问明月经周期是否正常，有无延长或缩短。

2. 尺测耻上子宫长度及腹围　宫底高度是指耻骨联合上缘到宫底的弧形长度，测量前应先让孕妇排空膀胱。腹围指下腹最膨隆处绕脐一周的周径。通常每一次产前检查都要监测这两个指标。根据尺测耻上子宫底高度及腹围数值可估算胎儿大小，简单易记的胎儿体重公式为：子宫长度(cm)×腹围(cm)+200。

3. B超　胎头双顶径值>8.5cm，提示胎儿已成熟；观察胎盘成熟度，根据绒毛膜板、基底板、胎盘光点加以判定。若见三级胎盘（绒毛膜板与基底板相连，形成明显胎盘小叶），提示胎儿已成熟。

4. 检测羊水中卵磷脂/鞘磷脂比值（lecithin/sphingomyelin，L/S）　若该值>2，提示胎儿肺成熟。若能测出磷酸酰甘油，提示胎儿肺成熟，此值更可靠。也可进行能快速得出结果的羊水泡沫试验（foam stability test），若两管液面均有完整泡沫环，意味着L/S>2，提示胎儿肺已成熟。

5. 检测羊水中肌酐值　若该值≥176.8μmol/L（2mg%），提示胎儿肾已成熟。

6. 检测羊水中胆红素类物质值　若用$\triangle OD_{450}$测该值<0.02，提示胎儿肝已成熟。

7. 检测羊水中淀粉酶值　若以碘显色法测该值≥450U/L，提示胎儿唾液腺已成熟。

8. 检测羊水中含脂肪细胞出现率　若该值达20%，提示胎儿皮肤已成熟。

四、胎儿先天畸形及遗传性疾病的宫内诊断

有条件者可选择以下方法。

1. 胎儿遗传学检查　妊娠早期取绒毛或妊娠中期（16~20周）抽取羊水或脐血，也可取孕妇外周血分离胎儿细胞做遗传学检查，了解染色体数目及结构改变。

2. 胎儿影像学检查　于妊娠18~20周进行B超检查，可发现无脑儿、脊柱裂及脑积水等胎儿畸形；或羊膜腔内胎儿造影，诊断胎儿体表畸形及泌尿系统、消化系统畸形。

3. 羊水中酶、蛋白的测定　测定羊水中的酶，诊断胎儿代谢缺陷病；或测定羊水中甲胎蛋白，诊断开放性神经管畸形。

4. 内镜检查　采用胎儿镜直接观察胎儿体表畸形。

第二节　接受高危妊娠监护孕妇的护理

一、护理评估

（一）病史

1. 年龄<16 岁或≥35 岁者分娩的危险性大，35 岁以上妇女分娩的新生儿遗传缺陷发生率明显增加。

2. 重视有下列情况的生育史：流产史，曾经分娩早产儿、低体重儿、巨大儿，既往有死产或新生儿死亡者，先兆子痫或子痫史，家族性疾病或畸形史，手术产史、产伤史，有生殖道畸形或肿瘤者，多年不育经治疗后妊娠者。

3. 详细询问下列疾病的病史：原发性高血压、心脏病、慢性肾炎、糖尿病、甲状腺疾病、肝炎、贫血、佝偻病、结核病等。

4. 详细了解早期妊娠时是否用过对胎儿有害的药物或接受过放射线检查、是否有过病毒性感染等。

（二）心理社会评估

高危孕妇在妊娠的早期常担心流产及胎儿畸形，在孕 28 周以后则担心早产、医疗指征需要终止妊娠及胎死宫内或死产。孕妇可因为前次妊娠的失败而对此次妊娠产生恐惧；由于需要休息而停止工作产生烦躁不安；又为自己的健康与维持妊娠相矛盾而致焦虑、无助感；也可因为不可避免的流产、死产、死胎、胎儿畸形等而产生低自尊、悲哀和失落等情绪反应。

（三）身体检查

1. 一般情况　身高、体态、步态、体重、血压的检查。身高<140cm 者，容易发生头盆不称；骨骼粗大者易为男性骨盆，应注意有无中骨盆及骨盆出口狭窄；步态不正常者，应注意有无骨盆不对称。孕妇体重<40kg 或>85kg 者，危险性增加。血压>140/90mmHg 或较基础血压升高 30/15mmHg 者为异常。

2. 全身检查　包括听诊心脏有无杂音及判断心功能。

3. 产科检查　测量宫底高度，判断子宫大小是否与停经周数相符；骨盆测量各径线是否正常。胎儿大小、胎位有无异常，阴道出口是否过小，外阴部有无静脉曲张等。分娩时要评估有无胎膜早破，羊水量及性状。如头位，羊水中混有胎粪或羊水呈黄绿色则提示有胎儿缺氧。还应评估产程进展情况、宫缩、胎心率等是否正常。

（四）辅助检查

包括 B 超检查、妊娠图、胎儿宫内情况的监护、胎盘功能检查、胎儿成熟度检查、羊膜镜检查、胎儿头皮血 pH 测定、甲胎蛋白测定、胎儿生物物理监测等。

（五）治疗原则

1. 病因处理　对于遗传性疾病应早期发现，及时处理，认真贯彻预防为主的原则。对有下列情况之一的孕妇应转遗传咨询门诊做有关检查：①孕妇年龄在 35 岁以上；②曾分娩 21 三体综合征患儿或有家族史者；③孕妇有先天性代谢障碍（酶系统缺陷）或染色体异常的家族史者；④孕妇曾娩出过神经管开放性畸形胎儿者，如无脑儿、脊柱裂等。如有异常发现则终止妊娠。对于妊娠并发症（如妊娠期高血压疾病等）、妊娠合并症（如心脏病、肾脏病等）及其他高危妊娠的病因，应根据各自的特点进行相应的治疗。

2. 产科处理　①高危孕妇应比一般孕妇更注意加强营养和休息，鼓励左侧卧位以改善肾循环及子宫胎盘的供血。②提高胎儿对缺氧的耐受力，可遵医嘱用 10%葡萄糖 500ml 加维生素 C 2g 静脉缓慢滴注，每日 1 次，5~7 日为一疗程，停药 3 日后可再重复。③间歇吸氧，特别对胎盘功能减退的孕妇，每日 3 次，每次 30 分钟。④预防早产。⑤选择适当的时间终止妊娠。对需终止妊娠而胎儿成熟度较差者，可于终止妊娠前用肾上腺皮质激素以促进胎儿肺成熟，促进肺表面活性物质的形成和释放，防止发生新生儿肺透明膜病。⑥产时严密观察胎心变化，及时吸氧；如有明显胎儿窘迫的症状、体征时应及早结束分娩，并做好新生儿的抢救准备，高危儿应加强产时产后的监护。

二、护理诊断和医护合作性问题

1. 潜在并发症　胎儿窘迫。
2. 焦虑　与缺乏高危妊娠的相关知识有关。
3. 自尊紊乱　与分娩的愿望及对孩子的期望得不到满足有关。
4. 预感性悲哀　与可能将丧失胎儿有关。

三、护理目标

1. 孕产妇未出现胎儿窘迫，如出现胎儿窘迫的征象，护士及时报告医生。
2. 孕产妇及家属的焦虑心理减轻，情绪稳定。
3. 孕产妇能够认识到自己的问题，并遵从指导。
4. 孕产妇能够接受现实。

四、护理措施

加强围生期保健，及早筛查出高危人群进行系统管理，并提供以下产科护理措施。

1. 密切观察病情　对高危孕妇做好观察记录工作。观察孕产妇的生命体征和自觉症状，有无阴道流血、高血压、水肿、心衰、腹痛、胎儿缺氧等症状和体征，及时报告医师并记录处理经过。产时严密观察胎心率及羊水的色、量，做好母婴监护。

2. 为孕产妇及家属提供心理支持　评价孕产妇及家属的心理状态，注意运用恰当的沟通方式和技巧，给孕产妇及家属提供良好情感环境，以宣泄其内心的不安、焦虑、彷徨和恐惧。收集与孕产妇情绪有关的语言和行为信息，并分析研究，以准确地把握孕产妇的心理状态，提供必要的指导和安慰；同时鼓励和指导家属的参与和支持，给孕产妇创造一个舒适安逸的休息和治疗环境。

3. 饮食、休息与活动指导　加强饮食指导，改善孕妇的营养状况，以利胎儿生长发育。对胎盘功能减退、胎儿生长受限的孕妇给予高蛋白、高能量饮食，补充维生素、铁和钙，静脉滴注葡萄糖及多种氨基酸，对妊娠合并糖尿病者则应控制饮食。卧床休息，可改善子宫胎盘血循环，增加雌三醇的合成和排出量；取左侧卧位可避免增大的子宫对血管的压迫，有助于改善肾循环及子宫胎盘的供血。注意个人卫生，勤换衣裤；保持室内空气新鲜，通风良好。

4. 配合医生做好检查及治疗　认真执行医嘱并配合处理。为妊娠合并糖尿病孕妇做好尿糖测定，正确留置血尿标本如 24 小时尿标本等；妊娠合并心脏病者则遵医嘱正确给予洋地黄类药物，间歇吸氧；胎儿生长受限者给予静脉补充营养治疗；前置胎盘患者做好输血、输液准备；如需人工破膜、阴道检查、剖宫产术者应做好用物准备及配合工作；同时做好新生儿的抢救准备及配合。

5. 适时终止妊娠，做好各种准备　若继续妊娠将严重威胁母体健康或影响胎儿生存时，应考虑适时终止妊娠。终止妊娠的时间取决于疾病威胁母体的严重程度、胎盘功能和胎儿成熟度，主要根据病情、孕龄、宫高、胎动及胎心率的变化做出决定。

终止妊娠的方法有引产和剖宫产两种，具体采用的方法应根据高危妊娠的病情、胎儿胎盘功能状态，子宫颈成熟度等情况综合考虑。已进行引产者，如产程进展缓慢、胎儿窘迫等，应及时改用剖宫产终止妊娠。对需终止妊娠而胎儿成熟度较差者，可于终止妊娠前用肾上腺皮质激素加速胎儿肺成熟，预防发生新生儿肺透明膜病。

五、护理评价

孕妇及胎儿的健康状况良好。产妇及新生儿无感染及合并症的发生。孕产妇及家属的心理和生理舒适感增加。

（吴丽萍）

第七章 妊娠并发症妇女的护理

关键词

abortion	流产
threatened abortion	先兆流产
inevitable abortion	难免流产
incomplete abortion	不全流产
complete abortion	完全流产
habitual abortion	习惯性流产
septic abortion	感染性流产
recurrent spontaneous abortion	复发性自然流产
missed abortion	稽留流产
ectopic pregnancy	异位妊娠
hypertensive disorders complicating pregnancy	妊娠期高血压疾病
placental abruption	胎盘早剥
placenta previa	前置胎盘
preterm labor	早产
twin pregnancy	双胎妊娠
polyhydramnios	羊水过多
oligohydramnios	羊水过少

第一节 妊娠早期出血性疾病妇女的护理

一、流产

（一）概述 流产是指妊娠不足28周、胎儿体重不足1000g而终止者。临床将流产按发生的时间分为两种：早期流产和晚期流产。早期流产指流产发生于妊娠12周以前者。晚期流产指流产发生在妊娠12周至不足28周者。流产分为自然流产和人工流产两大类。机械或药物等人为因素终止妊娠者称为人工流产，自然因素导致的流产称为自然流产。本节内容仅阐述自然流产。自然流产的发生率占全部妊娠的10%~15%，其中80%以上为早期流产。

（二）病因 导致流产的原因很多，除胚胎本身的原因外，还与母体因素及其他因素有关。主要有以下几方面。

1. 染色体异常

自然流产尤其是早期流产时，染色体异常的胚胎占50%~60%。染色体异常多为数目异常，如X单体，某条染色体出现3条，或者三倍体、多倍体等；其次为结构异常，如染色体断裂、缺失或易位。染色体异常的胚胎多数发生流产，极少数继续发育成胎儿，但出生后也会发生某些功能异常或合并畸形。若已流产，排出物往往为空胎囊或已退化的胚胎。有报道，染色体异常出现于3%~6%的反复流产夫妇中，造成反复流产的最常见的染色体异常为平衡易位，常发生于反复流产夫妇中的女性。

2. 母体因素

（1）全身性疾病　如妊娠期急性高热可引起子宫收缩而发生流产；细菌毒素或病毒通过胎盘进入胎儿血液循环，导致胎儿死亡而发生流产。孕妇患严重贫血或心力衰竭可致胎儿缺氧而引起流产。患慢性肾炎、高血压等，胎盘可能发生梗死而引起流产。此外，身体或精神的创伤也可导致流产。

（2）生殖器官疾病　子宫发育不良、子宫畸形、子宫肌瘤、宫腔粘连等可影响胎儿的生长发育而导致流产。子宫颈重度裂伤、宫颈内口松弛易因胎膜早破而引起晚期流产。

（3）内分泌功能失调　黄体功能不全往往影响蜕膜和胎盘而发生流产。甲状腺功能低下、严重的糖尿病血糖未控制均可导致流产。

（4）免疫因素　母体妊娠后母儿双方免疫不适应，导致母体排斥胎儿发生流产；母体内有抗精子抗体也常导致早期流产。

（5）其他　母儿血型不合（如Rh或A、B、O血型系统等）可能引起晚期流产；妊娠早期行腹部手术或妊娠中期外伤，以及劳动过度、性交，或有吸烟、酗酒、吸毒等不良习惯等诱因，均可刺激子宫收缩而引起流产。

3. 胎盘因素　滋养细胞的发育和功能不全是胚胎早期死亡的重要原因。此外胎盘内巨大梗死、前置胎盘、胎盘早期剥离等可致胎盘血液循环障碍而发生流产。

4. 环境因素　过多接触有害的化学物质（如镉、铅、有机汞、DDT等）和物理因素（如放射性物质、噪声及高温等）可直接或间接对胚胎或胎儿造成损害，引起流产。

（三）病理　流产过程是妊娠物逐渐从子宫壁剥离，然后排出子宫。早期流产时胚胎多数先死亡，随后发生底蜕膜出血，造成胚胎的绒毛与蜕膜层分离，已分离的胚胎组织如同异物，引起子宫收缩而被排出。在妊娠早期，胎盘绒毛发育尚不成熟，与子宫蜕膜连结尚不牢固，因此在妊娠8周以内发生的流产，妊娠产物多数可以完整地从子宫壁分离而排出，出血不多。妊娠8~12周时，胎盘绒毛发育茂盛，与底蜕膜连系较牢固，此时若发生流产，妊娠产物往往不易完整分离排出，常有部分组织残留官腔内影响子宫收缩，致使出血较多，且经久不止。妊娠12周后，胎盘已完全形成，流产时往往先有腹痛，然后排出胎儿、胎盘。有时由于底蜕膜反复出血，凝固的血块包绕胎块，形成血样胎块稽留于宫内。也可吸收血红蛋白形成肉样胎块。偶有胎儿被挤压，形成纸样胎儿，或钙化后形成石胎。

（四）护理评估

1. 健康史　详细询问患者的停经史、早孕反应情况；阴道流血的持续时间与阴道流血量；有无腹痛，腹痛的部位、性质及程度。此外，还应了解阴道有无水样排液，以及排液的色、量及有无臭味，以及有无妊娠产物排出等。对于既往病史，应全面了解孕妇在妊娠期间有无全身性疾病、生殖器官疾病、内分泌功能失调及有无接触有害物质等，以识别发生流产的诱因。

2. 临床表现及分型　按流产发展的不同阶段，分为以下临床类型。

（1）先兆流产　指妊娠28周前，出现少量阴道流血，常为暗红色或血性白带，流血后数小时至数日可出现阵发性下腹痛或腰背痛。妇科检查宫颈口未开，胎膜未破，妊娠产物未排出，子宫大小与停经周数相符，经休息及治疗后，若流血停止及下腹痛消失，妊娠可以继续；若阴道流血量增多或下腹痛加剧，可发展为难免流产。

（2）难免流产　指流产已不可避免，由先兆流产发展而来。此时阴道流血量增多，阵发性下腹痛加重或出现阴道流液（胎膜破裂）。妇科检查宫颈口已扩张，有时可见胚胎组织或胎囊堵塞于宫颈口内，子宫大小与停经周数相符或略小。

（3）不全流产　指妊娠产物已部分排出体外，尚有部分残留于宫腔内。由难免流产发展而来。由于宫腔内残留部分妊娠产物，影响子宫收缩，致使子宫出血持续不止。甚至因流血过多而发生失血性休克。妇科检查宫颈口已扩张。不断有血液自宫颈口内流出，有时尚可见胎盘组织堵塞于宫颈口或部分妊娠产物已排出于阴道内，而部分仍留在宫腔内。一般子宫小于停经周数。

（4）完全流产　指妊娠产物已全部排出，阴道流血逐渐停止，腹痛逐渐消失。妇科检查宫颈口已关闭，子宫接近正常大小。

此外，流产有三种特殊情况。

（1）习惯性流产　指自然流产连续发生3次或以上者。近年有学者将连续两次流产者称为复发性自然流产。每次流产多发生于同一妊娠月份，其临床经过与一般流产相同。早期流产的原因常为黄体功能不足、甲状腺功能低下、染色体异常等。晚期流产最常见的原因为宫颈内口松弛、子宫畸形、子宫肌瘤等。宫颈内口松弛者于妊娠后，常于妊娠中期，胎儿长大，羊水增多，宫腔内压力增加，胎囊向宫颈内口突出，宫颈管逐渐短缩、扩张。患者多无自觉症状，一旦胎膜破裂，胎儿迅即排出。

（2）感染性流产　流产过程中，若阴道流血时间过长、有组织残留于宫腔内或非法堕胎等，有可能引起宫腔内感染。临床表现为下腹痛、阴道有恶臭分泌物，双合诊检查有宫颈摇摆痛。严重时感染可扩展到盆腔、腹腔乃至全身，并发盆腔炎、腹膜炎、败血症及感染性休克等，称感染性流产。

（3）稽留流产　也称过期流产，指胚胎或胎儿已死亡滞留在宫腔内尚未自然排出者。典型表现是有正常的早孕过程，有先兆流产的症状或无任何症状；随着停经时间延长，子宫不再增大反而缩小，早孕反应消失。若已至中期妊娠，孕妇腹部不见增大，胎动消失。妇科检查宫颈口未开。子宫较停经周数小，质地不软。未闻及胎心。

3. 辅助检查

（1）妇科检查　进一步了解宫颈口是否扩张，羊膜是否破裂，有无妊娠产物堵塞于宫颈口内，有无压痛等。

（2）实验室检查　对hCG、胎盘生乳素、雌二醇和孕激素等进行定量测定，如测定的结果低于正常值，提示有流产可能。

（3）B 超 超声显像可显示有无胎囊、胎动、胎心等，从而可辅助诊断并鉴别流产及其类型，指导正确处理。

4. 心理社会评估 评估患者的心理状态，心理上对此事件的看法以及社会支持系统的状况等。患者和家属可能会因担心妊娠能否继续而焦虑、恐惧；妊娠无法继续时，又由于阴道流血、腹痛等症状及失去胎儿的事实而产生愤怒、沮丧、悲伤等情绪。

5. 治疗原则

（1）先兆流产 先兆流产的处理原则是卧床休息，禁止性生活；足够的营养支持；减少刺激，必要时给予少量对胎儿无害的镇静剂；对于黄体功能不足的孕妇，每日肌注黄体酮 10~20mg，以利于保胎；甲状腺功能低下者可口服小剂量甲状腺素。及时进行超声检查以了解胚胎发育情况，避免盲目保胎。

（2）难免流产 难免流产一旦确诊，应尽早使胚胎及胎盘组织完全排出。早期流产应及时行刮宫术，对刮出物进行认真检查，并送病理检查。晚期流产，因子宫较大、吸宫或刮宫有困难者。可用缩宫素静脉滴注，促使子宫收缩。当胎儿及胎盘排出后需检查是否完全，必要时刮宫以清除宫腔内残留的妊娠产物。术后可行 B 超检查，了解有无妊娠物残留，并给予抗生素预防感染。

（3）不全流产 不全流产一经确诊，应及时行吸宫术或钳刮术以清除宫腔内残留组织。由于部分组织残留宫腔或堵塞于宫颈口，极易引起子宫大量出血，故手术时应同时输血输液，并给予抗生素预防感染。

（4）完全流产 对于完全流产，症状消失、B 超检查宫腔无残留物。如无感染，一般不需特殊处理。

（5）习惯性流产 习惯性流产以预防为主，在受孕前，对男女双方均应进行详细检查，包括卵巢功能检查、夫妇双方染色体检查与血型鉴定及其丈夫的精液检查，女方尚需进行生殖道的详细检查，包括有无子宫肌瘤、宫腔粘连，并做子宫输卵管造影及子宫镜检查，以确定子宫有无畸形与病变以及检查有无宫颈内口松弛等。查出原因，然后进行治疗。

（6）感染性流产 治疗原则为积极控制感染的同时尽快清除宫腔内残留物，若阴道流血不止，应用广谱抗生素 2~3 日、待控制感染后再行刮宫。若阴道流血量多，静脉滴注广谱抗生素和输血的同时，用卵圆钳将宫腔内残留组织夹出，使出血减少，切不可用刮匙全面搔刮宫腔，以免造成感染扩散。术后继续应用抗生素，待感染控制后再行彻底刮宫。若已合并感染性休克，应积极纠正休克。若感染严重或腹、盆腔有脓肿形成时，应行手术引流，必要时切除子宫去除感染源。

（7）稽留流产 对于稽留流产，应及早促使胎儿和胎盘排出，以防稽留日久发生凝血功能障碍。处理前应做凝血功能检查。行刮宫术时应避免子宫穿孔。术后应常规行 B 超检查，以确认宫腔残留物是否完全排出，并加强抗感染治疗。

（五）护理诊断和医护合作性问题

1. 有感染的危险 与阴道出血时间过长、宫腔内有残留组织等因素有关。

2. 焦虑 与担心胎儿健康等因素有关。

（六）计划与实施

1. 预期目标

（1）出院时，护理对象无感染征象。

（2）护理对象及家属能表达内心的感受，及时宣泄悲伤的情绪，维持稳定的心态。

2. 护理措施　对于不同类型的流产孕妇，处理原则不同，其护理措施亦有差异。护士在全面评估孕妇身心状况的基础上，综合病史及诊断检查，明确基本处理原则，认真执行医嘱，积极配合医生为流产孕妇进行诊治，并为之提供相应的护理措施。

（1）先兆流产孕妇的护理

先兆流产孕妇需卧床休息，禁止性生活，禁用肥皂水灌肠，减少各种刺激。遵医嘱给予孕妇适量镇静剂、孕激素等，并随时评估孕妇的病情变化，如是否腹痛加重、阴道流血量增多等。观察孕妇的情绪反应，加强心理护理，从而稳定孕妇情绪，增强保胎信心。向孕妇及家属讲明保胎措施的必要性，以取得孕妇及家属的理解和配合。

（2）妊娠不能再继续者的护理

护士应积极采取措施，及时做好终止妊娠的准备，协助医师完成手术过程，使妊娠产物完全排出。开放静脉，做好输液、输血准备。严密监测孕妇的体温、血压及脉搏，观察其面色、腹痛、阴道流血及与休克有关征象。有凝血功能障碍者应予以纠正，然后再行引产或手术。

（3）预防感染

监测患者的体温、血象及阴道流血、分泌物的性质、颜色、气味等。严格执行无菌操作规程，加强会阴部护理。指导孕妇使用消毒会阴垫，保持会阴部清洁，维持良好的卫生习惯。当护士发现感染征象后应及时报告医师，并按医嘱进行抗感染处理。嘱患者流产后 1 个月来院复查，确定无禁忌证后，方可开始性生活。

3. 健康指导

（1）患者由于流产往往会出现伤心、悲哀等情绪反应。护士应给予同情和理解，帮助患者及家属接受现实，顺利度过悲伤期。

（2）与孕妇及家属共同讨论此次流产的原因，并向他们讲解流产的相关知识，必要时做相关检查，为再次妊娠做好准备。

（3）有习惯性流产史的孕妇在下一次妊娠确诊后应卧床休息，加强营养，禁止性生活，补充维生素 B、维生素 E、维生素 C 等，治疗期须超过以往发生流产的妊娠月份。

（4）病因明确者，应积极接受治疗。如黄体功能不足者，按医嘱正确使用黄体酮治疗以预防流产；子宫畸形者需在妊娠前先行矫治手术，如宫颈内口松弛者应在未妊娠前做宫颈内口松弛修补术，如已妊娠，则可在妊娠 14~16 周时行子宫内口缝扎术。

（七）护理评价　先兆流产孕妇体温正常，血红蛋白及白细胞计数正常，无出血、感染征象，配合保胎治疗，继续妊娠。患者及家属能顺利渡过哀伤期，积极地投入新生活。

二、异位妊娠

（一）概述　正常妊娠时受精卵着床于子宫体腔内膜，受精卵在子宫体腔外着床发育时，称为异位妊娠，习称宫外孕。异位妊娠包括输卵管妊娠、卵巢妊娠、腹腔妊娠、宫颈妊娠及阔韧带妊娠等（图 7-1）。在异位妊娠中输卵管妊娠最为常见，占异位妊娠的 90%～95%。本节主要讨论输卵管妊娠。

输卵管妊娠是妇科急腹症之一，当输卵管妊娠流产或破裂时，可引起腹腔内严重出血，如不及时诊断、处理，可危及生命。输卵管妊娠因其发生的部位不同又可分为间质部、峡部、壶腹部和伞部妊娠。以壶腹部妊娠多见（占 75%～80%）。

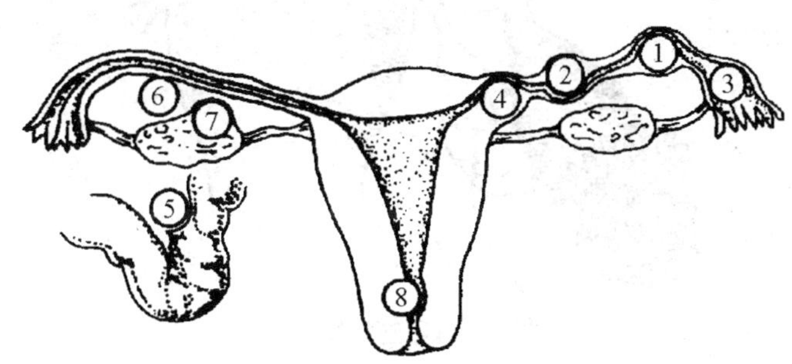

图 7-1　异位妊娠的发生部位

（二）病因　任何妨碍受精卵正常进入宫腔的因素均可能造成输卵管妊娠。

1. 输卵管炎症　包括输卵管黏膜炎和输卵管周围炎，这是引起输卵管妊娠的常见原因。慢性炎症时可以使输卵管管腔黏膜粘连、管腔部分堵塞；或纤毛缺损；或输卵管与周围粘连，输卵管扭曲，管腔狭窄，输卵管壁平滑肌蠕动减弱等，这些因素均妨碍了受精卵的顺利通过和运行。

2. 输卵管发育不良或功能异常　输卵管过长、肌层发育差、黏膜纤毛缺乏等发育不良，均可成为输卵管妊娠的原因。输卵管蠕动、纤毛活动以及上皮细胞的分泌功能异常，也可影响受精卵的正常运行。此外精神因素也可引起输卵管痉挛和蠕动异常，干扰受精卵的运行。

3. 受精卵游走　卵子在一侧输卵管受精，受精卵经宫腔或腹腔进入对侧输卵管称受精卵游走。移行时间过长、受精卵发育增大，即可在对侧输卵管内着床形成输卵管妊娠。

4. 输卵管手术　曾患过输卵管妊娠的妇女，再次发生输卵管妊娠的可能性较大。由于原有的输卵管病变或手术操作的影响，不论何种手术（输卵管切除或保守性手术）后再次输卵管妊娠的发生率为 10%～20%，输卵管绝育术后若形成输卵管瘘管或再通，均有导致输卵管妊娠的可能。

5. 其他　如放置宫内节育器、内分泌失调、精神功能紊乱、输卵管周围肿瘤、子宫内膜异位症等都可增加受精卵着床于输卵管的可能性。

（三）病理　输卵管妊娠时，由于输卵管管腔狭窄，管壁较薄，蜕膜形成较差，受精卵植入后，不能适应孕卵的生长发育，因此当输卵管妊娠发展到一定程度，可出现以下结果。

1. 输卵管妊娠流产　多见于输卵管壶腹部妊娠，发病多在妊娠 8～12 周。由于输卵管妊娠时管壁形成的蜕膜不完整，发育中的胚囊常向管腔突出，最终突破包膜而出血，囊胚自管壁分离（图 7-2）。若整个囊胚剥离落入管腔，刺激输卵管逆蠕动排入腹腔，即形成输卵管妊娠完全流产，出血一般不多。若囊胚剥离不完整，有一部分仍残留于管腔，则为输卵管妊娠不完全流产。此时，管壁肌层收缩力差，血管开放，持续反复出血，量较多，血液积聚在子宫直肠陷凹形成盆腔积血，如有大量血液流入腹腔，则出现腹腔刺激症状，引起休克。

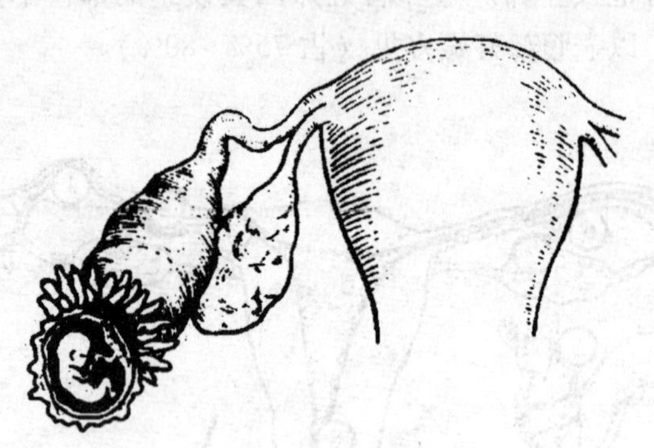

图 7-2　输卵管妊娠流产

2. 输卵管妊娠破裂　多见于输卵管峡部妊娠，发病多在妊娠 6 周左右。当胚囊生长时绒毛侵蚀管壁的肌层及浆膜，以至穿破浆膜，形成输卵管妊娠破裂（图 7-3）。由于输卵管肌层血管丰富，输卵管妊娠破裂所致的出血比输卵管妊娠流产严重，短时间内即可发生大量腹腔内出血使患者陷于休克，亦可由于反复出血，形成盆腔及腹腔血肿。

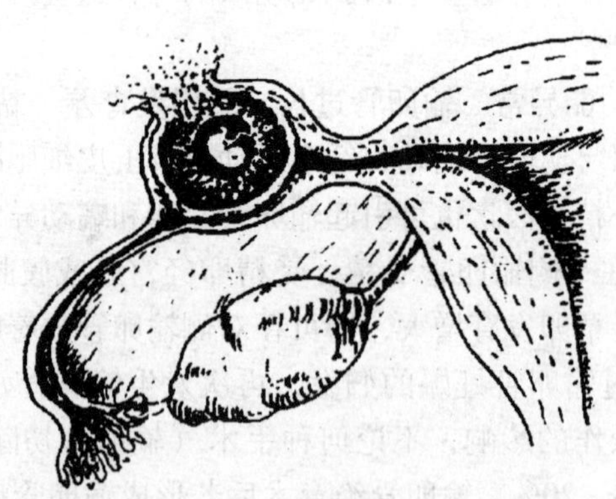

图 7-3　输卵管妊娠破裂

3. 继发性腹腔妊娠　输卵管妊娠流产或破裂后，囊胚掉入腹腔多已死亡，偶有存活者，可重新种植于腹腔内脏器而继续生长，形成继发性腹腔妊娠。

输卵管流产或破裂后，如出血逐渐停止，胚胎死亡，被血块包裹形成盆腔血肿。经过一段时间，血肿与周围组织粘连并发生机化，临床称为“陈旧性宫外孕”。

4. 持续性异位妊娠 近年来，对输卵管妊娠行保守性手术的机会增多，若术中未完全清除囊胚，或残留有存活的滋养细胞而继续生长，致术后 β-hCG 不降或反而上升，称为持续性异位妊娠。诊断靠术后 β-hCG 的严密随访，可结合 B 超检查。

（四）护理评估

1. 健康史 应仔细询问月经史，以准确推断停经时间。注意不要将不规则阴道流血误认为末次月经，或由于月经仅过期几日，不认为是停经。此外，对不孕症、放置宫内节育器、绝育术、输卵管复通术、盆腔炎等与发病相关的高危因素应予以高度重视。

2. 临床表现

（1）主要症状

1）停经 多数患者停经 6~8 周以后出现不规则阴道流血，但有些患者因月经仅过期几日，误将不规则的阴道流血视为月经，也可能无停经主诉。应详细询问病史，若有腹痛及阴道不规则流血的生育期妇女，即使无停经史亦不能完全除外输卵管妊娠。

2）腹痛 是输卵管妊娠患者就诊的主要症状。输卵管妊娠发生流产或破裂之前，由于胚胎在输卵管内逐渐增大，输卵管膨胀而常表现为一侧下腹部隐痛或酸胀感。当发生输卵管流产或破裂时，患者突感一侧下腹部撕裂样疼痛，常伴有恶心、呕吐。若血液局限于病变区，主要表现为下腹部疼痛，当血液积聚于直肠子宫陷凹处时，出现肛门坠胀感。随着血液由下腹部流向全腹，疼痛可由下腹部向全腹部扩散，血液刺激膈肌时，可引起肩胛部放射性疼痛。腹痛可出现于阴道流血前或后，也可与阴道流血同时发生。

3）阴道流血 胚胎死亡后，常有不规则阴道流血，色暗红或深褐，量少呈点滴状，一般不超过月经量。少数患者阴道流血量较多，类似月经。阴道流血可伴有蜕膜管型或蜕膜碎片排出，系子宫蜕膜剥离所致。阴道流血一般常在病灶除去后方能停止。

4）晕厥与休克 由于腹腔内急性出血及剧烈腹痛，轻者出现晕厥，严重者出现失血性休克。休克程度取决于内出血速度及出血量，出血量愈多，速度愈快，症状出现也愈严重，但与阴道流血量不成正比。

（2）体征 腹腔内出血较多时，患者可呈贫血貌。大量出血时，患者可出现面色苍白、脉快而细弱、血压下降等休克表现。体温一般正常，休克时略低，腹腔内血液吸收时略升高，但不超过 38℃。腹部检查可有下腹压痛、反跳痛明显，出血较多时，移动性浊音阳性。当输卵管妊娠流产或破裂所形成的血肿时间过久，可因血液凝固与周围组织或器官（如子宫、输卵管、卵巢、肠管或大网膜等）发生粘连逐渐形成包块。阴道内常有少量血液，来自宫腔。输卵管妊娠未发生流产或破裂者，除子宫略大较软外，仔细检查可能触及胀大的输卵管，有轻度压痛；输卵管妊娠流产或破裂者，阴道后穹隆饱满，有触痛。将宫颈轻轻上抬或左右摇动时引起剧烈疼痛，称为宫颈抬举痛或摇摆痛，是输卵管妊娠的主要体征之一。子宫稍大而软，内出血多时，检查子宫有漂浮感。

3. 辅助检查

（1）阴道后穹隆穿刺 是一种简单可靠的诊断方法，适用于疑有腹腔内出血的患者。由于腹腔内血液易积聚于子宫直肠陷凹，抽出暗红色不凝血为阳性，说明存在血腹症。如抽出血液较红，放置 10 分钟内凝固，表明误入血管。无内出血、内出血量少、血肿位置较高或子宫直肠陷凹有粘连时，可能抽不出血液，因而穿刺阴性不能排除输卵管妊娠存在。如有移动性浊音，可做腹腔穿刺。

（2）妊娠试验　放射免疫法测血中 hCG，尤其是 β-hCG 阳性有助诊断。虽然此方法灵敏度高，异位妊娠的阳性率一般可达 80%～90%，但 β-hCG 阴性者仍不能完全排除异位妊娠。

（3）超声检查　B 超有助于诊断异位妊娠。阴道 B 超检查较腹部 B 超检查准确性高。诊断早期异位妊娠，单凭 B 超显像有时可能误诊。若能结合临床表现及 β-hCG 测定等，对诊断的帮助很大。主要特点是宫腔内空虚，宫旁有低回声区，低回声区内见到原始心管搏动，或直肠子宫陷凹处有积液。

（4）腹腔镜检查　适用于输卵管妊娠尚未流产或破裂的早期患者和诊断有困难的患者。腹腔内大量出血或伴有休克者，不宜做腹腔镜检查。早期异位妊娠患者，腹腔镜可见一侧输卵管肿大，表面呈紫蓝色，腹腔内无出血或有少量出血。

（5）子宫内膜病理检查　诊断性刮宫仅适用于阴道流血量较多的患者，目的在于排除宫内妊娠流产。将刮出物做病理检查，切片中见到绒毛，可诊断为宫内妊娠，仅见蜕膜未见绒毛有助于诊断异位妊娠。

4. 心理社会评估　输卵管妊娠流产或破裂者，病情发展迅速，患者及家属有面对死亡威胁的恐惧和焦虑，或因丧失胎儿而表现出的哀伤、失落、愤怒等情绪反应。

5. 治疗原则　处理原则以手术治疗为主，其次是药物治疗。

（1）手术治疗　应在积极纠正休克的同时，进行手术抢救。随着腹腔镜技术的发展，为异位妊娠的诊断和治疗开创了新的手段。手术方式有输卵管切除术或输卵管切开取胎术，根据患者自身情况选择适当术式。

（2）药物治疗　采用中医辨证施治方法，运用中药治疗，或用中西医结合的方法，对输卵管妊娠进行保守治疗已取得显著成果。用化学药物甲氨蝶呤治疗，可破坏绒毛，使胚胎组织坏死吸收。但在治疗中若有严重内出血征象，或疑有输卵管间质部妊娠或胚胎继续生长者仍应及时进行手术治疗。

（五）护理诊断和医护合作性问题

1. 潜在并发症　出血性休克。

2. 恐惧　与担心手术失败有关。

（六）计划与实施

1. 预期目标

（1）患者休克症状得以及时发现并缓解。

（2）患者能以正常心态接受此次妊娠失败的现实。

2. 护理措施

（1）接受手术治疗患者的护理

1）严密监测患者生命体征，配合医生积极纠正休克症状，做好术前准备。手术治疗是输卵管妊娠的主要处理原则。对于严重内出血并发休克患者，护士应立即开放静脉，交叉配血，做好输血的准备，积极纠正休克、补充血容量，并按急诊手术要求迅速做好术前准备。

2）加强心理护理 ①术前护士应简洁明了地向患者及家属讲明手术的必要性，并以亲切的态度和切实的行动赢得患者及家属的信任。保持周围环境安静，消除患者的紧张、恐惧心理，协助患者接受手术治疗方案。②术后护士应帮助患者以正常的心态接受此次妊娠失败的现实，向她们讲述异位妊娠的有关知识，一方面可以减少因害怕再次发生异位妊娠而抵触妊娠的不良情绪；另一方面，也可以增加患者的自我保健知识，提高自我保健意识。

（2）接受非手术治疗患者的护理

对于接受非手术治疗方案的患者，护士应从以下几方面加强护理。

1）护士需密切观察患者的一般情况、生命体征，并重视患者的主诉，尤其应注意阴道流血量与腹腔内出血量不成比例，当阴道流血量不多时，不要误以为腔内出血量亦很少，以便当患者病情发展时，医患均能及时发现，给予相应处理。

2）化疗一般采用全身用药，也可采用局部用药。常用药物有甲氨蝶呤。其治疗的机制是抑制滋养细胞增生、破坏绒毛，使胚胎组织坏死、脱落、吸收。不良反应较小，常表现为消化道反应，骨髓抑制以白细胞数量减少为主，有时可出现轻微肝功能异常、药物性皮疹、脱发等，大部分反应是可逆的。

3）护士应告诉患者病情发展的一些指征，如出血增多、腹痛加剧、肛门坠胀感加重等。

4）患者应卧床休息，避免腹部压力增大，从而减少异位妊娠破裂的机会。在患者卧床期间，做好外阴护理及生活护理。

5）护士应协助正确留取血液标本，以监测治疗效果。

6）指导患者摄取足够的营养物质，尤其是富含铁、蛋白的食物，如动物肝脏、鱼肉、豆类、绿叶蔬菜以及黑木耳等，以促进血红蛋白的增加，增强患者的抵抗力。

3. 健康指导 输卵管妊娠的预后在于防止输卵管的损伤和感染，因此护士应做好妇女的保健工作，防止发生盆腔感染。

（1）教育患者保持良好的卫生习惯，勤洗浴、勤换衣，性伴侣稳定。

（2）发生盆腔炎后须立即彻底治疗，以免延误病情。

（3）由于输卵管妊娠者中约有10%的复发率和50%~60%的不孕率。因此告诫患者，下次妊娠时要及时就医，不宜轻易终止妊娠。

（七）护理评价 患者的休克症状得以及时发现并纠正，消除了恐惧心理，愿意接受手术治疗。

第二节 妊娠晚期出血性疾病妇女的护理

一、前置胎盘

（一）概述 正常胎盘附着于子宫体部的前壁、后壁或侧壁。孕28周后若胎盘附着于子宫下段，甚至胎盘下缘达到或覆盖宫颈内口处，其位置低于胎儿的先露部，称为前置胎盘。前置胎盘是妊娠晚期出血的主要原因之一，是妊娠期的严重并发症，若处理不当可危及母儿生命。多见于经产妇及多产妇。前置胎盘的发病率，国外报告为0.26%~0.9%；国内报告为0.24%~1.57%。

（二）病因　发病原因还不十分清楚，高龄产妇（>35岁）、经产妇及多产妇、吸烟或吸毒妇女为高危人群。其病因可能与以下因素有关。

1. 子宫内膜病变或损伤　多次刮宫、分娩、子宫手术史等是前置胎盘的高危因素。上述情况下，可损伤子宫内膜，引起子宫内膜炎或萎缩性病变，再次受孕时子宫蜕膜血管生长不良、营养不足，胎盘血供不足，致使胎盘为摄取足够的营养而扩大面积，伸展至子宫下段，形成前置胎盘。手术瘢痕可妨碍胎盘在妊娠晚期向上迁移，易发生前置胎盘。据统计发生前置胎盘的孕妇85%~95%为经产妇。

2. 胎盘面积过大　多胎妊娠时形成过大面积的胎盘，伸展至子宫下段或遮盖了宫颈内口。双胎妊娠前置胎盘的发生率较单胎妊娠高1倍。

3. 胎盘异常　如主胎盘位置正常而副胎盘位于子宫下段接近宫颈口内；膜状胎盘大而薄，可扩展到子宫下段。

4. 受精卵滋养层发育迟缓　受精卵到达宫腔后，滋养层尚未发育到可以着床的阶段，继续向下游走到达子宫下段，并在该处着床而发育成前置胎盘。

（三）分类　按胎盘边缘与子宫颈内口的关系，将前置胎盘分为三种类型（图7-4）。

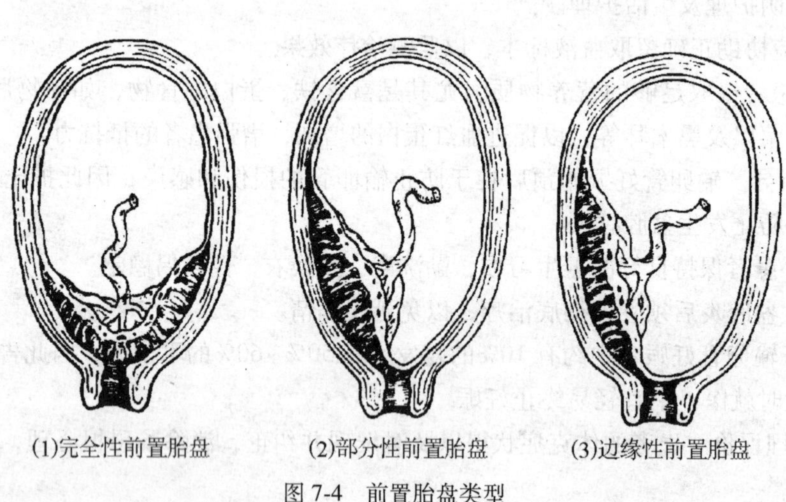

(1)完全性前置胎盘　(2)部分性前置胎盘　(3)边缘性前置胎盘

图7-4　前置胎盘类型

1. 完全性前置胎盘　子宫颈内口全部为胎盘组织所覆盖，又称中央性前置胎盘。此型初次出血时间早，约在妊娠28周左右，反复出血的次数频繁、量较多、易发生休克。

2. 部分性前置胎盘　子宫颈内口部分为胎盘组织所覆盖。出血情况介于完全性和边缘性前置胎盘之间。

3. 边缘性前置胎盘　胎盘附着于子宫下段，边缘不超越子宫颈内口。初次出血发生较晚，多于妊娠37~40周或临产后，量也较少。

（四）护理评估

1. 健康史　除个人健康史外，在孕产史中尤其注意识别有无剖宫产术、人工流产术及子宫内膜炎等前置胎盘的易发因素；此外，妊娠中特别是孕28周后，有无出现无痛性、无诱因、反复阴道流血症状，应详细记录具体经过及医疗处理情况。

2. 临床表现及分型

（1）症状　妊娠晚期或临产时，发生无诱因、无痛性、反复性阴道流血是前置胎盘的典型症状。前置胎盘出血前无明显诱因，初次出血量一般不多，剥离处血液凝固后，出血自然停止；也有初次即发生致命性大出血而导致休克。由于子宫下段不断伸展，前置胎盘出血反复发生，出血量也越来越多。完全性前置胎盘初次出血时间早，多在妊娠28周左右；边缘性前置胎盘出血多发生在妊娠晚期或临产后，出血量较少；部分性前置胎盘的初次出血时间、出血量及反复出血次数介于两者之间。

（2）体征　患者的临床表现与阴道出血量有关。出血少，生命体征无变化；反复出血者可表现贫血貌；急性大量出血，患者可表现休克症状。腹部检查，子宫大小与孕周相符，宫体软，无压痛。由于子宫下段有胎盘占据，影响胎儿先露部入盆，故先露部高浮，易并发胎位异常。当前置胎盘附着于子宫前壁时，可在耻骨联合上方听到胎盘杂音。临产时检查见宫缩为阵发性，间歇期子宫完全松弛。

3. 辅助检查

（1）超声波检查　B超可清楚看到子宫壁、胎头、宫颈和胎盘的位置，胎盘定位准确率达95%以上，可反复检查，是目前最安全、有效的首选方法。

（2）阴道检查　目前一般不主张应用。只有在近预产期出血不多时，终止妊娠前为明确诊断决定分娩方式时采用。阴道检查有扩大前置胎盘剥离面致大出血、危及生命的危险，因此，阴道检查操作必须在输血、输液和做好手术准备的情况下可进行。怀疑为前置胎盘的患者，切忌肛查。

4. 心理社会评估　孕妇及家属可因突然阴道流血而感到恐惧或担忧，同时，因对疾病的知识缺乏而感到茫然，既担心孕妇的健康，更担心胎儿的安危，可能表现为恐慌、紧张、束手无策等。

5. 治疗原则　前置胎盘的治疗原则是制止出血、纠正贫血和预防感染。根据孕妇的一般情况、孕期、胎儿成熟度、出血量以及产道条件等综合分析，制定具体方案。

（1）期待疗法　目的是在保证孕妇安全的前提下使胎儿能达到或更接近足月，从而减少早产，提高胎儿成活率。适用于妊娠不足36周或估计胎儿体重<2300g，阴道流血量不多，孕妇全身情况良好，胎儿存活者。住院期间严密观察病情变化，为孕妇提供全面优质护理是期待疗法的关键措施。

（2）终止妊娠　适用于入院时出血性休克者，或期待疗法中发生大出血，或出血量虽少但妊娠已近足月或已临产者，应采取积极措施选择最佳方式终止妊娠。其中剖宫产术能迅速结束分娩，既能提高胎儿存活率又能迅速减少或制止出血，是处理前置胎盘的主要手段。阴道分娩适用于边缘性前置胎盘，胎先露为头位、临产后产程进展顺利并估计能在短时间内结束分娩者。

（五）护理诊断和医护合作性问题

1. 潜在并发症 出血性休克。

2. 有感染的危险 与前置胎盘剥离面靠近子宫颈口，细菌易经阴道上行感染有关。

（六）计划与实施

1. 预期目标

（1）患者于入院24小时内，血压、脉搏稳定，血流动力学指标恢复正常。

（2）住院期间，患者无感染发生，体温、白细胞计数及分类维持正常。

2. 护理措施

根据病情需立即终止妊娠的孕妇，取去枕侧卧位，建立静脉通路，配血，做好输血准备。在抢救休克的同时，按腹部手术患者的护理进行术前准备，并做好母儿生命体征监护及抢救准备工作。接受期待疗法的孕妇的护理如下。

（1）保证休息，减少刺激 孕妇需住院观察，绝对卧床休息，取左侧卧位，间断吸氧，每日3次，每次1小时，以提高胎儿血氧供应。避免各种刺激，以减少出血机会。进行腹部检查时动作要轻柔，禁做阴道检查及肛查。

（2）纠正贫血 除口服硫酸亚铁、输血等措施外，还应加强饮食营养指导，建议孕妇多进食高蛋白及含铁丰富的食物，如动物肝脏、绿叶蔬菜以及豆类等。一方面有助于纠正贫血，另一方面还可增强机体抵抗力，同时也促进胎儿发育。

（3）监测生命体征，及时发现病情变化 严密观察并记录孕妇生命体征，阴道流血的量、色、流血时间及一般状况，监测胎儿宫内状态。按医嘱及时完成实验室检查项目，并交叉配血备用。发现异常及时报告医师并配合处理。

（4）预防产后出血和感染

1）产妇回病房休息时严密观察产妇的生命体征及阴道流血情况，发现异常及时报告医师处理，以防止或减少产后出血。

2）及时更换会阴垫，保持会阴部清洁、干燥。

3）胎儿娩出后，及早使用宫缩剂，以预防产后大出血；对新生儿严格按照高危儿护理。

3. 健康指导 护士应加强孕妇的管理和宣教。指导围孕期妇女避免吸烟、酗酒等不良行为，避免多次刮宫、引产或宫内感染，防止多产，减少子宫内膜损伤或子宫内膜炎。对妊娠期出血，无论量多少均应就医，做到及时诊断，准确处理。

（七）护理评价 接受期待疗法的孕妇胎龄接近（或达到）足月时终止妊娠。产妇产后未发生产后出血和产后感染。

二、胎盘早剥

（一）概述 胎盘早剥又称为胎盘早期剥离，是指妊娠20周后或分娩期，正常位置的胎盘在胎儿娩出前，部分或全部从子宫壁剥离。胎盘早剥是妊娠晚期严重的并发症之一，往往起病急，进展快，如处理不及时，可危及母儿生命。国内报道其发病率为0.46%~2.1%，围生儿死亡率为200‰~350‰，15倍于无胎盘早剥者。另外，发病率的高低与产后是否仔细检查胎盘有关，轻微者于临产前无明显症状，该类病例往往易被忽略。

（二）病因　关于胎盘早期剥离的发病原因目前临床上还不是很清楚，可能与下列因素有关。

1. 血管病变　妊娠期高血压疾病、慢性高血压和肾炎患者常并发胎盘早剥。其原因是该类患者常常伴发底蜕膜螺旋小动脉痉挛或硬化，引起远端毛细血管缺血坏死以致破裂出血，血液流至底蜕膜层与胎盘之间，形成血肿导致胎盘自子宫壁剥离。

2. 机械性因素　如腹部受撞击、挤压、摔伤或行外倒转术纠正胎位，均可造成胎盘早剥。

3. 子宫体积骤然缩小　羊水过多，破膜后短时间内大量羊水流出，或双胎妊娠的第一胎儿娩出过快，使子宫内压骤然降低，子宫突然收缩，致使胎盘与子宫壁错位而剥离。

4. 子宫静脉压突然升高　妊娠晚期或临产后，孕产妇长期取仰卧位时，可发生仰卧位低血压综合征。此时，由于巨大的妊娠子宫压迫下腔静脉，使回心血流量减少，血压下降，而子宫静脉淤血，静脉压升高，导致蜕膜静脉床淤血或破裂，部分或全部胎盘自子宫壁剥离。

5. 其他　一些高危因素包括吸烟、营养不良、吸毒等，孕妇有血栓形成倾向。当胎盘附着部位存在子宫肌瘤等异常时也可发生胎盘早剥。有胎盘早剥史者再次发生的可能性增加。

（三）病理生理　胎盘早剥的主要病理变化是底蜕膜出血，形成血肿，使胎盘自附着处剥离。若剥离面小，出血量少且很快凝固，临床一般无明显症状；如剥离面大，继续出血，可形成胎盘后血肿。若胎盘边缘仍附着于子宫壁，或胎膜与子宫壁未分离，血液不向外流而积聚在胎盘与子宫壁之间，为隐性出血或内出血；当胎盘后血肿使胎盘剥离面不断扩大，血液冲开胎盘边缘及胎膜，沿胎膜与子宫壁之间经宫颈管向外流出，此时为显性出血或外出血。当内出血过多时，血液也可冲开胎盘边缘与胎膜，向宫颈口外流出，形成混合性出血（图 7-5）。

当血液穿破羊膜流入羊水中，形成血性羊水。内出血严重时，血肿积聚在胎盘及子宫壁之间，由于胎盘后血肿的压力加大，使血液向子宫肌层内浸润，引起肌纤维分离、断裂、变

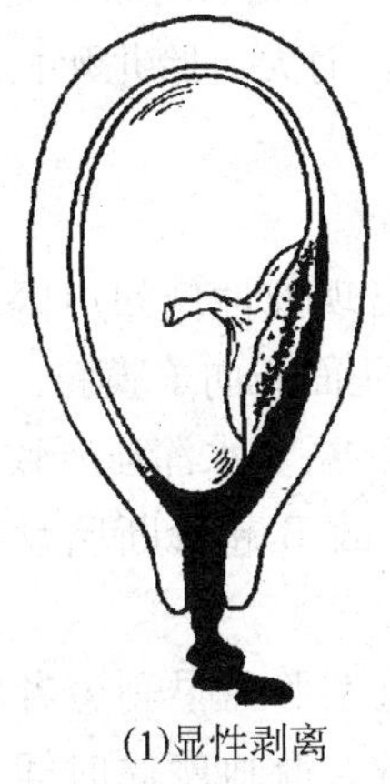
(1)显性剥离

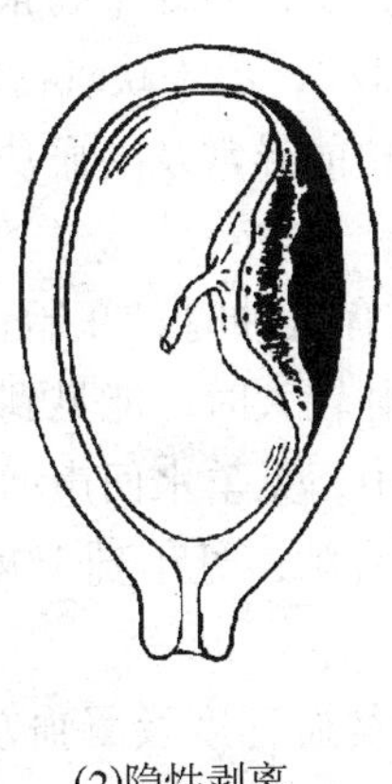
(2)隐性剥离

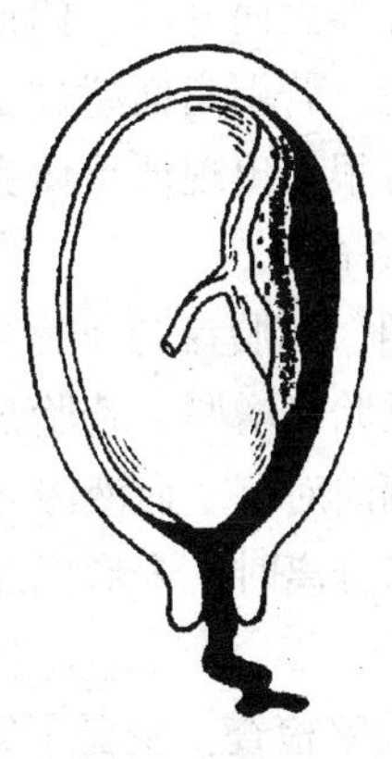
(3)混合性剥离

图 7-5　胎盘早剥的类型

性，此时子宫表面出现紫蓝色淤斑，尤其在胎盘附着处更明显，称为子宫胎盘卒中。

胎盘早剥时羊水可经剥离面进入开放的血管，从而引起羊水栓塞等症状。严重的胎盘早剥可能发生凝血功能障碍，主要是由于从剥离处的胎盘绒毛和蜕膜中释放大量的组织凝血活酶，进入母体血循环，激活凝血系统而发生弥散性血管内凝血（DIC）。子宫胎盘卒中影响子宫肌层收缩，可导致产后出血，尤其合并 DIC 时，更容易出现难以纠正的产后出血和急性肾衰竭。

（四）护理评估

1. 健康史　孕妇在妊娠晚期或临产时突然发生腹部剧痛，有急性贫血或休克现象，应引起高度重视。护士需结合有无妊娠期高血压疾病或高血压病史、胎盘早剥史、慢性肾炎史、直立性低血压史及外伤史等，进行全面评估。

2. 临床表现　胎盘早剥的临床特点是妊娠晚期突然发生的腹部持续性疼痛，伴有或不伴有阴道出血。根据胎盘剥离面大小以及出血量多少分为轻型和重型两种。

（1）轻型　轻型以外出血为主（占胎盘早剥的 80%），胎盘剥离面通常不超过胎盘面积的 1/3，且在胎盘的边缘，分娩期多见。主要症状表现为阴道出血，量较多，色暗红，伴轻度腹痛或无腹痛，贫血症状不明显。如在分娩期则产程进展较快。腹部检查：子宫软，压痛不明显或局部有轻压痛，宫缩有间歇，子宫大小与孕周相符，胎位清楚，胎心率多为正常，如果出血量多胎心率可有变化。部分病例仅靠产后检查胎盘，发现母体面有陈旧凝血块及压迹而得以确诊。

（2）重型　重型以内出血或混合出血为主（占胎盘早剥的 20%），胎盘剥离面超过胎盘面积的 1/3，有较大的胎盘后血肿，多见于重度子痫前期、子痫。主要症状为突然发生持续性腹部疼痛或（和）腰酸、腰背痛，疼痛程度与胎盘后积血多少呈正相关。严重时可伴有恶心、呕吐、面色苍白、出汗、脉搏细数、血压下降等休克征象。可无阴道流血或少量阴道流血及血性羊水，贫血程度与外出血量不相符。腹部检查：子宫硬如板状，有压痛，以胎盘附着处最为明显。如胎盘附着于子宫后壁，则子宫压痛不明显，但子宫比妊娠周数大，宫底随胎盘后血肿增大而升高。偶见宫缩，子宫多处于高张状态，子宫收缩间歇不能放松，因此胎位触不清楚。若剥离面超过胎盘的 1/2，由于缺氧，常常胎心消失，胎儿死亡。重型患者病情凶猛，可很快出现严重休克、肾功能异常及凝血功能障碍。

3. 辅助检查

（1）B 超　如胎盘与子宫壁之间有血肿时，在胎盘后方出现液性低回声区，暗区常不止一个，并见胎盘增厚。若胎盘后血肿较大时，能见到胎盘胎儿面凸向羊膜腔，甚至能使子宫内的胎儿偏向对侧。血液渗入羊水中，见羊水回声增强增多，系羊水浑浊所致。当胎盘边缘已与子宫壁分离时，未形成胎盘后血肿，见不到上述图像，故 B 超诊断胎盘早剥有一定的局限性。

（2）实验室检查　主要了解患者贫血程度及凝血功能。重型胎盘早剥患者应检查肾功能与二氧化碳结合力。并发 DIC 时进行筛选试验（血小板计数、凝血酶原时间、血浆纤维蛋白原定量），结果可疑者可做纤溶确诊试验（凝血酶时间、优球蛋白溶解时间、血浆鱼精蛋白副凝试验）。

4. 心理社会评估 胎盘早剥的孕妇病情发展迅速，孕妇及家属有措手不及和无法接受现实的困惑，需争分夺秒地采取一系列抢救措施。此外，孕妇及家属期待自己及胎儿能通过医务人员的抢救和自身的配合得到良好的结局。

5. 治疗原则 纠正休克、及时终止妊娠并积极抢救处理并发症是处理胎盘早剥的原则。

（1）纠正休克 对于处于休克状态的危重患者，立即面罩给氧，积极开放静脉通路，补充血容量，输新鲜血，尽快改善患者机体状况。

（2）及时终止妊娠 胎盘早剥可危及母儿生命，因此，一旦确诊为重型胎盘早剥时，必须及时终止妊娠。终止妊娠的方法可根据早剥的严重程度、胎儿宫内状况及宫口开大等情况行阴道分娩或剖宫产。

（3）并发症的处理 胎盘早剥常见的并发症有产后出血、凝血功能障碍、羊水栓塞、急性肾衰竭、胎儿宫内死亡等。应给予相应的处理。

（五）护理诊断和医护合作性问题

1. 潜在并发症 出血性休克、弥散性血管内凝血。

2. 恐惧 与胎盘早剥起病急、进展快，危及母儿生命有关。

3. 预感性悲哀 与死产、切除子宫有关。

（六）计划与实施

1. 预期目标

（1）孕妇出血性休克症状得到控制。

（2）患者未出现凝血功能障碍、产后出血和急性肾衰竭等并发症。

2. 护理措施 胎盘早剥是一种妊娠晚期严重危及母儿生命的并发症，积极预防至关重要。护理人员应通过卫生宣教，使孕妇接受产前评估，尤其预防和及时治疗妊娠期高血压疾病、慢性肾病等。妊娠晚期尽量避免仰卧位和腹部机械性外伤；施行外倒转术时动作要轻柔；处理羊水过多或双胎妊娠时，避免子宫腔压力下降过快。

对于已诊断为胎盘早剥的患者，护理措施如下。

（1）纠正休克，改善患者一般状况。对于处于休克状态的危重患者，积极开放静脉通路，补充血容量，输入新鲜血液，既可以补充血容量又可补充凝血因子，尽快改善患者机体状况。同时密切监测胎儿状态。

（2）严密观察病情，及时发现并发症。特别要注意观察有无皮下、黏膜或注射部位出血，子宫出血不凝、尿血、咯血及呕血等凝血功能障碍征象；急性肾功能障碍可表现为尿少或无尿。一旦出现以上情况及时与医生沟通。

（3）做好终止妊娠的准备。一旦决定终止妊娠，依孕妇病情轻重、胎儿宫内状况、产程进展、胎产式等具体状态决定分娩方式，护理人员要做好各种准备。

（4）积极预防产后出血。分娩后应及时给予宫缩剂，同时给予按摩子宫处理，必要时根据医嘱做好切除子宫的术前准备。未发生出血者，产后仍应加强生命体征观察，预防晚期产后出血的发生。

（5）产褥期护理。产褥期应加强营养，积极纠正贫血。勤换会阴垫并保持外阴清洁，以防止感染。根据孕妇身体情况给予母乳喂养指导。死产者及时给予退乳措施，可在分娩后

24小时内尽早服用大量雌激素，同时紧束双乳，少进汤类；水煎生麦芽当茶饮；针刺足临泣、悬钟穴位等。

3. 健康指导　向患者及家属宣传预防保健知识，避免多产、多次剖宫、引产等引起的宫内感染，减少子宫内膜损伤或子宫内膜炎。如为期待疗法的孕妇应对其提供有关疾病治疗和护理的知识，帮助其严格遵守医嘱护嘱，学习掌握自数胎动、自我监护的方法。

（七）护理评价　患者分娩顺利，婴儿平安出生。患者未出现并发症。

第三节　妊娠期高血压疾病妇女的护理

一、概述

妊娠期高血压疾病是妊娠期特有的疾病，包括妊娠期高血压疾病、子痫前期、子痫、慢性高血压并发子痫前期以及妊娠合并慢性高血压。其中妊娠高血压、子痫前期和子痫以往统称为妊娠期高血压疾病。我国发病率为9.4%~10.4%，国外报道7%~12%。本病以妊娠20周后高血压、蛋白尿、水肿为特征，并伴有全身多脏器的损害；严重患者可出现抽搐、昏迷、脑出血、心力衰竭、胎盘早剥和弥散性血管内凝血，甚至死亡。该病严重影响母婴健康，是孕产妇及围生儿发病和死亡的主要原因之一。

二、病因

妊娠期高血压疾病的发病原因至今尚未阐明，但是，在临床工作中确实发现有些因素与妊娠期高血压疾病的发病密切相关，称之为易发因素。其易发因素及主要病因学说如下。

1. 妊娠期高血压易发因素　依据流行病学调查发现，妊娠期高血压发病可能与以下因素有关。

（1）种族差异，如居美国的非洲裔或西班牙裔发病率多高于白人。

（2）精神过度紧张或受刺激致使中枢神经系统功能紊乱者。

（3）寒冷季节或气温变化过大，特别是气温升高时。

（4）年轻初产妇（年龄≤20岁）或高龄初产妇（年龄≥35岁）者。

（5）有慢性高血压、慢性肾炎、糖尿病等病史的孕妇。

（6）营养不良，如贫血、低蛋白血症者。

（7）体形矮胖者，即体重指数［体重（kg）/身高（m）^{2}］>24者。

（8）子宫张力过高（如羊水过多、双胎妊娠、糖尿病巨大儿等）者。

（9）家族中有高血压史，尤其是孕妇之母有重度妊娠期高血压史者。

2. 病因学说

（1）免疫学说　妊娠被认为是成功的自然同种异体移植。免疫学认为妊娠期高血压疾病的病因是胎盘某些抗原物质的变态反应，与移植免疫的观点很相似。但与免疫的复杂关系有待进一步证实。

（2）子宫-胎盘缺血缺氧学说　临床发现妊娠期高血压易发生于初产妇、多胎妊娠羊水过多者。本学说认为是由于子宫张力增高，影响子宫血液供应，造成子宫-胎盘缺血缺氧所致。此外，全身血液循环不能适应子宫-胎盘需要的情况，如孕妇有严重贫血、慢性高血压、糖尿病等亦易伴发本病。

（3）血管内皮功能障碍　研究发现妊娠期高血压时，细胞毒性物质和炎性介质如氧自由基、过氧化脂质等含量增高，而前列环素、维生素 E、血管内皮素等减少，诱发血小板凝聚，并对血管紧张因子敏感，血管收缩致使血压升高，并且导致一系列病理变化。此外，气候寒冷、精神紧张也是本病的主要诱因。

（4）微量元素缺乏及其他因素　据流行病学调查，妊娠期高血压的发生可能与钙缺乏有关。妊娠易引起母体缺钙，导致妊娠期高血压疾病发生，而孕期补钙可使妊娠期高血压疾病的发病率下降，但其发生机制尚不完全清楚。另外，以白蛋白缺乏为主的低蛋白血症及锌、硒等的缺乏与先兆子痫的发生发展有关。此外，其他因素如胰岛素抵抗、遗传等因素与妊娠期高血压疾病发生的关系亦有所报道。

三、病理生理

全身小动脉痉挛是本病的基本病变。由于小动脉痉挛，造成管腔狭窄，周围阻力大，内皮细胞损伤，通透性增加，体液和蛋白质渗漏，表现为血压上升、蛋白尿、水肿和血液浓缩等。全身各组织器官因缺血、缺氧而受到不同程度损害，严重时脑、心、肝、肾及胎盘等的病理生理变化可导致抽搐、昏迷、脑水肿、脑出血、心肾衰竭、肺水肿、肝细胞坏死等。

四、护理评估

（一）健康史　详细询问患者于孕前及妊娠 20 周前有无高血压、蛋白尿和（或）水肿及抽搐等征象；既往病史中有无原发性高血压、慢性肾炎及糖尿病等；有无家族史。此次妊娠经过，出现异常现象的时间及治疗经过。

（二）临床表现及分型

1. 高血压、水肿、蛋白尿是妊娠期高血压疾病的三个主要的临床表现。

（1）高血压　同一侧手臂至少测量 2 次，收缩压≥140mmHg 和（或）舒张压≥90mmHg 定义为高血压。若血压较基础血压升高 30/15mmHg，但低于 140/90mmHg 时，不作为诊断依据，但须严密观察。对首次发现血压升高者，应间隔 4 小时或以上复测血压。

（2）蛋白尿　应留取清洁中段尿检查，如 24 小时尿蛋白≥0. 3g，或随机尿蛋白≥3. 0g/L 或尿蛋白定性≥（+）则定义为蛋白尿。

（3）水肿　妊娠期可伴有生理性水肿，一般经休息后可自然消退。如经休息后未消退者，为病理性水肿。

2. 妊娠期高血压疾病有以下分类

（1）妊娠期高血压：妊娠期出现高血压，收缩压≥140mmHg 和（或）舒张压≥90mmHg，于产后 12 周内恢复正常；尿蛋白（-）；产后方可确诊。少数患者可伴有上腹部不适或血小板减少。

（2）子痫前期

1）轻度　妊娠20周后出现收缩压≥140mmHg和（或）舒张压≥90mmHg伴尿蛋白≥0.3g/24h或随机尿蛋白（+）。

2）重度　血压和尿蛋白持续升高，发生母体脏器功能不全或胎儿并发症。出现下述任一不良情况可诊断为重度子痫前期：①血压持续升高，收缩压≥160mmHg和（或）舒张压≥110mmHg；②蛋白尿≥5.0g/24h或随机尿蛋白（+++）；③持续性头痛或视觉障碍或其他脑神经症状；④持续性上腹疼痛，肝包膜下血肿或肝破裂症状；⑤肝脏功能异常，肝酶ALT或AST水平升高；⑥肾功能异常：少尿（24小时尿量<400ml或每小时尿量<17ml）或血肌酐>106μmol/L；⑦低蛋白血症伴胸腔积液或腹腔积液；⑧血液系统异常：血小板呈持续性下降并低于100×10^9/L；血管内溶血、贫血、黄疸或血LDH升高；⑨心力衰竭、肺水肿；⑩胎儿生长受限或羊水过少；⑪早发型即妊娠34周以前发病。

（3）子痫　在子痫前期的基础上发生不能用其他原因解释的抽搐。子痫多发生于妊娠晚期或临产前，称产前子痫；少数发生于分娩过程中，称产时子痫；个别发生在产后24小时内，称产后子痫。

子痫典型发作过程：首先表现为眼球固定，瞳孔放大，头扭向一侧，牙关紧闭，继而口角及面部肌肉颤动，数秒后全身及四肢肌肉强直（背侧强于腹侧），双手紧握，双臂伸直，发生强烈的抽动。抽搐时呼吸暂停，面色青紫。持续1分钟左右，抽搐强度减弱，全身肌肉松弛，随即深长吸气而恢复呼吸。抽搐期间患者神志丧失。病情转轻时，抽搐次数减少，抽搐后很快苏醒，但有时抽搐频繁且持续时间较长，患者可陷入深昏迷状态。抽搐过程中易发生唇舌咬伤、摔伤甚至骨折等多种创伤，昏迷时呕吐可造成窒息或吸入性肺炎。

（4）慢性高血压并发子痫前期　慢性高血压妇女妊娠前无蛋白尿，妊娠后出现尿蛋白≥0.3g/24h；或妊娠前有蛋白尿，妊娠后蛋白尿明显增加或血压进一步升高或出现血小板减少（$<100\times10^9$/L）。

（5）妊娠合并慢性高血压　妊娠20周前收缩压≥140mmHg和（或）舒张压≥90mmHg（除外滋养细胞疾病），妊娠期无明显加重；或妊娠20周后首次诊断高血压并持续到产后12周以后。

（三）辅助检查

1. 尿常规检查　根据蛋白定量确定病情严重程度；根据镜检出现管型判断肾功能受损情况。

2. 血液检查

（1）测定血红蛋白、血细胞比容、血浆黏度、全血黏度以了解血液浓缩程度；重症患者应测定血小板计数、凝血时间，必要时测定凝血酶原时间、纤维蛋白原和鱼精蛋白副凝试验（3P试验）等，以了解有无凝血功能异常。

（2）测定血电解质及二氧化碳结合力，以及时了解有无电解质紊乱及酸中毒。

3. 肝、肾功能测定　如进行谷丙转氨酶、血尿素氮、肌酐及尿酸等测定，以协助判断肝、肾功能。

4. 眼底检查　眼底视网膜小动脉变化是反映妊娠期高血压疾病严重程度的一项重要参考指标。眼底检查可见眼底小动脉痉挛，动静脉比例可由正常的2∶3变为1∶2，甚至

1∶4，或出现视网膜水肿、渗出、出血，甚至视网膜剥离。患者可出现视物模糊或一过性失明。

5. 其他检查 如心电图、超声心动图、胎盘功能、胎儿成熟度检查等，可视病情而定。

（四）心理社会评估 孕妇的心理状态与病情的轻重、病程的长短、孕妇对疾病的认识、自身的性格特点及社会支持系统的情况有关。孕妇及其家属误认为是高血压或肾病而没有对妊娠期高血压疾病给予足够的重视；有些孕妇对自身及胎儿预后过分担忧和恐惧而终日心神不宁；也有些孕妇则产生否认、愤怒、自责、悲观、失望等情绪。孕妇及家属均需要不同程度的心理疏导。

（五）治疗原则 妊娠期高血压疾病治疗的基本原则是镇静、解痉、降压、利尿，适时终止妊娠。病情程度不同，治疗原则略有不同。

1. 妊娠期高血压 一般采用休息、镇静、对症等处理后，病情可得到控制，若血压升高，可予以降压治疗。

2. 子痫前期 除一般处理外，还要进行解痉、降压等治疗，密切监测母儿状态，必要时终止妊娠。

3. 子痫 需要及时控制抽搐的发作，防治并发症，经短时间控制病情后及时终止妊娠。

4. 妊娠合并慢性高血压 以降血压为主。

常用的治疗药物有以下几种。①解痉药物：以硫酸镁为首选。硫酸镁有预防和控制子痫发作的作用，适用于先兆子痫和子痫患者。②镇静药物：适用于对硫酸镁有禁忌或疗效不明显时，但分娩时应慎用，以免药物通过胎盘影响胎儿。常用地西泮和冬眠合剂。③降压药物：对于收缩压≥160mmHg，或舒张压≥110mmHg或平均动脉压≥140mmHg者，以及原发性高血压妊娠前已用降血压药者，须应用降压药物。常用药物有肼屈嗪、拉贝洛尔、硝苯地平、尼莫地平等。④扩容药物：一般不主张应用扩容剂，仅用于严重的低蛋白血症、贫血。扩容时应严密观察脉搏、呼吸、血压及尿量，防止肺水肿和心力衰竭的发生。可选用人血白蛋白、血浆和全血。⑤利尿药物：一般不主张应用，仅用于全身性水肿、急性心力衰竭、肺水肿或血容量过多且伴有潜在性脑水肿者。用药过程中应严密监测患者的水和电解质平衡情况以及药物的毒副反应。常用药物有呋塞米、甘露醇。

五、护理诊断和医护合作性问题

1. 体液过多 与下腔静脉受增大子宫压迫使血液回流受阻或营养不良性低蛋白血症有关。

2. 有受伤的危险 与发生抽搐有关。

3. 有外伤的危险 与发生子痫昏迷状况有关。

4. 有窒息的危险 与发生子痫昏迷状况有关。

5. 潜在并发症 肾衰竭、胎盘早期剥离。

六、计划与实施

（一）预期目标

1. 妊娠期高血压疾病孕妇病情缓解，未发生子痫及并发症。

2. 妊娠期高血压疾病孕妇明确孕期保健的重要性，积极配合产前检查及治疗。

（二）护理措施

1. 妊娠期高血压疾病的预防

（1）护士应加强孕期健康教育，使孕妇及家属了解妊娠期高血压疾病的知识及其对母儿的危害，从而促使孕妇自觉于妊娠早期开始做产前检查，并坚持定期检查，以便及时发现异常，及时得到治疗和指导。

（2）指导孕妇合理饮食，减少过量脂肪和盐的摄入，增加蛋白质、维生素以及富含铁、钙、锌的食物，对预防妊娠期高血压疾病有一定作用。可从妊娠 20 周开始，每日补充钙剂 1~2g，可降低妊娠期高血压疾病的发生。

（3）孕妇应采取左侧卧位休息以增加胎盘绒毛血供，同时保持心情愉快也有助于妊娠期高血压疾病的预防。

2. 一般护理

（1）保证休息　轻度妊娠期高血压疾病孕妇可住院也可在家休息，但子痫前期患者建议住院治疗。保证充分的睡眠，每日休息不少于 10 小时。在休息和睡眠时，以左侧卧位为宜，左侧卧位可减轻子宫对腹主动脉、下腔静脉的压迫，使回心血量增加，改善子宫胎盘的血供。左侧卧位 24 小时可使舒张压降低 10mmHg。

（2）调整饮食　轻度妊娠期高血压孕妇需摄入足够的蛋白质（100g/d 以上）、蔬菜，补充维生素、铁和钙剂。食盐不必严格限制，因为长期低盐饮食可引起低钠血症，易发生产后血液循环衰竭，而且低盐饮食也会影响食欲，减少蛋白质的摄入，对母儿均不利。但全身水肿的孕妇应限制食盐入量。

（3）密切监护母儿状态　应询问孕妇是否出现头痛、视力改变、上腹不适等症状。每日测体重及血压，每日或隔日复查尿蛋白。定期监测血压、胎儿发育状况和胎盘功能。

（4）间断吸氧　可增加血氧含量，改善全身主要脏器和胎盘的氧供。

3. 用药护理　硫酸镁为目前治疗子痫前期和子痫的首选解痉药物，护士应明确硫酸镁的用药方法、毒性反应以及注意事项。

（1）用药方法　硫酸镁可采用肌内注射或静脉用药。

1）肌内注射　通常于用药 2 小时后血药浓度达高峰，且体内浓度下降缓慢，作用时间长，但局部刺激性强，注射时应使用长针头行深部肌内注射，也可加利多卡因于硫酸镁溶液中，以缓解疼痛刺激，用法为 25%硫酸镁 20ml 加 2%利多卡因 2ml 臀肌深部注射，每日 1~2 次，注射后用无菌棉球或创可贴覆盖针孔，防止注射部位感染，必要时可行局部按揉或热敷，促进肌肉组织对药物的吸收。

2）静脉给药　可行静脉滴注或推注，静脉用药后可使血药浓度迅速达到有效水平，用药后约 1 小时可达高峰，停药后血药浓度下降较快，但可避免肌内注射引起的不适。

基于不同用药途径的特点，临床多采用两种方式互补长短，以维持体内有效浓度。

（2）毒性反应　硫酸镁的治疗浓度和中毒浓度相近，因此在进行硫酸镁治疗时应严密观察其毒性反应，并认真控制硫酸镁的入量。通常主张硫酸镁的滴注速度以 1g/h 为宜，不超过 2g/h。每日用量 15～20g。硫酸镁过量会使呼吸及心肌收缩功能受到抑制甚至危及生命。中毒现象首先表现为膝反射减弱或消失，随着血镁浓度的增加可出现全身肌张力减退及呼吸抑制，严重者心跳可突然停止。

（3）注意事项　护士在用药前及用药过程中均应监测孕妇血压，同时还应监测以下指标。

①膝腱反射必须存在；②呼吸≥16 次/分；③尿量≥400ml/24h，或≥17ml/h，尿少提示排泄功能受抑制，镁离子易积蓄而发生中毒。由于钙离子可与镁离子争夺神经细胞上的同一受体，阻止镁离子的继续结合，因此应随时备好 10%的葡萄糖酸钙注射液，以便出现毒性反应时及时予以解毒。10%的葡萄糖酸钙 10ml 在静脉推注时宜在 3 分钟以上注射完，必要时可每小时重复 1 次，直至呼吸、排尿和神经抑制恢复正常，但 24 小时内不超过 8 次。

4. 子痫患者的护理

（1）协助医生控制抽搐　患者一旦发生抽搐，应尽快控制。硫酸镁为首选药物，必要时可加用强有力的镇静药物。

（2）专人护理，防止受伤　子痫发生后，首先应保持呼吸道通畅，并立即给氧，用开口器或于上、下磨牙间放置一缠好纱布的压舌板，用舌钳固定舌头以防咬伤唇舌或致舌后坠的发生。患者取头低侧卧位，以防黏液吸入呼吸道或舌头阻塞呼吸道，也可避免发生低血压综合征。必要时，用吸引器吸出喉部黏液或呕吐物，以免窒息。在患者昏迷或未完全清醒时，禁止给予饮食和口服药，以防误入呼吸道而致吸入性肺炎。

（3）减少刺激，以免诱发抽搐　患者应安置于单人暗室，保持绝对安静，以避免声、光刺激；一切治疗活动和护理操作尽量轻柔且相对集中，避免干扰患者。

（4）严密监护　密切注意血压、脉搏、呼吸、体温及尿量，记出入量。及时进行必要的血、尿检测和特殊检查，及早发现脑出血、肺水肿、急性肾衰竭等并发症。

（5）为终止妊娠做好准备　子痫发作后多自然临产，应严密观察及时发现临床先兆，并做好母婴抢救准备。如经治疗病情得以控制仍未临产者，应在孕妇清醒后 24～48 小时内引产，或子痫患者经药物控制后 6～12 小时，考虑终止妊娠。护士应做好终止妊娠的准备。

5. 妊娠期高血压疾病孕妇的产时及产后护理　妊娠期高血压疾病孕妇的分娩方式应根据母儿的情形而定。

（1）若决定经阴道分娩，在第一产程中，应密切监测患者的血压、脉搏、尿量、胎心及子宫收缩情况以及有无自觉症状；血压升高时应及时与医师联系。

（2）在第二产程中，应尽量缩短产程，避免产妇用力，初产妇可行会阴侧切并用产钳或胎吸助产。

（3）在第三产程中，必须预防产后出血，在胎儿娩出前肩后立即静推缩宫素，禁用麦角新碱，及时娩出胎盘并按摩宫底，观察血压变化，重视患者的主诉。

（4）病情较重者于分娩开始即开放静脉。胎儿娩出后测血压，病情稳定后方可送回病房。

（5）重症患者产后应继续硫酸镁治疗 1～2 日，产后 24 小时至 5 日内仍有发生子痫的可能，故不可放松治疗及护理措施。

（6）妊娠期高血压孕妇在产褥期仍需继续监测血压，产后48小时内应至少每4小时测量1次血压。

（7）产前未发生抽搐，产后48小时亦有发生的可能，故产后48小时内仍应继续硫酸镁的治疗和护理。

（8）使用大量硫酸镁的孕妇，产后易发生子宫收缩乏力，恶露较常人多，因此应严密观察子宫复旧情况，严防产后出血。

（三）健康指导　对轻度妊娠高血压疾病患者，应进行饮食指导并注意休息，以左侧卧位为主，加强胎儿监护，自数胎动，掌握自觉症状，加强产前检查，定期接受产前保护措施；对重度妊娠高血压疾病患者，应教育患者掌握不适症状及用药后的不适反应。还应掌握产后的自我护理方法，加强母乳喂养的指导。同时，应注意家属的健康教育，使孕妇得到心理和生理的支持。

七、护理评价

妊娠期高血压孕妇休息充分、睡眠良好、饮食合理，病情缓解，未出现子痫及并发症。

妊娠期高血压孕妇分娩经过顺利。治疗中，患者未出现硫酸镁的中毒反应。

第四节　早产妇女的护理

一、概述

早产是指妊娠满28周至不满37足周（196~258日）间分娩者。此时娩出的新生儿称早产儿，出生体重多小于2500g，各器官发育尚不够成熟。据统计，早产儿中约有15%于新生儿期死亡，而且，围生儿死亡中与早产儿有关者占75%，因此防止早产是降低围生儿死亡率的重要环节之一。

二、病因

发生早产的常见原因有孕妇、胎儿和胎盘方面的因素。

1. 孕妇因素　孕妇如有感染性疾病（尤其是性传播疾病）、子宫畸形、子宫肌瘤，急、慢性疾病及妊娠合并症时易诱发早产，而且若孕妇有吸烟、酗酒不良行为或精神受到刺激以及承受巨大压力时也可发生早产。

2. 胎儿、胎盘因素　如前置胎盘、胎盘早剥、胎儿畸形、胎儿窘迫、胎膜早破、绒毛膜羊膜炎、羊水过多、多胎等亦可致早产。

三、病理生理

早产的发生主要是前列腺素水平的变化起着重要作用。分娩时，子宫组织内磷脂酶活化，引起花生四烯酸释放和前列腺素合成，使子宫缩宫素受体增加，增强缩宫素的敏感性。而缩宫素一方面直接与子宫肌上受体结合，另一方面作用于蜕膜上受体，刺激前列腺素合成，从而发动分娩。

四、护理评估

（一）健康史　详细评估可致早产的高危因素，如孕妇以往有流产、早产史或本次妊娠期有阴道流血史，则发生早产的可能性大，应详细询问并记录患者既往出现的症状及接受治疗的情况。

（二）临床表现　主要是子宫收缩，最初为不规则宫缩，常伴有少许阴道流血或血性分泌物。胎膜早破的发生较足月临产多，继之可发展为规律有效宫缩，与足月临产相似，使宫颈管消失和宫口扩张。若子宫收缩规律，间隔5~6分钟，持续30秒钟以上，并伴阴道血性分泌物，宫颈管消退≥75%及宫口进展性扩张≥2cm，即可诊断为早产临产。

（三）辅助检查　通过全身检查及产科检查，结合阴道分泌物的生化指标检测，核实孕周，评估胎儿成熟度、胎方位等；观察产程进展，确定早产的进程。

（四）心理社会评估　早产常会威胁母儿的健康，使孕妇及其家属产生恐惧、焦虑情绪，孕妇常将自己的行为与早产联系起来而产生自责感和自卑感等。

（五）处理原则

1. 若胎儿存活，无胎儿窘迫、胎膜未破，通过休息和药物治疗控制宫缩，尽量维持妊娠至足月。

2. 若胎膜已破，早产已不可避免时，则应尽可能地预防新生儿并发症以提高早产儿的存活率。

五、护理诊断和医护合作性问题

1. 有受伤的危险　与早产儿发育不成熟有关。
2. 焦虑　与担心早产儿预后有关。
3. 自尊紊乱　与认为自己对早产的发生负有责任而又无力阻止早产有关。

六、计划与实施

（一）预期目标

1. 新生儿不存在因护理不当而发生的并发症。
2. 患者能平静地面对事实，接受对新生儿的治疗及护理。

（二）护理措施

1. 预防早产

（1）保持良好的身心状况　突然的精神创伤可诱发早产，因此，应做好孕期保健工作，指导孕妇加强营养，保持平静的心情，可减少早产的发生。

（2）避免诱发宫缩的活动　如抬举重物、性生活等。高危孕妇必须多卧床休息，以左侧卧位为宜，慎做肛查和阴道检查等。

（3）积极治疗并发症　宫颈内口松弛者应于孕14~16周或更早时间做子宫内口缝合术，防止早产的发生。

2. 药物治疗的护理　先兆早产的主要治疗为抑制宫缩，还要积极控制感染，治疗合并症和并发症。护理人员应能明确具体药物的作用和用法，并能识别药物的副作用，以避免毒性作用的发生，同时，对患者做相应的健康教育。常用抑制宫缩的药物有4类。

（1）β肾上腺素受体激动剂　其作用为激动子宫平滑肌β受体，从而抑制宫缩。此类药物的副作用是心跳加快、血压下降、血糖增高、血钾降低、恶心、出汗、头痛等。常用的药物有利托君、沙丁胺醇等。

（2）硫酸镁　镁离子直接作用于肌细胞，使平滑肌松弛，抑制子宫收缩。一般采用25%硫酸镁20ml加于5%葡萄糖液100～250ml中，在30～60分钟内缓慢静脉滴注，然后用25%硫酸镁20～40ml加于5%葡萄糖液500ml中，以每小时1～2g的速度缓慢静脉滴注，直至宫缩停止。使用硫酸镁时，应密切观察患者有无中毒迹象。

（3）钙离子拮抗剂　阻滞钙离子进入肌细胞而抑制宫缩。常用硝苯地平5～10mg舌下含服，每日3次。用药时必须密切注意孕妇及血压的变化，若合并使用硫酸镁时更应慎重。

（4）前列腺素合成酶抑制剂　前列腺素有刺激子宫收缩和软化宫颈的作用，其抑制剂则有减少前列腺素合成的作用，从而抑制宫缩，如吲哚美辛及阿司匹林等。但此类药物可通过胎盘抑制胎儿前列腺素的合成与释放，使胎儿体内前列腺素减少，而前列腺素有维持胎儿动脉导管开放的作用，缺乏时导管可能过早关闭而导致胎儿血循环障碍，因此，临床少用，必要时仅能短期（不超过1周）服用。此外，消化性溃疡患者禁用此药。

3. 预防新生儿并发症的发生　在保胎过程中，每日行胎心监护，教会患者自数胎动，有异常时及时采取应对措施。在分娩前给孕妇地塞米松、倍他米松等，可促进胎肺成熟，是避免发生新生儿肺透明膜病的有效措施。

4. 为分娩做准备

（1）如早产已不可避免，应尽早决定合理的分娩方式，如臀位、横位，估计胎儿成熟度低，而产程又需较长时间者，可选用剖宫产术结束分娩；经阴道分娩者，应考虑使用产钳和会阴切开术以缩短产程，以减少分娩过程中对胎头的压迫。

（2）充分做好早产儿保暖和复苏的准备，临产后慎用镇静剂，避免发生新生儿呼吸抑制的情况；产程中应给孕妇吸氧；新生儿出生后，立即结扎脐带，防止过多母血进入胎儿循环造成循环系统负荷过重的状况。

5. 为孕妇提供心理支持和保证

（1）让患者了解早产的发生并非孕妇的过错，有时甚至是无原因的。也要避免为减轻孕妇的负疚感而给予过于乐观的保证。

（2）由于早产是出乎意料的，孕妇多没有精神准备，对产程中的孤独感、无助感尤为敏感，因此，丈夫、家人和护士在身旁提供支持较足月分娩者更显重要，并能帮助孕妇重建自尊，以良好的心态承担早产儿母亲的角色。

（三）健康指导　健康孕妇应在孕期特别是孕晚期注意休息，避免各种生理心理方面的刺激，如孕期出现强烈的子宫收缩和腹痛等先兆早产的症状应及时到医院就诊；如早产不可避免应指导孕妇在分娩过程中正确配合。产后多数早产儿在儿科病房监护，应注意加强母乳喂养方法的指导和鼓励。

七、护理评价

患者能积极配合医护措施。母婴顺利经历全过程。

第五节 双胎妊娠妇女的护理

一、概述

一次妊娠有两个胎儿时称为双胎妊娠。其发生率具有国家、地域以及种族差异性。我国统计双胎与单胎比为1∶89。近年来，随着促排卵药物的应用和辅助生育技术的开展，双胎妊娠的发生率有增高趋势。双胎妊娠有家族史，胎次多、年龄大者发生的概率高，近年来有医源性原因，应用氯米酚与尿促性素（HMG）诱发排卵，双胎与多胎妊娠可高达20%～40%。另有学者报道在停止服用避孕药后1个月妊娠时，双胎比例增高，是由于此月人体分泌FSH增高的原因。

二、病因

1. 遗传　孕妇或其丈夫家族中有多胎妊娠史者，多胎的发生率增加。

2. 年龄和胎次　双胎发生率随着孕妇年龄增大而增加，尤其是35～39岁者最多。孕妇胎次越多，发生双胎妊娠的机会越多。

3. 药物　因不孕症而使用了促排卵药物，导致双胎妊娠的发生率增加。

三、病理生理

双胎胎盘中，脐带帆状附着发生率较普通胎盘高9倍，并合并前置血管，单脐动脉在双胎胎盘中发生率也较高，多发于单卵双胎的胎儿之一。另外，双胎胎盘之一可变成水泡状胎块。在胎盘变化上是供血胎儿胎盘体积大，苍白，镜下可见绒毛粗大、水肿，绒毛毛细血管小而不明显；但受血胎儿胎盘呈暗红色，多血，质较韧，镜下则见绒毛毛细血管普遍扩张充血。

四、护理评估

（一）健康史　询问家族中有无多胎史，孕妇的年龄、胎次，孕前是否使用促排卵药。

（二）临床表现及分型

1. 症状　妊娠早孕反应较重，子宫大于妊娠孕周，尤其是24周后尤为明显。因子宫增大明显，使横膈抬高，引起呼吸困难；胃部受压，孕妇自觉胀满、食欲缺乏，孕妇会感到极度疲劳和腰背部疼痛。孕妇自觉多处胎动，而非固定于某一处。

2. 体征　有下列情况应考虑双胎妊娠：①子宫比孕周大，羊水量也较多；②孕晚期触及多个小肢体，两胎头；③胎头较小，与子宫大小不成比例；④在不同部位听到两个频率不同的胎心，同时计数1分钟，胎心率相差10次以上，或两胎心音之间隔有无音区；⑤孕中晚期体重增加过快，不能用水肿及肥胖解释者。过度增大的子宫压迫下腔静脉，常引起下肢水肿、静脉曲张等。

3. 分型

（1）二卵双胎　二卵双胎可以是同一卵巢也可是两个卵巢同时排卵，此时的排卵可以是单卵泡排出两个成熟卵子，或者两个卵泡同时排出两个卵子，即由两个卵子分别同时受精而形成的双胎妊娠，约占双胎妊娠的2/3。由于二卵双胎的基因不同，故胎儿的性别、血型、容貌等可以相同也可不同，两个受精卵可以形成各自独立的胎盘、胎囊，它们的发育可以紧靠与融合在一起，但两者间的血液循环并不相通，胎囊之间的中隔由两层羊膜及两层绒毛膜组成，有时两层绒毛膜可融合成一层。

（2）单卵双胎　单卵双胎即由一个卵子受精后经过细胞分裂而形成的双胎妊娠，约占双胎妊娠的1/3。该方式所形成的受精卵其基因相同，胎儿性别、血型一致，且容貌相似。单卵双胎的每个胎儿均有1根脐带，其胎盘和胎囊则根据受精卵分裂时间不同而有所差异；两个胎儿常常共用同一胎盘，两个胎囊的间隔有两层羊膜，两者血液循环相通。约有1/3的单卵双胎的胎盘胎膜与双卵双胎相同，但血液循环仍相通。由于单卵双胎的胎盘循环是两个胎儿共用，故有时会出现一个胎儿发育良好，而另外一个发育欠佳，两者差异很大。

（三）辅助检查

1. B超检查　可以早期诊断双胎、畸胎，能提高双胎妊娠的孕期监护质量。B超在孕7~8周时见到两个妊娠囊，孕13周后清楚显示两个胎头光环及各自拥有的脊柱、躯干、肢体等，B超对中晚期的双胎诊断率几乎达100%。

2. 多普勒胎心仪　孕12周后听到两个频率不同的胎心音。

（四）心理社会评估　双胎妊娠的孕妇在孕期必须适应两次角色转变，首先是接受妊娠，其次当被告知是双胎妊娠时，必须适应第二次角色转变，即成为两个孩子的母亲。双胎妊娠属于高危妊娠，孕妇既兴奋又常常担心母儿的安危，尤其是担心胎儿的存活率。

（五）治疗原则

1. 妊娠期　及早对双胎妊娠做出诊断，并增加其产前评估次数，加强营养，注意休息，补充足够的营养物质以预防贫血和妊娠期高血压，防止早产、羊水过多等并发症的发生。必要时行引产术结束妊娠。

双胎妊娠引产指征：合并急性羊水过多，有压迫症状，孕妇腹部过度膨胀，呼吸困难，严重不适者；胎儿畸形，母亲有严重并发症，如子痫前期或子痫，不允许继续妊娠者；预产期已到尚未临产，胎盘功能减退者。

2. 分娩期　多数能经阴道分娩。产妇需有良好的体力，才能成功分娩，故保证产妇足够的食物摄入量及充足的睡眠十分重要。分娩过程中严密观察产程和胎心变化，如有宫缩乏力或产程延长时，应及时处理。当第一胎娩出后，立即断脐，助手扶正第二胎的胎位，使其保持纵产式，通常在15~20分钟完成第二胎的分娩。如第一胎娩出后15分钟仍无宫缩，则可行人工破膜加缩宫素静脉滴注以促进宫缩。若发现有脐带脱垂或怀疑胎盘早剥时，及时手术助产。如第一胎为臀位，第二胎为头位，要注意防止胎头交锁导致难产。

剖宫产指征：①异常胎先露，如第一胎儿为肩先露、臀先露或易发生胎头交锁和碰撞的胎位及单羊膜囊双胎、联体儿等；②脐带脱垂、胎盘早剥、前置胎盘、先兆子痫、子痫、胎膜早破、继发性宫缩乏力，经处理无效者；③第一个胎儿娩出后发现先兆子宫破裂，或宫颈痉挛，为抢救母婴生命；④胎儿窘迫，短时间内不能经阴道结束分娩者。

3. 产褥期　为防止产后出血，在第二胎娩出前肩时静脉推注麦角新碱及缩宫素 10U，同时腹部压沙袋，防止由于腹压骤减所致休克。

五、护理诊断和医护合作性问题

1. 舒适改变　与双胎或多胎引起的食欲下降、下肢水肿、静脉曲张、腰背痛有关。

2. 有受伤的危险　与双胎妊娠引起的早产有关。

3. 焦虑　与担心母儿的安危有关。

4. 潜在并发症　早产、脐带脱垂或胎盘早剥。

六、计划与实施

（一）预期目标

1. 孕妇摄入足够的营养，保证母婴需要。

2. 孕妇及胎儿、新生儿的并发症被及时发现，保证母婴安全。

（二）护理措施

1. 一般护理

（1）增加产前检查次数，每次监测宫高、腹围和体重。

（2）注意多休息，尤其是妊娠最后 2～3 个月，要求卧床休息，防止跌伤意外。最好采取左侧卧位，增加子宫、胎盘的血供，减少早产的机会。

（3）加强营养，尤其是注意补充铁、钙、叶酸等，以满足妊娠的需要。

2. 心理护理　帮助双胎妊娠孕妇完成两次角色转变，接受成为两个孩子母亲的事实。告之双胎妊娠虽属于高危妊娠，但孕妇不必过分担心母儿的安危，请孕妇保持心情愉快，积极配合治疗。指导家属准备双份新生儿用物。

3. 病情观察　双胎妊娠孕妇易并发妊娠期高血压、羊水过多、前置胎盘、贫血等并发症，因此，应加强病情观察，及时发现并处理。

4. 症状护理　双胎妊娠孕妇胃区受压致食欲缺乏，因此应鼓励孕妇少食多餐，满足孕期需要，必要时给予饮食指导，如增加铁、叶酸、维生素的供给。双胎妊娠孕妇腰背部疼痛比较明显，应注意休息，指导孕妇做骨盆倾斜运动，局部热敷等。采取措施预防静脉曲张的发生。

5. 治疗配合

（1）严密观察产程和胎心率变化，发现宫缩乏力或产程延长应及时处理。

（2）第一个胎儿娩出后立即断脐，协助扶正第二个胎儿的胎位，使保持纵产式，等待通常在 20 分钟左右，第二个胎儿自然娩出。如等待 15 分钟仍无宫缩，则可协助人工破膜或遵医嘱静脉滴注缩宫素促进宫缩。严密观察，及时发现脐带脱垂或胎盘早剥等并发症。

（3）为预防产后出血的发生，临产时应备血；胎儿娩出前需建立静脉通路；第二个胎儿娩出后应立即肌内注射或静脉滴注缩宫素；腹部放置沙袋，并以腹带裹紧腹部，防止腹压骤降引起休克。

（4）如系早产，产后应加强对早产儿的观察和护理。

（三）健康指导　护士应指导孕妇注意休息，加强营养，注意阴道流血量和子宫复旧情况，防止产后出血。并指导产妇正确进行母乳喂养，选择有效的避孕措施。

七、护理评价

孕妇能主动与他人讨论两个孩子的将来并做好分娩的准备。孕产妇、胎儿或新生儿安全。

第六节　母儿血型不合妇女的护理

一、概述

母儿血型不合溶血病是指母、婴血型不合，母血中血型抗体通过胎盘进入胎儿循环，发生同种免疫反应导致胎儿、新生儿红细胞破坏而引起的溶血。孕妇和胎儿之间血型不合而产生的同种血型免疫疾病，可发病于胎儿和新生儿的早期。当胎儿从父亲遗传来的显性抗原恰为母亲所缺少时，通过妊娠、分娩，此抗原可进入母体，刺激母体产生免疫抗体。当此抗体又通过胎盘进入胎儿的血循环时，可使其红细胞凝集破坏，引起胎儿或新生儿的免疫性溶血症。这对孕妇无影响，但病儿可因严重贫血、心衰而死亡，或因大量胆红素渗入脑细胞引起胆红素脑病（核黄疸）而死亡，即使幸存，其神经细胞和智力发育以及运动功能等都将受到影响。

二、病因

1. ABO 血型系统　ABO 血型不合是我国新生儿溶血病的主要原因，占 96%，多见于孕妇为 O 型，父亲及胎儿则为 A 型、B 型或 AB 型。母体被胎儿的 A 型、B 型抗原致敏而产生抗 A 或抗 B 的 IgG 免疫抗体，而免疫抗体进入胎儿血循环后，与相应的胎儿红细胞表面抗原位点结合。由于胎儿红细胞 A 抗原或 B 抗原位点少，而母亲为 A（B）型，胎儿为 B（AB）型和 A（AB）型，且母亲血清中抗 A、抗 B 抗体为 IgM，相对分子质量大不能通过胎盘；故发生新生儿溶血病发病率较低，病情较轻。ABO 溶血病常于第 1 胎即发病。

2. Rh 血型系统　Rh 血型中有 6 个抗原，分别为 C 与 c、D 与 d、E 与 e。大写字母代表 Rh 阳性，小写字母代表 Rh 阴性，其中以 D 抗原性最强，致溶血率最高，故临床上以抗 D 血清来检验。Rh 血型不合溶血病主要发生在母亲为 Rh 阴性，胎儿 Rh 阳性即 D 抗原阳性。当孕妇为 Rh 阴性，丈夫为 Rh 阳性，再次妊娠时才有可能发生新生儿 Rh 溶血症。因为首次形成 Rh 抗体的这种初发免疫反应发展缓慢，常历时 2 个月以上，甚至长达 6 个月，且抗体常较弱，IgM 不通过胎盘，第 1 胎常可幸免。我国汉族人群中 Rh 阴性者低，占 0.5%，故 Rh 溶血病发病率低。

三、病理生理

妊娠期间母儿血循环各自独立，只有一层合体滋养细胞把绒毛和母血窦分开。胎儿红细胞正常不能通过胎盘，仅在母体胎盘绒毛有少许破损出血时，胎儿红细胞才能进入母血中。当进入母体的胎血量仅为0.1~0.2ml时，尚不足以使母体致敏，但反复多次小量经胎盘失血仍可致敏。当一次进入母体的胎血量达1ml或以上，即可使母体致敏并产生抗体。再次妊娠时，若有极少的胎血渗漏，足以让母体的相应抗体急剧升高。此外，若曾有流产、羊膜腔穿刺或输Rh阳性血液都能输进抗原而被致敏。

红细胞血型抗体是一种免疫球蛋白，有IgG和IgM两种。IgG相对分子质量小，为不完全抗体（胶体介质抗体或遮断性抗体），能通过胎盘，引起胎儿溶血；而IgM相对分子质量大，为完全抗体（盐水凝集抗体），不能通过胎盘。Rh、ABO血型抗体能通过胎盘起作用的是IgG。

四、护理评估

（一）健康史　评估患者有无不良分娩史及输血史（包括怀孕史、流产史、早产史、死胎史或宫外孕及是否做过羊膜穿刺术等）。

（二）临床表现及分型

1. 临床表现　症状轻者多无特殊表现。溶血严重者，可出现胎儿水肿、流产、早产甚至死胎。新生儿溶血病的主要临床表现有面色苍白、心悸、贫血、水肿、肝脾大和重度黄疸等。症状的轻重取决于抗体的多少、新生儿成熟度及代偿性造血能力等。

2. 分型　母儿血型不合，主要有ABO和Rh型两大类，其他如MN系统也可引起本病，但极少见。ABO血型不合较多见（表7-1），病情多较轻，易被忽视。Rh血型不合在我国少见，但病情严重，常致胎死宫内或引起新生儿胆红素脑病（核黄疸）。

ABO血型不合相当常见，占20%~25%。ABO血型不合是由于母体血浆中的抗体和胎儿红细胞上的抗原发生免疫作用，使胎儿红细胞受破坏，而产生胎儿溶血的现象。

ABO血型不合与胎儿及母亲的血型有关，与胎次无关，产前也无治疗方法。

表7-1　母亲与胎儿血型不合的情形

母亲			胎儿			抗原抗体反应
血型	红细胞抗原	血浆抗体	血型	红细胞抗原	血浆抗体	
O	无	A及B	A	A	B	+
O	无	A及B	B	B	A	+
A	A	B	B	B	A	+
B	B	A	A	A	B	+

（三）辅助检查

1. 血型检查　有不良分娩史的妇女在再次妊娠前需要进行血型检查。无高危因素的孕妇在初次妇科检查时进行血型检查，若丈夫为 A（B 或 AB）型，孕妇为 O 型，则母儿有 ABO 血型不合的可能。若丈夫为 Rh 阳性，孕妇为 Rh 阴性，母儿有 Rh 血型不合的可能。

2. 血清抗体的检查

（1）ABO 溶血病采用抗 A（B）IgG 定量法，如 IgG 抗 A（B）抗体，其滴度≥1∶128 提示胎儿可能发生 ABO 溶血病，若抗体滴度在 1∶512 以上则提示病情严重；Rh 血型不合抗体滴度>1∶32 者提示病情严重。应结合既往不良孕产史及其他检查，考虑是否终止妊娠。

（2）Rh 抗体的测定

1）盐水凝集试验　检查血清中是否含有不完全抗体，不完全抗体与红细胞抗原在盐水介质中出现凝集。

2）木瓜酶试验　用木瓜酶处理红细胞后，其红细胞再与血清不完全抗体结合，可在生理盐水中出现凝集。

3. 抗体检查时间　应于妊娠 16 周做首次检查，28~32 周做第 2 次检查，以后每 2~4 周检查 1 次。半数以上的孕妇在妊娠 28 周以后产生抗体。

4. 羊水检查　因为羊水的性质可间接反映胎儿溶血程度，故羊水检查结果对进一步处理方法的决定有参考价值。羊水中的胆红素正常值为 5. 13~18. 8μmol/L，如>34. 4μmol/L（2. 1mg/dl），则提示胎儿溶血。

5. B 超检查　胎儿水肿时胎儿周身皮肤及头皮厚度增加，有腹水时腹部有液性暗区，其间可见飘动的肠、肝等脏器。在 B 超下，行脐血穿刺，做母儿血型不合的诊断。

（四）心理社会评估　母儿血型不合常会威胁母儿的健康，使孕妇及其家属产生恐惧、焦虑情绪。

（五）治疗原则

1. 妊娠期

（1）中药治疗　ABO 血型不合孕妇，抗体滴度增高时给予茵陈汤口服（茵陈 9g、制大黄 4. 5g、黄芩 9g、甘草 6g，水煎口服），每日 1 剂至分娩。

（2）西药治疗　可口服苯巴比妥 30mg，一日 3 次，于预产期前 2 周起，该药可加强胎儿肝细胞葡萄糖醛酸与胆红素的结合能力，减少新生儿胆红素脑病的发生。

（3）适时终止妊娠。

2. 产时处理　争取自然分娩，避免使用镇静、麻醉剂，以免增加胎儿窒息的发生。做好新生儿抢救准备。娩出后立即断脐，以减少进入胎儿体内的抗体，并留脐带约 10cm 长，结扎断端，用 1∶5000 呋喃西林无菌纱布湿裹脐带（备输血用）。留胎盘侧脐血送检血常规、血型、胆红素、特殊抗体测定及红细胞、血红蛋白和有核红细胞等。

3. 新生儿处理

（1）光照治疗　适合于出生后早期出现黄疸（36 小时内，最早可在 8 小时内）的新生儿。胆红素在 197~246μmol/L（12~15mg/dl），或 Rh 血型不合新生儿一旦出现黄疸者。

（2）换血治疗　用于母儿 Rh 血型不合，脐血血红蛋白<120g/L，伴水肿、肝脾大、心衰。

五、护理诊断和医护合作性问题

1. 潜在并发症　胆红素脑病、心力衰竭。
2. 知识缺乏　孕妇及家属缺乏母儿血型不合的护理知识。
3. 焦虑　与担心胎儿预后有关。

六、计划与实施

（一）预期目标

1. 孕妇了解母儿血型不合的相关知识及所做检查的临床意义。
2. 孕妇及其家属保持良好的心态，克服血型不合所带来的内疚和哀伤。

（二）护理措施

1. 凡有流产、死胎、新生儿黄疸史的孕妇均要做 ABO 血型检查及 Rh 系统检查，以早期诊断母儿血型不合。
2. 向孕妇讲述自我监护的方法，以及可能发生的情况。
3. 产后严密观察新生儿的精神状态、灵敏度、食欲、皮肤出现黄染时间、部位和深度，尿色，同时每日监测黄疸指数。
4. 产后给予新生儿吸氧，Rh 血型不合者出生后 24 小时注射抗 D 免疫球蛋白。

（三）健康指导　做好健康宣教，向孕妇解释母儿血型不合的病因、特点、严重性、危险性，同时加强产前检查，配合治疗。

七、护理评价

孕妇了解母儿血型不合的相关知识且能积极配合检查。孕妇及其家属情绪稳定。

第七节　胎儿生长受限妇女的护理

一、概述

胎儿生长受限是胎儿体重低于其孕龄体重的第 10 百分位数，低于其平均体重的 2 个标准差。胎儿生长受限的发病率为 3%～10%，是胎儿主要并发症之一；其死亡率为正常儿的 4～6 倍，产前容易发生胎儿窘迫、胎死宫内，产后易发生窒息、吸入性肺炎、新生儿低血糖等，不仅影响新生儿期的发育，也影响儿童期及青春期的体能与智能发育。有胎儿生长受限的儿童需要特殊教育的概率显著增加，甚至某些成年期的疾病如心血管疾病、糖尿病等的发生也与之有一定的关系。

二、病因

胎儿生长受限的病因多而复杂，有些尚不明确。概括地说包括母体、胎儿、胎盘和子宫四个方面的因素。

1. 孕妇因素　最常见，占 50%～60%。

（1）遗传因素　胎儿体重的差异，40%来自双亲遗传因素，以母亲遗传影响较大。

（2）营养因素　孕妇偏食、妊娠剧吐等导致蛋白质和能量摄入不足是影响胎儿生长的一个重要因素。

（3）妊娠合并症　如合并心脏病、慢性高血压、慢性肾脏疾病、严重贫血、甲状腺功能亢进、抗磷脂抗体综合征等。

（4）妊娠并发症　如妊娠期高血压疾病、前置胎盘、胎盘早剥、过期妊娠、妊娠期肝内胆汁淤积症等。

（5）其他　孕妇年龄过大或过小、生活地区（如生活在高原地区）、孕妇体重过轻、吸烟、吸毒及酗酒等。

2. 胎儿因素

（1）胎儿畸形和遗传性，如 21、18 或 13 三体综合征，Turner 综合征，三倍体畸形等。

（2）胎儿代谢功能紊乱、各种生长因子缺乏、胎儿宫内感染，如风疹病毒、单纯疱疹病毒、巨细胞病毒、弓形虫感染、接触放射线。

3. 胎盘及脐带因素

（1）慢性部分性胎盘早剥、广泛胎盘梗阻、绒毛血管瘤、帆状胎盘等胎盘异常。

（2）脐带过长、过细，脐带扭曲、打结等。

4. 子宫因素　子宫畸形或子宫肿物，如双角子宫、单角子宫、纵隔子宫等或伴有子宫肌瘤都可能影响胎儿的宫内生长，造成胎儿生长受限。

三、病理生理

胎儿生长受限的病因多种多样，其病理生理机制也不完全相同。通过脐血穿刺获取的胎儿血标本显示：在妊娠 34 周前发生的胎儿生长受限中 10%～60% 的胎儿有低氧血症，胎儿的低氧血症进一步导致高碳酸血症、低血糖水平，从而引起胎儿生长缓慢。超声血流图研究显示：胎儿和脐带的血流阻力指数也与缺氧程度相关，同时显示了脑保护效应，即在缺氧状态下，胎儿的脑动脉阻力指数下降，动脉扩张、血流增加。但是如果致病因素长时间存在或继续加重，这些保护效应就会丧失。因此，越早发生的胎儿生长受限，胎儿的表现形式越为对称性，细胞的体积和数量皆小于正常。持续低氧血症会导致胎儿酸碱失衡。一些生长受限胎儿的酸中毒在分娩开始前已经存在，这些新生儿的生后窒息是宫内缺氧的继续，而不是分娩的结果。

四、护理评估

（一）健康史

评估孕妇是否有引起胎儿生长受限的高危因素，如孕妇患有心血管疾病、合并有妊娠期高血压疾病或孕期有感染史等。应特别注意观察胎儿生长发育状况。注意有无先天畸形、胎儿生长受限、死胎的不良分娩史，有无吸烟、吸毒与酗酒等不良嗜好。

（二）临床表现　注意孕妇体重增加情况，在孕末期每周体重增加约 0.5kg，若体重不增加反而减少，应注意有无胎儿生长受限。

1. 内因性匀称型胎儿生长受限　此型特点有如下几方面。

（1）胎儿体重、头径、身高相称，但比孕周小。

（2）各器官细胞数少、脑重量轻。

（3）半数新生儿有畸形，危及生存。

（4）主要病因为先天性或染色体病变。

2. 外因性不匀称型胎儿生长受限　早期妊娠胎儿发育正常，危害因素在妊娠中晚期发生作用，身高、头围不受影响，但体重轻，发育不均匀。常见原因有高龄初产、胎盘附着异常、妊娠期高血压等。基本原因是胎盘功能不足，此型特点有如下几方面。

（1）新生儿发育不匀称，头围、身高不受影响，但体重偏低。

（2）外表有营养不良或过熟表现。

（3）常有胎儿缺氧，代谢不良表现。

（4）病理性胎盘，但体积不小，DNA 含量正常。

（5）各器官细胞数正常，但体积小，肝脏中细胞团数目少。

（6）出生后易发生低血糖。

（7）围生期缺氧，常有神经损伤。

3. 外因性匀称型胎儿生长受限　为上述两类的混合型。主要原因有营养物质缺乏，如缺乏叶酸、氨基酸。致病因素是外因，但对整个妊娠期都产生影响，其后果类似内因性宫内发育迟缓。此型特点如下。

（1）新生儿头围、身长、体重均小，有营养不良表现。

（2）缺氧不常见，但代谢不良常见。

（3）胎盘小，DNA 含量减少，但外表无异常。

（4）各器官体积均小，细胞数减少，肝脾更严重。如新生儿期还受到营养不良的影响，60%的患儿脑细数量也减少。

（三）辅助检查　首先应排除染色体异常，必要时需行羊水穿刺或脐动脉穿刺。临床常用检查如下。

1. B 超　测量胎儿发育常用的参数有：胎头双顶径、头围、胎儿股骨长度、腹围、小脑横径，辅助参数有羊水量与胎盘成熟度。双顶径、头围和小脑横径反映胎儿脑部的发育，双顶径在 20 周前可以较准确地核对孕周。胎儿的腹围反映胎儿肝脏的大小和皮下脂肪的厚度，与胎儿的体重最相关，是诊断胎儿生长受限最敏感的指标。若胎儿腹围小于相应孕周的第 10 百分位数，则应考虑为胎儿生长受限；如果估计胎儿体重亦低于相应孕周的第 10 百分位数则应诊断为胎儿生长受限。

2. 彩色多普勒血流显像　是诊断和监测胎儿生长受限的重要辅助工具。通过测量胎儿和脐带的血流信号，可以预测和了解胎儿是否有宫内缺氧。孕晚期（孕 30 周以后）脐动脉血流 S/D≤3 为正常，S/D 值升高时可能提示胎盘功能不良。

3. 生化检查　血甲胎蛋白（AFP）、胎盘生乳素、妊娠特异性 β 糖蛋白、hCG。其中 AFP 作为胎盘异常的一个指标较有意义，妊娠中期不明原因的 AFP 升高，发生胎儿生长受限的概率会增加 5~10 倍。

（四）心理社会评估　孕妇会产生焦虑及恐惧的心理，因此护理人员应采取必要的手段减轻和转移孕妇的焦虑和恐惧，鼓励和指导家人的参与和支持。

（五）治疗原则

1. 一般治疗　均衡膳食，卧床休息、左侧卧位，改善子宫胎盘供血。

2. 病因治疗　如果病因明确，则应针对病因积极治疗。

3. 补充营养物质　如氨基酸、维生素和微量元素。

4. 定期超声测量胎儿各径线　治疗期间可每 2~3 周检查 1 次，了解胎儿的生长情况和有无羊水过少。

5. 定期监护　不管原因明确与否，生长受限的胎儿都有发生胎死宫内的可能，一定要定期监测胎儿的宫内状况，每周 2 次 NST。

6. 择期终止妊娠　胎儿未发育成熟，有提前终止妊娠的可能时，则应在终止妊娠前 2 日应用地塞米松促胎肺成熟，避免胎儿出生后发生新生儿肺透明膜病。

临近预产期，胎儿已成熟，则终止妊娠。终止妊娠的指征有：出现新生儿肺透明膜病；治疗中发现羊水量渐减少，胎儿停止生长 3 周以上，孕妇自觉胎动明显减少；妊娠合并症及并发症治疗中病情加重。

五、护理诊断和医护合作性问题

1. 焦虑　与担心胎儿健康有关。

2. 知识缺乏　孕妇及家属缺乏胎儿生长受限的护理知识。

六、计划与实施

（一）预期目标

1. 检测新生儿的健康状况，及早发现低血糖、低体温及呼吸困难等问题。

2. 产妇及家属掌握与新生儿相关的健康问题及照顾方法。

（二）护理措施

1. 与孕妇沟通，缓解精神压力　孕妇入院后评估孕妇的心理状态，鼓励其诉说心中不悦，指导正确的应对方式。护理人员应采取必要的手段减轻和转移孕妇的焦虑和恐惧，鼓励和指导家人的参与和支持。提供有利于孕妇倾诉和休息的环境，避免不良刺激，各种检查和操作之前向孕妇解释，提供指导，告之全过程和注意事项。

2. 确保孕妇营养和休息，促进胎儿宫内生长　充足的睡眠，合理的营养是确保孕妇健康、胎儿正常生长发育、安全度过妊娠期的基本要素。孕期应进食富含蛋白质、维生素和高热量的食物，纠正偏食，与孕妇讨论食谱及烹调方法，尊重其饮食嗜好。

3. 戒除不良嗜好，积极治疗妊娠合并症和并发症　对孕妇应加强卫生宣教，戒除烟、酒，不可滥用药物，避免接触有害毒物；遵医嘱积极治疗妊娠合并症和并发症，如先兆子痫、妊娠晚期出血、妊娠合并心脏病、肾病等；控制病情，严密观察病情变化，采取左侧卧位和间断鼻导管给氧，避免子宫及胎盘血流灌注减少，提高孕妇血氧浓度，促进胎儿生长发育。

4. 密切观察病情，随时调整护理措施 孕妇入院后，应告之孕妇自测胎动的方法，密切注意胎心、胎动、体重、宫高等变化，定期行胎儿胎心电子监护，发现异常及时报告医师，必要时适时终止妊娠，并根据病情变化随时调整护理计划和实施措施。

（三）健康指导 指导孕妇应保持充足的睡眠及合理的营养，鼓励左侧卧位，注意个人卫生，勤换衣裤，保持室内空气新鲜，通风良好，适当参加户外活动，呼吸新鲜空气，利于胎儿生长。

七、护理评价

新生儿安全，没有出现危及生命的低血糖、低体温及呼吸困难等现象。产妇及家属对新生儿相关的健康问题及照顾方法有所了解。

第八节 羊水异常妇女的护理

一、羊水量过多

（一）概述 凡在妊娠任何时期内羊水量超过2000ml者，均称为羊水过多。羊水的外观和性状与正常无异样，多数孕妇羊水增多缓慢，在较长时间内形成，往往症状轻微，称为慢性羊水过多；少数孕妇可在数日内羊水急剧增加，压迫症状严重，称为急性羊水过多。其发生率为0.5%~1%，妊娠合并糖尿病者可达20%。

（二）病因 正常妊娠时羊水量是伴随着妊娠周数的增加而增多，最后2~4周开始逐渐减少，妊娠足月时羊水量约为800ml。目前对于羊水过多的确切原因并不是很清楚，但临床常见以下几种情况。

1. 胎儿畸形 以神经管缺陷性疾病最常见，约占50%。其中以无脑儿、脑膨出及脊柱裂胎儿居多，因为脑脊膜裸露，脉络膜组织增生，渗出液增加，导致羊水过多。无脑儿和严重脑积水儿，由于缺乏中枢吞咽功能，无吞咽反射及缺乏抗利尿激素致尿量增多使羊水过多；另外，食管和小肠闭锁时不能吞咽羊水，而致羊水积累也可导致羊水过多。

2. 多胎妊娠 多胎妊娠并发羊水过多为单胎妊娠的10倍，尤以单卵双胎妊娠居多，且常发生在其中体重较大的胎儿。因为单卵双胎之间由于存在着血液循环之间的沟通，其中优势胎儿容易形成循环血量偏多，从而尿量增加，致使羊水量增加。

3. 孕妇和胎儿的各种疾病 糖尿病孕妇的胎儿血糖也增高，胎儿多尿而排入羊水中。ABO或Rh血型不合的孕妇，由于母儿血型不合时胎盘水肿、绒毛水肿影响液体交换。妊娠期高血压疾病、妊娠合并急性肝炎以及妊娠合并贫血等疾病，均可导致羊水过多。

4. 胎盘脐带病变 如胎盘绒毛血管瘤、脐带帆状附着等有时也可引起羊水过多。

5. 特发性羊水过多 其原因不清楚，约占30%，但未发现孕妇、胎儿或胎盘有任何异常。

（三）护理评估

1. 健康史　详细询问病史，了解孕妇年龄、有无妊娠合并症、有无先天畸形家族史及生育史。

2. 临床表现　临床根据羊水增加的情况不同分为急性羊水过多和慢性羊水过多两种，分别具有不同的临床特点。

（1）急性羊水过多　较少见。急性羊水过多多发生于妊娠20~24周，由于羊水增长速度过快，可在数日内使子宫急剧增大，很快达到妊娠足月或双胎妊娠子宫大小，由于短时间内子宫极度增大，使得横膈上升，孕妇不能平卧，呼吸困难，甚至发绀。孕妇表情痛苦，腹部张力过大自觉疼痛、腰酸、行动不便，食量减少常伴有便秘。快速增大的子宫压迫下腔静脉，影响血液回流，而致下肢及外阴部水肿及静脉曲张。

（2）慢性羊水过多　较多见。慢性羊水过多常好发于妊娠28~32周，羊水可在数周内缓慢增多，多数孕妇能耐受而无特殊的临床症状和体征，一般于产前妇科查体时发现宫高、腹围均较正常孕妇大。可见腹部膨隆且大于妊娠月份，腹壁皮肤发亮、变薄，触诊时感到皮肤张力较大，有液体震颤感，胎位触诊不清楚。胎心遥远或听不到。羊水过多孕妇常并发妊娠期高血压、早产或胎位异常。破膜时常因羊水过多而致脐带脱垂；破膜后常因子宫骤然缩小而致胎盘早剥；产后常因妊娠时子宫过大而致产后大出血。

3. 辅助检查

（1）B超　为羊水过多的主要辅助检查方法。测量单一最大羊水暗区垂直深度，≥8cm即诊断为羊水过多。若用羊水指数法，则≥25cm为羊水过多。

（2）神经管缺陷胎儿的检测　此类胎儿可做羊水及母血甲胎蛋白（AFP）测定。若为神经管缺陷胎儿，其羊水AFP值超过正常妊娠平均值3个标准差以上；母血清AFP值超过正常妊娠平均值2个标准差以上。

（3）羊膜囊造影　用以了解胎儿有无消化道畸形，但应注意造影剂对胎儿有一定损害，还可能引起胎儿早产和宫腔内感染，应慎用。

4. 心理社会评估　患者及家属因担心胎儿可能会有某种畸形，会感到紧张、焦虑不安，甚至产生恐惧心理。

5. 治疗原则　羊水过多的围生儿死亡率为28%，其处理主要取决于胎儿有无畸形和孕妇自觉症状的严重程度。

（1）羊水过多合并胎儿畸形　此种情况以终止妊娠为处理原则，通常采用人工破膜引产。

（2）羊水过多合并正常胎儿　应根据羊水过多的程度以及胎龄决定处理方法。

1）症状明显时，如孕期小于37周，用15~18号腰椎穿刺针经腹羊膜腔穿刺，以每小时500ml的速度释放羊水，由于放出羊水过多可引起早产，故一次放出的羊水量不得超过1500ml，以孕妇自觉症状缓解为度。为了防止由于释放羊水而致胎盘及胎儿的损伤，释放羊水时应在B超监测下进行。同时应密切监测孕妇血压、心率、呼吸变化。严格无菌操作。3~4周可重复使用以降低宫腔内压力。

2）妊娠已近37周，在确定胎儿已成熟的情况下，可行人工破膜以终止妊娠。

3）症状不明显者可以继续妊娠，要注意休息、低盐饮食，必要时给予镇静药物，严密观察羊水量的变化。

4）前列腺素合成酶抑制剂治疗：临床目前常用的药物是吲哚美辛，该类药物有抑制利尿的作用，期望通过抑制胎儿排尿达到治疗羊水过多的目的。由于该类药物有致胎儿动脉导管闭合的副作用，故临床已不广泛应用。

无论采取何种方式释放羊水，均应从腹部固定胎儿为纵产式，严密观察宫缩，注意观察有无胎盘早剥及脐带脱垂的征象，并预防产后出血。

（四）护理诊断和合作性问题

1. 有受伤的危险　与破膜时易并发胎盘早剥、脐带脱垂、早产等有关。

2. 焦虑　与胎儿可能有畸形的结果有关。

（五）计划与实施

1. 预期目标

（1）羊水过多但胎儿正常者，母婴健康平安。

（2）羊水过多合并胎儿畸形者，孕妇能面对现实，终止妊娠，顺利度过产褥期。

2. 护理措施

（1）一般护理　向孕妇及其家属介绍羊水过多的原因及注意事项。包括指导孕妇摄取低钠饮食，防止便秘。减少增加腹压的活动以防胎膜早破。

（2）病情观察　观察孕妇的生命体征，定期测量宫高、腹围和体重，并及时发现并发症。观察胎心、胎动及宫缩，及早发现胎儿宫内窘迫及早产的征象。人工破膜时应密切观察胎心和宫缩，及时发现胎盘早剥和脐带脱垂的征象。产后应密切观察子宫收缩及阴道流血情况，防止产后出血。

（3）配合治疗　腹腔穿刺放羊水时应防止速度过快、量过多，一次放羊水量不超过1500ml，放羊水后腹部放置沙袋或加腹带包扎以防血压骤降。腹腔穿刺放羊水应注意无菌操作，防止发生感染，同时按医嘱给予抗感染药物。

（六）护理评价　母婴安全，无并发症发生。孕妇积极参与治疗与护理过程。对于因胎儿畸形终止妊娠者能正确面对现实。

二、羊水量过少

（一）概述　妊娠足月时羊水量少于300ml者，称为羊水过少。妊娠早、中期的羊水过少，多以流产而告终。羊水过少时，羊水呈黏稠、浑浊、暗绿色。据研究资料提示，随着诊疗技术的不断提高，近年报告的发病率为0.4%~4%，羊水过少的检出率呈现上升趋势。羊水过少者约有1/3有胎儿畸形。羊水过少可发生于妊娠各期，但以妊娠晚期为常见。而羊水过少严重影响围生儿的预后，若羊水量少于50ml，胎儿窘迫的发生率达50%以上，围生儿的死亡率也高达88%，同时增加剖宫产的概率，故羊水过少越来越受到人们的重视。

（二）病因　目前对于羊水的生成及循环机制还不是很清楚，故对于羊水过少的原因也不是很明了，但临床常见于下列情况。

1. 母体因素　孕妇脱水、服用某些药物，如前列腺合成酶抑制剂吲哚美辛、血管紧张素转化酶抑制剂、利尿剂、布洛芬等均有引起羊水过少的报道。

2. 胎儿畸形　胎儿畸形主要包括染色体异常、囊性淋巴瘤、泌尿生殖道畸形、小头畸形、法洛四联症、甲状腺功能减退、腹裂、脐膨出等，但以先天性泌尿生殖系统异常最多见。泌尿系统畸形如胎儿先天肾缺如、肾发育不全、输尿管或尿道狭窄等导致的胎儿尿液形成过少或无尿液形成，从而出现羊水过少。

3. 胎盘功能异常　过期妊娠、胎盘功能减退，组织灌注量不足，胎儿出现脱水现象，导致羊水减少。另外，过期妊娠时胎儿成熟过度，胎儿肾小管对抗利尿激素的敏感性增高，尿量减少导致羊水过少。

4. 胎儿生长受限　羊水过少是胎儿生长受限的特征之一，胎儿的慢性缺氧使得其血液循环重新分配，主要供应脑和心脏，而肾脏血流量相对减少，导致胎儿尿生成减少致羊水过少。

5. 羊膜病变　电镜发现羊膜上皮在羊水过少时变薄，上皮细胞萎缩，微绒毛短粗，尖端肿胀，数目减少，有鳞状上皮化生的现象，细胞中粗面内质网及高尔基复合体也减少，上皮细胞和基底膜之间桥粒和半桥粒减少。

（三）护理评估

1. 健康史　详细询问病史，了解孕妇月经生育史、用药史、有无妊娠合并症、有无先天畸形家族史等，同时了解孕妇感觉到的胎动情况。

2. 临床表现　孕妇于胎动时感觉腹痛，检查时发现宫高、腹围小于同期正常妊娠孕妇，子宫的敏感度较高，轻微的刺激即可引起宫缩，临产后阵痛剧烈，宫缩不协调，宫口扩张缓慢，产程延长。羊水过少者宫高、腹围增长缓慢，电子胎心监护发现宫缩时可以出现晚期减速图形。妊娠早期羊水过少，胎膜与胎儿肢体可以发生粘连，造成胎儿畸形，甚至形成胎儿肢体短缺。妊娠中、晚期羊水过少时，由于空间所限以及子宫四周的压力直接作用于胎儿，使得胎儿活动范围缩小，肢体异常机会增多，容易引起肌肉骨骼畸形，如斜颈、曲背、手足畸形或胎儿皮肤呈羊皮纸状。羊水过少者由于影响胎肺的膨胀发育，可导致肺发育不全，胎儿生长迟缓等。同时，羊水过少容易发生胎儿宫内窘迫与新生儿窒息，所以围生儿死亡率较高。

3. 辅助检查

（1）B超　妊娠晚期羊水最大暗区垂直深度≤2cm为羊水过少，≤1cm为严重羊水过少。羊水指数≤8cm为羊水偏少，≤5cm诊断为羊水过少。除羊水测量外，B超还可判断胎儿有无畸形，羊水与胎儿的交界情况等。

（2）羊水直接测量　若破膜时羊水量少于300ml即可诊断。羊水过少者羊水性质黏稠、混浊、呈暗绿色，另外在羊膜表面可见多个圆形或卵圆形结节，直径2.4mm，淡灰黄色、不透明，内含复层鳞状上皮细胞及胎脂可支持诊断。但直接测量不能做到早期发现。

4. 心理社会评估　患者及家属因担心胎儿可能有畸形，常感到紧张无措、焦虑不安。

5. 治疗原则

（1）若羊水过少合并胎儿畸形，应引产终止妊娠。产程中严密观察胎心及羊水情况，根据胎儿情况，决定终止妊娠的方式。

（2）如胎儿没有明显畸形，为防止胎儿因宫内窘迫出生后窒息，应做好新生儿的抢救及复苏准备。

目前，临床应用羊膜腔输液防止妊娠中晚期羊水过少取得良好效果。

（四）护理诊断和医护合作性问题

1. 有胎儿受伤的危险　与羊水过少导致胎儿粘连或宫内发育迟缓等有关。

2. 恐惧　与胎儿畸形、可能发生的恶性妊娠结果有关。

3. 预感性悲哀　与胎儿畸形、妊娠终止有关。

（五）计划与实施

1. 预期目标

（1）羊水过少但胎儿正常者，母婴健康平安。

（2）合并胎儿畸形者，孕妇能面对现实，积极配合治疗。

2. 护理措施

（1）一般护理　向孕妇及其家属介绍羊水过少的可能原因。指导孕妇休息时左侧卧位，改善胎盘血液供应；遵医嘱接受治疗方案；教会孕妇自我监测宫内胎儿情况的方法和技巧，同时积极预防胎膜早破的发生。出生后的胎儿应认真全面评估，识别畸形。

（2）病情观察　观察孕妇的生命体征，定期测量宫高、腹围和体重，判断病情发展。根据胎盘功能测定结果、胎动、胎心监测和宫缩的变化，及时发现并发症。发现羊水过少者，严格B超监测羊水量，并注意观察有无胎儿畸形。

（3）配合治疗

1）羊水过少时若妊娠已近足月，应指导孕妇在短期内重复测定羊水量并监测胎心和胎动变化。

2）若羊水过少合并有过期妊娠、胎儿宫内发育迟缓等须及时终止妊娠者，应遵医嘱做好阴道助产或剖宫产的准备。

3）若羊水过少合并胎膜早破或者产程中发现羊水过少，需遵医嘱进行预防性羊膜腔灌注治疗者，应注意严格无菌操作，防止发生感染，同时按医嘱给予抗感染药物。

（六）护理评价　母婴安全，无并发症发生。对于胎儿畸形终止妊娠者能积极配合治疗。

（陆　虹）

第八章 妊娠合并症妇女的护理

关键词

congenital heart disease	先天性心脏病
gestational diabetes mellitus，GDM	妊娠期糖尿病
oral glucose tolerance test，OGTT	口服糖耐量试验
viral hepatitis A	甲型病毒性肝炎
viral hepatitis B	乙型病毒性肝炎
iron deficiency anemia	缺铁性贫血
megaloblastic anemia	巨幼红细胞性贫血
aplastic anemia	再生障碍性贫血
amnioscopy	羊膜镜检查

第一节 妊娠合并心脏病妇女的护理

一、概述

妊娠合并心脏病（包括妊娠前已有心脏病及妊娠后发现或发生心脏病）是产科严重的妊娠合并症，是导致孕产妇死亡的主要原因之一，占我国孕产妇死亡原因的第2位，位于非直接产科死因的第1位。我国1992年报道妊娠合并心脏病的发病率为1.06%。妊娠期、分娩期及产褥期均可能使心脏病患者的心脏负担加重而诱发心力衰竭。近年来，由于广谱抗生素的使用以及心血管外科的发展，风湿性心脏病的发生率呈逐年下降趋势，妊娠合并心脏病的类型构成比也发生了改变，先天性心脏病患者由于其生存质量逐渐提高而位居妊娠合并心脏病的首位，占35%~50%。此外，妊娠期高血压性心脏病、围生期心肌病、病毒性心肌炎、各类心律失常、贫血性心脏病等在妊娠合并心脏病中也占有一定比例。

二、妊娠、分娩及产褥期对心脏病的影响

（一）妊娠期　随着妊娠的进展，胎盘循环的建立，母体内分泌系统发生变化，对循环血液以及氧的需求大大增加。妊娠期母体循环血量一般于妊娠第6周左右开始增加，至32~34周达高峰，比非孕时增加30%~45%，此后维持在较高水平，产后2~6周逐渐恢复正常。血容量增加导致心率加快，心排出量增加，心脏负担加重，妊娠早期以心排出量增加为主，

妊娠4~6个月时增加最多，较妊娠前增加30%~50%。心排出量受孕妇体位影响极大，部分孕妇出现直立性低血压系因体位改变使心排出量减少所致。妊娠中晚期则需增加心率以适应血容量的增多，分娩前1~2个月心率每分钟平均约增加10次。妊娠晚期，子宫增大，膈肌上升，心脏向左上前移位，导致心脏大血管扭曲，由于心排出量增加和心率加快，心脏负担进一步加重，导致心肌轻度肥大，易使患心脏病的孕妇发生心力衰竭。

（二）分娩期　分娩期是孕妇血流动力学变化最显著的阶段，为心脏负担最重的时期。在第一产程中，每次子宫收缩有250~500ml血液被挤至体循环，使回心血量增加，心排血量约增加24%，心脏负担增加。第二产程时由于孕妇屏气用力，先天性心脏病孕妇有时可因肺循环压力增加，使原来左向右分流转为右向左分流而出现发绀。另外，由于腹肌、膈肌也参与收缩活动，使回心血量进一步增加，外周阻力增大；故第二产程心脏负担最重。第三产程，胎儿胎盘娩出后，子宫迅速缩小，胎盘循环停止，腹腔内压力骤减，大量血液进入体循环，血液易淤滞于内脏，回心血量急剧下降。这些因素均引起孕妇血流动力学的改变，加重其心脏负担，此时，患心脏病孕妇极易发生心力衰竭。

（三）产褥期　产褥期的最初3日内仍是心脏负担较重的时期。子宫缩复使大量血液进入体循环，同时产妇孕期体内组织间潴留的液体也开始回到体循环，使血容量再度增加，易诱发心力衰竭。而妊娠期出现的一系列心血管变化，在产褥期尚不能立即恢复到孕前状态，加之产妇伤口和宫缩疼痛、分娩疲劳、新生儿哺乳等负担，心脏病孕妇此时仍应警惕心力衰竭的发生。

综上所述，从妊娠、分娩及产褥期对心脏的影响看，妊娠32~34周后、分娩期（特别是第二产程）及产褥期的最初3日内，是患有心脏病的孕妇最危险的时期，易发生心力衰竭，护理时应重点监护。

三、妊娠合并心脏病对妊娠、分娩的影响

心脏病一般不影响受孕。对心脏病变较轻、心功能Ⅰ~Ⅱ级、既往无心力衰竭史亦无并发症者，可以妊娠，但需密切监护，适当治疗。有下列情况者一般不宜妊娠：心脏病变较重、心功能Ⅲ级或Ⅲ级以上、既往有心力衰竭史、有肺动脉高压、右向左分流型先天性心脏病、严重心律失常、风湿热活动期、心脏病并发细菌性心内膜炎、急性心肌炎等。年龄在35岁以上，心脏病病程较长者，也不宜妊娠，因其发生心力衰竭的可能性极大。

妊娠期孕妇如心功能正常，大部分能顺利地度过妊娠期，胎儿相对安全，剖宫产机会多。但是某些治疗心脏病的药物对胎儿存在潜在的毒性反应，如地高辛可自由通过胎盘到达胎儿体内。不宜妊娠者一旦妊娠后有心功能恶化者，则可因缺氧而导致流产、早产、死胎、胎儿生长受限和胎儿宫内窘迫的发生率明显增加，甚至胎死宫内，其围生儿死亡率是正常妊娠的2~3倍。

四、心脏病孕妇的心功能分级

纽约心脏病协会（NYHA）依据患者生活能力状况，将心脏病孕妇心功能分为4级。

心功能Ⅰ级：一般体力活动不受限制。

心功能Ⅱ级：一般体力活动稍受限制，活动后心悸、轻度气短，休息时无症状。

心功能Ⅲ级：一般体力活动明显受限制，休息时无不适，轻微日常工作即感不适、心悸、呼吸困难或既往有心力衰竭史者。

心功能Ⅳ级：一般体力活动严重受限制，不能进行任何体力活动，休息时有心悸、呼吸困难等心力衰竭表现。

此种分级方案简便易行，但主要依据为主观症状，缺少客观检查指征。1994 年美国心脏病协会（AHA）对 NYHA 的心功能分级方案进行修订后，临床分级将患者的两种分级并列，如心功能Ⅱ级 C。第一种为上述的 4 级方案，第二种为客观的评估，即根据客观检查：如心电图、负荷试验、X 线摄片、超声心动图等评估心脏病变程度，分为 A、B、C、D 4 级：

A 级：无心血管疾病客观依据。

B 级：有轻度心血管疾病的客观依据。

C 级：有中度心血管疾病的客观依据。

D 级：有严重心血管疾病表现的客观依据。

在检查中轻、中、重的标准未做具体规定，由医师根据检查做出判定。

五、护理评估

（一）健康史

1. 孕妇就诊时，护士除了采集一般产科病史之外，应注意收集与心脏病有关的既往史，相关检查、心功能状态及诊疗经过、病情有无加重等。

2. 通过产前检查，连续、动态地观察孕妇的心功能状态。

3. 了解有无诱发心力衰竭的潜在因素存在，如重度贫血、上呼吸道感染、妊娠期高血压疾病、产后发热、产褥感染、乳胀、过度疲劳、心房颤动等。

4. 询问孕妇对妊娠的适应状况及遵医行为，如药物的使用、日常活动、睡眠与休息、营养与排泄等。

（二）临床表现

1. 早期心力衰竭的临床表现　妊娠合并心脏病的孕妇，若出现下列症状和体征，应考虑为早期心力衰竭：①轻微活动后即有胸闷、气急及心悸；②休息时心率>110 次/分，呼吸>20 次/分；③夜间常因胸闷而需坐起，或需到窗口呼吸新鲜空气；④肺底部出现少量持续性湿啰音，咳嗽后不消失。

2. 典型心力衰竭的临床表现

（1）左侧心力衰竭　①症状：程度不同的呼吸困难（劳力性呼吸困难、夜间阵发性呼吸困难、端坐呼吸、急性肺水肿）；咳嗽、咳痰、咯血；乏力、疲倦、心慌、头晕；少尿、肾功能损害症状（血尿素氮、肌酐升高）。②体征：肺部湿啰音；心脏体征（除心脏病固有体征外，尚有心脏扩大、肺动脉瓣区第二心音亢进及舒张期奔马律）。

（2）右侧心力衰竭　以体静脉淤血的表现为主。①症状：消化道症状（腹胀、食欲缺乏、上腹部胀痛、恶心、呕吐等）；劳力性呼吸困难。②体征：颈静脉征阳性，肝大，下肢水肿，心脏体征（可因右心室显著扩大而出现三尖瓣关闭不全的反流性杂音）。

（3）全心衰竭　以上临床表现同时存在。右侧心力衰竭继发于左侧心力衰竭而形成全心衰竭。出现右侧心力衰竭后，阵发性呼吸困难等肺淤血症状有所减轻。而左侧心力衰竭则以心排血量减少的相关症状和体征为主，如疲乏、无力、头晕、少尿等。

（三）辅助检查

1. X线检查　X线胸片示心界扩大（包括心房或心室扩大）。

2. 心电图检查　心电图提示各种心律失常，ST段改变。

3. 二维超声心动图检查　可提示心脏结构及各瓣膜异常情况。

4. 胎儿电子监护仪　提示胎儿宫内健康状况。做无应激试验（NST）可以观察胎动时胎心音的变化情况；NST无反应者，需作缩宫素激惹试验（OCT）以了解宫缩时胎心音的变化情况；若孕妇已有自然宫缩，做宫缩应激试验（CST），观察宫缩时胎心音的变化情况。

5. 实验室检查　血、尿常规分析，胎儿胎盘功能的检查，如尿雌三醇、雌激素与肌酐比值的动态观察。

（四）心理社会评估　重点评估孕产妇及家属的焦虑程度、社会支持系统是否得力、对有关妊娠合并心脏病知识的掌握情况以及是否积极配合治疗等。随着妊娠的进展，心脏负担逐渐加重，由于缺乏相关知识，多数孕妇担心自己和胎儿的健康状况，以及是否能安全度过分娩期，孕产妇及家属的心理负担较重，甚至产生焦虑和恐惧心理。在分娩期，孕妇通常精神紧张，表现为不合作，渴望医护人员、家属及亲友陪伴身旁。产褥期，也应注意评估产妇的心理反应，如产后分娩顺利，母子平安，产妇则逐渐表现出情感性和动作性护理婴儿的技能；如分娩经过不顺利，婴儿发生异常或者意外时，产妇则出现自责、抑郁，少言寡语等反应。因此在重点评估孕产妇母亲角色的获得及其心理状况的同时，还要仔细评估产妇的社会支持系统、家人及新生儿需要的反应等。

（五）治疗原则　心脏病孕产妇的治疗原则是防治心力衰竭和严重感染。

1. 非孕期　根据心脏病的类型、程度及心功能情况，确定患者能否妊娠。对不宜妊娠者，指导其采取正确的避孕措施。

2. 妊娠期

（1）终止妊娠　对不宜妊娠者，应在妊娠12周前行人工流产术，局麻下吸宫术是最适合的选择，但孕妇年龄越大，风险越高；妊娠超过12周时，终止妊娠必须行较复杂手术，其危险性不亚于继续妊娠和分娩。已发生心力衰竭者，则必须在心力衰竭控制后再终止妊娠。对顽固性心力衰竭的患者，为减轻其心脏负荷，应与内科医师配合治疗，在严密监护下行剖宫取胎术。

（2）定期产前检查　若早期发现心力衰竭征象，则立即住院治疗。

（3）避免过度劳累和情绪激动　应充分休息，保证每日睡眠10小时以上。

（4）合理饮食　高蛋白、高纤维素、低盐、低脂肪饮食。孕期体重增加不应超过10kg，以免加重心脏负担。

（5）积极防止和及早纠正各种妨碍心脏功能的因素　预防心衰、防治感染是防止心脏病孕产妇病情加重的重点。

（6）治疗心力衰竭　对有早期心力衰竭表现的孕妇，常选用作用和排泄较快的洋地黄制剂，不要求达到饱和量，而且不主张长期应用维持量，病情好转后，就要立即停药，以备在病情变化急需加大剂量时，有快速洋地黄化的余地。妊娠晚期心力衰竭患者的处理原则是待心力衰竭控制后再行产科处理，应放宽剖宫产指征，若为严重心力衰竭，经内科处理无效，继续发展可能导致母婴死亡时，也可边控制心力衰竭边紧急剖宫产，取出胎儿，减轻母亲心脏负担，以挽救产妇生命。

3. 分娩期

（1）阴道分娩　对心功能Ⅰ~Ⅱ级、胎儿中等大小、胎位无异常且宫颈条件良好者，可在严密监测下经阴道分娩。注意加强各产程的护理。

（2）剖宫产　心功能Ⅲ级或Ⅲ级以上的初产妇、胎儿偏大或心功能Ⅱ级但宫颈条件不佳，或另有产科指征者，可选择择期剖宫产。剖宫产可减少产妇因长时间宫缩而引起的血流动力学改变，减轻心脏负担。以连续硬膜外阻滞麻醉为佳。术中、术后应严格限制输液量。不宜再妊娠者，同时行输卵管结扎术。

4. 产褥期　产后最初3日内，尤其是产后24小时内，是心力衰竭发生的危险时期，需绝对卧床休息，严密观察生命体征，同时应用广谱抗生素预防感染，一般使用1周时间，无感染征象时停药。饮食宜清淡，有便秘时按医嘱给予缓泻剂，以免用力排便而引起心力衰竭或血栓脱落。心功能Ⅲ级或Ⅲ级以上者不宜哺乳。不宜再妊娠者可于产后1周行节育术。口服避孕药易造成血栓，宫内节育器易造成菌血症，宜避免使用。对不宜哺乳者，指导正确的新生儿喂养方法。

六、护理诊断和医护合作性问题

1. 活动无耐力　与妊娠合并心脏病心功能差有关。

2. 自理能力缺陷　与心脏病致使活动受限及卧床休息有关。

3. 知识缺乏　缺乏有关妊娠合并心脏病的自我护理保健知识。

4. 焦虑　与担心自己无法承担分娩压力、担心新生儿健康有关。

5. 潜在并发症　心力衰竭、感染、洋地黄中毒。

七、计划与实施

（一）预期目标

1. 孕产妇卧床期间基本生活需要得到满足。

2. 维持孕妇及胎儿良好的健康状态。

3. 孕产妇及家属能描述与心力衰竭、感染有关的症状，并列举有效预防心力衰竭、感染的措施，能选择合适的喂养方式。

4. 孕产妇及家属主诉焦虑、恐惧程度减轻，舒适感增加。

5. 孕产妇不发生感染、心力衰竭等并发症或并发症得到控制。

（二）护理措施　根据孕产妇不同时期情况，选择合理的护理措施。

1. 非孕期护理　协助医生根据患者心脏病的类型、病变程度、心功能状况及是否手术矫治等因素，判断患者是否适宜妊娠。对不宜妊娠者，告诉患者采取有效的措施，严格避孕。

2. 妊娠期护理

（1）加强孕期保健　对可以妊娠者，产前检查应从确定妊娠时即开始，检查次数及间隔时间可根据病情而定，孕20周以前每2周1次，孕20周以后每周1次，以便及时了解孕妇心功能状况和胎儿宫内情况。必要时可进行家庭访视，以免孕妇往返劳累，加重病情。每次产前检查的内容除一般产科检查外，应重点注意心脏功能情况及变化。

（2）预防心力衰竭的发生

1）适当休息与活动　适当增加休息及睡眠时间，每日至少睡眠10小时，并有2小时左右的午休时间，休息时宜采取左侧卧位或半卧位。根据患者的心功能状况，限制体力活动，避免因劳累而诱发心力衰竭。

2）合理营养　应进高热量、高蛋白质、高维生素、低盐、低脂肪及富含钙、铁等矿物质的食物，且少量多餐。多吃水果及蔬菜，预防便秘。自妊娠16周起，限制食盐的摄入量，每日不超过4~5g。注意出入液体量的平衡，监测体重和水肿情况，必要时监测尿量。

3）积极预防和及早纠正各种损害心功能的因素：常见诱发心力衰竭的因素有上呼吸道感染、贫血及妊娠期高血压疾病等。因感染是诱发心力衰竭和产生心内膜炎及栓子形成的重要因素，因此要预防各种感染，尤其是上呼吸道感染。心脏病孕妇应尽量避免到公共场所，勿与传染病患者接触，注意保暖，预防上呼吸道感染及感冒。要做到早晚刷牙，饭后漱口，预防口腔炎症的发生。保持会阴部清洁，预防泌尿系统感染。积极预防并治疗贫血，提高患者的抵抗力，从妊娠4个月起补充铁剂及维生素C。定期监测血压，观察下肢水肿及体重增加情况，及早发现并治疗妊娠期高血压疾病。

4）及时控制感染　注意观察并及时发现与感染有关的征象，遵医嘱合理应用有效的抗生素。

5）加强心理护理　耐心向孕妇及家属解释目前的健康状况，告知预防心力衰竭的有效措施，帮助其识别早期心力衰竭的症状和体征，以及出现心力衰竭以后抢救和应对措施，减轻孕妇及其家属的焦虑和恐惧心理，增加安全感。

6）提前入院待产　心功能Ⅰ~Ⅱ级者，应于预产期前1~2周提前入院待产，心功能Ⅲ级或以上者，应立即住院治疗，保证母婴安全。

（3）急性左侧心力衰竭的紧急处理　当出现急性左侧心力衰竭后，应遵医嘱采取下列抢救措施：

1）体位　患者取坐位，双腿下垂，以减少静脉回流。

2）吸氧　高流量面罩给氧或加压给氧，一般将50%酒精置于氧气的滤瓶中，随氧气吸入。

3）吗啡　5~10mg静脉缓慢注射，可使患者镇静，减少躁动带来的心脏负荷，同时可使小血管舒张而减轻心脏负荷。必要时可间隔15分钟重复1次，共2~3次。

4）快速利尿　呋塞米20~40mg静脉注射，2分钟内推完，10分钟见效，可维持3~4小时。此药除利尿作用外，还有静脉扩张作用，有利于肺水肿缓解。

5）血管扩张剂　如硝酸甘油 0.3mg 或硝酸异山梨酯 5～10mg 舌下含服，降低肺毛细血管楔压或左房压，缓解症状。

6）洋地黄类药物　速效洋地黄制剂毛花苷丙 0.4mg 稀释后缓慢静脉注射，以增强心肌收缩力和减慢心率。

7）氨茶碱　0.25g 稀释后缓慢静脉注射，可减轻支气管痉挛，缓解呼吸困难，增强心肌收缩力。

8）其他　应用四肢轮扎方法减少静脉回心血量。

3. 分娩期护理

（1）第一产程

1）提供心理支持　产程中有专人守候、观察，安慰及鼓励患者，及时解答患者提出的问题，尽量解除患者的思想顾虑与紧张情绪，使保持情绪稳定。及时与家属联系，减轻家庭主要成员的焦虑。

2）减轻不适感　宫缩时，为减轻由宫缩引起的腹部不适感，可指导患者做深呼吸运动或腹部按摩，如腹部有监护仪可按摩大腿，以转移患者的注意力。对宫缩痛反应较强者，在宫口开大 3cm 后，可按医嘱使用镇静剂（如地西泮 10mg）或镇痛药（如哌替啶 100mg），以使产妇充分休息，避免疲劳。

3）观察母儿情况　严密观察产妇的心率、脉搏、呼吸等生命体征的变化，每 15 分钟测量 1 次。注意心功能变化，必要时吸氧，或根据医嘱给以强心药物，同时观察用药后的反应。监测胎儿宫内情况，每 30 分钟监测 1 次胎心音。

4）严密观察产程进展情况　充分利用产程图来观察产程进展情况。凡产程进展不顺利（宫缩无力、产程停滞等）或心功能不全有进一步恶化者，应立即报告医师并做好剖宫产终止妊娠的术前准备。

5）预防感染　临产后，遵医嘱给予抗生素预防感染，直至产后 1 周左右时间。

（2）第二产程

1）尽量缩短第二产程　宫口开全后应尽量缩短第二产程，行阴道助产术（产钳术或胎头吸引术），避免产妇屏气用力，以减轻心脏负荷。

2）密切观察母儿情况　严密观察产妇的心率、脉搏、呼吸等生命体征的变化、心功能变化及胎儿宫内情况，必要时给予吸氧或根据医嘱给予药物治疗，观察用药后的反应。

3）做好新生儿抢救的准备工作。

（3）第三产程

1）腹部加沙袋压迫　胎儿娩出后，立即腹部放置 1～2kg 重沙袋持续 24 小时。以防腹压骤降，周围血液涌向内脏而增加心脏负荷。

2）镇静、休息　按医嘱立即给产妇皮下注射吗啡 5～10mg，以镇静、减慢心率。同时给予心理支持，保证产妇安静休息。

3）预防产后出血　产后子宫收缩不良者，应按摩子宫，同时可静脉或肌内注射缩宫素 10～20U，预防产后出血的发生。注意禁用麦角新碱，以免静脉压增高而发生心力衰竭。产后出血过多者应遵医嘱输血，但应严格控制输血、输液速度，预防心力衰竭。

4. 产褥期护理

（1）预防心力衰竭的发生　产褥早期尤其产后72小时内仍应密切观察产妇的生命体征及心功能变化情况，详细记录出入量，以早期发现心功能不全的症状，防止心力衰竭的发生。

（2）保证充足的休息　产后应保证产妇充足的睡眠和休息，宜采取左侧卧位或半坐卧位，必要时遵医嘱给予小剂量口服镇静剂（苯巴比妥、地西泮等）。产后24小时内应绝对卧床休息，病情轻者，产后24小时后根据患者的心功能情况，可适当下地活动。

（3）预防便秘　注意饮食清淡、合理，多吃蔬菜和水果，必要时使用缓泻剂。

（4）预防感染　观察产妇会阴伤口或腹部伤口情况、恶露量及性状等，每日冲洗会阴2次，保持会阴部清洁、舒适。预防感染性心内膜炎的发生，产后应继续用抗生素1周或更长时间。

（5）选择合适的喂养方式　心功能Ⅰ~Ⅱ级的产妇可以哺乳，但应避免劳累。心功能Ⅲ级或以上者不宜哺乳，应及时回乳，指导并协助其家属人工喂养。

（6）提供适宜的避孕措施　不宜妊娠的患者需做绝育术者，如心功能良好应于产后1周手术，如有心力衰竭，待心力衰竭控制后行绝育手术；未做绝育术者要严格避孕。

（三）健康指导　妊娠期指导孕妇了解自身情况，严格产前检查；向孕妇讲解妊娠与心脏病相互影响、诱发心力衰竭的常见因素及预防方法、早期心力衰竭的识别及处理以及母乳喂养等其他产前健康教育知识等，帮助孕妇及家属适应妊娠所造成的压力，缓解焦虑情绪。指导产妇保持会阴部清洁及干燥，每日清洗会阴部2~3次，防止产后出血、感染等并发症发生。产后指导产妇进食软、热、多汤、营养丰富、易消化的半流质食物，忌生、冷、硬及刺激性食物，并做到定时、少量多餐，每日5~6餐。指导产妇根据自身情况选择合适的避孕措施。嘱其根据病情需要，随时返院就诊。

八、护理评价

患有心脏病的孕妇住院期间能顺利经过妊娠、分娩和产褥早期，母儿健康状况良好；患者能列举心功能不全的常见表现及预防感染的自我保健措施；产妇选择的喂养方式得当；出院时，产妇无合并症的发生；孕产妇及家属的焦虑、恐惧程度减轻。

第二节　妊娠合并糖尿病妇女的护理

一、概述

糖尿病是一组由多种病因引起的以慢性血糖水平增高为特征的全身性代谢疾病群，是因胰岛素绝对或相对分配不足而引起糖、脂肪和蛋白质代谢异常，并可引起眼、肾、神经、血管、心脏等组织的慢性进行性病变，导致功能缺陷及衰竭。妊娠期糖尿病包括两种情况。

糖尿病合并妊娠　孕妇在妊娠前已明确诊断为糖尿病患者，是在原有糖尿病基础上合并妊娠或者妊娠前为隐性糖尿病，妊娠后发展为糖尿病。该类型占妊娠合并糖尿病总数的10%~20%。

妊娠期糖尿病（GDM） 妊娠期首次发现或发生的任何程度的糖耐量异常及糖尿病引起的不同程度的高血糖，不论是否需要胰岛素治疗，也不论分娩后这一情况是否持续，均可诊断为妊娠期糖尿病。该类型占妊娠合并糖尿病总数的80%以上，占总妊娠数的1%～5%。大多数GDM患者分娩后糖代谢能恢复正常，但是20%～50%转为2型糖尿病，故应定期随访。

妊娠合并糖尿病对母儿都有很大的危害，属高危妊娠。自胰岛素用于临床治疗后，情况明显改善，围生儿死亡率由原来的60%下降至3%。但由于妊娠期糖尿病的临床过程比较复杂，母婴并发症较高，故必须加以重视。

依据患者发生糖尿病的年龄、病程以及是否存在血管并发症等对妊娠合并糖尿病进行分期（White分类法），有助于判断病情的严重程度及预后。

A级：妊娠期诊断的糖尿病。

A1级：经控制饮食，空腹血糖<5.3mmol/L，餐后2小时血糖<6.7mmol/L。

A2级：经控制饮食，空腹血糖≥5.3mmol/L，餐后2小时血糖≥6.7mmol/L。

B级：显性糖尿病，20岁以后发病，病程<10年。

C级：发病年龄10～19岁，或病程达10～19年。

D级：10岁前发病，或病程≥20年，或合并单纯性视网膜病。

F级：糖尿病性肾病。

R级：眼底有增生性视网膜病变或玻璃体积血。

H级：冠状动脉粥样硬化性心脏病。

T级：有肾移植史。

二、妊娠、分娩对糖尿病的影响

妊娠可使隐性糖尿病显性化，使既往无糖尿病的孕妇发生妊娠期糖尿病，使原有糖尿病患者的病情加重。

（一）妊娠期

1. 空腹血糖偏低　妊娠早中期，随着孕周的增加，胎儿对营养物质需求量增加，通过胎盘从母体获取葡萄糖是胎儿能量的主要来源，孕妇血浆葡萄糖水平随着妊娠的进展而降低，空腹血糖约降低10%。主要因为：①胎儿从母体获取葡萄糖增加；②孕期肾血浆流量及肾小球滤过率均增加，但肾小管对糖的再吸收率不能相应增加，导致部分孕妇排糖量增加；③早孕反应以及妊娠后孕妇体内激素水平变化刺激胰岛素分泌等因素，使孕妇的血糖尤其是空腹血糖低于非孕时的水平。因此，妊娠早期，应用胰岛素治疗的孕妇如果未及时调整胰岛素用量，部分患者可能会出现低血糖。

2. 胰岛素需要量增加和糖耐量减低　随着妊娠的进展，血容量增加、血液稀释，胰岛素相对不足；胎盘分泌胎盘催乳素及雌、孕激素等，导致机体对胰岛素抵抗作用增强，加之胎盘能分泌胎盘胰岛素酶，使胰岛素降解加快。因此孕妇对胰岛素的需要量较非孕期增加近一倍。另外，人胎盘生乳素通过脂解作用使非脂化脂肪酸、三酰甘油及游离皮质醇增加，使孕妇对胰岛素的敏感性随妊娠周数的增加而降低，从而降低糖耐量。对于胰岛素分泌功能受限的孕妇，随着妊娠的进展，其原有的糖尿病病情加重或发生妊娠期糖尿病。

3. 酮症酸中毒　妊娠期妇女由于体内激素水平变化，脂解作用增强，酮体生成增加，而各种原因导致的低血糖可以使脂解作用进一步加强，孕妇极易发生酮症酸中毒。

（二）分娩期　分娩过程中，子宫收缩消耗大量糖原，加之产妇进食减少，若不及时减少胰岛素用量，容易发生低血糖。

（三）产褥期　由于胎盘的排出和全身内分泌激素逐渐恢复至未孕水平，使机体对胰岛素的需要量减少，如产后不及时调整胰岛素的用量，部分患者可能会出现血糖过低或过高，严重者甚至导致低血糖昏迷及酮症酸中毒。

三、糖尿病对孕妇、胎儿及新生儿的影响

（一）对孕妇的影响

1. 自然流产率增加　糖尿病妇女自然流产率达15%~30%，主要原因为高血糖使胚胎发育异常甚至死亡。因此糖尿病妇女应在血糖控制后妊娠。

2. 羊水过多发生率增加　较非糖尿病妇女高10倍以上，原因不明，可能与羊水中含糖量过高刺激羊膜分泌增加有关。羊水过多可使胎膜早破和早产的发生率增加。

3. 妊娠期高血压疾病发生率增加　糖尿病患者多有小血管内皮细胞增厚、管腔狭窄，容易并发妊娠期高血压疾病，因此，糖尿病患者的妊娠期高血压疾病发病率比普通孕妇高4~8倍。子痫、胎盘早剥、脑血管意外的发生率亦相对较高。

4. 孕产妇泌尿生殖系统感染机会增加　糖尿病患者的白细胞有多种功能缺陷，其吞噬作用、杀菌作用、趋化性明显下降。因此，糖尿病妇女在妊娠及分娩时，泌尿生殖系统极易感染，甚至发展为败血症。

5. 异常分娩率增加　因巨大儿发生率高且孕妇对糖原利用不足使产程延长，故剖宫产率相应增加。

6. 产后出血率增加　由于糖利用不足，能量不够，产妇常发生产程延长或由于产后宫缩乏力导致产后出血。

（二）对胎儿、新生儿的影响

1. 巨大儿发生率增加　新生儿体重超过4000g者，称为巨大儿。妊娠合并糖尿病妇女生育巨大儿的概率高达25%~42%。这可能由于糖尿病孕妇血糖高，葡萄糖可通过胎盘进入胎儿血循环，但胰岛素则不能通过，导致胎儿长期处于高血糖状态，刺激胎儿产生大量胰岛素，促进蛋白、脂肪的合成及抑制脂解作用，使胎儿全身脂肪聚集，故巨大儿发生率增加。

2. 畸形胎儿发生率增加　畸形胎儿发生率为6%~8%，是非糖尿病妊娠妇女的3倍，可能与糖尿病病程及血糖控制水平（尤其是孕7周以前的控制水平）有关，高血糖及治疗糖尿病的药物可能是致畸的主要原因。

3. 胎儿生长受限发生率增加　妊娠早期高血糖有抑制胚胎发育的作用，导致胚胎发育落后。糖尿病合并微血管病变者，胎盘血管常出现异常，影响胎儿发育。

4. 围生期死亡率增加　糖尿病患者往往有严重的血管病变或产科并发症，影响胎盘的血液供应，从而引起死胎或死产。

5. 新生儿肺透明膜病发生率增加　高血糖刺激胎儿胰岛素分泌增加，形成高胰岛素血

症，后者具有拮抗糖皮质激素促进胎儿肺泡Ⅱ型细胞表面活性物质合成及释放的作用，使肺表面活性物质产生及分泌减少，胎儿肺成熟延迟。

6. 新生儿低血糖发生率增加　新生儿脱离母体高血糖环境后，高胰岛素血症仍存在，若不及时补充糖，易发生低血糖，严重时危及新生儿生命。

四、护理评估

（一）健康史　了解孕妇有无糖尿病病史及糖尿病家族史、有无复杂性外阴阴道假丝酵母菌病、生育史中有无多年不孕不育史、习惯性流产史，有无不明原因的胎死宫内、胎儿畸形、巨大儿、胎儿生长受限、新生儿死亡等情况，本次妊娠经过、病情控制及用药情况，有无胎儿偏大或羊水过多等潜在高危因素，并注意评估孕妇有无肾、心血管系统及视网膜病变等合并症情况。

（二）临床表现

1. 妊娠期：主要表现为“三多一少”症状（即多饮、多食、多尿、体重下降）。孕妇自感子宫增大快，全身乏力，皮肤瘙痒，尤其是外阴瘙痒等。病情较重的孕妇可因高血糖导致眼房水、晶体渗透压改变而引起屈光改变，出现视物模糊。

2. 分娩期：孕妇易出现头晕、出汗、心悸、颤抖、面色苍白、饥饿等低血糖症状；或者出现恶心、呕吐、视物模糊、呼吸带有烂苹果气味等糖尿病酮症酸中毒症状。

3. 产褥期：产后胎盘娩出，体内抗胰岛素迅速下降，血糖波动大，容易出现高血糖及低血糖的症状。

（三）辅助检查及诊断

1. 辅助检查

（1）血糖测定　血糖是诊断糖尿病的主要依据，又是监测糖尿病病情和控制情况的重要指标。

（2）75g 葡萄糖耐量试验（OGTT）　OGTT 前 1 日晚餐后禁食至少 8 小时至次日晨（最迟不超过上午 9 时），OGTT 前连续 3 日正常体力活动、正常饮食，即每日进食碳水化合物不少于 150g，检查期间静坐、禁烟。检查时，5 分钟内口服含 75g 葡萄糖的液体 300ml，分别抽取服糖前、服糖后 1 小时、2 小时三个时点的静脉血（从开始饮用葡萄糖水计算时间），放入含有氟化钠的试管中采用葡萄糖氧化酶法测定血浆葡萄糖水平。

（3）并发症的检查　包括眼底检查、24 小时尿蛋白定量、尿糖、尿酮体和肝肾功能等。

（4）B 超检查　了解胎儿的发育情况，如双顶径、股骨长度。

（5）胎心电子监护　无应激实验（NST）、缩宫素激惹实验（OCT）等。

2. 糖尿病合并妊娠的诊断

（1）妊娠前已确诊为糖尿病的患者。

（2）妊娠前未进行过血糖检查但存在糖尿病高危因素者，如肥胖（尤其重度肥胖）、一级亲属患 2 型糖尿病，GDM 史或过期分娩史、多囊卵巢综合征患者及妊娠早期空腹尿糖反复阳性，首次产前检查时应明确是否存在妊娠前糖尿病，达到以下任何一项标准应诊断为糖尿病合并妊娠。

1）空腹血糖（fasting plasma glucose，FPG）大于≥7.0mmol/L。

2）糖化血红蛋白（GHbA1c）≥6.5%（采用NGSP/DCCT标化的方法）。

3）伴有典型的高血糖症状，任意血糖≥11.1mmol/L需要次日复测上述1）或者2）确诊。不建议孕早期常规葡萄糖耐量试验。

3. 妊娠期糖尿病的诊断

（1）有条件的医疗机构，在妊娠24～28周及以后，应对所有尚未被诊断为糖尿病的孕妇，进行75g OGTT。75g OGTT诊断标准：空腹及服糖后1、2小时的血糖正常值为5.1mmol/L、10.0mmol/L、8.5mmol/L。任何一点血糖值达到或超过上述标准即可诊断为妊娠期糖尿病。

（2）医疗资源缺乏地区，建议妊娠24～28周首先检查FPG。FPG≥5.1mmol/L，可以直接诊断为GDM，不必再作75g OGTT；而4.4mmol/L≤FPG<5.1mmol/L者，应尽早做75g OGTT；FPG<4.4mmol/L，可暂不行75g OGTT。

（3）孕妇具有GDM高危因素，首次OGTT正常者，必要时在妊娠晚期重复OGTT。

未定期孕期检查者，如果首次就诊时间在妊娠28周以后，建议初次就诊时进行75g OGTT或FPG检查。

GDM的高危因素：①孕妇因素：年龄≥35岁、妊娠前超重或肥胖、糖耐量异常史、多囊卵巢综合征；②家族史：糖尿病家族史；③妊娠分娩史：不明原因的死胎、死产、流产史、巨大儿分娩史、胎儿畸形和羊水过多史、GDM史；④本次妊娠因素：妊娠期发现胎儿大于孕周、羊水过多、反复外阴阴道假丝酵母菌病者。

（四）心理社会评估　重点评估孕产妇及家属对疾病的认识程度，对有关妊娠合并糖尿病知识的掌握情况，是否积极配合检查和治疗，有无焦虑情绪，社会支持系统是否完善。分娩期孕妇及家属均担心母儿的安全，表现为紧张、焦虑或恐惧情绪，医护人员应给予重视，必要时可允许家属陪伴产妇身旁。若新生儿有危险，及时评估产妇及家属对此事件的反应。

（五）治疗原则

1. 凡有严重心血管病史、肾功能减退或眼底有增生性视网膜炎者不宜妊娠，应采取避孕措施，已妊娠者应早期终止妊娠。

2. 对器质性病变较轻或病情控制较好者，可以继续妊娠，但应在内科与产科密切监护下，尽可能将孕妇的血糖控制在正常或接近正常范围内。一般妊娠38～39周终止妊娠较为理想，在治疗过程中加强胎儿监护，定期进行产前检查，及时了解胎儿宫内情况、胎儿成熟度和胎儿、胎盘功能情况，防止死胎的发生，必要时适时终止妊娠。对于巨大儿、胎盘功能不良或有其他产科并发症者，应考虑剖宫产；阴道分娩应密切观察胎心率变化，若有产程进展缓慢或胎儿窘迫，应行剖宫产术，术前3小时应停用胰岛素，以防止新生儿发生低血糖。产褥期应预防产后出血和感染。

五、护理诊断和医护合作性问题

1. 知识缺乏　缺乏有关妊娠合并糖尿病的知识。

2. 有受伤的危险　与糖尿病可能引起巨大儿、畸形儿、胎儿宫内窘迫、胎盘早剥、胎儿肺泡表面活性物质形成不足有关。

3. 有感染的危险　与糖尿病患者机体抵抗力降低有关。

4. 焦虑　与担心自身状况和胎儿预后有关。

六、计划与实施

(一) 预期目标

1. 孕产妇及家属能陈述妊娠与糖尿病之间的相互影响，能描述控制血糖的方法，并列举有关的具体措施。

2. 维持胎儿良好的健康状况。

3. 孕产妇未发生感染。

4. 孕妇能确认自己的积极方面，维持自尊，焦虑情绪减轻。

(二) 护理措施　根据孕妇不同时期的情况，选择合理的护理措施。

1. 非孕期　为了保护母亲的健康与安全，减少胎儿畸形的发生，育龄女性糖尿病患者应当避孕。是否适宜怀孕以及何时怀孕需与内分泌专家和产科专家共同研究商定。未经治疗的 White D、F、R 级糖尿病一旦妊娠，对母儿危险较大，应避孕，不宜妊娠。如怀孕时病情已达到 White F、R 级，最好建议患者终止妊娠，因为造成胎儿智力低下、畸形及胎死宫内的危险性较大，并可能加速母体糖尿病并发症的进展。对必须继续妊娠者应进行严密的内分泌及产科监护。最好先将血糖严格控制在正常或接近正常的范围内再怀孕。

2. 妊娠期　受孕时和整个妊娠期糖尿病病情得到良好控制并达到满意效果，对母婴的安全至关重要。由于胎儿的先天性畸形和智力发育障碍与胚胎形成期母体的代谢紊乱相关，因此应建立产前咨询。妊娠合并糖尿病的治疗，应由包括产科医生、内分泌医生及营养师等在内的成员密切配合，共同承担，同时充分调动孕妇和家属的积极性，使其能主动参与和配合治疗。在妊娠过程中，需严格控制血糖在正常或接近正常的范围内，将糖尿病孕妇作为高危妊娠进行监护，并适时终止妊娠，从而预防并减少孕妇及围生儿的并发症，确保母婴的健康与安全。

(1) 饮食控制　饮食控制是糖尿病治疗的基础。由于孕妇对营养的特殊需要，要保证充足热量和蛋白质的摄入，避免胎儿营养不良或发生糖尿病酮症而危害胎儿。控制总热量为每日每千克体重 150kJ（36kcal），其中碳水化合物占 40%~50%，蛋白质占 12%~20%，脂肪占 30%~35%，并给予维生素、叶酸 0.5mg、铁剂 15mg 和钙剂 1.0~1.2g，适当限制食盐的摄入，最好能做到少量多餐。如饮食控制得当，孕妇体重正常增长，血糖在正常范围且无饥饿感，则无需药物治疗。

(2) 运动治疗　适当的运动可降低血糖，提高对胰岛素的敏感性，并保持体重增加不至过高，有利于糖尿病的控制和正常分娩。运动方式可选择极轻度运动（如散步）和轻度运动（如中速步行），持续 20~40 分钟，每日至少 1 次，于餐后 1 小时进行。一般散步 30 分钟，可消耗热量约 376.2kJ（90kcal）；而中速步行 30 分钟可消耗热量 627kJ（150kcal）。通过饮食治疗和运动治疗，最好使患者在整个妊娠期体重增加 10~12kg。

(3) 药物治疗　妊娠期对糖尿病病情的控制要更加严格，要求维持血糖及血压在基本正常水平。如病情控制不满意，应根据孕妇血糖的情况，应用胰岛素来调节血糖水平，注意防止低血糖或糖尿病酮症酸中毒。药物应选用短效和中效胰岛素，忌口服降糖药。不用磺脲类降糖药，以免药物通过胎盘引起胎儿胰岛素分泌过多，导致胎儿低血糖死亡或畸形。磺脲类药物可导致巨大儿及新生儿低血糖，国外还有致畸的报道。双胍类药物则可引起胎儿乳酸性酸中毒，α-葡萄糖苷酶抑制剂通常也不主张用于孕妇。胰岛素控制血糖疗效显著，且不会通过胎盘作用于胎儿，所以必须进行药物治疗或孕前使用口服降糖药者，应一律改用胰岛素治疗，以避免糖尿病急性并发症尤其是糖尿病酮症酸中毒的发生。一般主张有妊娠计划者孕前即开始胰岛素治疗。

（4）糖尿病病情监测　妊娠期间需要内科、内分泌科、产科医生的密切合作，共同监测糖尿病病情和产科方面的变化。血糖控制的情况通常用血糖和糖化血红蛋白作为监测指标。一般认为患者的空腹血糖 3.3~5.3mmol/L，餐前 30 分钟 3.3~5.3mmol/L，餐后 2 小时血糖 4.4~6.7mmol/L，糖化血红蛋白<6.5%，尿酮体阴性，为理想。不能用尿糖监测病情，尿常规检查也只用于监测尿酮体和尿蛋白。如孕妇出现低血糖症状，可饮用糖水或静脉注射 5%葡萄糖 40~60ml，并通知医生。此外，24 小时尿蛋白定量、尿培养、肝肾功能、血脂及眼科监测也十分重要。

（5）定期产前检查　加强对糖尿病孕妇及其胎儿的监护。初诊时应了解以往的妊娠分娩史，确定妊娠合并糖尿病的分类情况，并做血糖、尿常规、眼底、肾功能及 B 超等检查。A 级糖尿病孕妇产前检查次数与非糖尿病孕妇一样，即 28 周前每月 1 次，28~36 周之间每月 2 次，36 周以后每周 1 次。B 级以上的糖尿病孕妇则 28 周前 2 周 1 次，28 周以后每周 1 次，如有特殊情况，还要增加检查的次数，必要时住院检查和治疗。

妊娠晚期进行胎儿宫内情况的监测，如自我胎动计数、胎盘功能监测、无应激试验、定期 B 超检查等，根据对宫内胎儿情况的估计，决定选择终止妊娠的时间和方式。

3. 分娩期

（1）适时终止妊娠　当出现终止妊娠的指征时，应适时终止妊娠。其指征有：①严重妊娠期高血压疾病，尤其是发生子痫者；②糖尿病酮症酸中毒；③严重肝肾损害；④恶性、进展性、增生性视网膜病变；⑤动脉硬化性心脏病；⑥胎儿生长受限；⑦严重感染；⑧孕妇营养不良；⑨胎儿畸形或羊水过多。

（2）选择合适的分娩时间和分娩方式

1）分娩时间的选择　应根据孕妇全身情况、血糖控制情况、并发症等及胎儿大小、成熟度、胎盘功能的情况综合考虑。力求使胎儿达到最大成熟度同时又避免胎死宫内。因妊娠 35 周前早产儿死亡率较高，而妊娠 36 周后胎死宫内发生率又逐渐增加，故现多主张 38~39 周终止妊娠，但若发现胎盘功能不良或胎儿宫内窘迫时应及时终止妊娠。

2）分娩方式的选择　如有巨大儿、胎位异常、胎盘功能不良、糖尿病病情严重及其他产科指征者，应采取剖宫产结束分娩。经阴道分娩者，产程中应注意密切观察产程进展情况和胎心音变化，如出现产程进展缓慢或胎儿宫内窘迫，应及时行剖宫产。

（3）终止妊娠时的注意事项

1）终止妊娠前　根据孕周，按医嘱肌注地塞米松 5mg，每日 2 次，连用 2 日，以促进肺泡表面活性物质的产生，减少新生儿呼吸窘迫综合征的发生。

2）分娩过程中　如血糖波动比较大，可按每4g葡萄糖加1U胰岛素比例进行输液，监测血糖和尿酮体，注意勿使血糖低于5.6mmol/L（100mg/dl），以免发生低血糖。

3）分娩后　由于胎盘娩出，抗胰岛素的激素水平急剧下降，故产后24小时内的胰岛素用量要减少至原用量的一半，以防发生低血糖。

4）分娩后应注意水电解质平衡，预防产后出血。

5）产后遵医嘱可用广谱抗生素预防创口感染，拆线时间可适当延迟。

(4) 新生儿的处理　糖尿病孕妇所生新生儿，抵抗力弱，均按早产儿处理。密切观察新生儿有无低血糖、新生儿肺透明膜病、高胆红素血症及其他并发症的发生。为防止新生儿低血糖，出生后30分钟开始定时滴服25%葡萄糖溶液，多数新生儿在生后6小时内血糖均可恢复至正常值，必要时静脉缓慢滴注10%葡萄糖液30~40ml（每分钟10~15滴）。

4. 产褥期

1）产褥期胎盘排出后，体内抗胰岛素物质迅速减少，大部分GDM患者在分娩后即不再需要使用胰岛素，仅少数患者仍需胰岛素治疗。胰岛素用量应减少至分娩前的1/3~1/2，并根据产后空腹血糖值调整用量。多数产妇在产后1~2周胰岛素用量逐渐恢复至孕前水平。

2）预防产褥期感染，除保持腹部和会阴部伤口清洁外，还应注意皮肤清洁。一般情况下，鼓励母乳喂养。

3）提供心理支持　协助产妇及家属与新生儿建立亲子关系，及时提供新生儿各种信息，积极为产妇创造各种亲子互动机会，促进家庭和谐关系的建立。

4）提供避孕指导　糖尿病患者产后应长期避孕，建议使用安全套或手术结扎，不宜使用避孕药及宫内避孕器具。

5）指导产妇定期接受产科和内科复查，尤其GDM患者应重新确诊，如产后血糖恢复正常也需每3年复查1次。

（三）健康指导　指导孕妇正确控制血糖，提高自我监护和自我护理能力，与家人共同制定健康教育计划，使其了解有关糖尿病的基本知识、护理技能，并给予心理支持，使其能主动参与和配合治疗。健康教育的具体内容包括：有关糖尿病的一般知识、妊娠合并糖尿病的特点及危害、饮食指导、运动指导、血糖自我监测及结果的意义、血糖控制的目标、胰岛素的应用及注射、皮肤护理、心理及情绪自我调节、家庭及社会的支持、远期糖尿病的预防等。

七、护理评价

孕妇及家属能掌握有关妊娠合并糖尿病的相关知识和技能；孕妇分娩经过顺利，母婴健康状况良好；孕妇无感染症状发生；孕妇能表达内心的真实感受，情绪稳定。

第三节 妊娠合并急性病毒性肝炎妇女的护理

一、概述

妊娠合并病毒性肝炎严重危害孕产妇的生命安全，在导致孕产妇间接死因的疾病中占第2位，仅次于妊娠合并心脏病。病毒性肝炎是由多种肝炎病毒引起、以肝实质细胞变性坏死为主要病变的一组传染病。病原体主要有甲型（HAV）、乙型（HBV）、丙型（HCV）、丁型（HDV）、戊型（HEV）、庚型（HGV）及输血传播型（TTV）等肝炎病毒，其中以乙型肝炎最常见，可发生在妊娠的任何时期。孕妇患肝炎的发生率为非孕妇的6倍，患暴发性肝炎的发生率为非孕妇的66倍。

二、妊娠对病毒性肝炎的影响

妊娠期肝脏不增大，胎盘循环的出现使肝血流量相对减少。虽然肝细胞大小和形态略有改变，但无特异性。肝功能无改变或略有改变，约半数孕妇在孕晚期由于血液稀释导致血清总蛋白低于60g/L，白蛋白降低，球蛋白因网状内皮系统功能亢进略增加，导致白蛋白/球蛋白比值下降。少数孕妇血清丙氨酸转氨酶（ALT）和门冬氨酸转氨酶（AST）在妊娠晚期略升高。碱性磷酸酶（ALP）在妊娠前半期轻度升高，妊娠7个月后可达非孕时的2倍，其原因可能主要来自胎盘。妊娠晚期，血浆纤维蛋白原较未孕时增加50%。凝血因子Ⅱ、凝血因子Ⅴ、凝血因子Ⅶ、凝血因子Ⅷ、凝血因子Ⅸ、凝血因子Ⅹ均增加20%~80%，凝血酶原时间正常。妊娠期孕妇雌激素水平升高，部分孕妇出现“肝掌”、“蜘蛛痣”，并随妊娠进展加重，分娩后4~6周消失。

妊娠本身不增加对肝炎病毒的易患性，但妊娠期的生理变化及代谢特点，使肝脏抗病能力降低、肝脏负担加重，可使病毒性肝炎病情加重，增加诊断和治疗难度，妊娠期重症肝炎及肝性脑病发生率较非妊娠期高37~65倍。妊娠可加重病毒性肝炎的原因如下：①孕期孕妇所需热量增加，新陈代谢率增高，营养消耗增多，肝内糖原储备降低，使肝脏负担加重；②体内雌激素水平增高，而雌激素需在肝内灭活且影响肝对脂肪的转运和胆汁的排泄；③胎儿的代谢产物需在母体肝脏内解毒；④分娩的疲劳、出血、手术和麻醉等均可加重肝脏损害。

三、病毒性肝炎对妊娠的影响

（一）对母体的影响

1. 病毒性肝炎发生在妊娠早期可加重早孕反应，晚期则使妊娠期高血压疾病发生率增高，可能与体内醛固酮的灭活能力下降有关。

2. 分娩时因肝功能受损导致凝血因子合成功能减退，易导致产后出血。若为重症肝炎，DIC发生率增加，出现全身出血倾向，直接威胁母儿生命安全。

3. 孕产妇死亡率高。在肝衰竭基础上，如孕产妇并发产后出血、感染、上消化道出血等，可诱发肝性脑病、肝肾综合征，导致孕产妇死亡。

（二）对胎儿及新生儿的影响

1. 肝功能异常的孕产妇流产、早产、死胎、死产及新生儿死亡率较正常妊娠明显增加，据报道，妊娠早期患病毒性肝炎者，胎儿畸形发生率约高于正常2倍，肝功能异常者，围生儿死亡率高达46‰。近年研究发现，病毒性肝炎与21三体综合征的发病密切相关。

2. 胎儿在妊娠期内由于垂直传播而被肝炎病毒（乙肝病毒多见）感染，围生期感染的婴儿，部分则转为慢性病毒携带状态，易发展为肝硬化或原发性肝癌。

（三）母婴传播　病毒性肝炎的母婴间传播，依病毒类型的不同，其传播方式有所不同。

1. 甲型肝炎病毒（HAV）　主要经粪-口途径传播，不会经胎盘或其他途径传给胎儿，仅在分娩期前后产妇患HAV病毒血症时，对胎儿有威胁。

2. 乙型肝炎病毒（HBV）　可通过性途径、输血及血液制品、注射用品等多种途径传染。而母婴传播为其主要的传播途径，其方式有：①病毒通过胎盘进入胎儿体内传播；②分娩时胎儿经过产道时接触母血及羊水而传播；③产后接触母亲的唾液、汗液或母乳喂养时通过乳汁传播。HBV母婴传播资料报道，孕妇HBsAg阳性者，其新生儿约半数为阳性；孕妇HBeAg阳性者，表示血液中有大量HBV存在，传染性较强，胎儿大多数受感染。

3. 丙型肝炎病毒（HCV）　其流行病学与乙型肝炎相似，存在母婴间传播，孕妇感染后易导致慢性肝炎，最终发展为肝硬化和肝癌。

4. 丁型肝炎病毒（HDV）　是一种缺陷性负链RNA病毒，需依赖乙型肝炎病毒才能复制，母婴间传播少见，多与乙型肝炎同时感染，或在乙型肝炎病毒携带情况下重叠感染。

5. 戊型肝炎病毒（HEV）　为RNA病毒，传播途径及临床表现与甲型肝炎类似，孕妇容易感染且多为重症，死亡率较高。

四、护理评估

（一）健康史　肝炎患者自感染至发病均有一段潜伏期，临床上甲型肝炎的潜伏期为2~7周（平均30日），起病急、病程短，2~3周内可完全恢复。乙型肝炎潜伏期为1.5~5个月（平均60日），起病缓慢而病程长，恢复期可持续3~5个月，易迁延成慢性。护理人员应详细询问孕妇有无与肝炎患者接触史、输血或注射血制品史等，评估孕妇对肝炎知识的掌握程度。

（二）临床表现

1. 症状　普通型肝炎患者常表现为消化道症状，如乏力、食欲减退、恶心、厌油腻、腹胀、腹泻及肝区疼痛等。无黄疸型肝炎患者症状轻，易被忽略。黄疸型肝炎患者除上述症状外，还出现黄疸，小便为深黄色，大便偶呈灰白色。妊娠时易发生重症肝炎，尤以妊娠晚期多见，且多为急性重症肝炎。重症肝炎多在发病7~10日后病情突然加剧，黄疸迅速加深，伴有食欲减退、频繁呕吐、肝臭气味，继之出现意识障碍及扑翼样震颤，甚至陷入昏迷。

2. 体征　妊娠早、中期可触及肝大，并有肝区叩击痛，部分患者脾脏肿大、可触及。

重症者可有肝脏进行性缩小、腹水及不同程度的肝性脑病表现。妊娠晚期受增大子宫影响，肝脏极少被触及。

（三）辅助检查

1. 肝功能检查　丙氨酸氨基转移酶（ALT）、门冬氨酸氨基转移酶（AST）上升；血清总胆红素 17μmol/L 以上，尿胆红素阳性。妊娠早期及妊娠 28 周应常规做血清病原学检测和 ALT、AST 检查，以便筛选出无症状的肝炎患者。

2. 肝炎病毒血清学抗原抗体系统的检查

（1）甲型肝炎　有肝炎的临床症状及体征，如 ALT、AST 增高，同时血清 HAV-IgM 阳性，即可诊断为甲型肝炎。

（2）乙型肝炎　乙型肝炎病毒外层含表面抗原（HBsAg）、内层含核心抗原（HBcAg）及核心相关抗原（HBeAg）。乙型肝炎病毒血清学抗原抗体及其临床意义见表 8-1。

表 8-1　乙型肝炎病毒血清学抗原抗体及其临床意义

项目	阳性时临床意义
HBsAg	HBV 感染的标志，见于乙型肝炎患者或病毒携带者
HBsAb	曾经感染过 HBV，已产生自动免疫
HBeAg	血液中有大量 HBV 存在，有较强的传染性
HBeAb	血液中 HBV 减少，传染性较弱
HBcAg-IgM	HBV 复制阶段，出现于肝炎早期
HBcAb-IgG	既往有 HBV 感染，或慢性持续性肝炎

（3）丙型肝炎　患者血中有丙型肝炎抗体存在，可诊断有丙肝。

3. 凝血功能检查包括纤维蛋白原和凝血酶原检测等。

（四）心理社会评估　大多数孕妇缺乏病毒性肝炎的相关知识，不了解其传播途径及对母婴的危害。实施隔离措施的孕妇会产生孤独、自卑心理。由于知识缺乏，个别家属因害怕被感染，不愿多接触孕妇，对孕妇缺少关心和帮助。因此，护理人员应该重点评估孕妇的焦虑程度、家庭及社会支持系统的情况。

（五）治疗原则　肝炎患者原则上不宜妊娠。

1. 妊娠期轻型肝炎处理原则与非孕期肝炎患者相同：注意休息，加强营养，给予高蛋白、高维生素、足量碳水化合物和低脂肪饮食。积极采用中西医结合治疗方案，注意保护肝脏功能，避免使用损害肝脏的药物（如雌激素，麻醉药等），预防感染和产后出血。有黄疸者应住院治疗，按重症肝炎处理。

2. 对重症肝炎患者，应预防并治疗肝昏迷，如限制蛋白质摄入、保持大便通畅、应用保肝降氨药物和制剂，积极预防并治疗 DIC，因 DIC 是妊娠期重症肝炎的主要死因。故应进行凝血功能检查。妊娠末期重症肝炎者，经积极治疗 24 小时后，可行剖宫产术结束妊娠。

3. 分娩前应备新鲜血液，分娩时为缩短第二产程，宫颈口开全后可行阴道助产，并注意防止母婴传播及产后出血。

4. 产褥期选用对肝脏损害小的广谱抗生素预防或控制感染，避免因感染加重肝炎病情。

五、护理诊断和医护合作性问题

1. 营养失调——低于机体需要量　与厌食、恶心、呕吐、营养摄入不足等有关。

2. 知识缺乏　缺乏病毒性肝炎感染途径、传播方式、自我保健及隔离等方面知识。

3. 母乳喂养中断　与保护性隔离有关。

4. 预感性悲哀　与感染后对胎儿造成的危害有关。

六、计划与实施

（一）预期目标

1. 妊娠期间母儿能维持健康状态。

2. 孕妇及家属能描述妊娠合并病毒性肝炎的自我保健及隔离措施。

3. 产妇能选择合适的喂养方式。

4. 孕妇及家属能说出内心的疑虑，情绪稳定。

（二）护理措施　护理人员应重视人群的卫生宣教，加强病毒性肝炎孕产妇的围生期保健。

1. 非妊娠期　通过各种途径增强疾病的预防意识。HBsAg 携带者约 40% 为母婴传播，因此围生期预防乙型病毒性肝炎的传播很重要。育龄女性应常规检测 HBV 标志物，无抗体者应常规进行乙肝疫苗接种。肝炎流行地区的妇女更应注意加强营养，摄入富含蛋白质、碳水化合物和维生素的食物，避免因营养不良增加对肝炎病毒的易感性。患有病毒性肝炎的妇女必须避孕，待肝炎痊愈后至少半年，最好两年后怀孕为宜。

2. 妊娠期

（1）妊娠合并肝炎患者的护理　护理原则与非孕期肝炎患者相同，孕妇患有肝炎时更应注意以下几个方面。

1）注意休息，每日保证 9 小时睡眠和适当的午睡，避免体力劳动。

2）加强营养，注意补充蛋白质、葡萄糖及维生素 B、维生素 C、维生素 K 等。多食用优质蛋白、新鲜水果和富含纤维素的蔬菜，注意保持大便通畅。

3）遵医嘱使用保肝药物，如肌苷等。避免应用可能损害肝脏的药物（如四环素）、可能损害肝脏的镇静药及麻醉药，合并妊娠期高血压疾病时更应谨慎。

4）孕期密切监护，警惕病情恶化。

5）定期产前检查时，为防止交叉感染，应为肝炎患者提供专室就诊，检查完毕，执行严格的消毒隔离制度。所用器械应单独处理，用 0.2%~0.5%过氧乙酸浸泡消毒。

6）向孕妇及其家属讲解肝炎对母婴的影响，以及消毒隔离的重要性，积极争取患者及家属的理解与配合，帮助孕妇消除因患传染病而产生的顾虑和自卑心理。

（2）妊娠合并急重症肝炎患者的护理　重症肝炎患者蛋白质代谢异常，因肝功能不良，解毒作用降低，产生高血氨、高芳香类氨基酸，后者在体内可转变为胺类化合物，此为假性神经递质，可通过血脑屏障使中枢神经系统功能紊乱而昏迷，即肝昏迷，故护理人员应积极配合医生预防和治疗肝昏迷，具体措施如下。

1）限制蛋白质摄入　每日应少于0.5g/kg，增加碳水化合物的摄入，每日提供热量7431.2kJ（1800kcal）以上。

2）保持大便通畅，减少和抑制肠道有毒物质的吸收　按医嘱口服新霉素抑制大肠杆菌，减少游离氨及其他毒性物质的形成。

3）如有肝昏迷前驱症状可用降氨药物，改善脑功能。常用的药物有：精氨酸、六合氨基酸，以及胰高血糖素、胰岛素的联合应用。

4）预防及治疗DIC　DIC往往是重症肝炎患者的致死原因，故应积极预防DIC的发生。对重症肝炎患者应密切监测凝血功能或DIC的迹象。当发生DIC需用肝素治疗时，注意肝素钠的用量宜小不宜大，同时应严密观察有无出血倾向。

3. 分娩期

（1）密切观察产程进展，为产妇提供心理支持。将产妇安置在隔离待产室和产房，提供安全、舒适的待产环境，满足其生活需要，同时密切监测产程进展情况，关心产妇，解除产妇因隔离而引起的焦虑、恐惧心理。

（2）注意孕妇的出血及凝血功能情况。按医嘱于临产前一周开始服用维生素K、维生素C，临产后配新鲜血备用。

（3）缩短第二产程，必要时给予阴道助产，减少孕妇体力消耗。

（4）按医嘱应用缩宫素防止宫缩乏力及产后出血。

（5）预防感染。产时执行严格消毒隔离制度，产程中、产后按医嘱应用对肝脏损伤小的广谱抗生素，以免诱发肝昏迷。

（6）接产时要特别注意防止产道损伤及新生儿产伤、窒息、羊水吸入等，以减少母婴垂直传播。

（7）所用物品严格消毒。凡肝炎产妇接触过的器械、布类物品、产妇的排泄物、沾有血迹的用物等，均需用0.2%~0.5%过氧乙酸浸泡消毒。

4. 产褥期　继续按医嘱使用对肝脏损害小的抗生素预防和控制感染。观察子宫收缩及恶露情况，预防产后出血。仅HBsAg阳性产妇，可以母乳喂养，而HBeAg阳性产妇所生的新生儿不宜母乳喂养。要向产妇及其家属讲解不宜母乳喂养的原因，使其理解和配合，并教会其人工喂养知识及技能。产妇退乳不能用增加肝脏负担的雌激素，可口服生麦芽冲剂并用芒硝外敷乳房。新生儿隔离4周，并注射乙肝疫苗和（或）高效价乙肝免疫球蛋白，预防HBV母婴垂直传播。另外，产妇应继续保肝措施，保证足够的休息及营养，避免疲劳。并注意避孕，以免再次怀孕，影响身体健康。

（三）健康指导　护理人员应指导患者重视围生期保健，加强营养，摄取高蛋白、高碳水化合物和高维生素食物。将肝功能及肝炎病毒血清标志物检测列为产前常规检测项目，并定期复查。有甲型肝炎密切接触史的孕妇，接触后7日内应肌内注射丙种球蛋白，其新生儿出生时及出生后1周各注射1次丙种球蛋白可以预防感染。患急性肝炎妇女至少应于肝炎痊愈后半年，最好两年后妊娠。夫妇一方患肝炎，应用避孕套以免交叉感染。对所有孕妇应筛查夫妇双方 HBsAg。进一步检查无症状携带者的血清标志物。HBsAg 及 HBeAg 阳性孕妇分娩时应注意隔离，防止产程延长、胎儿窘迫、羊水吸入、软产道裂伤。剖宫产可使胎儿接触大量母血，对预防胎儿感染的作用不大。

七、护理评价

孕妇及家属能描述病毒性肝炎对母婴的影响、病毒性肝炎的传播途径；孕妇妊娠及分娩经过顺利，母婴健康状况良好；孕妇能进行妊娠合并病毒性肝炎的自我保健；孕妇及家属情绪稳定。

第四节 妊娠合并贫血妇女的护理

贫血是妊娠期最常见的一种合并症。由于妊娠期血容量增加，其中血浆量的增加多于红细胞数目的增加，因此血液出现稀释，称为“生理性贫血”，不会影响胎儿。孕妇贫血的诊断标准较非孕妇低，国内外对其诊断有一定的差别，WHO 规定孕妇外周血血红蛋白<110g/L及血细胞比容小于 0.33 为妊娠期贫血。而我国的诊断标准为红细胞计数$<3.5\times10^{12}$/L、血红蛋白<100g/L 或血细胞比容<0.30。资料表明，50%以上的孕妇合并贫血，以缺铁性贫血为主，巨幼细胞性贫血较少见，再生障碍性贫血更少见。贫血在妊娠各期对母儿均可造成一定危害，在某些贫血较严重的国家和地区，是孕产妇死亡的重要原因之一。妊娠期贫血的程度一般可分为 4 度。

轻度：RBC $(3.0\sim3.5)\times10^{12}$/L，Hb81~100g/L。

中度：RBC $(2.0\sim3.0)\times10^{12}$/L，Hb61~80g/L。

重度：RBC $(1.0\sim2.0)\times10^{12}$/L，Hb31~60g/L。

极重度：RBC $\leq1.0\times10^{12}$/L，Hb≤30g/L。

一、缺铁性贫血

（一）概述 缺铁性贫血是由于妊娠期胎儿生长发育及妊娠期血容量增加，对铁的需要量增加，尤其在妊娠后半期，孕妇对铁摄取不足或吸收不良所致的贫血。它是妊娠期最常见的贫血，占妊娠期贫血 95%。

（二）病因 铁的需要量增加是孕妇缺铁的主要原因。正常人体内含铁量：男性约为 3g，女性约为 2g，其中 65%为血红蛋白，其余 35%以铁蛋白肌蛋白以及过氧化酶、细胞色素等形式存在，可利用的储备铁约为 20%，孕期可利用的储备铁约为 100mg，而血容量增加了约 1300ml，以每毫升血液含铁 0.5mg 计算，妊娠期因血容量增加而需铁 650~750mg，胎儿生长发育需铁 250~350mg。两者共需铁 1000mg 左右。每日饮食中含铁 10~15mg，吸收利用率仅为 10%，约 1~1.5mg，而孕妇每日需铁约 4mg。妊娠后半期，虽然铁的最大吸收率可达 40%，但一般食物仍不能满足需要，致使孕妇易患缺铁性贫血。

（三）缺铁性贫血对妊娠的影响

1. 对孕妇的影响 贫血孕妇的抵抗力低下，对分娩、手术和麻醉的耐受力降低，即使是轻度或中度贫血，孕妇在妊娠和分娩期间的风险也会增加。重度贫血可因心肌缺氧导致贫血性心脏病；胎盘缺氧易发生妊娠期高血压疾病；严重贫血对失血耐受力降低，易发生失血性休克；另外，由于贫血降低产妇抵抗力，易并发产褥感染。

2. 对胎儿的影响　孕妇和胎儿在竞争摄取孕妇血清铁的过程中，胎儿占优势。铁通过胎盘由母体运至胎儿是单向运输，不能逆向转运。因此，一般情况下，胎儿缺铁程度较轻。但当孕妇患重度贫血时，经过胎盘供氧和营养物质不能满足胎儿生长所需，容易造成胎儿生长受限、胎儿窘迫、早产或死胎。

（四）护理评估

1. 健康史　询问孕妇有无营养不良史，了解是否摄入铁太少，询问有无慢性失血性疾病，尤其是消化道慢性失血或月经过多。评估孕妇的贫血程度，皮肤黏膜情况，有无疲倦感，评估胎儿宫内发育情况。评估孕妇对妊娠合并贫血的了解程度，对妊娠合并贫血的注意事项的了解程度以及对药物的用法、作用和副作用的了解程度。

2. 临床表现

（1）症状　孕妇面色略显苍白，轻者无明显症状，重者可有头晕、头痛、乏力、易疲劳、心悸、食欲缺乏、腹胀、腹泻等表现。贫血时，孕妇机体抵抗力降低，容易患感染性疾病。严重贫血还可因胎盘供氧和营养不足导致胎儿宫内生长迟缓、早产、胎死宫内、胎儿宫内窘迫、围生儿死亡率升高。此外，严重者贫血可引起贫血性心脏病甚至心力衰竭。

（2）体征　皮肤黏膜苍白，毛发干燥、脱发，指甲扁平、无光泽，并可有口腔炎、舌炎等，部分患者指甲呈勺状（反甲）或脾脏轻度肿大。

3. 辅助检查

（1）血常规检查　可见典型的小红细胞、低血红蛋白性的外周血象。血红蛋白低于100g/L可诊断为妊娠期贫血。如孕期血红蛋白在100~110g/L之间，则为血液稀释所致的生理性贫血。

（2）血清铁测定　血清铁的测定，更能灵敏地反映缺铁情况，正常成年妇女血清铁为8.95~26.9μmol/L，若孕妇血清铁<5.37μmol/L，可诊断为缺铁性贫血。血清铁下降可出现在血红蛋白下降以前，是缺铁性贫血的早期表现。

（3）骨髓检查　骨髓穿刺在诊断困难时应用，骨髓象显示红细胞系统造血呈轻度或中度活跃、以中晚幼红细胞增生为主，骨髓铁染色可见细胞内外铁均减少，尤以细胞外铁减少为主。

4. 心理社会评估　重点评估孕产妇的焦虑情绪、社会支持系统的情况，孕产妇及家属对有关妊娠合并缺铁性贫血知识的掌握情况。孕妇的主要症状是疲倦，许多孕妇及家属误认为是正常妊娠反应而没有充分的重视，长期及慢性疲倦使孕妇在妊娠期及产后出现烦躁不安、恐惧等心理。

5. 治疗原则　治疗原则是补充铁剂和去除导致缺铁性贫血的原因。一般性治疗包括增加营养和食用含铁丰富的饮食，对胃肠道功能紊乱和消化不良给予对症处理等。

（1）补充铁剂　以口服为主。若缺铁严重或不能口服铁剂或副作用严重者，可给予铁剂注射。应用注射铁剂时，当贫血纠正应立即停用。

（2）输血　血红蛋白值<60g/L、接近预产期或短期内需行剖宫产者，可少量多次输血以迅速纠正贫血。输血不可过多过快，以免加重心脏负荷引起急性心力衰竭。有条件者输浓缩红细胞。

（3）提供适当的产时及产后处理。

（五）护理诊断和医护合作性问题

1. 活动无耐力　与贫血导致的疲劳有关。

2. 有受伤的危险　与贫血引起的头晕有关。

3. 有感染的危险　与贫血导致机体抵抗力低下有关。

4. 有受伤的危险　与贫血导致胎儿生长受限、早产、死胎等有关。

5. 知识缺乏　缺乏妊娠合并贫血的保健知识及服用铁剂的重要性的知识。

6. 便秘　与服用铁剂有关。

（六）计划与实施

1. 预期目标

（1）孕产妇活动耐力增加，气促、虚弱和疲惫改善。

（2）孕产妇住院期间得到满意的生活护理。

（3）孕产妇住院期间未发生感染。

（4）妊娠期间母婴能维持最佳身心状态，未影响胎儿宫内发育。

（5）孕产妇能描述妊娠合并缺铁性贫血的自我保健措施。

（6）孕产妇没有发生便秘。

2. 护理措施

（1）孕前指导　孕前应积极预防贫血，治疗易引起贫血的疾病，如月经过多、消化道慢性失血性疾病等，增加铁的贮备。适当增加营养，必要时给予铁剂补充。

（2）妊娠期

1）饮食指导　指导孕妇从饮食中摄取所需的铁。食物品种应多样化，纠正偏食，多食富含铁的食物，如瘦肉、家禽、动物肝脏、蛋类等。蔬菜、谷类、茶叶中的磷酸盐、植酸、丹宁酸等可影响铁的吸收。因此食物的组成将影响机体对铁的摄入。

2）适当休息　贫血孕妇应适当减轻工作量，血红蛋白在70g/L以下者应全休，以减轻机体对氧的消耗，同时应注意安全，避免因头晕、乏力晕倒而发生意外。

3）补充铁剂　铁剂的补充以口服制剂为首选。一般主张妊娠4个月后，每日按医嘱服用100~200mg二价铁，可达到预防贫血的目的。

血红蛋白在60g/L以上的贫血者，按医嘱选用副作用小、利用率高的口服铁剂，如硫酸亚铁、琥珀酸亚铁、富马酸亚铁、硫酸甘油铁、葡萄糖酸亚铁等。这些铁剂的吸收和利用率都较好。应用剂量一般为每日二价铁200~600mg，同时服10%稀盐酸0.5~2ml或维生素C 300mg，每日3次，促进铁的吸收。铁剂对胃黏膜有刺激性，常见有恶心、呕吐等副作用，因此应于饭后服用。服药后大便呈黑色是正常现象，应向孕妇解释。

如口服疗效差或对口服铁剂不能耐受或病情较重者，可用注射法补充铁剂。如右旋糖酐铁，首次剂量50mg，深部肌内注射，如无副反应，第2日可增至100mg，每日1次。注射时铁的利用率可达 90%~100%。但因铁的刺激性较强，注射时应行深部肌内注射。

4）定期产前检查　常规检查血常规，尤其是在妊娠晚期，以便早期发现早期治疗。积极预防孕期并发症，注意胎儿生长发育情况，预防上呼吸道感染、消化系统及泌尿系统感染。

（3）分娩期

1）临产前按医嘱给维生素 K_1、卡巴克络（安络血）及维生素 C 等药物，并配新鲜血备用。

2）密切观察产程进展情况，为产妇提供心理护理。

3）注意缩短第二产程，必要时给予阴道助产，减少孕妇体力消耗。

4）胎肩娩出时，按医嘱应用宫缩剂（缩宫素 10U 或麦角新碱 0.2mg）以防止宫缩乏力及产后出血，出血量大时应及时输血。

5）产程中严格执行无菌操作原则，产后按医嘱给予广谱抗生素预防感染。

（4）产褥期

1）按医嘱应用广谱抗生素预防和控制感染。

2）观察子宫收缩及恶露情况，预防产后出血，按医嘱补充铁剂，纠正贫血。

3）严重贫血者不宜母乳喂养。向产妇及其家属讲解不能母乳喂养的原因，使其理解和配合，并教会其人工喂养常识及方法。产妇退乳可口服生麦芽冲剂或用芒硝外敷乳房。

4）产妇应保证足够的休息及营养，避免疲劳。并注意避孕，以免再次怀孕，影响身体健康。

3. 健康指导　嘱孕妇加强孕期营养，多食新鲜蔬菜、水果、瓜豆类、肉类、动物肝脏及肾等食物。产前检查时，孕妇必须定期检测血常规，尤其在妊娠后期。妊娠 4 个月起应常规补充铁剂，每日口服硫酸亚铁 0.3g，同时补充维生素 C，有利于铁的吸收。出院后注意休息，保证充足睡眠，合理安排饮食，预防感冒，少去公共场所，避免交叉感染，预防各种出血。按医嘱服药，切勿乱用药物，定期门诊复查血象。

（七）护理评价

孕妇妊娠及分娩经过顺利，母儿健康状况良好；孕妇能描述有关妊娠合并缺铁性贫血的自我保健知识，了解铁剂的名称、用法、作用和副作用；孕妇学会使用软化剂、保持大便通畅；孕妇活动耐力增加，气促、虚弱症状改善。

二、巨幼红细胞性贫血

（一）概述　巨幼红细胞性贫血是由叶酸和（或）维生素 B_{12} 缺乏引起的，其特点是外周血呈大红细胞性贫血，骨髓内出现巨幼红细胞系列。另外，还会有血红蛋白值偏低、血小板、白细胞数量减少等现象。国外报道本病发生率为 0.5%~2.6%，国内报道为 0.7%。

（二）病因　妊娠期本病 95% 由于叶酸缺乏。单纯因维生素 B_{12} 缺乏而发病者很少。叶酸和维生素 B_{12} 均为 DNA 合成过程中的重要辅酶。当叶酸和（或）维生素 B_{12} 缺乏，可引起脱氧核糖核酸合成障碍，导致红细胞核发育停滞，细胞质中核糖核酸因不能转变成脱氧核糖核酸而大量聚积，故细胞增大，而红细胞核发育处于幼稚状态，形成巨幼红细胞。因其寿命较正常红细胞短，过早死亡而发生贫血。引起叶酸与维生素 B_{12} 缺乏的原因有以下几种。

1. 妊娠期叶酸的需要量增加　非孕妇女每日需叶酸 50~100μg，妊娠期间增加至 300~400μg，多胎妊娠时需要量更多。

2. 吸收减少　妊娠期间胃酸分泌减少，肠蠕动减弱，影响叶酸吸收，若新鲜蔬菜及动物蛋白摄入不足，更易缺乏。

3. 从肾脏排泄增加　妊娠期间肾血流增加，肾小管再吸收减少，使尿中叶酸的排泄量增多，若并发感染或其他妊娠合并症，更易发生巨幼红细胞性贫血。

（三）巨幼红细胞性贫血对孕妇及胎儿的影响　重症贫血可导致贫血性心脏病、妊娠期高血压疾病、胎盘早剥、产褥感染等。叶酸缺乏可导致胎儿神经管缺陷等多种畸形。流产、早产、胎儿生长受限或死胎的发生率也大大增加。

（四）护理评估

1. 健康史　询问是否有饮食不当、吸收不良或代谢性障碍的病史。评估孕妇的贫血程度（头晕、疲倦感、皮肤黏膜情况、血象和骨髓象）。评估胎儿宫内发育情况。评估孕妇对妊娠合并贫血的了解程度，对妊娠合并贫血的注意事项的了解程度和对所用药物的方法、作用和副作用的了解程度。

2. 临床表现　叶酸和（或）维生素 B_{12} 缺乏的临床症状、骨髓象及血象的改变均相似，但维生素 B_{12} 缺乏可引起神经系统症状，而叶酸缺乏无神经系统症状。

本病多发生于妊娠后半期，起病较急，贫血多为中度、重度。呈贫血貌，皮肤黏膜苍白，舌炎、舌乳头萎缩，水肿、脾肿大、表情淡漠等。患者常感乏力、头晕、心悸、气短；有消化不良、呕吐、腹泻等消化系统症状，也可能有周围神经变性导致的肢端麻木、针刺、冰冷等感觉异常以及行走困难等神经系统症状。

3. 辅助检查

（1）外周血象　呈大红细胞、高血红蛋白性贫血，网织红细胞大多减少，中性粒细胞核分叶过多，通常有血小板减少。

（2）骨髓象　红细胞系统呈巨幼细胞增多，核染色质疏松，可见核分裂。

（3）叶酸和维生素 B_{12} 的测定　若血清叶酸值<6. 8mmol/L、红细胞叶酸值<227nmol/L，提示叶酸缺乏。若叶酸值正常，应测孕妇血清维生素 B_{12} 值，若<74pmol/L 提示维生素 B_{12} 缺乏。

4. 心理社会评估　评估孕妇对疾病的反应。因为担心贫血而影响胎儿正常发育而产生焦虑，也可能因为缺乏妊娠合并贫血的相关知识而不接受现实。

5. 治疗原则

（1）妊娠期加强营养，多吃新鲜蔬菜。

（2）叶酸 10~20mg，每日 3 次口服，或肌注叶酸 15mg，每日 1 次，直至症状消失、贫血纠正。若治疗效果不显著，应检查有无缺铁，可同时补充铁剂。

（3）维生素 B_{12} 100μg 肌注，每日 1 次，连续 2 周，以后改为每周 2 次，直至血红蛋白恢复正常。有神经系统症状者，单独用叶酸有可能使神经系统症状加重，应及时补充维生素 B_{12}。

（4）血红蛋白<60g/L 时，可少量间断输新鲜血或浓缩红细胞。

（5）分娩时避免产程延长，预防产后出血，预防感染。

（五）护理诊断和医护合作性问题

1. 活动无耐力　与血红蛋白缺乏，无法提供足够氧气维持身体活动所需有关。

2. 知识缺乏　缺乏妊娠合并贫血的保健知识及服用药物的重要性的知识。

3. 围产儿有受伤的危险　与母亲贫血、早产有关。

（六）计划与实施

1. 预期目标

（1）孕妇活动耐力增加，能有效地配合治疗与护理。

（2）孕妇及家属能掌握缺乏叶酸、维生素 B_{12}对妊娠及胎儿的影响。

（3）围生儿健康。

2. 护理措施

（1）加强孕期营养指导，改变不良饮食习惯。建议多摄取肉类、豆类、奶类以及动物肝脏和肾脏等食物，以增加维生素 B_{12}的摄取；多摄取新鲜蔬菜和水果以改善叶酸的缺乏。对有高危因素的孕妇，应从妊娠 3 个月开始每日口服叶酸 0. 5~1mg，连续 8~12 周。

（2）指导孕妇了解叶酸缺乏对妊娠的影响，使之能按时服用。重度贫血的孕妇需减少工作量，适当休息。

（3）注意观察重度贫血者的生命体征。孕期定期监测患者的心率、呼吸、血压及体重等，警惕贫血性心脏病及急性心力衰竭的发生。

（4）注意观察胎儿生长发育情况及胎心变化，以防胎儿生长受限、胎儿宫内窘迫、死胎等。

（5）警惕产后出血。贫血产妇易发生因宫缩乏力所致的产后出血，且贫血对失血的耐受力差，故产后应注意观察阴道流血情况。分娩时避免产程延长，积极处理第二产程，严格无菌技术操作，预防产后出血及感染。

3. 健康指导　介绍贫血疾病常识，使其做到主动预防，减少疾病发作，做好防护工作，定期检查血象。指导合理选择膳食，避免偏食。告知产妇如有发热、咳嗽、头痛、消化道出血、牙龈出血等症状，应及时就诊。

（七）护理评价　孕妇活动耐力增加，气促、虚弱和疲倦感改善；孕妇能描述有关妊娠合并贫血的自我保健知识、所用药物的名称、用法、作用及副作用；胎儿宫内生长发育良好，出院时母婴健康状况良好。

三、再生障碍性贫血

（一）概述

再生障碍性贫血，简称再障，是由多种原因引起骨髓造血干细胞增殖与分化障碍，导致全血细胞（红细胞、白细胞、血小板）减少为主要表现的一组综合征。包括原发性（病因不明）与继发性（病因明确）再障两种情况。国内报道，妊娠合并再障占分娩总数的 0. 3‰~0. 8‰。

（二）病因　再障的病因较为复杂，半数为原因不明性的原发性再障，少数女性在妊娠期发病，分娩后缓解，再次妊娠时复发。目前认为妊娠不是再障的原因，但妊娠可能使再障病情加重。

（三）再障对孕妇及胎儿的影响　妊娠期，孕妇血液相对稀释，贫血加重，易发生贫血性心脏病，甚至造成心力衰竭。由于血小板数量减少和质量的异常以及血管壁脆性及通透性增加，可引起孕妇鼻黏膜、胃肠道黏膜出血。由于外周血粒细胞、单核细胞及丙种球蛋白减少、淋巴组织萎缩，使孕妇防御功能低下，易引起感染。另外，再障孕妇妊娠期高血压疾病、颅内出血、心力衰竭及严重呼吸道、泌尿道感染或败血症等的发生率增加，是再障孕产妇的重要死因。

一般认为，孕期血红蛋白大于60g/L对胎儿影响不大。分娩后能存活的新生儿一般血象正常，极少发生再障。孕期血红蛋白小于60g/L对胎儿不利，可导致流产、早产、胎儿生长受限、死胎及死产。

（四）护理评估

1. 健康史　了解患者的用药史、是否接触过有害物质（苯、放射线）等，起病急缓、持续时间等。

2. 临床表现　主要表现为进行性贫血、皮肤和内脏出血及反复感染，肝、脾淋巴结多无肿大。可分为急性和慢性，孕妇以慢性居多。

3. 辅助检查

（1）血象　呈正细胞型，全血细胞减少，主要是中性粒细胞减少、血小板减少，出血时间延长。

（2）骨髓象　骨髓象显示多部位增生减低或严重减低，幼粒细胞、幼红细胞、巨核细胞均减少，淋巴细胞相对增高。

4. 心理社会评估　孕妇及家属因疾病久治不愈而焦虑，也因担心孕妇及胎儿的安危而焦虑，甚至产生悲观情绪。

5. 治疗原则　应由产科医师及血液科医生共同处理，主要以支持疗法为主。其治疗原则为纠正贫血，预防出血和感染，保证胎儿在宫内良好存活。

（1）妊娠期　再障患者在病情未缓解之前应避孕。若已经妊娠，在妊娠早期做好输血准备的同时行人工流产。妊娠中、晚期孕妇，因终止妊娠有较大危险，应加强支持治疗，在严密监护下妊娠至足月分娩。

1）支持疗法　注意休息，加强营养，间断吸氧，少量、间断、多次输新鲜血或间断成分输血，如白细胞、血小板及红细胞悬液。

2）出现明显出血倾向者给予肾上腺皮质激素（泼尼松）治疗，但皮质激素抑制免疫功能，易致感染，不宜久用。也可用蛋白合成激素，羟甲烯龙5mg，每日2次口服，有刺激红细胞生成的作用。

3）选用对胎儿无影响的广谱抗生素预防感染。

（2）分娩期　一般以阴道分娩为宜。缩短第二产程，防止第二产程用力过度，造成脑等重要脏器出血或胎儿颅内出血。可适当助产，但要避免产伤。产后仔细检查软产道，认真缝合伤口，防止产道血肿形成。有产科手术指征者，行剖宫产术时一并将子宫切除为宜，以免引起产后出血及产褥感染。

（3）产褥期　继续支持治疗，应用宫缩剂加强宫缩，预防产后出血，广谱抗生素预防感染。

五、护理诊断和医护合作性问题

1. 活动无耐力　与全血细胞减少有关。
2. 知识缺乏　缺乏妊娠合并再障的相关知识。
3. 皮肤完整性受损　与血小板减少有关。
4. 焦虑　与担心自身疾病及胎儿预后有关。

（六）计划与实施

1. 预期目标

（1）孕妇活动耐力增加，能有效地配合治疗与护理。

（2）孕妇及家属了解疾病相关知识，能遵医嘱按时服药。

（3）住院期间，孕产妇未发生感染等并发症。

（4）孕妇及家属能有效表达其焦虑情绪。

2. 护理措施

（1）加强孕期护理　指导患者进食高热量、高蛋白、高维生素饮食，增加其抵抗力；注意休息，左侧卧位，间断吸氧。住院后应注意保护性隔离，做好生活护理；若患者血红蛋白低于 60g/L，应遵医嘱给予少量多次输新鲜血。使用激素治疗时，应积极预防各种感染。

（2）分娩期护理　临产前开放静脉通路，备好充足的新鲜全血。加强床旁护理，可给予适量镇静剂，减少产妇躁动，避免皮下及内脏出血。缩短第二产程，避免产妇过度用力致颅内出血。保护会阴，避免侧切伤口，因贫血可影响伤口的愈合。胎盘娩出后，静脉滴注缩宫素，维持子宫收缩减少出血，持续 4~6 小时，宫缩良好，出血不多，可停止静滴。

（3）产褥期护理　产褥期应多卧床休息，避免过早起床活动；产妇不宜哺乳，应尽早退乳。产后 24 小时内，严密观察阴道出血及子宫收缩情况，若会阴有伤口，应观察其有无渗血及血肿。剖宫产者，腹部伤口可加压包扎。做好口腔护理及会阴护理，注意感染迹象。

3. 健康指导

产后告知患者应严格避孕，以免再次妊娠，对身体造成更大伤害。

（七）护理评价

出院时，母婴健康状况良好；孕产妇及家属的焦虑心理减轻，情绪稳定。

第五节　妊娠合并急性肾盂肾炎妇女的护理

一、概述

急性肾盂肾炎是妊娠期常见的合并症，其发病率占孕妇的 1%~2%；其中部分患者为无症状菌尿症、容易被漏诊。若不彻底治疗可反复发作，发展为慢性肾盂肾炎，甚至发展成为肾功能衰竭，危及生命。

二、病因

妊娠期下列生理变化可诱发肾盂肾炎发生：

1. 雌、孕激素分泌大量增加，雌激素使肾盂、肾盏、输尿管及膀胱肌层肥厚，孕激素则使其扩张、蠕动减弱，膀胱对张力的敏感性减弱易发生过度充盈，排尿不完全使残余尿增多，为细菌在膀胱繁殖创造条件。

2. 孕期增大的子宫压迫盆腔内输尿管而形成不同程度的机械性梗阻，因子宫右旋，右侧输尿管扩张扭曲更明显，从而形成蠕动减慢、尿道不畅、尿液淤滞等尿路感染的诱因。

3. 妊娠中期以后，增大的子宫和胎头将膀胱向上推移，易有排尿不畅和尿潴留。

4. 孕期尿液中葡萄糖、氨基酸等营养物质含量增加，有利于细菌生长，形成孕期无症状菌尿。由于上述改变，再加上女性尿道短，尿道口接近肛门，细菌易沿尿道上行而感染，产时、产后导尿也是引起感染的原因之一。致病菌以革兰阴性杆菌多见。此外，妊娠期呕吐、偏食等致孕妇体质较差、抵抗力降低和免疫性肾组织损害，对疾病抵抗力下降，也是炎症的诱发因素。

三、急性肾盂肾炎对妊娠的影响

急性肾盂肾炎所致的高热可引起流产、早产。高热若发生在妊娠早期，还可使胎儿神经管发育障碍，无脑儿发病率明显增高。孕妇的急性肾盂肾炎可诱发或加重妊娠期高血压疾病，引起死产、早产、败血症等。妊娠期急性肾盂肾炎有3%可能发生中毒性休克。

四、护理评估

（一）健康史　询问患者的全身情况、有无肾盂肾炎既往史、泌尿系统症状，并了解患者的年龄及经产数量，因无症状性菌尿症的发病率随年龄及经产数量而增加。

（二）临床表现

1. 无症状性菌尿症　即患者有菌尿而临床却无泌尿系统感染症状或仅有轻微腰痛，容易被忽视。涂片每个高倍视野均可见细菌或培养菌落计数超过10^5/ml时，称为细菌尿。无症状菌尿症发生率为2%～10%，是早产和低体重儿出生的高危因素。

2. 症状性肾盂肾炎　患者尿常规检查发现菌尿症，伴腰痛、高热、寒战、肾区叩痛、3%发生中毒性休克。

（1）全身症状　起病急骤，突然出现寒战、发热（体温常达40℃以上，也可低热）、头痛、周身酸痛、恶心、呕吐等症状。

（2）泌尿系统症状及体征　有腰痛以及尿频、尿急、尿痛、排尿未尽感等膀胱刺激症状，一昼夜排尿10余次，排尿时伴有下腹疼痛。肋腰点（腰大肌外缘与第12肋骨交叉处）有压痛，肾区叩痛阳性。

（三）辅助检查

1. 尿常规检查　每高倍视野白细胞数量超过10个或聚集成团，也可有蛋白尿、血尿及管型尿。

2. 中段尿培养细菌数　收集的清洁中段尿含细菌数≥10^5/ml，主要是大肠杆菌，其次为厌氧菌。

3. 血尿素氮及肌酐检查，确定肾功能有无受损。

4. 血常规检查　白细胞计数>10×10^9/L，中性粒细胞>80%。

（四）心理社会评估　孕妇及家属往往担心胎儿安危，害怕引起早产、胎儿发育不良、死胎等，出现烦躁、焦虑、恐惧等负性心理。

（五）治疗原则　治疗原则是控制感染及保持尿液通畅。

1. 卧床休息　妊娠晚期应取侧卧位。左右轮换，以减少子宫对输尿管的压迫，使尿液引流通畅。

2. 鼓励患者多饮水或静脉滴注5%葡萄糖液，使每日尿量不少于2000ml。

3. 抗生素控制感染　根据中段尿培养和药敏试验结果选用抗生素，抗生素用量要足，但又要考虑药物对胃功能及胎儿的损害。首选对革兰阴性杆菌有效而同时对胎儿、新生儿无不良影响的药物，如氨苄西林、头孢菌素类药物。避免使用对胎儿影响较大的抗生素，如磺胺类药物、链霉素等。诊断为双肾功能不良者，应根据病情适当减量，以防药物蓄积中毒。此外，还可给予清热、泻火、利水、通淋为主的中药，如八珍汤加减等。

五、护理诊断和医护合作性问题

1. 知识缺乏　缺乏急性肾盂肾炎的相关知识。

2. 排尿型态改变　与肾盂肾炎、尿路感染有关。

3. 焦虑　与缺乏对疾病的认知有关。

六、计划与实施

（一）预期目标

1. 孕妇及家属能说出急性肾盂肾炎的相关知识及自我护理措施。

2. 孕妇能维持正常的排尿功能。

3. 患者情绪稳定，积极配合治疗与护理。

（二）护理措施

1. 病情观察　密切观察病情变化，每4小时监测体温、脉搏、呼吸、血压1次。高热患者应及时采取降温措施，出汗多时及时更换床单、衣裤，保持皮肤清洁干燥。询问患者腰痛有无加剧，观察尿量、尿色及尿中有无脱落坏死组织，警惕肾脓肿、肾乳头坏死等并发症的发生。

2. 尿路刺激征护理　因站立或坐位肾脏受牵拉而加重疼痛，嘱患者卧床休息，单侧感染向健侧卧，双侧感染则左右轮换，以保持尿液引流通畅。指导患者多饮水，每天饮用3000ml，以达到冲洗尿路的目的。鼓励患者听音乐、看电视、与室友聊天等分散注意力。尿路刺激症状明显者，遵医嘱口服碳酸氢钠碱化尿液，保持外阴清洁，每日用0.5%聚维酮碘液冲洗会阴1次。

3. 胎儿监护　加强胎儿监护，每 2 小时监测胎心 1 次，为避免诱发宫缩，监测时动作应轻柔。严密观察孕妇有无宫缩、阴道流液流血、腹痛或腹胀等情况，发现异常立即报告医生，如保胎失败，早产不可避免，应做好接生及新生儿抢救准备工作。

4. 用药护理

（1）抗生素　抗生素的选择尤为重要，既要考虑治疗效果，又要避免对孕妇和胎儿产生不良影响，尽量选择对胎儿没有毒性和致畸性的药物。使用抗生素后注意血常规变化、体温是否降至正常、尿路刺激征及腰痛症状有无改善。嘱患者按时、按量、按疗程服药，切勿随意停药，以达到彻底治疗的目的。

（2）宫缩抑制剂　急性肾盂肾炎伴高热易引起早产，先兆早产者需使用宫缩抑制剂。遵医嘱给予 25%硫酸镁 20~40ml 加入 5%葡萄糖液 500ml 静脉滴注，直至宫缩消失，滴速每小时 1~2g，每 1 小时巡视 1 次，观察滴速、液体有无外渗及有无硫酸镁中毒症状。

5. 心理护理　护士应认真观察患者言行表现，感知患者的情绪，适时进行疾病相关知识宣教，耐心解答患者的提问，及时将病情好转表现告知患者，减轻患者心理压力。重视与家属沟通，获得其配合。

（三）健康指导　妊娠期急性肾盂肾炎的再发率较高，如急性期治疗不彻底，可反复发作成为慢性，给孕妇及胎儿造成危害。因此，护理人员应嘱患者按医嘱服药，按时复查尿常规、尿培养；多饮水，便后清洗外阴，保持外阴清洁干燥；定期胎心电子监护、B 超检查，教会患者自数胎动，发现异常及时就诊，并嘱产妇常采取左侧卧位，增加子宫胎盘血流量，避免胎儿宫内缺氧。

七、护理评价

出院时母婴的健康状况良好；孕妇的尿路刺激症状消失；孕妇及家属的焦虑症状减轻，情绪稳定。

（单伟颖　李　青）

第九章　异常分娩妇女的护理

关键词

dystocia	异常分娩
primipara	初产妇
multipara	经产妇
elderly primipara	高龄初产妇
abnormal uterine action	产力异常
uterine inertia	子宫收缩乏力
prolonged latent phase	潜伏期延长
prolonged active phase	活跃期延长
protracted active phase	活跃起停滞
prolonged second stage	第二产程延长
protracted second stage	第二产程停滞
oxytocin	缩宫素
prolonged labor	滞产
precipitate delivery	急产
tetanic contraction of uterus	强直性子宫收缩
constriction ring of uterus	子宫痉挛性狭窄环
contracted pelvic inlet	骨盆入口平面狭窄
simple flat pelvis	单纯扁平骨盆
rachitic flat pelvis	佝偻病性扁平骨盆
funnel shaped pelvis	漏斗骨盆
generally contracted pelvis	均小骨盆
abnormal fetal position	胎位异常
persistent occiput posterior position	持续性枕后位
persistent occiput transverse position	持续性枕横位
breech presentation	臀先露
transverse lie	横产式
shoulder presentation	肩先露
pathologic retraction ring	病理缩复环

决定分娩的因素有产力、产道、胎儿、精神心理因素。其中一个或一个以上因素不正常，或几个因素不能相互适应，常可发生产程停滞，使分娩受阻，并给母儿带来危害，造成异常分娩，即难产。外在因素处理不当，顺产可变为难产，难产处理及时又可变为顺产。因

此产程的严密观察是非常重要的。异常分娩分为产力异常、产道异常、胎位及胎儿异常。

第一节 产力异常

产力包括子宫收缩力（宫缩）、腹肌和膈肌收缩力（腹压）及肛提肌收缩力，其中临产后最主要的产力是子宫收缩力，贯穿整个产程。正常宫缩的特点是节律性、对称性和极性以及缩复作用。当分娩过程中子宫收缩的节律性、对称性、极性发生异常或宫缩强度、频率发生改变，都属于产力异常。原发性的产力异常或由于产道异常、胎儿异常导致的继发性的产力异常都会造成难产。常见的产力异常分为子宫收缩乏力和子宫收缩过强，每类又分为协调性与不协调性子宫收缩乏力和子宫收缩过程（图 9-1）。

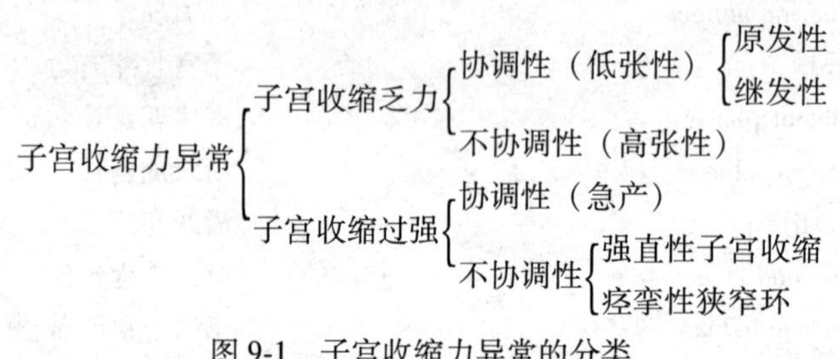

图 9-1 子宫收缩力异常的分类

一、子宫收缩乏力

（一）病因 子宫收缩乏力的病因尚不清楚，临床观察以下情况与引起宫缩乏力有关。

1. 精神因素 多见于初产妇，尤其是高龄初产妇，由于对分娩恐惧，过度紧张，扰乱了中枢神经系统的正常功能，引起宫缩乏力。

2. 子宫因素 双胎、巨大胎儿、羊水过多，使得子宫张力大、弹性差，失去正常宫缩或因子宫畸形，如双子宫、双角子宫，使子宫收缩失去正常极性、对称性，造成收缩乏力。

3. 阻力增加 胎儿过大、胎位异常、胎头高浮，使胎头不能紧贴子宫下段及宫颈，不能引起有效的反射宫缩。

4. 内分泌异常 体内孕酮过多，雌激素、缩宫素、前列腺素、乙酰胆碱相对不足，影响子宫肌肉兴奋性，使子宫肌肉敏感度下降，导致收缩力减弱。

5. 处理不当 过早过量使用镇静剂和麻醉剂如哌替啶（杜冷丁）、吗啡、宫缩抑制剂如硫酸镁可使子宫收缩受到抑制或产妇进食少，尿潴留未及时处理均可影响宫缩。

（二）护理评估

1. 健康史 评估产前检查的一般资料如身高、骨盆测量值、孕期胎儿生长速度、头盆关系等，评估既往病史尤其是既往妊娠及分娩史情况。

2. 临床表现 根据发生时间可分为以下两种类型。

原发子宫收缩乏力 产程开始就宫缩无力、规律不强、宫口不能进行性扩张、胎先露不下降、产程延长。

继发子宫收缩乏力 产程已发动，开始进展好，转而进展缓慢或停滞，往往认为由胎位异常造成。

子宫收缩乏力临床表现：原发宫缩乏力产妇多无大痛苦，继发宫缩乏力产妇有时极度疲乏无力，常有尿潴留、肠胀气、脉搏加快、脱水等。

根据宫缩特点分为协调性（低张性）宫缩乏力和不协调性（高张性）宫缩乏力。

协调性（低张性）宫缩乏力 指子宫收缩的节律性、对称性和极性正常，但是功能低下，表现为收缩强度弱，宫腔内压力低（<2kPa，即<15mmHg），持续时间短，间隔时间长（<2 次/10 分），收缩高峰期手压子宫底部肌壁可出现凹陷。产妇在产程刚开始并无不适，随产程时间延长或停滞，产妇休息差、进食少，严重者出现脱水、酸中毒、电解质紊乱。产妇精神及体力消耗可出现肠胀气、尿潴留等表现，也会加重子宫收缩乏力。由于宫腔内压力低，对胎儿的影响不大。

不协调性（高张性）宫缩乏力 指正常宫缩的极性消失甚至倒置，子宫收缩不是起自两侧子宫角，宫缩的兴奋点来自子宫的一处或多处，收缩不协调，子宫下段收缩强于底部，宫缩间歇时子宫壁也不能完全放松，宫缩间歇短或不规则，此异常极性的宫缩不能使宫口扩张，造成产程延长或发生停滞。子宫收缩时间不长但产妇自觉宫缩强，疼痛剧烈，拒按腹部。胎心音听诊不清楚或不规律，胎儿窘迫发生早。

产程曲线异常 产程图是监护产程和识别难产的重要手段，产程进展主要观察宫口扩张情况和胎先露下降情况。无论哪种类型的宫缩乏力均可导致产程曲线异常（图 9-2），常见有以下情况。

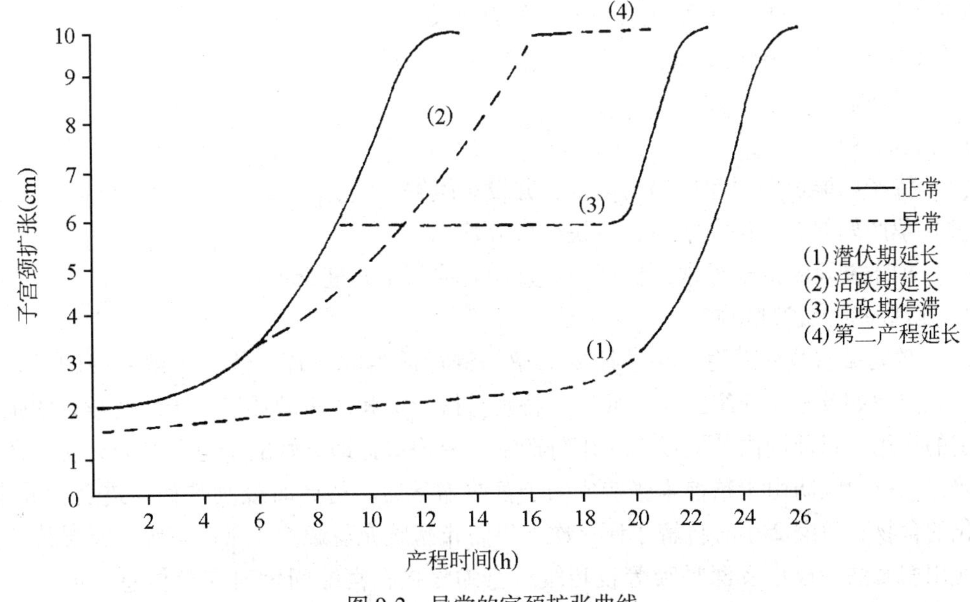

图 9-2 异常的宫颈扩张曲线

1. 潜伏期延长　宫口开大3cm以前为潜伏期，规律宫缩开始>16小时未达到3cm为潜伏期延长，正常初产妇需8小时。

2. 活跃期延长　宫口大3cm~10cm为活跃期，>8小时为活跃期延长，正常初产妇需4小时。

3. 活跃期停滞　进入活跃期后宫口不再扩张达2小时以上，为活跃期停滞。

4. 第二产程延长　第二产程初产妇超过2小时、经产妇超过1小时尚未分娩，为第二产程延长。

5. 第二产程停滞　第二产程胎头下降无进展达1小时，为第二产程停滞。

6. 滞产　总产程超过24小时为滞产。

（三）辅助检查

1. 一般检查　测量孕妇血压、脉搏、呼吸、心率，观察神志、皮肤弹性等。

2. 产程观察　临产后，护士应监测宫缩的节律性、强度和频率的改变情况，常用的方法有传统的手法，将手掌放于宫底感触宫缩情况，胎儿电子监护仪可以监测宫缩与胎心率的关系，判断胎儿的安危。定时阴道检查宫口开大情况和胎先露部下降情况，并描记产程图，根据产程图判断产程进展。重点在于区别是协调性的宫缩乏力还是不协调性的宫缩乏力，是单纯的子宫收缩异常还是有其他因素并存。

3. 实验室检查　尿液分析可出现尿酮体阳性；血生化检查可出现血钾、钠、钙及氯的值改变；二氧化碳结合力可降低。

（三）护理诊断和医护合作性问题

1. 疼痛　与产程过长有关。

2. 疲乏　与产程延长过度消耗、进食困难有关。

3. 焦虑　与担心自身及胎儿或新生儿健康有关。

4. 潜在并发症　胎儿受损。

（四）计划与实施

1. 预期目标

（1）待产妇能识别引起疼痛的因素，并设法缓解疼痛。

（2）孕产妇能有效保存体力，尽快结束分娩。

（3）护士能及时发现异常，保证产妇及胎儿或新生儿健康。

2. 处理原则及护理措施

（1）预防子宫收缩乏力　在孕期要对孕妇进行适当的教育，使其了解分娩的过程，增强信心。向孕妇及家属介绍医院的环境，特别是待产室和产房的环境对于缓解孕妇紧张情绪有一定的作用。目前国内外均设有康乐待产室、分娩室，即分娩的全过程都允许有配偶及亲属的陪伴，可以预防由于精神紧张造成的子宫收缩乏力。待产时鼓励孕妇多进食营养丰富、易消化的食物，每隔2小时自解小便一次，以防止膀胱充盈影响正常的宫缩。指导待产妇宫缩时使用按摩法、放松及深呼吸等技巧缓解宫缩疼痛，宫缩间歇时充分休息。加强产时监护，定时听诊胎心音，重点评估宫缩的节律性、对称性和极性，宫缩强度及频率，了解宫口扩张、胎先露下降情况，描绘产程图，避免过多使用镇静药物。一旦出现异常情况及时报告医生。

（2）积极处理宫缩乏力

1）协调性宫缩乏力　如孕妇为协调性宫缩乏力，应配合医生寻找原因。明显头盆不称，估计不能经阴道分娩者，应做好剖宫产的术前准备。若可从阴道分娩则应积极改善全身症状，消除紧张情绪，鼓励多进食，并按医嘱给予哌替啶或地西泮以镇静休息；进食少者可按医嘱给予葡萄糖、维生素 C 静脉滴注；伴有酸中毒时，应补充 5%碳酸氢钠。经处理 2~4 小时后，子宫收缩力应转强。若效果不明显，产程无明显进展，可选用下列方法加强宫缩。①人工破膜：宫口开大≥3cm、无头盆不称、胎头已衔接者可在宫缩间歇期行人工破膜。破膜后，前羊水囊羊水流出，胎头直接贴紧子宫下段及宫颈内口，引起反射性子宫收缩加速产程进展。破膜后要注意胎心音是否改变，防止脐带脱垂，并可参考 Bishop 宫颈成熟度评分法（表 9-1）估计加强宫缩措施的效果。若孕妇得分≤3 分，说明人工破膜后的效果不好，应该用其他方法，4~6 分的成功率约为 50%，7~9 分的成功率约为 80%，>9 分均成功。②遵医嘱静脉滴注缩宫素：缩宫素滴注适用于协调性宫缩乏力者，且胎位正常、胎心好、无头盆不称情况。将缩宫素 2. 5U 加于 5%葡萄糖注射液 500ml 中摇匀，从 8 滴/分开始，根据宫缩强弱进行调整，通常不超过 32 滴/分，调至宫缩间隔 2~3 分钟 1 次，每次宫缩持续40~60 秒为有效宫缩。缩宫素催产期间需专人守护，随时调节浓度，浓度需从小剂量开始，及时观察产程进展，监测宫缩，听胎心率及测量血压。若出现宫缩不协调，胎心大于 160 次/分或小于 120 次/分，孕妇出现尿少、高血压等表现应减慢滴注速度，必要时停药。③遵医嘱静脉推注地西泮：地西泮能使宫颈平滑肌松弛、软化宫颈、促进宫口扩张，适用于宫口扩张缓慢及宫颈水肿者。常用剂量为 10mg，间隔 4~6 小时可重复应用。经上述处理后，一般宫缩可以转为正常，进入第二产程，此时应做好阴道助产和抢救新生儿的准备。若第二产程出现宫缩乏力也应加强宫缩，遵医嘱给予缩宫素静脉滴注促进产程进展。若胎头双顶径已通过坐骨棘水平，应等待自然分娩，或行会阴侧切、胎头吸引术或产钳术助产准备。若胎头仍未衔接或伴有胎儿窘迫征象，应行剖宫产术。第三产程期间，应与医生继续合作，遵医嘱于胎儿前肩娩出时即用缩宫素 10U 或麦角新碱 0. 2mg 静脉推注，同时静脉滴注缩宫素 10U，使宫缩加强，促使胎盘剥离与娩出及子宫血窦关闭，以预防产后出血。

表 9-1　Bishop 宫颈成熟度评分法

指　　标	分数			
	0	1	2	3
宫口开大（cm）	0	1~2	3~4	5~6
宫颈管消退（%）（未消退为 2~3cm）	0~30	40~50	60~70	80~100
先露位置（坐骨棘水平=0）	−3	−2	−1~0	+1~+2
宫颈硬度	硬	中	软	
宫口位置	后	中	前	

2）不协调性宫缩乏力　处理原则是调节子宫收缩，恢复正常的节律性和极性。遵医嘱给予强镇静剂哌替啶 100mg 或吗啡 10～15mg 肌内注射，或地西泮 10mg 静脉推注，使产妇充分休息，医护人员应多关心孕妇，耐心解释疼痛的原因，稳定其情绪。孕妇醒后不协调性宫缩多能恢复为协调性宫缩。若不协调性宫缩已被控制，但宫缩仍较弱时，可用协调性宫缩乏力时加强宫缩的各种方法。在协调性恢复为宫缩之前，严禁应用缩宫素。若经上述处理，不协调性宫缩未能得到纠正，或伴有胎儿窘迫征象，或伴有头盆不称，应及时通知医生，并行剖宫产术和抢救新生儿的准备。

（五）护理评价　待产妇能获得来自医护人员和家属的支持且舒适度增加。孕产妇能有效保存体力，水、电解质平衡，平安度过分娩。护士能协助待产妇重新获得有效的分娩型态。

二、子宫收缩过强

（一）病因　子宫收缩过强的原因尚不十分明确，与以下因素有关。

1. 急产几乎都发生于经产妇，其主要原因是软产道阻力小。

2. 缩宫素引产时剂量过大或误注子宫收缩剂，个体对缩宫素过于敏感等，分娩发生梗阻，胎盘早剥血液浸润子宫肌层，可导致强直性子宫收缩。

3. 待产妇精神紧张、过度疲劳以及粗暴地或多次进行阴道内操作均可引起子宫壁某部肌肉呈痉挛性不协调性宫缩过强。

（二）护理评估

1. 健康史　评估孕妇既往分娩情况，是否有急产史。评估胎儿大小、骨盆测量值。重点评估临产的时间，宫缩频率、强度及孕妇的精神状态。产程中有无使用缩宫素及有无阴道内和宫腔内操作史等。

2. 临床表现

（1）协调性子宫收缩过强　子宫收缩的节律性、对称性和极性均正常，但强度过大、间隔短，10 分钟内有 5 次或 5 次以上的宫缩且持续时间达 60 秒或更长，宫腔内压力大（6.67kPa，即 50mmHg）。如无头盆不称情况，宫口迅速开大，分娩在短时间内结束，造成急产，即总产程不超过 3 小时，多见于经产妇。由于宫缩过强，产妇多呈痛苦面容，大声喊叫，由于宫缩间歇短，可出现胎儿窘迫，新生儿窒息。胎头迅速下降可出现新生儿颅内出血。产程图表现为总产程短，产妇可伴有软产道损伤，产后子宫收缩无力，易发生产后出血。接产时来不及消毒，易发生感染，若坠地可致新生儿骨折、外伤。

（2）不协调性子宫收缩过强　宫缩失去了正常的节律性、对称性和极性，宫缩不能很好地传导至下段使宫口扩张，有两种表现。

1）强直性子宫收缩　子宫强力收缩，宫缩间歇期短或无间歇，宫颈内口以上部分子宫肌层出现强直性痉挛性收缩。通常不是子宫肌组织功能异常，几乎均由外界因素异常造成，例如临产后不适当地应用缩宫素或对缩宫素较为敏感以及胎盘早剥血液浸润子宫肌层等。产妇烦躁不安、持续性腹痛、拒按、胎位触不清、胎心听不清。有时可出现病理缩复环、肉眼血尿等先兆子宫破裂征象。

2）子宫痉挛性狭窄环　子宫壁局部肌肉呈痉挛性不协调收缩，子宫下段肌肉变薄，拉长，上段肌肉变厚，出现子宫痉挛性狭窄环，持续不放松。此环多发生在子宫上下段交界处或胎体的较细部位，如胎颈、胎儿腹部，阴道检查时在宫腔内触及较硬而无弹性的狭窄环，不随宫缩而上升。产妇出现持续性腹痛，烦躁不安，宫颈扩张缓慢，胎先露下降停滞，胎心时快时慢（图 9-3）。

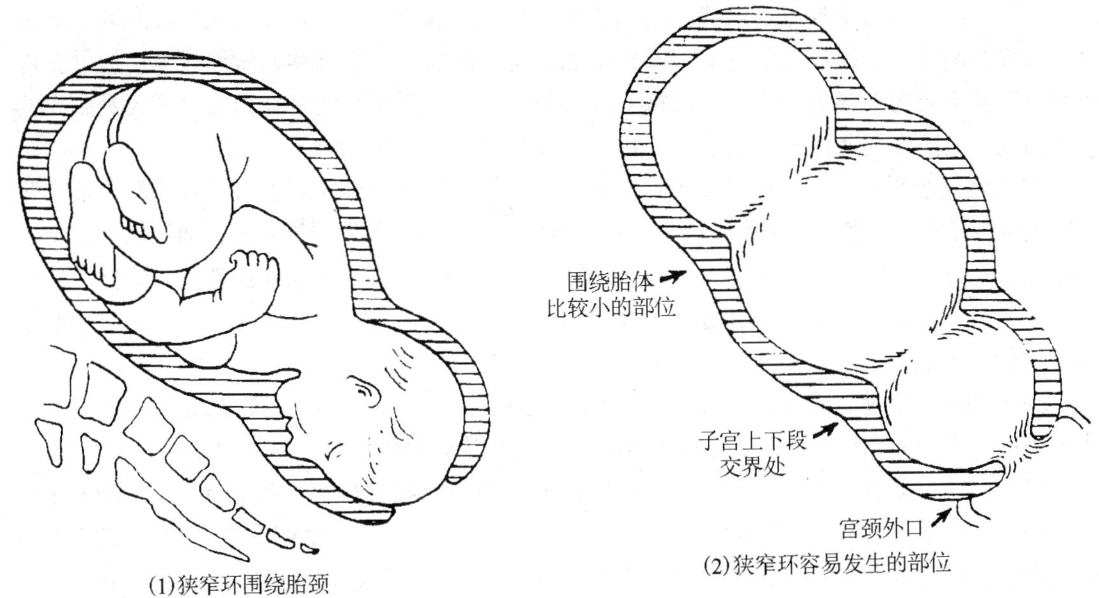

图 9-3　子宫痉挛性狭窄环

3. 辅助检查

（1）一般检查　测量孕妇血压、脉搏、呼吸、心率，观察神志、精神状态等。

（2）产程观察　通过观察宫缩情况可发现宫缩持续时间长，宫缩时宫腔内压力很高。宫体硬，宫缩间歇时间短，松弛不良。触诊胎方位不清，胎心音听诊不清。如产道无梗阻，产程进展很快，胎头下降迅速。如遇产道梗阻，可在腹部见到一环状凹陷即病理性缩复环。此时子宫下段很薄，压痛明显，膀胱充盈或有血尿等先兆子宫破裂征象。

（3）阴道检查　如为不协调性宫缩过强，宫颈口扩张慢，胎先露不能如期下降，产程停滞。若是子宫痉挛性狭窄环，经阴道检查可触及不随宫缩而上升的狭窄环。

（4）实验室检查　尿液分析可出现尿酮体阳性；血生化检查可出现血钾、钠、钙及氯的值有改变；二氧化碳结合力可降低。

（三）护理诊断和医护合作性问题

1. 疼痛　与过强过频的宫缩有关。

2. 潜在并发症　胎儿受损、产后出血、子宫破裂。

（四）计划与实施

1. 预期目标

（1）待产妇能应用减轻疼痛的常用技巧应对不适。

（2）护士及时发现异常情况，配合抢救，使孕妇顺利度过分娩期。

（3）护士能协助医生的治疗，促进胎儿或新生儿的健康。

2. 处理原则及护理措施

（1）孕期检查注意核对预产期，有急产史者或经产妇需提前1~2周入院，入院后不可随意离开外出，以防院外分娩造成损伤和意外。经常巡视孕妇，一旦发生先兆临产需卧床休息，采取左侧卧位，提供缓解疼痛、减轻焦虑的支持性措施。鼓励孕妇做深呼吸，提供背部按摩，嘱其不要向下屏气用力，以减慢分娩过程。孕妇需要大小便时先查宫口开大及胎先露下降情况，以防在厕所内分娩造成意外伤害，临产后不可灌肠。

（2）常规监测宫缩、胎心率及母体生命体征变化，描记产程图以随时了解产程进展，吸氧以减少胎儿宫内缺氧，提早做好接生及抢救新生儿的准备。若发现异常及时通知医生，与医生配合妥善处理。产程中注意保护会阴，控制产妇使用腹压，如发生会阴撕裂及时缝合。

（3）注意观察，预防产后出血，如发现宫缩乏力，给予缩宫素10U溶于5%葡萄糖溶液500ml静脉滴注。

（4）如生产迅速，未消毒接生，产后给予抗生素预防感染。新生儿坠地者应肌注维生素$K_1$10mg预防颅内出血，必要时肌注精制破伤风抗毒素1500U。

（5）如为强直性子宫收缩，应及时给予宫缩抑制剂，如25%硫酸镁20ml加入25%葡萄糖20 ml缓慢静脉推注，等待异常宫缩消失。如存在梗阻因素，应停止一切刺激，如禁止阴道内操作、停用缩宫素等，若经治疗不缓解，胎儿出现宫内窘迫，应立即行剖宫产术。

（6）认真寻找导致子宫痉挛性狭窄环的原因并及时纠正。停止阴道内操作，停止使用缩宫素。若无胎儿窘迫征象，可给予镇静剂如派替啶、吗啡，或宫缩抑制剂如25%硫酸镁，等待异常宫缩消失。当宫缩恢复正常，可行阴道助产或等待自然分娩。若经上述处理，子宫痉挛性狭窄环不能缓解，宫口未开全，胎先露部高或伴有胎儿窘迫征象，均应立即行剖宫产术。

（7）为产妇提供舒适的环境，采取左侧卧位，擦拭汗液，换上干净衣服，按摩其背部及腹部，促进舒适感。产后除观察子宫复旧、会阴伤口、生命体征外，应向产妇进行健康教育及出院指导，使产妇了解产褥期如发生阴道流血增多或持续不尽，或伴下腹痛，全身不适、发热等，提示发生感染，出现晚期产后出血等征象应及时就医。新生儿如出现不测，需协助产妇及家属顺利度过哀伤期，并为产妇提供出院后的避孕指导。

（五）护理评价

待产妇能应用减轻疼痛的技巧，舒适感增加，产妇能顺利地度过分娩期。

第二节 产道异常

产道异常分为骨产道（骨盆）异常和软产道（子宫下段、子宫颈和阴道）异常。临床上以骨产道异常为多见。产道异常可致胎儿娩出受阻。

一、骨产道异常

（一）概述　骨盆的大小及形态直接影响胎儿是否能通过产道，顺利分娩。它的异常可引起产程延长，先露部不下降，甚至不能经阴道分娩。骨盆异常通常分为入口平面狭窄、中骨盆及出口平面狭窄、均小骨盆、畸形骨盆。有时几种异常骨盆会同时存在。胎先露通过异常骨盆时可被卡在任何一个平面上，以下分述各个平面异常。

（二）护理评估

1. 健康史　评估孕妇产前检查资料，尤其是骨盆测量值等提示产道异常的有关记录，曾经的处理情况。询问既往生育史和内、外科疾病史如佝偻病、脊柱和髋关节结核及外伤史等。

2. 临床表现

（1）骨盆入口平面狭窄（扁平骨盆）

1）单纯扁平骨盆　由于骶骨岬向前下突出，使骨盆入口前后径缩短，横径正常，在做骨盆测量时，发现对角径<11. 5cm，进行 X 线测量时，入口前后径<11cm，前后径与横径之和<21. 5cm，出现以上情况，中等大小胎儿通过困难（图 9-4）。

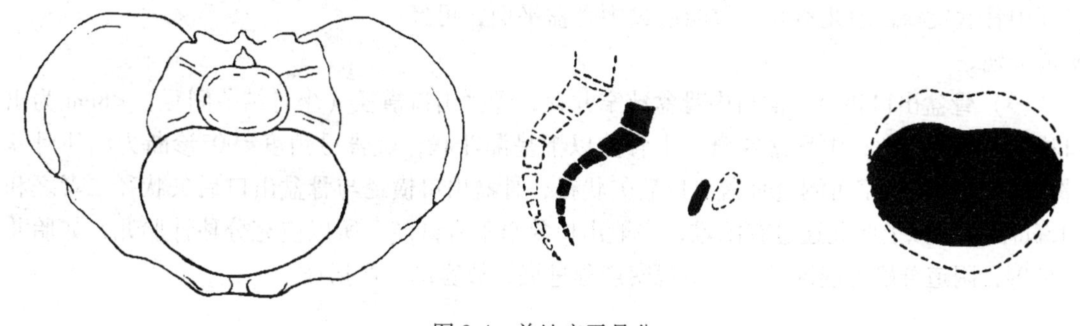

图 9-4　单纯扁平骨盆

2）佝偻病性扁平骨盆　由于童年患佝偻病骨骼软化使骨盆严重变形，入口前后径明显缩短，骶骨岬明显突出，髂骨外翻，坐骨结节间径宽大，阴道分娩困难（图 9-5）。

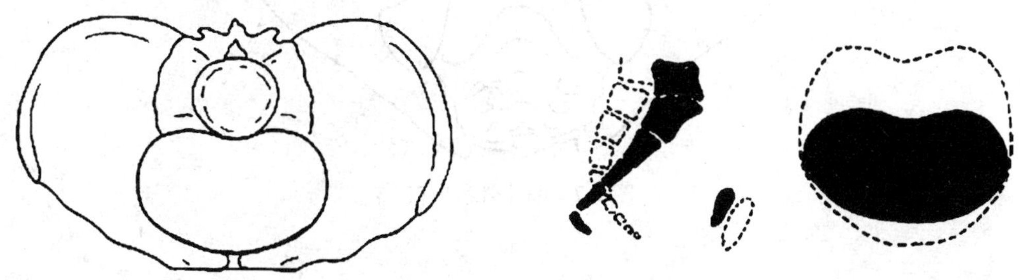

图 9-5　佝偻病性扁平骨盆

骨盆入口平面狭窄临床表现为胎头浮，于妊娠末期不能入盆或胎头骑跨在耻骨联合上方（即跨耻征阳性）（图9-6）。

胎位异常如臀先露或肩先露发生率增加，脐带脱垂发生率增加。若已临产，有可能发生胎头矢状缝衔接于入口横径上，使双顶径先后入盆，表现为潜伏期及活跃期早期延长，胎膜早破发生率增加，常见继发性宫缩乏力，活跃期后期产程进展顺利。如骨盆入口为边缘性狭窄，胎儿不大，可短期试产，如双顶径能通过入口平面，基本可经阴道分娩。骨盆严重变形者应选择剖宫产。

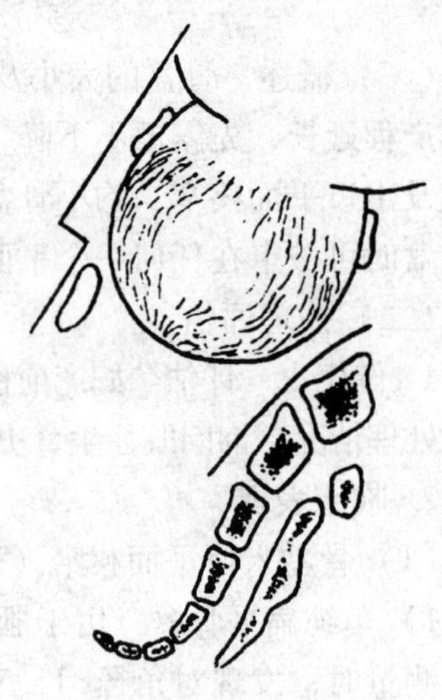
图 9-6 跨耻征阳性

（2）中骨盆狭窄 中骨盆二条重要径线为坐骨棘间径和后矢状径。骨盆测量，双侧坐骨棘明显突出，侧壁内聚，X 线测量，坐骨棘间径<10cm，坐骨切迹宽度<2 横指（或中骨盆后矢状径<4cm）。中骨盆狭窄通常表现为产程延长，胎头内旋转困难，造成持续性枕横位、后位。如果轻度中骨盆狭窄，胎儿不大，常能通过中骨盆平面，可经阴道分娩。

（3）骨盆出口狭窄 常与中骨盆狭窄并存，骨盆出口横径（坐骨结节间径）<8cm 为出口狭窄，入口正常，中骨盆狭窄，中骨盆以下呈漏斗状，耻骨弓角度<90°诊断为漏斗骨盆（图 9-7）。出口狭窄可测量骨盆出口后矢状径，骨盆出口横径与骨盆出口后矢状径二者之和<15cm，中等以上胎儿通过有困难，一般出口狭窄不宜试产，所以应充分估计胎儿，如胎儿>3500g，阴道分娩可能困难，密切观察产程进展，放宽剖宫产指征。

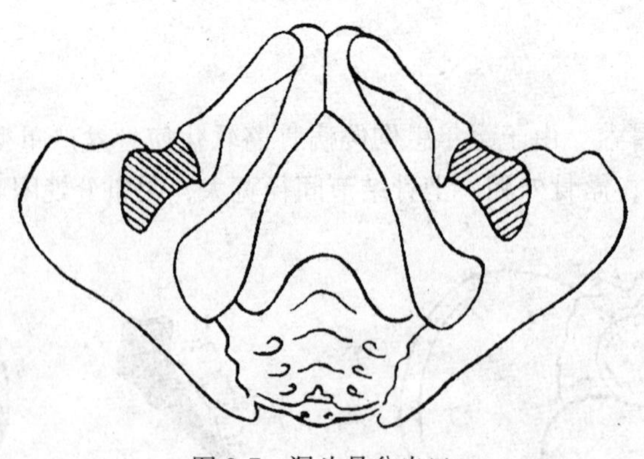
图 9-7 漏斗骨盆出口

（4）均小骨盆 骨盆外形属于女型骨盆，但做 X 线骨盆测量，骨盆三个平面各径线均比正常值小 2cm 或更多，多见于身材矮小、体型匀称的妇女。如胎儿小，产力正常，胎位正常，有可能经阴道分娩；胎儿3500g以上经阴道分娩有困难，应尽早行剖宫产（图9-8）。

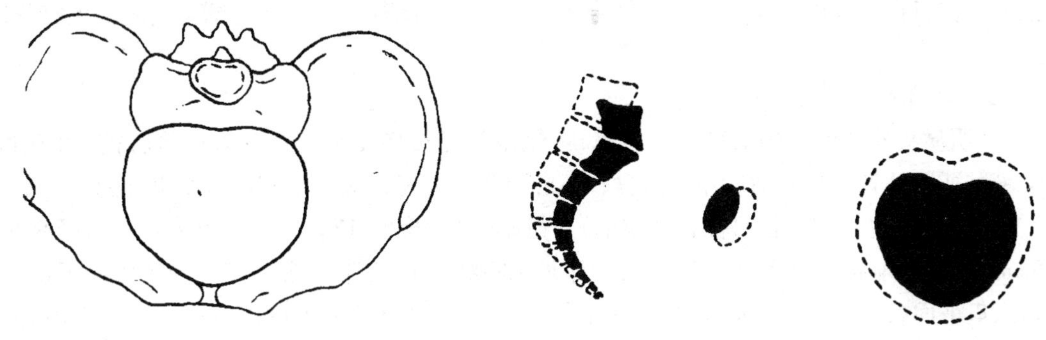

图9-8　均小骨盆

（5）骨产道的特殊情况　各种畸形骨盆、如偏斜骨盆、骨软化症骨盆、髋关节病变造成的骨盆畸形，尾骨与骨盆骨折后使骨盆变形严重者，常需行剖宫产。

3. 辅助检查

（1）一般检查　测量孕妇身高，身高<145cm者应警惕均小骨盆。观察孕妇体形，注意有无跛行步态，有无脊柱及髋关节畸形。

（2）腹部检查　观察腹部形态是纵椭圆形或横椭圆形，尺测子宫长度及腹围，B超观察胎先露部与骨盆关系，还应测量胎头双顶径、胸围、腹围、股骨长，预测胎儿体重，判断胎儿能否通过骨产道。四步触诊估计头盆关系，正常情况下，部分初产妇在预产期前2周，经产妇于临产后，胎头应入盆。若已临产，胎头仍未入盆，则应充分估计头盆关系。具体方法为：孕妇排空膀胱，仰卧，两腿伸直。检查者将手放在耻骨联合上方，将浮动的胎头向骨盆腔方向推压。若胎头低于耻骨联合平面，表示胎头可以入盆，头盆相称，称胎头跨耻征阴性；若胎头与耻骨联合在同一平面，表示可疑头盆不称，称胎头跨耻征可疑阳性；若胎头高于耻骨联合平面，表示头盆明显不称，称胎头跨耻征阳性。

（3）骨盆测量　骨盆外测量的结果可以间接反映出真骨盆的大小。骨盆外测量发现异常应进行骨盆内测量。

（三）护理诊断和医护合作性问题

1. 潜在并发症　子宫破裂。

2. 有感染的危险　与产程延长、胎膜早破、手术操作有关。

3. 知识缺乏　缺乏有关头盆不称及其相关合并症的知识。

（四）计划与实施

1. 预期目标

（1）护士能及时发现异常情况并配合医生的处理，协助产妇平安分娩，未发生并发症。

（2）孕产妇能列举感染的症状，出现异常情况能主动报告。

（3）孕妇能描述头盆不称给母儿造成的影响，并积极配合治疗。

2. 处理原则及护理措施

（1）首先应协助医生明确狭窄骨盆的类别和程度，了解胎位、胎儿大小、胎心率、宫缩强弱、宫口扩张程度、是否破膜，结合年龄、产次、既往分娩史进行综合判断，决定分娩方式。

（2）骨盆入口平面狭窄

1）明显头盆不称（绝对性骨盆狭窄）：骶耻外径≤16.0cm，骨盆入口前后径≤8.0cm，胎头跨耻征阳性者，足月活胎不能入盆，不能经阴道分娩，应行剖宫产术结束分娩。

2）轻度头盆不称（相对性骨盆狭窄）：骶耻外径16.5~17.5cm，骨盆入口前后径8.5~9.5cm，胎头跨耻征可疑阳性。足月活胎体重<3000g，胎心率正常，应在严密监护下试产。骨盆入口平面狭窄的试产，必须以宫口开大3~4cm，胎膜已破为试产前提。胎膜未破者可在宫口扩张3cm时行人工破膜。若破膜后宫缩较强，产程进展顺利，多数能经阴道分娩。试产过程中若出现宫缩乏力，可用缩宫素静脉滴注以加强宫缩。试产2~4小时，胎头仍迟迟不能入盆、宫口扩张缓慢，或伴有胎儿窘迫征象，应及时行剖宫产术结束分娩。若胎膜已破，为了减少感染，应适当缩短试产时间。

（3）中骨盆平面狭窄　在分娩过程中，胎儿在中骨盆平面完成俯屈及内旋转动作。若中骨盆平面狭窄，则胎头俯屈及内旋转受阻，易发生持续性枕横位或枕后位。产妇多表现为活跃期或第二产程延长及停滞、继发性宫缩乏力等。若宫口开全，胎头双顶径达坐骨棘水平或更低，可经阴道助产。若胎头双顶径未达坐骨棘水平，或出现胎儿窘迫征象，应行剖宫产术结束分娩。

（4）骨盆出口平面狭窄　骨盆出口平面是产道的最低部位，临床上常用出口横径与出口后矢状径之和估计出口大小。若两者之和>15cm时，多数可经阴道分娩，有时需用胎头吸引术或产钳术助产，应做较大的会阴后-斜切开，以免会阴严重撕裂。若两者之和<15cm，足月胎儿不易经阴道分娩，应行剖宫产术结束分娩。

（5）骨盆三个平面狭窄（均小骨盆）　若估计胎儿不大，胎位正常，头盆相称，宫缩好，可以试产，通常可通过胎头变形和极度俯屈，以胎头最小径线通过骨盆腔，可能经阴道分娩。若胎儿较大，有明显头盆不称，胎儿不能通过产道，应尽早行剖宫产术。

（6）畸形骨盆　根据畸形骨盆种类、狭窄程度、胎儿大小、产力等情况具体分析。畸形严重、明显头盆不称者，应及时行剖宫产术。

（7）在分娩过程中，护士应安慰产妇，使其精神舒畅，增加信心，保证营养及水分的摄入，必要时补液，嘱产妇注意休息，要监测宫缩强弱，勤听胎心，检查胎先露部下降及宫口扩张程度。

（8）胎儿娩出后及时注射宫缩剂，促进子宫收缩，预防产后大出血。按医嘱使用抗生素，保持产妇外阴清洁，每日擦洗会阴2次，使用消毒会阴垫。胎先露长时间压迫阴道或出现血尿时，应及时留置导尿管8~12日，必须保证导尿管通畅，以防止生殖道瘘。

（9）胎头在产道压迫时间过长或经手术助产的新生儿应按产伤处理，严密观察颅内出血或其他损伤征象。

（五）护理评价　护士能协助产妇平安分娩，未发生并发症。产妇无感染征象，产后体温、脉搏正常。产妇能描述产道异常给母儿造成的影响，并能积极配合治疗。

二、软产道异常

软产道异常包括外阴异常、阴道异常、宫颈异常。软产道异常所致难产较少见，但容易被忽视，因此在产科初诊时，应仔细检查外阴、阴道、宫颈、子宫下段及盆底软组织，以及时估计阴道分娩的可能性。

1. 外阴异常　外阴病变造成会阴伸展性差，使阴道口狭小；外阴硬化性萎缩性苔藓、妊娠期高血压疾病、心脏病、慢性肾炎妇女外阴重度水肿；严重外阴静脉曲张、外阴手术后狭窄、外伤、药物腐蚀造成的外阴异常，均不宜经阴道分娩。

2. 阴道异常　阴道横隔多数于妊娠前已切开，如未切开，视横隔位置高低，隔的厚度而确定能否阴道分娩。阴道纵隔多数在宫口开大、胎头下降受阻时发现切开。外伤造成的阴道瘢痕、失去弹性；阴道尖锐湿疣为预防新生儿感染，阴道内肿物不能切除者均应行剖宫产术。少见阴道囊肿阻碍产道，可行囊肿穿刺抽出其内容物，后经阴道分娩。

3. 宫颈异常　宫颈锥切术、宫颈深部电烙术后，宫颈形成瘢痕，影响扩张，产程中产妇过早使用腹压出现宫颈水肿等，均可造成难产；少见宫颈癌及宫颈肌瘤，均需行剖宫产术。

第二节　胎 儿 异 常

一、概述

胎儿异常分为胎位异常和胎儿发育异常。分娩时除了枕前位为正常胎位外，其余各种胎位均为异常胎位。临产常见头位难产有：持续性枕后位、枕横位，由于胎头旋转受阻所致；胎头俯屈不良呈仰伸者，有面先露，额先露；胎先露异常有臀先露，复合先露；胎儿发育异常有巨大儿及胎儿畸形，如连体胎儿、无脑儿等。

二、护理评估

（一）健康史　评估是否有分娩巨大儿、畸形儿等家族史，注意有无头盆不称史，有无糖尿病史。回顾产前检查资料，如身高、骨盆测量值、胎位，估计胎儿大小，有无羊水过多、前置胎盘、盆腔肿瘤等，评估产程进展情况和胎先露下降情况。

（二）临床类型和表现

1. 头位难产　胎头枕骨直至分娩后期仍位于母体骨盆后方或侧方，致使分娩发生困难。常见持续性枕后位、枕横位（图 9-9）。

（1）原因

1）骨盆狭窄　骨盆入口平面狭窄使胎头容易以枕后位或枕横位衔接，中骨盆平面及出口平面狭窄时胎头为适应骨盆形态而无法向前旋转，造成持续性枕后位、枕横位。

2）胎头俯屈不良　胎背与母体脊柱接近，影响胎头俯屈，前囟门是胎头的最低点，而

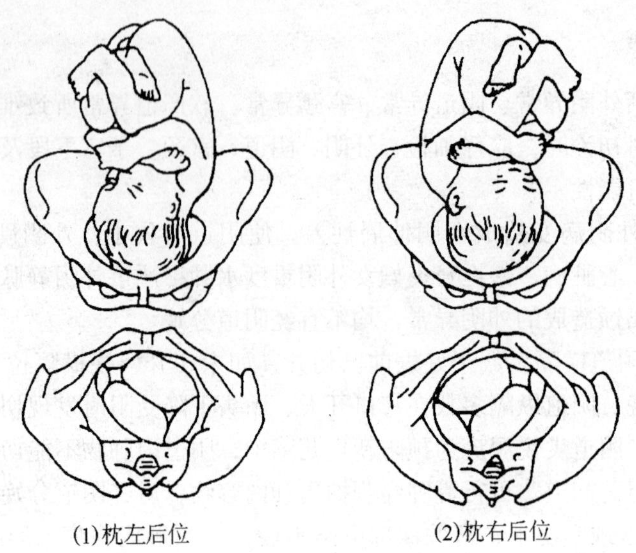

(1)枕左后位　　(2)枕右后位

图 9-9　持续性枕后位

最低点常转向骨盆前方，当宫缩时，枕部则转向骨盆的后方或侧方，造成持续性枕后位。

3）子宫收缩乏力　胎儿过大、发育异常、前壁子宫肌瘤、前置胎盘、产程中尿潴留等造成子宫收缩乏力，可影响胎头下降、俯屈及内旋转，而形成持续性枕后位或枕横位。

（2）临床表现　临产后由于先露部不易紧贴子宫下段及宫颈内口，宫缩乏力及宫口扩张缓慢，易发生胎膜早破，枕骨持续压迫骨盆后方的直肠，产妇自觉肛门坠胀，产程中过早有大便感，致使过早运用腹压，造成宫颈水肿。胎背在孕妇侧腹壁或后方，胎心不易听到，腹部检查能摸到胎儿肢体，肛门检查宫口开全或近全，感到盆腔后部空虚，胎头明显塑形。

2. 臀位　妊娠 30 周以前，臀先露较常见，妊娠 30 周以后多能自然转成头先露。临产后持续臀先露者，因胎头比胎臀大，分娩时胎头无明显变形造成通过困难，多见脐带脱垂。临床表现为孕妇感觉肋下有圆而硬的胎头，由于胎臀不能紧贴子宫下段及宫颈内口常致宫缩乏力，宫口扩张缓慢，产程延长。四步触诊在宫底部触及圆而硬、按压时有浮球感的胎头，耻骨联合上方触到不规则软而宽的胎臀，胎心听诊在脐左（或右）上方最清楚。

3. 横位　妊娠 30 周后常用矫正胎位的方法有：膝胸卧位、激光照射或艾灸至阴穴、外转胎位术。分娩期根据产妇情况决定分娩方式：狭窄骨盆、软产道异常、胎儿体重大于 3500g、胎儿窘迫、胎膜早破、脐带脱垂、妊娠合并症、高龄初产、有难产史等均应行剖宫产术。

4. 巨大胎儿　胎儿出生体重≥4000g 为巨大胎儿，占分娩总数 7%左右，近年有逐渐上升趋势。

（1）原因　孕妇糖尿病、肥胖，胎儿双亲身材高大，孕期饮食摄入过多、活动过少，过期产，多产妇等。产前可根据宫高、腹围或B超胎儿双顶径（BPD）与股骨径（FL）、腹围（AL）等计算胎儿体重，做出巨大胎儿的诊断。

（2）临床表现　胎儿大，手术助产机会增加，可引起胎儿损伤，甚至死亡。母体易发生软产道裂伤、尿瘘、粪瘘等，产后出血、感染发生率均增加。

5. 胎儿脑积水　胎头脑室内外有大量脑脊液积于颅腔内使颅腔体积增大、颅缝明显增宽、囟门增大，发生率约为0.5‰。临床表现为明显头盆不称、跨耻征阳性，如不及时处理可致子宫破裂。

（三）辅助检查

1. 腹部触诊和听诊

（1）持续性枕后位、臀位以及面先露、巨大胎儿　胎体纵轴与母体纵轴一致，子宫呈纵椭圆形。如在宫底部触到圆而硬、按压时有浮球感的胎头，在耻骨联合上方触及软而宽、不规则的胎臀，胎心在脐上左（右）侧听得最清楚者为臀位。宫底部触到胎臀，胎背偏向后方或侧方，在对侧可明显触及胎儿肢体，胎心在脐下偏外侧听得最清楚时可能为枕后位。若触诊宫底高度>35cm，胎体粗大，先露高浮，脐下只听到一个胎心音，可能为巨大胎儿。如在耻骨联合上方可触及胎儿枕骨隆突与胎背之间有明显凹陷，胎心遥远而弱，则有可能是颏后位。如头先露在耻骨联合上方可触及宽大、骨质薄软、有弹性的胎头，胎头过大与胎体不相称，胎头高浮，跨耻征阳性，胎心在脐上听得清楚可考虑为脑积水。

（2）肩先露　腹部望诊子宫呈横椭圆形，胎儿纵轴与母体纵轴垂直，触诊宫底高度低于相应孕周，耻骨联合上方空虚，与腹部两侧可触及胎头或胎臀，胎心音在脐上、下听得较清楚。

2. 阴道检查或肛门检查　当宫颈口部分开大或开全时，肛查或阴道检查如感到盆腔后部空虚，胎头矢状缝在骨盆斜径上，前囟在骨盆的左（右）前方，后囟即枕部在骨盆的左（右）后方，提示为持续性枕后位。若触到先露部呈高低不平、软硬不一的颜面部，则根据颏部所占位置确定面先露的胎方位。若触及软而宽且不规则的胎臀、胎足、胎膝或生殖器等可确定为臀先露。若触及肩胛骨、肩峰、腋窝或胎儿上肢则为肩先露。若感胎头很大、颅缝宽、囟门大且紧张、颅骨骨质薄而软如乒乓球的感觉则考虑脑积水。

3. B超检查　产前可估计头盆是否相称，探测胎头的位置、大小及形态作出胎位、多胎妊娠、脑积水及无脑儿的诊断。

4. 实验室检查　可疑为巨大儿的孕妇产前应做血糖、尿糖分析；孕晚期抽羊水作胎儿肺成熟度（L/S）检查、胎盘功能检查；疑为脑积水合并脊柱裂者，妊娠期可查孕妇血清或羊水中的甲胎蛋白值。

三、护理诊断和医护合作性问题

1. 潜在并发症　子宫破裂、胎儿受损。

2. 恐惧　与知识缺乏、担心胎儿预后有关。

四、计划与实施

（一）预期目标

1. 护士能及时发现异常情况并配合医生的处理，协助产妇平安分娩，不发生并发症。

2. 孕产妇能表达自己的担心，接受处理方案，并积极配合治疗过程。

（二）处理原则及护理措施

1. 预防并及早处理胎产式和胎儿发育异常情况

（1）加强产前检查，宣传产前检查的重要性，发现异常及时协助医生予以处理。妊娠期糖尿病患者应首先治疗孕妇的糖尿病；一旦发现脑积水等畸形儿，配合医生给予终止妊娠；巨大胎儿需查明原因，36 周后根据胎儿肺成熟度、胎盘功能检查、孕妇血糖控制情况等择期引产或行剖宫产；妊娠 30 周后仍为臀位、肩先露等异常胎位者应给予矫治。常用的矫治方法有以下几种。①胸膝卧位：孕妇排空膀胱，松解裤带，见图 9-10。每日 2 次，每次 15 分钟，连做 1 周后复查。这种姿势的目的是借助胎儿重心的改变，使胎头与胎背所形成的弧形顺着宫底弧面滑动，从而使胎臀退出盆腔。胸膝卧位纠正胎位的方法不适宜有高血压、心脏病的孕妇。②激光照射或艾灸至阴穴：胸膝卧位胎儿仍未转成头位时，可采用激光照射两侧至阴穴（足小指外侧，距趾甲角 1 分），也可用艾灸，每日 1 次，每次 15~20 分钟，5 次为一疗程。③外转胎位术：应用上述矫治方法无效者，于妊娠 32~34 周时，可行外转胎位术。孕妇仰卧，髋、膝关节取屈曲位，以双足放于产床上，臀部稍抬高，使整个腹部显露，腹壁放松，术者站在产妇右旁。用手经孕妇腹壁将胎头推向骨盆，胎臀推向宫底，直至转为头先露。该法有发生胎盘早剥、脐带缠绕等严重并发症的可能，应用时要慎重，术前应先做 B 超，了解胎儿发育是否正常，有无脐带绕颈，胎盘位置，有无胎盘早剥及羊水量多少等。

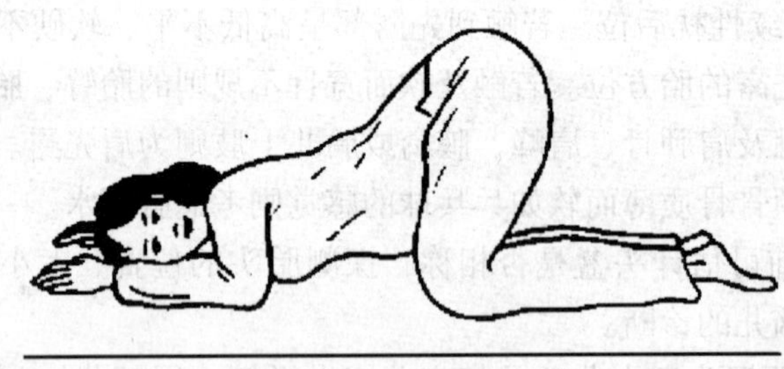

图 9-10 胸膝卧位

2. 持续性枕横位、枕后位者应加强分娩期的监测与护理，减少母儿并发症。

（1）产妇朝胎背的对侧方向侧卧，以利胎头向前转。

（2）产程中及时发现产妇过早有排便感的主诉，宫口开大 5cm，手转胎头后包腹、固定，有时可奏效，指导孕妇不要过早屏气以免宫颈水肿。

(3) 严密观察产程，看宫口扩张及胎头下降的情况。若宫口开大>1cm/h，伴胎头下降，多能经阴道分娩。

(4) 使产妇及时进食，注意休息，避免膀胱充盈，影响宫缩。

(5) 宫口开全1小时未分娩者，做好阴道助产的准备，胎头在坐骨棘以下2cm方可助产，如先露不下降，仅宫口开全，则需剖宫产，以免助产困难，造成胎儿损伤。

(6) 第三产程注意产后出血，检查阴道有否裂伤，必要时给予抗生素预防感染。

五、护理评价

护士能协助产妇平安分娩，未发生并发症。孕产妇能表达自己的担心，并定期接受产前检查。

（邓寒羽）

第十章 分娩期并发症妇女的护理

关键词

premature rupture of membrane，PROM	胎膜早破
prolapse of umbilical cord	脐带脱垂
rupture of uterus	子宫破裂
fetal distress	胎儿窘迫
amniotic fluid embolism	羊水栓塞
disseminated intravascular coagulation，DIC	弥散性血管内凝血
postpartum hemorrhage	产后出血
retained placenta	胎盘滞留
placenta accreta	胎盘粘连
placenta increta	胎盘植入
coagulation defects	凝血功能障碍

第一节 胎膜早破的护理

一、概述

正常破膜多发生在宫口近开全时，胎膜早破指胎膜在产程开始前即自然破裂，妊娠满37周后的发生率为10%，不满37周的发生率为2.0%~3.5%。胎膜早破后，母体阴道内病原微生物易上行感染，随时间推移，感染率上升，若破膜超过24小时，感染率上升5~10倍。若宫腔内原有压力较大，突然破膜后有时可引起胎盘早剥、羊膜腔感染而发生产后出血。对胎儿则易诱发早产、胎儿窘迫、脐带脱垂、感染等合并症。破膜孕周越小，胎肺发育不良发生率越高。

二、病因

病因尚不明确，常是多因素所致。目前研究发现与下列因素有关。

1. 感染　母亲产道的病原微生物感染为最主要的致病因素。产道感染可引起前列腺素合成增加，致使早期子宫收缩；蛋白溶解酶、过氧化酶、溶菌酶等炎性物质促使羊膜组织脆弱而导致胎膜破裂。

2. 宫腔压力上升　常见于双胎妊娠和羊水过多者。子宫壁肌纤维过度伸展，对子宫下段和宫颈产生机械性扩张作用引起宫缩，同时子宫肌纤维的过度伸展还可引起胶原酶等物质的激活，引发胎膜细胞外基质的降解，从而引起胎膜早破。

3. 营养缺乏　正常胎膜于妊娠中期即停止生长，至妊娠晚期逐渐变薄。在胎膜发育过程中如孕妇缺乏维生素 C、铜和锌，可导致胎膜中胶原纤维和弹性纤维合成减少，使胎膜脆性增加，易于破裂。

4. 宫颈功能不全　孕妇在正常情况下宫颈内口是紧闭的，如宫颈内口松弛，随妊娠进展，前羊膜囊楔形进入宫颈，使此处的胎膜受到的压力增大，容易发生破裂。

5. 其他原因　如羊膜腔穿刺术后、胎先露部高浮、臀位足先露等均可导致胎膜早破。

三、护理评估

（一）健康史

1. 及时发现胎膜破裂的现象，因为破裂发生时间影响临床处理。

2. 核对孕周。

（二）临床表现　孕妇的自觉症状是突然感觉有较多的液体由阴道中流出，液体是清亮的，有时可混有胎脂和胎粪，无腹痛等其他先兆。肛查时，触不到前羊膜囊，如上推胎先露部，则有液体流出，阴道窥器检查可见阴道后穹隆有羊水积聚或有羊水自宫口流出，伴羊膜腔感染时，阴道流液有臭味，并伴有发热，母儿心率加快，子宫压痛，白细胞计数升高，C-反应蛋白升高。

（三）辅助检查

1. 阴道 pH 值测定　正常阴道液 pH 为 4.5~5.5，羊水 pH 为 7.0~7.5，如阴道液 pH>6.5，提示胎膜早破可能性。注意若阴道液被血、尿、精液及细菌性阴道病所致的大量白带污染，可产生假阳性。

2. 阴道液涂片镜检　取阴道后穹隆积液置于干净玻片上，待其干燥后，显微镜下见到羊齿植物叶状结晶为羊水。

3. 血常规检查　胎盘早破合并感染时，白细胞计数升高。

（四）心理社会评估　此时的产妇及家属会表现出对胎儿及产妇健康的担心，以及分娩能否顺利进行。

（五）处理原则　一旦发生胎膜早破，均应住院待产，卧床休息，密切观察胎心音的变化，根据个体的不同情况给予相应处理。

四、护理诊断和医护合作性问题

1. 有感染的危险　与阴道病原体上行感染有关。

2. 潜在并发症——胎儿窘迫　与脐带脱垂或受压影响胎盘血流及早产胎儿肺部不成熟有关。

3. 焦虑　与担心胎儿及自己的安危及分娩是否能够顺利进行有关。

五、计划与实施

（一）预期目标

1. 孕妇无发热等感染征兆。

2. 胎动、胎心率维持在正常范围。

3. 孕妇的各项日常生活活动得到帮助，能保持身体各系统的最佳功能。

4. 孕妇能描述自己的焦虑，并陈述心理和生理舒适感有所增加。

（二）护理措施

1. 孕妇若发生感染或胎儿出现危机时，应以自然或催产的方式立刻结束妊娠，但若有催产禁忌证，则应采取剖宫产术。同时抗感染治疗，做好新生儿复苏准备。

2. 孕妇无合并感染症状时，妊娠35周以下可进行以下处理。

1）一般处理　绝对卧床休息。保持外阴清洁，每日会阴擦洗2~3次，避免不必要的肛诊及阴道检查，密切观察孕妇体征、心率、宫缩、阴道流液性状，进行胎心监护评估胎儿情况。

2）破膜超过12小时预防性给予抗生素。

3）有宫缩者，可静脉滴注硫酸镁等抑制宫缩。

4）肌内注射地塞米松，以助胎儿肺部成熟，减低因早产而导致新生儿肺透明膜病发生的概率。

5）收集血液标本，监测血常规中白细胞的数值，或做子宫颈细菌培养以监测感染征象。

6）若羊水停止流出，观察72小时后，未发生感染，则可以出院在家待产，但需继续使用抗生素。

3. 孕妇无合并感染症状时，孕35周以上，由临床评估如羊水中L/S比值而判定胎儿肺部成熟度，或由X线片、超声波评估胎儿的大小及位置、羊水量，来决定分娩的时机。

4. 胎肺成熟、宫颈成熟，无禁忌证者可引产，催产24小时后胎儿仍未娩出者，则考虑剖宫产术。

5. 给予心理支持　向孕妇及家属说明病程及治疗方案，可减轻其焦虑；也需要告知他们早产或剖宫产对新生儿的健康可能产生威胁甚至可能导致新生儿死亡，请其作好心理准备。

（三）健康教育

1. 孕期生活指导　孕期注意加强营养，可适当补充维生素C、锌、铜等营养素，以增强羊膜抗张能力。不宜过劳，避免做增加腹压的体力劳动，如提重物等。妊娠最后3个月禁止性交，避免性交产生的机械性刺激。

2. 让产妇了解孕期的自身变化，定期做产前检查。对宫颈内口松弛者于妊娠14~16周行宫颈环扎术并积极治疗生殖道感染。

六、护理评价

产妇能顺利分娩。产妇出院时未发生感染等并发症。

第二节　子宫破裂的护理

一、概述

子宫破裂是指子宫体或子宫下段于妊娠末期或分娩期发生自发裂伤，是极其严重的产科并发症，危及母婴安全。子宫破裂发生率在不同国家、不同地区是不同的，在1∶18500～1∶3000之间，多见于经产妇，由于我国计划生育政策的实施和孕期、分娩期保健意识的增强，子宫破裂的发生率已明显降低。

二、病因

1. 梗阻性难产　由于骨盆狭窄、胎位异常、巨大儿、胎儿畸形（如脑积水）或肿瘤阻塞软产道等梗阻性难产，均可使胎先露下降受阻。当子宫为克服阻力长时间强烈收缩，使子宫下段被拉长变薄，超过极限后导致子宫破裂，是引起子宫破裂最常见的原因。

2. 瘢痕子宫　剖宫产史、肌瘤剔除术史使子宫肌壁留有瘢痕，子宫穿孔、外伤史或其他子宫手术使得子宫有薄弱点，由于妊娠晚期子宫张力增大或临产宫缩时牵拉使瘢痕处裂开。

3. 宫缩剂使用不当　胎儿娩出前使用过量缩宫素，造成子宫强直性收缩，子宫下段拉薄，造成子宫破裂。

4. 产科手术损伤　行内倒转术、穿颅术、臀位牵引术、上高位产钳时，可因器械、胎儿骨片损伤子宫或因操作不当导致子宫破裂。

三、分类

1. 根据子宫破裂发生的原因分为自然子宫破裂和损伤性子宫破裂。

2. 根据子宫破裂发生的部位分为子宫下段破裂和子宫体部破裂。

3. 根据子宫破裂发生时间分为妊娠期破裂和分娩期破裂。

4. 根据子宫破裂的程度分为完全子宫破裂和不完全子宫破裂。完全破裂即肌层、浆膜、内膜全层破裂；不完全破裂即浆膜层完整、肌层与内膜层全部或部分破裂，宫腔与腹腔未相通。

四、护理评估

（一）健康史　评估诱发子宫破裂相关的因素，如：产次、有无子宫瘢痕、此次妊娠胎心、胎位情况及分娩过程中宫缩剂的使用情况，产程进展情况等。

（二）临床表现

1. 先兆子宫破裂　多发生在产程已进展相当一段时间后停滞，常见于有梗阻性难产因素的妇女。可表现为①子宫呈强直性或痉挛性过强收缩，产妇脉搏增快，呼吸短促，烦躁不安，下腹部剧痛。②因胎先露部下降受阻，子宫收缩过强时子宫体部肌肉增厚变短，子宫下段肌肉变薄拉长，在两者间形成环状凹陷，称为病理性缩复环（图 10-1）。在孕妇脐平面或以上可见明显的环状凹陷，随子宫收缩而上升，子宫收缩时呈葫芦状。子宫下段于宫缩时隆起，变薄，压痛明显。宫口扩大无进展，胎先露下降不明。③由于先露部长时间压迫膀胱，有血尿及排尿困难。④因宫缩过强过频使胎儿触不清，胎心音变快或不规则。子宫病理性缩复环形成、下腹部压痛、胎心音异常和血尿为子宫先兆破裂的四大主要表现。

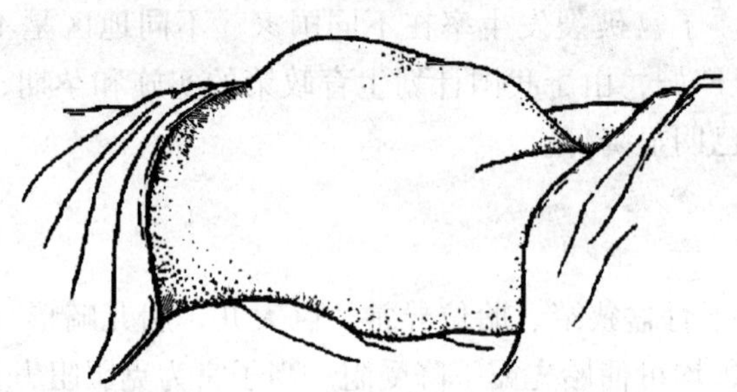

图 10-1　子宫先兆破裂时的病理性缩复环

2. 子宫破裂

（1）完全子宫破裂　子宫破裂往往发生在一瞬间，产妇突感腹部撕裂样剧痛，宫缩随即停止，产妇稍感舒适后，因羊水、血液进入腹腔，很快进入休克状态，表现为面色苍白、全身冷汗、脉快、血压下降等，全腹压痛、反跳痛、肌紧张，胎儿进入腹腔，在腹壁下可清楚地触及胎儿肢体，缩小的子宫在胎儿侧边扪及。阴道可见鲜血流出，腹腔内出血多，叩诊有移动性浊音。

（2）不完全子宫破裂　子宫轮廓清晰，破口处压痛明显，腹痛等症状和体征不明显，若血液流向阔韧带，可在子宫一侧扪及逐渐增大且有压痛的包块，多有胎心率异常。

（三）辅助检查

1. 胎心监护　先兆子宫破裂表现为胎心率加快，可大于 160 次/分。当胎心消失时提示子宫破裂。

2. B 超检查　可协助确定子宫破裂的部位。

3. 实验室检查　血常规检查血红蛋白下降、白细胞计数增加，尿常规检查可见肉眼血尿或镜下血尿。

（四）心理社会评估

1. 先兆子宫破裂　产妇疼痛不安、呼吸急促、脉搏加快、产程延长、产妇疲乏、口渴、精神差。家属见产妇痛苦状，表现为焦虑，请医护人员立即提供有效措施减轻产妇痛苦，挽救母婴生命。

2. 子宫破裂　产妇突感下腹一阵撕裂样剧痛后，顿感轻松，腹痛缓解，但很快感到全腹痛，继而进入休克状态，生命垂危。家属得知详情后表现为否认、恐惧、悲哀等情绪。

（五）处理原则　发现先兆子宫破裂时，应迅速抑制子宫收缩，首选硫酸镁或哌替啶、地西泮，尽快全麻行剖宫产术结束分娩，挽救母婴生命。如子宫已破裂，在积极纠正休克的同时，立即剖腹探查。根据破裂的部位、时间与程度，酌情处理，行子宫修补或切除术。如破裂时间长有感染迹象，切除子宫后应放置引流管，手术前后应用大量广谱抗生素静脉点滴以控制感染，如无活胎的产妇年轻，尽量做修补以保留生育功能，也可行双侧髂内动脉结扎法或动脉造影栓塞法来控制出血。

五、护理诊断和医护合作性问题

1. 疼痛　与子宫收缩过强、先兆子宫破裂有关。

2. 组织灌注量改变　与子宫破裂出血有关。

3. 恐惧　与大量出血及濒死感有关。

4. 有感染的危险　与产后出血造成贫血、机体抵抗力下降，胎盘剥离创面、阴道内或宫腔内操作及软产道开放性伤口等因素有关。

5. 潜在并发症——胎儿窘迫　与过度宫缩时胎儿血供受阻和母体失血有关。

六、计划与实施

（一）预期目标

1. 孕妇能陈述与子宫破裂有关的高危因素及预防措施，并能用语言表达焦虑、恐惧的心理，且能克服上述不良心理反应。

2. 及时发现子宫破裂的先兆，尽最大可能保障母儿安全。

3. 孕妇能维持体液平衡状态。

4. 预防感染等并发症的发生，产妇能陈述感染的症状及列举预防措施。

（二）护理措施

1. 预防　加强产前检查，及早发现胎位异常及骨盆狭窄，予以处理，减少发生子宫破裂的因素。

2. 产程护理　严格掌握缩宫素引产指征，应用缩宫素引产时应有专人守护或监护，按规定稀释为小剂量缓慢静脉滴注。密切观察产程，注意产妇生命体征——血压、脉搏、呼吸。产妇腹痛剧烈、血尿、排尿困难、腹部出现病理缩复环、胎心异常时应及时通知医生，及早发现先兆子宫破裂。

对剖宫产史、肌瘤剔除史、骨盆边缘狭窄、短期试产者，如产程进展缓慢、先露不降的产妇，密切观察腹部体征及生命体征。对体温正常、脉快的产妇提高警惕。

已发生子宫破裂者，应尽快作好各项抢救准备，如配血、输液、给氧，除配合医生抢救外，立即进行腹部手术前准备。

（三）健康教育　鼓励阴道分娩。对妊娠期妇女，如无剖宫产适应证者，应讲明阴道分娩虽有一定的痛苦，但可预防多种并发症的出现，鼓励其选择阴道分娩；同时，健康教育的对象应包括产妇的丈夫，使产妇在分娩过程中得到有效的支持。

除了帮助制定产褥期休养计划外，还需告知产妇及家属再次怀孕的注意事项，如再怀孕，应定期去产科高危门诊检查，尤其注意腹部伤口有无压痛，遵医嘱于预产期前2周住院待产，根据指征及上次手术情况决定分娩方式。

对于胎儿已死亡的产妇应帮助产妇及家属度过悲伤阶段，指导并协助产妇退乳。

4. 护理评价

产妇的组织灌注量及时得到改善。出院时产妇情绪稳定，身体逐步恢复正常，未发生并发症。

第三节 胎儿窘迫的护理

一、概述

胎儿窘迫是以胎儿胎盘系统的呼吸循环功能不全为主的一组综合症状。根据出现时间、原因及变化程度，分为急性胎儿窘迫与慢性胎儿窘迫。临床上常忽视慢性胎儿宫内窘迫，但是许多急性胎儿窘迫是在慢性胎儿窘迫的基础上发生的，故对慢性胎儿窘迫应予重视。

二、病因

（一）急性胎儿窘迫常见原因

1. 子宫收缩过频过强　使宫内压长时间超过母血进入绒毛间隙的平均动脉压，引起绒毛间隙血流减少，造成胎儿缺氧。

2. 脐带因素　脐带过短、绕颈、缠身，在胎先露下降过程中牵拉使脐血管受压，影响血供。

3. 胎盘早期剥离、前置胎盘　出血过多，影响胎儿血供，胎儿获氧减少。

4. 孕妇严重血循环障碍　孕妇合并某些疾病，如心肺疾病、贫血、酸中毒及妊娠期高血压疾病引起胎盘血管栓塞等，各种原因导致休克，使得母血氧饱和度低，胎儿供氧不足。

（二）慢性胎儿窘迫常见原因

1. 母体血液含氧量不足　如孕妇患有心肺疾病、重度贫血，自身血液红细胞携氧不足，通过胎盘循环供给胎儿的氧分也会不足。

2. 胎盘功能不全　常见于血管病变，如妊娠期高血压疾病、慢性肾炎、糖尿病等，使得绒毛间隙血流减少，胎儿处于慢性缺氧状态。

3. 胎儿严重的心血管、呼吸系统疾病　致使胎儿运输及利用氧的能力下降。

三、病理生理变化

胎儿血氧降低最初表现为呼吸性酸中毒，通过自主神经反射，兴奋交感神经，肾上腺、儿茶酚胺及皮质醇分泌增多，血压上升、心率加快加以代偿；继续缺氧，则转为兴奋迷走神经，胎心率减慢，胎儿血液重新分布，集中于重要脏器。无氧糖酵解增加，用于补偿能量消耗。此时乳酸等有机酸增加，胎儿血 pH 降低，转为代谢性酸中毒。缺氧使肠蠕动亢进，肛门括约肌松弛，胎粪排出污染羊水。细胞膜通透性破坏，胎儿血中钾及氮素增加，以及因自主神经反射性兴奋，使胎儿出现宫内呼吸运动增强，导致混有胎粪的羊水吸入，对胎儿有一定危险，出生后极易发生肺不张及肺炎，导致新生儿窒息、死亡。缺氧可使肾血管收缩，血流量减少，胎儿尿形成减少致羊水量减少。妊娠期慢性缺氧使胎儿生长受限，分娩期急性缺氧可发生缺血缺氧性脑病及脑瘫等终生残疾。

四、护理评估

（一）健康史　了解孕妇孕前有无急慢性全身疾病，妊娠期有无并发症。了解孕期有无感染史。

（二）临床表现

1. 胎心率的变化　是胎儿窘迫最明显的临床征象。急性胎儿窘迫主要发生在分娩期，早期缺氧，胎心率加快，可大于 160 次/分；如持续缺氧，胎心率变慢，低于 120 次/分。胎心监护可表现为：多发晚期减速，重度变异减速和基线平直（基线变异<5 次/分）。慢性胎儿窘迫时，胎心率可出现：①NST 无反应型，即持续监护 20～40 分钟，胎动时胎心率加速≤15 次/分，持续时间≤15 秒；②在无胎动与宫缩时，胎心率大于 180 次/分，或小于 120 次/分，持续 10 分钟以上；③重度变异减速或基线平直。

2. 羊水变化　羊水中有胎粪，说明缺氧加重，引起迷走神经兴奋，肠蠕动亢进而肛门括约肌松弛，使胎粪排于羊水中，羊水污染分为 3 度：羊水Ⅰ度污染，羊水浑浊呈浅绿色，常见胎儿慢性缺氧；羊水Ⅱ度污染，羊水呈深绿色或黄绿色，提示胎儿急性缺氧；羊水Ⅲ度污染，羊水呈浑浊棕黄色、稠厚，提示胎儿缺氧严重。

3. 胎动变化　如为脐带受压时的急性胎儿窘迫缺氧初期表现胎动频繁、躁动，继而转弱并消失。慢性缺氧胎动次数减少是重要表现，胎动<10 次/12 小时，临床常见胎动消失 24 小时后胎心消失。

4. 胎儿酸中毒　胎儿头皮血血气分析 pH<7. 20（正常值 7. 25～7. 35），氧分压下降，二氧化碳分压升高，提示胎儿酸中毒，情况危险。

（三）辅助检查

1. 胎盘功能检查　如胎儿窘迫 24 小时，尿雌三醇（E_3）值急剧减少（30%～40%），妊娠末期测多在 10mg/24h 以下。

2. 胎心音监测　NST 可能无反应；OCT 会出现晚期减速。

3. 胎儿头皮血气分析：pH<7. 20（正常值 7. 25～7. 35），PO_2<1. 3kPa（10mmHg，正常值 15～30 mmHg），PCO_2>8. 0kPa（60mmHg，正常值 35～55 mmHg）可诊断为胎儿酸中毒。

（四）心理社会评估　孕妇因胎儿的生命危在旦夕而产生焦虑，对需要手术分娩产生犹豫、无助感，家属及亲友均感悲伤。

（五）治疗原则　严密监护，及时发现，及时处理，避免新生儿窒息。

1. 急性胎儿窘迫

(1) 一般处理 左侧卧位，高流量面罩给氧，同时纠正脱水、酸中毒及电解质紊乱。

(2) 病因治疗 因缩宫素使用不当引起的不协调性子宫收缩过强，应停用缩宫素，应用宫缩抑制剂如硫酸镁抑制宫缩。如为羊水过少脐带受压，可经腹羊膜腔输液。

(3) 尽快终止妊娠 分娩期突然发生急性胎儿窘迫者，如宫颈口未完全扩张，经上述处理，胎儿情况没有改善者，应立即剖宫产结束分娩。若宫口开全，胎先露已达坐骨棘平面以下 3cm 者，应尽快助产经阴道娩出胎儿。

2. 慢性胎儿窘迫 应针对病因，视孕周、胎儿成熟度及胎儿窘迫程度决定期待疗法或终止妊娠。

五、护理诊断和医护合作性问题

1. 焦虑 与预感胎儿健康受到威胁有关。

2. 预感性悲哀 与胎儿可能夭折有关。

3. 气体交换受损 与胎盘子宫的血流改变，血流中断（脐带受压）或血流减慢有关。

六、计划与实施

（一）预期目标

1. 孕产妇焦虑有所减轻，生理和心理舒适感增加。

2. 如果胎儿不能存活，产妇能接受现实。

3. 分娩顺利，新生儿得到救治，生命体征在正常范围。

（二）护理措施

1. 急性胎儿窘迫 应立即协助医生采取果断措施，改善胎儿缺氧状态。

(1) 指导孕产妇左侧卧位，以改善胎盘血流灌注。高流量给氧提高母血氧饱和度含量，提高胎儿血氧浓度。

(2) 严密监测胎心变化，如连续出现晚减速，胎粪样羊水，宫颈开全，尽快阴道助产，做好抢救新生儿准备。

(3) 如发现胎儿窘迫、在短期不能自然分娩，应立即抑制宫缩，改善胎盘血液循环，尽早剖宫产结束分娩。

2. 慢性胎儿窘迫 对于慢性缺氧疾病造成宫内生长迟缓的胎儿，对宫缩时缺氧耐受性差，在产程中应严密监测胎心，尽早选择安全分娩方式，减少新生儿窒息的发生。

（三）健康教育 教会孕妇自数胎动，发现异常及时就诊，定期产前检查。

七、护理评价

产程进展顺利，新生儿阿氏评分 10 分。

第四节　羊水栓塞的护理

一、概述

羊水栓塞是指分娩过程中，羊水进入母体血液循环，引起急性肺栓塞、过敏性休克、弥散性血管内凝血、肾衰竭或猝死等一系列严重症状的综合征。是严重的分娩期并发症，死亡率高达80%，是孕产妇死亡的重要原因之一。

二、病因

造成羊水进入母血的诱因有胎膜早破、宫缩过强、急产、子宫颈裂伤、手术产等。

羊水进入母血的两个途径。

1. 经子宫颈内膜静脉　宫缩时羊膜腔压力与子宫体肌层内压力相似，肌层内静脉受压，羊水不易进入；而子宫颈部因无收缩力，静脉不受压，尤其子宫收缩时，使子宫内压力增高，羊水由裂伤的宫颈内静脉进入母体血液循环。故本症多发生于宫缩过强、破膜或破膜后不久。

2. 经胎盘附着部位的血窦　如胎盘早剥、前置胎盘、胎盘边缘血窦破裂、子宫破裂或剖宫产时，在子宫收缩间隙或子宫收缩早期，均有利于羊水通过开放的子宫血管进入母体血液循环。

三、病理生理变化

1. 肺动脉高压　由于羊水中的有形成分，如鳞状上皮、毳毛、胎脂、黏液、胎粪等进入母血后，可引起机械性阻塞及血管痉挛，造成严重的肺血管堵塞及肺动脉高压，致使肺组织灌注量减少，通气和血流比例失调，肺组织缺氧，肺泡毛细血管通透性增加，液体渗出，发生肺水肿及肺出血，导致呼吸功能衰竭。

2. 过敏性休克　羊水中的胎粪、胎脂等有形物质均为致敏原，当进入母体血液循环后，引起Ⅰ型变态反应，导致过敏性休克。

3. DIC　羊水中含有大量凝血活素，进入母体血液循环，消耗了大量凝血因子，发生广泛性血管内凝血。

4. 器官功能障碍　呼吸和循环衰竭等所致的休克造成严重缺氧，引起脑、心、肝、肾等重要器官功能障碍，发病后可致产妇迅速死亡。

四、护理评估

（一）健康史　有无以下诱因：胎膜早破或人工破膜、宫缩过强、强直性宫缩或高张性宫缩乏力时使用缩宫素、前置胎盘、胎盘早剥、羊膜腔穿刺术等病史；急产、宫颈裂伤、子宫破裂及手术产史。

（二）临床表现　临产过程中，尤其是破膜后、剖宫产手术中，产妇突然烦躁、憋气、呛咳、呼吸困难、寒战、发绀，很快休克、抽搐、昏迷死亡。发病急剧，经过凶险，有时数分钟或数小时产妇即死亡。如能度过休克期，继之出现大量子宫出血，持续不断，血液不凝固，止血困难，手术伤口及全身黏膜、皮肤、胃肠道和泌尿道均有出血，再进一步发展成急性肾衰竭，少尿、无尿及尿毒症的征象。休克、出血、急性肾衰竭三个阶段的症状基本上按顺序出现，但也有休克、呼吸困难等与出血同时出现，或仅出现血不凝固的出血及休克者。

（三）辅助检查

1. X线胸片　出现症状后6小时，双肺有散在性及斑状浸润，有融合于肺门倾向。

2. 痰液用硫酸罗尼蓝染色可发现胎儿碎屑或用末梢血涂片查找羊水有形物。

3. 高度怀疑DIC时可急查血小板计数及血纤维蛋白原，表现为明显下降，尤其血小板呈进行性下降，凝血酶原时间延长，血浆鱼精蛋白副凝固试验阳性。

4. 明确是否羊水栓塞　中心静脉压测量处或在死者右心、肺动脉、下腔静脉抽血后离心，在上层找到羊水内容物可确诊。

（四）心理社会评估　产妇呈痛苦状，家属高度焦虑，担心母婴的安危。

（五）处理原则　羊水栓塞患者由于病情危重，需在产科、内科、外科及麻醉科医生的共同协作下进行抢救。处理原则为抗过敏，纠正呼吸、循环功能衰竭和改善低氧血症，抗休克，防止DIC和肾衰竭发生。

1. 正压给氧　迅速改善肺内氧的交换，应行气管插管正压供氧。如插管困难，需气管切开给纯氧，以改善肺泡毛细血管缺氧及减少肺泡渗出液和减轻肺水肿，从而改善肺呼吸功能，减轻心脏负担及脑缺氧，有利于昏迷的复醒。

2. 抗过敏　在改善缺氧的同时，尽快给予大剂量肾上腺皮质激素抗过敏、解痉，稳定溶酶体，保护细胞，常用氢化可的松或地塞米松。

3. 解除肺血管及支气管痉挛，常用下述药物解除肺动脉高压。

（1）盐酸罂粟碱　可阻断迷走神经引起肺血管及支气管平滑肌痉挛，促进气体交换，解除迷走神经对心脏的抑制，对肺、脑血管及冠状动脉均有扩张作用，是解除肺动脉高压的首选药物。

（2）阿托品　可阻断迷走神经对心脏的抑制，使心率加快，改善微循环，增加回心血量，减轻肺血管及支气管痉挛，增加氧的交换。

（3）氨茶碱　可解除肺血管痉挛，舒张支气管平滑肌，降低静脉压与右心负荷。可兴奋心肌，增加心排出量，适用于急性肺水肿，改善肺血流灌注，预防右心衰竭所致呼吸循环衰竭。

4. 抗休克　保持两条输液通道，应用升压药多巴胺增加回心血量，使血压回升，增加肾血流量。补充血容量可积极输新鲜血，5% $NaHCO_3$ 可纠正酸中毒，去乙酰毛花苷可纠正心衰。

5. 防止DIC　羊水栓塞初期血液呈高凝状态时，短期可应用肝素，及时补充凝血因子。纤溶亢进时补充纤维蛋白原。

6. 预防肾衰竭　羊水栓塞发展为肾衰竭阶段应注意尿量，血容量补足后若仍少尿，应选用利尿剂如呋塞米、甘露醇等药物，扩张肾小球动脉，预防肾衰，并应检测血电解质。

7. 迅速终止妊娠 排出子宫内容物，去除病因，阻断羊水内容物继续进入母体血液循环，产科处理应迅速排出胎儿及其附属物。如有阴道分娩条件阴道助产，否则剖宫产。已并发 DIC 治疗无效者，应尽早切除子宫。

五、护理诊断和医护合作性问题

1. 气体交换受损 与肺血管阻力增加（肺动脉高压）、肺水肿有关。
2. 组织灌注量改变 与失血和 DIC 有关。
3. 恐惧 与病情危重及濒死感有关。

六、计划与实施

（一）预期目标

1. 经及时处理产妇的胸闷、气促症状有所改善。
2. 产妇能维持体液平衡及最基本的生理功能。
3. 产妇能感受到或说出恐惧的感觉减轻，在心理和生理上的舒适感有所增加。

（二）护理措施

1. 严密监测产程进展和产妇生命体征 发现产妇异常、呼吸困难、发绀等症状，及时通知医生处理。
2. 抬高产妇头肩部，正压给氧，迅速建立并保持输液通道。遵医嘱给予解痉、抗过敏药物，及早使用大剂量肾上腺皮质激素，维持呼吸功能及氧合作用。
3. 及时补充血容量，增加有效循环量 遵医嘱给予低分子右旋糖酐及新鲜血。
4. 观察尿量，防止肾衰竭。
5. 积极配合处理，做好手术准备。
6. 提供心理支持 鼓励和支持产妇，使其有信心，对家属的心情应表示同情和理解，耐心回答他们的询问。

（三）健康教育 待产妇病情稳定后，针对其具体情况提供出院指导，鼓励产妇家属参与制定出院后康复计划。

七、护理评价

产妇能及时有效地维持呼吸和循环功能，24 小时内呼吸困难症状得以缓解，血压、尿量基本正常，产妇出院时无并发症。

第五节 产后出血的护理

一、概述

胎儿娩出后 24 小时内出血量超过 500ml 者，称为产后出血。产后出血是产科常见而又严重的并发症，居我国目前孕产妇死亡原因的首位，产后出血的发生率占分娩总数的 2%～

3%。其中 80%以上发生在产后 2 小时内。迅速大量的失血可发生失血性休克，若得不到及时救治可危及生命，休克时间过长，可引起脑垂体缺血坏死，继发严重的腺垂体功能减退——希恩综合征。因此，应特别重视产后出血的护理以加强其防治工作。

二、病因

（一）主要原因　子宫收缩乏力、胎盘因素、软产道裂伤和凝血功能障碍。其中以子宫收缩乏力所致者最多见，占产后出血总数的 70%~80%。

1. 子宫收缩乏力　可因产妇全身性因素引起，如产妇精神过度紧张，分娩过程中过多使用镇静剂、麻醉剂，产程过长、产妇体力过度消耗，产妇合并急慢性全身性疾病等。局部因素：双胎妊娠、巨大儿、羊水过多可引起子宫张力过大，使子宫肌纤维过度伸展，子宫畸形或子宫肌瘤等可影响子宫肌正常收缩。胎儿娩出后，若发生宫缩乏力使子宫不能正常收缩和缩复，如胎盘尚未剥离、血窦未开放时不致发生出血，若胎盘有部分剥离或剥离排除后，因宫缩乏力不能有效关闭胎盘附着处子宫壁血窦而致流血过多，是产后出血的主要原因。

2. 胎盘因素　包括胎盘剥离不全、胎盘剥离后滞留、胎盘嵌顿、胎盘粘连、胎盘植入、胎盘和（或）胎膜残留。造成胎盘残留的原因主要有：胎盘未完全分离前过早挤压或牵拉脐带，使得部分胎盘剥离，影响子宫收缩，剥离面血窦开放出血；胎盘粘连，胎盘的基底蜕膜层和绒毛植入太深，并和子宫肌层结合形成植入性胎盘，因子宫收缩有部分胎盘剥离时，而其余附着在子宫壁的部分胎盘影响了子宫收缩引起出血。子宫收缩不良，胎盘无法完整剥离，使胎盘滞留在子宫内而造成大出血。

3. 软产道损伤　子宫收缩力过强，产程进展过快，胎儿过大，接产时未保护好会阴，助产手术操作不当等，可致会阴阴道裂伤。会阴阴道严重裂伤可上延达穹隆、阴道旁间隙，甚至深达盆壁，阴道深部近穹隆处严重撕裂，其血肿可向上扩展至阔韧带内。宫颈裂伤发生在胎儿过快通过尚未开全的宫颈，严重时可向下累及阴道穹隆，上延可达子宫下段而致大出血。

4. 凝血功能障碍　主要分两种情况：妊娠合并凝血功能障碍性疾病，如原发性血小板减少性紫癜、血友病、白血病、再生障碍性贫血等；妊娠并发症导致的凝血功能障碍，如胎盘早剥、羊水栓塞、妊娠期高血压疾病等及宫内死胎滞留过久均可影响凝血功能，甚至发生弥散性血管内凝血，致产后严重出血。

三、护理评估

（一）健康史　详细询问产妇的孕产史、孕次、产次、多胎妊娠的胎儿数目，胎儿的大小，是否曾有人工流产、早产、死胎的病史，产妇的出血性疾病史，妊娠期合并重症肝炎史，妊娠期高血压疾病、前置胎盘、胎盘早剥、羊水过多等病史以及分娩期过多地使用镇静剂、产程延长、难产、手术操作不顺利等病史。

（二）临床表现　常见的临床表现是阴道流血过多，失血性休克及继发性感染。因出血原因不同，临床表现也各有差异。

1. 子宫收缩乏力　出血特点是间歇性阴道流血，血色暗红，有凝血块，宫缩差时出血量增多，宫缩增强时出血量减少。若短时间内出血量多，产妇可出现失血性休克，表现为面色苍白、头晕、心悸、出冷汗、脉搏细弱及血压下降。腹部检查：子宫轮廓不清，摸不到宫底，系子宫收缩乏力性出血。

2. 胎盘因素　胎盘剥离不全及剥离后胎盘滞留宫腔，常表现为胎盘娩出前阴道流血量多并伴有子宫收缩乏力，胎盘嵌顿时子宫下段可发现狭窄环。胎盘部分粘连或部分植入时易发生剥离不全，滞留的胎盘影响子宫收缩；胎盘未粘连或植入部分发生剥离而出血不止。

3. 软产道裂伤　发生在胎儿娩出后，出血持续不断，血色鲜红且自凝。若损伤小动脉，出血较多，此时宫缩良好。宫颈裂伤多在两侧，也可能呈花瓣样。若裂伤较重，出血量大。阴道裂伤多发生在阴道侧壁、后壁和会阴部，多呈不规则裂伤，由于血运丰富，可引起严重出血。按会阴裂伤的程度可分为 4 度。Ⅰ度系指会阴部皮肤及阴道入口黏膜撕裂，出血不多；Ⅱ度系指裂伤已达到会阴体筋膜及肌层，累及阴道后壁黏膜，向阴道后壁两侧沟延伸并向上撕裂，解剖结构不易辨认，出血较多；Ⅲ度系指裂伤向深部扩展，肛门外括约肌已断裂，直肠黏膜尚完整；Ⅳ度裂伤指肛门、直肠和阴道完全贯通，直肠肠腔外露，组织损伤严重，出血量可不多（图 10-2）。

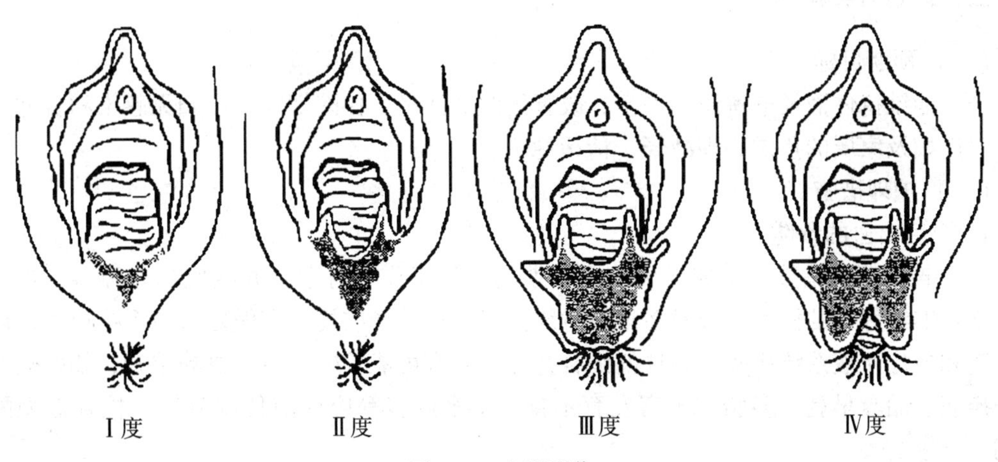

图 10-2　会阴裂伤

4. 凝血功能障碍　在孕前或妊娠期已有出血倾向，如牙龈出血。当胎盘剥离或产道有裂伤时，凝血功能障碍表现为全身不同部位的出血，最常见为子宫大量出血或少量持续出血，血液不凝，不易止血。

（三）辅助检查

1. 测血压、脉搏、中心静脉压、体温　测量前三项主要了解循环血量减少的程度，观察体温变化以识别感染征象。

2. 实验室检查　检查血型、血常规、血小板计数、出凝血时间、凝血酶原时间、纤维蛋白原测定和 3P 试验，以及纤溶酶确诊试验等。

（四）心理社会评估　产妇一旦发生产后出血，创面局部针眼出血或阴道流血不凝时，家属及产妇均会产生恐惧、烦躁不安、悲观绝望等心理，担心产妇生命安危，渴望得到紧急抢救。

（五）治疗原则　迅速止血、维持正常的循环血量及预防感染。

1. 静脉输液、输血，以纠正失血性休克。

2. 针对出血原因，提供相应的止血措施以达到迅速有效的止血。

3. 适当给予预防性的广谱抗生素，以预防感染的发生。

四、护理诊断和医护合作性问题

1. 组织灌注量改变　与产后出血有关。

2. 有感染的危险　与产后出血造成抵抗力降低，侵入性临床操作有关。

3. 焦虑　与担心自身健康与婴儿喂养有关。

4. 自我照顾能力缺失　与产后出血使产妇活动受限需卧床时间延长，产后失血性贫血及体质极度虚弱有关。

五、计划与实施

（一）预期目标

产妇能维持体液及电解质的平衡，改善组织灌注量。住院期间，产妇无感染和合并症的发生。产妇及家属的焦虑心理减轻，情绪稳定。

（二）护理措施

1. 产后出血的预防

（1）产前预防措施　①加强孕前及孕期的保健工作，对于合并凝血功能障碍、重症肝炎等不宜继续妊娠的妇女，及时在早孕时终止妊娠；②产前检查需做好血液系统检查，以早期诊断和治疗血液系统疾病及各种妊娠合并症。对有可能发生产后出血的孕妇，如妊娠期高血压疾病、胎盘早剥、多胎、子宫发育不良、羊水过多等应提前住院分娩，检查血型配血备用。

（2）产时的预防措施　①第一产程密切观察产妇情况，为孕妇提供心理护理消除其恐惧、焦虑情绪，注意产妇的饮食、休息和排尿情况。密切观察产程进展情况，防止产程延长。②第二产程加强会阴保护，指导产妇正确使用腹压，防止胎儿娩出过快，会阴侧切应适时适度，防止软产道损伤。胎肩娩出后，立即肌注缩宫素 10U 或静脉滴注缩宫素，以加强子宫收缩减少出血。③第三产程应妥善处理。准确收集并测量产后出血量。胎盘未剥离前，不可过早牵拉脐带或按摩、挤压子宫；待胎盘剥离征象出现后，及时协助胎盘娩出，并仔细检查胎盘、胎膜是否完整，检查软产道有无撕裂或血肿，观察子宫收缩情况并按摩子宫以促进子宫收缩。

（3）产后的预防措施　产后出血约 80%发生在产后 2 小时内，应让产妇在胎盘娩出后继续留置产房观察两小时，严密观察产妇一般情况、生命体征、子宫收缩和阴道出血情况，重视产妇的主诉，对可能发生产后出血的高危孕产妇，分娩时保持静脉通路，以及早补充血容量。鼓励产妇产后及时排空膀胱和挤压出宫腔内积血。提倡分娩后 30 分钟内新生儿即早期吸吮，母婴皮肤接触，通过乳头吸吮反射加强子宫收缩，减少阴道流血量。

2. 产后出血的一般护理

（1）保持安静，使产妇充分休息保证足够的睡眠，避免过多移动。

（2）进高蛋白质、富含维生素和无刺激性食物，以增强机体抵抗力。

（3）密切观察产妇的一般状态、生命体征、子宫收缩情况、阴道流血量、尿量等。

（4）失血多、休克者应平卧位、吸氧、保暖、保持静脉通路，做好输液、输血准备。

3. 找出原因，及时协助止血

（1）子宫收缩乏力性出血　应立即按摩子宫，同时使用缩宫素或麦角新碱，以维持子宫处于良好收缩状态。腹壁按摩子宫底的方法是：一手置于宫底部，拇指在前臂，其余四指在后壁，均匀有节律地按摩宫底，挤出积血和血块（图 10-3）。腹壁-阴道双手按摩子宫法是：

一手握拳置于阴道前穹隆，顶住子宫前臂，另一手自腹壁按压子宫后壁使宫体前屈，双手相对紧压子宫并做按摩（图 10-4）。若经上述方法止血效果不理想时，及时配合医师做好宫腔填塞，结扎盆腔血管，髂内动脉栓塞术及切除子宫的准备工作。

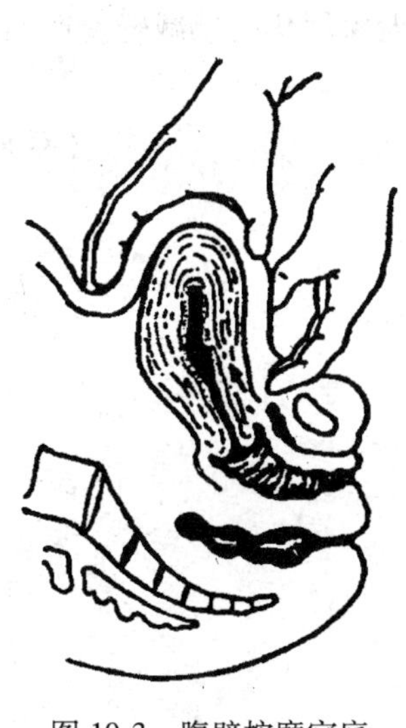

图 10-3　腹壁按摩宫底

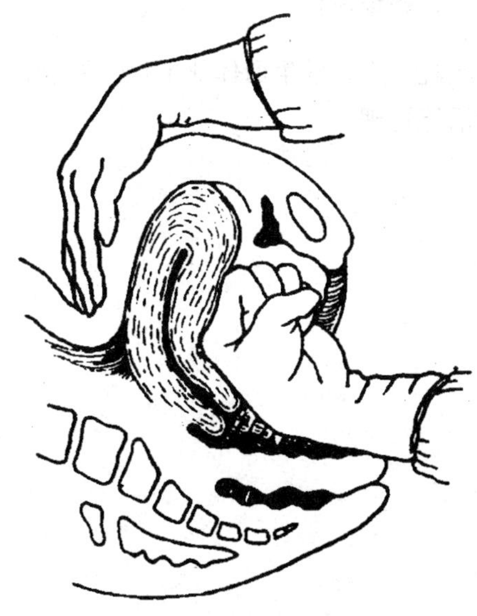

图 10-4　腹部-阴道双手按摩子宫法

（2）胎盘因素　若胎盘已剥离未排除，膀胱过度膨胀应行导尿术后排空膀胱，用手按摩子宫使子宫收缩，另一手轻轻牵拉脐带协助胎盘娩出。胎盘剥离不全、滞留、粘连应人工徒手剥离胎盘，若残留胎盘胎膜组织徒手取出困难时，可用大号刮匙清除。胎盘嵌顿在子宫狭窄环以上者，可在全身麻醉下，待子宫狭窄环松解后用手取出。若疑为胎盘植入，则需做好子宫切除术的术前准备。

（3）软产道裂伤出血　及时准确地修补、缝合裂伤而有效地止血。

（4）凝血功能障碍出血　若发现出血不凝或会阴伤口出血不止等，立即通知医师，同时抽血做凝血酶原、纤维蛋白原、3P 试验等。除配合医师对因治疗积极止血外，还应及时遵医嘱补充血容量，输入新鲜血液改善微循环，纠正休克，并做好紧急抢救的准备。

4. 预防感染的护理措施　保持床单的清洁干燥，严格会阴护理，注意观察会阴伤口情况，恶露的颜色、气味及量的变化，遵医嘱给予广谱抗生素预防感染。

5. 心理支持　产后出血后产妇会面临体力差、活动无耐力、生活自理差等诸多困难，并对出血引起的并发症产生恐惧，因此应为产妇及家属详细解释说明各种治疗护理措施，并鼓励他们参与制定产妇的护理计划，以减轻其恐惧、焦虑心理。尽量给产妇及家属提供机会，鼓励其说出内心的感受。

（三）健康教育

1. 指导产妇及家属进行子宫按摩、观察子宫复旧情况、恶露的变化及会阴护理的技巧。

2. 宣传产褥期的康复技巧，强调营养、休息和运动的重要性。

3. 告诉产妇及家属出院后产后复查的时间、目的、意义，鼓励并支持产妇按时产后复查，并注意继续观察产后出血的症状，发现异常情况及时返院就诊。

六、护理评价

出院时产妇的生命体征平稳，无合并症的发生。产妇及家属焦虑感减轻。产妇出院时日常生活能自理。

（邓寒羽）

第十一章　异常产褥妇女的护理

关键词

puerperal infection	产褥感染
puerperal morbidity	产褥病率
late puerperal hemorrhage	晚期产后出血
postpartum depression	产褥期抑郁症

第一节　产褥感染妇女的护理

一、概述

产褥感染是指在分娩期和产褥期病原体侵入生殖道引起的局部或全身性炎症反应。产褥感染发病率约为6%。产褥病率指分娩24小时后的10日内，每日用口表测体温4次，间隔4小时，有2次体温大于等于38℃。产褥感染与产褥病率之间，既有区别又有联系。产褥病率的主要原因是生殖道感染，但也可能是其他系统、器官的感染，如常见的上呼吸道感染、泌尿系感染、乳腺炎等。

二、病因

（一）诱因　能够造成产妇生殖道防御功能和自净作用降低的因素均为产褥感染的诱因。

1. 胎膜早破，病原体侵入子宫。
2. 胎盘残留，组织坏死有利于病原体生长。
3. 产程延长、难产时，手术助产造成产道损伤，病原体入侵。
4. 妊娠期生殖道感染未得到控制，妊娠后期性生活不注意卫生，感染扩散。
5. 孕期贫血、产后出血，导致产妇身体虚弱，抵抗力下降。

以上因素增加了病原体侵入生殖道的机会。

（二）病原体　妊娠期、产褥期女性生殖道内寄生着大量病原体，有厌氧菌、需氧菌、真菌、支原体、衣原体等，其中一部分是非致病菌，但在特定环境下可以致病。

1. 需氧性链球菌　是外源性产褥感染的主要原因，其中以β-溶血性链球菌致病性最强，感染迅速扩散，可引起败血症。

2. 厌氧革兰阳性球菌　正常情况下阴道中寄生着消化链球菌和消化球菌，当有产道损伤、胎盘残留、局部组织坏死缺氧时，细菌迅速繁殖，与大肠杆菌混合感染，分泌物有异常恶臭气味。

3. 葡萄球菌　主要是金黄色葡萄球菌和表皮葡萄球菌。前者多为外源性感染，可引起严重的伤口感染。后者存在于阴道菌群中，引起的感染较轻。

4. 大肠杆菌属　大肠杆菌与其相关的革兰阴性杆菌、变形杆菌常寄生于阴道、会阴、尿道口周围，能产生内毒素，是菌血症和感染性休克的最常见原因。

5. 其他病原体　厌氧芽胞梭菌产生的外毒素可溶解蛋白，产生气体和溶血，产气荚膜梭菌可引起子宫内膜炎、腹膜炎，严重时引起溶血、急性肾衰竭、气性坏疽导致死亡。厌氧革兰阴性杆菌可加速血液凝固，引起感染临近部位的血栓性静脉炎。沙眼衣原体寄生在女性生殖道内，可引起感染，但临床表现轻微，多无明显症状。

（三）感染来源　造成产褥感染的病原体来源有两个：一是内源性感染，正常孕妇生殖道和身体其他部位寄生有病原体，多数不致病，当身体抵抗力下降时可转化为致病菌引起感染。研究表明内源性感染更为重要，因为孕妇生殖道内的病原体不仅可以引起产褥感染，还可以透过胎盘、胎膜、羊水感染胎儿，导致流产、早产、胎膜早破、胎死宫内等。二是外源性感染，病原体可通过被污染的手术器械、敷料、衣服、甚至医务人员的手传播。

三、护理评估

（一）健康史　了解患者的既往健康状况，有无泌尿系统及生殖道感染史；全身营养状况，是否有严重的贫血、营养不良；个人卫生习惯。

（二）本次妊娠、分娩经过　重点了解妊娠、分娩的经过。是否合并糖尿病、心脏病，是否并发妊娠期高血压疾病；分娩过程中有无产程延长、胎膜早破、手术助产、产道损伤；产后评估会阴、腹部伤口状况、恶露性状、子宫复旧情况以及产妇体温变化。

（三）临床表现　发热、疼痛、恶露异常是产褥感染的三个主要症状，一般出现在产后3~7日，血栓静脉炎症状出现在产后7~14日。症状因感染的病原体、部位、严重程度不同而不同。

1. 急性外阴、阴道、宫颈炎　通常由于自然分娩时损伤或手术助产引起，病原体主要为葡萄球菌和大肠杆菌。会阴裂伤或侧切伤口可见红肿，有压痛，产妇不能取坐位，伤口裂开，有脓性分泌物，感染蔓延可出现发热。阴道裂伤或挫伤时表现为阴道黏膜充血、溃疡、脓性分泌物增多。感染部位较深时，可引起阴道旁结缔组织炎。宫颈裂伤感染可出现黏膜充血、溃疡、分泌物增多，向深部蔓延可达宫旁组织，引起盆腔结缔组织炎。

2. 急性子宫内膜炎、子宫肌炎　病原体经过胎盘剥离面侵入子宫内膜形成子宫内膜炎，侵入子宫肌层形成子宫肌炎。临床表现为子宫内膜坏死，恶露增多，脓性，有臭味。炎症侵入子宫肌层，子宫复旧不佳，恶露呈脓性，下腹痛加重，宫底部有压痛，伴寒战，体温升高达38℃，白细胞数量增多。

3. 急性盆腔结缔组织炎、急性输卵管炎　病原体侵入宫旁组织，形成炎性包块，并波及输卵管，形成输卵管炎。产妇可出现寒战、高热、腹胀、下腹压痛、反跳痛、肌紧张等症状和体征，严重时病变可波及整个盆腔形成“冰冻骨盆”。

4. 急性盆腔腹膜炎及弥漫性腹膜炎　病原体还可扩散至子宫浆膜层，形成盆腔腹膜炎，继续发展为弥漫性腹膜炎，出现高热、恶心、呕吐、腹胀等全身中毒症状，下腹部有明显的压痛、反跳痛。急性期治疗不彻底可转为慢性腹膜炎。

5. 血栓性静脉炎　以厌氧菌感染为主。血栓来自胎盘剥离处，随血液循环播散，侵入子宫静脉、卵巢静脉、髂内静脉、髂总静脉，盆腔静脉炎向下扩散可形成下肢深静脉炎。盆腔内血栓静脉炎患者表现为寒战、高热。下肢静脉血栓的产妇可出现下肢持续性疼痛，局部静脉压痛或触及硬索状物，血液回流受阻，皮肤发白、疼痛，下肢水肿，俗称“股白肿”。

6. 脓毒血症及败血症　脱落的感染血栓或大量病原体进入血液循环，引起脓毒血症、败血症，患者可出现持续高热、寒战等全身中毒症状，严重时可出现感染性休克，危及生命。

（四）辅助检查

1. 血常规　白细胞总数增高，中性粒细胞升高明显，血沉加快。

2. 药物敏感试验　会阴伤口分泌物、宫腔分泌物培养、血液细菌培养和药物敏感试验，寻找病原体，为选择抗生素提供依据。

3. B 超　检查子宫及盆腔组织，可发现炎症包块、脓肿的位置及性质。

4. C-反应蛋白　检测血清 C-反应蛋白>8mg/L，有助于早期诊断感染。

（五）社会心理评估　产褥感染的产妇因发热、腹痛等身体不适，可能降低母乳喂养和对新生儿的照顾能力，感染严重时，因治疗需要可能停止母乳喂养甚至造成母子分离，产妇常表现为疲劳、烦躁、睡眠不佳、焦虑等。

（六）治疗原则

1. 抗生素治疗　先根据临床表现选用广谱高效抗生素，然后根据细菌培养和药物敏感试验结果调整抗生素种类和剂量。对于中毒症状严重的患者，为提高机体的应激能力，可加用肾上腺皮质激素。

2. 支持疗法　为患者提供高热量、高蛋白质易消化的食物，以增加机体抵抗力。高热患者应行物理降温；病情严重者注意纠正水、电解质失衡；贫血患者可少量多次输血。

3. 局部治疗　会阴伤口或腹部切口感染的患者，行切开引流；盆腔脓肿者可经后穹隆切开引流；胎盘胎膜残留者应清除宫腔内容物；产妇取半坐卧位以利恶露引流，使炎症局限于盆腔。

4. 血栓性静脉炎的治疗　在应用抗生素治疗的同时，加用肝素、尿激酶进行溶栓治疗，用药期间注意监测凝血功能。口服双香豆素、阿司匹林等。

四、护理诊断和医护合作性问题

1. 体温过高　与产褥感染有关。
2. 体液不足　与发热消耗、摄入减少有关。
3. 疼痛　与伤口裂开有关。
4. 焦虑　与担心自身健康及新生儿喂养有关。

5. 母乳喂养中断　与产褥感染有关。

五、计划与实施

（一）预期目标

1. 产妇炎症得到控制，体温及各项生命体征恢复正常。

2. 产妇液体的摄入能够满足机体需要，未出现电解质失衡。

3. 产妇主诉疼痛缓解。

4. 产妇能复述疾病、自我护理及新生儿喂养相关知识。

5. 新生儿得到有效喂养，生长发育正常。

（二）护理措施

1. 一般护理

（1）做好生活护理，满足患者基本需要，提供舒适的休养环境，保证患者能够充分休息；协助取半坐卧位，促进恶露排出。

（2）增加营养，提供高热量、高蛋白、高维生素的食物，补充消耗，增强机体抵抗力，同时要保证液体的摄入，保持电解质平衡，必要时可通过静脉输液补充液体。

2. 病情观察

（1）监测患者的体温、脉搏及其他生命体征；观察患者全身状况，有无寒战、腹痛等；监测血清电解质、白细胞计数变化；准确记录出入量。

（2）评估会阴、腹部伤口情况；观察恶露的量、颜色、性状、气味；每日定时检查子宫复旧情况。

（3）观察患者有无下肢持续性疼痛、局部静脉压痛或触及硬索状物，下肢是否水肿及皮肤颜色。

3. 配合治疗

（1）遵医嘱给予抗生素治疗，保持有效血药浓度；定期采血检查，了解白细胞计数、分类。

（2）协助医生进行脓肿引流、伤口清创或清除宫腔残留物，术后注意观察引流液的量、性状、伤口愈合情况，子宫收缩及阴道出血情况。

4. 预防感染　妊娠、分娩过程中注意预防感染，减少阴道操作。产妇的便盆等用物应一人一物，用后消毒，防止交叉感染。医护人员在操作过程中要严格执行无菌操作原则，被污染的物品要按规定处理，避免医源性感染。

（三）健康指导

1. 产褥感染的预防　平时应养成良好的卫生习惯，积极治疗生殖道炎症。妊娠后期避免性生活及盆浴。

2. 指导产妇注意个人卫生，做好会阴部护理。每日用 1∶5000 高锰酸钾溶液或 1∶40 络合碘溶液冲洗外阴两次；产后 10 日可温水坐浴，每日 2 次；教会产妇正确、及时地更换会阴垫。

3. 指导母乳喂养，新生儿吸吮乳头，反射性地刺激子宫收缩，促进恶露排出。

4. 向产妇讲解产褥感染及其治疗的相关知识，缓解产妇的焦虑情绪。如母婴分离，指导产妇、家属如何挤出和贮存乳汁，喂养新生儿。

5. 教会产妇及家属识别产褥感染的症状、体征。有发热、腹痛、恶露异常应及时就医。

6. 提供产后休养、饮食、活动、产后复查等相关信息。

六、评价

产妇的感染症状得到及时控制，体温恢复正常，疼痛缓解，心理状态趋于稳定，能够进行产后自我护理，新生儿生长发育正常。

第二节 晚期产后出血妇女的护理

一、概述

分娩结束24小时后，在产褥期内发生的子宫大量出血，称晚期产后出血。多发生在产后1~2周，也有发生在产后6周者。表现为阴道少量或中量出血，持续或间断，严重者可大量出血，患者晕厥甚至休克。

二、病因

1. 胎盘、胎膜残留　是自然分娩产妇晚期产后出血的主要原因，多发生在产后10日左右。残留在宫腔内的胎盘组织发生变性、坏死、机化，形成胎盘息肉，当坏死组织脱落时，暴露基底部血管，引起大量出血。

2. 蜕膜残留　正常情况下蜕膜多在产后一周内脱落，随恶露排出。若蜕膜剥离不全、长时间残留，也可影响子宫复旧，继发子宫内膜炎症，引起晚期产后出血。

3. 子宫胎盘附着面感染或复旧不全　子宫胎盘附着面的血管在胎盘娩出后形成血栓，继而血栓机化，出现玻璃样变，血管上皮增厚，管腔上皮增厚，管腔变窄、堵塞。胎盘附着部边缘有内膜向内生长，底蜕膜深层的残留腺体和内膜亦重新生长，使子宫内膜得以修复，这个过程需要6~8周。如胎盘附着面感染、复旧不全，可引起血栓脱落，血窦重新开放，子宫出血。

4. 剖宫产术后子宫伤口裂开　多见于子宫下段剖宫产横切口两侧。主要原因是止血不良、切口选择过低或过高、缝合技术不当，切口感染等，这些原因均可使得肠线溶解脱落后，血窦重新开放，产妇大量阴道出血。

5. 其他原因　产后子宫滋养细胞肿瘤、子宫黏膜下肌瘤等也可引起晚期产后出血。

三、护理评估

（一）健康史　除一般病史外，应特别注意收集与产后出血有关的资料，如是否有多胎史、全身出血性疾病史、产后出血史等。

（二）本次妊娠经过　了解胎儿大小、有无前置胎盘、胎盘早剥，分娩方式、是否有产程延长、有无宫缩乏力，剖宫产手术指征、手术方式、术后恢复情况，产褥期子宫复旧状况、恶露性状等。

（三）临床表现

1. 胎盘、胎膜残留出血　产后血性恶露多，持续时间长，子宫复旧差，子宫增大、软、宫口松弛，反复出血或突然大量阴道出血，有子宫底压痛、低热等感染征象。出血多发生在产后数日至十余日。

2. 蜕膜残留出血　与胎盘残留出血相似，宫腔刮出物病理检查可见坏死蜕膜，但没有绒毛。

3. 胎盘附着面感染或复旧不全出血　常于产后十余日突然发生阴道大量出血，妇科检查发现子宫大而软，宫口松弛，阴道及宫口有血块堵塞。

4. 剖宫产后出血　发生于产后二十余日，表现为急性大量出血，也可反复出血，可因失血过多引起休克。

（四）辅助检查

1. 血常规　检查白细胞计数及分类和血红蛋白含量，了解感染和贫血情况。

2. 宫腔分泌物培养、涂片检查　了解有无感染。

3. B 超　了解子宫大小、宫腔内有无残留的胎盘、胎膜，子宫伤口愈合情况。

4. 病理检查　行清宫术，宫腔刮出物送病理检查。

5. 血 β-hCG 测定　了解有无胎盘残留，排除绒毛膜癌。

（五）社会心理评估

晚期产后出血一旦发生，特别是出血较多时，产妇及家属均会产生恐惧、烦躁不安、甚至悲观绝望等心理，担心产妇生命安危，渴望得到紧急抢救，同时也担心婴儿的照顾。

（六）治疗原则

1. 明确原因，通过血 hCG 检查、B 超检查，发现有无胎盘、胎膜、蜕膜残留、子宫伤口裂开。

2. 疑有胎盘、胎膜、蜕膜残留或胎盘附着部位复旧不全者，应行刮宫术，可起到止血的作用，刮出物应送病理检查，以明确诊断。刮宫后给予抗生素及子宫收缩剂。

3. 疑有剖宫产术后切口裂开者，根据出血情况做清创缝合及髂内动脉、子宫动脉结扎止血或髂内动脉栓塞术，组织坏死范围大者，行子宫次全切除术或子宫全切术。

4. 若因肿瘤引起的阴道出血，应作相应处理。

四、护理诊断和医护合作性问题

1. 潜在并发症　出血性休克。

2. 有感染的危险　与出血造成抵抗力降低或胎盘、胎膜残留有关。

3. 组织灌注量改变　与晚期产后出血有关。

4. 焦虑　与担心自身健康、生命安全及婴儿喂养有关。

五、计划与实施

（一）预期目标

1. 护士及时发现产妇出血性休克的症状体征，报告医生及时处理。

2. 产妇住院期间体温正常，未出现感染。

3. 产妇维持体液平衡，维持基本生理功能。

4. 产妇能复述产褥期自我照顾及新生儿照顾的知识。

（二）护理措施

1. 观察子宫复旧情况，阴道出血的量、颜色、性状和气味，剖宫产伤口愈合情况。监测患者的体温、脉搏等生命体征并注意其一般情况。

2. 大量出血、反复出血可导致贫血，应注意监测产妇的血红蛋白值及一般情况，遵医嘱应用止血药物，为其提供高热量、高蛋白、高维生素的饮食，以纠正贫血，增强抵抗力。

3. 怀疑胎盘、胎膜残留者应配血，建立静脉通路，准备行刮宫术，术中注意观察患者的一般情况及出血量，刮出物送病理检查。术后遵医嘱给予抗生素及缩宫素，并注意观察子宫收缩及阴道出血情况。

4. 剖宫产伤口清创者，应注意观察伤口的愈合情况。

5. 保持产妇外阴清洁，及时更换会阴垫，每日外阴冲洗 2 次。

6. 做好生活护理，满足产妇的基本需要。母婴分离者如无禁忌可将乳汁挤出，喂养婴儿。

7. 预防　分娩后仔细检查胎盘、胎膜是否完整，产后 2 小时内密切观察子宫收缩及阴道出血情况，产褥期密切观察并促进子宫复旧。

（三）健康指导

1. 通过孕妇学校授课及产后健康教育指导产妇及家属进行子宫按摩，观察子宫复旧情况、恶露的变化及会阴护理的技巧。

2. 讲解产褥期的康复技巧，强调营养、休息和运动的重要性。

3. 向产妇及家属强调出院后复查的时间、目的、意义，强调按时产后复查的重要性。出院后仍应注意继续观察产后出血的症状，发现异常情况及时返院就诊。

六、护理评价

产妇出血状况得到及时控制，未出现感染、休克，婴儿得到照顾。

第三节　产褥期抑郁症妇女的护理

一、概述

产褥期抑郁症是指产妇在产褥期内出现抑郁症状，是产褥期精神综合征中最常见的一种类型。有关其发病率，国外报道发生率高达30%，国内研究表明发病率在3.8%~16.7%之间。通常在产后2周内出现症状，表现为易激惹、烦躁、悲伤、焦虑、沮丧和对自身及婴儿健康过度担忧，常失去生活自理及照顾婴儿的能力，甚至自杀或伤害婴儿。

二、病因

造成产后抑郁的因素很多，包括生理、心理、社会因素，其中社会心理因素被认为是主要因素。

（一）生理因素　在妊娠、分娩过程中，体内激素水平发生变化，尤其是在产后雌、孕激素水平的突然下降及不平衡是产褥期抑郁症的可能原因，和产褥期抑郁症相关的激素还有人绒毛膜促性腺激素、胎盘生乳素、肾上腺类固醇等。

（二）遗传因素　有精神病家族史特别是有抑郁症家族史的产妇易患产褥期抑郁症。过去有情感障碍、经前抑郁者易患产褥期抑郁症。曾患过产褥期抑郁症的产妇再次妊娠分娩，复发率较高。

（三）心理因素　有学者指出患有产褥期抑郁症的产妇具有敏感、情绪不稳定、固执、自我为中心等个性特征，时常表现出焦虑以及强迫的特殊品质，或者出现过度自我控制和顺从，容易产生产后心理障碍。另外，对母亲角色有认同缺陷的产妇，时常有强烈的依赖需求，这种依赖需求会使产妇无法适应母亲角色，一直对自己的母亲角色产生冲突和适应不良，无法应对初为人母的角色期望所带来的压力，容易形成产褥期抑郁症。另外有些学者认为妊娠期间情绪压力大、高度焦虑、人际关系不协调、婴儿健康状况差等因素易诱发产后精神异常。

（四）产科因素　分娩过程不顺利、新生儿畸形、对分娩的恐惧导致躯体和心理应激增强，可诱发产褥期抑郁症。产褥感染对产褥期抑郁症的发生也有一定影响。

（五）社会因素　大多数产妇是第一次生育，缺乏育儿经验，可能出现角色适应不良，产生焦虑、罪恶感和敌意，并逐渐丧失自我照顾能力和照顾婴儿的能力，最终使她们产生无助和绝望感，导致抑郁。另外，目前以核心家庭居多，家中可以帮忙照顾新生儿的亲属极少，雇用月嫂的费用又很高，产妇面临经济与照顾孩子的双重压力。

造成产后妇女压力源的4个主要因素有母亲角色不胜任、支持系统缺乏、面临抉择、身体心像改变等。

1. 母亲角色不胜任　产妇特别是初产妇在照顾新生儿的过程中，常常遇到各种各样的问题，例如，“孩子哭闹不停是饿了还是病了”、“孩子打嗝、吐奶怎么办”、“孩子穿多少衣服合适”等等，由于缺乏经验，这些问题日复一日地困扰着产妇，使她们感到紧张、焦虑，丧失信心，造成心理压力而无法履行母亲的职责。

2. 支持系统缺乏　产妇得不到来自家庭和社会的支持，尤其是丈夫、长辈以及专业人员在育儿方面的指导和帮助。丈夫也没有适应父亲的角色，没有参与家务或照顾婴儿的工作，不能理解产妇情绪的变化，不能提供育儿以及心理、精神方面的支持。另外，产妇经历的负性生活事件、家庭经济条件的恶化等也可诱发产褥期抑郁症。

3. 面临抉择　孩子的出生使原来的家庭生活内容、节奏甚至结构都发生了变化，产妇面临着许多选择，例如“谁可以帮助自己带小孩”、“是否雇用保姆”、“哪一种品牌的奶粉更好”、“给孩子起什么名字”等等。

4. 身体心像改变　产妇因妊娠和分娩身体结构、身体功能、身体感觉和社会功能等方面发生改变，常常会担心“体形恢复不到理想状态”、“担心性生活后再次妊娠”等。

三、护理评估

（一）健康史　既往有无心理问题、精神疾病，有无精神病家族史。

（二）本次妊娠经过　本次妊娠、分娩是否正常，新生儿是否健康。

（三）临床表现　产褥期抑郁症通常在产后2周出现症状，产后4~6周症状明显，表现为以下几个方面。

1. 焦虑、恐惧、易怒等情绪问题，产妇常感到心情压抑、沮丧、情绪淡漠、孤独、害羞、不愿见人，伤心、流泪等。

2. 自暴自弃、自责、自罪等自我评价降低表现，对身边的人有戒心甚至敌意，与家人、丈夫关系不协调，负向情绪、对自身和新生儿健康过度担忧。

3. 主动性降低，行动反应迟钝，注意力无法集中、健忘、工作效率和处理问题的能力下降。

4. 对事物缺乏兴趣，对生活缺乏信心，出现厌食、失眠、疲倦，可能伴有头痛、便秘、呼吸心率加快、泌乳减少等躯体症状。

5. 严重者常常失去生活自理和照顾新生儿的能力。一些产妇甚至出现伤害婴儿或自我伤害的行为。由于不能建立正常的母婴关系，可能影响婴儿的生理、认知及情感发育。

（四）辅助检查　产褥期抑郁症至今尚无统一的诊断标准。

1. 美国精神学会（1994）在《精神疾病的诊断与统计手册》一书中，制定了产褥期抑郁症的诊断标准（表11-1）。

表11-1　产褥期抑郁症的诊断标准

1. 在产后2周内出现下列5条或5条以上的症状，必须具备（1）（2）两条。
（1）情绪抑郁。
（2）对全部或多数活动明显缺乏兴趣或愉悦。
（3）体重显著下降或增加。
（4）失眠或睡眠过度。
（5）精神运动性兴奋或阻滞。
（6）疲劳或乏力。
（7）遇事皆感毫无意义或自罪感。
（8）思维力减退或注意力溃散。
（9）反复出现死亡想法。
2. 在产后4周内发病。

2. 爱丁堡产后抑郁量表　是应用广泛的自评量表，共10个项目，在产后6周进行调查。根据症状的严重程度，每个项目的评分设0、1、2、3四个等级。10个项目分值总和为总分，总分≥13分提示可能有抑郁障碍，在初级保健人员进行常规筛查时也可用9/10作为抑郁的区分点。

（五）心理社会评估　评估产妇的人际关系、情感表达方式、社会支持系统、近期有无重大生活事件发生、婚姻关系是否稳定等。

（六）治疗原则　治疗包括心理治疗和药物治疗。

1. 心理治疗　通过心理咨询，解除致病的心理因素（如婚姻关系紧张、想要男孩却生女孩，既往有精神障碍史等）。对产妇多加关心和照顾，尽量调整好家庭关系，指导其养成良好睡眠习惯，可减轻抑郁症状。

2. 药物治疗　应用抗抑郁药，主要选择5-羟色胺再吸收抑制剂、三环类抗抑郁药等，如帕罗西汀、舍曲林、氟西汀、阿米替林等。这类药物不进入乳汁中，可用于产褥期抑郁症。

四、护理诊断和医护合作性问题

1. 个人/家庭应对无效　与产妇抑郁造成角色冲突有关。

2. 父母不称职　与产妇的抑郁行为有关。

3. 有自伤的危险　与产后严重的悲观情绪、自责、自罪感有关。

4. 睡眠型态紊乱　与焦虑、恐惧等情绪有关。

五、计划与实施

（一）预期目标

1. 产妇的生理、心理舒适感增加。

2. 产妇和婴儿健康安全，产妇能照顾自己和婴儿。

3. 产妇的情绪稳定，能配合护理人员与家人采取有效应对措施。

（二）护理措施

1. 在妊娠、分娩及产褥期关注孕产妇的精神、心理状态，及时发现问题，加以干预。指导产妇认识产褥期的生理变化及其影响，调节情绪。

2. 协助产妇照顾新生儿，指导母乳喂养，保证产妇有充足的休息时间。帮助产妇掌握母乳喂养、照顾新生儿及产后自我护理的技巧，使其树立信心，尽快适应母亲角色。

3. 调动家庭及社会资源，为产妇提供支持。向产妇介绍社区卫生服务的资源，鼓励其在遇到困难时，积极寻求帮助。鼓励产妇的丈夫学习、参与新生儿的照顾，减轻产妇负担。

4. 药物治疗的护理　督促产妇按时服药，监测药物副作用，严重时及时处理。

（三）健康指导　产褥期抑郁症的发生，受社会因素、心理因素及妊娠因素影响。产前利用孕妇学校等多种渠道普及有关妊娠、分娩常识，减轻孕妇对妊娠、分娩的紧张、恐惧心理，完善自我保健。开展心理教育、放松训练、社会支持干预疗法等预防产褥期抑郁症发生。分娩过程中，运用导乐分娩，助产士注意倾听产妇的主诉，提供全程连续护理。产后向产妇和家属介绍抑郁知识，社区护士提供家庭访视，帮助解决产后恢复和婴儿喂养中遇到的问题。

六、护理评价

产妇情绪稳定，掌握照顾新生儿的技巧，树立信心，适应母亲角色。

（赵　红）

第十二章 遗传咨询与产前诊断

关键词

genetic counselling	遗传咨询
prenatal diagnosis	产前诊断
chromosome	染色体
gene	基因

第一节 遗传咨询

每个家庭都期望获得健康聪明的后代，大部分家庭都能如愿以偿，少数人发现自己的婴儿有缺陷或基因上有异常时，表现出沮丧、害怕和气恼。有的胎儿畸形在发生难产时被发现，有的则需要经过一段时间后才被发现。这些孩子可能有智力迟钝或者存在遗传疾病，给家庭和社会带来负担。

影响胚胎发育的因素很多，通常分为遗传和环境因素（包括生物、理化等因素）。其中最重要的是遗传因素，除了可以使胎儿发生缺陷外，还会增加围产儿死亡率等。为了减少发病概率，人们需要了解影响胚胎生长、发育的因素和婚前指导。遗传病患儿的父母会有更多的问题需要咨询。遗传咨询及产前诊断是预防遗传疾病及环境因素对胚胎危害的一种手段。作为医务人员中最接近患者及其家属的护士，必须具备遗传学有关的基本知识，才能对未来的父母进行遗传病的宣传教育，为家庭提供有效的支持和帮助。

一、临床遗传学基础

（一）基本概念

1. 染色体　是指细胞核内易被碱性染料所深染的大小、长短不一，线状或杆状的物体。染色体是遗传物质的载体，主要由脱氧核糖核酸（DNA）、组蛋白、非组蛋白和少量核糖核酸（RNA）组成。染色体在分裂前期呈线状，分裂间期呈团块状或丝网状结构。人类细胞具有 23 对染色体，其中 1 对性染色体，22 对常染色体。染色体的长度不一，均有一狭窄区，称为着丝粒，将染色体分为两个臂（短臂 p 和长臂 q）。根据其长短与着丝粒位置，染色体被命名为 1~22 号，及 X 与 Y 染色体。

2. 基因　基因是带有遗传信息的 DNA 分子片段，是生物体传递遗传信息和表达遗传信息的基本单位。通过 RNA 为媒介控制蛋白质或酶的合成，从而控制着个体性状的发育。基因是遗传的基本单位，每个基因都有其特殊的性状并能把它传给下一代。基因和染色体一样，也是成对存在的，一份来自父方，一份来自母方。它在染色体内排列成直线，并有固定的位置称为位点。在同一对染色体上同一个基因位点的基因称为等位基因，它们有相同的形态，但这两个基因可以有相似的或不同的特性，如果相似，则称为纯合子；如不同，则称为杂合子。一对基因的性状在表现的时候，有显性和隐性之分。一对杂合子中一个显性的基因会表现出它所代表的性状，并掩盖另一个基因的性状，后者称为隐性基因。

（二）染色体异常造成的疾病 染色体异常有两种类型：一种是数量异常，指染色体数目多于或少于46条，如果多出一倍、二倍或三倍，成为三倍体或多倍体；如果在减数分裂时有一对染色体未曾分开，进入细胞后，就形成一个子细胞内多了一条，另一个子细胞内少了一条，称为单体和三体；另一种是结构异常，染色体数目不变，但有个别染色体某部分发生缺失、倒位、易位、重复、等臂染色体及环状染色体等。

1. 常染色体异常疾病

（1）21三体综合征（Down综合征） 是一种最常见的常染色体三体性疾病。染色体的变化是21号染色体的数目多了一条，成为3条，总数为47条，染色体核型为47，+21，形成原因是减数分裂时同源染色体21号不分离。其发生与孕妇年龄密切相关，例如20岁左右孕妇发生染色体不分离的机会仅为1/600~1/1000，而40岁以上的孕妇，染色体不分离发生率可高达1/12。推测可能与卵子年龄过长、内分泌、体温及延迟受精等因素有关。

此类患儿的临床表现：患儿出生时呈呆滞的特殊面容，眼裂小、外侧上斜、内眦深、两眼距宽，有晶体病变；鼻根低平，又称马鞍鼻；颌小腭狭、口常半开；舌常伸出口外，并常有舌裂；新生儿常有第三囟门，手指短、小指内弯，肌张力低，约50%有先天性心脏病，常并发其他内脏畸形；生长迟缓，智力低下，严重者完全痴呆；抵抗力低，容易患呼吸道感染，且易转成肺炎，病势凶猛很快死亡。

（2）18三体综合征（Edward综合征） 染色体核型为47，+18，个别可为嵌合体46/47，+18。新生儿中发病率为1/4500，这种患儿容易发生产间死亡或新生儿死亡。其面容特点为后枕部突出，眼裂小，鼻泡小，面部鼻唇间褶纹浅，耳位低，眼角膜混浊，上睑下垂，胸骨短小，手紧握成拳，中指紧贴掌心；第2、4指压着中指，拇指和小指紧压其他手指，呈一种特殊手势。

（3）13三体综合征（Patau综合征） 较少见，新生儿中发病率为1/25000，即0.004%。染色体核型为47，+13。患儿小头，前额低斜，中脑发育常有缺陷（嗅觉缺如），小眼球或无眼球、虹膜缺损或视网膜病变，耳位低，小颌，唇裂及腭裂，多指，手也有与18三体综合征相同的握拳姿势，足多趾，智力迟钝，88%有先天性心脏病，脾、肾、子宫等也可有畸形。

（4）猫叫综合征（5p-综合征） 这种病不是染色体三体病，而是第5号染色体的短臂有缺失。发生率占新生儿的1/50000。患者头小，脸圆如满月，面部有奇异机警表情，眼裂外侧下斜，眼间距宽，耳位低，通关手，智力低下，哭声似猫叫，生活力差，50%有先天性心脏病，多早期死亡。

近年报道有染色体8、9、22三体患儿，但不多见，常染色体单体受精卵常不能成活。

2. 性染色体异常疾病　生殖细胞在减数分裂时，如果第23对染色体产生不分离，就会形成性染色体三体病和单体病。临床上性染色体不分离患者比常染色体不分离患者多见，因其带来的损害比常染色体异常少，故常能在临床见到。性染色体单体45，X，有0.2%的45，X胎儿可以成活达足月，不能成活的都在着床后早期流产。自然流产胚胎中25%为45，X，但未见45，Y者。

（1）性染色体三体病

1）47，XXX综合征　常见的染色体核型为47，XXX，可有智力低下，乳房和外生殖器发育差，促性腺激素水平高，剖腹探查见卵巢萎缩，有报道有些病例有正常月经，但也有继发闭经或早绝经。

2）曲细精管发育不良（Klinefelter综合征）　是一种男性染色体数目异常的性发育异常，典型的核型为47，XXY，也可有核型为46，XY/47，XXY嵌合体，性腺为睾丸。发病率占男婴的1/600～1/1000。幼年时尿道下裂，患者一般因到青春期睾丸、阴茎与第二性征不发育而就诊，身材较瘦高，体毛稀少、无须，两臂长，常可过膝，睾丸小，直径约2cm，曲细精管玻璃样变性，无精子发生，25%有乳房发育。

3）XYY综合征　发病率占男性的1/750～1/1500，患者体高，皮肤有结节状痣，桡尺骨接合，性腺功能减退。有报道患者有行为异常，容易犯罪。XYY患者也可有XYY后代，但发生率极少。化验X染色质阴性，Y染色质有两个。

（2）性染色单体病　又称Turner综合征（Turner's syndrome，先天性卵巢发育不全），发病率为新生女婴的22.2/100 000，占胚胎死亡的6.5%，是一种最常见的性发育异常。患儿发育特殊，体矮，身高仅120～140cm，上颌狭、下颌小而内缩，形成错颌、耳位低，发际低，有颈蹼，盾状胸，乳房不发育，乳头间距宽，无腋毛、阴毛，肘外翻，四肢末梢有淋巴管扩张性水肿，第4、5掌骨短小，小手指宽，只有一条指褶，常伴有主动脉弓狭窄，青春期后第二性征不发育、无月经，性腺条索状，切片有卵巢基质，几乎无卵泡，外生殖器呈幼女型，常不育，染色体核型为45，X，但是46，XX/45，X嵌合型患者可有生殖功能。

（三）基因病　并非所有的遗传病都由染色体不正常造成。许多遗传病其染色体外观正常，但染色体上的基因发生突变也会引起疾病，称为基因病。由单个基因突变引起的叫单基因病，由多对基因异常引起的叫多基因病。

1. 单基因遗传病　常根据致病基因是显性还是隐性（遗传方式不同），可用家谱分析，按孟德尔定律来推算复发可能。其遗传方式可分成常染色体显性遗传、常染色体隐性遗传、伴性遗传（隐性）、伴性遗传（显性者，较少见）。

（1）常染色体显性遗传疾病，这些遗传病的致病基因位于第1～22对染色体的某一对上，基因的性质是显性的，有以下特点。

1）患者双亲中，往往有一个是发病者。由于致病基因是少见的，频率很低，所以患病的双亲代常是杂合子，不大可能为纯合子，纯合子病情重，常可致死（流产、死胎或新生儿死亡）。

2）父母亲代中有一个发病，他们的子女中大约有1/2可能将发病，而且男女发病机会均等，每生育一个孩子，都有1/2发病可能性。

3）家族中连续几代都有发病者。

4）由于突变，使亲代的正常基因变成不正常基因而生出一个患儿。如再次受孕，复发率不会增加。此患儿如果生育，其后代的风险为50%。

5）子代中无发病者，其后代也不会发病。

6）杂合子有时由于内、外环境影响没有发病，如视网膜母细胞瘤，父母中一人发病，子女未发病，第三代中1/2发病，这是由于外显率不全，故于一定条件下未发病，此种情况可见隔代遗传。

7）表现度也可不一样，同一基因型发病程度也不一样，如并指畸形的临床表现差异很大。

常见的常染色体显性遗传病有舞蹈病、多囊肾、神经纤维瘤病、软骨发育不全、多趾、肠息肉等。

（2）常染色体隐性遗传性疾病　致病基因位于常染色体上，遗传方式是隐性的，只有致病基因的纯合子才能发病；杂合子由于有正常的显性基因A的存在，致病基因所控制的病态就不会表现出来。杂合子自身虽不发病，如与另一杂合子者婚配，后代中有1/4的机会两个致病基因碰在一起而发病。由于致病基因的出现频率低，发病者较少见。临床咨询时有以下特点。

1）患者的双亲表现正常，但其基因型都是杂合子。

2）患者同胞中有1/4发病，男女机会均等。

3）家谱调查无连续几代发病，往往只有患者一人，但同胞中有2/3可能是携带者。

4）近亲婚配子女中发病率升高。

5）隐性遗传病的临床表现常较严重，故能生育者不多，如果生育则其后代全为携带者。

6）某些常染色体显性遗传病的基因缺陷，可从其表现出的酶缺陷来诊断，因而可筛选杂合子，并预防纯合子的出生，例如黑蒙白痴病（Taysch disease），缺少己糖胺酶A，患者的酶活性几乎为0，杂合子的酶活性为50%。

常见的隐性遗传病有苯丙酮尿症、白化病、糖原累积病、小头畸形、韦尔森（Wilson disease）病等。

（3）伴性遗传病　致病基因位于X染色体上，随着生殖细胞中的X染色体而传递，后代发病有性别差异。根据基因定位，X染色体上已定出96个基因位点，大部分X连锁的致病基因是隐性遗传，其遗传特点如下。

1）如果男性的X染色体有致病基因，由于只有一条X染色体，而Y染色体上没有相应的等位基因，所以尽管致病基因是隐性的，也会发病。

2）如果女性有一条带致病基因的X染色体，另一条X染色体正常，则不发病，而是携带者。女性必须有两条带致病基因的X染色体才发病，所以男性发病率高于女性。

3）男性患者与正常女性婚配，所生男性后代都正常，女性后代都是携带者。

4）女性携带者与正常男性婚配，所生的男性后代有1/2发病，所生女性后代1/2为携带者。

5）男性患者与女性携带者婚配，所生的男性后代有1/2发病，所生的女性后代有1/2发病，1/2为携带者。

常见的X连锁隐性遗传病有血友病A、假性肥大性肌营养不良、红绿色盲等。

X连锁显性遗传病的特点是X染色体上的致病基因是显性的，女性发病比男性高。男性患者将致病基因传给女性后代，而不传给男性后代，所以女性后代全部发病，女性患者一般都是杂合子，其1/2子女遗传到致病基因而发病，这类病有抗D佝偻病、遗传性肾炎等。

Y连锁病：致病基因位于Y染色体上，已知的Y染色体上基因很少，所以这类病很少见。

2. 多基因遗传疾病　很多常见的先天畸形如无脑儿、脊柱裂、腭裂、先天性心脏病、髋关节脱臼、幽门狭窄、畸形足等，都不是单基因病，而是许多基因与环境因素相互作用的结果。这些基因称为"易患基因"，如果易患基因的量超过阈值而出现畸形病变，其遗传特点如下。

1）畸形病变显示出从轻度到重度一个连续过程。如脊柱裂可以表现为从轻度的隐性脊柱裂、严重的脊髓膜脑膜膨出及更严重的无脑儿。病变越严重说明存在更多的致病基因。

2）常有性别转移。足内翻常见于男性，而腭裂多见于女性。如果原来少发病的性别发病了，说明患者有更多的基因有病变。

3）与单基因病变不一样。多基因遗传有累加效应。一级亲属有这种畸形的越多，再次妊娠的复发风险越高。

4）危险率由文献报道的人群中发生率计算，如果家属中有一患者，则其所有一级亲属的复发风险为2%~5%，二级亲属的复发风险率逐步下降。

虽然大多数的先天畸形是多基因遗传，但仍应仔细询问家族史，因为偶有唇裂、腭裂、某些先天性心脏病及某些畸形是常染色体显性或隐性遗传。除上述一些多基因遗传病外，还有糖尿病、高血压、冠心病、精神分裂症等也属于多基因遗传。

二、遗传咨询

遗传咨询是由从事医学遗传学的专业人员或咨询医师对咨询者提出的家庭中遗传性疾病的发病原因、遗传方式、诊断、预后、复发风险概率、防治等问题予以解答，并就咨询者询问的婚育问题提出建议和具体指导供其参考。遗传咨询是预防遗传性疾病的一个重要环节。

（一）遗传咨询的意义　随着科学技术不断进展，诊断手段不断提高，新的遗传病不断被发现，截至1998年，仅人类常染色体疾病已报道4228种，平均每年增加100种左右。可见遗传性疾病已成为人类常见病、多发病。不少遗传病病情严重，甚至导致终生残疾，给患者带来痛苦，给家庭、国家造成沉重的精神负担和经济负担。遗传咨询是在遗传学、细胞遗传学、分子生物学、分子遗传学迅速发展的基础上，与临床医学紧密结合而建立起来的一门新兴学科，其目的为及时确定遗传性疾病患者和携带者，并对其生育患病后代的发生危险率进行预测，商谈应该采取的预防措施，从而减少遗传病患儿出生，降低遗传性疾病发生率，提高人群素质和人口质量，获取优生效果。

（二）遗传咨询的步骤

1. 明确诊断　咨询者若为患病者，要通过其家庭调查及系谱分析，首先应明确是否遗传性疾病。

（1）确认遗传性疾病，必须正确认识遗传性疾病与先天性疾病、家族性疾病的关系。①遗传性疾病是指个体生殖细胞或受精卵的遗传物质发生突变或突变引起的疾病，具有垂直传递和终生性特征。②先天性疾病或称先天缺陷，是指个体出生后即表现出来的疾病，如先天性白内障是先天性疾病而不是遗传性疾病，伴有形态结构异常则为先天畸形。③家族性疾病是指表现出家族聚集现象的疾病，即在一个家庭中有两个以上成员患相同疾病。

（2）要依靠详细的病史资料，了解夫妻双方三代直系血亲。直系血亲是指具有直接血缘关系的亲属，即生育自己和自己所生育的上下各代亲属。如父母与子女，祖父母、外祖父母与孙子女、外孙子女等。旁系血亲是指直系血亲以外，在血统上和自己同出于一源的亲属，如同父异母或同母异父的兄弟姐妹。

（3）根据临床表现进行系统检查以明确诊断。若咨询者为近亲结婚，其对遗传性疾病的影响应作出正确估计，应进行必要的、系统的体格检查和实验室检查来明确诊断。

2. 确定遗传方式，预测子代再现的风险　预测遗传性疾病患者子代再发风险率，可以根据遗传性疾病类型和遗传方式作出估计。至于宫内胚胎或胎儿接触致畸因素，则应根据致畸原的毒性、接触方式、剂量、持续时间以及胎龄等因素，综合分析其对胚胎、胎儿的影响。根据遗传方式，人类遗传性疾病可分为 3 大类：单基因遗传病、多基因遗传病和染色体病。按照风险程度分为一般风险率、轻度和高度风险率。

（1）单基因遗传病预期风险率的推算

1）常染色体显性遗传病　夫妻一方患病，子女预期风险率为 1/2。未发病的子女，其后代通常不发病。

2）常染色体隐性遗传病　夫妻为携带者，生育过一患儿，再生育子女预期风险率均为 1/4。夫妻一方患病，另一方正常，且非近亲结婚，其子女通常不发病，均为携带者。若另一方正常，为近亲结婚，其子女的发病率明显增高。

3）X 连锁显性遗传病　夫为患者，妻正常，其女性后代均发病，男性后代均正常。妻为患者，夫正常，其子女各有 1/2 发病。预期风险率女性后代高于男性后代，但女性后代症状较轻。

4）X 连锁隐性遗传病　妻为携带者，夫正常，其男性后代预期风险率为 1/2。夫为患者，妻正常，其男性后代通常不发病。妻为患者，夫正常，其男性后代均发病，女性后代均为携带者。

（2）多基因遗传病的再发风险推算　在多基因遗传病中，易患性受遗传基因和环境因素的双重影响，约 40% 的先天畸形是由多基因和环境因素相互作用引起的。家庭中患多基因遗传病的患者越多，病情越严重，其子代再发风险越高。对再发风险的估计比较复杂，一般根据该病的群体发病率、遗传度、亲缘关系、亲属中已发病人数及病变严重程度来估算再发风险率。

（3）染色体病再发风险推算　染色体病绝大多数由亲代的生殖细胞染色体畸变所致，极少部分由夫妻一方染色体平衡易位携带者引起，此时的再发风险率应依照患者及其父母的核型分析来判断。例如，患儿为 21 三体综合征，核型为 47，+21，若双亲核型正常，则为新发生的畸变，与母亲年龄关系密切。

（三）遗传咨询范畴　遗传咨询通常分为婚前咨询、产前咨询和一般遗传咨询。

1. 婚前咨询　婚前医学检查，通过询问病史、家系调查、家谱分析，再结合全面的体格检查所见，对遗传缺陷者绝大多数能确诊，并根据其传递规律，推算出影响下一代优生的风险率，提出对结婚、生育的具体指导意见，从而减少甚至避免遗传病儿的出生。可以认为婚前医学检查是防止遗传性疾病延续的第一次监督。婚前咨询涉及的问题是婚前医学检查后，发现男女一方或双方以及家属中有遗传性疾病能否结婚、能否生育等具体问题。

发现影响婚育的先天畸形或遗传性疾病时，按暂缓结婚、可以结婚但禁止生育、限制生育、不能结婚 4 类情况掌握标准。这种指令性规定带有强制性，应认真执行。

（1）应暂缓结婚　可以矫正的生殖器畸形。在矫正之前暂缓结婚，待畸形矫正后再结婚。

（2）可以结婚，但禁止生育　①男女一方患严重的常染色体显性遗传病，如强直性肌营养不良、先天性成骨发育不全等，目前尚无有效的治疗方法，子女发病概率高，且不能作产前诊断，故可以结婚，但不能生育。②男女双方均患严重的、相同的常染色体隐性遗传病，如男女均患白化病，若致病基因相同，其子女发病概率几乎是 100%。再如遗传性聋哑，属遗传性通婚，其子女发病概率也极大。③男女一方患严重的多基因遗传病，如精神分裂症、躁狂抑郁型精神病、原发性癫痫等，又属于该病的高发家系，后代再现风险率增高，即使病情稳定，可以结婚，但不能生育。

（3）限制生育　性连锁遗传病是指致病基因位于性染色体上，携带在 X 染色体的基因称 X 连锁。X 连锁隐性遗传病的传递特点是女方为携带者，有 1/2 的可能将致病基因传给男性后代成为患者，但男方为患者不直接传给男性后代。若已知女方为 X 连锁隐性遗传病（如血友病）基因携带者与正常男性婚配，应做产前诊断判断胎儿性别，只准许生育女孩而限制生育男孩。基因诊断已能在妊娠期间确诊 X 连锁隐性遗传病，也能准确判定胎儿性别，而作出是否继续妊娠的决定。

（4）不能结婚　①直系血亲和三代以内旁系血亲。②男女双方均患相同的遗传性疾病，或男女双方家系中均有人患相同的遗传性疾病。③严重智力低下者，常有各种畸形，生活不能自理。男女双方均患病，无法承担家庭义务及养育子女，其子女智力低下概率也大，故不能结婚。

2. 产前咨询　主要遇到的遗传咨询问题归纳为：①夫妻一方或家属曾有遗传病儿或先天畸形儿，再生育下一代患病概率有多大，能否预测出。②已生育过患儿的再生育是否是患儿。③妊娠期间，尤其是妊娠前 3 个月接触过放射线、化学物质或服用过药物，会不会导致胎儿畸形。

3. 一般遗传咨询　主要咨询的问题归纳为：①夫妻一方有遗传病家族史，该病能否累及本人及其子女。②生育过畸形儿是否为遗传性疾病，能否影响下一代。③妻子多年不孕或习惯性流产，希望获得生育指导。④夫妻一方已确诊为遗传病，询问治疗方法及效果。⑤夫妻一方接受放射线、化学物质，会不会影响第二代等。

（四）遗传咨询的注意事项

1. 对咨询者必须做到“亲切、畅言、守密”，要有同情心、责任心、要热情，以取得咨询者及其家属对咨询医师的信任与合作，使其能够主动详尽地提供一切可能提供的病症和家系资料，使诊断和再发危险率的估计能更加接近实际。

2. 谈话时语言要有分寸，解答问题要实事求是，避免使用刺激性语言来形容患者特征，切勿损伤咨询者的自尊，应鼓励患者树立信心，积极防治遗传性疾病。

3. 按照遗传病类型和遗传方式估计再发风险率，只能表示下一代发病概率，事实上下一个孩子是否发病，咨询医师不能够、也不应该作出肯定或否定的保证，应该科学地说明婚育与优生优育的道理，与咨询者坦诚地交换意见。

4. 为保证咨询质量，应建立个案记录和咨询登记，以便查找，有利于咨询者再次咨询时参考。

（五）遗传咨询中护士的角色　遗传咨询是产前咨询的主要组成部分。遗传咨询的目的是针对遗传病患者及其家庭作出诊断，估计再发的概率，并对有关遗传病的病因、遗传方式、严重程度、诊断、治疗、预防，以及下一代再发的机会等问题给予详细的解答。遗传咨询员应该由遗传学家、有经验的妇产科医师、生化及细胞遗传基础的工作者共同组成。解答问题提供指导之前，需要有详细的资料，护士则是第一个接触咨询者及患者的人，有机会详尽地收集有关资料，不仅要了解患者的临床表现，还应包括家庭发病情况及有关影响怀孕、胎儿生长、发育以及家庭对疾病的了解程度，能为咨询员提供一份全面、具有参考价值的咨询资料。在接触患者中，护士必须明确哪些是转诊的适应证，适时转介患者，指导接受必要的产前诊断，尽可能为患病家庭提供预防意见和具体帮助，承担家庭保健顾问的义务。

接触咨询者时必须持同情和关怀的态度，因为遗传病患者或家属往往对遗传病缺乏了解，一经得知遗传病非但影响本人还会影响下一代时，会感到痛苦和内疚，好像道德上犯罪一样，给精神上带来创伤和负担，需要给予理解并耐心进行解说，讲明人类群体中每个人都有相同的发病机会，实际上有许多人都是突变基因的携带者，一旦发病仅是偶然的不幸，至于影响下一代也不是父母的责任。交谈中要避免刺激性的语言和轻率的态度，以防加重患者或家属的精神创伤和丧失信任感。要使咨询者感到护士与患者及其家庭站在同一立场，争取得到患者的信赖和合作，不至于将家庭中有关遗传性缺陷保密起来，这样既可以深入地了解家谱情况，又可以使遗传学指导取得预期的效果。

护士有责任为患者提供有关信息，帮助家庭作出合理的决定。进行关于婚姻、生育、产前诊断、终止妊娠、绝育等指导时，应该说明理由，而不是代替他们作决定，最后的决定仍由本人及家属选择，决不可强制替代。

第二节 遗传筛查

遗传筛查是预防遗传性疾病发生的重要步骤，包括对成年人、胎儿及新生儿遗传性疾病三部分。对胎儿的遗传筛查又称产前筛查，产前遗传筛查是检出子代具有患遗传性疾病风险性的个体或夫妇或对发病率高、严重遗传性疾病，先天畸形采用简便、可行、无创检查方法进行产前筛查，筛查出可疑者再进一步确诊，是预防遗传性疾病发生的重要步骤。

一、遗传携带者的检出

表型正常，带有致病遗传物质的人称为遗传携带者，主要包括隐性遗传病杂合体和染色体平衡易位者。

1. 隐性遗传病杂合体的检出　人群中隐性遗传病患者的发病率并不高，但杂合体比例却高得惊人。例如，苯丙酮尿症纯合体在人群中为1/10000，杂合体（携带者）则为1/50，是纯合体的200倍。对发病率极低的遗传性疾病，通常不做杂合体的群体遗传筛查，仅对患者亲属及其对象进行筛查，即可收到较好效果。对于检测出的携带者进行婚姻和生育指导，对预防纯合体患儿的出生有实际意义。

2. 染色体平衡易位者的检出　由于染色体平衡易位多无遗传物质的丢失，故平衡易位者并不表现疾病。但其生育染色体异常患儿的概率为50%以上，甚至达到100%。死胎或流产的机会也很大。

二、遗传筛查的手段

遗传筛查手段包括羊膜腔穿刺行羊水检查、绒毛活检、羊膜腔胎儿造影、胎儿镜检查、B超检查、经皮脐静脉穿刺取胎血检测、胎儿心动图、磁共振成像等。

1. 羊膜腔穿刺　羊膜腔穿刺取羊水上清液及沉渣的检查及培养，已是产前诊断的重要手段。为诊断遗传性疾病或确定胎儿性别，应选择在妊娠16~20周进行，此时在腹壁极易扪清子宫，羊水量相对较多，容易抽取，不易伤及胎儿。

2. 绒毛活检　获取的绒毛标本，不需培养直接涂片在光镜下观察，也可进行酶活性测定和对绒毛细胞进行性染色质检查确定胎儿性别或提取DNA后做基因诊断。也可行绒毛细胞培养，进行染色体核型分析。绒毛活检的优点：诊断结果比检测羊水获得结果约提前2个月。若发现染色体异常或携带致病基因的性别，可在妊娠早期行人工流产终止妊娠。

3. 羊膜腔胎儿造影　羊膜腔胎儿造影是一种显示羊水中胎儿轮廓的造影法。先行羊膜腔穿刺，将40%碘化油（脂溶性造影剂）20ml和76%泛影葡胺（水溶性造影剂）40~60ml同时注入羊膜腔内，行X线摄片，能诊断胎儿体表畸形和胎儿消化管畸形。

脂溶性造影剂碘化油注入羊膜腔后，由于胎儿发育至5个月时，皮肤上布满一层油脂，碘化油与胎脂结合，经24~48小时能均匀地涂于胎儿皮肤表面，可清楚地在X线屏幕上显示出胎儿的五官、肢体和生殖器轮廓，有助于诊断胎儿小耳症、单眼症、小头症、内翻足、胎儿水肿、联体胎儿等体表异常。水溶性造影剂泛影葡胺注入羊膜腔后与羊水混合，被胎儿吞咽，4小时即可见胎儿小肠显影，可判断胎儿消化管闭锁部位。

此法简单安全，能弥补B超检查的不足，应用广泛。

4. 胎儿镜检查　胎儿镜检查可在直视下观察胎儿体表和胎盘胎儿面，其附属装置可以同时采集羊水、抽取胎儿血液和胎儿皮肤活组织检查等，是近年发展的一项宫内胎儿诊断技术。

5. B超检查　B超做为产前诊断项目，应在妊娠16周以后，因此时胎儿各主要脏器已能清晰显现。能观察到胎儿体表及脏器有无畸形，观察胎儿颅骨是否完整。

B 超检查在产前诊断中的另一重大用途，是在其引导下行羊膜腔穿刺抽取羊水，采集绒毛，行脐静脉穿刺抽取胎血和胎儿镜检查等操作，更能做到安全、准确。可见当今 B 超检查已是产前诊断胎儿畸形必不可少的手段，并已被广泛应用。

6. 经皮脐静脉穿刺取胎血检测　在妊娠 18~20 周进行经皮脐静脉穿刺抽取纯胎儿血液检测，是一项值得推广的新技术。抽取胎儿血液可以确定胎儿血型，可以诊断珠蛋白生成障碍性贫血、镰状细胞贫血、血友病、半乳糖血症等数十种疾病。脐静脉血还可以作为胎儿基因工程检测的标本。此检查法难度并不太大，但操作者若不能熟练掌握要领，常不能获得一次穿刺成功。若穿刺针尖斜面过大，可致胎儿血中混入羊水影响检测结果，或发生穿刺点渗血等并发症。

7. 胎儿心动图　胎儿心动图是近年开展的一项新的诊断方法。B 超检查对在子宫腔内经常变换位置的胎儿心血管系统畸形，还不能做出正确判断。随着超声技术的不断发展，开展了实时定向 M 型超声心动图，即应用实时和 M 型超声合并的探头进行检查。实时超声能了解心脏结构，M 型超声能够定量测出心动周期的各时相（射血前期时间和心室射血时间）关系。测定时间已能提前至妊娠 18~20 周。只要熟悉并正确运用检测方法，便可获得最理想的胎儿心脏定位及正常胎儿心脏解剖在实时和 M 型超声心动图上不同切面的图像。胎儿心动图能正确显示胎儿心脏结构和功能，对高危胎儿先天性心脏畸形的宫内诊断或因孕妇或胎儿患病所致的心脏并发症行宫内诊断已成为可能。通过无损伤性的胎儿心动图进行宫内诊断，有助于对高危孕妇的正确合理指导，进行胎儿及新生儿的恰当处理，以改善围生儿素质并提高其生存率。

8. 磁共振成像　磁共振成像为彻底摆脱 X 线损伤的全新扫描技术，能从任何截面显示解剖病变，诊断效果优于计算机体层摄影。

第三节　产前诊断

产前诊断又称宫内诊断或出生前诊断，是指在胎儿出生之前应用各种先进的技术手段，采用影像学、生物化学、细胞遗传学及分子生物学等技术，了解胎儿在宫内的发育状况，例如观察胎儿有无外形畸形，分析胎儿染色体核型有无异常，检测胎儿细胞的生化项目和基因等，对先天性和遗传性疾病作出诊断，以便进行选择性流产。

一、产前诊断的对象

1. 35 岁及以上的高龄孕妇　由于染色体不分离机会增加，胎儿染色体畸变率增高。

2. 生育过染色体异常儿的孕妇　再生染色体异常儿（如 21 三体综合征、18 三体综合征、13 三体综合征）的机会比正常孕妇高 10 倍，达 1.7%。

3. 夫妇一方有染色体平衡易位者　其子代发生染色体畸变的概率增大。

4. 生育过无脑儿、脑积水、脊柱裂、唇裂、腭裂、先天性心脏病儿者，其子代再发生概率增高。

5. 性连锁隐性遗传病基因携带者　其男胎有 1/2 发病，女胎有 1/2 携带者，在无法做疾病基因检测的前提下，可通过胎儿性别检查预测患者。

6. 夫妇一方有先天性代谢疾病或已生育过病儿的孕妇。

7. 在妊娠早期接受较大剂量化学毒剂、辐射和严重病毒感染的孕妇。

8. 有遗传性疾病家族史或近亲婚配的孕妇。

9. 原因不明的流产、死产、畸胎和有新生儿死亡史的孕妇。

10. 本次妊娠羊水过多、疑有畸胎的孕妇。

二、产前诊断常用方法

1. 观察胎儿外形　利用 B 超、X 线检查、胎儿镜、磁共振等观察胎儿体表畸形。

2. 染色体核型分析　利用羊水、绒毛细胞或胎儿血细胞培养，检测染色体病。

3. 基因检测　利用 DNA 分子杂交、限制性内切酶、聚合酶链反应（PCR）技术检测 DNA。

4. 检测基因产物　利用羊水、羊水细胞、绒毛细胞或血液，进行蛋白质、酶和代谢产物检测，诊断胎儿神经管缺陷、先天性代谢疾病等。

三、产前诊断的疾病种类

1. 染色体病　包括染色体数目异常和结构异常。常染色体数目异常较常见，常表现为某对常染色体多一条额外的染色体，称三体。报道较多的有 21 三体综合征、18 三体综合征和 13 三体综合征。常染色体结构异常以缺失、重复、倒位、易位较常见。性染色体数目异常，常见有先天性卵巢发育不全（45，X），这种胎儿出生后，表现有智力低下、发育障碍、多发性畸形等。染色体病胎儿有时死于宫内，发生多次反复流产，资料表明，早期自然流产的胎儿中染色体异常约占 60%，而新生儿中仅占 0.5%。

2. 性连锁遗传病　以 X 连锁隐性遗传病居多，如红绿色盲、血友病等。致病基因在 X 染色体上，携带致病基因的男性必定发病，携带致病基因的女性为携带者，生育的男性后代可能一半是患者，一半为健康者；生育的女性后代外表虽均正常，但可能有一半为携带者，故判断为男胎后，应行人工流产终止妊娠。反之，患性连锁性隐性遗传病的男性与正常女性婚配，生育的男性后代不会患病，生育的女性后代均为杂合体，故判断为女胎后，应行人工流产终止妊娠。

3. 遗传性代谢缺陷病　用羊水细胞可诊断遗传性代谢缺陷病已达 80 余种，国内可诊断黑蒙性白痴病、黏多糖增多症。遗传性代谢缺陷病是因基因突变导致某种酶缺失，引起代谢抑制、代谢中间产物累积而出现临床表现。除极少数疾病在早期用饮食控制法（如苯丙酮尿症）、药物治疗（如肝豆状核变性）外，至今尚无有效治疗方法，且基因治疗目前仅处于实验研究阶段，故开展遗传性代谢缺陷病的产前诊断，是非常重要的预防措施。

4. 非染色体性先天畸形　特点是有明显的结构改变，主要为神经管缺陷。检测孕妇血清及羊水甲胎蛋白可协助诊断。无脑儿、脊柱裂等神经管缺陷通常通过 B 超检查即可确诊。

四、护理诊断和医护合作性问题

1. 焦虑　与遗传危险因素有关。
2. 知识缺乏　与缺乏遗传咨询、产前诊断的必要性知识有关。
3. 家庭作用改变　与已有遗传性疾病患儿有关。
4. 个人价值困扰　与不能生育正常孩子有关。
5. 潜在的损伤　与侵入性检查、组织缺氧、放射线致畸有关。

五、计划与实施

（一）预期目标

1. 夫妇双方认识焦虑的来源；减轻焦虑的程度；恢复学习和解决问题的能力。

2. 夫妇双方能讨论遗传咨询指导和产前诊断的目的与方法；能识别影响优生的危害因素；能列举减少危害程度的措施。

3. 夫妇双方能接受遗传咨询指导；对患儿的疾病有正确的认识；家庭主要成员能用语言表达改善目前状况的能力。

4. 夫妇双方将自诉负罪感减轻，重新树立个人信心，积极参与解决问题的过程。

5. 夫妇双方能够认识到存在的危险并设法减少危险；能防止并发症的产生。

（二）护理措施

1. 安排一个安静的场所，咨询者认真听取来咨询夫妇的主诉，鼓励患病家庭各成员充分表达自己的看法和成见（例如焦虑、恐惧、内疚、预感性悲哀等）。交谈中要避免刺激性语言和轻率的态度，遵守保密原则，允许其以不同方式表达自己的情感，谈话态度要诚恳，不要向来咨询夫妇提出要求或要他（她）们作出决定，适当用支持性的沉默、触摸等方式以表达对其的同情。当来咨询者焦虑程度减少到足以产生学习动机时，为其提供需要的信息及学习机会。

2. 帮助来咨询夫妇双方追溯回忆有意义的病史资料，认真进行家谱分析，识别遗传性疾病转诊的适应证。根据来咨询夫妇双方具体情况（文化程度等），制定传授产前咨询知识的宣传教育计划，与来咨询夫妇双方及其家庭讨论影响优生的因素，帮助家庭选择合理的决定，但要避免强制替代的做法。

3. 评估夫妇双方在家族中的关系、他们对遗传病的认识及态度，评估携带者在夫妇中的含义，尤其当夫妇希望生男孩而诊断为 X 连锁遗传病时。帮助解决困难，加强家庭成员的作用，提供个人和夫妇的情感支持。

4. 了解来咨询夫妇双方的自我概念，当已确诊是遗传病时，发现一方或双方是携带者，提供并强化关于遗传病的危险信息，减轻其负罪感。

5. 明确特殊检查的必要性和并存的危险，告诉来咨询夫妇早产、感染、胎盘早剥等合并症的症状和体征，以便及时汇报，协助某些产前检查如羊膜腔穿刺术，在检查过程中测量血压、脉搏、呼吸、胎心率，注意胎动和宫缩情况，在检查结束后做 20 分钟胎心监护。针对他人羊膜腔穿刺手术失败的原因，向来咨询夫妇及家属详细分析手术成败的影响因素，使其理解手术的必要性、失败的偶然性，权衡利弊关系后能主动配合手术。引见接受同样手术获得成功的受术者，减轻其不必要的顾虑，增加安全感和自信心。

六、护理评价

来咨询夫妇双方能确认自己焦虑的来源；接受护理指导并运用有效的应对机制控制焦虑。患病家庭的主要成员能用语言表达对遗传咨询指导的满意程度；表达对目前状况的理解；能列举改善目前状况的有效措施。来咨询夫妇双方主动参与遗传咨询指导及产前诊断活动；能列举促成优生的积极措施。来咨询夫妇双方自诉负罪感减轻，能求助于咨询师或心理学家，确定现实的目标。来咨询夫妇双方能够理解产前的危险因素，并积极配合防止并发症的产生。

（吴丽萍）

第十三章　女性生殖系统炎症患者的护理

关键词

non-specific vulvitis	非特异性外阴炎
bartholinitis	前庭大腺炎
bartholin abscess	前庭大腺脓肿
bartholin cyst	前庭大腺囊肿
trichomonal vaginitis	滴虫性阴道炎
vulvovaginal candidiasis, VVC	外阴阴道假丝酵母菌病
atrophic vaginitis	萎缩性阴道炎
acute cervicitis	急性宫颈炎
chronic cervicitis	慢性宫颈炎
cervical erosion	宫颈糜烂
cervical hypertrophy	宫颈肥大
cervical polyps	宫颈息肉
cervical cyst	宫颈腺囊肿
pelvic inflammatory disease	盆腔炎性疾病
sequelae of pelvic inflammatory disease	盆腔炎性疾病后遗症
gonorrhea	淋病
condyloma acuminate	尖锐湿疣
human immunodeficiency virus	人获得性免疫缺陷病毒
acquired immunodeficiency syndrome	获得性免疫缺陷综合征
sexually transmitted diseases	性传播疾病

第一节　概　　述

生殖系统炎症是女性常见病，可发生于生殖器官任何部位。主要包括下生殖道的外阴炎、阴道炎、宫颈炎和上生殖道的子宫内膜炎、输卵管炎、输卵管卵巢炎、盆腔腹膜炎及盆腔结缔组织炎。

女性生殖器外口直接与外界相通，并邻近尿道和肛门，病原体易于侵入。健康女性的生殖系统具备较完善的自然防御功能，当机体内外环境发生变化干扰了正常的防御功能时，就会发生炎症。护理人员应能帮助患者应用正确的治疗方法，在最短的时间内恢复健康，并指导患者积极预防，养成良好的卫生习惯避免复发，同时进行心理护理解除患者心理负担。

一、健康妇女生殖道的自然防御功能

1. 两侧大阴唇自然合拢，遮掩尿道口、阴道口，防止外界微生物污染。

2. 在盆底肌的作用下阴道口闭合，阴道前、后壁紧贴，可以防止外界的污染。经产妇阴道松弛，此种防御功能相对较差。

3. 阴道具有自净作用。阴道上皮在雌激素的作用下增生变厚，增加了对病原体的抵抗力；阴道上皮内含有丰富的糖原，在阴道杆菌的作用下糖原分解为乳酸，维持正常的阴道酸性环境使 pH≤4.5（pH 值 3.8~4.4），使适应弱碱环境中繁殖的病原体受到抑制。

4. 宫颈黏膜为柱状上皮细胞，黏膜层中的腺体分泌的碱性黏液形成黏液栓，将宫颈管与外界隔开。

5. 宫颈阴道表面覆以复层鳞状上皮，具有较强的抗感染能力。

6. 输卵管的蠕动以及输卵管黏膜上皮细胞的纤毛向子宫腔方向摆动，对阻止病原体的侵入有一定的作用。

7. 育龄期妇女子宫内膜周期性脱落，可及时消除子宫腔内的感染。此外，子宫内膜分泌液也含有乳铁蛋白、溶菌酶，可抑制细菌侵入子宫内膜。

二、生殖系统菌群

（一）阴道正常菌群　正常阴道内有多种病原体寄居形成阴道正常菌群，如乳酸杆菌、棒状杆菌、非溶血性链球菌、肠球菌及表面葡萄球菌、加德纳菌、大肠杆菌、摩根菌及消化球菌等。此外，还有支原体及假丝酵母菌。

（二）引起生殖系统炎症的病原体　虽然正常阴道内有多种细菌存在，但正常情况下，阴道与这些菌群之间形成生态平衡并不致病。但当某些因素一旦打破了此种平衡或外源性病原体侵入，即可导致炎症发生。引起外阴阴道炎症的病原体主要有以下几种。

1. 需氧菌　大肠杆菌、金黄色葡萄球菌、乙型溶血性链球菌、淋病奈瑟菌（简称淋菌）、阴道加德纳菌等。

2. 厌氧菌　脆弱类杆菌、消化链球菌、消化球菌、放线菌属等。

3. 原虫　主要是阴道毛滴虫最多见，其次为阿米巴原虫。

4. 真菌　主要是假丝酵母菌。

5. 病毒　以疱疹病毒、人乳头瘤病毒为多见。

6. 螺旋体　主要是苍白密螺旋体。

7. 衣原体　常见为沙眼衣原体，感染症状不明显，但常导致严重的输卵管黏膜结构及功能破坏，并可引起盆腔广泛粘连。

8. 支原体　为条件致病菌，是阴道正常菌群的一种。

三、传播途径

1. 上行蔓延　病原体侵入外阴阴道后，沿黏膜上行经宫颈、子宫内膜、输卵管至卵巢及腹腔。淋病奈瑟菌、沙眼衣原体及葡萄球菌沿此途径扩散。

2. 血液循环蔓延　病原体先侵入人体其他系统，再经血液循环感染生殖器。生殖器结核杆菌主要以此种方式感染。

3. 经淋巴系统蔓延　细菌经外阴阴道、宫颈及宫体创伤处的淋巴管进入盆腔结缔组织及内生殖器其他部位。常见的有产褥感染、人工流产术后感染、放置宫内节育器后感染。感染的细菌主要有链球菌、大肠杆菌及厌氧菌等。

4. 直接蔓延　腹腔其他脏器感染后，直接蔓延到内生殖器。如阑尾炎可引起右侧输卵管炎。

四、阴道分泌物检查

正常妇女的阴道分泌物为清亮、透明、无味，量适中，不引起外阴刺激症状。当阴道分泌物增多，呈脓性并有异味时，多可能出现外阴阴道炎症。此时应对阴道分泌物进行检查及全面的妇科检查。

外阴阴道炎症的共同特点是阴道分泌物增加及外阴瘙痒，但由于病因不同，引起感染的病原体不同，其分泌物的特点、性质及瘙痒程度也不尽相同。在进行妇科检查时，应认真观察阴道分泌物的颜色、气味，并进行分泌物 pH 值测定及病原体检查。

五、炎症的发展与转归

1. 痊愈　绝大部分生殖系统炎症经治疗后均能痊愈。痊愈后组织结构、功能都可恢复正常。但如果坏死组织、炎性渗出物机化形成瘢痕或粘连，则组织结构和功能不能完全恢复，只能是炎症消失。

2. 转为慢性炎症　炎症治疗不及时、不彻底或病原体对抗生素不敏感，患者身体防御功能与病原体的破坏作用处于相持状态，使炎症长期存在。当机体抵抗力强时，炎症可以暂时被控制并逐渐好转，但当机体抵抗力下降时，慢性炎症可急性发作。

3. 扩散与蔓延　当病原体作用强大，而患者的抵抗力低下时，炎症可经血液、淋巴或直接蔓延到邻近器官。严重时可形成败血症，危及患者生命。由于医疗水平不断提高，此种情况在临床极为少见，只有当患者全身状况极差或伴有其他疾病（如肿瘤等）才可能出现。

第二节　外阴炎患者的护理

一、外阴炎

（一）概述　外阴部皮肤或前庭部黏膜发炎，称为外阴炎。由于外阴部位暴露于外，又与尿道、肛门、阴道邻近，因此外阴较易发生炎症。外阴炎可发生于任何年龄的女性，多发生于大、小阴唇。外阴炎以非特异性外阴炎多见。

（二）病因

1. 外阴与尿道、肛门临近，经常受到经血、阴道分泌物、尿液、粪便的刺激，若不注意皮肤清洁易引起外阴炎。

2. 糖尿病患者糖尿的刺激、粪瘘患者粪便的刺激以及尿瘘患者尿液的长期浸渍等。

3. 穿紧身化纤内裤，导致局部通透性差，局部潮湿以及经期使用卫生巾的刺激，均可引起非特异性外阴炎。

4. 营养不良可使皮肤抵抗力低下，易受细菌的侵袭，也可发生本病。

（三）护理评估

1. 健康史　重点评估患者年龄；平时卫生习惯；内裤材质及松紧度；是否应用抗生素及雌激素治疗；是否患有糖尿病、老年性疾病或慢性病等；育龄妇女应了解其采用的避孕措施及此次疾病症状等。

2. 临床表现　外阴皮肤瘙痒、疼痛、烧灼感，于活动、性交、排尿、排便时加重。检查见局部充血、肿胀、糜烂，常有抓痕，严重者形成溃疡或湿疹。慢性炎症可使皮肤增厚、粗糙、皲裂，甚至苔藓样变。严重时腹股沟淋巴结肿大且有压痛，体温升高，白细胞数量增多。糖尿病性外阴炎常表现为皮肤变厚，色红或呈棕色，有抓痕，因为尿糖是良好的培养基而常并发假丝酵母菌感染。幼儿性外阴炎还可发生两侧小阴唇粘连，覆盖阴道口甚至尿道口。

3. 辅助检查　取外阴处分泌物做细菌培养，寻找致病菌。

4. 心理社会评估　评估出现外阴瘙痒症状后对患者生活有无影响，以及影响程度；患者就医的情况及是否为此产生心理负担。

5. 治疗原则

（1）病因治疗　积极寻找病因，若发现糖尿病应积极治疗糖尿病，若有尿瘘、粪瘘，应及时行修补术。

（2）局部治疗　可用 1∶5000 高锰酸钾液坐浴，每日 2 次，每次 15~20 分钟。若有破溃涂抗生素软膏或局部涂擦 40% 紫草油。此外，可选用中药苦参、蛇床子、白癣皮、土茯苓、黄柏各 15g，川椒 6g，水煎熏洗外阴部，每日 1~2 次。急性期可选用微波或红外线局部物理治疗。

（四）护理诊断和医护合作性问题

1. 皮肤黏膜完整性受损　与炎症引起的外阴皮肤黏膜充血，破损有关。

2. 舒适的改变　与皮肤瘙痒、烧灼感有关。

3. 知识缺乏　缺乏疾病及其防护知识。

（五）计划与实施

1. 预期目标

（1）患者能正确使用药物，避免皮肤抓伤，皮损范围不增大。

（2）患者症状在最短时间内解除或减轻，舒适感增强。

（3）患者了解疾病有关的知识及防护措施。

2. 护理措施

（1）告知患者坐浴的方法。取高锰酸钾放入清洁容器内加温开水配成 1∶5000 的溶液，配制好的溶液呈淡玫瑰红色。每次坐浴 20 分钟，每日 2 次。坐浴时，整个会阴部应全部浸入溶液中，月经期间停止坐浴。

（2）应积极协助医生寻找病因，进行外阴处分泌物检查，必要时进行血糖或尿糖检查。

（3）指导患者遵医嘱正确使用药物，将剂量、使用方法向患者解释清楚。

（4）告知患者按医生要求进行复诊，治疗期间如出现新的症状或症状加重应及时就诊。

3. 健康指导

（1）保持外阴部清洁干燥，严禁穿化纤及过紧内裤，穿纯棉内裤并每日更换。

（2）做好经期、孕期、分娩期及产褥期卫生护理。发现过敏性用物后立即停止使用。

（3）饮食注意勿饮酒或辛辣食物，增加新鲜蔬菜和水果的摄入。

（4）严禁搔抓局部，勿热水烫洗和用刺激性药物或肥皂擦洗外阴。

（5）配制高锰酸钾溶液时，浓度不可过高，防止灼伤局部皮肤。

（六）护理评价　患者在治疗期间能够按医嘱使用药物，症状减轻。患者了解与外阴炎相关知识及防护措施。

二、前庭大腺炎

（一）概述　前庭大腺炎是病原体侵入前庭大腺引起的炎症。包括前庭大腺脓肿和前庭大腺囊肿。前庭大腺位于两侧大阴唇后 1/3 深部，腺管开口于处女膜与小阴唇之间。因解剖部位的特点，在性交、分娩等其他情况污染外阴部时，病原体容易侵入而引起前庭大腺炎。此病多见于育龄妇女，幼女及绝经后妇女较少见。

（二）病因　主要病原体为内源性及性传播疾病的病原体。内源性病原体有葡萄球菌、大肠杆菌、链球菌、肠球菌等。性传播疾病的病原体常见的是淋病奈瑟菌及沙眼衣原体。

急性炎症发作时，病原体首先侵犯腺管，腺管呈急性化脓性炎症，腺管开口往往因肿胀或渗出物凝聚而阻塞，脓液不能外流、积存而形成脓肿，称前庭大腺脓肿。在急性炎症消退后腺管堵塞，分泌物不能排出，脓液逐渐转为清液而形成囊肿，或由于慢性炎症使腺管堵塞或狭窄，分泌物不能排出或排出不畅，也可形成囊肿。

（三）护理评估

1. 健康史

重点评估患者年龄，平时卫生习惯，近期是否有流产、分娩等特殊情况，育龄妇女应了解其性生活情况，有无不洁性生活史。

2. 临床表现

炎症多发生于一侧，初起时局部肿胀、疼痛、灼热感，行走不便，有时会致大小便困难。检查见局部皮肤红肿、发热、压痛明显。若为淋病奈瑟菌感染，挤压局部可流出稀薄、淡黄色脓汁。当脓肿形成时，可触及波动感，脓肿直径可达 5～6cm，患者出现发热等全身症状。当脓肿内压力增大时，表面皮肤变薄，脓肿自行破溃，若破孔大，可自行引流，炎症较快消退而痊愈，若破孔小，引流不畅，则炎症持续不消退，并可反复急性发作。慢性期囊肿形成时，患者有外阴部坠胀感，偶有性交不适，检查时局部可触及囊性肿物，常为单侧，大小不等，无压痛。囊肿可存在数年而无症状，有时可反复急性发作。

3. 辅助检查　可取前庭大腺开口处分泌物作细菌培养，确定病原体。

4. 心理社会评估　评估症状出现后对患者生活影响的程度；评估患者就医的情况及有无因害怕疼痛和害羞的心理而使自己的疾病未能得到及时治疗及对疾病的治愈是否有信心等。对性传播疾病的病原体感染的患者，应通过与其交谈、接触了解其心理状态，帮助患者积极就医并采取正确的治疗措施。

5. 治疗原则　根据病原体选用口服或肌注抗生素。在获得培养结果前应使用广谱抗生素治疗。此外，可选用清热、解毒的中药，如蒲公英、紫花地丁、金银花、连翘等，局部热敷或坐浴。脓肿形成后可切开引流并作造口术。单纯切开引流只能暂时缓解症状，切口闭合后，仍可形成囊肿或反复感染，故应行造口术。

（四）护理诊断和医护合作性问题

1. 舒适的改变　与局部皮肤肿胀、疼痛有关。

2. 焦虑　与疾病反复发作有关。

3. 体温升高　与脓肿形成有关。

4. 知识缺乏　缺乏前庭大腺炎的相关知识及预防措施。

（五）计划与实施

1. 预期目标

（1）患者在最短时间内解除或减轻症状，舒适感增强。

（2）患者紧张焦虑的心情恢复平静。

（3）患者及时接受治疗，体温恢复正常。

（4）患者了解前庭大腺炎的相关知识并掌握预防措施。

2. 护理措施

（1）急性炎症发作时，患者需卧床休息，保持外阴部清洁。

（2）局部热敷或用 1∶5000 高锰酸钾溶液坐浴，每日 2 次。

（3）遵医嘱正确使用抗生素。

（4）引流造口的护理　术前护理人员应备好引流条。术后应局部保持清洁，患者最好取半卧位，以利于引流。每日用 1∶40 络合碘棉球擦洗外阴 2 次，并更换引流条，直至伤口愈合。以后继续用 1∶5000 高锰酸钾溶液坐浴，每日 2 次。

3. 健康指导　注意个人卫生，尤其是经期卫生；勤洗澡勤换内裤，外阴处出现局部红、肿、热、痛时及时就诊，以免延误病情。

（六）护理评价　患者接受治疗后，舒适感增加，症状减轻。患者能够了解前庭大腺炎的相关知识并掌握了预防措施，焦虑感减轻，并能保持良好的卫生习惯，主动实施促进健康的行为。

第三节　阴道炎患者的护理

一、滴虫阴道炎

（一）概述　滴虫阴道炎是由阴道毛滴虫感染而引起的阴道炎症，是临床上常见的阴道炎。

（二）病因　阴道毛滴虫适宜在温度为25~40℃、pH值为5.2~6.6的潮湿环境中生长，在pH 5以下或7.5以上的环境中不能生长。滴虫的生活史简单，只有滋养体而无包囊期，滋养体活力较强，能在3~5℃的环境中生存21日；在46℃时生存20~60分钟；在半干燥环境中约生存10小时；在普通肥皂水中也能生存45~120分钟。阴道毛滴虫呈梨形，后端尖，大小为多核白细胞的2~3倍。虫体顶端有4根鞭毛，体部有波动膜，后端有轴柱凸出。活的滴虫透明无色，呈水滴状，诸鞭毛随波动膜的波动而摆动（图13-1）。

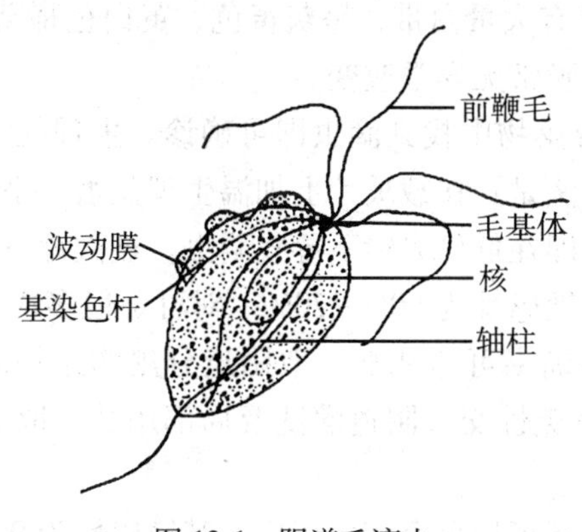

图13-1　阴道毛滴虫

滴虫有嗜血及耐碱的特性。隐藏在腺体及阴道皱襞中的滴虫，在月经前、后，阴道pH发生变化时得以繁殖，引起炎症的发作。阴道毛滴虫能消耗或吞噬阴道上皮细胞内的糖原，阻碍乳酸生成，使阴道内pH值升高。滴虫不仅寄生于阴道，还常侵入尿道或尿道旁腺，甚至膀胱、肾盂以及男性的包皮皱褶、尿道或前列腺中。

临床上，滴虫阴道炎往往与其他阴道炎并存，多合并细菌性阴道病。

（三）发病机制与传染方式

1. 发病机制　滴虫主要是通过其表面的凝集素及半胱氨酸蛋白酶黏附于阴道上皮细胞，进而经阿米巴样运动的机械损伤以及分泌物的蛋白水解酶、蛋白溶解酶的细胞毒作用，共同损伤上皮细胞，并诱导炎症介质的产生，最后导致上皮细胞溶解、脱落，局部炎症发生。

2. 传染方式　①经性交直接传播：与女性患者有一次非保护性交后，约70%男性发生感染，通过性交男性传给女性的概率更高。由于男性感染后常无症状，因此易成为感染源；②经公共浴池、浴盆、浴巾、游泳池、坐式便器、衣物等间接传播；③医源性传播：通过污染的器械及敷料传播。

（四）护理评估

1. 健康史　询问患者的年龄，可能的发病原因。了解患者个人卫生及月经期卫生保健情况，以及症状与月经的关系。了解其性伙伴有无滴虫感染，发病前是否到公共浴池或游泳池等。

2. 临床表现

（1）潜伏期　4~28 日。

（2）症状　有 25%~50%患者在感染初期无症状，其中 1/3 在感染 6 个月内出现症状，症状的轻重取决于局部免疫因素、滴虫数量多少及毒力强弱。滴虫阴道炎的主要症状是阴道分泌物增加及外阴瘙痒，分泌物为稀薄的泡沫状，黄绿色有臭味。瘙痒部位主要为阴道口及外阴，间或有灼热、疼痛、性交痛等。若尿道口有感染，可有尿频、尿痛，有时可见血尿。阴道毛滴虫能吞噬精子，并能阻碍乳酸生成，影响精子在阴道内存活，可致不孕。

（3）体征　检查时见阴道黏膜充血，严重者有散在出血斑点，甚至宫颈有出血点，形成"草莓样"宫颈。后穹隆有大量白带，呈灰黄色、黄白色稀薄液体或黄绿色脓性分泌物，常呈泡沫状。带虫者阴道黏膜常无异常改变。

3. 辅助检查　在阴道分泌物中找到滴虫即可确诊。生理盐水悬滴法是进行阴道毛滴虫检查最简便的方法。具体方法是：在载玻片上加温生理盐水 1 小滴，于阴道后穹隆处取少许分泌物混于生理盐水中，立即在低倍光镜下寻找滴虫。显微镜下可见到波状运动的滴虫及增多的白细胞被推移。此方法敏感性为 60%~70%。对可疑但多次未能发现滴虫的患者，可取阴道分泌物进行培养，其准确率可达 98%。取阴道分泌物送检时应注意及时和保暖，并且在取分泌物前 24~48 小时避免性交、阴道灌洗及局部用药，取分泌物时应注意不要使用润滑剂等。

目前，检查阴道毛滴虫还可用聚合酶链反应，其敏感性为 90%，特异性为 99.8%。

4. 社会心理评估　评估患者的心理状况，了解患者是否会因害羞不愿到医院就诊。同时评估影响治疗效果的心理压力和反复发作造成的苦恼，以及家属对患者的理解和配合。

5. 治疗原则　由于阴道毛滴虫可同时感染尿道、尿道旁腺、前庭大腺，因此，滴虫阴道炎患者需要全身用药，主要治疗的药物为甲硝唑和替硝唑。

（1）全身用药方法　初次治疗可单次口服甲硝唑 2g 或替硝唑 2g。也可选用甲硝唑 400mg，每日 2 次，7 日为一个疗程；或用替硝唑 500mg，每日 2 次，7 日为一个疗程。女性患者口服药物治疗治愈率为 82%~89%，若性伴侣同时治疗，治愈率可达 95%。患者服药后偶见胃肠道反应，如食欲减退、恶心、呕吐。此外，偶见头痛、皮疹、白细胞数量减少等，一旦发现应停药。

（2）局部用药　不能耐受口服药物治疗的患者可以选用阴道局部用药。但单独阴道用药的效果不如全身用药好。局部可选用甲硝唑阴道泡腾片 200mg，每晚 1 次，连用 7 日。局部用药的有效率低于 50%。局部用药前，可先用 1%乳酸液或 0.1%~0.5%醋酸液冲洗阴道，改善阴道内环境，以提高疗效。

（五）护理诊断和医护合作性问题

1. 舒适的改变　与阴部瘙痒及白带增多有关。

2. 自我形象紊乱　与阴道分泌物异味有关。

3. 排尿异常　与尿道口感染有关。

4. 性生活型态改变　与炎症引起性交痛，治疗期间禁性生活有关。

（六）计划与实施

1. 预期目标

（1）患者在最短时间内解除或减轻症状，舒适感增强。

（2）经过积极治疗和护理，患者阴道分泌物增多及有异味的症状减轻。

（3）患者能积极配合治疗，相应症状得到缓解。

（4）患者了解治疗期间禁性生活的重要性。

2. 护理措施

（1）指导患者注意个人卫生，保持外阴部清洁、干燥，尽量避免搔抓外阴部，以免局部皮肤损伤加重症状。

（2）向患者讲解易感因素和传播途径，特别是要到正规的浴池和游泳池等场所活动。

（3）治疗期间禁止性生活。服用甲硝唑或替硝唑期间及停药 24 小时内要禁酒，因药物与乙醇结合可出现皮肤潮红、呕吐、腹痛、腹泻等反应。甲硝唑能通过乳汁排泄，因此，哺乳期妇女用药期间及用药后 24 小时内不能哺乳。

（4）性伴侣治疗　滴虫阴道炎主要是由性交传播，性伴侣应同时治疗，治疗期间禁止性生活。

（5）观察用药反应　患者口服甲硝唑后如出现食欲减退、恶心、呕吐，以及头痛、皮疹、白细胞数量减少等，应及时告知医生并停药。

（6）留取阴道分泌物送检时，应注意及时和保暖。告知患者在取分泌物前 24~48 小时避免性交、阴道灌洗及局部用药，取分泌物时应注意不要使用润滑剂等。

3. 健康指导

（1）预防措施　作好卫生宣传，积极开展普查普治工作，消灭传染源。严格管理制度，应禁止滴虫患者或带虫者进入游泳池。浴盆、浴巾等用具应消毒。医疗单位必须作好消毒隔离，防止交叉感染。

（2）治疗中注意事项　患病期间应每日更换内裤，内裤及洗涤用毛巾应用开水煮沸消毒 5~10 分钟，以消灭病原体。洗浴用具应注意专人使用，以免交叉感染。

（3）随访　部分滴虫阴道炎治疗后可发生再次感染或与月经后复发，治疗后应随访到症状消失。告知患者如治疗 7 日后症状仍持续存在应及时复诊。

（4）治愈标准　滴虫阴道炎常于月经后复发，应向患者解释检查治疗的重要性，防止复发。复查阴道分泌物时，应选择在月经干净后来院复诊。若经 3 次检查阴道分泌物为阴性时，为治愈。

（七）护理评价　患者了解滴虫阴道炎的相关知识及预防措施。治疗期间能够按医生的方案坚持用药，并按时复诊，使疾病得到彻底治愈。

二、外阴阴道假丝酵母菌病

（一）概述　外阴阴道假丝酵母菌病（VVC）由假丝酵母菌引起的一种常见的外阴阴道炎，曾被称为外阴阴道念珠菌病。外阴阴道假丝酵母菌病发病率较高，据资料显示，约 75%的妇女一生中至少患过一次 VVC，其中 40%~50%的妇女经历过一次复发。

（二）病因　引起外阴阴道假丝酵母菌病的病原体 80%~90%为白假丝酵母菌，10%~

20%为光滑假丝酵母菌、近平滑假丝酵母菌及热带假丝酵母菌等。该菌对热的抵抗力不强，加热至60℃ 1小时即可死亡，但对干燥、日光、紫外线及化学制剂有较强的抵抗力。酸性环境适宜假丝酵母菌的生长，有假丝酵母菌感染的阴道 pH 值多在 4.0～4.7 之间，通常<4.5。

白假丝酵母菌为条件致病菌，约10%～20%的非孕妇女及30%孕妇阴道中有此菌寄生，但菌量很少，并不引起症状。但当全身及阴道局部免疫力下降，尤其是局部免疫力下降时，病原体大量繁殖而引发阴道炎。常见的诱发因素有妊娠、糖尿病、大量应用免疫抑制剂及广谱抗生素。妊娠时机体免疫力下降，雌激素水平高，阴道组织内糖原增加，酸度增高，有利于假丝酵母菌生长。此外，雌激素可与假丝酵母菌表面的激素受体结合，促进阴道黏附及假菌丝形成。糖尿病患者机体免疫力下降，阴道内糖原增加，适合假丝酵母菌繁殖。大量应用免疫抑制剂使机体抵抗力降低。长期应用广谱抗生素，改变了阴道内病原体的平衡，尤其是抑制了乳杆菌的生长。其他诱因有胃肠道假丝酵母菌、含高剂量雌激素的避孕药，另外，穿紧身化纤内裤及肥胖会使会阴局部温度及湿度增加，假丝酵母菌易于繁殖而引起感染发生。

（三）发病机制与传染方式

1. 发病机制　假丝酵母菌在阴道内寄居以致形成炎症，要经过黏附、形成菌丝、释放侵袭性酶类等过程。假丝酵母菌通过菌体表面的糖蛋白与阴道宿主细胞的糖蛋白受体结合，黏附宿主细胞，然后菌体出芽形成芽管和假菌丝，菌丝可穿透阴道鳞状上皮吸收营养，假丝酵母菌进而大量繁殖。假丝酵母菌生长过程中，分泌多种蛋白水解酶并可激活补体旁路途径，产生补体趋化因子和过敏毒素，导致局部血管扩张、通透性增强和炎性反应。

2. 传染方式　①内源性传染，假丝酵母菌除寄生阴道外，还可寄生于人的口腔、肠道，这三个部位的念珠菌可互相传染，当局部环境条件适合时易发病；②性交传染，少部分患者可通过性交直接传染；③间接传染，极少数患者是接触感染的衣物间接传染。

（四）护理评估

1. 健康史　评估患者有无诱发因素存在，如妊娠、糖尿病、长期应用激素或抗生素或免疫抑制剂等情况，以及发病后的治疗情况，是否为初次发病。

2. 临床表现　主要表现为外阴瘙痒、灼痛，严重时坐卧不宁，异常痛苦，还可伴有尿频、尿痛及性交痛。急性期白带增多，白带特征是白色稠厚呈凝乳或豆渣样。检查见外阴抓痕，小阴唇内侧及阴道黏膜附有白色膜状物，擦除后露出红肿黏膜面，急性期还可能见到糜烂及浅表溃疡。

由于患者的流行情况、临床表现轻重不一，感染的假丝酵母菌菌株、宿主情况不同，对治疗的反应有差别。为利于治疗及比较治疗效果，目前将外阴阴道假丝酵母菌病根据宿主情况、发生频率、临床表现及真菌种类不同分为单纯性外阴阴道假丝酵母菌病和复杂性外阴阴道假丝酵母菌病。具体分类方法如表13-1。

表 13-1 外阴阴道假丝酵母菌病的临床分类

	单纯性 VVC	复杂性 VVC
发生频率	散发或非经常发生	复发性
临床表现	轻到中度	重度
真菌种类	白假丝酵母菌	非白假丝酵母菌
宿主情况	免疫功能正常	免疫力低下或应用免疫抑制剂或糖尿病、妊娠

3. 辅助检查

（1）悬滴法检查 将 10%氢氧化钾或生理盐水 1 滴滴于玻片上，取少许阴道分泌物混于其中，混匀后在显微镜下寻找孢子和假菌丝。由于 10%氢氧化钾可溶解其他细胞成分，假丝酵母菌检出率高于生理盐水，阳性率为 70%~80%。

（2）培养法检查 若有症状而多次悬滴法检查均为阴性，可用培养法。将阴道分泌物少许放入培养管内培养，结果（+）确诊。

（3）pH 值测定 若 pH<4.5，可能为单纯性假丝酵母菌感染，若 pH>4.5，并且涂片中有大量白细胞，可能存在混合感染。

4. 心理社会评估 外阴阴道假丝酵母菌病患者由于自觉症状较重，严重影响其日常生活和学习，特别是影响患者入睡，多会出现焦虑和烦躁情绪，因此，护理人员应着重评估患者的心理反应，了解其对于疾病和治疗有无顾虑，特别是需停用激素和抗生素的患者要做好解释工作，以便积极配合治疗。

5. 治疗原则

（1）消除诱因 若有糖尿病应积极治疗；及时停用广谱抗生素、雌激素、类固醇激素。

（2）局部用药 单纯性 VVC 可选用以下药物进行局部治疗：①咪康唑栓剂，每晚 1 粒（200mg），连用 7 日，或每晚 1 粒（400mg），连用 3 日；②克霉唑栓剂或片剂，每晚 1 粒（150mg）或 1 片（250mg），连用 7 日或每日早晚各 1 粒（150mg），连用 3 日，或 1 粒（500mg），单次用药；③制霉菌素栓剂，每晚 1 粒（10 万 U），连用 10~14 日。复杂性 VVC 局部用药选择与单纯性 VVC 基本相同，均可适当延长治疗时间。

（3）全身用药 单纯性 VVC 也可选用口服药物：①伊曲康唑每次 200mg，每日 1 次口服，连用 3~5 日，或用 1 日疗法，口服 400mg，分两次服用；②氟康唑 150mg，顿服。复杂性 VVC 全身用药选择与单纯性 VVC 基本相同，均可适当延长治疗时间。

（4）复发性 VVC 的治疗 外阴阴道假丝酵母菌病治疗后容易在月经前复发，故治疗后应在月经前复查白带。VVC 治疗后约 5%~10%复发。对复发病例应检查原因，如是否有糖尿病、应用抗生素、雌激素或类固醇激素、穿紧身化纤内裤、局部药物的刺激等，消除诱因。性伴侣应进行假丝酵母菌的检查及治疗。由于肠道及阴道深层假丝酵母菌是重复感染的重要来源，抗真菌剂以全身用药为主，可适当加大抗真菌剂的剂量及延长用药时间。

（五）护理诊断及医护合作性问题

1. 睡眠型态改变 与阴部奇痒、烧灼痛有关。

2. 焦虑 与疾病反复发作有关。

3. 知识缺乏 缺乏疾病及防护知识。

4. 皮肤黏膜完整性受损 与炎症引起的阴道黏膜充血、破损有关。

（六）计划与实施

1. 护理目标

（1）患者在最短时间内解除或减轻症状，睡眠恢复正常。

（2）患者紧张焦虑的心情恢复平静。

（3）患者能够掌握有关外阴阴道假丝酵母菌病的防护措施。

（4）患者能正确使用药物，皮肤破损范围不增大。

2. 护理措施

（1）心理护理 VVC患者多数有焦虑及烦躁心理，护理人员应耐心倾听其主诉，并安慰患者，向其讲清该病的治疗效果及效果显现时间，使其焦虑、烦躁情绪得到缓解和释放。还应告知患者按医生的用药和方案坚持治疗和按时复诊，不要随意中断，以免影响疗效。

（2）局部用药指导 局部用药前可用2%~4%碳酸氢钠液冲洗阴道，改变阴道酸碱度，不利于假丝酵母菌生长，可提高疗效。阴道上药时要尽量将药物放入阴道深处。

（3）保持外阴清洁和干燥，分泌物多时应勤换内裤，用过的内裤、盆及毛巾应用开水烫洗或煮沸消毒5~10分钟。

3. 健康指导

（1）注意个人卫生，勤换内裤，用过的内裤、盆及毛巾均应用开水烫洗，尽量不穿紧身及化纤材质内衣裤。

（2）讲解外阴阴道假丝酵母菌病的易感因素，强调外阴清洁的重要性，洗浴卫生用品专人使用，避免交叉感染，特别注意妊娠期和月经期卫生，出现外阴瘙痒等症状及时就医。

（3）尽量避免长时间应用广谱抗生素，如有糖尿病应及时、积极治疗。

（4）患病及治疗期间应注意休息，避免过度劳累。饮食上增加新鲜蔬菜和水果的摄入，禁食辛辣食物及饮酒。

（七）护理评价

患者了解外阴阴道假丝酵母菌病的相关知识及预防措施。治疗期间能够遵医嘱坚持用药，并按时复诊，使疾病得到彻底治愈。随着病情的恢复，患者焦虑及烦躁心理得到缓解。

三、细菌性阴道病

（一）概述 细菌性阴道病是阴道内正常菌群失调所致的一种混合感染。曾被命名为嗜血杆菌阴道炎、加德纳菌阴道炎、非特异性阴道炎、棒状杆菌阴道炎，目前被命名为细菌性阴道病。细菌性阴道病是临床及病理特征无炎症改变的阴道炎。

（二）病因 细菌性阴道病非单一致病菌所引起，而是多种致病菌共同作用的结果。

（三）病理生理 生理情况下，阴道内有各种厌氧菌及需氧菌，其中以产生过氧化氢的乳杆菌占优势。细菌性阴道病时，阴道内乳杆菌减少而其他细菌大量繁殖，主要有加德纳尔菌、动弯杆菌、类杆菌、消化链球菌等及其他厌氧菌，部分患者合并人型支原体，其中以厌氧菌居多。厌氧菌的浓度可以是正常妇女的100~1000倍。厌氧菌繁殖的代谢产物使阴道分泌物的生化成分发生相应改变，pH值升高，胺类物质、有机酸和一些酶类增加。胺类物质可使阴道分泌物增多并有臭味。酶和有机酸可破坏宿主的防御机制而引起炎症。

（四）护理评估

1. 健康史　了解患者阴道分泌物的形状，分泌物量是否增多和有臭味。

2. 临床表现　细菌性阴道病多发生在性活跃期妇女。10%~40%患者无临床症状，有症状者主要表现为阴道分泌物增多，有鱼腥臭味，于性交后加重。可伴有轻度外阴瘙痒或烧灼感。分泌物呈灰白色、均匀一致、稀薄，常黏附在阴道壁，其黏稠度低，容易将分泌物从阴道壁拭去。阴道黏膜无充血等炎症表现。

3. 辅助检查　细菌性阴道病临床诊断标准为下列检查中有3项阳性即可明确诊断。

（1）阴道分泌物为匀质、稀薄白色。

（2）阴道pH>4.5阴道分泌物pH值通常在4.7~5.7之间，多为5.0~5.5。

（3）胺臭味试验阳性　取阴道分泌物少许放在玻片上，加入10%氢氧化钾1~2滴，产生一种烂鱼肉样腥臭气味即为阳性。

（4）线索细胞阳性　取少许分泌物放在玻片上，加一滴生理盐水混合，置于高倍显微镜下寻找线索细胞。线索细胞即阴道脱落的表层细胞，于细胞边缘粘附大量颗粒状物即各种厌氧菌，尤其是加德纳菌，细胞边缘不清。严重病例，线索细胞可达20%以上，但几乎无白细胞。

（5）可参考革兰染色的诊断标准，其标准为每个高倍光镜下，形态典型的乳杆菌≤5，两种或两种以上其他形态细菌（小的革兰阴性杆菌、弧形杆菌或阳性球菌）≥6。

4. 心理社会评估　了解患者对自身疾病的心理反应。一般情况下，患者会因为阴道分泌物的异味而难为情，有一定的心理负担。

5. 治疗原则　细菌性阴道病多选用抗厌氧菌药物，主要有甲硝唑、克林霉素。甲硝唑抑制厌氧菌生长，而不影响乳杆菌生长，是较理想的治疗药物，但对支原体效果差。

1. 全身用药　口服甲硝唑400mg，每日2~3次，共7日或单次口服甲硝唑2g，必要时24~48h重复给药1次。甲硝唑单次口服效果不如连服7日效果好。也可选用口服克林霉素300mg，每日2次，连服7日。

2. 局部用药　阴道用甲硝唑泡腾片200mg，每晚1次，连用7~14日。2%克林霉素软膏涂阴道，每晚1次，每次5g，连用7日。局部用药与全身用药效果相似，治愈率可达80%。

（五）护理诊断和医护合作性问题

1. 自我形象紊乱　与阴道分泌物异味有关。

2. 知识缺乏　缺乏疾病及防护知识。

（六）计划与实施

1. 护理目标

（1）帮助患者建立治疗信心，积极接受治疗，使症状及早缓解。

（2）患者能够掌握有关生殖系统炎症的防护措施。

2. 护理措施

（1）心理护理　向患者解释异味产生的原因，告知患者坚持用药和治疗，症状会缓解，使患者心理负担减轻。

（2）用药指导　向患者讲清口服药的用法、用量，阴道用药的方法及注意事项。

（3）协助医生进行阴道分泌物取材，注意取材时应取阴道侧壁的分泌物，不应取宫颈管或后穹隆处分泌物。

（4）阴道局部可用1%乳酸溶液或0.5%醋酸溶液冲洗阴道，改善阴道内环境以提高疗效。

3. 健康指导

（1）注意个人卫生，勤换内裤。平时尽量不穿紧身及化纤材质内衣裤。清洁会阴部用品要专人专用，避免交叉感染。

（2）阴道用药方法　阴道用药最好选在晚上睡前，先清洗会阴部，然后按医嘱放置药物，药物最好放置在阴道深部，可保证疗效。

（七）护理评价　患者阴道分泌物减少，异味消除，并了解细菌性阴道病的相关知识，掌握全身及局部用药方法。

四、萎缩性阴道炎

（一）概述　萎缩性阴道炎常见于自然绝经及卵巢去势后妇女，也可见于产后闭经或药物假绝经治疗的妇女。因卵巢功能衰退，雌激素水平降低，阴道壁萎缩，黏膜变薄，上皮细胞内糖原含量减少，阴道内pH值增高，局部抵抗力降低，致病菌容易入侵繁殖引起炎症。

（二）病因　由于卵巢功能衰退、雌激素水平降低、阴道壁萎缩、黏膜变薄，上皮细胞内糖原含量减少、阴道内pH值增高、局部抵抗力下降，致病菌容易侵入并繁殖，而引起炎症。

（三）护理评估

1. 健康史　了解患者的年龄、是否已经绝经、是否有卵巢手术史、盆腔放射治疗史或药物性闭经史、近期身体状况、有无其他慢性疾病等。

2. 临床表现　主要症状为阴道分泌物增多及外阴瘙痒、灼热感。阴道分泌物稀薄，呈淡黄色，严重者呈血样脓性白带，患者有性交痛。

阴道检查见阴道呈萎缩性改变，上皮萎缩、菲薄、皱襞消失，阴道黏膜充血，有小出血点，有时见浅表溃疡。若溃疡面与对侧粘连，阴道检查时粘连可被分开而引起出血，粘连严重时可造成阴道狭窄甚至闭锁，炎症分泌物引流不畅可形成阴道积脓或宫腔积脓。

3. 辅助检查

（1）阴道分泌物检查　取阴道分泌物在显微镜下可见大量基底层细胞及白细胞而无滴虫及假丝酵母菌。

（2）宫颈细胞学检查　有血性白带的患者应行宫颈细胞学检查，首先应排除子宫颈癌的可能。

（3）分段诊刮 有血性分泌物的患者，应根据其情况进行分段诊刮，以排除子宫恶性肿瘤。

4. 心理社会评估 萎缩性阴道炎患者多数为绝经期妇女，由于绝经期症状已经给患者带来严重的心理负担，患者多表现出严重的负性心理情绪，如烦躁、焦虑、紧张等。护理人员应对患者各种情绪反应做出准确评估，同时了解家属是否存在不耐烦等不良情绪。

5. 治疗原则 萎缩性阴道炎的治疗原则是抑制细菌生长及增加阴道抵抗力，常用药物有以下几种。

（1）抑制细菌生长 用1%乳酸液或0.5%醋酸液冲洗阴道，每日1次，可增加阴道酸度，抑制细菌生长繁殖。阴道冲洗后，用甲硝唑200mg或氧氟沙星100mg，放于阴道深部，每日1次，7~10日为1疗程。

（2）增加阴道抵抗力 针对病因给雌激素治疗，可局部用药，也可全身用药。己烯雌酚0.125~0.25mg，每晚放入阴道深部1次，7日为一疗程或用0.5%己烯雌酚软膏涂局部涂抹。全身用药，可口服尼尔雌醇，首次4mg，以后每2~4周服1次，每次2mg，维持2~3个月。尼尔雌醇是雌三醇的衍生物，剂量小、作用时间长、对子宫内膜影响小，较安全。对应用性激素替代治疗的患者，可口服结合雌激素0.625mg或戊酸雌二醇1mg和甲羟孕酮2mg，每日1次。乳癌或子宫内膜癌患者慎用雌激素制剂。

（四）护理诊断和医护合作性问题

1. 皮肤黏膜完整性受损 与炎症引起的阴道黏膜充血、破损有关。

2. 舒适的改变 与皮肤瘙痒、烧灼感有关。

3. 知识缺乏 缺乏疾病及其防护知识。

4. 焦虑 与外阴瘙痒等症状有关。

（五）计划与实施

1. 预期目标

（1）患者能正确使用药物，避免皮肤抓伤，皮损范围不增大。

（2）患者在最短时间内解除或减轻症状，舒适感增强。

（3）患者了解疾病有关的知识及防护措施。

（4）患者焦虑感减轻，能够积极主动配合治疗。

2. 护理措施

（1）心理护理 认真倾听患者对疾病的主诉及其内心感受；耐心向患者讲解有关萎缩性阴道炎的相关知识、治疗方法及效果，帮助其树立治疗信心。同时，与其家属沟通，了解家属的态度与反应，积极做好家属工作，使其能够劝导患者，减轻焦虑及烦躁情绪。

（2）用药指导 嘱患者遵医嘱用药，年龄较大的患者，应教会家属用药，使家属能够监督或协助使用。

3. 健康指导

（1）注意个人卫生，勤换内裤。平时尽量不穿紧身及化纤材质内衣裤。

（2）阴道用药方法 阴道用药最好选在晚上睡前，先清洗会阴部，然后按医嘱放置药物，药物最好放置在阴道深部，以保证疗效。

（六）护理评价　患者阴道分泌物减少，外阴瘙痒症状减轻或消失。患者焦虑紧张情绪好转，其家属能够理解并帮助患者缓解情绪及治疗疾病。

第四节　子宫颈炎患者的护理

宫颈炎症是妇科最常见的疾病之一，包括宫颈阴道部炎症及宫颈管黏膜炎症。临床上多见的宫颈炎是宫颈管黏膜炎。子宫颈炎又分为急性子宫颈炎和慢性子宫颈炎，临床上以慢性子宫颈炎多见。

一、急性子宫颈炎

（一）概述　急性子宫颈炎是病原体感染宫颈引起的急性炎症，其常与急性子宫内膜炎或急性阴道炎同时发生。

（二）病因　急性宫颈炎主要见于感染性流产、产褥期感染、宫颈损伤或阴道异物并发感染。常见的病原体为葡萄球菌、链球菌、肠球菌等。近年来随着性传播疾病的增加，急性宫颈炎病例也不断增多。病原体主要是淋病奈瑟菌、沙眼衣原体。淋病奈瑟菌及沙眼衣原体均感染宫颈管柱状上皮，沿黏膜面扩散引起浅层感染，病变以宫颈管明显，引起黏液脓性宫颈黏膜炎。除宫颈管柱状上皮外，淋病奈瑟菌还常侵袭尿道移行上皮、尿道旁腺及前庭大腺。沙眼衣原体感染只发生在宫颈管柱状上皮，不感染鳞状上皮，故不引起阴道炎，仅形成急性宫颈炎症。葡萄球菌、链球菌更易累及宫颈淋巴管，侵入宫颈间质深部。

（三）病理　肉眼见宫颈红肿，宫颈管黏膜充血、水肿，脓性分泌物可经宫颈外口流出。镜下见血管充血，宫颈黏膜及黏膜下组织、腺体周围大量中性粒细胞浸润，腺体内口可见脓性分泌物。

（四）护理评估

1. 健康史　了解患者近期有无妇科手术史、孕产史及性生活情况，评估患者的身体状况。

2. 临床表现　主要症状为阴道分泌物增多，呈黏液脓性，阴道分泌物的刺激可引起外阴瘙痒和灼热感，伴有腰酸及下腹部坠痛。此外，常有下泌尿道症状，如尿急、尿频、尿痛。沙眼衣原体感染还可出现经量增多、经间期出血、性交后出血等症状。

妇科检查见宫颈充血、水肿、黏膜外翻，有黏液脓性分泌物从宫颈管流出。衣原体宫颈炎可见宫颈红肿、黏膜外翻、宫颈触痛，且常有接触性出血。淋病奈瑟菌感染还可见到尿道口、阴道口黏膜充血、水肿以及多量脓性分泌物。

3. 辅助检查　宫颈分泌物涂片作革兰染色：先擦去宫颈表面分泌物后，用小棉拭子插入宫颈管内取出，肉眼看到拭子上有黄色或黄绿色黏液脓性分泌物，然后作革兰染色，若光镜下平均每个油镜视野有 10 个以上或每个高倍视野有 30 个以上中性粒细胞为阳性。

急性宫颈炎患者还应进行衣原体及淋病奈瑟菌的检查，包括宫颈分泌物涂片作革兰染色、分泌物培养、酶联免疫吸附试验及核酸检测，具体检查方法见性传播疾病相关章节。

4. 心理社会评估　急性宫颈炎一般起病急，症状重，患者多会表现出紧张及焦虑的情绪，特别是有不洁性生活史的患者，担心自己患有性传播疾病，严重者可出现恐惧心理。护理人员应仔细评估患者患病后的内心感受，发现其不良情绪并进行合理的心理疏导。

5. 治疗原则　主要针对病原体治疗，应做到及时、足量、规范、彻底治疗，如急性淋病奈瑟菌性宫颈炎，性伴侣需同时治疗。

（1）单纯急性淋菌性宫颈炎应大剂量、单次给药，常用第三代头孢菌素及大观霉素。

（2）衣原体性宫颈炎治疗常用的药物有四环素类、红霉素类及喹诺酮类。

（五）护理诊断和医护合作性问题

1. 舒适的改变　与阴道分泌物增多、腰骶部疼痛及下腹部坠痛有关。

2. 焦虑　与对疾病诊断的担心有关。

3. 排尿型态改变　与炎症刺激产生尿频、尿急、尿痛症状有关。

4. 知识缺乏　缺乏急性宫颈炎病因、治疗及预防等相关知识。

（六）计划与实施

1. 预期目标

（1）经治疗后患者在最短时间内解除或减轻症状，舒适感增强。

（2）患者紧张焦虑的心情得到缓解。

（3）患者治疗后排尿型态恢复正常。

（4）患者了解急性宫颈炎的病因及治疗方法，掌握了预防措施。

2. 护理措施

（1）患者出现症状后及时到医院急诊，使疾病能够得到及时诊断、正确治疗，并指导患者按医嘱使用抗生素。

（2）对症处理　急性期应卧床休息。出现高热患者在遵医嘱用药的同时可给予物理降温、酒精或温水擦浴，也可用冰袋降温，并定时监测体温、脉搏、血压。有严重腰骶部疼痛的患者可遵医嘱服用镇痛药。有尿道刺激症状者应多饮水，以减轻症状。

（3）心理护理　耐心倾听患者的主诉，了解和评估患者的心理状态。向患者介绍急性宫颈炎的发病原因及引起感染的病原菌，特别是要强调急性宫颈炎的治疗效果和意义，增强患者治疗疾病的信心，鼓励其坚持并严格按医嘱服药。

3. 健康指导

（1）指导患者做好经期、孕期及产褥期的卫生；指导患者保持性生活卫生，以减少和避免性传播疾病。

（2）指导患者定期进行妇科检查，发现宫颈炎症积极予以治疗。

（七）护理评价

患者症状减轻或消失，焦虑紧张的情绪有所缓解，并随着症状的消失进一步好转并恢复正常。患者了解急性宫颈炎的相关知识，并掌握了预防措施。

二、慢性宫颈炎

（一）概述　慢性宫颈炎多由急性宫颈炎转变而来，常因急性宫颈炎未治疗或治疗不彻底，病原体隐藏于宫颈黏膜内形成慢性炎症。

（二）病因　慢性宫颈炎多由于分娩、流产或手术损伤宫颈后，病原体侵入而引起感染。也有的患者无急性宫颈炎症状，直接发生慢性宫颈炎。慢性宫颈炎的病原体主要为葡萄球菌、链球菌、大肠杆菌及厌氧菌，其次为性传播疾病的病原体，如淋病奈瑟菌及沙眼衣原体。

目前沙眼衣原体及淋病奈瑟菌感染引起的慢性宫颈炎亦日益增多。此外，单纯疱疹病毒也可能与慢性宫颈炎有关。病原体侵入宫颈黏膜，并在此处潜藏，由于宫颈黏膜皱襞多，感染不易彻底清除，往往形成慢性宫颈炎。

（三）病理　慢性宫颈炎根据病理组织形态临床上分为以下几种。

1. 宫颈糜烂样改变　以往称为“宫颈糜烂”，并认为是慢性宫颈炎常见的一种病理改变。随着阴道镜的发展以及对宫颈病理生理认识的提高，“宫颈糜烂”这一术语在西方国家的妇产科教材中已被废弃。宫颈外口处的宫颈阴道部外观呈细颗粒状的红色区，称宫颈糜烂样改变。糜烂面边界与正常宫颈上皮界限清楚、糜烂面为完整的单层宫颈管柱状上皮所覆盖，由于宫颈管柱状上皮抵抗力低，病原体易侵入发生炎症。在炎症初期，糜烂面仅为单层柱状上皮所覆盖，表面平坦，称单纯性糜烂，随后由于腺上皮过度增生并伴有间质增生，糜烂面凹凸不平呈颗粒状，称颗粒型糜烂。当间质增生显著，表面不平现象更加明显呈乳突状，称乳突型糜烂。幼女或未婚妇女，有时见宫颈呈红色，细颗粒状，形似糜烂，但事实上并无明显炎症，是宫颈管柱状上皮外移所致，不属于病理性宫颈糜烂。

2. 宫颈肥大　由于慢性炎症的长期刺激，宫颈组织充血、水肿，腺体和间质增生. 还可能在腺体深部有黏液潴留形成囊肿，使宫颈呈不同程度的肥大，但表面多光滑，有时可见到宫颈腺囊肿突起。由于纤维结缔组织增生，使宫颈硬度增加。

3. 宫颈息肉　宫颈管黏膜增生，局部形成突起病灶称为宫颈息肉。慢性炎症长期刺激使宫颈管局部黏膜增生，子宫有排除异物的倾向，使增生的黏膜逐渐自基底部向宫颈外口突出而形成息肉（图 13-2），一个或多个不等，直径一般约 1cm，色红、呈舌形、质软而脆，易出血，蒂细长，根部多附着于宫颈管外口，少数在宫颈管壁。光镜下见息肉中心为结缔组织伴有充血、水肿及炎性细胞浸润，表面覆盖单层高柱状上皮，与宫颈管上皮相同。宫颈息肉极少恶变，恶变率<1%，但临床上应注意子宫恶性肿瘤可呈息肉样突出于宫颈口，应予以鉴别。

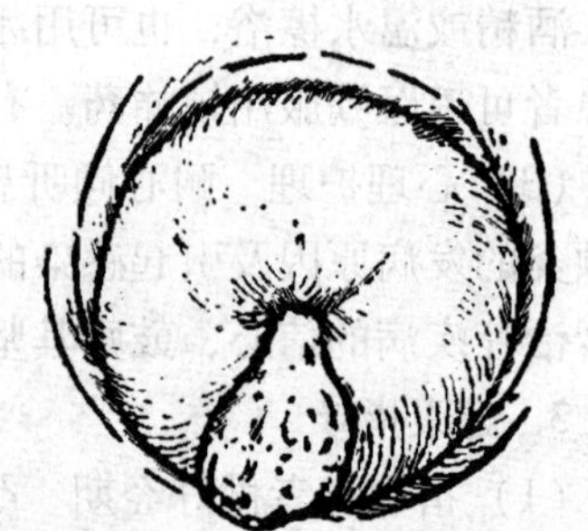
图 13-2　宫颈息肉

4. 宫颈腺囊肿　在宫颈转化区中，鳞状上皮取代柱状上皮过程中，新生的鳞状上皮覆盖宫颈腺管口或伸入腺管，将腺管口阻塞。腺管周围的结缔组织增生或瘢痕形成，压迫腺管，使腺管变窄甚至阻塞，腺体分泌物引流受阻，潴留形成囊肿（图 13-3）。检查时见宫颈表面突出多个青白色小囊泡，内含无色黏液。若囊肿感染，则外观呈白色或无组织，宫颈阴道部外观很光滑，仅见宫颈外口有脓性分泌物堵塞，有时宫颈管黏膜增生向外口突出，可见宫颈口充血发红。

5. 宫颈黏膜炎　病变局限于宫颈管黏膜及黏膜下组织，宫颈阴道部外观光滑，宫颈外口可见有脓性分泌物，有时宫颈管黏膜增生向外突出，可见宫颈口充血、发红。由于宫颈管黏膜及黏膜下组织充血、水肿、炎性细胞浸润和结缔组织增生，可使宫颈肥大。

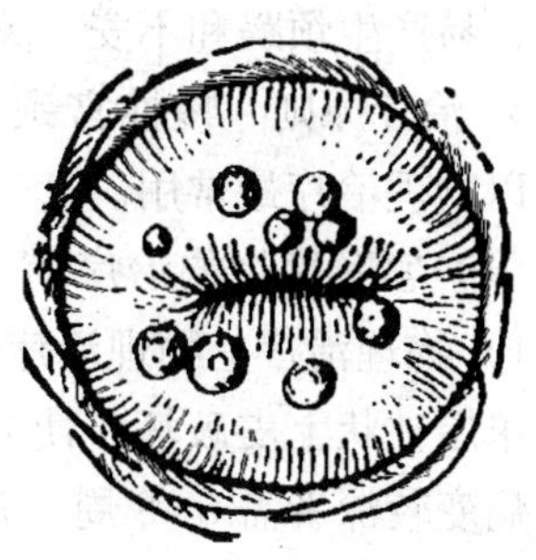
图 13-3　宫颈腺囊肿

（四）护理评估

1. 健康史　了解和评估患者的一般情况、现身体状况、婚姻状况及孕产史。

2. 临床表现

（1）症状及体征　慢性宫颈炎的主要症状是阴道分泌物增多。由于病原体、炎症的范围及程度不同，分泌物的量、性质、颜色及气味也不同。阴道分泌物多呈乳白色黏液状，有时呈淡黄色脓性，伴有息肉形成时易有血性白带或性交后出血。当炎症沿宫骶韧带扩散到盆腔时，可有腰骶部疼痛、盆腔部下坠痛等。当炎症涉及膀胱下结缔组织时，可出现尿急、尿频等症状。宫颈黏稠脓性分泌物不利于精子穿过，可造成不孕。

妇科检查时可见宫颈有不同程度糜烂、肥大，有时质较硬，有时可见息肉、裂伤、外翻及宫颈腺囊肿。

（2）宫颈糜烂的分度　根据糜烂面积大小将宫颈糜烂分为 3 度（图 13-4）。轻度指糜烂面小于整个宫颈面积的 1/3；中度指糜烂面占整个宫颈面积的 1/3～2/3；重度指糜烂面占整个宫颈面积的 2/3 以上。根据糜烂的深浅程度可分为单纯型、颗粒型和乳突型 3 型。诊断宫颈糜烂应同时表示糜烂的面积和深浅。

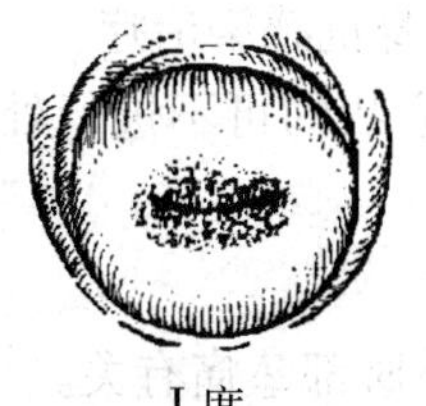
Ⅰ度

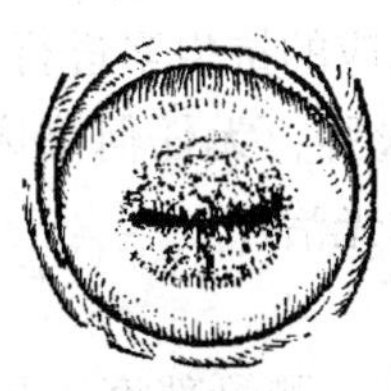
Ⅱ度

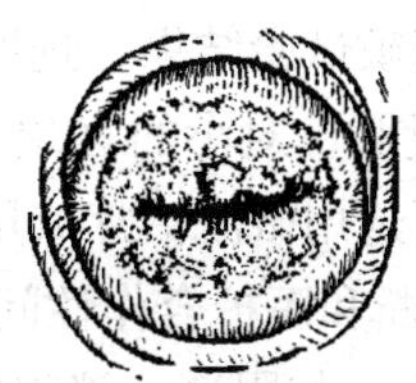
Ⅲ度

图 13-4　宫颈糜烂分度

3. 辅助检查

（1）淋病奈瑟菌及衣原体检查　用于有性传播疾病的高危患者。

（2）宫颈刮片、宫颈管吸片检查　主要用于鉴别宫颈糜烂与宫颈上皮内瘤样病变或早期宫颈癌。

（3）阴道镜检查及活体组织检查　当高度怀疑宫颈上皮内瘤样病变或早期宫颈癌时，进行该项检查以明确诊断。

4. 心理社会评估　慢性宫颈炎一般药物治疗效果欠佳，且临床症状出现时间较长，症状虽不重但影响其日常生活和工作，另外慢性宫颈炎还有可能癌变，上述因素使患者思想压力大，易产生烦躁和不安。家属也会因为患者的情绪及病情而产生焦虑和紧张的负性情绪。

5. 治疗原则　慢性宫颈炎以局部治疗为主，可采用物理治疗、药物治疗及手术治疗，其中以物理治疗最常用。

（1）宫颈糜烂的治疗

1）物理治疗　物理治疗是最常用的有效治疗方法，其原理是以各种物理方法将宫颈糜烂面单层柱状上皮破坏，使其坏死脱落后，为新生的复层鳞状上皮覆盖。创面愈合需3~4周，病变较深者需6~8周。常用方法有激光治疗、冷冻治疗、红外线凝结疗法及微波法等。宫颈物理治疗有出血、宫颈管狭窄、不孕、感染的可能。

2）药物治疗　局部药物治疗适用于糜烂面积小和炎症浸润较浅的病例，过去局部涂硝酸银或铬酸腐蚀，现已少用。中药有许多验方、配方，临床应用有一定疗效。如子宫颈粉，内含黄矾、金银花各9克，五倍子30克，甘草6克。将药粉洒在棉球上，敷塞于子宫颈，24小时后取出。月经后上药，每周2次，4次为一疗程。已知宫颈糜烂与若干病毒及沙眼衣原体感染有关，也是诱发宫颈癌因素。干扰素是细胞受病毒感染后释放出的免疫物质，为病毒诱导白细胞产生的干扰素。重组人α2a干扰素具有抗病毒、抗肿瘤及免疫调节活性，睡前1粒塞入阴道深部，贴近宫颈部位，隔日1次，7次为一疗程，可以重复应用。若为宫颈管炎，其宫颈外观光滑，宫颈管内有脓性排液，此处炎症局部用药疗效差，需行全身治疗。取宫颈管分泌物作培养及药敏试验，同时查找淋病奈瑟菌及沙眼衣原体，根据检测结果采用相应的抗感染药物。

（2）宫颈息肉治疗　宫颈息肉一般行息肉摘除术，术后将切除的组织送病理组织学检查。

（3）宫颈管黏膜炎治疗　宫颈管黏膜炎需进行全身治疗，局部治疗效果差。根据宫颈管分泌物培养及药敏试验结果，选用相应的抗生素进行全身抗感染治疗。

（4）宫颈腺囊肿　对小的宫颈腺囊肿，无任何临床症状的可不进行处理，若囊肿较大或合并感染者，可选用微波治疗或用激光治疗。

（五）护理诊断和医护合作性问题

1. 舒适的改变　与阴道分泌物增多、腰骶部疼痛及下腹部坠痛有关。

2. 焦虑　与接触性出血、不孕及该病有癌变可能有关。

3. 有感染的可能　与物理治疗创面有关。

4. 知识缺乏　缺乏慢性宫颈炎治疗、治疗前后注意事项及预防措施等相关知识。

（六）计划与实施

1. 预期目标

（1）患者在最短时间内解除或减轻症状，舒适感增强。

（2）患者紧张焦虑的心情恢复平静。

（3）物理治疗期间未发生感染。

（4）患者能够了解治疗方法并掌握慢性宫颈炎治疗前后注意事项及预防措施。

2. 护理措施

（1）心理护理　了解患者的心理状态及负性情绪表现程度，并进行心理疏导。帮助患者建立治疗的信心，并能够坚持治疗。同时应与家属沟通，评估家属对患者疾病的态度及看法，帮助其了解该病相关知识，使其能够主动关心和照顾患者。

（2）物理治疗的护理

1）治疗前护理　治疗前应配合医生做好宫颈刮片检查，有急性生殖器炎症的患者应暂缓此项检查先进行急性炎症的治疗，物理治疗应选择在月经干净后3~7日内进行。

2）治疗后护理　宫颈物理治疗后均有阴道分泌物增加，甚至有大量水样排液，此时患者应保持外阴部清洁，必要时垫会阴垫并及时更换，以防感染发生。一般术后1~2周脱痂时有少许出血属正常现象，如患者阴道流血量多于月经量应及时到医院就诊。在创面尚未完全愈合期间（4~8周）禁盆浴、性交和阴道冲洗，以免发生大出血和感染。治疗后须定期检查，第一次检查时间是术后2个月月经干净后，复查内容有观察创面愈合情况及有无颈管狭窄等。

（3）用药指导　向患者解释药物的用法及使用注意事项。

3. 健康指导

（1）预防措施　积极治疗急性宫颈炎；定期作妇科检查，发现宫颈炎症予积极治疗；避免分娩时或器械损伤宫颈；产后发现宫颈裂伤应及时缝合。

（2）物理治疗后，患者应禁性生活和盆浴2个月。保持外阴的清洁和干燥，每日用温开水清洗会阴并更换内裤及会阴垫。

（3）患者应遵医嘱定期进行随诊。

（七）护理评价　患者接受护理人员的指导后焦虑紧张的情绪有所缓解，其家属能够主动关心和帮助患者治疗疾病。物理治疗期间未发生感染，了解了慢性宫颈炎的相关知识，并掌握了物理治疗的注意事项及预防措施。

第五节　盆腔炎性疾病患者的护理

一、盆腔炎性疾病

（一）概述　盆腔炎性疾病是指女性上生殖道的一组感染性疾病，主要包括子宫内膜炎、输卵管炎、输卵管卵巢脓肿、盆腔腹膜炎。炎症可局限于一个部位，也可同时累及几个部位，最常见的是输卵管炎及输卵管卵巢炎，单纯的子宫内膜炎或卵巢炎较少见。盆腔炎性疾病大多发生在性活跃期有月经的妇女。初潮前、绝经后或未婚者很少发生盆腔炎性疾病，若发生盆腔炎性疾病也往往是由于邻近器官炎症的扩散。

（二）病因　引起盆腔炎性疾病的病原体有两个来源，即内源性和外源性，两种病原体可单独存在，也可混合感染，临床上通常为混合感染。

1. 内源性病原体　来自原寄居于阴道内的菌群，包括厌氧菌和需氧菌。厌氧菌及需氧菌都可单独感染，但通常是混合感染。常见的为大肠杆菌、溶血性链球菌、金黄色葡萄球菌、脆弱类杆菌、消化球菌、消化链球菌。

2. 外源性病原体　主要为性传播疾病的病原体，如沙眼衣原体、淋病奈瑟菌、支原体等。

（三）感染途径

1. 经淋巴系统蔓延　细菌经外阴、阴道、宫颈及宫体创伤处的淋巴管侵入盆腔结缔组织及内生殖器其他部分，是产褥感染、流产后感染及放置宫内节育器后感染的主要传播途径，多见于链球菌、大肠杆菌、厌氧菌引起的感染。

2. 沿生殖器黏膜上行蔓延　病原体侵入外阴、阴道后或阴道内的菌群沿黏膜面经宫颈、子宫内膜、输卵管黏膜蔓延至卵巢及腹腔，是非妊娠期、非产褥期盆腔炎性疾病的主要感染途径。淋病奈瑟菌、沙眼衣原体及葡萄球菌等常沿此途径扩散。

3. 经血循环传播　病原体先侵入人体的其他系统，再经血循环感染生殖器，为结核菌感染的主要途径。

4. 直接蔓延　腹腔其他脏器感染后，直接蔓延到内生殖器，如阑尾炎可引起右侧输卵管炎。

（四）病理

1. 急性子宫内膜炎及子宫肌炎　子宫内膜充血、水肿，有炎性渗出物，严重者内膜坏死、脱落形成溃疡。镜下见大量白细胞浸润，炎症向深部侵入形成子宫肌炎。

2. 急性输卵管炎、输卵管积脓、输卵管卵巢脓肿　急性输卵管炎主要由化脓菌引起，根据不同的传播途径而有不同的病变特点。病变以输卵管间质炎为主。轻者输卵管仅有轻度充血、肿胀、略增粗；重者输卵管明显增粗、弯曲，纤维素性脓性渗出物多或与周围组织粘连。

若炎症经子宫内膜向上蔓延，首先引起输卵管黏膜炎，输卵管黏膜肿胀、间质水肿、充血及大量中性粒细胞浸润，引起输卵管黏膜粘连，导致输卵管管腔及伞端闭锁，若有脓液积聚于管腔内则形成输卵管积脓。

卵巢很少单独发生炎症，白膜是良好的防御屏障。卵巢常与发生炎症的输卵管伞粘连而发生卵巢周围炎，称输卵管卵巢炎，习称附件炎。炎症可通过卵巢排卵的破孔侵入卵巢实质形成卵巢脓肿，脓肿壁与输卵管积脓粘连并穿通，形成输卵管卵巢脓肿。脓肿多位于子宫后方或子宫、阔韧带后叶及肠管间粘连处，可破入直肠或阴道，若破入腹腔则引起弥漫性腹膜炎。

3. 急性盆腔结缔组织炎　内生殖器急性炎症时或阴道、宫颈有创伤时，病原体经淋巴管进入盆腔结缔组织而引起结缔组织充血、水肿及中性粒细胞浸润，以宫旁结缔组织炎最常见，首先表现为局部增厚、质地较软、边界不清，然后向两侧盆壁呈扇形浸润，若组织化脓则形成盆腔腹膜外脓肿，可自发破入直肠或阴道。

4. 急性盆腔腹膜炎　盆腔内器官发生严重感染时，往往蔓延到盆腔腹膜，发生炎症的腹膜充血、水肿，并有少量含纤维素的渗出液，形成盆腔脏器粘连。当有大量脓性渗出液积聚于粘连的间隙内，可形成散在小脓肿；积聚于直肠子宫陷凹处则形成盆腔脓肿，较多见。脓肿的前方为子宫，后方为直肠，顶部为粘连的肠管及大网膜，脓肿可破入直肠而使症状突然减轻，也可破入腹腔引起弥漫性腹膜炎。

5. 败血症及脓毒血症 当病原体毒性强，数量多，患者抵抗力降低时，常发生败血症。多见于严重的产褥感染、感染流产，近年也有报道放置宫内节育器、输卵管结扎手术损伤器官引起的败血症，若不及时控制，往往很快出现感染性休克，甚至死亡。发生感染后，若身体其他部位发现多处炎症病灶或脓肿，应考虑有脓毒血症存在，但需经血培养证实。

6. Fitz-Hugh-Curtis 综合征 指肝包膜炎症而无肝实质损害的肝周围炎，淋病奈瑟菌及衣原体感染均可引起，5%~10%输卵管炎可出现此综合征。

（五）护理评估

1. 健康史 评估和了解患者的年龄、职业、近期身体状况等，特别要了解患者有无不洁性生活史，及目前表现出的各种症状。

2. 临床表现 可因炎症轻重及范围大小而有不同的临床表现，轻者无症状或症状轻微。

（1）症状

1）常见症状 盆腔炎性疾病常见症状包括下腹痛、发热、阴道分泌物增加。月经期发病可出现月经量增加，经期延长。

2）下腹痛 腹痛为持续性，活动后或性交后加重。

3）重症症状 病情严重的可有寒战、高热、头痛、食欲缺乏。

4）其他 若出现腹膜炎，可有消化系统症状如恶心、呕吐、腹胀、腹泻等。若有脓肿形成，可有下腹包块及局部压迫刺激症状；包块位于子宫前方可出现膀胱刺激症状；包块位于子宫后方可有直肠刺激症状；若在腹膜外可致腹泻、里急后重感和排便困难。

（2）体征

1）盆腔炎性疾病的患者体征差异较大，轻者无明显异常表现或妇科检查仅发现宫颈举痛或宫体压痛或附件区压痛。

2）严重患者全身检查时，表现为急性病容，体温升高、心率加快，下腹部有压痛、反跳痛及肌紧张，叩诊鼓音明显，肠鸣音减弱或消失。

3）盆腔检查 ①阴道可见大量脓性分泌物，并有臭味；②宫颈充血、水肿、宫颈举痛，当宫颈管黏膜或宫腔有急性炎症时，将宫颈表面分泌物拭净，可见脓性分泌物从宫颈口流出；③宫体稍大，有压痛，活动受限；④子宫两侧压痛明显，若为单纯输卵管炎，可触及增粗的输卵管，有压痛；⑤若为输卵管积脓或输卵管卵巢脓肿，可触及包块且压痛明显，不活动；⑥宫旁结缔组织炎时，可扪到宫旁一侧或两侧有片状增厚或两侧宫骶韧带高度水肿、增粗，压痛明显；⑦若有盆腔脓肿形成且位置较低时，可扪及后穹隆或侧穹隆有肿块且有波动感，三合诊常能协助进一步了解盆腔情况。

3. 辅助检查 临床诊断盆腔炎性疾病需同时具备下列 3 项：①下腹压痛伴或不伴反跳痛；②宫颈或宫体举痛或摇摆痛；③附件区压痛。以下标准可增加诊断的特异性。

（1）宫颈分泌物培养或革兰染色涂片 淋病奈瑟菌阳性或沙眼衣原体阳性。

（2）血常规检查 WBC 计数 $>10\times10^9/L$。

（3）后穹隆穿刺 抽出脓性液体。

（4）双合诊、B 超或腹腔镜检查检查 发现盆腔脓肿或炎性包块。腹腔镜检查能提高确诊率。其肉眼诊断标准有：①输卵管表面明显充血；②输卵管壁水肿；③输卵管伞端或浆膜面有脓性渗出物。

（5）分泌物做细菌培养及药物敏感试验　在做出急性盆腔炎的诊断后，要明确感染的病原体，通过剖腹探查或腹腔镜直接采取感染部位的分泌物做细菌培养及药物敏感试验结果最准确，但临床应用有一定的局限性。宫颈管分泌物及后穹隆穿刺液的涂片、培养及免疫荧光检测虽不如直接采取感染部位的分泌物做培养及药物敏感试验准确，但对明确病原体有帮助，涂片可作革兰染色，若找到淋病奈瑟菌可确诊，除查找淋病奈瑟菌外，可以根据细菌形态及革兰染色，为选用抗生素及时提供线索，培养阳性率高，可明确病原体。

（6）免疫荧光　主要用于衣原体检查。

4. 心理社会评估　盆腔炎性疾病症状明显且较严重，特别是治疗不及时或未能使用恰当的抗生素时，患者往往会出现焦虑、甚至是恐惧心理。此时护理人员应重点了解患者的心理状态，评估因症状而造成的焦虑、恐惧的程度。同时，了解家属的态度。

5. 治疗原则　主要为抗生素药物治疗，必要时手术治疗。

（1）药物治疗　应用抗生素的原则：经验性、广谱、及时及个体化。根据细菌培养及药物敏感试验合理选用抗生素治疗。盆腔炎性疾病经抗生素积极治疗，绝大多数能彻底治愈。

由于急性盆腔炎的病原体多为需氧菌、厌氧菌及衣原体的混合感染，需氧菌及厌氧菌又有革兰阴性及革兰阳性之分，因此，在抗生素的选择上多采用联合用药。常用的抗生素有第二代头孢菌素、第三代头孢菌素、氨基糖苷类、喹诺酮类及甲硝唑等。

（2）手术治疗　可根据情况选择开腹手术或腹腔镜手术。手术范围原则上以切除病灶为主，下列情况为手术指征。

1）药物治疗无效　盆腔脓肿形成，经药物治疗 48～72 小时，体温持续不降，患者中毒症状加重或包块增大者，应及时手术，以免发生脓肿破裂。

2）输卵管积脓或输卵管卵巢脓肿　经药物治疗病情有好转，继续控制炎症数日，肿块仍未消失但已局限化，应行手术切除，以免日后再次急性发作。

3）脓肿破裂　突然腹痛加剧，寒战、高热、恶心、呕吐、腹胀，检查腹部拒按或有中毒性休克表现，均应怀疑为脓肿破裂，需立即剖腹探查。

（3）支持疗法　患者应卧床休息。取半卧位，此卧位利用脓液积聚于直肠子宫陷凹而使炎症局限。高热量、高蛋白、高维生素流食或半流食饮食，注意补充水分，保持水电解质平衡，高热时可给予物理降温。

（4）中药治疗　主要为活血化淤、清热解毒药物，如银翘解毒汤、安宫牛黄丸及紫血丹等。

（六）护理诊断和医护合作性问题

1. 高热　与盆腔感染引起体温升高有关。

2. 下腹痛　与盆腔感染引起生殖器脓肿形成有关。

3. 营养失调——低于机体需要量　与高热、食欲缺乏、恶心、呕吐等症状有关。

4. 潜在的并发症——感染性休克　与未能及时应用有效抗生素致病情加重有关。

5. 知识缺乏　缺乏盆腔炎性疾病的相关知识及预防措施。

6. 恐惧　与盆腔炎性疾病症状重、持续时间长有关。

（七）计划与实施

1. 预期目标

（1）患者体温升高时得到及时处理。

（2）经治疗患者下腹痛症状减轻甚至消失。

（3）患者体液平衡，未发生水、电解质紊乱。

（4）经积极抗感染治疗，患者未出现感染性休克等并发症。

（5）患者了解盆腔炎性疾病的相关知识，并掌握该病的预防措施。

（6）患者恐惧感消失，能够积极配合治疗。

2. 护理措施

（1）一般护理　卧床休息，半卧位有利于脓液积聚于直肠子宫陷凹而使炎症局限。给予高热量、高蛋白、高维生素流食或半流食，补充液体，注意纠正电解质紊乱及酸碱失衡，必要时少量输血，以增加身体抵抗力。尽量避免不必要的妇科检查，禁用阴道灌洗，以免引起炎症扩散，若有腹胀应行胃肠减压或肛管排气。腹痛时遵医嘱使用镇痛药。

（2）高热的护理　应每 4 小时测体温、脉搏、呼吸 1 次，体温超过 39℃时应首先采用物理降温。根据患者全身状况，给予酒精或温水擦浴，也可用冰袋降温，若体温下降不明显，可按医嘱给药降温，如吲哚美辛（消炎痛）等。在降温过程中，患者大量出汗，可出现血压下降、脉快、四肢厥冷等虚脱症状，故应密切观察体温、脉搏、呼吸、血压，每 0.5~1 小时监测 1 次，同时应及时配合医生给予静脉输液或加快液体速度，必要时吸氧。应及时为患者更换被褥及衣物，鼓励其多饮水。

（3）使用抗生素期间，注意观察患者有无过敏反应或药物毒性反应，严格执行药物输入时间，以确保体内的药物浓度，维持药效。

（4）严格掌握产科、妇科手术指征，做好术前准备。进行妇科手术时严格无菌操作，术后做好护理，预防感染。

3. 健康宣教

（1）治疗盆腔炎性疾病时，患者应积极配合医生，按时按量应用抗生素药物，并注意用药后的反应，观察症状是否有减轻。

（2）治疗期间应停止工作和学习，卧床休息，并取半坐卧位，这样有利于健康的恢复。

（3）饮食上应高热量、高蛋白、高维生素流食或半流食，注意多喝水，特别是高热的患者应用退热药后，需及时补充水分和盐分，可口服淡盐水，以保持水电解质平衡。

（4）教会患者或家属进行物理降温的方法和注意事项。

（5）平时注意性生活卫生，减少性传播疾病，经期禁止性交。做好经期、孕期及产褥期的卫生。

（6）保持良好的心态，树立战胜疾病的信心，以积极的态度坚持治疗。

（八）护理评价　患者全身、局部症状及阳性体征消失，身体康复，并了解盆腔炎性疾病的相关知识，并掌握防护措施，有良好的卫生习惯。在治疗期间，患者能够按时按量服用药物，未发生水电解质平衡紊乱及感染性休克等并发症。患者的心情恢复平静，能积极配合治疗，其家属在精神上能主动关心患者，生活上仔细照顾患者。

二、盆腔炎性疾病后遗症

（一）概述　盆腔炎性后遗症是指盆腔炎性疾病的遗留病变，主要改变为组织破坏、广泛粘连、增生及瘢痕形成。

（二）病理　输卵管卵巢炎及输卵管炎的遗留改变可造成输卵管阻塞及增粗；输卵管卵巢粘连形成输卵管卵巢肿块；输卵管伞端闭锁、浆液性渗出物聚集形成输卵管积水；输卵管积脓或输卵管卵巢脓肿的脓液吸收，被浆液性渗出物代替形成输卵管积水或输卵管卵巢囊肿。积水输卵管表面光滑，管壁甚薄，由于输卵管系膜不能随积水输卵管囊壁的增长扩大而相应延长，故积水输卵管向系膜侧弯曲，形似腊肠或呈曲颈的蒸馏瓶状，卷曲向后，可游离或与周围组织有膜样粘连。

盆腔结缔组织炎的改变为主韧带、骶韧带增生、变厚，若病变广泛，可使子宫固定。

（三）护理评估

1. 健康史　了解患者患盆腔炎性疾病的时间、过程、治疗情况，以及近期的身体状况。

2. 临床表现

（1）慢性盆腔痛　盆腔炎性疾病后慢性炎症形成的粘连、瘢痕以及盆腔充血，常引起下腹部坠胀、疼痛及腰骶部酸痛，常在疲劳、性交后及月经前后加重。

（2）盆腔炎反复发作　由于盆腔炎性疾病后遗症造成的输卵管组织结构的破坏，局部防御功能减退，若患者仍有高危因素，可造成盆腔炎性疾病再次感染导致反复发作。

（3）不孕　输卵管粘连阻塞可致患者不孕。盆腔炎性疾病后出现不孕发生率为20%~30%。不孕的发生率与发作的次数有关，随着发作次数的增加，不孕的可能性增大。

（4）异位妊娠　盆腔炎后异位妊娠的发生率是正常女性的8~10倍，发生率随盆腔炎发作次数的增加而增大。

（5）体征　若为盆腔结缔组织病变，子宫常呈后倾后屈，活动受限或粘连固定，子宫一侧或两侧有片状增厚、压痛，宫骶韧带常增粗、变硬，有触痛。若为输卵管炎，则在子宫一侧或两侧触到呈索条状的增粗输卵管，并有轻度压痛。若为输卵管积水或输卵管卵巢囊肿，则在盆腔一侧或两侧触及囊性肿物，活动多受限。

3. 辅助检查　盆腔炎性疾病后遗症可进行腹腔镜及B超检查协助诊断。

4. 心理社会评估　盆腔炎性疾病后遗症的患者往往精神负担较重，护理人员应重点关注患者对疾病的认识及态度，是否有消极情绪，特别是有无悲观失望的表现。还应了解家属和亲友对患者的态度，以帮助患者寻求支持。

5. 治疗原则　对盆腔炎性疾病后遗症尚无有效的治疗方法，重在预防。一般采用综合治疗，可缓解症状，增加受孕机会。

1. 物理疗法　温热能促进盆腔局部血液循环，改善组织营养状态，提高新陈代谢，以利炎症吸收和消退。常用的有短波、超短波、微波、激光、离子透入（可加入各种药物如青霉素、链霉素）等。

2. 中药治疗　慢性盆腔炎以湿热型居多，治疗以清热利湿，活血化淤为主，方剂为丹参 18g、赤芍 15g、木香 12g、桃仁 9g、金银花 30g、蒲公英 30g、茯苓 12g、丹皮 9g、生地 9g，剧痛时加延胡索 9g。有些患者为寒凝气滞型，治则为温经散寒、行气活血，常用桂枝茯苓汤加减，气虚者加党参 15g、白术 9g、黄芪 15g，中药可口服或灌肠。

3. 其他药物治疗　应用抗炎药物的同时，也可采用糜蛋白酶 5mg 或透明质酸酶 1500U 肌内注射，隔日 1 次，7~10 次为一疗程，以利粘连分解和炎症的吸收。个别患者局部或全身出现过敏反应时应停药。在某些情况下，抗生素与地塞米松同时应用，口服地塞米松 0.75mg，每日 3 次，停药前注意地塞米松应逐渐减量。

4. 手术治疗　有肿块如输卵管积水或输卵管卵巢囊肿应行手术治疗；存在小感染灶，反复引起炎症急性发作者也应手术治疗。手术以彻底治愈为原则，避免遗留病灶有再复发的机会，行单侧附件切除术或全子宫切除术加双侧附件切除术。对年轻妇女应尽量保留卵巢功能。

（四）护理诊断和医护合作性问题

1. 舒适的改变　与腰骶部疼痛及下坠感有关。

2. 焦虑　与病程长，治疗效果不明显有关。

3. 知识缺乏　缺乏盆腔炎性疾病后遗症的相关知识。

（五）计划与实施

1. 预期目标

（1）经治疗护理患者症状解除或减轻，舒适感增强。

（2）患者紧张焦虑的情绪得到缓解，树立了治疗疾病的信心。

（3）患者能够掌握有关治疗及防护措施。

2. 护理措施

（1）心理护理　对患者的心理问题进行疏导，解除患者思想顾虑，增强治疗的信心。

（2）指导患者适当加强锻炼，注意劳逸结合，提高机体抗病能力。

（3）指导患者按医嘱正确服药。

3. 健康指导　注意加强营养及饮食搭配，增加蛋白质及维生素的摄入，增加体力。其他见盆腔炎性疾病的相关章节。

（六）护理评价　见盆腔炎性疾病的相关章节。

第六节　生殖器结核患者的护理

一、概述

由结核杆菌引起的女性生殖器炎症称为生殖器结核，又称结核性盆腔炎，是由结核杆菌侵入人体引起的输卵管、子宫内膜、卵巢、盆腔腹膜及子宫颈等女性生殖器官的炎性病变。多发现于 20~40 岁妇女，也可见于绝经后的老年妇女。在生殖器结核中以输卵管结核最常见，约占女性生殖器结核的 90%以上，其次为子宫内膜结核，其他类型发病较少。绝大多数生殖器结核为继发感染，常继发于肺结核、肠结核、腹膜结核、肠系膜淋巴结的结核病灶也可继发于骨结核或泌尿系统结核。原发女性生殖系统结核罕见。近年由于耐药结核、艾滋病的增加以及对结核病控制的松懈，生殖器结核的发病率有升高的趋势。

二、传染方式

生殖器结核是全身结核的一个表现，常继发于身体其他部位结核如肺结核、肠结核、腹膜结核、肠系膜淋巴结的结核病灶，亦可继发于淋巴结核、骨结核或泌尿系统结核。生殖器结核常见的传播途径有以下几种。

1. 血行传播　为最主要的传播途径。青春期正值生殖器官发育，血供丰富，结核分枝杆菌易借血行传播。结核分枝杆菌感染肺部后，大约1年内可感染内生殖器官，由于输卵管黏膜有利于结核分枝杆菌的潜伏感染，因此，其首先侵犯输卵管，然后依次扩散到子宫内膜及卵巢，侵犯宫颈、阴道或外阴者较少见。

2. 直接蔓延　腹膜结核、肠结核可直接蔓延到内生殖器官，引起生殖器结核。

3. 淋巴传播　较少见。消化道结核可通过淋巴管逆行传播感染内生殖器官。

4. 性交　极罕见。男性患泌尿道结核，通过性交传播，上行感染。

三、病理

1. 输卵管结核　约占女性生殖器结核的90%以上，多为双侧性，但双侧的病变程度有可能不同。输卵管增粗肥大，其伞端外翻如烟斗嘴状是输卵管结核的特有表现，也可表现为伞端封闭，管腔内充满干酪样物质，有的输卵管增粗，管壁内有结核结节，有的输卵管僵直变粗，峡部有多个结节隆起。输卵管管腔内发现干酪样物质，有助于与非结核性炎症鉴别。输卵管浆膜面可见粟粒结节，盆腔腹膜、肠管表面及卵巢表面也布满类似结节或并发腹水型结核性腹膜炎，输卵管常与其邻近器官如卵巢、子宫、肠管粘连。

2. 子宫内膜结核　常由输卵管结核蔓延而来，占生殖器结核的50%~80%。半数输卵管结核患者同时有子宫内膜结核。早期结核病变出现在宫腔两侧角，子宫大小、形状无明显变化，随着病情进展，子宫内膜受到不同程度的破坏，最后代以瘢痕组织，可使宫腔粘连、变形、缩小。

3. 宫颈结核　较少见，常由子宫内膜结核蔓延而来或经淋巴或血循环传播，占生殖器结核的10%~20%。病变可表现为乳头状增生或溃疡，这时外观不易与宫颈癌区别。

4. 卵巢结核　亦由输卵管结核蔓延而来，占生殖器结核的20%~30%。由于卵巢有白膜包围，通常仅有卵巢周围炎，侵犯卵巢深层组织较少。但少部分卵巢结核由血循环传播的感染，可在卵巢深部形成结节及干酪样坏死性脓肿。

5. 盆腔腹膜结核　盆腔腹膜结核多合并输卵管结核。根据病变特征不同分为两型渗出型和粘连型。渗出型腹膜炎以渗出为主，特点为腹膜及盆腔脏器浆膜面布满无数大小不等的散在的灰黄色结节，渗出物为浆液性草黄色澄清液体，积聚于盆腔，有时因粘连可形成多个包裹性囊肿；粘连型腹膜炎以粘连为主，特点为腹膜增厚，与邻近脏器之间发生紧密粘连，粘连间的组织常发生干酪样坏死，易形成瘘管。

四、护理评估

（一）健康史　了解患者既往有无肺结核病史，有无腹痛、腹泻等肠结核病史，有无低热、盗汗、乏力等结核病症状。同时应详细了解患者婚育情况，是否有月经稀少或闭经。

（二）临床表现　生殖器结核的临床表现很不一致，不少患者可无症状，有的患者则症状较重。

1. 月经失调　早期因子宫内膜充血及溃疡，可有月经过多，晚期因子宫内膜因遭受不同程度破坏，可表现为月经稀少或闭经，多数患者就诊时已是晚期。

2. 下腹坠痛　由于盆腔炎症和粘连，可有不同程度的下腹坠痛，经期加重。

3. 全身症状　若为活动期，可有结核病的一般症状，如发热、盗汗、乏力、食欲缺乏、体重减轻等，有时仅有经期发热。但症状较重的患者，可表现为高热等全身中毒症状。

4. 不孕　由于输卵管黏膜破坏与粘连，常使管腔阻塞或由于输卵管周围粘连，有时管腔尚保持部分通畅，但黏膜纤毛被破坏，输卵管僵硬、蠕动受限，丧失其运输功能，也不能受孕，故临床上多数患者因不孕就诊。在原发性不孕患者中生殖器结核常为主要原因之一。

5. 全身及妇科检查　由于病变程度与范围不同而有较大差异，较多患者因不孕行诊断性刮宫、腹腔镜等检查时才发现患有生殖器结核，而无明显体征和其他自觉症状。较严重患者若有腹膜结核，检查时腹部有柔韧感或腹水征，形成包裹性积液时，可触及囊性肿块，边界不清，不活动，表面因有肠管粘连，叩诊空响。子宫一般发育较差，往往因周围有粘连使活动受限。若附件受累，在子宫两侧可触及大小不等及形状不规则的肿块，质硬、表面不平、呈结节或乳头状突起或可触及钙化结节。

（三）辅助检查

1. 子宫内膜病理检查　子宫内膜病理检查是诊断子宫内膜结核最可靠的依据。由于月经前子宫内膜较厚，此时适于进行内膜病理检查。应于经前1周或月经来潮6小时内做刮宫术。在行刮宫术前3日及术后4日应每日肌注链霉素0.75g及口服异烟肼0.3g，以预防刮宫引起结核病灶扩散。由于子宫内膜结核多由输卵管蔓延而来，故刮宫时应注意刮取子宫角部内膜，并将全部刮出物送病理检查，在病理切片上找到典型结核结节，诊断即可成立，但阴性结果并不能排除结核的可能。如有条件时，可将刮出的组织或分泌物作结核菌培养。遇有子宫腔小而坚硬，无组织物刮出，结合临床病史及症状，也应考虑子宫内膜结核，并作进一步检查。若宫颈有结核可疑，做活组织检查，可明确诊断。

2. X线检查

（1）胸部X线拍片，必要时作消化道或泌尿系统X线检查，以便发现原发病灶。

（2）盆腔X线平片，发现孤立的钙化点，提示曾有盆腔淋巴结核病灶。

（3）子宫输卵管碘油造影　可出现下列特征：①子宫腔呈不同形态和不同程度狭窄或畸形，边缘呈锯齿状；②输卵管腔有多个狭窄部分，呈典型串珠状或显示管腔细小而僵直；③在相当于盆腔淋巴结、输卵管、卵巢的部位有钙化灶；④若碘油进入子宫一侧或两侧的静脉丛，应考虑有子宫内膜结核的可能。子宫输卵管碘油造影对生殖器结核的诊断帮助较大，但也有可能将输卵管腔中的干酪样物质及结核菌带到腹腔，故造影前、后应使用链霉素及异烟肼等抗结核药物。

3. 腹腔镜检查　腹腔镜能直接观察盆腔情况，并可取腹腔液作结核菌培养或在病变处作活检。

4. 结核菌检查　若有条件，将月经血、刮出的子宫内膜或腹腔液作结核菌检查。可进行结核菌培养、抗酸染色找结核菌、动物接种或分子生物学方法，以确诊。

5. 结核菌试验　结核菌素试验阳性说明体内曾有结核分枝杆菌感染，若为强阳性说明目前仍有活动性病灶，但不能确定病灶部位，若为阴性一般情况下表示未有过结核分枝杆菌感染。

6. 其他　白细胞计数不高，分类中淋巴细胞可能增多，不同于一般化脓性盆腔炎，活动期血沉增快，但血沉正常不能除外结核病变。旧结核菌素试验若为阳性说明体内曾有结核感染；若为强阳性说明目前仍有活动性病灶，但不能说明病灶部位；若为阴性表示未有过结核感染。这些化验检查均非特异性，只能作为诊断的参考。

（四）心理社会评估　生殖器结核患者多无自觉症状，常因不孕来医院进行检查，最终发现患生殖器结核。因此，护理人员应特别要注意了解患者有无因不孕引起的悲观情绪。孕育新的生命对一个家庭来说是至关重要的事情，因此对生殖器结核患者来说，护理人员特别要评估和关注其家庭成员的情绪表现及态度。

（五）治疗原则　采用抗结核药物治疗为主，休息营养为辅的治疗原则。

1. 抗结核药物治疗　抗结核治疗对女性生殖器结核的有效率达 90%。药物治疗应遵循早期、联合、规律、适量、全程的原则。既往将链霉素、异烟肼、对氨基水杨酸钠作为一线基本药物，疗程长，需要 1.5~2 年。有的患者症状好转或消失即不愿再坚持而使治疗中断，复发时再行治疗往往产生耐药而影响疗效，近年采用利福平、异烟肼、乙胺丁醇、链霉素等抗结核药物联合治疗，可将疗程缩短为 6~9 个月，取得良好疗效。常用的抗结核药物有：利福平、异烟肼、链霉素、乙胺丁醇、吡嗪酰胺等。

2. 支持疗法　急性患者至少要休息 3 个月，慢性患者可从事学习和工作，但要注意劳逸结合，避免劳累，加强营养，适当参加锻炼，增强体质。

3. 手术治疗　生殖器结核也可用手术治疗。但为避免手术时感染扩散，手术前后应进行抗结核药物治疗。手术方法应根据患者病情、年龄、是否需要保留生育功能等因素决定。可考虑手术治疗的情况有：

（1）盆腔包块经药物治疗后缩小，但不能完全消退时，可手术治疗。

（2）抗结核药物治疗无效或治疗后反复复发的患者。

（3）盆腔结核形成较大的包块或较大的包裹性积液者。

（4）子宫内膜结核严重，内膜破坏广泛，药物治疗无效者。

五、护理诊断和医护合作性问题

1. 舒适的改变　与下腹坠痛及盗汗、乏力、发热等症状有关。

2. 焦虑　与不孕有关。

3. 知识缺乏 缺乏生殖器结核检查、预后、治疗方法及注意事项等相关知识。

六、计划与实施

（一）预期目标

1. 经抗结核治疗患者下腹坠痛及结核感染相关症状减轻症状，舒适感增强。

2. 患者紧张焦虑的心情减轻。

3. 患者了解生殖器结核相关检查项目及治疗方法，并能够掌握用药方法及注意事项。

（二）护理措施

1. 心理护理 生殖器结核的治疗是一个相对漫长的过程，尤其是合并不孕的患者，其同时需要进行多方面的检查，在这过程中患者往往表现出烦躁、失望、焦虑等多种负面情绪交织在一起的情况，特别是由于不孕而失去爱人关心和支持的女性，会出现重度的消极悲观情绪，此时护理人员一方面要鼓励患者倾诉自己的不良情绪，另一方面要积极向患者讲解与疾病及治疗相关的知识，帮助其树立治疗信心。同时作家属的工作，指导其关心和帮助患者的方法，共同争取早日痊愈。

2. 药物治疗的护理 抗结核药物治疗虽已缩短了疗程，但仍需要6~9个月的治疗，同时其应用的药物种类多，方法也各异。护理人员应根据患者用药的种类，讲清用药的名称、服用方法及时间、服药期间的注意事项。告知患者应严格按医嘱服药，不能擅自停药，同时注意药物副作用，如应用链霉素的患者应注意有无眩晕、口麻、四肢麻木感、耳鸣等症状出现，如有应及时到医院就诊。

3. 日常护理 生殖器结核患者急性期至少应卧床休息3个月，每日保证8~12小时睡眠。慢性患者可以从事较轻的工作和学习任务，但要注意劳逸结合，适当参加体育锻炼，增强体质。

（三）健康指导

1. 用药指导 认真仔细向患者讲解其所用药物的服药方法、时间、剂量及注意事项。

2. 饮食指导 宜食用营养丰富的高蛋白、高热量、含维生素饮食。结核患者膳食中还应特别注意钙和铁的补充。应多吃瘦肉、鱼、虾、蛋类及豆制品等。新鲜的蔬菜、水果、鱼虾、动物内脏和蛋类含有丰富的维生素，应搭配食用。总之，提倡食物多样，荤素搭配，做到色、香、味俱全，营养全面。

3. 预防措施 平时应注意锻炼身体，增强体质。按要求做好卡介苗的接种，积极防治肺结核、淋巴结结核和肠结核等。

七、护理评价

患者完成了各项检查并经正规的药物治疗后症状逐渐减轻。患者了解了生殖器结核的检查和治疗方法及预防措施，并掌握自己所用药物的名称、服药方法及时间，特别是掌握了服药的注意事项。

第七节 淋病与尖锐湿疣患者的护理

性传播疾病是指可经性行为或类似性行为传播的一组传染病。性传播疾病与传统的性病明显不同。性传播疾病涵盖范围大，它包括以性行为作为主要传播途径以及可经性行为传播的疾病，涉及8类病原体引起的20余种疾病。而传统的性病有梅毒、淋病、软下疳、性病性淋巴肉芽肿5大性病。目前，我国重点监测、需作疫情报告的性传播疾病有8种，包括梅毒、淋病、艾滋病、非淋菌性尿道炎、尖锐湿疣、软下疳、性病性淋巴肉芽肿和生殖器疱疹，其中前3种疾病为乙类传染病。

一、淋病

（一）概述　淋病是淋病奈瑟菌引起的化脓性感染，淋菌的特点是侵袭黏膜，主要引起泌尿、生殖器黏膜的炎症，属于性传播疾病。淋病奈瑟菌感染最初引起宫颈管黏膜炎、尿道炎、前庭大腺炎，也称之为无并发症淋病。若无并发症淋病未经治疗，淋病奈瑟菌可上行感染盆腔脏器，导致淋病性盆腔炎，引起子宫内膜炎、输卵管炎、输卵管积脓、盆腔腹膜炎，甚至形成输卵管卵巢脓肿、盆腔脓肿，称之为女性并发症淋病。

（二）病因　淋病是由淋病奈瑟菌引起的泌尿生殖系统化脓性感染。淋病奈瑟菌是1879年由Neisser分离出，故又称奈瑟淋病双球菌，其呈肾形、系革兰阴性双球菌，往往成对地存在于脓细胞的胞质内或外围。在潮湿、温度为35~36℃的条件下适宜生长。淋球菌对外界理化因素的抵抗力差，在完全干燥的环境中只能存活1~2小时，附着于内衣裤能存活10~17小时，在常用消毒剂或肥皂液中数分钟就能使其灭活。

（三）传染途径　成人主要通过性交直接接触传染，好发于青壮年。口交及肛交可导致淋菌性咽喉炎及淋菌性直肠炎。通过性接触女性较男性更易感染，与男性淋病患者发生性关系的女性，50%~90%发生淋菌性宫颈炎，与女性淋病患者发生一次性关系的男性，20%~25%感染淋病。

儿童多为间接传染，孕妇有淋病，其分娩时新生儿经过软产道接触污染的阴道分泌物被传染。

（四）护理评估

1. 健康史

评估患者年龄、职业等一般情况。注意了解有无不洁性生活史或配偶是否有感染史，或间接接触传染史。

2. 临床表现

潜伏期1~10日，平均3~5日。50%~70%妇女感染淋病奈瑟菌后可无任何症状，易被忽略，但仍具有传染性。感染初期病变局限在下生殖道、泌尿道，随着病情发展可累及上生殖道。

（1）下生殖道感染　在淋病奈瑟菌侵入1~14日后发病，出现尿频、尿痛、尿痛，排尿时尿道口有灼热感等急性尿道炎的症状。患者白带增多，呈黄色、脓性，外阴部瘙痒、红肿、有烧灼样痛。继而出现前庭大腺炎、急性宫颈炎的表现。

急性宫颈炎检查可见宫颈明显充血、水肿、糜烂，有脓性分泌物从宫颈口流出，宫颈触痛，触之易出血。尿道炎检查时可见尿道口红肿、触痛，经阴道前壁向耻骨联合方向挤压尿道或尿道旁腺，脓性分泌物流出。前庭大腺炎检查时可见腺体开口红肿、触痛、溢脓，若腺管阻塞可形成脓肿。由于淋病奈瑟菌可同时感染以上部位，因而临床上表现为多处症状同时存在。

（2）上生殖道感染　10%~20%无并发症淋病可发展为并发症淋病。其多在月经期或月经后 1 周内发病，一般起病急，突然寒战、高热、头痛、恶心、白带增多、双侧下腹疼痛。如果是月经期发病可使月经期延长，经量增多。若输卵管伞端开放，脓液由管腔流入直肠子宫陷凹，刺激该处腹膜产生肛门坠痛。检查时下腹部两侧有深压痛，若出现盆腔腹膜炎可有腹肌紧张及反跳痛。妇科检查可见宫颈外口脓性分泌物流出，宫颈充血、水肿、举痛，双侧附件增厚、压痛。如有输卵管脓肿，可触及附件囊性包块，压痛明显。

（3）儿童淋病　少见，以 3~7 岁幼女为主，多因通过接触被淋球菌污染的物品如便器，毛巾，浴盆等而间接传染，也可因性虐待而直接被传染，表现为阴道炎、外阴炎及尿道炎。患者外阴、尿道口红肿，阴道有脓性分泌物，有尿痛、尿急等症状。

（4）淋菌性眼炎　因分娩时胎儿经过感染淋病奈瑟菌母体的产道而被感染，表现为生后 2~3 日眼睑、结膜红肿，有脓性分泌物，可引起角膜穿孔，甚至失明。

（5）咽喉炎、直肠炎　见于口交、肛交者，如感染淋病奈瑟菌后表现出急性咽炎、急性扁桃腺炎、直肠炎的症状。

（6）播散性淋病　播散性淋病是指淋病奈瑟菌通过血循环传播，引起全身淋病奈瑟菌性疾病，病情严重，若不及时治疗可危及患者生命。1%~3%淋病患者可发生播散性淋病。早期菌血症可出现高热、寒战、皮损、不对称的关节受累以及全身不适、食欲缺乏等症状。晚期表现为永久损害的关节炎、心内膜炎、心包炎、胸膜炎、肺炎、脑膜炎等全身病变。

3. 辅助检查

（1）分泌物或脓液涂片检查　取宫颈管分泌物涂片，行革兰染色，在中性粒细胞内找到数对典型的肾形革兰阴性染色的双球菌，急性期可见中性粒细胞内有革兰阴性双球菌。但阴性并不能排除淋病的诊断，女性患者涂片检出的阳性率仅为 40~60%左右，且宫颈管分泌物中有些细菌与淋病奈瑟菌相似，可有假阳性，只能作为筛查手段。

（2）淋球奈瑟菌培养　是诊断淋病的金标准。取宫颈管分泌物做培养，阳性可确诊。若需要确证试验可对培养的淋病奈瑟菌行糖发酵试验及直接免疫荧光染色检查。

（3）核酸检测　核酸检测和连接酶链反应检测淋病奈瑟菌 DNA 片段。此检测方法具有敏感度高、特异性强、检测速度较快的优点。但做此项检测需具备一定条件的医疗机构才能开展，操作过程中应注意防止污染造成假阳性结果。目前卫生和计划生育委员会因此项检查假阳性率高已限制临床应用。

4. 心理社会评估　性传播疾病患者一般都有较复杂的心理反应，依患病的原因不同会出现不同的情绪表现，如紧张、焦虑、后悔、怨恨、害怕、恐惧等。护理人员应全方位地了解患者的心理状态，特别是对那些羞于就医的患者应给予更多的关注。

5. 治疗原则　应遵循及时、足量、规则应用抗生素的治疗原则。目前选用的抗生素以第三代头孢菌素及喹诺酮类药物为主。对无并发症淋病患者应使用大剂量单次给药方案，以使患者体内有足够的血药浓度，其治愈率可达97%以上。并发症淋病应连续每日给药，保持足够的治疗时间。患者的性伴侣应同时进行检查和治疗，检查和治疗期间应禁止性生活。

（五）护理诊断和医护合作性问题

1. 舒适的改变　与炎症引起外阴瘙痒、烧灼感、白带增多等症状有关。

2. 排尿型态改变　与尿道刺激症状有关。

3. 疼痛　与下腹部疼痛、不适有关。

4. 高热　与并发症淋病发生高热、寒战有关。

5. 知识缺乏　缺乏性传播疾病的相关知识及防护措施。

6. 焦虑/恐惧　与性传播疾病诊断及该病病程长、症状明显有关。

（六）计划与实施

1. 预期目标

（1）患者经正规治疗后症状缓解，舒适感增加。

（2）患者经治疗后，排尿型态恢复正常。

（3）患者主诉疼痛消失。

（4）患者在短时间内体温恢复正常。

（5）患者能够接受各种检查和治疗，了解性传播疾病的相关知识，掌握防护措施。

（6）患者紧张焦虑的心情恢复平静，并消除了恐惧心理。

2. 护理措施

（1）心理护理　护理人员应尊重患者，耐心倾听患者的主诉，关心患者。对于极度焦虑、紧张的患者应主动为其讲解疾病相关知识，努力安慰患者，使其心情恢复平静。在整个治疗过程中，护理人员应强调该病彻底治疗的重要性、必要性及治疗效果，坚定患者治愈的信心。

（2）协助医生做好各项检查的采样及送检工作，并告知患者检查的过程和注意事项。进行淋病奈瑟菌培养时，应取宫颈管分泌物。具体方法是先拭去宫颈口分泌物，然后用无菌棉拭子插入宫颈管1.5~2cm处，转动并停留20~30秒后取出。取出的分泌物应注意保湿、保温并立即送检，以保证阳性率。

（3）应保持外阴的清洁和干燥，及时更换内裤或会阴垫。清洗外阴的用物应专人专用，用后应煮沸消毒5~10分钟。

（4）治愈标准　淋病的治愈标准是在治疗结束后2周内，在无性接触的情况下符合下述标准为治愈：①临床症状和体征全部消失；②治疗结束后4~7日取宫颈管分泌物做涂片及细菌培养，连续3次均为阴性。

（5）指导患者严格按医嘱服药，治疗期间禁止性生活。

3. 健康宣教

（1）应加强卫生宣教，说明淋病的传播途径及对健康的危害性。

（2）禁止性乱交及不洁性行为，夫妻一方有病，暂停性生活，并一起到正规医院进行检查和治疗。

（3）治疗期间，注意休息，并观察自身症状，如有加重或出现新的不适及时到医院就诊。

（4）保持良好的心态，加强营养，适当锻炼，使疾病尽快康复。

（七）护理评价　患者局部症状好转，尿道刺激症状消失，未发生高热等症状。患者负性情绪得到平复，能够以良好、积极的心态进行治疗，并了解性传播疾病的相关知识，掌握防护措施。

二、尖锐湿疣

（一）概述　尖锐湿疣是由人乳头瘤病毒引起的丘疹样外阴病变，也可累及阴道和宫颈，主要的传播途径是经性交直接传播。

（二）病因　尖锐湿疣是由人乳头瘤病毒感染（HPV）引起的鳞状上皮增生性疣状病变。目前发现 HPV 有多种亚型，与生殖道尖锐湿疣有关的主要是 HPV6、HPV11 型，少数也可由 HPV16、HPV18、HPV31、HPV33 型引起。HPV 在自然界普遍存在，促使 HPV 感染的危险因素有过早性交、多个性伴侣、免疫力低下、高性激素水平、吸烟等。尖锐湿疣往往与多种性传播疾病如淋病、梅毒、滴虫病等同时存在。据报道外阴尖锐湿疣的发病率明显升高，已成为常见的女性性传播疾病。HPV 主要感染鳞状上皮，外阴尖锐湿疣约 50%～70%同时伴有阴道、宫颈的尖锐湿疣。温暖、潮湿的外阴皮肤易于 HPV 的生长；妊娠、糖尿病、影响细胞免疫功能的全身疾病使尖锐湿疣生长迅速，且不易控制。少部分患者的尖锐湿疣可自行消退，但机制不明。HPV 除可引起生殖道的尖锐湿疣外，还可能与生殖道肿瘤的癌前病变有关，尤其是 HPV16、HPV18 型与外阴癌、宫颈癌的关系更为密切。

（三）传播途径

1. 性交直接传播　是尖锐湿疣的主要的传播途径，尖锐湿疣患者的性伴侣中约 60%发生 HPV 感染。

2. 间接传播　可通过污染的物品、操作用器械等间接传播。

3. 母婴传播　HPV 感染的母亲所生新生儿可患喉乳头瘤，但其传播途径是经宫内感染、产道感染或产后感染，目前仍无定论，一般认为是经母亲软产道感染。

（四）护理评估

1. 健康史

评估患者年龄、职业等一般情况，注意了解有无不洁性生活史或配偶是否有感染史或间接接触传染史。

2. 临床表现

潜伏期为 3 周至 8 个月，平均 3 个月。患者以年轻妇女居多，多数患者临床症状不明显。病变以性交时容易受损伤的部位多见，如舟状窝附近、大小阴唇、肛门周围、阴道前庭、尿道口，也可累及阴道和宫颈。患者多以外阴赘生物就诊，部分患者有外阴瘙痒、烧灼痛或性交后出血。50%～70%外阴尖锐湿疣的患者伴有阴道、宫颈尖锐湿疣。

典型体征是初起为微小散在的乳头状疣，柔软，其上有细小的指样突起，或为小而尖的丘疹，质稍硬，孤立、散在或呈簇状，粉色或白色。病灶逐渐增大、增多，互相融合成鸡冠状或菜花状，顶端可有角化或感染溃烂。宫颈病变多为扁平状，肉眼难以发现，常需阴道镜及醋酸试验协助发现。

3. 辅助检查

（1）细胞学检查　可见到挖空细胞，表现为中层细胞核大，有时可见到双核，核深染，核周有大空泡，虽然挖空细胞的特异性较高，但挖空细胞的检出率较低。

（2）醋酸白试验　在组织表面涂以3%~5%的醋酸液，3~5分钟后组织变白为阳性，不变色为阴性。值得注意的是醋酸白试验在皮肤炎症时有一定假阳性可能。醋酸白试验的原理是醋酸使感染上皮细胞中蛋白质凝固而呈白色。

（3）阴道镜检查　阴道镜检查有助于发现亚临床病变，尤其对发现宫颈病变颇有帮助。典型病灶表现为每个乳头状突起的半透明表皮下都有中央血管袢。宫颈涂以3%醋酸液后，可见移行区内外鳞状上皮呈白色斑块，表面隆起不平或为小乳头指样突起，有中央毛细血管，也可表现为点状血管呈花坛状或呈细小镶嵌排列。

（4）病理组织学检查　尖锐湿疣主要表现为鳞状上皮增生，呈乳头状生长，常伴有上皮脚延长、增宽。表层细胞有角化不全或角化过度，棘细胞层高度增生，有挖空细胞出现为HPV感染的特征性改变；基底细胞增生，真皮乳头水肿，毛细血管扩张，周围有慢性炎细胞浸润。

4. 心理社会评估　见淋病相关章节。

5. 治疗原则　尚无根除HPV方法，治疗原则为去除外生疣体，改善症状和体征，同时根据疣体大小、数量、部位选择适宜的方法。对反复发作的顽固性尖锐湿疣应及时取活检以排除恶变可能，特别是宫颈尖锐湿疣治疗前必须进行宫颈细胞学检查，必要时进行阴道镜及活组织检查以排除宫颈上皮内瘤样变及宫颈癌。对HPV亚临床感染的患者，未合并鳞状上皮内瘤样变可不予治疗；如合并鳞状上皮瘤样变，尤其是宫颈上皮内瘤样变，则根据检查结果做相应治疗。对于感染者的性伴侣WHO推荐应进行尖锐湿疣检查，并告知使用避孕套阻断传播途径。

（1）局部药物治疗：治疗尖锐湿疣可选用的药物有：0.5%足叶草毒素酊、50%三氯醋酸、5%咪喹莫特霜、10%~25%足叶草脂酊。

（2）物理或手术治疗：物理治疗有微波、激光、冷冻。微波是在疣体基底部凝固，因其为接触性治疗，可适用于任何部位尖锐湿疣。激光治疗适用于任何部位疣及难治疗、体积大、多发疣。冷冻治疗适用于疣体较小及病灶较局限者。对数目多、面积广及对其他治疗失败的尖锐湿疣可选用微波刀或手术切除。

（3）干扰素：干扰素具有抗病毒、抗增殖及调节免疫作用。可表现为限制HPV病毒的复制、减慢病变部位中细胞的分裂速度、增强宿主对感染HPV的防御反应。多用于病情严重，病变持续存在或反复复发的患者。但其费用高、给药途径不方便及有全身副反应，一般不推荐使用。

（五）护理诊断和医护合作性问题

1. 舒适的改变　与阴道瘙痒及烧灼痛、性交后出血有关。

2. 知识缺乏　缺乏尖锐湿疣疾病相关知识及防护知识。

3. 焦虑　与病程长，治疗困难并有恶变可能有关。

（六）计划与实施

1. 预期目标

（1）患者在治疗后症状解除或减轻，舒适感增强。

（2）患者能够接受各种检查和治疗，并掌握相关防护知识。

（3）患者紧张焦虑的心情恢复平静。

2. 护理措施

（1）心理护理　见淋病相关章节。

（2）局部用药方法指导　局部用药前应在病变部位涂 1%的丁卡因，起表面麻醉作用，以减轻疼痛。①50%三氯醋酸外涂，每周 1 次，一般 1~3 次后病灶可消退。三氯醋酸毒性小，对周围正常皮肤无损害，病变修复后不形成瘢痕，可用于阴道及宫颈病变。②5%咪喹莫特霜涂擦，每日 3 次，用药 6~10 小时后洗掉，可连用 16 周。此药患者可自行使用，疣体多在用药 8~10 日后脱落。③10%~25%足叶草脂酊涂于病灶，本药具有细胞毒性，能抑制细胞分裂的 M 期，刺激性大，注意不要涂及正常皮肤，不能用于阴道及宫颈病变，涂药后 2~4 小时洗去，每周 1 次，可连用 3~4 次。④0. 5%足叶草毒素酊外用，每日 2 次，连用 3 日，停药 4 日为 1 个疗程，可用 1~4 个疗程。此药刺激性小，患者可自行用药。

（3）坚持随诊　尖锐湿疣治疗后疣体消失，其预后一般良好，治愈率较高。但无论何种治疗方法都会有复发的可能，复发一般在治疗后 3 个月内，复发率为 25%，因此，患者定期随访非常重要，第一次随访应在治疗后的 3 个月内。

3. 健康宣教

（1）注意外阴清洁卫生，避免性乱交及不洁性行为，夫妻一方有病，暂停性生活。并向对方解释清楚，同时应及早检查有无患病。

（2）治疗期间，注意休息，并观察自身症状，如有加重或出现新的不适应及时到医院就诊。

（3）卫生及浴具专人专用，并进行煮沸消毒，避免交叉感染。

（4）按医生要求定期随诊复查。

（5）保持良好的心态，加强营养，适当锻炼，使疾病尽快康复。

（七）护理评价　见淋病相关章节。

第八节　梅毒患者的护理

一、概述

梅毒是由苍白（梅毒）螺旋体引起的慢性、系统性性传播疾病。主要是通过性途径传播，或由其他方式的接触传播，属于乙类传染病。随着社会的开放和发展，性病在我国发病呈上升趋势，梅毒发病人数也大大增加。目前，临床经常可见一、二期梅毒，也已发现三期梅毒和先天梅毒。

二、病因

梅毒是由梅毒螺旋体引起的侵犯多系统的慢性性传播疾病，其可累及全身各器官，产生各种症状和体征，并可通过胎盘传染给胎儿，导致流产、早产、死产及先天梅毒。梅毒螺旋体在体外干燥条件下不易生存，一般消毒剂和肥皂水即可将其杀灭。其耐寒力强，4℃存活3日，-78℃保存数年仍有传染性。

三、分型与分期

1. 梅毒根据传播途径不同分为先天梅毒和后天梅毒。先天梅毒是指宫腔内垂直传播而感染的梅毒；后天梅毒是指由性传播或非性传播而感染的梅毒，也叫获得性梅毒。

2. 获得性梅毒根据病程分为早期梅毒和晚期梅毒。早期梅毒包括一期梅毒、二期梅毒及早期潜伏梅毒，病程在2年内；晚期梅毒包括三期梅毒及晚期潜伏梅毒，病程在2年以上。潜伏梅毒系指梅毒未经治疗或用药剂量不足，无临床症状，梅毒血清反应阳性，没有其他可以引起梅毒血清反应阳性的疾病存在，脑脊液正常者。感染期限在2年以内为早期潜伏梅毒，感染期限在2年以上的为晚期潜伏梅毒。

四、传播途径

1. 性接触传播　是最主要的直接传播途径，占95%，未经治疗的患者在感染后1年内最具传染性，随病程延长，传染性越来越小，病程超过4年的患者基本无传染性。

2. 非性接触传播　包括医源性途径、接吻、哺乳等直接接触患者的皮肤黏膜而感染，偶有接触污染的物品等间接感染，个别患者可通过输入有传染性梅毒患者的血液而感染。

3. 垂直传播　患梅毒的孕妇，即使超过4年，其梅毒螺旋体仍可通过妊娠期的胎盘感染胎儿，导致先天梅毒。新生儿也可在分娩通过软产道时被感染，但此新生儿不属于先天梅毒。

五、护理评估

（一）健康史　内容见淋病相关章节。

（二）临床表现　梅毒的发病是梅毒螺旋体与机体免疫力相互作用的复杂过程。随梅毒螺旋体与机体免疫力的消长，梅毒的临床表现多种多样，症状和体征时隐时现，进展缓慢，病程长。

1. 一期梅毒　主要表现为硬性下疳，大小阴唇内侧或子宫颈可见圆形或椭圆形硬结，表面糜烂，有浆液性分泌物，内有大量梅毒螺旋体，具有很强的传染性。

2. 二期梅毒　主要表现为皮肤梅毒疹。此期梅毒螺旋体侵入到血液及淋巴液中引起全身发疹，外阴丘疹形成小圆形糜烂面。二期梅毒晚期，外阴及肛门周围出现扁平疣，其表面湿润有黏液分泌物，内有大量梅毒螺旋体，传染性很强。

3. 三期梅毒 主要表现为永久性皮肤黏膜损害，并可侵犯多种组织器官危及患者生命。病变累及个系统的组织和器官，形成神经系统梅毒、梅毒瘤、马鞍鼻等。

4. 潜伏期梅毒 无临床表现，只有血清梅毒检查阳性。两年内为早期潜伏梅毒，两年以上者为晚期潜伏梅毒。

（三）辅助检查

1. 病原学检查 取病损处分泌物涂片，经银染色法染色后镜检。

2. 梅毒血清学检查 梅毒螺旋体进入机体后产生两种抗体，非特异的抗心脂质抗体和抗梅毒螺旋体特异抗体，可进行非螺旋体抗原试验及血清螺旋体抗原试验。

3. 脑脊液检查 此检查用于怀疑神经梅毒者。神经梅毒患者脑脊液中淋巴细胞≥10×10^6/L，蛋白质>500mg/L，为阳性。

（四）心理社会评估 见淋病相关章节。

（五）治疗原则 以青霉素治疗为主，用药应尽早、足量、规范。在首剂治疗过程中由于大量梅毒螺旋体被杀灭，释放异性蛋白质，患者可能会出现头痛、发热、肌肉痛等反应，此反应称为吉海反应。

1. 药物治疗 主要用苄星青霉素，青霉素过敏者可用盐酸四环素或多西环素或红霉素。

2. 性伴侣应用同法进行检查、治疗，治疗期间禁止性生活。

六、护理诊断和医护合作性问题

1. 舒适的改变 与梅毒引起皮疹、溃疡及渗出物等症状有关。

2. 知识缺乏 缺乏性传播疾病的相关知识及防护措施。

3. 焦虑/恐惧 与性传播疾病诊断及该病病程长、症状明显有关。

七、计划与实施

（一）预期目标

（1）患者经正规治疗后症状缓解，舒适感增加。

（2）患者能够接受各种检查和治疗，了解性传播疾病的相关知识，掌握防护措施。

（3）患者紧张焦虑的心情恢复平静，并消除了恐惧心理。

（二）护理措施

1. 心理护理 尊重患者，讲解有关疾病的常识，帮助患者建立治愈的细心。

2. 严格执行消毒隔离制度，对患者污染的用物进行严格终末消毒，防止交叉感染。

3. 做好染病孕妇的心理护理，时期及早接受正规、足量治疗。

4. 用药期间注意观察患者用药后的反应，积极预防过敏反应。初期用药过程中如出现吉海反应，需向患者解释清楚。

（三）健康指导

1. 教育患者治疗期间禁止无保护性生活，性伴侣应同时接受检查和治疗。

2. 告知患者治疗后随访的时间，第1年每3个月复查1次，以后每半年复查1次，连续2~3年。

八、护理评价

患者全身、局部症状及阳性体征缓解或消失，舒适感增加；能够复述疾病有关的知识及防护措施，有良好的性生活及个人卫生习惯；心情恢复平静，能够接受自己患病的事实并积极按医嘱配合治疗。

第九节　获得性免疫缺陷综合征患者的护理

一、概述

获得性免疫缺陷综合征（AIDS）又称艾滋病，是由人免疫缺陷病毒（HIV）所引起的性传播疾病。艾滋病为人体的免疫系统被艾滋病病毒破坏，使人体对威胁生命的各种病原体丧失了抵抗能力，从而发生多种感染或肿瘤，最后导致死亡的一种严重传染病。自 1981 年世界第一例病毒感染者在美国发现以来，艾滋病已成为让全人类闻之色变的词汇，是当今世界上严重危害人类健康的一种烈性传染病。人类免疫缺陷病毒的广泛流行成为全球最瞩目的公共卫生问题和社会问题。

二、病因

获得性免疫缺陷综合征是由感染 HIV 病毒引起。HIV 是一种能攻击人体免疫系统的病毒，其引起 T 淋巴细胞损害，导致持续性免疫缺陷，多个器官出现机会性感染及罕见恶性肿瘤，最后导致死亡。HIV 属于反转录 RNA 病毒，有 HIV-1、HIV-2 两型，HIV-1 引起世界流行。

三、传播途径

HIV 存在于感染者的血液、精液、阴道分泌物、眼泪、尿液、乳汁、脑脊液中，艾滋病患者及 HIV 携带者均有传染性，其主要的传播途径有以下几种。

1. 性接触直接传播　直接通过性交传播，包括同性接触及异性接触。
2. 血液传播　接触或接受 HIV 感染的血液、血制品感染，常见于吸毒者共用注射器。
3. 母婴传播　是婴儿和儿童感染 HIV 的主要途径，新生儿艾滋病病毒感染约 90%是通过母婴传播而获得的。

四、护理评估

（一）健康史　评估患者一般情况，既往疾病史、有无输血及血液制品史，是否吸毒，性生活状态、性伴侣有无艾滋病等性传播疾病，周围密切接触的人中是否有艾滋病患者，近期是否有出国史等。

（二）临床表现　从感染 HIV 到发展为艾滋病的潜伏期长短不一，短至几个月，长可达 17 年，平均为 10 年。艾滋病的临床症状多种多样，根据《HIV/AIDS 诊断标准及处理原则》

将艾滋病分为急性 HIV 感染期、无症状 HIV 感染、艾滋病 3 个阶段，每个阶段的临床表现如下。

1. 急性 HIV 感染期　初期往往无症状，大部分在感染后 6 日到 6 周可出现急性症状，如全身疲劳无力、咽痛、发热等上呼吸道感染症状，个别患者有头痛、皮疹、脑膜脑炎或急性多发性神经炎，患者可有颈部、腋部及枕部淋巴结肿大，肝、脾肿大症状，这些症状可自行消失。

2. 无症状 HIV 感染　此时患者常无临床症状及体征。血液中不易检测出 HIV 抗原，但可以检测到 HIV 抗体。

3. 艾滋病　此期患者临床上表现为 HIV 相关症状、各系统机会性感染及肿瘤。HIV 相关症状包括超过 1 个月的持续不规则低热、持续原因不明的全身淋巴结肿大、慢性腹泻、体重减轻常超过 10%，部分患者出现记忆力减退、精神淡漠、性格改变、头痛、癫痫及痴呆等神经精神症状。机会性感染常见的有口腔假丝酵母菌感染、卡氏肺孢子菌肺炎、巨细胞病毒感染、淋巴瘤等。

由于艾滋病症状复杂多变，每个患者并非上述所有症状全都出现。一般会出现一种以上的症状。

（三）辅助检查

1. HIV 抗体检测　初筛试验有酶联免疫吸附试验和颗粒凝集试验，确认试验有免疫印迹试验。患者大约在感染 HIV2~3 个月后出现 HIV 抗体阳性，95%感染者在 6 个月内 HIV 抗体阳性。从感染 HIV 到抗体形成的时期，称为感染窗口期。窗口期 HIV 抗体检测为阴性，但具有传染性。

2. 病毒培养　病毒分离培养是诊断 HIV 感染最可靠的方法，但敏感度低。

3. 病毒相关抗原检测　双抗体夹心法检测 HIV 相关抗原 p24。

4. 核酸检测　PCR 技术检测血浆中 HIV RNA。

（四）心理社会评估　艾滋病到目前为止没有治愈的方法，患者在整个病程中会遇到各种心理问题。对不同阶段的患者进行心理社会评估的侧重点不同。初期主要评估患者对诊断的接受程度，证实患病后则重点评估患者有无愤怒和悲痛及程度，治疗过程中，评估患者有无焦虑、紧张、抑郁、痛苦和悲伤的情绪及程度。

（五）治疗原则　目前尚无治愈方法，主要采取一般治疗、抗病毒药物及对症处理。

1. 一般治疗　对 HIV 感染和艾滋病患者给予积极的心理治疗，平时注意休息、加强营养及劳逸结合，避免传染他人。

2. 抗病毒药物治疗　目前可选用的抗病毒药物有三类：核苷类反转录酶抑制剂、蛋白酶抑制剂及非核苷类反转录酶抑制剂。

3. 免疫调节药物　临床选用干扰素、白细胞介素 2、丙种球蛋白及中药制剂。

4. 常见合并症治疗　采取对症治疗。

五、护理诊断和医护合作性问题

1. 恐惧　与 HIV 感染有关。

2. 潜在的并发症——感染　与获得免疫缺陷有关。

3. 营养失调——低于机体需要量　与疾病慢性消耗有关。

4. 自尊低落　与被隔离、失去工作、朋友及被家人遗弃有关。

5. 知识缺乏　缺乏艾滋病的相关知识及防护措施。

六、计划与实施

（一）预期目标

1. 产妇能充分认识疾病，增强治疗信心，坦然面对，正常生活。

2. 护理人员能及时发现患者感染迹象，避免严重感染发生。

3. 保证营养供给，机体抵抗力增加，提高生活质量。

4. 患者能获得有效的心理、社会支持，解除顾虑情绪，积极配合治疗。

5. 患者了解艾滋病相关知识，并掌握其防护措施。

（二）护理措施

1. 提供心理支持　当感染 HIV 病毒，患者的身心压力极大，出现焦虑、失落情绪，被家庭、社会隔离等情绪困扰。医护人员应以耐心、诚恳的态度对待患者，不能歧视。讲解治疗方案和预后，使其对疾病的转归有一定的心理准备，帮助其树立信心，协助其应对压力。尽量满足基本生活需要，提高生活质量。

2. 加强健康宣教　普及艾滋病防、治知识，学会主动预防的意识，洁身自爱，固定性伴侣，杜绝使用传染的血制品，杜绝共用注射器等。

3. 饮食护理　患者由于食欲缺乏、吸收功能降低造成能量摄入不足，同时，由于机体代谢率升高，使得能量不平衡，所以在饮食上应当以高蛋白和高能量的食物为主。日常多吃新鲜蔬菜和水果，以增强对疾病的抵抗能力。特别应多吃一些富含维生素 A、胡萝卜素和维生素 C 的新鲜蔬菜和水果以及含维生素 E 的食物。可少食多餐，避免刺激性食物，同时要注意饮食卫生，防止发生腹泻等胃肠道感染。

4. 注意休息、加强营养　平时要合理安排日常生活和工作与学习，避免劳累，注意休息。适当安排有氧运动，加强身体锻炼，禁止吸烟饮酒。

5. 个人卫生　注意个人卫生，勿着凉，预防感冒。保持病室环境清洁、舒适、空气新鲜。

（三）健康宣教

1. 患者的亲人或护理者尽量要关怀他们，帮助艾滋病患者克服恐惧感、失落感和孤独感，使其能够与家人在亲切和谐的家庭气氛中生活，这有利于疾病的治疗与恢复。

2. 指导患者及家属调整生活环境、方式及习惯。

3. 保证充足的营养，注意食品卫生，使 HIV 感染者和患者得到好的营养支持。

4. 预防艾滋病措施　①洁身自爱，不性乱，怀疑自己或对方受艾滋病病毒感染时坚持使用避孕套。②不与他人共用剃须刀、牙刷等，不用未消毒的器械穿耳、纹眉，有毒瘾者未戒除前切勿与他人共用注射器。

七、护理评价

患者能充分认识自身所患疾病，恐惧情绪得到缓解。心理、社会支持得到满足，生活质量有所提高。感染已控制到最低程度。

（刘绍金）

第十四章 女性生殖器官肿瘤患者的护理

关键词

carcinoma of Vulva	外阴癌
vulvar intraepithelial neoplasia, VIN	外阴上皮内瘤变
vulvar epithelial atypia	外阴上皮不典型增生
carcinoma of cervix uteri	子宫颈癌
squamo-columnar junction, SCJ	生理性鳞柱交接部
cervical intraepithelial neoplasia, CIN	宫颈上皮内瘤样病变
cervical dysplasia	宫颈不典型增生
cervical carcinoma in situ	宫颈原位癌
invasive carcinoma of cervix uteri	宫颈浸润癌
myoma of uterus	子宫肌瘤
intramural myoma	肌壁间肌瘤
subserous myoma	浆膜下肌瘤
submucous myoma	黏膜下肌瘤
carcinoma of endomerium	子宫内膜癌
ovarian tumor	卵巢肿瘤

女性生殖器官的任何部分均可以发生肿瘤，但是以子宫和卵巢的肿瘤最常见，而阴道、外阴以及输卵管的肿瘤则相对少见。在女性生殖器官发生的良性肿瘤中，子宫肌瘤最常见，卵巢的成熟畸胎瘤次之，发生于卵巢的上皮性肿瘤也不少见。在女性生殖器官发生的恶性肿瘤中，子宫颈癌最常见，卵巢癌及子宫内膜癌的发病率为第二位，三者称为妇科三大肿瘤，近年来子宫内膜癌的发病率有逐渐上升的趋势，这种趋势在城市中更加明显。

由于女性生殖器大部分通过阴道与外界相通，因此，发生于宫颈、子宫的肿瘤在比较早期时就可以表现出症状，大多数可以得到较及时的治疗，但是，发生于卵巢的肿瘤由于其位于盆腔深部而很难及时地发现，多数在发现的时候肿瘤已生长得较大或已经属于晚期。

目前对于大多数的肿瘤已经有了比较成熟的治疗方案，良性肿瘤需手术治疗，恶性肿瘤的治疗主要是手术、化疗、放疗合理的综合应用。有些肿瘤的治疗效果并不令人满意，还需要进行大量的工作。不论良恶性肿瘤对妇女及其家属都会产生很大的影响，除了显著的生理改变外，妇女同时面对自我概念和自我应对能力失调的危险。当妇女被诊断患肿瘤时，其家属也同样面临挑战，如果肿瘤与妊娠同存，则会增加分娩时生理与精神的压力。目前摆在我们面前的主要任务是指导妇女早期检查、早期治疗为妇女及其家属提供照顾。

第一节　外阴癌患者的护理

一、概述

外阴恶性肿瘤包括许多不同组织结构的肿瘤，约占女性全身恶性肿瘤的1%，占女性生殖器官恶性肿瘤的3%~5%，常见于60岁以上妇女。其组织类型较多，最常见的是外阴鳞状细胞癌，其他有恶性黑色素瘤、基底细胞癌、汗腺癌、前庭大腺癌以及来自皮下软组织的肉瘤等。由于外阴的特殊生理部位，且肿瘤生长较慢，大多数患者应该在早期得到诊断，但是，事实却相去甚远，原因在于许多患者伴有慢性外阴的炎症、营养不良，患者多羞于就医，同时有些医生缺乏警惕，不重视外阴部的症状如瘙痒、结节状小赘生物，未做活组织检查明确诊断对症治疗致使本病迁延，影响了本病的诊治。

二、病因

目前外阴癌的病因尚不清楚，与发病有关的因素有：性传播疾病如尖锐湿疣、单纯性疱疹病毒Ⅱ型（HSV-Ⅱ）感染、淋病、梅毒等，人乳头状病毒（HPV）感染，尤其是高危型如HPV-16型，巨细胞病毒感染、外阴慢性皮肤疾病如外阴上皮瘤样病变。

三、病理

（一）病理变化　原发性外阴癌95%为鳞状细胞癌，只有少数发生于前庭大腺或汗腺的腺癌。外阴癌的癌前病变称为外阴上皮内瘤样病变，包括外阴鳞状细胞上皮内瘤样病变和外阴非鳞状细胞上皮内瘤样病变。外阴上皮瘤样病变分为3级：即VIN Ⅰ级，指轻度外阴不典型增生，VIN Ⅱ级，指中度外阴不典型增生，VIN Ⅲ级，指重度外阴不典型增生及外阴原位癌。

外阴癌约2/3发生于大阴唇，约1/3发生于小阴唇、阴蒂、会阴及阴道，常为多源性。病变初期多为圆形硬结，少数为乳头状或菜花状赘生物。病变继续发展，可形成火山口状质硬的溃疡或菜花样肿块。

（二）扩散途径　外阴癌的扩散以直接浸润和淋巴转移为主，血行转移多发生在晚期。

1. 直接浸润　发生于外阴部的癌瘤逐渐增大，累及其周围的器官，即肿瘤可以沿阴道黏膜蔓延累及阴道、尿道、肛门等，进一步发展可以累及尿道的上段及膀胱，也可以累及肛提肌，甚至直肠黏膜。

2. 淋巴转移　由于外阴有极丰富的淋巴组织，因此，淋巴转移是外阴癌最常见的转移方式。肿瘤通过淋巴管首先到达腹股沟浅淋巴结，随后扩散到深淋巴结，进一步扩散到盆腔淋巴结，然后通过腹主动脉旁淋巴结扩散出去。

3. 血行转移　非常少见，个别的肿瘤可以通过此方式转移，如发生于外阴的黑色素瘤。

（三）分期　目前对于外阴癌采用的分期方法是国际妇产科联盟（FIGO）2009年修订的最新分期（表14-1）。

表 14-1　外阴癌的临床分期（FIGO，2009 年）

FIGO	癌肿累及范围
Ⅰ期	肿瘤局限于外阴
ⅠA	肿瘤局限于外阴和（或）会阴，肿瘤最大直径≤2cm，伴间质浸润≤1cm，无淋巴结转移
ⅠB	肿瘤局限于外阴和（或）会阴，肿瘤最大直径≤2cm 或伴间质浸润>1cm，无淋巴结转移
Ⅱ期	肿瘤有或无侵犯下列任何部位：下 1/3 尿道，下 1/3 阴道、肛门，但无淋巴结转移
Ⅲ期	肿瘤有或无侵犯下列任何部位：下 1/3 尿道，下 1/3 阴道、肛门，有腹股沟-股淋巴结转移
ⅢA 期	（1）1 个淋巴结转移（≥5mm）
	（2）1~2 个淋巴结转移（<5mm）
ⅢB 期	（1）2 个或以上淋巴结转移（≥5mm）
	（2）3 个或以上淋巴结转移（<5mm）
ⅢC 期	淋巴结阳性伴淋巴结包膜外转移
Ⅳ期	肿瘤侵犯其他区域（上 2/3 尿道、上 2/3 阴道）或远处转移
ⅣA 期	肿瘤累及下列部位
	上尿道和（或）阴道黏膜、膀胱黏膜、直肠黏膜或达盆壁
	腹股沟-股淋巴结固定或溃疡形成
ⅣB 期	任何远处转移，包括盆腔淋巴结转移

注：浸润深度指肿瘤邻近最表浅真皮乳头的表皮-间质连接处至浸润最深点

四、护理评估

（一）健康史　外阴癌一般发生在 60 岁以上老年人。多数有长期外阴瘙痒、外阴营养不良或溃疡、白色病变，由于年龄偏大，患者可能还有慢性高血压、冠心病、糖尿病等内科疾患。

（二）临床表现

1. 外阴瘙痒　是最常见的症状，约 80%的患者有此症状，且此症状可以持续 5~20 年。

2. 外阴局部结节或肿块　常伴有溃疡及出血，伴有感染时可以有脓性分泌物，有时伴有疼痛。

3. 体征　约 2/3 患者的病灶发生于大阴唇，1/3 发生于小阴唇、阴蒂和后联合等部位。早期的病灶表现为局部出现丘疹、结节或小溃疡，可伴有外阴营养不良；晚期患者表现为局部较大的肿块，伴有不规则的溃疡、疼痛，肿块可固定，常有单侧或双侧淋巴结肿大。

（三）辅助检查方法

1. 活检　活检是外阴癌唯一可靠的诊断方法。采用 1%甲苯胺蓝涂色外阴部，待干后再用 1%醋酸擦洗脱色，在仍有蓝染部位取材做活检或借助阴道镜定位取材活检以提高阳性率。它不仅可明确诊断，同时还可了解肿瘤的分化、类型、浸润程度等。

2. 其他　B 超、CT 等检查手段对于远处转移的判断有一定的帮助。

（四）心理社会评估　外阴癌是恶性肿瘤，病程漫长，早期患者由于忽视而耽误治疗。

外阴瘙痒久治不愈，患者既渴望得到彻底治疗，又对恶性肿瘤感到恐惧和绝望，同时对能否手术、手术是否安全、术后外阴残缺、术后性生活等问题十分忧虑。

（五）治疗原则　目前外阴癌的治疗原则是以手术为主，辅以放射治疗和化学药物治疗。

1. 手术治疗　外阴癌的主要治疗手段是阴式手术治疗，传统的治疗方法是行外阴广泛切除、腹股沟淋巴结切除（包括深浅淋巴结），必要时行盆腔淋巴结切除。这是外阴癌的经典术式，但是，如此广泛的手术范围会给患者带来许多生理、心理上的不便和障碍，因此，目前的发展趋势是根据肿瘤的特点、预后因素等进行个体化处理。个体化处理主要表现在外阴切口的选择、腹股沟淋巴结的切除问题、盆腔淋巴结的手术问题等方面。

Ⅰ期：ⅠA 期外阴局部切除（切缘距肿瘤 2~3cm，单侧病变者）或单纯外阴切除（多病灶者），腹股沟淋巴结切除术；ⅠB 期病灶位于一侧，外阴广泛切除术及病灶同侧腹股沟淋巴结切除术。Ⅱ期：外阴广泛切除术，并切除受累的尿道、阴道及双侧腹股沟淋巴结切除术。Ⅲ期：同Ⅱ期，并行部分下尿道、阴道与肛门皮肤切除及双侧腹股沟淋巴结切除术。Ⅳ期：除外阴广泛切除、双侧腹股沟淋巴结切除术外，分别根据膀胱、上尿道或直肠受累情况选作相应切除术（如盆腔廓清术）。

2. 放射治疗　外阴鳞癌虽然对放疗敏感，但外阴正常组织对放射线耐受性差，放疗后局部组织坏死、溃疡形成，难以愈合；即使愈合，留下瘢痕，以致影响外阴的外观，因此外阴癌的放疗受到一定的限制。现对外阴癌放疗的指征为：①不能手术的病例，如手术危险性大，癌灶广泛不可能切净或切除困难；②晚期病例先采用放疗，待癌灶缩小后，再行较保守的手术；③复发可能性大的病例，如淋巴结转移，手术切缘有癌细胞残留者，病灶靠近尿道、直肠近端，既要保留这些部位，又要彻底切除病灶者。放疗采用体外放疗和用放射针行组织间质内插植治疗。

3. 化学药物治疗　抗癌药可作为较晚期癌或复发癌的综合治疗手段，常用药物有阿霉素、铂类、博来霉素、氟尿嘧啶和氮芥类等。为提高局部药物浓度，也可采用盆腔动脉灌注给药。

五、护理诊断和医护合作性问题

1. 疼痛　与晚期癌肿侵犯神经、血管和淋巴系统有关。
2. 恐惧　与外阴癌对生命的威胁及不了解治疗方法及后果有关。
3. 有感染的危险　与手术创面靠近肛门易被细菌污染有关。
4. 身体形象紊乱　与术后性器官残缺有关。
5. 性功能障碍　与外阴切除术后阴道狭窄造成性交疼痛有关。

六、计划与实施

（一）预期目标

1. 患者疼痛程度逐渐减轻。
2. 患者恐惧减轻，对治疗充满信心，并能积极主动配合治疗。

3. 患者在住院期间手术部位不发生感染。

4. 患者能接受身体形象的改变。

5. 患者与丈夫讨论性的问题，通过性方式的改变可获得性满足。

（二）护理措施

1. 术前护理　除按一般外阴、阴道手术患者准备以外，外阴癌患者术前应进行详细的全面身体状况评估，积极纠正各种内科并发症，完善各项检查。另外，除生理的照顾外，在心理上，因为外阴切除术直接影响生殖器官，所以对患者而言手术有身体完整性的破坏和心理上对缺失器官的失落感，应协助患者接受手术造成的身体改变。同时，手术对性欲的影响也相当重要，手术所造成的破坏，会导致患者对身体形象的扭曲而影响性功能，身体的改变如阴蒂切除术会使患者失去性高潮的能力，手术后可能阴道口狭窄而导致性交困难或疼痛，故需给患者充分的心理支持及性生活方面的指导。

2. 术后护理　除按一般外阴、阴道手术患者护理以外，还应注意以下几点。

（1）术后患者平卧位，双下肢外展屈膝，膝下垫软枕以利静脉血和淋巴液回流。卧床时间长者注意翻身，皮肤护理。

（2）减轻疼痛　麻醉作用消失后，患者感到伤口疼痛，术后24小时最明显，会阴部神经末梢丰富，对疼痛更为敏感，应遵医嘱及时准确给足量镇痛药。

（3）伤口护理　外阴切除术后伤口加压包扎24小时，因创面分泌物较多，应及时更换湿敷料，双侧腹股沟及会阴部切口放置引流管，注意观察伤口敷料情况和引流物的量、性状，皮肤有无红、肿、热、痛等感染征象以及皮肤温度、颜色等移植皮瓣的愈合情况。加压包扎取下后，尽量保持外阴部干燥，可用支被架将下身被盖支起，使空气流通，也可用吹风机向外阴部吹冷风，每日2次，每次20分钟。每日用无菌生理盐水擦拭外阴及肛门2次，大小便后随时冲洗。

（4）大小便护理　术后多需留置尿管长期开放3~10日，期间鼓励并协助患者多饮水，保持尿管通畅，观察尿量尿色，拔尿管前2日训练膀胱功能。术后5日可于睡前口服食用油30ml，每日1次，连服3日，使大便软化易于排出，避免用力排便引起伤口出血。

（5）饮食　术后反应小，第2日可进半流食，拆线后改普食。

（6）外阴伤口5日拆线，腹股沟伤口7日拆线。

（7）术后鼓励患者与丈夫交流感情，给予性生活的指导，使双方获得性满足。

3. 提供外照射皮肤的护理　外阴癌患者接受外照射多在照射后8~10日出现皮肤放疗反应，进行相应的放疗患者的护理。

4. 化学药物治疗护理　对于化疗者进行相应的化疗护理。

（三）健康指导　外阴癌根治术后3个月需复诊，全面检查术后恢复情况。包括放疗效果，反应及有无肿瘤复发的征象。

七、护理评价

患者表示疼痛程度逐渐减轻；恐惧减轻，对治疗充满信心；在住院期间无感染发生；口头表达能够适应身体形象改变；与丈夫性生活满意。

第二节　子宫颈癌患者的护理

一、概述

子宫颈癌是妇女最常见的恶性肿瘤之一，位居三大妇科恶性肿瘤之首，患者以40～49岁多见。本病的发病率有明显地理差异，世界范围内发病率最高的是哥伦比亚卡利，最低为以色列。我国宫颈癌的地理分布特点是高发区连接成片，从内蒙古、山西、陕西经湖北、湖南到江南，形成一个高发地带，山区发病率高于平原。近40年来国内外都以普遍应用阴道脱落细胞防癌涂片检查，宫颈癌的发病率、死亡率已明显下降。

二、病因

本病发病原因目前尚无定论，认为是多种因素协同作用的结果。大量的资料表明其发病和早婚、性生活紊乱、早育、多育有着密切关系。高危男子是宫颈癌发病因素的论点已被重视，凡配偶有阴茎癌、前列腺癌或前妻患宫颈癌者均为高危男子，与高危男子有过接触的妇女，易患宫颈癌。根据目前的研究材料，宫颈癌的发生、发展和病毒感染有关，如人乳头瘤病毒，单纯疱疹病毒Ⅱ型、人类巨细胞病毒感染等。

三、病理变化

（一）宫颈癌变的形成过程　宫颈上皮是由宫颈阴道部的鳞状上皮与宫颈管柱状上皮共同组成，两者的交接部位在宫颈外口，称为原始鳞-柱交接部或鳞柱交界。此交接部可随体内雌激素水平变化而移位，称为生理性鳞-柱交接部。在原始鳞-柱交接部和生理性鳞-柱交接部间所形成的区域称为移行带区。在移行带区形成过程中，其表面被覆的柱状上皮逐渐被鳞状上皮所替代。替代机制包括鳞状上皮化生和鳞状上皮化。

当宫颈上皮化生过度活跃，伴外来致癌物质刺激或多次妊娠使宫颈移行带反复移动，以及分娩引起宫颈撕裂、糜烂等变化时，移行带区活跃的未成熟细胞或增生的鳞状上皮可表现为细胞分化不良、排列紊乱、细胞核深染、核异型、核分裂相，这就是鳞状上皮不典型增生。当诱发不典型增生的病因继续存在时，这些病变可继续发展为原位癌，最后形成鳞状细胞浸润癌。

（二）病理分型

1. 鳞状细胞癌　子宫颈癌以鳞状上皮细胞癌为主，占90%～95%，腺癌仅占5%～10%。子宫颈原位癌、早期浸润癌和浸润癌系指鳞状上皮细胞癌的不同病变，但鳞癌与腺癌在外观上并无特殊差别，且两者均可发生在宫颈阴道部或颈管内。

（1）巨检　在发展为浸润癌前，肉眼观察无特殊异常或类似一般宫颈糜烂。随着浸润癌的出现，宫颈可表现以下四种不同类型。

1）外生型　最常见，又称增生型或菜花型。癌组织向外生长，最初呈息肉样或乳头状隆起，继而发展为向阴道内突出的不等大小菜花状赘生物，质脆易出血。

2）内生型　又称浸润型。癌组织向宫颈深部组织浸润，宫颈肥大而硬，甚至整个宫颈段膨大似桶状，但宫颈表面尚光滑或仅有浅表溃疡。

3）溃疡型　不论外生型或内生型进一步发展时，肿瘤组织坏死脱落，可形成凹陷性溃疡。有时整个子宫颈为空洞所代替，形如火山口。

（2）镜检

1）不典型增生　不典型增生表现为底层细胞增生，即从正常仅1、2层底层细胞增至多层，甚至可占据上皮的大部分，且有细胞排列紊乱及细胞核增大、浓染、染色质分布不均等核异质改变。

不典型增生可分为轻、中、重三度。轻度为异型上皮占据上皮层的下1/3，异型性较轻，细胞排列稍紊乱；中度为异型上皮占据上皮层的下2/3，异型性明显，细胞排列紊乱；重度为异型细胞超过上皮层的下2/3，但部分表层细胞分化尚正常，由于细胞显著异型，且极性接近完全消失，故不易与原位癌鉴别（图14-1）。

2）原位癌　原位癌又称上皮内癌。上皮全层极性消失，细胞显著异型，核大、深染、染色质分布不均，有核分裂象。但病变仍尚限于上皮层内，但未穿透基底膜，无间质浸润。不典型增生和宫颈原位癌又统称为宫颈上皮内瘤样病变（CIN）是宫颈癌的癌前病变。宫颈上皮内瘤样病变根据细胞异常的程度分为CINⅠ级：指轻度宫颈不典型增生；CINⅡ级：指中度宫颈不典型增生；CIN Ⅲ级：指重度宫颈不典型增生及宫颈原位癌。

3）镜下早期浸润癌　在原位癌基础上，如在镜下发现有癌细胞穿透基底膜，且浸润深度不超过5mm，宽度不超过7mm。

4）鳞状上皮浸润癌　当癌细胞穿透上皮基底膜，侵犯间质深度超过5 mm，称为鳞状上皮浸润癌。在间质内可出现树枝状、条索状、弥漫状或团块状癌巢。

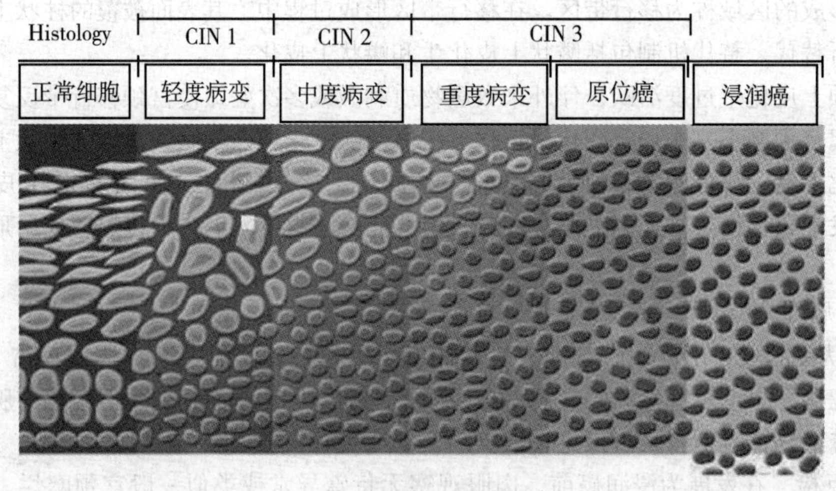

图14-1　宫颈上皮内瘤变分级示意图

2. 腺癌　来源于被覆宫颈管表面和颈管内腺体的柱状上皮。镜检时，可见到腺体结构，甚至腺腔内有乳头状突起。腺上皮增生为多层，细胞低矮，异型性明显，可见核分裂象。如癌细胞充满腺腔，以致找不到原有腺体结构时，往往很难将腺癌与分化不良的鳞癌相区别。腺癌较鳞癌的恶性程度高，转移早，预后多不佳。

（三）扩散途径　子宫颈癌以直接侵犯邻近组织和淋巴转移为主，血行转移极少。

1. 直接蔓延　最常见向下沿阴道黏膜蔓延，向上至子宫下段肌壁（尤以来自颈管内肿瘤）；向两旁至主韧带、阴道旁组织，甚至延伸到骨盆壁，晚期可导致输尿管阻塞；向前、后可侵犯膀胱或直肠，甚至出现膀胱阴道瘘或直肠阴道瘘。

2. 淋巴转移　宫颈癌局部浸润后，即侵入淋巴管，形成瘤栓，随淋巴液引流到达局部淋巴结，然后在淋巴管内扩散。淋巴结转移的发生率与临床期别直接有关。期别越早，淋巴转移率就越低，期别越晚，淋巴转移率就越高。

3. 血行转移　发生在晚期，癌组织破坏小静脉后，可经体循环转移至肺、肾或脊柱等。

（四）临床分期　目前广泛采用的分期体系是国际妇产科联盟（FIGO）2009 年的分期（表 14-2，图 14-2）。

表 14-2　宫颈癌的临床分期（FIGO，2009 年）

期别	肿瘤范围
Ⅰ期	癌灶局限在宫颈（包括累及宫体）
ⅠA	肉眼未见癌灶，仅在显微镜下可见浸润癌
ⅠA1	间质浸润深度≤3mm，宽度≤7mm
ⅠA2	间质浸润深度 3~5mm，宽度≤7mm
ⅠB	肉眼可见癌灶局限于宫颈，或显微镜下病灶范围超过ⅠA2 期
ⅠB1	肉眼可见癌灶最大直径≤4cm
ⅠB2	肉眼可见癌灶最大直径>4cm
Ⅱ期	癌灶已超出宫颈，但未达盆壁。癌累及阴道，但未达阴道下 1/3
ⅡA	无宫旁浸润
ⅡA1	肉眼可见癌灶最大径线≤4cm
ⅡA2	肉眼可见癌灶最大径线>4cm
ⅡB	有宫旁浸润
Ⅲ期	癌肿扩展至盆壁和（或）累及阴道下 1/3，导致肾盂积水或无功能肾
ⅢA	癌累及阴道下 1/3，但未达盆壁
ⅢB	癌已达盆壁，或有肾盂积水或无功能肾
ⅣA	癌播散超出真骨盆或癌浸润膀胱黏膜或直肠黏膜
ⅣB	远处转移

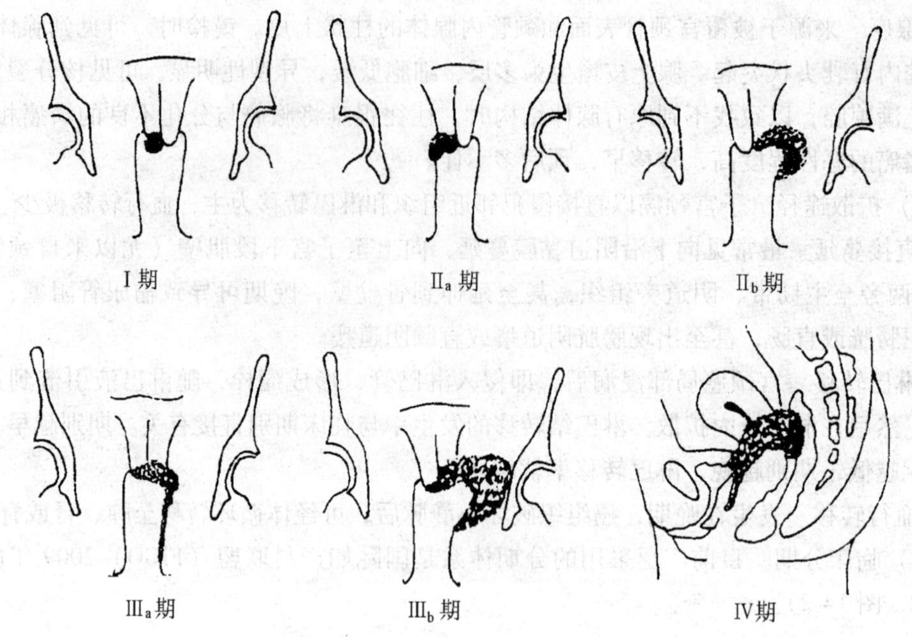

图 14-2 子宫颈癌的临床分期示意图

四、护理评估

（一）健康史 所有妇女都有发生宫颈癌的危险，在询问时应注意婚育史、性生活史，特别是与高危男子性接触史。

（二）临床表现 ⅠA 期的宫颈癌一般无自觉症状，ⅠB 期和以后各期的癌其主要症状有阴道出血，排液和疼痛。

1. 阴道出血 当癌肿侵及间质内血管时开始出现流血。最早表现为性交后或双合诊后有少量出血，称为接触性出血。以后则可能有经间期或绝经后少量断续不规则出血，晚期流血增多，甚至因较大血管被侵蚀而引起致命的大出血。一般外生型癌出血较早，血量也多，内生型癌出血较晚。

2. 阴道排液 一般多发生在阴道出血之后，最初量不多，无臭。随着癌组织溃破，可产生浆液性分泌物，晚期癌组织坏死，感染则出现大量脓性或米汤样恶臭白带。

3. 疼痛 为晚期癌症状，当宫颈旁组织明显浸润，并已累及盆壁、闭孔神经、腰骶神经等，可以出现严重的腰骶部或坐骨神经痛。盆腔病变严重时，可以导致下肢静脉回流受阻引起下肢肿胀和疼痛。

（三）辅助检查方法 一般来讲，子宫颈癌的诊断主要依靠临床资料，但是，最终的定性诊断仍然以病理诊断为准，它是确诊的重要方法。

1. 子宫颈刮片细胞学检查 是发现宫颈癌前期病变和早期宫颈癌的普查方法。必须在宫颈移行带处刮片检查。防癌涂片用巴氏染色，结果分为 5 级：Ⅰ级正常；Ⅱ级炎症引起；Ⅲ级可疑；Ⅳ级可疑阳性；Ⅴ级阳性。Ⅲ、Ⅳ、Ⅴ级涂片必须进一步检查明确诊断，Ⅱ级涂片需先按炎症处理后重复涂片进一步检查。

2. 碘试验　正常宫颈或阴道鳞状上皮含有丰富糖原，可被碘液染为棕色，而宫颈管柱状上皮、宫颈糜烂及异常鳞状上皮区（包括鳞状上皮化生、不典型增生、原位癌及浸润癌区）均无糖原存在，故不着色。临床上用阴道窥器暴露宫颈后，擦去其表面黏液，以碘液涂抹宫颈及穹隆部，称为碘试验。在碘试验不着色区进行宫颈活组织检查，既可提高宫颈癌前期病变和宫颈癌的诊断准确率，还可了解癌肿蔓延至穹隆部的范围。

3. 阴道镜检查　可协助诊断早期宫颈癌。凡宫颈刮片细胞学检查Ⅲ级或Ⅲ级以上者，应在阴道镜检查下，观察宫颈表面有无异型上皮或早期癌变，并选择病变部位进行活检，以便提高诊断的正确率。

4. 宫颈和宫颈管活体组织检查　是确诊宫颈癌前期病变和宫颈癌的最可靠和不可缺少的方法。一般应在宫颈鳞柱交界部的 3、6、9、12 点处取四点活检或在碘试验不着色区、阴道镜指导下或肉眼观察到的可疑癌变部位，取多处组织，并进行切片检查。

5. 宫颈锥形切除术　当宫颈刮片细胞学多次检查为阳性，而宫颈活检为阴性或活检为原位癌，但不能完全排除浸润癌时，均应该做宫颈锥形切除术，并将切除之组织进行连续病理切片检查以明确诊断和病变范围。

当宫颈癌诊断确立后，根据具体情况，可进行 X 线胸片、静脉肾盂造影、淋巴造影、膀胱镜、直肠镜检查等，以确定宫颈癌临床分期。

（四）心理社会评估　早期宫颈癌患者在普查中发现宫颈刮片报告异常时，会感到震惊，常表现为发呆或出现一些令人费解的自发性行为，几乎所有患者都会产生恐惧感，害怕疼痛、被遗弃或死亡。确诊后，又要面临手术和放疗，患者可能沮丧、绝望、担心丈夫和孩子。

（五）治疗原则

1. 凡经宫颈刮片发现≥Ⅲ级者，应重复刮片并行宫颈活检，根据其结果决定处理，宫颈上皮内瘤样病变，如确诊为 CINⅠ级，可暂按炎症处理，每 3~6 月随访刮片，必要时再次活检，病变持续不变者可继续观察，确诊为 CINⅡ级的患者，应选用激光、电熨、冷冻宫颈锥切术进行治疗，术后 3~6 个月随访。确诊为 CINⅢ级患者一般主张行全子宫切除，但是如果患者有生育要求，应该先行宫颈锥形切除术，术后密切定期随访。这种治疗既可以除外浸润癌的可能，本身又是治疗，待完成生育后，根据具体情况再定是否行子宫切除。

2. 镜下早期浸润癌　对于ⅠA1 期癌，多主张行扩大子宫全切术，即切除全子宫及 1~2cm 阴道组织，对ⅠA2 期癌作扩大子宫全切或子宫次根治术。

3. 浸润癌　目前对于宫颈癌的治疗主要有手术、放射、放射合并手术等治疗方法。

（1）手术治疗　仅适用于ⅠB 期和ⅡA 期患者，对于这类患者采用子宫根治术（包括子宫、输卵管、阴道上段、主韧带、宫骶韧带、阴道旁组织）及盆腔淋巴结切除术，宫颈癌转移卵巢的机会较少，卵巢无病变的年轻患者可以保留双侧或单侧的卵巢。

（2）放射治疗　一般来讲，放射治疗是宫颈癌的首选治疗方法，适用于各期。放射治疗的方法主要有两种，即腔内治疗（后装治疗）和体外照射，目前对于宫颈癌的治疗主要采用内、外照射结合的方法，多数患者可以获得较好的疗效，但是对于非常晚期的患者，本疗法应属姑息治疗的范畴。

（3）手术及放疗综合治疗　适用于宫颈较大病灶。术前先行放疗，待癌灶缩小后再行手术，或术后证实淋巴结或宫旁组织有转移或切除残段有癌细胞残留，放疗做为手术后的补充治疗。

（4）放射治疗合并化疗　放疗合并化疗是目前世界范围内宫颈癌治疗的主要手段，与单纯放疗相比，生存率明显得到延长，可以使单纯放疗的死亡率减少将近一半。现在较流行的方法是在原有放疗的同时，给予顺铂和 5-FU 为主的化疗，经过大量的研究这种治疗方法是可以耐受的，预后良好。

（5）化疗　化疗在宫颈癌的治疗中，主要属于姑息治疗的范畴，但是，近年来的大量研究证实化疗的作用不再是传统的姑息治疗，而逐渐成为宫颈癌治疗的主要手段之一。

五、护理诊断和医护合作性问题

1. 知识缺乏　缺乏疾病治疗的知识。
2. 焦虑　与恶性肿瘤的诊断有关。
3. 疼痛　与手术后组织损伤有关。
4. 排尿异常　与宫颈癌根治术后影响膀胱正常张力有关。
5. 潜在的性功能改变　与手术造成性器官缺失有关。

六、计划与实施

（一）预期目标

1. 患者对现患疾病，拟行治疗理解。
2. 患者对诊断治疗的担忧减轻。
3. 患者能用语言表达疼痛的性质，促成因素并列举缓解疼痛的有效措施。
4. 患者恢复或接近健康时的排尿状态，能获得排尿后的轻松满足感。
5. 患者与丈夫对性生活满意。

（二）护理措施

1. 心理护理　经常与患者沟通，通过交流了解不同患者所处不同时期的心理特点，与患者一起寻找引起不良心理反应的原因。告诉患者宫颈癌发生、发展的过程及预后，并强调早发现、早治疗的好处。

2. 鼓励患者摄入足够的营养　评估患者对摄入足够营养的认知水平、目前的营养状况及摄入营养物的习惯。协助患者及家属计划合理食谱，以满足患者需要，维持体重不继续下降。

3. 指导患者维持个人卫生　为患者提供安全、隐蔽的环境，协助患者勤擦身、更衣，保持床单位清洁，注意室内空气流通，促进舒适。指导患者勤换会阴垫，冲洗会阴 2 次/日，便后及时冲洗外阴并更换会阴垫。

4. 手术护理　同腹部手术前后护理，特殊护理如下。

（1）晚期患者由于癌组织坏死感染，可能出现大量米汤样或脓性恶臭白带，术前每日冲洗外阴 1~2 次，保持外阴清洁。

（2）晚期患者可出现下腹，腹股沟，大腿及骶部疼痛，当癌瘤侵及膀胱时可出现泌尿道症状，需对症处理。

（3）对菜花型宫颈癌，应注意预防发生阴道大出血，一旦出血应立即用纱条填塞。

（4）手术范围大、时间长、出血多，故术后 12 小时内每 0.5~1 小时测量血压、脉搏、呼吸 1 次，平稳后每 4 小时测量 1 次。

（5）手术创面大，广泛的宫旁组织盆腔淋巴结被切除，术后阴道放置引流管，注意观察引流液的性状及量，并保持会阴部清洁。

（6）术后留置尿管 7~10 日，加强尿管的护理，拔管前 3 日开始训练膀胱功能。

5. 放疗护理　参见妇科放疗患者的护理。

（三）健康指导　大力宣传与宫颈癌发病的高危因素，常规进行宫颈刮片细胞学检查以早期筛查，积极治疗宫颈炎。治疗后认真随诊：手术后 1 个月首次复查，术后 2 年内每 3 个月复查 1 次，术后 3~5 年内每 6 个月一次，第 6 年开始每年 1 次，如出现症状应及时随访。根据患者恢复情况给予性生活指导。

七、护理评价

患者能陈述病情及所期待的治疗效果；对宫颈癌的诊断及治疗表示接受与配合；术后使用镇痛药少于 3 次；恢复或接近健康时的排尿状态；患者与丈夫性生活满意。

第三节　子宫肌瘤患者的护理

一、概述

子宫肌瘤是子宫平滑肌组织增生而形成的良性肿瘤，其中含有少量的纤维结缔组织，又称为纤维肌瘤、子宫纤维瘤。子宫肌瘤是人体最常见的肿瘤之一，也是女性生殖器最常见的良性肿瘤，多见于 30~50 岁妇女，20 岁以下少见。据统计，至少 20%育龄妇女患有子宫肌瘤，因肌瘤多无或很少有症状，临床报道发病率远低于肌瘤真实发病率。

二、发病相关因素

确切病因尚未明了。根据肌瘤好发于生育年龄妇女，青春期前少见，绝经后停止生长，甚至萎缩或消失，提示子宫肌瘤的发生可能与女性性激素有关。

三、病理

（一）分类

1. 按肌瘤生长部位　分为宫体肌瘤（90%）和宫颈肌瘤（10%）。

2. 按肌瘤与子宫肌壁的关系　肌瘤原发于子宫肌层，随之向不同方向生长。子宫肌瘤根据肌瘤发展过程与子宫肌壁的关系而分为三类（图 14-3）。

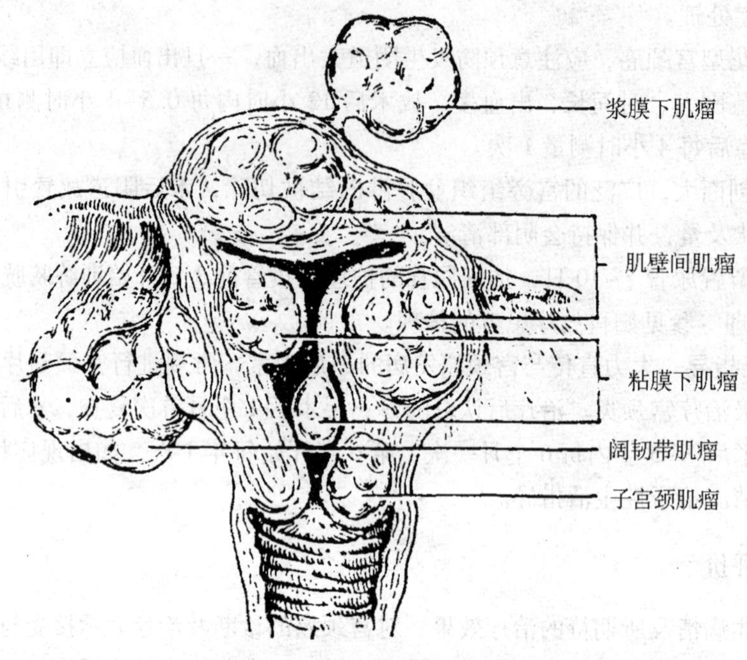

图 14-3 各型子宫肌瘤示意图

（1）肌壁间肌瘤　占 60%~70%，肌瘤位于子宫肌壁间，周围被肌层包围。

（2）浆膜下肌瘤　约占 20%，肌瘤向子宫浆膜面生长，突起在子宫表面。肌瘤表面仅由子宫浆膜层覆盖。当瘤体继续向浆膜面生长，仅有一蒂与子宫相连，则为带蒂的浆膜下肌瘤，营养由蒂部血管供应，若血供不足肌瘤可变性坏死。若蒂扭转断裂，肌瘤脱落形成游离性肌瘤。若肌瘤位于宫体侧壁向宫旁生长，突出于阔韧带两叶之间，称为阔韧带肌瘤。

（3）黏膜下肌瘤　占 10%~15%，肌瘤向宫腔方向生长，突出于子宫腔，表面仅由黏膜层覆盖。黏膜下肌瘤易形成蒂，在宫腔内生长犹如异物，常引起子宫收缩，肌瘤可被挤出宫颈外口而突入阴道。

子宫肌瘤常为多发性，各种类型的肌瘤可发生在同一子宫，称为多发性子宫肌瘤。

（二）病理变化

1. 巨检　肌瘤为实质性球形包块，表面光滑，质地较子宫肌层硬，压迫周围肌壁纤维形成假包膜，肌瘤与假包膜间有一层疏松网状间隙，切开假包膜后肿瘤会跃出，手术时容易剥出。肌瘤长大或多个相融合时，呈不规则状。肌瘤切面呈白色，可见漩涡状或编织状结构。肌瘤颜色与硬度因纤维组织多少而变化，含平滑肌多，色略红、质较软，纤维组织多则色较白，质较硬。

2. 镜检　肌瘤主要由梭形平滑肌细胞和不等量纤维结缔组织构成。肌细胞大小均匀，排列成漩涡状或栅状，核为杆状。

（三）肌瘤变性 肌瘤变性是肌瘤失去原有的典型结构。常见肌瘤变性为玻璃样变、囊性变、红色样变、肉瘤样变和钙化。红色样变多见于妊娠期或产褥期，为肌瘤的一种特殊类型坏死。患者可有剧烈腹痛伴恶心呕吐、发热，白细胞计数升高，检查发现肌瘤迅速增大压痛。仅0.4%~0.8%肌瘤恶变为肉瘤，多见于年龄较大妇女。因无明显症状，易被忽视。肌瘤在短期内迅速增大或伴不规则阴道流血者，应考虑有肉瘤样变可能，若绝经后妇女肌瘤增大，更应警惕发生恶变。

四、护理评估

（一）健康史 多数患者无明显症状，仅在盆腔检查时偶被发现，应注意询问月经史、生育史，是否长期使用雌激素如避孕药，发病后月经变化及以后由于肌瘤压迫所伴随的其他症状。

（二）临床表现

1. 症状 与肌瘤的部位、生长速度及肌瘤有无变性等关系密切，而与肌瘤大小，数目多少关系不大，常见的主要症状有以下几种。

（1）经量增多及经期延长 多见于大的肌壁间肌瘤及黏膜下肌瘤，肌瘤使宫腔增大，子宫内膜面积增加并影响子宫收缩，此外肌瘤可使肿瘤附近的静脉受挤压，导致子宫内膜静脉丛充血及扩张，从而引起经量增多、经期延长。黏膜下肌瘤伴有坏死感染时，可有不规则阴道流血或血样脓性排液。长期经量增多可继发贫血，出现乏力、心悸等症状。

（2）下腹包块 肌瘤较小时在腹部摸不到包块，当肌瘤逐渐增大使子宫超过3个月妊娠大时可从腹部触及。巨大的黏膜下肌瘤可脱出阴道外，患者可因外阴脱出肿物就诊。

（3）白带增多 肌壁间肌瘤是宫腔面积增大，内膜腺体分泌增多，并伴有盆腔充血致使白带增多；子宫黏膜下肌瘤一旦感染，可有大量脓样白带。若有溃烂、坏死、出血时，可有血性和脓血性、有恶臭的阴道溢液。

（4）压迫症状 随着肌瘤的增大，以及生长的部位不同，可以引起相应的压迫症状。如生长于子宫前壁的肌瘤可压迫膀胱引起尿频、尿急；宫颈肌瘤可引起排尿困难、尿潴留；子宫后壁的肌瘤（峡部或后壁），由于压迫直肠，可引起下腹坠胀不适、便秘等症状；阔韧带肌瘤或宫颈巨型肌瘤向侧方发展，嵌入盆腔压迫输尿管使上泌尿路受阻，形成输尿管扩张甚至发生肾盂积水。

（5）其他 常见下腹坠胀、腰酸背痛，经期加重，可引起不孕或流产。肌瘤红色样变时有急性下腹痛，伴呕吐、发热及肿瘤压痛。浆膜下肌瘤蒂扭转时可出现急性腹痛，子宫黏膜下肌瘤由宫腔向外排出时也可引起腹痛。

2. 体征 与肌瘤大小、位置、数目及有无变性相关。肌瘤较大时在腹部扪及质硬、不规则、结节状块物。妇科检查时，肌壁间肌瘤子宫呈不规则或均匀性增大，质硬；浆膜下肌瘤可扪及子宫表面有质硬的球状物与子宫有细蒂相连可活动。黏膜下肌瘤位于宫腔内者子宫常均匀增大，脱出于子宫颈外口者，阴道窥器检查可看到子宫颈口处有肿物、粉红色、表面光滑、宫颈四周边缘清楚。若伴有感染时可有坏死、出血及脓性分泌物。

（三）辅助检查 对于子宫肌瘤来讲，通过较准确的盆腔检查即可明确诊断。

1. B 超检查　B 超检查对于子宫肌瘤的诊断十分有效，在大多数情况下，通过本检查即可诊断，很多患者就是在体检时进行 B 超检查而得以诊断。

2. 子宫碘油造影　有黏膜下肌瘤时可自 X 线片上发现充盈缺损。

3. 宫腔镜检查　对于有些诊断较困难的病例，有时可以通过宫腔镜检查明确黏膜下肌瘤的诊断。

（四）心理社会评估　当患者得知患子宫肌瘤时，首先担心是否为恶性肿瘤，随后对选择治疗方案显得无助。即将准备手术时，患者存在不同程度的焦虑和恐惧。

（五）治疗原则　对于子宫肌瘤的处理应根据患者年龄、对生育的要求，症状及肌瘤大小、生长部位、数目等方面综合考虑。若患者年近绝经期，子宫小于 3 个月妊娠大小，无月经过多等症状，可暂保守治疗或观察，不予处理；若保守治疗无效或子宫肌瘤较大、症状明显，年纪较轻者可考虑手术治疗，手术方式根据有无生育要求选择。

1. 保守治疗

（1）定期复查　无症状肌瘤一般不需治疗，特别是近绝经期妇女。绝经后肌瘤多可萎缩或逐渐消失。每 3~6 个月检查一次，若发现肌瘤增大或症状明显时，再考虑进一步治疗。

（2）药物治疗　适用于症状轻、近绝经年龄或全身情况不宜手术者。可使用促性腺激素释放激素类似物（GnRH-a）、米非司酮。

2. 手术治疗　手术适应证：①月经过多致继发贫血，药物治疗无效；②严重腹痛、性交痛或慢性腹痛、有蒂肌瘤扭转引起的急性腹痛；③有膀胱、直肠压迫症状；④能确定肌瘤是不孕或反复流产的唯一原因；⑤肌瘤生长较快，怀疑有恶变。手术可经腹、经阴道或宫腔镜及腹腔镜下手术。手术方式有以下几种。

（1）肌瘤切除术　适用于保留生育功能的患者。可经腹或腹腔镜下切除。黏膜下肌瘤可经阴道或宫腔镜下切除。术后有 50%复发机会，约 1/3 患者需再次手术。

（2）子宫切除术　不要求保留生育功能或疑有恶变者，可行子宫切除术。术前应行宫颈刮片细胞学检查，排除宫颈恶性病变。

（六）子宫肌瘤合并妊娠　子宫肌瘤合并妊娠的发病率占肌瘤患者的 0.5%~1%，占妊娠的 0.3%~0.5%。肌瘤合并妊娠的实际发病率远较上述数字高，因肌瘤小又无症状，在妊娠分娩过程中易被忽略。

肌瘤对妊娠及分娩的影响与肌瘤大小及生长部位有关。黏膜下肌瘤阻碍可影响受精卵着床，导致早期流产，较大肌壁间肌瘤可使宫腔变形或内膜供血不足导致流产。肌瘤可妨碍胎先露部下降，使妊娠后期及分娩时胎位异常，胎盘低置或前置、产道梗阻等。胎儿娩出后易因胎盘粘连、附着面大或排出困难及子宫收缩不良而致产后出血。妊娠期及产褥期肌瘤易发生红色样变，采用保守治疗通常能缓解。妊娠合并肌瘤者多能自然分娩，不需急于干预，但应预防产后出血。若肌瘤阻碍胎儿下降可作剖宫产。剖宫产时是否同时切除肌瘤或切除子宫，需根据肌瘤大小、部位和患者情况决定。

五、护理诊断和医护合作性问题

1. 焦虑　与未明确诊断，担心恶性肿瘤有关。

2. 知识缺乏 缺乏有关疾病和手术的相关知识。

3. 个人应对无效 与选择子宫肌瘤治疗方案的无助感有关。

4. 体液不足 与长期出血导致贫血有关。

六、计划与实施

（一）预期目标

1. 患者能找出引起焦虑的因素并演示减轻焦虑的方法。

2. 患者自诉疾病的情况及术前术后注意事项。

3. 患者能列举可利用的资源及支持系统。

4. 患者贫血得到纠正。

（二）护理措施

1. 术前心理支持 手术对所有的患者都是一种应激，患者存在恐惧焦虑心理，子宫切除术对妇女而言意味失去生育能力，但许多妇女错误地认为，子宫是产生性感和保持女性特征的重要器官，切除子宫会引起早衰，影响夫妻生活；另一些患者担心手术疼痛、术中出血，甚至担心手术会夺去生命。

对于接受子宫切除术的患者，护士有必要了解患者目前所承受的心理压力，向她们讲解生殖系统的解剖生理知识，可以采用集体讲课、分发宣传手册、个别指导等方式，使患者明确子宫切除，包括同时切除子宫颈或一侧附件，会引起停经，丧失生育能力，还可能产生一些生理或心理的变化，但不会影响性生活或改变妇女形态。另外，还需讲明手术不可能导致死亡，即使产生某些症状也是暂时的。家属的支持是十分必要的，因此，护士应与家属（尤其患者配偶）取得密切联系，共同帮助患者度过心理关。

2. 提供信息，增强信心 详细评估患者所具备的子宫肌瘤相关知识及错误概念，通过连续性护理活动与患者建立良好的护患关系，讲解有关疾病知识，纠正错误认识。帮助患者分析住院期间及出院后可被利用的资源及支持系统，减轻无助感。

3. 鼓励患者参与决策过程 根据患者实际情况提供疾病的治疗信息，与护理对象讨论可利用的资源和支持系统。允许患者参与决定自己的护理和治疗方案，并帮助其接受目前的健康状况，充分利用既往解决困难的有效方法，由本人评价自己的行为，认识自己的能力。

4. 严密观察病情

（1）子宫肌瘤出血多、贫血患者应先住院或在门诊治疗后再准备手术，按医嘱给予止血药和子宫收缩剂，必要时输血、补液、抗感染治疗或准备刮宫术止血。维持正常血压并纠正贫血状态。

（2）肌瘤巨大出现压迫症状，如排尿排便困难时，应予导尿，或用缓泻剂软化粪便，改善尿潴留、便秘症状。

（3）黏膜下肌瘤脱出阴道内者，应注意观察阴道流血的量、性质、颜色，应保持局部清洁，防止感染。

（4）浆膜下肌瘤应注意观察有无腹痛，警惕肌瘤蒂扭转。

（5）妊娠合并肌瘤者应定期接受产前检查，多能自然分娩，不需干预，但应积极预防产后出血。若肌瘤阻碍胎儿下降，或致产程延长发生难产时，应按医嘱做好剖宫产术前准备及术后护理。

5. 根据手术方式选择相应的护理　对于经阴道黏膜下肌瘤摘除术的患者，按照阴道手术前后护理，术后应注意观察有无阴道出血。对子宫全切或肌瘤切除的患者，按妇科腹部手术前后护理。

6. 提供随访及出院指导

（1）随访观察者应 3~6 个月定期复查，及时修改治疗方案。

（2）进行保守治疗时，应向接受患者讲明药物名称、用药目的、剂量、方法、可能出现的副反应及应对措施，选用雄激素治疗者，每月总剂量应控制在 300mg 以内。

（3）对手术患者，应告知术后 1 个月返院检查，若出院后出现不适或异常症状，需及时随诊。

七、护理评价

患者自述焦虑减轻，自述疾病的情况及术前术后注意事项，能列举可利用的资源及支持系统，患者出院时面色红润，血红蛋白在正常范围。

第四节　子宫内膜癌患者的护理

一、概述

子宫内膜癌是发生于子宫内膜的一组上皮性恶性肿瘤，又称宫体癌，多见于老年妇女。子宫内膜癌为女性生殖器官三大恶性肿瘤之一，占女性全身恶性肿瘤的 7%，占女性生殖道恶性肿瘤的 20%~30%，但近年发病率在世界范围内呈上升趋势。

二、发病相关因素

病因不十分清楚，目前认为子宫内膜癌可能有两种发病类型。

1. 雌激素依赖型　其可能是在无孕激素拮抗的雌激素长期作用下，发生子宫内膜增生症（单纯型或复杂型，伴或不伴不典型增生），甚至癌变。临床上常见于无排卵性疾病（无排卵性功血，多囊卵巢综合征）、分泌雌激素的卵巢肿瘤（颗粒细胞瘤、卵泡膜细胞瘤）、长期服用雌激素的绝经后妇女以及长期服用他莫昔芬的妇女。这种类型占子宫内膜癌的大多数，均为子宫内膜样腺癌，肿瘤分化较好，雌孕激素受体阳性率高，预后好。患者较年轻，常伴有肥胖、高血压、糖尿病、不孕或不育及绝经延迟，约 20%内膜癌患者有家族史。

2. 非雌激素依赖型　发病与雌激素无明确关系。这类子宫内膜癌的病理形态属少见类型，如子宫内膜浆液性乳头状癌、透明细胞癌、腺鳞癌、黏液腺癌等。多见于老年体瘦妇女，在癌灶周围可以是萎缩的子宫内膜，肿瘤恶性度高，分化差，雌孕激素受体多呈阴性，预后不良。

三、病理

（一）病理变化

1. 巨检　病变多发生在子宫底部的内膜，以子宫两角附近为多见，其次为子宫后壁。就病变的形态和范围而言，可分为两种。

（1）弥漫型　起病时子宫内膜大部分或全部为癌组织侵犯，肿瘤组织表现为不规则菜花样物，充满宫腔，甚至脱出于子宫颈口外。组织呈灰白色或淡黄色，表面有出血、坏死，有时形成溃疡。累及内膜广泛，但一般浸润肌层较少。

（2）局灶型　癌灶局限于宫腔的一小部分，多见于子宫底部或宫角部，呈息肉或小菜花状，表面有溃疡，易出血。极早期病例病变很小，诊刮时即可将癌灶刮净。但本型易侵犯肌层。

2. 镜下所见　显微镜下可见以下几种常见的类型。

（1）内膜样腺癌　占 80%~90%，镜下见内膜腺体异常增生，上皮复层，并形成筛孔状结构。癌细胞异型明显，核大、不规则、深染、核分裂活跃。分化差的腺癌则腺体少，结构消失，成为实性癌块。按腺癌分化程度分为 3 级：Ⅰ级为高度分化腺癌，Ⅱ级为中度分化腺癌，Ⅲ级为低度分化或未分化腺癌。分级越高，恶性程度越高。

（2）腺癌伴鳞状上皮分化　腺癌组织中有时含有鳞状上皮成分，伴化生鳞状上皮成分者称棘腺癌（腺角化癌）；伴鳞癌者称为鳞腺癌；介于两者之间称腺癌伴鳞状上皮不典型增生。

（3）浆液性腺癌　又称子宫乳头状浆液性腺癌（UPSC），占 1%~9%，恶性程度很高。

（4）子宫内膜透明细胞癌　占子宫内膜癌的 2%~5%，其病变在形态上类似于卵巢和阴道的透明细胞癌，除病变局限于内膜时预后与子宫内膜样癌相仿外，其余期别均较内膜样癌严重。

（二）扩散途径

子宫内膜癌的早期病变局限于子宫内膜，肿瘤生长缓慢，病变局限于子宫腔内的时间较长，也有极少数发展较快。主要扩散途径有 3 种，以直接蔓延和淋巴转移为主，血行转移较少见。

1. 直接蔓延　病灶沿子宫内膜生长扩散并向基层浸润，经子宫浆肌层蔓延至输卵管、卵巢，并可广泛种植于盆腔腹膜、直肠子宫陷凹及大网膜。也可直接向下侵犯子宫颈及阴道。

2. 淋巴转移　是子宫内膜癌的主要转移途径（图 14-4）。当癌肿累及宫颈、深肌层或癌组织分化不良时，

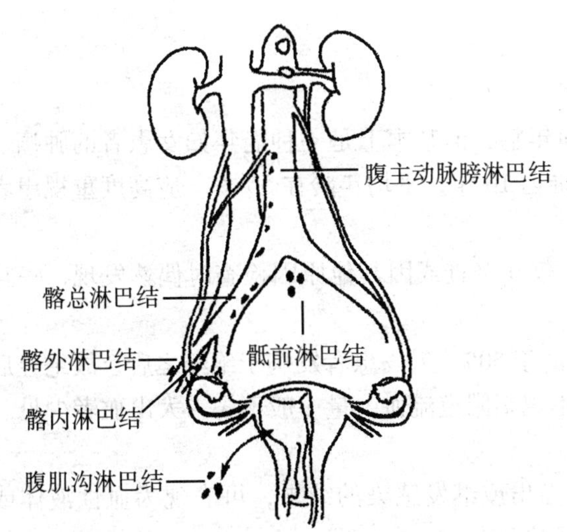

图 14-4　子宫内膜癌淋巴转移示意图

易发生早期淋巴转移。转移途径与癌肿生长部位有关，按癌灶部位可分别转移至腹股沟的浅、深淋巴结，髂淋巴结及腹主淋巴结，有的可达卵巢，也可通过淋巴逆流至阴道及尿道周围淋巴结。

3. 血行转移　晚期患者经血行转移至全身各器官，常见部位为肺、肝、骨等处。

（三）临床分期

目前采用的分期是国际妇产科联盟（FIGO）2009 年制订的手术-病理分期（表 14-3）。

表 14-3　子宫内膜癌的手术-病理分期（FIGO，2009 年）

期别	肿瘤范围
Ⅰ期	癌局限于子宫体
ⅠA	无或<1/2 肌层浸润
ⅠB	≥1/2 肌层浸润
Ⅱ期	肿瘤累及宫颈间质，未超出子宫
Ⅲ期	肿瘤局部播散
ⅢA	肿瘤累及子宫浆膜和（或）附件
ⅢB	阴道和（或）宫旁受累
ⅢC	盆腔和（或）腹主动脉旁淋巴结转移
ⅢC1	盆腔淋巴结转移
ⅢC2	腹主动脉旁淋巴结转移
Ⅳ期	膀胱和（或）直肠转移，和（或）远处转移
ⅣA	膀胱和（或）直肠转移
ⅣB	远处转移，包括腹腔内转移和（或）腹股沟淋巴结转移

四、护理评估

（一）健康史　内膜癌虽可发生于任何年龄，但基本上是一种老年妇女患者的肿瘤。一般认为，内膜癌之好发年龄约比子宫颈癌推迟 10 年，平均年龄在 55 岁。应高度重视患者的高危因素，高度警惕激素使用史。

（二）临床表现　极早期无明显症状，仅在普查或因其他原因检查时偶然发现，一旦出现症状则多表现如下。

1. 阴道出血　是本病最突出的症状，由于 50%~70%患者发病于绝经之后，故绝经后出血就成为患者最重要的主诉之一。表现为不规则阴道流血，量一般不多，大出血者少见。未绝经者表现为月经增多、经期延长或紊乱。

2. 阴道排液　阴道异常分泌常为瘤体渗出或继发感染的结果，可表现为血性液体或浆液性分泌物，有时可有恶臭，但远不如宫颈癌显著。

3. 疼痛　在内膜癌患者并不多见。若癌肿累及宫颈内口，可引起宫腔积脓，出现下腹胀痛及痉挛性疼痛。晚期浸润周围组织或压迫神经可引起下腹及腰骶部疼痛。

4. 全身症状 晚期患者常伴全身症状如贫血、消瘦、恶病质、发热及全身衰竭等。

5. 盆腔检查 内膜癌阳性体征不多，约半数以上有子宫增大，但这种增大多属轻度，宫体一般稍软而均匀，如检查发现子宫特殊增大或表面有异常突起，则往往是并发肌瘤或肌腺瘤的表现，但必须考虑到癌组织穿出浆膜，在子宫表面形成肿瘤的可能。

（三）辅助检查

1. 子宫内膜检查 内膜的组织学检查为诊断的最后依据。

为了弄清病变是否累及颈管，应行“分段刮宫”。操作步骤：先刮颈管，颈管深度应根据患者是否绝经及子宫大小进行估计，颈管搔刮后再探宫腔，扩张宫颈，最后进行宫体及宫底的刮宫。刮出的组织应注明部位，分别送病理检查，以免互相污染或混淆。

2. 细胞学检查 仅从阴道后穹隆或颈管口收集分泌物作涂片寻找癌细胞，阳性率不高，若用特制的宫腔吸管或宫腔刷放入宫腔，吸取分泌物找癌细胞，阳性率为90%。这种办法作为普查的手段，最后确诊需根据病理检查结果。

3. 宫腔镜检查 可直视宫腔，若有癌灶生长，能直接观察病灶大小、生长部位、形态，并可取活组织送病理检查。

4. 阴道B超检查 经阴道B超检查可了解子宫大小、宫腔形状、宫腔内有无赘生物、子宫内膜厚度、肌层内有无浸润及深度，为临床诊断及处理提供参考。子宫内膜癌超声图像为子宫增大，宫腔内有实质不均回声区，或宫腔线消失，肌层内有不规则回声紊乱区等表现。

（四）心理社会评估 多数患者在普查或其他原因作妇科检查时偶然发现，绝经后阴道出血常为患者所警觉。患者发现肿瘤，突然面对各项检查，内心充满恐惧与焦虑，当确诊为子宫内膜癌时，常常难以接受，担心失去生命和家庭。

（五）治疗 目前，对于子宫内膜癌的临床处理原则是以手术治疗为主，辅以放疗、化疗和激素等综合治疗，并结合患者的年龄、全身状况和有无内科合并症等综合评价，选择和制定治疗方案。早期患者以手术为主，按手术-病理分期的结果及存在的复发高危因素选择辅助治疗，晚期则采用手术、放疗、化疗、激素等综合治疗。

1. 手术治疗 为首选的治疗方法，尤其对早期病例。一般Ⅰ期患者行筋膜外全子宫全切术及双侧附件切除术，Ⅱ期应行全子宫或广泛子宫切除及双侧附件切除术，同时行盆腔及腹主动脉旁淋巴结切除。Ⅲ期和Ⅳ期的晚期患者手术范围也与卵巢癌相同，应行肿瘤细胞减灭术。

2. 放射治疗 是治疗子宫内膜癌的有效方法之一，主要有腔内和体外照射两种方法。根据放疗时间分为单纯放疗、术前放疗和术后放疗。单纯放疗仅用于有手术禁忌证或无法手术切除的晚期内膜癌患者。对于Ⅱ、Ⅲ期患者根据病灶大小，可在术前加用腔内或体外放疗，放疗结束后1~2周进行手术。术后放疗是内膜癌最主要的术后辅助治疗，可明显降低局部复发，提高生存率，对已有深肌层浸润、淋巴结转移、盆腔及阴道残留病灶的患者术后均需加用放射治疗。

3. 孕激素治疗 主要用于晚期或复发癌患者。其机制可能是孕激素作用于癌细胞并与孕激素受体结合形成复合物进入细胞核，延缓 DNA 和 RNA 复制，抑制癌细胞生长。孕激素以高效、大剂量、长期应用为宜，至少应用 12 周以上方可评定疗效。

4. 抗雌激素治疗　适应证与孕激素相同。他莫昔芬为非甾体类抗雌激素药物既有弱雌激素作用。他莫昔芬与雌激素竞争受体，抑制雌激素对内膜增生作用，并提高孕激素受体水平，大剂量可抑制癌细胞有丝分裂。可先用他莫昔芬 2 周使孕激素受体含量上升后再用孕激素治疗或与孕激素同时应用。

5. 化疗　为晚期或复发子宫内膜癌的综合治疗措施之一，也可用于术后有复发高危因素患者的治疗以期减少盆腔外的远处转移。常用的化疗药物有顺铂、5-氟尿嘧啶（5-FU）、环磷酰胺（CTX）、丝裂霉素（MMC）等。可以单独应用，也可联合应用，还可与孕激素合并使用。

五、护理诊断和医护合作性问题

1. 知识缺乏　缺乏疾病治疗的知识。

2. 焦虑　与恶性肿瘤的诊断有关。

3. 睡眠型态紊乱　与环境改变有关。

六、计划与实施

（一）预期目标

1. 患者住院期间口头表达对所患疾病、拟行治疗的理解。

2. 手术前，患者主诉焦虑减轻。

3. 患者能叙述妨碍睡眠的因素，并列举应对措施。

（二）计划与实施

1. 普及防癌知识　大力宣传定期进行防癌检查的重要性，中年妇女每年接受一次妇科检查，注意子宫内膜癌的高危因素和人群。严格掌握雌激素的用药指征，加强用药期间的监护，随访措施。督促更年期、月经紊乱及绝经后出现不规则阴道流血者，进行必要检查以排除子宫内膜癌的可能，并接受正规治疗。

2. 提供疾病知识，缓解焦虑　评估患者对疾病及有关诊治过程的认知程度，鼓励患者及其家属讨论有关疾病及治疗的疑虑，耐心解答。针对个案需求及学习能力，采用有效形式向护理对象介绍住院环境、诊断性检查、治疗过程，可能出现的不适以求得主动配合。为患者提供安静、舒适的睡眠环境，减少夜间不必要的治疗程序。努力使患者确信子宫内膜癌的病程发展缓慢，是女性生殖器官恶性肿瘤中预后较好的一种，缓解其焦虑程度，增强治疗疾病信心。

3. 手术护理　应告诉患者手术是首选的治疗方法，尤其对早期病例，只要患者全身情况能耐受，无手术禁忌证，均应做剖腹探查。按照妇科经腹手术前后护理。为患者讲解有关疾病及治疗的相关知识，努力使患者相信经过手术能治愈相当一部分子宫内膜癌，减轻患者的焦虑程度。

4. 放疗护理　Ⅰ期患者腹水中找到癌细胞或深肌层已有浸润，淋巴结可疑或已有转移，手术后均需加放疗。Ⅱ期、Ⅲ期根据病灶大小，可在术前加用内或外照射，放疗结束后1~2周内手术。年老或有严重合并症，不能耐受手术，Ⅲ期、Ⅳ期病例不宜手术者均可放疗，包括腔内和体外放疗（见妇科放疗患者的护理）。

5. 激素及其他药物治疗

（1）对于晚期癌、癌复发者，不能手术切除或年轻、早期癌患者要求保留生育能力者，均可考虑孕激素治疗。一般用药剂量要大，如醋酸甲羟孕酮每日200~400mg，已酸孕酮每日500mg，至少10~12周才能初步评价有无疗效。在治疗过程中需注意观察副反应，一般副反应较轻，可引起水钠潴留、水肿、药物性肝炎，停药后会逐渐好转。

（2）对于雌激素依赖型内膜癌，可进行激素治疗。他莫昔芬是一种非甾体的抗雌激素药物，一般剂量为每日20~40mg口服。可长期应用或分疗程应用。对三苯氧胺治疗的患者，应注意观察药物的副反应（潮热、畏寒等类似更年期综合征的反应以及骨髓抑制反应）。少数患者可出现阴道流血、恶心、呕吐，如出现副反应应及时通知医生。

6. 化疗药物治疗护理　按妇科化疗患者护理。

七、护理评价

患者住院数日后能陈述病情及所期待的治疗效果，主诉焦虑减轻，睡眠质量满意。

第五节　卵巢肿瘤患者的护理

一、概述

卵巢肿瘤是女性生殖器常见的肿瘤，可发生于任何年龄，但肿瘤的组织学类型会有所不同。卵巢上皮性肿瘤好发于50~60岁的妇女，而卵巢生殖细胞肿瘤多见于30岁以下的年轻妇女。卵巢恶性肿瘤是女性生殖器三大恶性肿瘤之一。卵巢组织复杂，各种肿瘤均可发生，是全身各脏器肿瘤类型最多的部位，同时卵巢位于盆腔深部，不像宫颈、宫体、外阴及阴道等与体表相连，易于扪及或查到。卵巢肿瘤早期无症状，又缺乏完善的早期诊断方法，患者发觉再就医，常常已属晚期。晚期病例疗效不佳，故卵巢恶性肿瘤的存活率仍较低，为30%~40%，死亡率居妇科恶性肿瘤首位。随着宫颈癌及子宫内膜癌诊断和治疗的进展，卵巢癌已成为当今妇科肿瘤中威胁最大的疾病。

二、病因

卵巢上皮性癌的发病原因不清楚，相关的高危因素有如下。

1. 遗传因素　5%~10%的卵巢上皮性癌具有遗传性。

2. 持续排卵　持续排卵使卵巢表面上皮不断损伤与修复，增加了上皮细胞突变的可能。减少或抑制排卵可减少卵巢上皮由排卵引起的损伤，可能降低卵巢癌发病危险。流行病学调查发现卵巢癌危险因素有未产、不孕，而多次妊娠、哺乳和口服避孕药有保护作用，应用促排卵药可增加发生卵巢肿瘤的危险性。

3. 环境及其他因素 工业发达国家卵巢癌发病率高，提示工业的各种物理或化学产物可能与卵巢癌的发病有关。卵巢癌的发病是否与饮食习惯或饮食成分（胆固醇含量高）相关，目前还无定论。

三、病理

（一）组织学分类 其分类方法很多，目前普遍采用的是世界卫生组织（WHO，2003）制定的卵巢肿瘤的组织学分类法（表 14-4）。

表 14-4 卵巢肿瘤组织学分类（WHO，2003 年，部分内容）

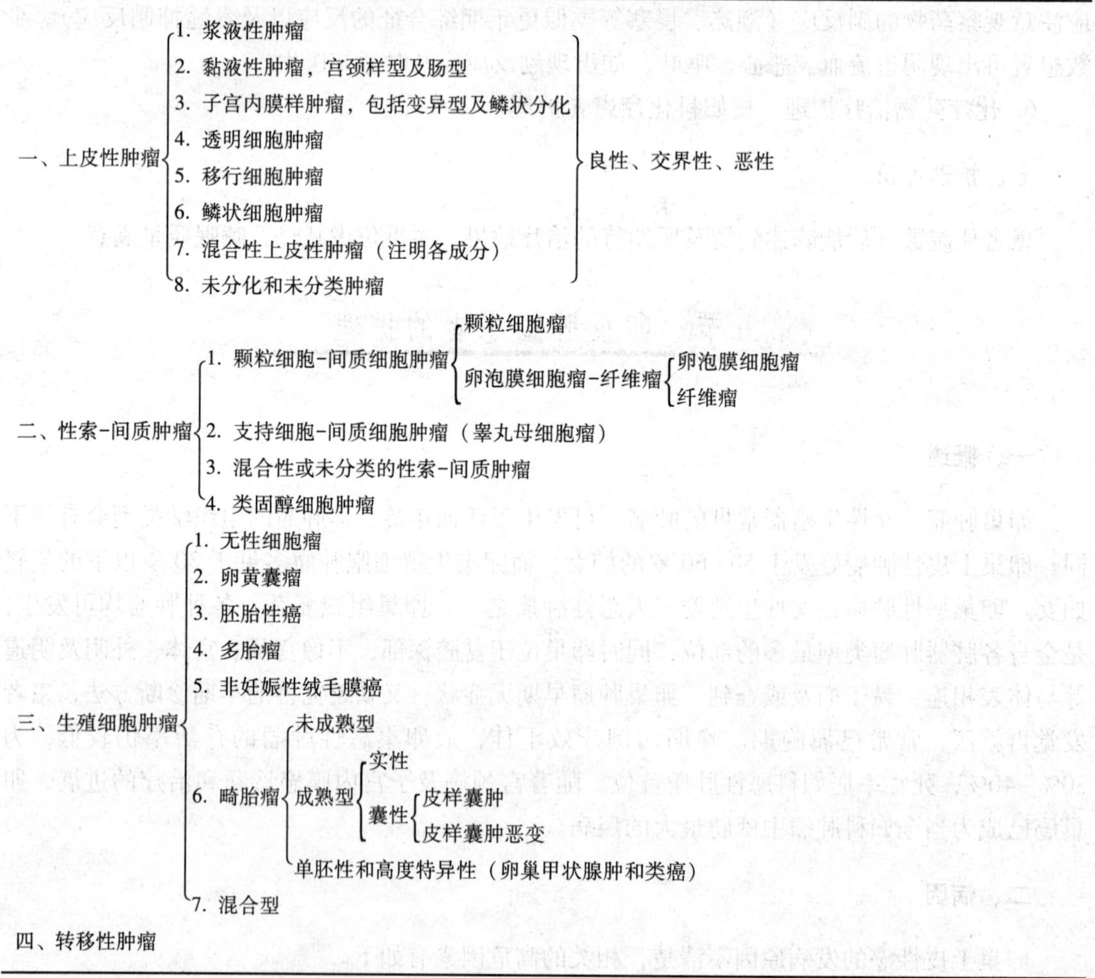

一、上皮性肿瘤（良性、交界性、恶性）
- 1. 浆液性肿瘤
- 2. 黏液性肿瘤，宫颈样型及肠型
- 3. 子宫内膜样肿瘤，包括变异型及鳞状分化
- 4. 透明细胞肿瘤
- 5. 移行细胞肿瘤
- 6. 鳞状细胞肿瘤
- 7. 混合性上皮性肿瘤（注明各成分）
- 8. 未分化和未分类肿瘤

二、性索-间质肿瘤
- 1. 颗粒细胞-间质细胞肿瘤
  - 颗粒细胞瘤
  - 卵泡膜细胞瘤-纤维瘤
    - 卵泡膜细胞瘤
    - 纤维瘤
- 2. 支持细胞-间质细胞肿瘤（睾丸母细胞瘤）
- 3. 混合性或未分类的性索-间质肿瘤
- 4. 类固醇细胞肿瘤

三、生殖细胞肿瘤
- 1. 无性细胞瘤
- 2. 卵黄囊瘤
- 3. 胚胎性癌
- 4. 多胎瘤
- 5. 非妊娠性绒毛膜癌
- 6. 畸胎瘤
  - 未成熟型
  - 成熟型
    - 实性
    - 囊性
      - 皮样囊肿
      - 皮样囊肿恶变
  - 单胚性和高度特异性（卵巢甲状腺肿和类癌）
- 7. 混合型

四、转移性肿瘤

（二）常见卵巢肿瘤及病理特点

1. 卵巢上皮性肿瘤 占原发性卵巢肿瘤的 50%~70%，其恶性类型占卵巢 85%~90%，发病年龄为 30~60 岁，有良性、恶性、交界性之分。

（1）浆液性肿瘤

1）浆液性囊腺瘤　约占卵巢良性肿瘤的25%，肿瘤多为单侧，圆球形、大小不等、表面光滑、囊性、壁薄，囊内充满淡黄色清澈液体，分单纯性、乳头状囊腺瘤两种。单纯性常为单房，囊壁光滑、囊内液稀薄无色或浅黄色浆液；乳头状常为多房，囊壁内可见多处乳头样突起（或镜下乳头），若外生乳头可有盆腹腔转移并伴腹水。

2）交界性浆液性囊腺瘤　多数为中等大、双侧性、乳头状生长局限在囊内者较少，多数向囊外生长。

3）浆液性囊腺癌　为卵巢恶性肿瘤中最常见者，占卵巢恶性肿瘤的40%~50%，多为双侧、体积较大、半实质性、结节状或分叶状、表面光滑、灰白色或有乳头状增生，切面为多房，腔内充满乳头，质脆、出血坏死、囊液混浊。

（2）黏液性肿瘤

1）黏液性囊腺瘤　占卵巢良性肿瘤的20%，常见为多房单侧性，圆形或卵圆形，表面光滑，灰白色，囊内含胶冻状黏液，有时囊内有乳头生长。偶可自行破裂，瘤细胞种植在腹膜上继续生长并分泌黏液，在腹膜表面形成胶冻样黏液块团，极似卵巢癌转移，称腹膜黏液瘤。

2）交界性黏液性囊腺瘤　一般较大，少数为双侧，表面光滑，常为多房，切面见囊壁增厚，实质区和乳头形成，乳头细小，质软。

3）黏液性囊腺癌　占卵巢恶性肿瘤的10%，单侧多见，瘤体较大，囊壁可见乳头或实质区，切面半囊半实，囊液混浊或有血性。

2. 卵巢生殖细胞肿瘤　为来源于原始生殖细胞的一组卵巢肿瘤，其发生率仅次于上皮性肿瘤，多发于年轻的妇女及幼女。

（1）畸胎瘤　由多胚层组织构成，偶见含一个胚层成分，肿瘤组织多数成熟，少数未成熟者。无论肿瘤质地呈囊性或实质性，其恶性程度均取决于组织分化程度。

成熟畸胎瘤：又称皮样囊肿，属良性肿瘤，是最常见的卵巢肿瘤，占卵巢肿瘤的10%~20%，占生殖细胞肿瘤的85%~97%，占畸胎瘤的95%以上，可发生于任何年龄，以20~40岁居多。多为单侧、单房、中等大小、呈圆形或卵圆形、表面光滑、壁薄质韧，腔内充满油脂和毛发，有时见牙齿或骨质，恶变率为2%~4%，多发生于绝经后妇女。

未成熟畸胎瘤：属恶性肿瘤，含2~3个胚层，占卵巢畸胎瘤的1%~3%。多见于年轻患者，平均年龄11~19岁。肿瘤多为实性，其中可有囊性区域，其转移及复发率均高，5年存活率约20%。

（2）无性细胞瘤　为中等恶性的实性肿瘤，占卵巢恶性肿瘤的5%。好发于青春期及生育期妇女。多为单侧、右侧多于左侧、中等大小、圆形或椭圆形、触之如橡皮样、表面光滑，对放疗特别敏感，纯无性细胞瘤的5年存活率可达90%。混合型（含绒癌，内胚窦成分）预后差。

（3）卵黄囊瘤　又名内胚窦瘤，属高度恶性肿瘤，多见于儿童及青少年，多为单侧，肿瘤较大、易破裂、瘤细胞能产生甲胎蛋白（AFP），故测定患者血清中AFP浓度可作为诊断和治疗监护时的重要指标。内胚窦瘤生长迅速，易早期转移，预后差，既往平均生存期仅

1 年，现经手术及联合化疗后，生存期明显延长。

3. 卵巢性索间质肿瘤　来源于原始性腺中的性索及间质组织，占卵巢肿瘤的 4.3%~6%。

（1）颗粒细胞瘤　为低度恶性肿瘤，发生于任何年龄，高峰为 45~55 岁，肿瘤能分泌雌激素，故有女性化作用。青春期前患者可出现假性性早熟，生育年龄患者出现月经紊乱，绝经后患者则有不规则阴道流血，常合并子宫内膜增生过长，甚至发生腺癌，肿瘤表面光滑，圆形或椭圆形，多为单侧性，大小不一。

（2）卵泡膜细胞瘤　为有内分泌功能的卵巢实性肿瘤。因能分泌雌激素故有女性化作用。常与颗粒细胞瘤合并存在。为良性肿瘤，多为单侧，大小不一。圆形或卵圆形，也有分叶状，表面被覆有光泽、薄的纤维包膜，切面实性，灰白色。

（3）纤维瘤　为较常见的良性卵巢肿瘤，占卵巢肿瘤的 2%~5%。多见于中年妇女，单侧居多，中等大小，表面光滑或结节状，切面灰白色，实性、坚硬，偶见患者伴有腹水或胸水，称梅格斯综合征，手术切除肿瘤后，胸腔积液、腹水自行消失。

（4）支持细胞-间质细胞瘤　又称睾丸母细胞瘤，罕见。多发生在 40 岁以下妇女。单侧居多，较小、实性、表面光滑、湿润，有时呈分叶状，多为良性，具有男性化作用，少数无内分泌功能或呈现女性化，雌激素可由瘤细胞直接分泌或由雄激素转化而来。

4. 卵巢转移性肿瘤　体内任何部位的原发性癌均可能转移到卵巢。常见的原发性癌有乳腺、肠、胃、生殖器、泌尿道以及其他脏器等，占卵巢肿瘤的 5%~10%，库肯勃瘤是一种特殊的转移性腺癌，原发部位为胃肠道，肿瘤为双侧性，中等大小，多保持卵巢原状或肾形，一般无粘连，切面实性，胶质样，多伴腹水。

（三）转移途径　卵巢恶性肿瘤的转移特点是：外观局限的肿瘤，可在腹膜、大网膜、腹膜后淋巴结、横隔等部位有亚临床转移等。其转移途径主要通过直接蔓延及腹腔种植。瘤细胞可直接侵犯包膜，累及邻近器官，并广泛种植于腹膜及大网膜、横隔、肝表面，淋巴道也是重要的转移途径。

（四）临床分期　现多采用 FIGO 2006 年制订的手术-病理分期（表 14-5），用以估计预后和比较疗效。

表 14-5　原发性卵巢恶性肿瘤的手术-病理分期（FIGO，2006）

期别	肿瘤范围
Ⅰ期	肿瘤局限于卵巢
ⅠA	肿瘤局限于一侧卵巢，包膜完整，卵巢表面无肿瘤，腹腔积液中未找到恶性细胞
ⅠB	肿瘤局限于双侧卵巢，包膜完整，卵巢表面无肿瘤，腹腔积液中未找到恶性细胞
ⅠC	肿瘤局限于单侧或双侧卵巢并伴有以下任何一项：包膜破裂、卵巢表面有肿瘤、腹腔积液或冲洗液中有恶性细胞
Ⅱ期	肿瘤累及一侧或双侧卵巢，伴盆腔内扩散
ⅡA	扩散和（或）转移到子宫和（或）输卵管

续　表

期别	肿瘤范围
ⅡB	扩散到其他盆腔组织
ⅡC	ⅡA或ⅡB，伴有卵巢表面肿瘤、包膜破裂、腹腔积液或腹腔冲洗液中有恶性细胞
Ⅲ期	肿瘤侵犯一侧或双侧卵巢，并有组织学证实的盆腔外腹膜种植和（或）局部淋巴结转移、肝表面转移、肿瘤局限于真骨盆，但组织学证实肿瘤细胞已扩散至小肠或大网膜
ⅢA	肉眼见肿瘤局限于真骨盆，淋巴结阴性，但组织学证实腹腔腹膜表面存在镜下转移，或组织学证实肿瘤细胞已扩散至小肠或大网膜
ⅢB	一侧或双侧卵巢肿瘤，并有组织学证实的腹腔腹膜表面肿瘤种植，但直径≤2cm，淋巴结阴性
ⅢC	盆腔外腹膜转移灶直径>2cm和（或）区域淋巴结阳性
Ⅳ期	肿瘤侵犯一侧或双侧卵巢，伴有远处转移。有胸腔积液且胸腔肿瘤细胞阳性为Ⅳ期；肝实质转移Ⅳ期

四、护理评估

（一）健康史　卵巢肿瘤种类繁多，可发生于任何年龄妇女，早期常无症状，往往于妇科普查中发现盆腔肿块或恶性肿瘤晚期出现腹水症状才就医。

（二）临床表现　卵巢良性肿瘤发展缓慢，早期肿瘤较小，多无症状，常在妇科检查时偶然发现。肿瘤增至中等大时，常感腹胀不适或腹部可扪及肿块，边界清楚。妇科检查在子宫一侧或双侧触及球形肿块，多为囊性，表面光滑、活动，与子宫无粘连。若肿瘤长大充满盆、腹腔即出现压迫症状如尿频、便秘、气急、心悸等。腹部膨隆，包块活动度差，叩诊呈实音，无移动性浊音。

卵巢恶性肿瘤出现症状时往往已达晚期。由于肿瘤生长迅速，短期内可出现腹胀，腹部肿块及腹水，症状轻重取决于肿瘤大小、位置、侵犯邻近器官的程度、有无并发症及组织学类型等，若肿瘤向周围组织浸润或压迫神经则可引起腹痛、腰痛或下肢疼痛，若压迫盆腔静脉，可出现下肢水肿。若为功能性肿瘤，可产生相应的雌激素或雄激素过多的症状。晚期表现消瘦、严重贫血等恶病质征象。三合诊检查在阴道后穹隆触及盆腔内硬结节，肿块多为双侧，实性或半实性，表面凹凸不平，不活动，常伴腹水。有时在腹股沟、腋下或锁骨上可触及肿大的淋巴结。

（三）辅助检查

1. B超检查　能测知肿块的部位、大小、形态及性质，从而对肿块的来源作出定位，如是否来自卵巢，又可提示肿瘤的性质，囊性或实性，囊内有无乳头及鉴别卵巢肿瘤、腹水和结核性包裹性积液。

2. 放射学检查　腹部平片协助诊断卵巢畸胎瘤，可显示牙齿及骨质，囊壁为密度增高的钙化层，囊腔呈放射透明阴影。静脉肾盂造影可辨认盆腔、肾、输尿管阻塞或移位。CT检查可清晰显示肿块的图像，良性肿瘤多呈均匀性吸收，囊壁薄、光滑，恶性肿瘤轮廓不规则、向周围浸润或伴腹水，CT还可显示有无肝、肺结节及腹膜后淋巴结转移。

3. 腹腔镜检查　可直视肿块的大体情况，并可对整个盆、腹腔及横膈部位进行观察，在可疑部位进行多点活检，抽吸腹腔液进行细胞学检查。

4. 细胞学检查　在腹水或腹腔冲洗液中找癌细胞进行检查。

5. 肿瘤标志物　80%卵巢上皮性癌患者血清中癌抗原 CA125 浓度升高（正常值<35 IU/ml）。AFP 对卵巢内胚窦瘤有特异性价值。

（四）心理社会评估　卵巢肿瘤未确诊前患者对良恶性担忧，希望得到确切的诊断结果。恶性肿瘤症状出现迅速，确诊后患者的心理上多表现对肿瘤的否认，悲观厌世、罪恶感、并担心术后家庭生活，年轻患者考虑最多的是生育问题。

（五）治疗原则

1. 良性肿瘤　若卵巢肿块直径小于 5cm，疑为卵巢瘤样病变，可做短期观察。一旦确诊为卵巢良性肿瘤，即应手术治疗，对患者年轻、单侧良性肿瘤应行患侧附件或卵巢切除术或卵巢肿瘤剥出术，保留对侧正常卵巢，即使双侧肿瘤，也应争取行卵巢肿瘤摘除或剥出术，以保留部分正常卵巢组织，围绝经期妇女可行单侧附件切除或全子宫及双侧附件切除术。

2. 恶性肿瘤　治疗原则是以手术为主，加用化疗、放疗的综合治疗。

（1）手术　原则上ⅠA、ⅠB 期应作全子宫及双侧附件切除术；ⅠC 期及其以上同时行大网膜切除术，对晚期患者应行肿瘤细胞减灭术，切除原发瘤、全子宫、双附件、大网膜、阑尾、卵巢动静脉高位结扎、腹膜后淋巴结清扫。

（2）化学治疗　卵巢恶性肿瘤对化疗较敏感，既可用于预防复发，也可用于手术未能全部切除者或已无法施行手术的晚期患者，化疗可使肿瘤缩小，为以后手术创造条件。常用化疗药物有顺铂、卡铂、紫杉醇、环磷酰胺等。根据病情可采用静脉化疗或静脉腹腔联合化疗。

（3）放射治疗　因肿瘤类型不同，对放疗敏感性不同如无性细胞瘤最敏感。上皮性癌也有一定敏感性，放疗主要应用 Co^{60} 做外照射，可用于锁骨上和腹股沟淋巴结转移灶和部分紧靠盆壁局限性病灶的局部治疗。

（4）免疫治疗　为综合治疗之一。目前应用较多的是细胞因子治疗，如白介素 2、干扰素、胸腺肽等，可作为辅助治疗。

五、护理诊断和医护合作性问题

1. 焦虑　与发现盆腔包块有关。
2. 营养失调——低于机体需要量　与癌症、化疗药物的治疗反应等有关。
3. 预感性悲哀　与切除子宫、卵巢有关。
4. 疼痛　与卵巢肿瘤并发症、瘤蒂扭转有关。

六、计划与实施

（一）预期目标

1. 患者入院 24 小时内能自诉焦虑程度减轻。
2. 患者能说出影响营养摄取的原因，并列举应对措施。
3. 患者能用语言表达对丧失子宫及附件的看法，并积极接受治疗过程。

4. 患者在主诉疼痛发作 1 小时内疼痛缓解。

（二）计划与实施

1. 心理支持　针对不同年龄、不同类型肿瘤给予相应的心理支持，评估患者的焦虑程度，耐心解答患者的问题并讲解病情及治疗方法，安排患者与康复中的病友交谈，分享感受，增强治愈信心。

2. 饮食护理　恶性肿瘤病程长，长期消耗，患者营养状况极差，给予高蛋白、高维生素饮食。并注意患者的进食情况，进食不足或全身营养状况极差者应给予静脉补液。

3. 肿瘤过大或腹部过度膨隆的患者，不能平卧，应给予半卧位，注意观察血压、脉搏、呼吸的变化。需放腹水者，备好腹腔穿刺包，并协助医生操作。在放腹水过程中，密切观察血压、脉搏、呼吸变化及腹水性状。根据患者情况，可放 3000ml 左右，不宜过多，以免发生虚脱，速度不宜过快，放后腹部用腹带包扎，并记录腹水量，观察有无不良反应。

4. 手术护理　除按妇科腹部手术护理外，特殊护理如下。

（1）术前肠道准备　恶性卵巢肿瘤可能发生肠道转移，为方便术中及时切除转移灶并行肠吻合术，肠道准备要充分。术前 4 日开始限制饮食，半流食 2 日，流食 1 日，术前 1 日禁食，静脉补液。术前 3 日开始口服肠道杀菌剂，术前两日口服缓泻剂，术前 1 日清洁灌肠。

（2）术前阴道准备　术前 1 日冲洗阴道两次，冲洗后在宫颈及阴道前后穹隆涂 1%甲紫，起到消毒和术中标记的作用。

（3）术后体位　恶性卵巢肿瘤手术时间长、范围大，常用全身麻醉，术后 6 小时内去枕平卧头偏向一侧，血压平稳后改为半卧位以利于盆腔引流，局限炎症反应，并减轻腹部张力。

（4）术后饮食　术后拔除胃肠减压管后可逐步进清流食、流食、少渣半流食及普食，注意进高蛋白低脂少渣易消化饮食。

（5）术后性生活的指导　建议患者与丈夫采用握手、抚摸、亲吻等来表达爱意，可进行正常的性生活，但要注意夫妻互相沟通与理解。

5. 化疗护理　目前应用化疗药物是治疗恶性卵巢肿瘤的主要手段，卵巢肿瘤对化疗比较敏感，即使广泛的转移也能取得一定的疗效。手术切除肿瘤后可用化疗预防复发，不能全部切除者，化疗后可暂时缓解，对某些晚期患者肿瘤无法切除，化疗也可使肿瘤变小，为以后手术创造了条件。

目前常用的化疗药有顺铂、环磷酰胺、表柔比星、博来霉素、5-氟尿嘧啶、长春新碱等。化疗方法有单一化疗和联合化疗，全身化疗和区域性化疗。腹腔联合化疗是近年研究最多的区域性化疗。因为恶性卵巢肿瘤转移范围虽广，但基本在腹腔内，腹腔内化疗可使药物以更高的浓度和肿瘤接触，腹腔内的药物浓度可高于全身用药，而肝肾等脏器的浓度则远远低于全身用药，不致对身体其他正常器官和组织造成很大的危害，而且副反应小。恶性肿瘤根治手术时即放置两根塑料管，一根放置于肝表面横膈下，一根放置于盆腔，从腹壁引出固定。术后肠道功能恢复后，即可从此塑料管灌注化疗药。如果手术时未放置导管，则可行腹腔穿刺放入。化疗的护理同一般化疗患者的护理，腹腔化疗时注意以下几点。

（1）为减轻顺铂对肾的副作用，化疗期间要“水化”，即大量静脉输液，一定要在尿量每小时大于 100ml 后才能给予顺铂。

（2）协助医生进行腹腔穿刺，穿刺成功后先输入大量液体（温生理盐水或 5%葡萄糖），及时询问患者有无腹胀、便意，如果患者有便意重并排出水样便，高度怀疑穿刺针进入肠管，应立即通知医生。

（3）为防止呕吐，给化疗药前及化疗结束前半小时给予止吐药。

（4）腹腔化疗期间严密观察患者，必要时给予心电监护。化疗结束后拔针，按压针眼处数分钟防止液体外溢、根据患者体力可协助其翻身，采取头低足高位以利于化疗药在腹腔内分布。

6. 放疗护理 见妇科放疗患者的护理。

7. 并发症的护理

（1）蒂扭转及破裂 肿瘤扭转多发生于中等大小、蒂长、活动度大的肿瘤，扭转后，血液循环发生障碍，可使肿瘤肿胀、出血、坏死、破裂、感染。当出现蒂扭转或破裂时，患者突然下腹剧烈疼痛，伴恶心、呕吐，检查时常有下腹肌紧张，因此对卵巢肿瘤患者应严密观察，当发现患者出现以上变化时应配合医师作好手术准备。

（2）感染 应观察体温、腹痛及白细胞计数等情况。当卵巢肿瘤患者出现高热，腹痛及白细胞计数增高时，检查腹部肿块出现压痛应考虑有感染存在，应给予大量抗生素治疗，物理降温，纠正脱水和酸中毒，同时作好手术准备。

8. 妊娠合并卵巢肿瘤的护理 妊娠期卵巢肿瘤容易发生蒂扭转和破裂，故应密切观察有无扭转、破裂及恶变现象。如妊娠早期发现，一般可于妊娠 3 个月后进行手术，此时手术引起流产的可能性较小；妊娠晚期发现，可观察至足月后手术。临产时，如肿瘤不阻碍产道，应严密观察，待分娩后手术。如阻碍产道，应剖宫产同时切除肿瘤。产褥期须密切观察，一旦出现并发症，立即处理，否则仍可待产褥期后再进行手术切除。

9. 做好随访工作 卵巢非赘生性肿瘤直径<5cm 者，应每 3~6 个月接受复查，并详细记录。手术后患者根据病理报告结果，良性者术后 1 个月常规复查，恶性肿瘤常辅以化疗。护士应督促、协助患者克服实际困难，努力完成治疗计划以提高疗效。卵巢癌易于复发，需长期进行随访和监测。随访时间：术后 1 年内，每月 1 次；术后第 2 年，每 3 个月 1 次；术后第 3 年，每 6 个月 1 次；3 年以上者，每年 1 次。

10. 健康指导 宣传卵巢癌的高危因素，避免高胆固醇饮食。30 岁以上妇女，每年进行一次妇科检查，高危人群不论年龄大小，最好每半年检查一次。术后常规复查，恶性者辅以化疗、放疗。

七、护理评价

患者自诉焦虑情绪减轻或消失，能用积极方式面对现实；能摄入足够热量，维持化疗前体重；在住院期间能积极配合各种诊治过程。

（吴丽萍）

第十五章　妊娠滋养细胞疾病患者的护理

关键词

trophoblastic cell	滋养细胞
trophoblastic disease，TD	滋养细胞疾病
hydatidiform mole，HM	葡萄胎
invasive hydatidiform mole，IHM	侵蚀性葡萄胎
choriocarcinoma，CC	绒毛膜癌
human chorionic gonadotropin，hCG	人绒毛膜促性腺激素

滋养细胞疾病是一组由胎盘绒毛滋养细胞过度增生引起的疾病，根据组织学可将其分为葡萄胎、侵蚀性葡萄胎、绒毛膜癌（简称绒癌）和极少见的胎盘部位滋养细胞肿瘤。侵蚀性葡萄胎、绒毛膜癌和胎盘部位滋养细胞肿瘤又统称为妊娠滋养细胞肿瘤。

滋养细胞肿瘤绝大多数继发于妊娠，其与妊娠的关系见图 15-1。

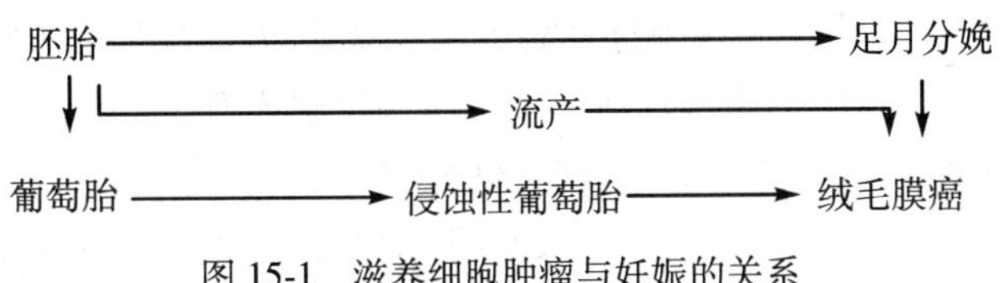

图 15-1　滋养细胞肿瘤与妊娠的关系

滋养细胞是人体中一种极为奇特的细胞。在正常妊娠时，滋养细胞对胚胎着床和胎儿发育起重要作用，其可直接从母体吸收养分或自己合成蛋白质或葡萄糖，以供胚胎生长。滋养细胞有侵蚀周围组织、穿破血管进入血液循环的能力，但其侵蚀的范围仅限于蜕膜层内。某些情况下，滋养细胞异常增生，其侵蚀力增强，经血液循环转移并造成不同程度的破坏，就形成各种滋养细胞疾病。其中，葡萄胎形成与绒毛滋养细胞异常有关，绒癌形成与绒毛前滋养细胞异常有关，而胎盘部位滋养细胞肿瘤形成与绒毛外滋养细胞异常有关。此类疾病绝大部分继发于妊娠，因此称为妊娠滋养细胞疾病。

第一节 葡萄胎患者的护理

一、概述

葡萄胎（HM）是一种良性滋养细胞疾病，是因妊娠后胎盘绒毛滋养细胞变形、异常增生所致，表现为绒毛水肿而形成大小不一的水泡状物，水泡间有蒂相连呈串形似葡萄，故称之为葡萄胎。葡萄胎病变局限于子宫腔内，分为两类：即完全性葡萄胎和部分性葡萄胎。其中大多数为完全性葡萄胎。

完全性葡萄胎为全部胎盘绒毛变形、肿胀，未见正常绒毛结构，亦无胚胎及脐带羊膜等胎儿附属物，占葡萄胎的 80%。部分性葡萄胎为胎盘部分绒毛变形肿胀，但仍可见部分正常绒毛组织或伴有胚胎组织存在。

二、病因

葡萄胎的发病原因至今尚不完全清楚。通过对大量临床资料研究表明，其发生可能与营养不良、病毒感染、内分泌失调、孕卵缺损及种族等因素有关。

1. 营养不良学说　近年来研究表明胡萝卜素缺乏与葡萄胎发生有关。饮食中缺乏维生素 A 及其前体胡萝卜素和动物脂肪者发生葡萄胎的概率显著增高。故提出，在葡萄胎高发地区的妇女，可采用饮食中补充胡萝卜素及维生素 A 等方法预防葡萄胎的发生。

2. 病毒学说　有报道认为葡萄胎的发生与病毒感染有关。有研究者曾在葡萄胎和绒癌组织中分离出“亲绒毛病毒”，并认为这种病毒是导致滋养细胞疾病的原因。另有研究者认为其与弓形虫、风疹病毒、巨细胞病毒或单纯疱疹病毒感染有关。

3. 内分泌失调学说　大量临床资料表明 20 岁以下和 40 岁以上妇女妊娠后发生滋养细胞疾病的机会相对高，且 50 岁以上妊娠后发生葡萄胎的危险性将显著增加。此时期都具有卵巢功能尚不完全稳定或已逐渐衰退的特点，因此认为滋养细胞疾病的发生与卵巢内分泌功能密切相关。

4. 孕卵缺损学说　20 岁以下和 40 岁以上妇女妊娠中葡萄胎发生率较高，自然流产率和新生儿畸形率也高，可能与孕卵本身缺陷有关。异常孕卵虽能着床，但其葡萄胎部分没有足够的生活能力，而滋养细胞却有过盛的生长力，因而发展为葡萄胎。

5. 种族因素　葡萄胎多见于亚洲各国，特别是东南亚一带更为多见，因此认为葡萄胎的发生与种族有关。

三、病理改变

葡萄胎病变局限于子宫内，不侵入肌层，也不发生远处转移。其病理特点为滋养细胞呈不同程度的增生，同一患者的不同部位增生程度可不同，同时绒毛间质水肿、间质内血管消失，但部分性葡萄胎的绒毛血管不一定完全消失。病变的绒毛失去吸收营养的作用，致使胚胎早期死亡。

1. 完全性葡萄胎病理改变　大体检查水泡状物形状似葡萄（图 15-2），大小不等，从几毫米至数厘米。水泡间有纤细的纤维素相连，常混有血块蜕膜碎片。水泡物占满整个宫腔，无胎儿及其附属物组织存在。镜下见绒毛体积增大，轮廓规则，滋养细胞增生，间质水肿和间质内胎源性血管消失。

2. 部分性葡萄胎病理改变　有部分绒毛变性水肿，常合并胚胎或胎儿组织，胎儿多已死亡或伴有发育迟缓及畸形。镜下可见部分绒毛水肿，轮廓不规则，滋养细胞增生程度较轻，且常限于合体滋养细胞，间质内可见胎源性血管及其中的有核红细胞，另外，可见胚胎和胎膜的组织结构。

3. 卵巢黄素化囊肿　良性葡萄胎患者由于滋养细胞过度增生，产生大量 hCG，刺激卵巢产生过度黄素化反应，形成黄素化囊肿。卵巢黄素化囊肿多为双侧性，也可单侧生长，大小不等，小的仅在光镜下可见，大的直径可达 20cm 以上。大体检查脓肿表面光滑，活动度好，切面为多房，囊肿壁薄，囊液清亮或琥珀色。镜下见囊壁为内衬 2~3 层黄素化卵泡膜细胞。

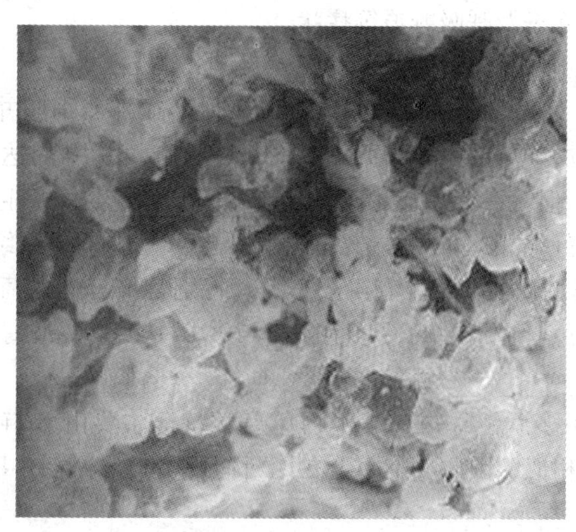

图 15-2　葡萄胎组织外观

四、护理评估

（一）健康史　了解患者既往疾病史，特别是有无滋养细胞疾病史。询问患者平素月经史、生育史，此次停经后有无妊娠反应、剧吐、阴道流血、高血压等情况。葡萄胎患者均有停经史，停经时间从 4~37 周，平均为 12 周。

（二）临床表现

1. 停经后阴道流血　葡萄胎早期症状与正常妊娠相似。闭经后，一般两个月左右出现不规则阴道流血，是葡萄胎最早和最常见症状。阴道流血开始量少，呈暗红色，以后逐渐增多，反复发作或连续不断。当葡萄胎将要自行排出时可发生阴道大量出血，若未能及时处理，则患者有休克甚至死亡的危险。在排出的血液中有时可出现水泡状组织。

2. 子宫异常增大　由于葡萄胎的迅速增长以及宫腔内积血，子宫体积一般增长较快，约有半数患者子宫大于相应月份正常妊娠的子宫，且质地极软。另有部分患者子宫大小与停经月份相符或小于停经月份。

3. 妊娠剧吐　多发生于子宫异常增大和 hCG 水平异常升高的患者。患者呕吐出现时间比正常妊娠早、严重且持续时间长。长时间的严重呕吐可导致患者出现水电解质紊乱。

4. 腹痛　在葡萄胎患者中，腹痛并不常见，但如子宫增大速度过快，患者可出现下腹部异常不适、发胀或隐痛。当葡萄胎自行排出时，可因子宫收缩而有阵发性疼痛，此时常伴有阴道出血增多的现象。

5. 卵巢黄素化囊肿　一般不产生症状，偶因急性扭转而致急腹症。黄素化囊肿在葡萄胎清除后，随着 hCG 水平下降，于 2~4 个月内自然消失。

6. 其他　葡萄胎患者由于长时间有阴道流血，可造成贫血和感染。另外，患者还可出现咯血和痰中带血现象，一般在葡萄胎排出后该症状即自然消失。还有少数患者出现妊娠高血压症状、甲状腺功能亢进及呼吸窘迫等症状。

（三）辅助检查

1. hCG 测定　正常妊娠时，在孕卵着床后数日便形成滋养细胞并开始分泌 hCG。随着妊娠周数的增加，血清中 hCG 滴度逐渐升高，一般于妊娠 8~10 周达到高峰，持续 1~2 周后 hCG 滴度逐渐下降。但葡萄胎患者由于滋养细胞高度增生，产生大量的 hCG，血清中 hCG 滴度明显高于正常妊娠相应孕周数值，而且在停经 8~10 周后继续升高，因此测定患者血清中 hCG 滴度可以辅助诊断。但也有少数患者，特别是部分性葡萄胎患者血清中 hCG 滴度升高不明显。葡萄胎患者血清中 hCG 多在 0.2×10^6 U/L 以上，最高可达 2.4×10^6U/L，且持续不降。

hCG 由 α 和 β 两条多肽链组成，其生物免疫学特征主要由 β 链决定，而 α 链与 LH、FSH、TSH 的 α 链结构相似，因此，临床上在诊断葡萄胎时常测定 β-hCG，以避免发生交叉反应，影响结果的判断。

2. B 超检查　是诊断葡萄胎的重要辅助检查方法。最好采用经阴道彩色多普勒超声检查方法。典型的葡萄胎超声下可见增大的子宫内充满无数小的低回声及无回声区，未见正常的妊娠囊或胎体影像，这种弥漫性的混合回声图像是由绒毛和子宫内血凝块产生的，形似雪花纷飞，故称之为“雪花征”。超声检查的准确性较高，一般葡萄胎在妊娠 15~16 周可做出诊断，随着新技术的应用，目前最早可以在妊娠 8 周时即可诊断且准确性较高。

3. 流式细胞仪测定　完全性葡萄胎的染色体核型为二倍体，部分性葡萄胎染色体核型为三倍体。

（四）心理社会评估　葡萄胎患者多为年轻女性，且多为第一次妊娠，期盼自己能够有一个健康可爱的宝宝，但葡萄胎的诊断给其心理上造成巨大的反差，多表现为失望、紧张、焦虑等情绪，特别是广大的农村患者，她们多认为自己怀上怪胎，使其抬不起头，特别是对家人有愧疚感。

葡萄胎诊断对患者家庭来说也是一个沉重的打击，家属及亲人对患者的态度也直接影响着患者的情绪与治疗信心。

（五）治疗原则

1. 清除葡萄胎组织　葡萄胎的诊断一经确定后，应立即给予清除。清除葡萄胎时应注意预防出血过多、穿孔及感染，并应尽可能减少以后恶变的机会。目前主要采取吸刮宫的手术方法。其优点是安全、手术时间短、出血量少。

2. 恶性变的预防　大多数葡萄胎患者清宫后可治愈，但有少数患者可发展为侵蚀性葡萄胎。完全性葡萄胎恶变率约20%，部分性葡萄胎恶变率为1%~7%。当患者存在高危因素时恶变率明显增加。高危因素包括：患者血hCG>10^6U/L、子宫体积明显大于停经月份或有黄素化囊肿（直径>6cm）、年龄大于40岁及重复性葡萄胎患者。因此，对具有高危因素和随访困难的葡萄胎患者应进行预防性化学治疗，一般选用甲氨蝶呤、5-氟尿嘧啶或放线菌素-D单一药物一个疗程的化疗。

3. 子宫切除术　对于年龄超过40岁、有高危因素、无生育要求的患者可行全子宫切除术，保留双侧卵巢，术后仍需定期随访。

4. 卵巢黄素化囊肿的治疗　因囊肿在葡萄胎患者清宫后会自行消退，故一般不需任何处理。如患者发生急性扭转，可在B超或腹腔镜下进行穿刺吸出囊液，囊肿多能自然复位。如扭转时间较长已发生坏死，则需要进行手术治疗，切除患侧附件。

五、护理诊断和医护合作性问题

1. 潜在的并发症——出血　与葡萄胎清宫前后随时有可能大出血有关。
2. 自理能力缺陷　与长期的阴道出血及手术有关。
3. 有感染的危险　与长期的阴道出血或手术，机体抵抗力降低有关。
4. 知识缺乏　缺乏疾病及其防护知识。
5. 恐惧　与不了解病情及将要接受清宫手术有关。
6. 自尊紊乱　与对分娩的期望得不到满足及担心未来妊娠有关。

六、计划与实施

（一）预期护理目标

1. 及时发现出血情况，防止发生出血性休克。
2. 患者的基本生活需要得到满足。
3. 住院治疗期间患者不出现感染症状，表现为生命体征正常，血白细胞值正常。
4. 患者了解疾病相关的知识及防护措施。
5. 患者学会减轻恐惧的技能，并积极配合手术。
6. 患者能接受葡萄胎流产的结局。

（二）护理措施

1. 心理护理　详细评估患者及家属对疾病的心理反应并了解其对疾病的认知情况。对住院患者做好环境介绍，减轻其陌生感。通过日常护理活动与患者建立良好的护患关系，鼓励患者表达其内心感受，以减轻负面心理对患者的影响。认真讲解有关疾病的知识及疾病治疗过程，发现患者对疾病的错误认识应及时纠正。另外，护士应与家属亲友密切配合，将良好、积极向上的正面情绪传递给患者，帮助患者消除顾虑和恐惧，增强治疗的信心。

2. 严密观察病情　随时注意观察患者腹痛及阴道流血情况，给予保留会阴垫，应认真检查患者阴道排出物内有无水泡状组织，并详细记录出血量及性质。患者阴道出血量多时，密切观察患者的血压、脉搏、呼吸，同时注意患者面色及意识状态的改变，及时发现休克的早期征兆。

3. 预防感染　患者阴道出血期间，保持局部的清洁干燥，及时更换会阴垫，每日冲洗会阴一次。监测体温及血常规，及时发现感染征兆。

4. 清宫术的护理　葡萄胎一经诊断应立即行清宫术。为防止术中大出血，术前建立有效的静脉通路并备血。准备好抢救药品及物品。手术前协助患者排空膀胱，术中护士应严密观察患者一般情况，多安慰及关心患者，用温柔和体贴的行动及语言消除患者紧张情绪，使手术能够顺利进行。另外，护士应注意观察患者有无面色苍白、出冷汗、口唇发绀的表现，及时测量血压、脉搏，防止出血性休克发生，术后应密切观察阴道出血及腹痛情况。

5. 预防性化疗的护理　部分患者需要进行预防性化疗，按妇科肿瘤化疗患者护理。

（三）健康指导

1. 随诊　葡萄胎后定期随访可早期发现恶变倾向，对疾病预后有重要意义。随访内容包括血 hCG 测定及伴随症状，并作妇科检查，必要时要进行 B 超、X 线、CT 检查等。葡萄胎清宫术后每周测血 hCG，得到三次正常值后，每月监测一次血 hCG，至少 6 个月，以后每半年一次，持续至少两年。随访期间坚持避孕，并注意观察自身症状，如出现不规则阴道出血、咳嗽、咯血及其他转移灶症状时，应及时就诊。

2. 避孕措施的选择　葡萄胎后应严格避孕一年，以免再次妊娠与恶变鉴别困难，同时机体也需要康复的时间。避孕方法首选用避孕套，也可选择口服避孕药，但不能选用宫内节育器，以免穿孔或混淆子宫出血原因。

七、护理评价

清除葡萄胎后，患者类早孕反应的症状逐渐消失，恐惧减轻，对治疗充满信心；住院期间无感染及阴道大出血发生；患者及家属了解与葡萄胎相关的知识，并能正确认识自己的疾病，了解避孕方法及随诊时间；对整个治疗和护理表示满意。

第二节　侵蚀性葡萄胎与绒毛膜癌患者的护理

一、概述

侵蚀性葡萄胎和绒毛膜癌为恶性滋养细胞肿瘤，多数继发于葡萄胎，少数继发于流产、足月妊娠或异位妊娠。继发于葡萄胎排空后半年以内的妊娠滋养细胞肿瘤多为侵蚀性葡萄胎，而一年以上的妊娠滋养细胞肿瘤多为绒毛膜癌，半年至一年者，绒癌和侵蚀性葡萄胎均有可能，但一般来说时间间隔越长，绒毛膜癌的可能性越大。继发于流产、足月妊娠、异位妊娠的患者其诊断应为绒毛膜癌。侵蚀性葡萄胎虽为恶性肿瘤，但恶性程度一般不高，多数仅造成局部侵犯，只有4%的患者合并有身体远处转移，治愈率高，预后好。绒毛膜癌是恶性程度极高的滋养细胞肿瘤，病程进展快，很快发生远处转移。自20世纪50年代开始应用化学治疗，初治绒毛膜癌患者的死亡率由过去的90%以上下降到如今的15%以下，部分患者还可以保留其生育功能，使其预后得到了极大的改善。

二、病因

葡萄胎发生恶变的原因迄今不明。可能由两方面因素造成，一方面是母体免疫力的降低，另一方面是葡萄胎滋养细胞的侵袭力增强。根据大量的临床资料分析其与以下几方面有关：①患者的年龄大；②葡萄胎时子宫增长的速度快；③血清中 hCG 滴度高；④病理检查为小水泡组织；⑤滋养细胞增生程度高。其中第一个因素与母体免疫力降低有关，其余4个因素与葡萄胎滋养细胞侵袭力增强有关。

三、病理

（一）病理改变　侵蚀性葡萄胎的大体检查可见子宫肌壁内有大小不等、深浅不一的水泡状组织，宫腔内可有原发病灶，也可以没有原发病灶。当侵蚀病灶接近子宫浆膜时，子宫表面可见紫蓝色结节。侵蚀性葡萄胎可穿透子宫浆膜层或阔韧带。病理特点为葡萄胎组织侵入子宫肌层或其他组织，侵入程度可达浆膜层。显微镜下可见侵入肌层的水泡状组织的形态和葡萄胎相似，可见绒毛结构及滋养细胞有不同程度的增生和分化不良，但绒毛结构也可退化，仅见绒毛阴影。

绒毛膜癌大多数原发于子宫，但也有极少数可原发于输卵管、宫颈、阔韧带等部位。病灶常位于子宫肌层内，也可突向宫腔或穿破浆膜层。病灶大小不一，在0.5~5cm范围、单个或多个、无固定形态、与周围组织分界清楚、质地软而脆、海绵样、呈暗红色、常伴有出血坏死。显微镜下检查见中间型滋养细胞和合体滋养细胞不形成绒毛或水泡状结构，成片高度增生，排列混乱，并广泛侵入子宫肌层和破坏血管，造成出血和坏死。肿瘤中不含间质和自身血管，瘤细胞靠侵蚀母体血管而获得营养物质。

（二）扩散途径　滋养细胞肿瘤的转移途径主要是经血行播散，转移发生早而且广泛。最常见的转移部位依次为肺、阴道、盆腔、肝和脑等。由于滋养细胞肿瘤的生长特点是破坏血管，因此各转移部位症状的共同点是局部出现紫蓝色结节及出血。

转移性滋养细胞肿瘤可以同时出现原发病灶和转移病灶，但也有患者原发病灶消失，而转移病灶继续发展，因此，其主要表现为转移病灶的症状，在诊断滋养细胞肿瘤时应考虑该特征。

（三）临床分期　滋养细胞肿瘤的临床分期对于病情监测、指导治疗及估计预后有非常重要的作用。多年来国内外应用的分期标准较多，但存在着多方面不足。目前国内外普遍采用 FIGO 妇科肿瘤委员的临床分期，该分期有机融合了解剖分期和预后评分系统，更准确地反映了患者的实际情况，更有利于治疗方案的选择和预后评估。

1. 滋养细胞肿瘤解剖学分期，共分为4期（图15-3），具体内容如下。

Ⅰ期：病变局限于子宫。

Ⅱ期：病变扩散，但仍局限于生殖器官。如盆腔、阴道、阔韧带及附件。

Ⅲ期：病变转移至肺，有或无生殖系统病变。

Ⅳ期：所有其他转移，如脑、肝、肠、肾等部位。

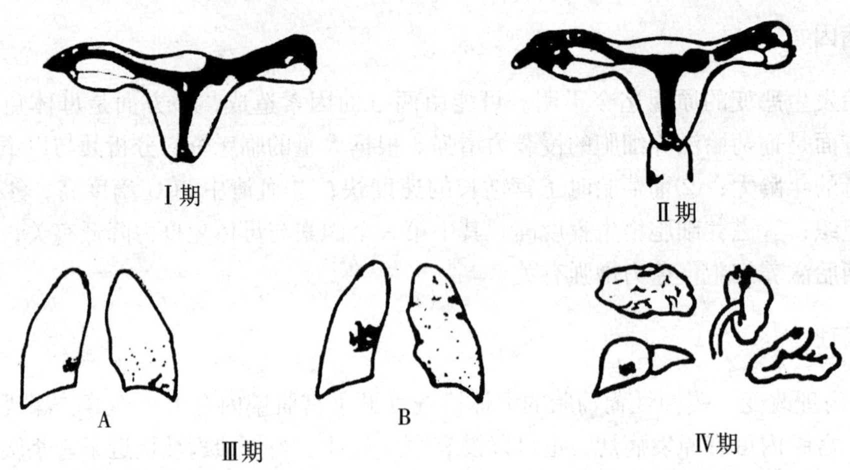

图15-3　滋养细胞肿瘤解剖学分期图

2. 改良FIGO预后评分系统。

表15-1　改良FIGO预后评分系统（FIGO，2000年）

评　分	0	1	2	4
年龄（岁）	<40	≥40	—	—
前次妊娠	葡萄胎	流产	足月产	—
距前次妊娠时间（月）	<4	4~<7	7~<12	>12
治疗前血hCG（U/L）	$\leqslant 10^3$	$>10^3\sim10^4$	$>10^4\sim10^5$	$>10^5$
最大肿瘤大小（包括子宫）	—	3~<5cm	≥5cm	—
转移部位	肺	脾、肾	胃肠道	肝、脑
转移病灶数目	—	1~4	5~8	>8
先前失败化疗	—	—	单药	两种或两种以上联合化疗

注：评分判断标准是：总分≤6分的患者为低危；总分>7分者为高危。例如患者为妊娠滋养细胞肿瘤肺转移，预后评分为6分，此患者的诊断应为妊娠滋养细胞肿瘤（Ⅲ：6）。FIGO分期是妊娠滋养细胞肿瘤治疗方案制定和预后评估的重要依据

四、护理评估

（一）健康史

1. 侵蚀性葡萄胎　了解患者既往病史，特别是葡萄胎的整个患病、诊断及治疗情况。如葡萄胎第一次刮宫的时间，刮出组织的病理结果，刮宫后阴道出血情况及持续监测血 hCG 值等。侵蚀性葡萄胎基本上继发于良性葡萄胎，因此其均有葡萄胎的病史，一般发生在葡萄胎清除术后 6 个月以内。

2. 绒毛膜癌　着重了解患者既往滋养细胞疾病史、月经史、生育史等。如曾患有葡萄胎应注意采集葡萄胎诊疗过程，目前血 hCG 水平及伴随症状。临床上绒毛膜癌患者常有葡萄胎史或为流产或足月产后。

（二）临床表现

1. 侵蚀性葡萄胎　由于侵蚀性葡萄胎基本上均继发于良性葡萄胎，它的临床表现常是在葡萄胎排出后，阴道不规则出血，子宫增大，阴道有紫蓝色结节，胸部 X 线可见肺内有小圆形阴影，血清 hCG 滴度明显上升。

（1）阴道出血　为侵蚀性葡萄胎最常见的症状，多发生在葡萄胎排除后。阴道出血可以是在葡萄胎排除后持续不断或断续出现，亦有患者先有几次正常月经，然后出现闭经，再发生阴道流血。如侵蚀性葡萄胎患者合并有阴道转移结节，破溃时可发生反复的阴道大出血。

（2）子宫增大　侵蚀性葡萄胎患者常在葡萄胎排空后 4~6 周子宫仍未恢复正常大小，且质地偏软。子宫的大小常和肌层内病灶大小多少有关。

（3）卵巢黄素化囊肿　由于持续的高 hCG 的作用，在葡萄胎排空后、流产后或足月产后，患者一侧或双侧卵巢黄素化囊肿可持续存在。

（4）腹痛　侵蚀性葡萄胎患者一般不出现腹痛，但当子宫病灶穿破浆膜层时可引起腹腔内出血，患者可感觉腹痛，只有少数患者会出现急性腹痛。若子宫病灶出现坏死和继发感染时也可引起腹痛及脓性白带。如果发生卵巢黄素化脓肿扭转或破裂时也可出现急性腹痛。

（5）假孕症状　由于滋养细胞肿瘤分泌 hCG 及雌、孕激素的作用，患者常表现出早期妊娠的症状，如乳房增大、乳头及乳晕着色，外阴、阴道、宫颈着色，生殖道质地变软等。

（6）转移灶症状　侵蚀性葡萄胎最常见的转移部位是肺，其次是阴道、宫旁，脑转移较少见。患者出现肺转移时，表现为胸痛、咳嗽、咯血及呼吸困难。阴道转移病灶常位于阴道前壁，结节呈紫蓝色，破溃时会出现不规则阴道流血，甚至大出血。

2. 绒毛膜癌

（1）阴道流血　表现为葡萄胎、流产或足月产后，阴道持续不规则出血，量多少不定。有时也可出现一时的正常月经以后再闭经，然后发生阴道出血。

（2）子宫增大及腹腔内出血　患者出现子宫增大、柔软、形状不规则。宫旁组织内可有动静脉瘘存在。子宫内病灶穿破浆膜可引起腹腔内大出血，但多数在将穿破大网膜时即移行过来而粘于破口之处。因而出血缓慢，而在腹腔或盆腔内形成血肿。检查时也可有双侧的卵巢黄素化囊肿，但不如葡萄胎常见。

（3）贫血　长期阴道出血可使患者发生严重的贫血。大出血时可发生休克。肿瘤病灶在体内造成多处破坏及大量消耗，也可使患者极度衰弱，出现恶病质。患者极易发生感染，早期可出现体温升高及蛋白尿等。

（4）转移灶症状　因转移部位不同而发生不同的症状：如阴道转移破溃出血可发生阴道大出血，检查可见阴道内有一个或多个大小不等的紫蓝色转移结节，以阴道前壁或尿道下多见；发生肺转移，则患者可有咯血、胸痛及憋气等；脑转移患者可出现头痛、喷射性呕吐、抽搐、偏瘫以及昏迷等；肝和脾转移可出现肝、脾肿大，上腹闷胀或黄疸，转移病灶破溃时可出现腹腔内出血，形成急腹症。消化道转移患者出现呕血及柏油样大便；肾转移可出现血尿等。其中最严重的常见的死亡原因为脑转移。

（三）辅助检查

1. hCG 测定　测定血清中 hCG 水平是诊断滋养细胞肿瘤的主要依据。正常情况下，葡萄胎清除后 8~12 周血 hCG 应降至正常范围，如 hCG 仍持续高水平或 hCG 曾一度降至正常后又迅速升高，即考虑发生恶性滋养细胞肿瘤。对于足月产、流产和异位妊娠后的患者，一般认为其在 4 周左右 hCG 应转为阴性。如果超过 4 周患者血 hCG 仍维持在高水平或一度下降后又上升，排除妊娠残留或再次妊娠后，应考虑滋养细胞肿瘤。

2. 超声检查　侵蚀性葡萄胎具有亲血管性特点，一旦病灶侵蚀子宫肌层，超声检查常发现子宫大小正常或增大，肌层内可见高回声团块，边界清但无包膜或肌层内有回声不均匀区域或团块，边界清且无包膜，也可表现为整个子宫呈弥漫性高回声，内部伴不规则低回声或无回声。彩色多普勒超声主要显示丰富的血流信号和低阻力型血流频谱。

3. X 线检查　X 线检查可发现肺转移病灶，是诊断肺转移的重要检查方法。肺转移患者最初 X 线表现为肺纹理增粗，随病情进展表现为片状或小结节阴影，典型的表现是棉球状或团块状阴影。肺转移病灶以右侧肺及中下部较多见。

4. CT 和磁共振检查　CT 可用于发现早期肺转移病灶和脑、肝转移病灶，对这些部位的转移诊断有较高的价值。MRI 主要用于脑和盆腔病灶的诊断。

5. 盆腔动脉造影　由于恶性滋养细胞肿瘤的病理特征为侵入子宫肌层，破坏血管，并在肌壁形成较大的血窦，故盆腔动脉造影时可见特殊征象。通过该项检查可了解病灶部位及侵蚀程度。

（四）心理社会评估　滋养细胞肿瘤患者一般都有较长时间的阴道流血并伴有转移病灶的症状，特别是阴道转移患者，多出现阴道大量流血，出血时患者会出现恐惧感。病程长的患者还会产生焦虑情绪。有些年轻患者还会对今后能否再次生育产生疑虑和担心，对预后信心不足，同时对今后进行的化学治疗也表现出害怕心理。

（五）治疗原则　化学治疗是滋养细胞肿瘤的主要治疗手段，手术和放射治疗为辅助治疗方法。手术治疗在控制出血、感染等并发症及切除残存病灶或耐药方面起重要作用。

1. 化学治疗　进行化学治疗（简称化疗）前，应明确诊断及分期，根据预后评分制定化疗方案，以达到分层和个体化治疗的目的。

滋养细胞肿瘤化疗常用的化疗药物有：5-氟尿嘧啶（5-FU）、放线菌素-D、足叶乙苷（VP16）、甲氨蝶呤（MTX）、环磷酰胺（CTX）、长春新碱（VCR）等。对一些特殊耐药患者还可选用的化疗药物有顺铂（DDP）、卡铂、紫杉醇、平阳霉素等。化疗方法的选择为：一般情况下低危患者用单一药物化疗，高危患者选择联合化疗。

（1）单药化疗方案　单药用5-FU，8~10日为一个疗程，疗程间隔14日。单药用MTX，5日为一个疗程，疗程间隔9日或用MTX加CVF，8日为一个疗程，疗程间隔14日。还可选用KSM，5日为一个疗程，疗程间隔9日。

（2）联合化疗方案　常用的联合化疗方案有多种，应根据患者的综合情况及药物的特性选用。

1）VCR、5-FU和KSM联合化疗　6~8日为一个疗程，疗程间隔21日。主要用于Ⅲ期以上滋养细胞肿瘤的患者或低分期的高危患者。副作用主要为骨髓抑制、腹泻、口腔溃疡及脱发等。

2）VP16和KSM联合化疗　5日为一个疗程，疗程间隔9日。主要用于评分为4~6分的滋养细胞肿瘤的患者，其副作用主要为骨髓抑制和脱发等。

3）VCR、5-FU、KSM和VP16联合化疗　5日为一个疗程，疗程间隔21日。主要用于高危和耐药患者。副作用主要为骨髓抑制、腹泻、口腔溃疡和脱发等。

4）EMA/CO化疗方案　其中包含的药物有KSM、VP16、MTX、CVF、VCR和CTX，整个疗程需要15日，主要用于高危和耐药患者。该方案的主要副反应为骨髓抑制、口腔溃疡、肝肾功能损害及脱发等。

5）EMA/EP化疗方案　其中包含的药物有KSM、VP16、MTX、CVF、VCR和DDP，整个疗程需要15日。主要用于高危和耐药患者，尤其是对EMA/CO化疗方案耐药的患者。该方案的主要副反应为骨髓抑制、口腔溃疡、肝肾功能损害及脱发等。

6）其他化疗方案　滋养细胞肿瘤患者当对常用的联合化疗方案产生耐药后，可采用以铂类为主的补救化疗方案。

（3）停用化疗的指征　一般认为化疗应持续进行到症状和体征消失，原发和转移病灶消失，血hCG每周测定1次，连续3次正常，在此种情况下，继续巩固2~3个疗程的化疗即可停用。

2. 手术治疗　手术治疗在滋养细胞肿瘤的治疗中为辅助治疗手段，其对控制大出血、消除耐药病灶、减少肿瘤负荷和缩短化疗疗程等方面有一定作用。如葡萄胎患者进行刮宫术、吸宫术；病变在子宫或肺、化疗疗程较多但效果差时，可考虑进行手术治疗；病变在子宫者可行次广泛子宫切除及卵巢动、静脉高位结扎术，手术中主要切除宫旁静脉丛；肺转移患者可行肺叶切除术；年轻患者需要保留生育功能的可行病灶切除术。

手术治疗的患者要注意手术时机的选择和与化疗配合进行，其对治疗效果起着非常重要的作用。

3. 放射治疗　滋养细胞肿瘤患者目前较少应用放疗，但少部分用于肝、脑转移和肺转移耐药病灶的治疗。

五、恶性滋养细胞肿瘤患者肺转移的护理

在恶性滋养细胞肿瘤各部位的转移中，以肺转移最为常见，发生率为70%~90%。其主

要临床表现为咯血、胸闷、胸痛和憋气等，咯血是最常见的症状。

（一）护理诊断和医护合作性问题

1. 焦虑　与担心疾病进展及化疗副反应有关。

2. 潜在的并发症——出血　与肺部转移病灶可能破溃出血有关。

3. 有感染的危险　与肺转移可并发肺部感染有关。

4. 知识缺乏　缺乏与疾病与化疗相关的知识。

（二）计划与实施

1. 预期目标

（1）患者焦虑感减轻或消失，并能主动配合治疗。

（2）及时发现出血，避免发生出血性休克。

（3）及时发现感染征兆，防止发生败血症及感染性休克。

（4）患者了解疾病相关知识，并知道化疗方法及用药，了解化疗注意事项及减轻副反应的方法。

2. 护理措施

（1）护理人员应了解患者的基本病情及病史。评估患者的一般情况、呼吸状况，有无呼吸困难、咯血、胸闷等症状，评估患者的生命体征。了解患者心理状况，有无紧张、焦虑等不良情绪存在。

（2）密切观察病情　护士应密切观察患者有无咳嗽、咯血、胸闷、胸痛等症状，遵医嘱给予镇静药物以减轻症状。咯血患者应记录咯血的次数、量及性质，并密切观察患者的一般情况，注意有无大出血的征兆。

（3）吸氧　呼吸困难的患者可间断给予吸氧，取半坐卧位，有利于呼吸及痰的排出。

（4）血胸的护理　患者出现血胸时需保持安静，避免剧烈活动。出血多、症状重的患者应遵医嘱进行胸腔穿刺，穿刺时应严格无菌操作，防止胸腔感染，同时注意观察患者脉搏、呼吸的变化。当肺部转移病灶破溃大出血时，立即将患者置于头高脚低位，头偏向一侧，以利于引流，同时通知医生，及时清除口腔及呼吸道的血块，保持呼吸道通畅，建立静脉通路，配合医生抢救。

（5）做好化疗期间护理　见相关章节。

3. 健康指导

（1）向患者讲解有关疾病的知识，告知其再次咯血时应立即采取患侧卧位，及时咳出呼吸道内血液，以保持呼吸道通畅，并及时呼叫他人帮助。同时应放松紧张情绪，防止因紧张而造成的呼吸急促和呼吸困难，加重病情。

（2）饮食上应加强营养，适当增加富含铁及维生素的食物，如猪肝、猪血、芝麻酱、黑木耳、牛肉等，并增加新鲜蔬菜和水果的摄入。

（三）护理评价　患者焦虑情绪缓解，对治疗充满信心；在住院期间，特别是有咯血症状期间未发生出血性休克及肺部感染；患者及家属了解与滋养细胞肺转移的相关的知识，并能正确认识自己的疾病，了解相关知识，当突发肺部大量咯血时能够正确应对。

六、滋养细胞脑转移患者的护理

滋养细胞肿瘤脑转移瘤是由于肺内瘤细胞向上沿颈内动脉或脊椎动脉进入脑血管而形成的。瘤细胞进入脑血管后，分为三个阶段。①瘤栓期：瘤细胞一方面直接阻塞血管，另一方面引起附近血管痉挛，导致该区域血运受阻，脑组织因缺血而丧失功能。临床上患者会出现突发性头痛、呕吐、猝然跌倒、部分肢体失灵、失语、复视、失明。②脑瘤期：瘤细胞在脑血管中进一步发展，可穿破血管进入脑组织，形成转移瘤。此时由于脑占位性病变引起脑水肿，颅内压升高。患者出现剧烈的头痛、喷射性呕吐、抽搐、偏瘫、昏迷。③脑疝期：病情不断发展，颅内压不断升高，最终引起脑疝，最常见的为小脑扁桃体疝，其直接压迫延髓呼吸中枢，致患者突然发生呼吸停止而死亡。因此，护士要随时观察病情变化，特别是早期症状的观察是非常重要的，以便抓住治疗抢救时机，以挽救患者生命。

（一）护理诊断和医护合作性问题

1. 头痛　与颅内压升高有关。

2. 有感染的危险　与化疗引起白细胞下降有关。

3. 有皮肤完整性受损的危险　与脑转移引起偏瘫、昏迷使局部皮肤长期受压有关。

4. 生活自理能力受限　与卧床、昏迷、静脉输液有关。

5. 有受伤的危险　与脑转移引起意识障碍有关。

（二）计划与实施

1. 预期目标

（1）头痛症状减轻。

（2）及时发现患者感染的征兆，防止发生感染性休克。

（3）患者偏瘫或昏迷期间皮肤完好、无破损。

（4）患者住院期间基本生活需要得到满足。

（5）患者住院期间无意外发生。

2. 护理措施

（1）评估患者的生命体征，特别注意患者的意识、瞳孔及血压，肢体活动情况，有无偏瘫，评估患者的语言能力、听力、视力等。有无一过性症状、有无喷射性呕吐等，注意相关的辅助检查，如脑脊液的蛋白测定、hCG 测定值等。

（2）保持安静的病室环境　脑转移患者应置于单间并有专人护理，病室内保持空气新鲜、暗化光线，防止强光引起患者烦躁、紧张、头痛而加重病情。抽搐的患者应安置床挡，防止发生意外。

（3）密切注意病情变化　恶性滋养细胞肿瘤脑转移是病情已进入晚期，患者可出现因瘤栓引起的一过性症状，如猝然摔倒、一过性肢体失灵、失语、失明等，一般数分钟或数小时可恢复，亦可因瘤体压迫致颅压增高或瘤体破裂引起颅内出血，患者出现剧烈头痛、喷射性呕吐、偏瘫、抽搐、昏迷等症状，这些临床表现往往来势凶猛，因此，护士须随时观察患者病情变化，认真倾听患者的主诉，以便能及时发现病情变化，为抢救赢得时间。

（4）做好生活护理　做好生活护理，满足患者的基本生活需要，保持口腔卫生，协助患者每日用生理盐水漱口。

（5）加强皮肤护理　保持皮肤的清洁干燥及床单位的清洁无污物，偏瘫、昏迷的患者要定时翻身，防止压疮的发生。

（6）严格准确记录出入液量　认真书写病情记录及准确记录出入液量，注意患者每日的总出入液量应限制在2000~3000ml，以防止加重脑水肿，同时应尽量控制脑转移患者钠的摄入量。应用脱水药物时，应根据药物的特性掌握好输入速度，以保证良好的药效。

（7）脑转移抽搐的护理　脑瘤期的患者，由于肿瘤压迫，患者可突然出现抽搐，当抽搐发生时护士必须在第一时间进行抢救，并通知医师，是抢救成功的关键。①当发现患者抽搐时，护士应立即用开口器，以防舌咬伤，及时清理口腔内分泌物。在床旁无开口器时，护士可用患者的勺子替代开口器。②及时应用口咽通气管，并保持呼吸道通畅，定时吸痰，有义齿的患者取下义齿防止吞服。③抽搐后，患者常有恶心、呕吐，此时为防止患者吸入呕吐物，应使其去枕平卧，头偏向一侧。④建立有效静脉通路，准备好抢救物品及药品，遵医嘱给予地西泮 10mg 静脉入壶，并静脉加压给予降颅压药物。⑤抽搐发生后，患者常陷入意识障碍或昏迷状态，应按昏迷患者护理常规护理。⑥大小便失禁者保持尿管长期开放，严格记录患者出入液量。

（8）腰穿的护理　滋养细胞脑转移患者进行腰穿目的是：①测定颅内压及脑脊液生化及 hCG 的变化；②注入化疗药物达到治疗目的。腰穿是诊断和治疗的重要手段之一，因此做好腰穿患者的护理非常重要。

①腰穿前护士首先准备好各种用物及药品，包括消毒物品、无菌腰穿包、无菌手套、2%利多卡因及鞘内注射药物。②做好患者的心理护理，向患者介绍腰穿的操作方法、实施操作的医生及操作过程的注意事项，减轻患者紧张焦虑的心情。③了解患者有无腰穿的禁忌证，如穿刺部位是否存在感染，有无发热；有无应用抗凝药物，有无出血征象及有无高颅压。颅内压高的患者应先行脱水降颅压的治疗后再行腰穿。④患者进行腰穿前应排空膀胱。护士协助患者摆好体位，患者去枕侧卧于检查床上，背齐床边，低头向前胸部屈曲，双手抱膝紧贴胸部，使脊柱尽量后凸，使腰椎间隙增宽，便于进针。腰穿一般选择第 3 或第 4 腰椎间隙为穿刺点，此部位成功率高且相对安全。⑤在治疗过程中，护士应协助患者保持体位，防止因患者移动发生折针等情况。⑥整个操作过程要严格无菌操作，防止感染发生。⑦穿刺过程中护士应密切观察患者的呼吸、脉搏、瞳孔及意识的变化。如发现异常应停止操作，进行抢救。⑧在留取脑脊液标本时，应注意放脑脊液的速度不可过快，防止形成脑疝，一次留取标本不可超过 6ml。⑨腰穿后患者宜保持头低脚高位 6 小时，去枕平卧 24 小时，以达到较好的治疗目的，亦可防止低颅压性头痛。同时，护士应加强巡视，每 30 分钟观察一次，发生剧烈头痛等异常情况时，及时处理。

3. 健康指导

（1）认识和重视脑转移一过性症状　告知患者脑转移有可能出现的一过性症状，如突然出现头痛、呕吐、失语、复视、失明或突然感觉某个肢体失灵等，发现上述情况要及时告知医护人员，以使症状得到及时地控制和治疗。

（2）日常生活及治疗指导　脑转移患者平时要特别注意安全，外出时应有家属或其他人陪伴，防止发生意外。突然出现头痛、抽搐时及时到医院就诊。高颅压期间应卧床休息，保持环境安静及心情平静，避免各种刺激使病情加重。

（三）护理评价 患者治疗期间脑转移一过性症状能够及时被发现；患者没有发生因护理工作不当引起的并发症或意外；患者紧张焦虑的心情得到缓解、症状减轻、基本生活需要得到满足；完成相应的各项治疗。

七、滋养细胞阴道转移患者的护理

恶性滋养细胞肿瘤阴道转移瘤多发生在阴道前壁，尤多见于尿道下，瘤体数目不一、大小不等、多位于黏膜下、呈紫蓝色、破溃后引起大出血，容易发生感染。由于阴道黏膜静脉丛血流丰富且无瓣膜，往往是大量出血，可致休克，甚至危及患者生命。如能及时采取有效的治疗，转移结节可完全消失。因此，护士要严密观察、精心护理，防止转移结节破溃出血，一旦发现出血应能立即采取抢救措施。

（一）护理诊断和医护合作性问题

1. 潜在的并发症——出血 与阴道转移结节随时有大出血的可能有关。

2. 有感染的危险 与阴道出血有关。

3. 生活自理能力受限 与卧床、静脉输液有关。

4. 知识缺乏 缺乏疾病相关知识及保健知识。

5. 焦虑 与大量阴道出血有关。

（二）计划与实施

1. 预期目标

（1）及时发现阴道出血，防止发生出血性休克。

（2）及时发现感染征兆，避免发生败血症及感染性休克。

（3）患者住院期间的基本生活需要得到满足。

（4）患者能够掌握有关疾病及治疗检查配合的知识，主动配合治疗。

（5）患者焦虑感得到缓解，表现为积极配合治疗。

2. 护理措施

（1）评估患者阴道转移结节的大小、位置、有无破溃出血、近期治疗和用药情况、一般情况、心理状况。

（2）预防出血。

1）阴道转移患者应尽早开始应用化疗，以便结节尽快消失。

2）阴道转移结节未破溃的患者应以卧床休息为主，活动时勿用力过猛过重，以免因摩擦引起结节破溃出血。

3）减少一切增加腹压的因素，如患者出现恶心、呕吐、咳嗽时应及时给予有效的处理，同时保持大便通畅，必要时给予缓泻剂。

4）注意饮食 保证热量及蛋白质的需要，同时要注意粗细搭配及维生素的摄入，以保持大便通畅。

5）做好大出血抢救的各种准备，备好无菌填塞包（内有弯盘1个，能拆开的阴道窥器

1个，阴道拉钩1个，长3cm，宽5cm的纱条2条，阴道钳1个，方纱2块及棉球若干），云南白药或其他止血药装入喷雾器内备用。

6）避免不必要的阴道检查及盆腔检查。如必须检查要先做指检，动作要轻柔，防止碰破结节引起出血，阴道转移的患者严禁行阴道冲洗。

7）加强巡视，严密观察病情变化。阴道转移患者随时可能发生大出血，特别是在夜间患者入睡或感觉不好时，结节破溃大出血又未及时发现，很可能因此而危及其生命。

（2）大出血的抢救

1）护士必须具备大出血抢救的基本知识，操作熟练。当发现患者有阴道大出血时不要慌张、保持头脑冷静，及时通知医生，以最快的速度建立静脉通路、准备抢救物品及药品，使抢救工作有秩序地进行。

2）滋养细胞阴道转移结节大出血时，立即将患者移至治疗室并用双拳压迫腹主动脉以达到紧急止血的目的，同时请其他人员通知医生，建立有效的静脉通路，配血，备好阴道填塞物品及抢救药品，配合医生进行阴道填塞。当患者出血多、病情危急时，抢救可在床边进行。

3）阴道填塞过程中，护士要严密观察患者血压、脉搏、呼吸及面色的变化，定时测量血压，必要时应用心电监护仪，以随时了解病情变化，防止发生出血性休克。

（3）阴道填塞后护理

1）心理护理　患者发生阴道出血后多表现为紧张、焦虑并担心再次出血，此时要多与患者交谈，了解患者的心理状况及需要，及时解除患者的心理负担，使其能积极配合治疗。

2）加强生活护理　填塞后的患者需绝对卧床休息，做好患者生活护理，满足其基本生活需要。阴道填塞后阴道内张力增加压迫直肠，患者常有便意，要向患者解释清楚，避免患者反复坐起排便，使填塞纱条脱出。

3）饮食护理　阴道填塞后患者可根据病情给予相应的饮食但要注意保持大便通畅，必要时可应用缓泻剂或用1%肥皂水低压灌肠，以减少增加腹压因素，避免再次出血。

4）加强巡视　进行填塞后护士应密切注意有无渗血，必要时每15分钟巡视一次，严密观察填塞纱条有无血液渗出，如出现较多渗血，及时通知医生并保留会阴垫，以估计出血量。

5）留置尿管的护理　阴道填塞期间为防止纱条脱落和小便污染填塞纱条，要置保留尿管，操作时注意无菌操作防止感染，每日更换尿袋，保持尿管通畅。

6）保持外阴清洁　每日用消毒剂或无菌生理盐水擦洗外阴，大便后亦应擦洗，切忌冲洗外阴。

7）观察体温的变化　每日测3~4次体温，体温升高时要警惕感染发生，必要时遵医嘱使用抗生素。

8）更换阴道填塞纱条　阴道填塞纱条应每24小时更换1次，第一次填塞之纱条亦不应超过36小时，以免填塞时间过长发生感染，更换纱条应在抢救措施准备好的情况下进行。

3. 健康指导

（1）避免增加腹压　患者腹压增加有可能造成阴道转移结节的破溃出血，因此应让患者了解导致腹压升高的因素，如化疗期间患者出现恶心、呕吐，同时有肺转移出现咳嗽及大便干燥出现排便困难时，应及时告知医护人员积极治疗，减轻症状。

（2）活动与饮食　阴道转移患者无论是否已经破溃，都要嘱患者活动时动作要轻，防止动作过于剧烈，特别是起床和翻身时，引起结节破溃出血。同时要注意安全，以防跌倒等意外发生。在饮食上，要注意增加蛋白质的摄入，特别是出血量大的患者，应适当补充富含铁及维生素的食物，并且要粗细搭配，避免便秘。

（三）护理评价　患者治疗期间阴道转移破溃出血能够及时被发现；患者没有发生因护理工作不当引起的并发症或意外；患者因阴道大量出血而造成的焦虑恐惧的心理减轻；其基本生活需要得到满足；完成相应的各项治疗及护理措施。

八、滋养细胞肿瘤膀胱转移患者的护理

滋养细胞肿瘤膀胱转移较肺、阴道、脑转移少见，其转移病灶可通过血行转移和直接种植两方面形成，常继发于肺转移，也可来自子宫或盆腔病灶。膀胱转移的主要症状是大量肉眼血尿和排尿困难。膀胱转移患者排尿困难是由于凝血块在膀胱中堵塞尿道口引起。

（一）护理诊断和医护合作性问题

1. 潜在的并发症——出血　与膀胱转移结节破溃造成大量血尿有关。

2. 有感染的危险　与血尿及排尿困难有关。

3. 生活自理能力受限　与卧床、静脉输液有关。

4. 知识缺乏　缺乏疾病相关知识及保健知识。

5. 恐惧　与大量肉眼血尿有关。

（二）计划与实施

1. 预期目标

（1）及时发现阴道出血，防止发生出血性休克。

（2）患者住院期间未发生感染。

（3）患者住院期间的基本生活需要得到满足。

（4）患者能够掌握有关疾病及治疗检查配合的知识，主动配合治疗。

（5）患者恐惧心理消失，能积极主动配合治疗。

2. 护理措施

（1）严密观察病情变化　护士要严密观察患者排尿情况，认真记录尿量、颜色及排尿次数等情况，有异常发现时及时通知医生。患者出血期间，应注意观察其一般情况，包括血压、脉搏、皮肤温湿度变化，并认真倾听患者的主诉，防止发生出血性休克。

（2）膀胱出血护理　膀胱转移患者出现大量血尿时，应立即放置三腔导尿管并持续开放，每小时记录尿量及观察尿颜色。根据尿量情况来判断出血量，同时要保持尿管的通畅，并每半小时挤压一次，防止凝血块堵塞尿管。护士进行挤压尿管时应注意挤压方向，从尿管近端向远端方向挤压，以避免引起逆行感染。如膀胱内出血较多并有血块堵塞尿管，可用生理盐水或加入止血药物持续冲洗膀胱。冲洗时应注意动作轻柔，并严格遵守无菌技术操作要求。

(3) 测量体温　患者保留尿管期间，需每日测量3次体温，以及早发现感染征象。

(4) 膀胱灌注治疗的护理　膀胱灌注治疗是治疗滋养细胞肿瘤膀胱转移的重要手段，通过膀胱内灌注5-FU，可以增加局部病灶药物浓度，增强疗效，减少全身化疗用药量，从而减轻毒副反应。膀胱灌注治疗的护理如下。

1) 膀胱灌注治疗前护士要了解病灶的大小、位置及出血情况。遵医嘱备好化疗药物，一般选择5-Fu500mg溶于生理盐水50ml，总量不超过100ml，并为患者置尿管。插尿管时动作要轻柔，缓慢进入尿道，见尿后即固定尿管，防止尿管插入过深碰破病灶引起转移灶出血。排空膀胱的尿液后，开始将已准备好的化疗药物缓慢注入膀胱。注药时尿管及注射器连接应紧密，防止药物外漏造成药量不足而影响疗效。膀胱灌注完成后需保留尿管者，应先夹闭尿管4~6小时后再接尿袋，无需保留尿管者，先夹闭尿管后再拔除。

2) 膀胱灌注后，为使药物在膀胱内保持一定药物浓度，应减少入量，嘱患者灌注前及灌注后几小时内要尽量少饮水，减少尿液形成。同时根据患者膀胱转移病灶的部位，采用不同的卧位。如病灶在膀胱前壁可取俯卧位，后壁可取仰卧位，30分钟后可取自由体位。药液在膀胱内4~6小时后开放尿管或让患者排尿，观察尿液性质及尿量。

(5) 拔除尿管指征及护理　经过治疗，转移灶出血量减少可拔除尿管。拔管前1~2日应夹闭尿管，每3~4小时开放一次，以训练恢复膀胱功能。拔除尿管后，应注意观察患者的排尿情况，包括次数、量及颜色，特别是在停用化疗后一周左右，此时是转移病灶坏死脱落时期，易再次出血。

3. 健康指导

(1) 自身症状的观察　指导患者如出现血尿、尿频、尿急及尿痛的情况及时通知医护人员。

(2) 膀胱灌注治疗指导　膀胱灌注期间，应根据其转移灶的部位指导患者采用正确卧位，以使治疗取得最佳效果。指导患者在膀胱灌注药物后尽量少喝水，避免尿液产生过多而影响疗效。

(三) 护理评价　患者治疗期间膀胱转移出血能够及时被发现；患者没有发生因护理工作不当引起的并发症或意外；患者因大量肉眼血尿而造成的焦虑恐惧的心理减轻；其基本生活需要得到满足；完成相应的各项治疗及护理措施。

九、动脉插管化疗及栓塞患者的护理

选择性动脉插管化疗或栓塞在滋养细胞肿瘤治疗中起着越来越重要的作用。动脉化疗可将药物直接送至肿瘤供血动脉，避免药物经肝、肾等组织时被破坏、排泄，保证肿瘤局部药物浓度，滋养细胞肿瘤患者可将导管直接插入子宫动脉而达到治疗子宫病灶的目的。动脉栓塞主要应用于转移病灶大出血时，通过血管造影可以明确出血部位，达到快速准确阻断血流止血目的。

(一) 护理诊断和医护合作性问题

1. 潜在的并发症——出血　与动脉插管有可能造成局部出血有关。

2. 潜在的并发症——感染　与动脉插管操作有关。

3. 生活自理能力受限　与动脉插管治疗期间需绝对卧床有关。

4. 营养失调——低于机体需要量　与动脉插管化疗药物反应等有关。

5. 知识缺乏　缺乏动脉插管方法及注意事项等相关知识。

6. 焦虑　与动脉插管后需制动有关。

（二）计划与实施

1. 预期目标

（1）及时发现插管部位的出血，避免发生出血性休克。

（2）及时发现感染征兆，避免发生败血症及感染性休克。

（3）患者住院期间的基本生活需要得到满足。

（4）患者能说出影响营养摄取的原因，并能够掌握应对措施。

（5）患者了解动脉插管的方法，掌握插管后的注意事项及相关知识。

（6）患者紧张心理消失，能积极主动配合治疗及护理。

2. 护理措施

（1）动脉插管化疗及栓塞前的准备　对准备行动脉插管的患者，护士应全面了解病情，监测生命体征，并遵医嘱做血尿常规检查及电解质检查。术前 1 日应做碘过敏实验，清洁外阴及腹股沟皮肤，阴毛备皮，防止发生术后感染。插管前日晚嘱患者要注意休息，必要时遵医嘱给予地西泮 5mg 口服。术晨应禁食禁水，并口服苯海拉明 25mg、肌注地西泮 10mg 后送造影室。

（2）动脉插管后护理

1）患者返回病室前，护理人员应做好物品及床单位准备。包括备好电源、动脉输液泵及液体，并正确安装备用。床单位应更换清洁被服。

2）患者返回病室后要立即接通动脉插管，防止插管堵塞，并按医嘱准备好化疗药物进行动脉化疗。同时，护士还应向手术医生了解患者术中情况，是否进行动脉栓塞等，以制定具有针对性的护理措施。

3）动脉插管化疗患者要绝对卧床休息，特别是插管侧肢体要禁止移动，以防止导管移位而引起并发症。护士应每日观察患者穿刺点有无渗血、红肿等改变；观察会阴部及臀后部皮肤有无红、热及皮疹；观察双侧肢体的温度及颜色是否正常；观察足背动脉搏动情况及双侧是否一致。发现异常情况时，应及时通知医生并积极处理。

4）患者动脉插管化疗期间要加强生活护理，满足患者的基本生活需要。协助患者沿身体纵轴进行轴向翻身，以保证插管位置稳定，防止因插管位置移动影响化疗效果及增加副反应甚至并发症。

5）穿刺部位应隔日换药 1 次，换药时要严格无菌操作，动作轻柔，避免操作时触碰导管而引起移位。换药时要注意观察穿刺点局部有无感染迹象。护士应每日给患者测体温 3 次并测量血压 1 次。

（3）拔除动脉插管后的护理　拔除动脉插管后，穿刺点加压包扎 24 小时，患者仍需绝对卧床休息，此时注意观察患者穿刺部位敷料有无渗血及足背动脉搏动情况、双侧肢体温度、颜色等变化。

3. 健康指导

（1）插管前指导　动脉插管化疗前，护士应向其讲解插管操作的方法及插管后的注意事项，如插管后肢体制动的重要性，如何保持插管侧肢位置。教会患者沿身体纵向翻身的方法，及如何在床上大小便等。

（2）插管期间的饮食指导　动脉插管患者饮食上除与化疗患者相同以外，主要注意饮食中应粗细搭配，保持大便通畅。如患者应用甲氨蝶呤化疗，还应保持足够的饮水量。

（三）护理评价　患者在动脉插管化疗期间，未发生感染及出血等并发症，同时插管位置保持良好，未发生血栓及栓塞，双侧足背动脉搏动良好并保持一致；患者未发生因护理工作不当引起的并发症或意外；基本生活需要得到满足；完成相应的各项治疗及护理措施。

（刘绍金）

第十六章　妇科内分泌疾病患者的护理

关键词

dysfunctional uterine bleeding，DUB	功能失调性子宫出血
anovulatory dysfunctional bleeding	无排卵性功血
ovulatory dysfunctional bleeding	排卵性功血
premenstrual syndrome，PMS	经前期综合征
premenstrual dysphoric disorder，PMDD	经前焦虑性障碍
amenorrhea	闭经
menopause	绝经
perimenopause syndrome	围绝经期综合征

妇科内分泌疾病为妇科常见疾病，是由于女性神经内分泌系统调节紊乱所引起的，多表现为子宫异常出血和（或）伴发某些异常症状，但全身及内外生殖器官均无器质性病变。常见疾病有功能失调性子宫出血、经前期综合征、闭经、围绝经期综合征等。

第一节　功能失调性子宫出血患者的护理

一、概述

功能失调性子宫出血（简称功血），主要表现为反复的不正常的子宫出血，为妇科的常见病。它是由于调节生殖的神经内分泌机制紊乱所引起的，而不是全身及内外生殖器官有器质性病变。功血可发生于月经初潮至绝经期的任何年龄，50%的患者发生于绝经前期，30%发生于育龄期，20%发生于青春期。常表现为月经周期长短不一、经期延长、经量过多、甚至不规则阴道流血。功血可分为排卵性功血和无排卵性功血两类，约85%的患者属于无排卵性功血。

二、病因及分类

（一）无排卵性功能失调性子宫出血　无排卵性功血多见于青春期和围绝经期妇女，也可发生于生育期妇女。

1. 青春期　青春期无排卵性功血的发生是由于下丘脑-垂体-卵巢轴调节功能尚未健全，使下丘脑-垂体对雌激素的正反馈反应异常所致。

2. 围绝经期　围绝经期无排卵性功血的发生是由于卵巢功能逐渐衰退，卵泡几乎耗竭，卵巢对促性腺激素的敏感性降低或下丘脑-垂体对性激素正反馈调节的反应性降低所致。

3. 育龄期　育龄期无排卵性功血的发生可因内、外环境中的某些刺激所引起。如可因精神紧张、恐惧、气候和环境骤变、过度劳累、营养不良等引起短暂的无排卵性功血，也可因肥胖、多囊卵巢综合征、高泌乳素血症等长期存在的因素引起持续性无排卵性功血。

（二）排卵性功能失调性子宫出血　多发生于育龄期妇女。患者卵巢虽有排卵，但黄体功能异常。排卵性功血分为黄体功能不足和子宫内膜不规则脱落两种类型。

1. 黄体功能不足　黄体功能不足时，卵泡期的 FSH 分泌不足，卵泡发育迟缓，雌激素分泌减少，从而对垂体及下丘脑的正反馈不足，致使黄体期 LH 分泌不足，黄体发育不全，孕激素分泌减少，使子宫内膜分泌反应不足，造成黄体功能不足性排卵性功血。

2. 子宫内膜不规则脱落　子宫内膜不规则脱落者中，患者虽有排卵，且黄体发育良好，但由于下丘脑-垂体-卵巢轴调节功能紊乱或黄体机制异常，造成黄体萎缩过程延长，导致子宫内膜不能如期完整脱落，发生子宫内膜不规则脱落性排卵性功血。

三、护理评估

（一）健康史　询问患者的年龄、月经史、婚育史，详细询问出血病史，如出血时间、出血量、出血持续时间、出血性状，包括出血前是否有停经史等。评估患者的工作、学习、生活是否满意，以掌握是否因发生意外事件、精神紧张、忧虑、考试竞争、环境骤变、过度劳累等对性腺轴不良刺激的情况。了解患者是否有此病史，是否有其他的慢性病史如血液病、肝病、糖尿病、甲状腺功能亢进症或减退症等，以往曾治疗此病的治疗方案、疗效和副作用等。

（二）临床表现

1. 无排卵性功能失调性子宫出血　主要表现为月经周期或经期长短不一，出血量异常。有时，先有数周或数月停经，然后有大量阴道流血，持续 2~3 周或更长时间，不易自止。也有长时间少量出血，但淋漓不尽。经期无下腹痛，常伴有贫血，妇科检查无异常。

2. 排卵性功能失调性子宫出血　一般表现为月经周期正常或缩短，但经期延长。

黄体功能不足时，月经周期可缩短至 3 周，且经期前点滴出血。有时月经周期虽在正常范围内，但卵泡期延长，黄体期缩短，以致患者不易受孕或在孕早期流产。

子宫内膜不规则脱落时，月经周期正常，但经期延长达 9~10 日，且出血量较多，后几日常表现为出血量少但淋漓不尽。

（三）辅助检查

1. 诊断性刮宫　诊断性刮宫，又称诊刮术，一方面能刮取内膜组织送病理检查，明确诊断；另一方面可将内膜全部刮净，以达到止血的目的。因此，诊刮术兼有诊断和治疗的作用。

诊刮时须注意宫腔大小、形态、宫壁的光滑程度，刮出组织的性质和量，须搔刮整个宫腔，尤其是两宫角，以排除子宫内膜病变。

需了解排卵或黄体功能时，应在经前期或月经来潮 6 小时内刮宫。病理检查报告子宫内膜见增生期反应或增生过长，无分泌期，提示为无排卵性功血；病理检查报告子宫内膜见分泌期反应，提示黄体功能不足。需了解子宫内膜脱落情况时，应在月经第 5 日刮宫。病理报告子宫内膜仍见到分泌期反应，且与出血期和增生期内膜并存，提示为子宫内膜不规则脱落。需止血时，则任何时间都可刮宫。

2. 基础体温测定　基础体温测定是观察排卵的最简易可行的方法。基础体温呈单相型，提示无排卵（图 16-1）。基础体温呈双相型，但排卵后体温上升缓慢且幅度偏低，升高时间较短，9~11 日即下降，提示黄体功能不全（图 16-2）。基础体温呈双相型，但下降缓慢，提示黄体萎缩不全，子宫内膜不规则脱落（图 16-3）。

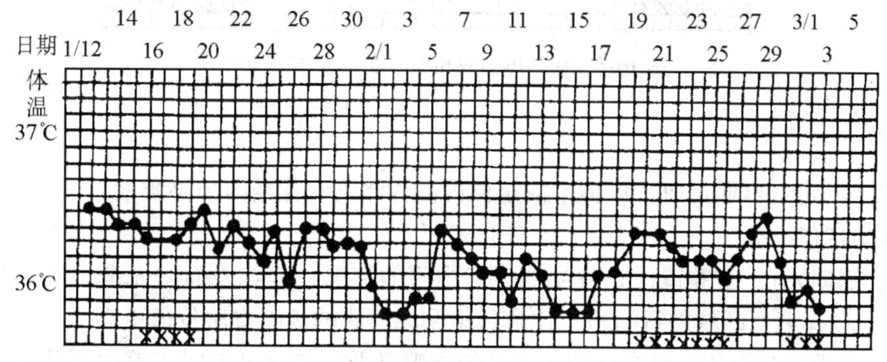

图 16-1　基础体温单相型（无排卵性功血）

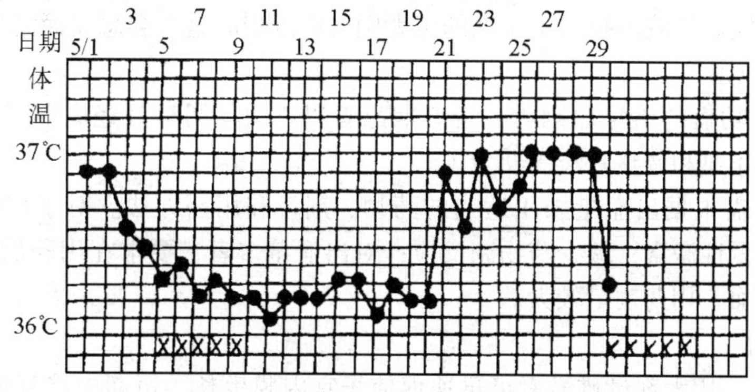

图 16-2　基础体温双相型（黄体功能不全）

3. 宫颈黏液结晶检查　月经前出现羊齿状结晶，提示无排卵。

4. 阴道脱落细胞涂片检查　阴道脱落细胞涂片检查于月经前见底层细胞增生，表层细胞出现角化，整个上皮的厚度增加，此为雌激素中、重度影响的现象，提示为无排卵性功血。如见到脱落的阴道上皮细胞为中层或角化前细胞，但缺乏典型的细胞堆集和皱褶，此为孕激素不足的现象，提示黄体功能不足。

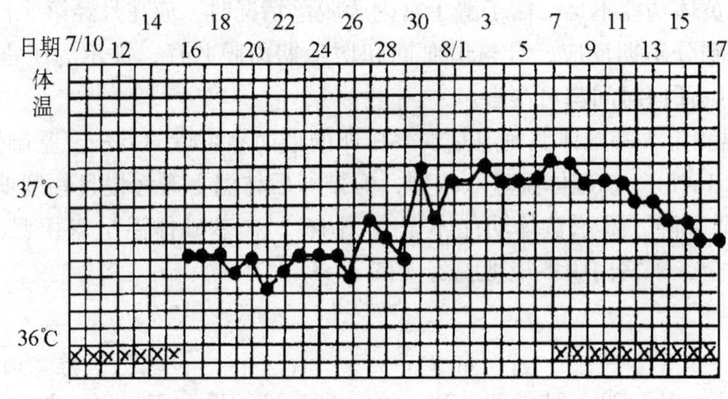

图 16-3 基础体温双相型（黄体萎缩不全）

5. 激素测定 可通过血、尿标本测定体内的性激素和神经内分泌激素，了解下丘脑-垂体-卵巢轴的功能。

6. 宫腔镜检查 宫腔镜检查可见到子宫内膜的情况、宫腔表面的光滑程度，此外，还可在直视下选择病变区域进行活检，比盲目地刮取内膜的诊断方法价值更高。

（四）心理社会评估 青春期的患者一怕影响学业，二是可能因害羞而不及时就诊，反而因长期大出血产生焦虑和无助感。育龄期的患者总认为下次会好转而一拖再拖，往往是严重贫血晕倒后才被家属急送医院，之后可能又因住院治疗影响工作、增加开支、同时无人照顾家中子女而不安心住院治疗。更年期的患者则可能因担心是否会恶变而到处咨询。

（五）治疗原则

1. 无排卵性功血的治疗原则为：青春期患者以止血、调整月经周期，促进排卵为主；围绝经期患者以止血和调整月经周期为主。

（1）止血 需根据出血量采用适当的药物、剂量和用药方法。对于出血量少的患者，使用最低有效剂量性激素，减少药物副反应；对出血量多者，要求在用药后 8 小时内显效，24~48 小时内止血，用药剂量较大。

1）药物止血

a. 雌激素 应用大剂量雌激素可迅速促使子宫内膜生长，短期内修复创面而止血，适用于血红蛋白低于 70g/L 的患者，主要用于青春期功血。止血的有效剂量与患者的内源性雌激素水平有关，具体用药量可根据出血量决定。急性大量出血时应采用大剂量雌激素止血，止血后，按每 3 日递减原剂量 1/3，随后维持在每日 1mg 达止血后 20 日，同时积极纠正贫血。

b. 孕激素 孕激素止血的机制是使雌激素作用下持续增生的子宫内膜转化为分泌期，并对抗雌激素的作用，使内膜不再增厚。停药后子宫内膜脱落较完全，可起到药物性刮宫的作用，从而达到止血的目的。适用于血红蛋白大于 70g/L 的功血患者。流血应在用药后 3 日内停止，随后递减，每 3 日减 1/3 量，以后维持到止血后 20 日止，停药后 3~7 日发生撤药性出血。

c. 雄激素　适用于围绝经期的功血。雄激素有拮抗雌激素的作用，能增强子宫平滑肌及子宫血管的张力，减轻盆腔充血，从而减少出血量。同时，雄激素的使用还可改善围绝经期妇女性欲降低的症状。但因雄激素不能立即改变子宫内膜脱落的过程，也不能迅速修复内膜，故单独应用效果不佳。

d. 联合用药　性激素联合用药的止血效果优于单一用药。对于青春期功血，在使用孕激素时同时配伍小剂量雌激素，可减少孕激素的用量，并防止突破性出血。绝经过渡期功血，在孕激素止血的基础上可配伍雌激素、雄激素效果较好。

2）诊断性刮宫　围绝经期功血的患者在用激素治疗前宜常规行诊刮术，以排除宫腔内器质性病变。刮出的子宫内膜需送病理检查，可协助明确诊断和指导用药。但对未婚者不宜选用诊断性刮宫。

（2）调整月经周期　使用性激素人为地控制出血量，并形成有规律的月经周期，是治疗功血的一项过渡性措施，其目的为暂时抑制患者自身的下丘脑-垂体-卵巢轴，借以恢复正常月经的内分泌调节。另一方面，性激素可直接作用于生殖器官，使子宫内膜发生周期性变化，能按预期时间脱落，且出血量不多。在调整阶段，患者能摆脱因大出血而带来的精神上的忧虑或恐惧，同时有机会改善患者的机体状况。一般连续用药 3 个周期。常用的调整月经周期的方法包括以下几种。

1）雌、孕激素序贯法　即人工周期，通过模拟自然月经周期中卵巢的内分泌变化，使子宫内膜发生相应变化，引起周期性脱落。适用于青春期或生育期功血患者。一般于出血第 5 日起连续服用雌激素 21 日，于服药第 11 日加服孕激素，两种药物同时停药，一般于停药后 3~7 日出血。于出血第 5 日重复用药，一般用药 2~3 个周期后部分患者可恢复自发排卵，建立正常月经。如正常月经未建立，可重复上述治疗。

2）雌、孕激素合并应用　此法开始即用孕激素，限制雌激素的促内膜生长作用，使撤药性出血逐步减少，其中雌激素可预防治疗过程中孕激素突破性出血。适用于生育年龄功血内源性雌激素水平较高或围绝经期功血的患者。常低剂量用药，如口服避孕药自血止周期撤药性出血第 5 日起每晚 1 片，连服 21 日，一周为撤药性出血间隔，连续 3 个周期为一个疗程。对停药后仍未能建立正常月经周期者，可重复上述联合疗法。

（3）促进排卵　青春期功血经过调整周期药物治疗几个疗程后，通过雌、孕激素对中枢的反馈调节作用，部分患者可恢复自发排卵。促排卵治疗适用于无排卵且有生育要求的患者，青春期患者一般不使用，常用氯米芬，该药可在下丘脑竞争性结合雌激素受体，产生抗雌激素的作用。通过抑制内源性雌激素对下丘脑的负反馈，诱导促性腺激素释放激素的释放而诱发排卵，适用于体内已有一定水平的雌激素但不排卵，且有生育要求的功血患者。本药不宜长期连续服用，否则可能发生卵巢过度刺激综合征，卵巢增大，形成囊肿。

2. 排卵性功血的治疗原则　以调整黄体功能为主。

（1）黄体功能不足

1）促进卵泡发育　针对发生的原因，调整性腺轴的功能，促使卵泡发育和排卵，以利于形成正常的黄体。首选氯米芬，适用于黄体功能不足卵泡期过长的患者。

2）黄体功能刺激疗法　常用 hCG 以促进和支持黄体功能。于基础体温上升后开始，hCG2000~3000U 隔日肌注，共 5 次。

3）黄体功能替代疗法　于排卵后开始应用黄体酮 10mg，每日肌注，共 10~14 日，以补充黄体分泌不足的孕酮，用药后月经周期正常，出血量减少。

（2）子宫内膜不规则脱落

1）孕激素　调节下丘脑-垂体-卵巢轴的反馈功能，使黄体及时萎缩，内膜较完整脱落。方法：排卵后第 1~2 日或下次月经前第 10~14 日开始，黄体酮 20mg，每日肌注或甲羟孕酮（安宫黄体酮）10mg，口服 5 日。

2）hCG　有促进黄体功能的作用。用法同黄体功能不足。

四、护理诊断和医护合作性问题

1. 精神困扰　与身心发育尚未成熟有关。

2. 照顾者角色障碍　与照顾者健康欠佳有关，与照顾者的应对方式有关。

3. 知识缺乏　缺乏对疾病的认识。

4. 潜在的并发症——失血性休克　与长期月经紊乱、出血量多有关。

5. 有感染的危险　与严重贫血、第二道防线不完善、月经淋漓不尽、未修复的内膜过久地暴露于环境的机会增加等有关。

五、计划与实施

（一）预期目标

1. 向患者讲解本病的诊断依据及经过，患者能接受目前的疾病诊断。

2. 经过有关对本病的医学知识的了解和健康教育后，患者摆脱了精神困扰，愿意参与治疗。

3. 与患者及家属共同商量在住院期间依靠社会支持系统暂时照顾其家庭事务后，患者和家属乐意接受援助的方式，患者能安心住院治疗。

4. 经过积极的治疗，保证营养的摄入，患者未发生失血性休克。

5. 加强会阴护理，教会患者自我清洁的卫生技能，患者未发生生殖道感染。

（二）计划与实施

1. 针对主动限制摄入量、正在减肥的患者，让其明白短期性激素的治疗不同于长期肾上腺皮质激素治疗，不会引起发胖，以及接受正规治疗与健康的辩证关系。并纠正有些人因偏食习惯而造成的营养不良，让其懂得长期营养不良是诱发本病的因素之一。

2. 针对照顾者角色障碍的患者，让其懂得住院能得到最快最好的治疗，因而能最有效地治愈功血，才能早日恢复健康。说服患者和家属主动寻找能帮助患者照顾家务的社会支持系统及人员（如亲朋好友、街坊邻居、领导同事、子女的教师等）。

3. 针对害怕误诊的患者，对其详细讲解本病的发病经过及症状，教会其阅读实验室报告，讲解报告的临床意义，并帮助其识别排除恶变的症状。甚至可将有关书籍借给其仔细阅读理解，或请主治医生再次与患者讲解病情及诊断依据。

4. 记录出血量　嘱患者保留卫生巾、尿垫及内裤等便于准确估计失血量，为及时补充体液和血液提供依据。对严重出血的患者需按时观察血压、脉搏、呼吸、尿量，并督促其卧床休息，起床需医务人员或家属搀扶，以防发生晕倒而受伤。同时做好配血、输血的准备。如发生出血性休克时，积极配合医生进行抗休克治疗。

5. 正确给药　严格执行性激素给药的护理措施：①重点交班，治疗牌醒目标记；②按量按时给药，不得随意停药或漏药，让患者懂得维持血液内药物浓度的恒定，是避免造成意外的阴道出血的基础；③大剂量雌激素止血必须按规定在血止后开始减量，每3日减去原剂量的1/3量；④让患者懂得药物维持量是以停药后3~5日发生撤药性出血，和上一次月经时间为参考依据而制定的，要坚持服完维持量；⑤告知患者及家属，若治疗期间有不规则阴道出血，应及时汇报值班护士或医生，必须立即作出处理。

6. 预防感染　做好会阴护理，并教会患者使用消毒的卫生巾或会阴垫，保持内裤和床单的清洁，每晚用1∶5000高锰酸钾液清洁外阴，以防逆行感染。观察与生殖器感染有关的体征，如宫体压痛，卫生巾、外阴有无臭味及体温、脉搏、呼吸、白细胞计数和分类的报告。一旦有感染症状，及时与医生联系，加用抗生素治疗。

7. 补充营养　成人体内大约每100ml血液含铁50mg。因此每日应从食物中吸收0.7~2.0mg铁，功血患者更应增加铁剂的摄入量。根据患者喜爱的食品，推荐富铁剂的食谱，如青春期患者可多食猪肝、禽蛋类食品；更年期患者则可多食鱼虾、新鲜水果和蔬菜类等低胆固醇高铁剂的食品。

下列食品中含铁剂0.7~2.0mg：牛奶700~2000g、瘦猪肉29~83g、猪肝3~8g、鸭蛋22~63g、带鱼63~182g、鲤鱼44~125g、苋菜15~42g、黄豆6~18g、榨菜10~30g、土豆77~222g、黄瓜或西红柿175~500g。同时再注意添加维生素C和蛋白质，以促进患者尽可能地在短期内纠正贫血。

（三）健康指导　针对不同年龄段的患者讲解其发病的机制、国内外对此病的最新研究信息、正规治疗的整体方案、疗程的时间，同时写出书面的用药方法及时间表，尤其强调擅自停药或不正规用药的副作用，从而保证患者能正确进行药物治疗。

六、护理评价

青春期患者愿意接受治疗。育龄期患者得到社会支持系统的帮助后，能安心住院治疗。围绝经期患者能讲述本病大致的发病机制和临床表现，积极配合治疗。患者能陈述营养不良与本病发生的关系，并能执行推荐的食谱。患者未发生失血性休克，未发生生殖道或全身的感染。

第二节　经前期综合征患者的护理

一、概述

经前期综合征是指在月经前周期性发生的影响妇女日常生活和工作的、涉及躯体、精神和行为的症候群，月经来潮后可自行消失。该病多见于25~45岁妇女，发病率为30%~40%，严重者占5%~10%。伴有严重情绪反应的经前综合征称为经前焦虑性障碍，经前焦虑性障碍的诊断应由心理医生完成。

二、病因

经前期综合征的病因尚不明确，可能与卵巢激素比例失调、中枢神经递质异常、缺乏维生素 B_6以及社会精神因素有关。

1. 卵巢激素比例失调　有学者认为在黄体后期，患者体内孕激素不足或组织对孕激素敏感性失常、雌激素水平相对过高，会引起水钠潴留，致使体重增加。但近年研究发现，单独补充孕激素不能有效缓解症状，因此认为该症状可能与黄体后期雌、孕激素撤退有关。临床上通过补充雌、孕激素以减轻性激素的周期性波动，可有效缓解该症状。

2. 中枢神经递质异常　黄体后期，血循环中的类阿片肽浓度降低，会引起患者出现紧张、焦虑、易激动、攻击行为等神经、精神、行为方面的症状。

3. 缺乏维生素 B_6　维生素 B_6是合成多巴胺和5-羟色胺的辅酶。若缺乏维生素 B_6会引起女性在黄体晚期和经前期血中多巴胺和5-羟色胺水平下降，引发精神、神经方面症状。

4. 社会精神因素　临床发现，经前期综合征患者对安慰剂的反应率很高，同时发现患者的紧张情绪会使原有症状加重。因此提示该病与患者的精神心理和社会环境之间有明显的相关性。

三、护理评估

（一）健康史　评估患者既往在生理和心理方面的疾病史，既往的妇科、产科病史等。以排除精神疾病和其他器官疾病所引起的水肿等。

（二）临床表现　症状有周期性和自止性两个特点，多于月经前1~2周出现，逐渐加重，至月经前最后2~3日最为严重，月经来潮后症状明显减弱或消失。

1. 躯体症状　躯体症状多表现为头痛、乳房胀痛、腹部胀满、体重增加、颜面及四肢水肿、运动协调功能减退等。

2. 精神症状　精神症状常见易怒、焦虑、抑郁、情绪不稳定、疲乏以及饮食、睡眠和性欲改变。

3. 行为改变　行为改变可见思想不集中、工作效率低、记忆力减退，严重者有意外事故倾向，甚至有犯罪行为或自杀意图。

（三）诊断检查　患者全身检查见水肿体征，但妇科检查无异常。必要时需进行相关检查，以排除心、肝、肾等疾病引起的水肿。也可同时记录基础体温，了解症状的出现与卵巢功能的关系。

（四）心理社会评估　经前期综合征患者常有精神、神经症状，应详细评估患者的社会心理状态，了解其紧张、焦虑、沮丧、不安等不良情绪的严重程度。对于严重者，需注意并及时发现和制止患者的自杀行为或叛逆性行为。

（五）治疗　经前期综合征患者的治疗原则为首先采用心理疏导及调整生活状态治疗，

必要时给予药物对症治疗。

1. 心理治疗　运用心理疏导和安慰的方法，使患者调整心理状态、精神放松，这也有利于症状的缓解。

2. 调整生活状态　指导患者健康的生活方式。适当的体育锻炼有利于精神的放松；咖啡和浓茶可诱发紧张情绪，在经前期应减少饮用；限制钠盐的摄入也可改善水钠潴留的现象。

3. 药物治疗　可根据医嘱给予利尿、镇静、镇痛的药物，对症治疗。

四、护理诊断和医护合作性问题

1. 焦虑　与周期性经前期出现不适症状有关。
2. 体液过多　与雌、孕激素比例失调有关。
3. 疼痛　与精神紧张有关。

五、计划与实施

（一）预期目标

1. 患者在月经来潮前及月经期能够消除焦虑。
2. 患者在月经来潮前及月经期疼痛减轻。
3. 患者能够叙述水肿的原因和预防水肿的方法。

（二）计划与实施

1. 心理支持　向患者及其家属讲解可能造成经前期综合征的原因，帮助患者调整心理状态、认识疾病并建立治愈的勇气及信心；同时使患者家属理解和支持患者，帮助其一同积极配合治疗过程。

2. 饮食和运动指导　协助患者制定均衡的饮食，保证营养。对于有水肿者，应限制钠盐的摄入；对于精神紧张者，应减少咖啡、浓茶、酒精等的摄入。指导患者补充富含维生素B_6的食物，如猪肉、牛奶、蛋黄及豆类食品等。

3. 药物治疗　向患者讲解每种药物的作用、使用方法及可能出现的副作用，指导患者正确使用药物。常用的利尿药物有螺内酯，对血管紧张素有直接抑制作用，可缓解水钠潴留现象，对精神症状也有效。常用的镇静药物有阿普唑仑，适用于有明显焦虑症状的患者。抗抑郁药物有氟西汀，可缓解抑郁情绪和行为，但对躯体症状疗效不佳。维生素B_6也可通过调节自主神经系统与下丘脑-垂体-卵巢轴的关系，缓解抑郁情绪。此外，对于乳房胀痛伴高泌乳素血症的患者，可服用溴隐亭缓解症状。少数患者用药后有恶心、头痛、头晕、呕吐、疲乏、阵发性心动过速等不良反应，餐后服药可减轻不良反应。

（三）健康指导　向患者讲解有关经前期综合征的知识，减轻或消除患者的紧张情绪，建立战胜疾病的信心。同时，指导患者建立正确的生活方式，保证均衡的饮食和适当的体育锻炼，建立积极向上的健康心态。教会患者应对压力的技巧，如腹式呼吸、渐进性肌肉放松技巧等，以应对不良情绪反应。对于需要药物治疗的患者，应详细讲解每种药物的用途、用法及可能出现的不良反应，以积极的心态接受药物治疗。

六、护理评价

患者正确面对在月经来潮，在月经来潮前及月经期消除焦虑感，没有出现经前期综合征的症状。患者在月经来潮前及月经期疼痛减轻。患者能够叙述水肿的原因和预防水肿的方法，水肿体征减轻。

第三节 闭经患者的护理

一、概述

月经停止6个月即称闭经，它是妇科疾病的一种常见症状，而不是疾病。临床上通常把闭经分为原发性和继发性两类。原发性闭经是指女性年满14岁而无月经及第二性征发育或年满16岁，虽有第二性征发育，但无月经来潮者，约占5%；后者是指曾有规律的月经周期，后因某种病理性原因而使月经停止6个月以上者，约占95%。

根据发生的原因，闭经又可分为生理性和病理性两类。凡青春期前、妊娠期、哺乳期和绝经期后的停经，均属生理性闭经；因下丘脑-垂体-卵巢性腺和靶器官子宫，任何一个环节发生问题，而导致的闭经称为病理性闭经。

二、病因及分类

正常月经周期的建立与维持依赖于下丘脑-垂体-卵巢轴的神经内分泌调节和靶器官子宫内膜对卵巢性激素的周期性反应。因此，如果其中任何一个环节功能失调都会导致月经紊乱，严重时发生闭经。根据闭经的常见原因，闭经按病变部位可分为以下几种。

（一）子宫性闭经　闭经的原因在子宫，即月经调节功能正常，卵巢亦正常，但子宫内膜对卵巢性激素不能产生正常的反应。常见的子宫性闭经原因包括子宫发育不全或缺如、子宫内膜炎、子宫内膜损伤或粘连、子宫切除后、子宫腔内放射治疗后等。

（二）卵巢性闭经　闭经的原因在卵巢，即因卵巢发育异常，或卵巢功能异常使卵巢的性激素水平低下，不能作用于子宫内膜发生周期性变化所致的闭经。如先天性卵巢未发育或仅呈条索状无功能的实体、卵巢功能早衰、卵巢切除后、放射治疗后组织破坏、卵巢功能性肿瘤等导致的均为卵巢性闭经。

（三）垂体性闭经　病变主要在垂体，即垂体前叶器质性病变或功能失调，影响促性腺激素的分泌，继而导致卵巢性闭经。如垂体梗死的希恩综合征、原发性垂体促性腺功能低下、垂体肿瘤等所致的为垂体性闭经。

（四）下丘脑性闭经　下丘脑性闭经是最常见的一类闭经，因中枢神经系统——下丘脑功能失调而影响垂体，继而引起卵巢性闭经。

常见的原因包括：环境骤变、精神创伤等外界不良的精神或神经刺激因素，作用于下丘脑-垂体-卵巢轴，影响卵泡成熟导致闭经；神经性厌食和长期消耗性疾病造成严重营养不良，影响下丘脑合成和分泌 GnRH 与生长激素，进而抑制促性腺激素，使性腺功能下降所致的原发性或继发性的闭经；下丘脑的生乳素抑制因子或多巴胺减少或 GnRH 分泌不足所致的闭经溢乳综合征；下丘脑-垂体-卵巢轴的功能紊乱，LH/FSH 比率偏高，卵巢产生的雄激素太多，而雌激素相对较少所致的无排卵性多囊卵巢综合征的闭经；运动员剧烈运动后 GnRH 分泌减少，肌肉/脂肪比率增加或总体脂肪减少使月经异常，进而导致闭经；甲状腺功能减退，肾上腺皮质功能亢进，肾上腺皮质肿瘤等其他内分泌功能异常所致的闭经。

三、护理评估

（一）健康史　详细记录患者初潮年龄、月经周期、经期、经量。对青春期患者深入了解闭经发生的时间和经过，曾经接受过哪些治疗及疗效，并且区分原发性或继发性的闭经，询问自幼生长发育过程中是否有先天性缺陷或其他疾病，以及其家族史。对生育期患者详细了解生育史，尤其是闭经前是否有产后大出血史，是否与产后并发症有关，发病前有无任何导致闭经的外界不良因素的刺激，如精神因素、环境改变或各种疾病和服药情况等。

（二）身心状况　对患者进行全身体格检查，包括身高、体重、四肢与躯干的比例、发育状况、有否畸形，评估患者的五官生长特征，观察患者精神状态、智力发育、营养和健康状态。此外，进行妇科检查，了解内外生殖器的发育情况，是否有先天性缺陷、畸形，第二性征的发育是否正常，如毛发分布、乳房发育，是否有乳汁分泌等。

虽然闭经患者常无不适的症状，但精神压力却较大。生殖器发育不良的青春期女性，忧虑今后不能结婚或不能生育。已婚育的妇女害怕因发病导致性欲下降，影响正常的性生活，破坏夫妻感情。大多数患者都因病程较长或反复治疗效果不佳，甚至得不到亲人的理解而感到悲哀、沮丧，因而对治疗失去信心。严重者可因疾病影响食欲、睡眠，造成不良情绪使病情加重。

（三）辅助检查

1. 子宫功能检查

（1）可采用诊断性刮宫和子宫内膜活组织检查，或通过孕激素试验、雌激素试验引起撤药性出血，以了解子宫内膜对卵巢性激素周期性变化的反应。

（2）子宫输卵管碘油造影，可了解子宫腔的形态、大小及输卵管通畅情况，也能诊断生殖系统发育不良、畸形等病变。

（3）内腔镜检查，可在直视下观察子宫、输卵管和卵巢的外形，明确子宫腔和内膜的病变，取内膜组织送病理检查，可诊断结核、宫腔粘连等。

2. 卵巢功能检查

（1）测定基础体温，在月经周期的后两周基础体温较前升高 0.3～0.5℃，呈双相型，提示卵巢内有排卵和黄体形成。

（2）阴道脱落细胞检查，表层细胞的百分率越高则提示雌激素的水平越高。

（3）子宫颈黏液结晶检查，羊齿状结晶越明显，越粗则提示雌激素水平越高；见成排的椭圆体，则提示在雌激素基础上已有孕激素的作用。

（4）测定血中雌、孕激素含量的高低，可提示卵巢功能情况。

3. 垂体功能检查

（1）进行血 FSH、LH、PRL 放射免疫测定。PRL 大于 25mg/ml 时，需作头颅 X 线或 CT 检查，排除垂体肿瘤。月经周期中 FSH 大于 40IU/L，提示卵巢功能衰竭。LH 大于 25IU/L，应高度怀疑多囊卵巢。当 FSH、LH 均小于 5IU/L，提示垂体功能减退，病变可能在垂体或下丘脑。

（2）垂体兴奋试验，即注射促黄体素释放激素后，LH 含量升高，提示病因在下丘脑或以上部位；如注射后 LH 值不上升，则提示病因可能在垂体。

（3）蝶鞍 X 线摄片或 CT 检查能明确垂体肿瘤。

4. 其他检查　血 T_3、T_4、促甲状腺素（TSH）值异常，提示闭经可能与甲状腺功能异常有关。如尿 17-酮、17-羟类固醇或血皮质醇值异常，则闭经可能与肾上腺功能异常有关。

（四）闭经的诊断步骤　经询问病史，体格检查，初步排除器质性病变和妊娠后，按步骤逐项检查（图 16-4）。

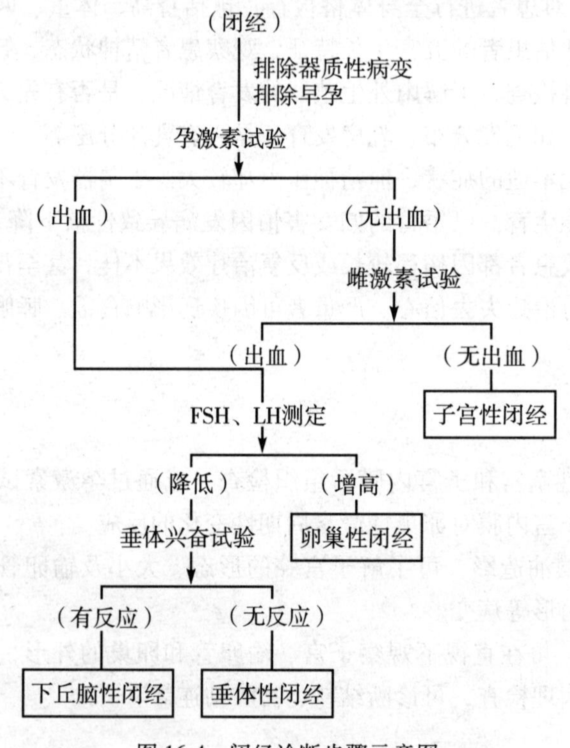

图 16-4　闭经诊断步骤示意图

（五）处理原则

1. 纠正全身健康状况，积极治疗慢性病。

2. 针对病因治疗。

3. 性激素替代疗法

（1）小剂量雌激素周期治疗　促进垂体功能，分泌黄体生成素，使雌激素升高，促进排卵。

（2）雌、孕激素序贯疗法　抑制下丘脑-垂体轴的作用，停药后可能恢复月经并出现排卵。

（3）雌、孕激素合并治疗　抑制垂体分泌促性腺激素，停药后出现反跳作用，使月经恢复及排卵。

（4）诱发排卵　卵巢功能未衰竭，又希望生育的患者，可根据临床情况选用促排卵的药物。

4. 溴隐亭的应用　适用于高催乳激素血症患者，其作用是抑制促催乳激素以减少催乳激素的分泌。

四、护理诊断和医护合作性问题

1. 自我形象紊乱　与较长时期的闭经有关。
2. 功能障碍性悲哀　与治疗效果反复，亲人不理解有关。
3. 社交障碍　与闭经引起的自我概念紊乱有关。
4. 营养失调——低于机体的需要量　与不合理的节食有关。

五、计划与实施

（一）预期目标

1. 患者懂得闭经的发生、治疗的效果与本人的精神状态有较密切的关系，逐渐克服自卑感，最终能战胜自我，重塑自我。

2. 患者家属理解闭经治疗的复杂性和患者的心情变化，学会更细微体贴地关心患者。

3. 患者懂得营养不良与闭经的关系，放弃不合理的节食，配合诊治方案。

（二）计划与实施

1. 建立良好护患关系　对患者表示同情并取得患者的信赖，鼓励患者袒露心声，如对治疗的看法、对自我的评价、对生活的期望、面临的困难等。

2. 查找外界因素　引导患者回忆发病前不良因素的刺激，指导患者调整工作和生活节奏，建立患者认可的体育锻炼计划，增强适应环境改变的体能，学会自我排泄心理抑郁和协调人际关系的方法。

3. 指导合理用药　对于需要药物治疗的患者，向其说明每个药物的作用、服法、可能出现的副作用等，并具体写清服药的时间、剂量和起止日期，直到患者正确掌握用药方法。

（三）健康指导　向患者讲解医学知识，耐心讲述闭经发病原因的复杂性、诊断步骤的科学性、实施检查的阶段性。对有接受能力的患者，可用简图表示下丘脑-垂体-卵巢性腺轴产生月经的原理，用示意图说明诊断步骤、诊断意义和实验所需的时间，使患者理解诊治的全过程，并能耐心地按时、按需接受有关的检查。

六、护理评价

患者能得到家人的理解和关心，其压抑、自卑感逐渐有所改善，最终能战胜自我。患者清楚诊断全过程，认真配合完成各项辅助检查。患者不断地克服不良的工作、生活、饮食习惯，患者的心身状态得到改善，有信心坚持长期治疗。

第四节 围绝经期综合征患者的护理

一、概述

绝经是指永久性无月经状态，是因为卵巢功能停止所致。绝经的判断是回顾性的，停经后 12 个月随诊方可判断绝经，是每一个妇女必然经历的生理时期。据统计，目前我国妇女的平均绝经年龄，城市妇女为 49.5 岁，农村妇女为 47.5 岁。绝经提示卵巢功能衰退，生殖功能终止。妇女卵巢功能的衰退呈渐进性，一直以来人们常用“更年期”一词来形容这一渐进的变更时期，但由于更年期定义含糊，1994 年 WHO 提出废弃“更年期”一词，推荐采用“围绝经期”一词。围绝经期是女性从性成熟期逐渐进入老年期的过渡阶段，包括绝经前期、绝经过渡期和绝经后期。

绝经过程中，由于卵巢功能衰退、雌激素缺乏常可导致妇女出现一系列的症状和体征，严重影响生活质量。约 1/3 的围绝经期妇女能以神经内分泌的自我调节适应新的生理状态，一般无特殊症状；但 2/3 的妇女会出现一系列性激素减少所引起的自主神经功能失调和精神神经等症状，称为围绝经期综合征。绝经可分为自然绝经和人工绝经。自然绝经是指卵巢内卵泡用尽或剩余的卵泡对促性腺激素丧失了反应，卵泡不再发育和分泌雌激素，不能刺激子宫内膜生长，导致绝经。人工绝经是指手术切除双侧卵巢或用其他方法停止卵巢功能，如放射治疗和化疗等。人工绝经者更易发生围绝经期综合征。

自 20 世纪 50 年代起，许多国家对绝经后激素治疗进行了大量的研究。目前，有些国家已广泛应用激素治疗有症状的围绝经期妇女，还用于无症状的绝经后妇女，以达到预防疾病、提高生命质量和延长寿命的目的。

二、围绝经期的内分泌变化

妇女在围绝经期变化最早的是卵巢功能衰退，而后出现下丘脑和垂体功能的下降。进入围绝经期，卵巢的体积、重量均变小，血供减少，卵巢皮质变薄，所剩无几的原始卵泡也对促性腺激素不敏感，卵泡成熟受阻，卵巢逐渐停止排卵，雌激素水平下降，而促性腺激素分泌增加，但 FSH/LH 值仍小于 1。绝经后，卵巢几乎停止分泌雌激素，只分泌雄激素，促性腺激素水平逐渐上升，而 FSH 上升比 LH 更明显，使 FSH/LH 值大于 1。老年期，雌激素稳定于低水平，促性腺激素也略微下降。

1. 雌激素　卵巢功能衰退最早的征象是卵泡对 FSH 敏感性降低，FSH 水平升高。绝经过渡早期雌激素水平波动很大，甚至高于正常卵泡期水平。系因 FSH 升高对卵泡过度刺激引起雌二醇过多分泌所致。整个绝经过渡期雌激素水平并非逐渐下降，只是在卵泡停止生长发育时，雌激素水平才急速下降。绝经后由于卵巢萎缩，卵巢不再分泌雌激素，妇女循环中的雌激素来源和性质发生了重要的改变，最重要的循环雌激素是雌酮。绝经后血中雌二醇水平明显降低。

2. 孕酮　绝经过渡期卵巢尚有排卵功能，仍有孕酮分泌，但因卵泡期延长，黄体功能不良，导致孕酮分泌减少，绝经后无孕酮分泌。

3. 雄激素　绝经后雄激素来源于卵巢间质细胞及肾上腺，总体雄激素水平下降。其中雄烯二酮主要来源于肾上腺，含量仅为育龄妇女一半。卵巢主要产生睾酮，由于升高的 LH 对卵巢间质细胞的刺激增加，使睾酮水平较绝经前增高。

4. 促性腺激素　绝经过渡期 FSH 水平升高，呈波动型，LH 仍在正常范围，FSH/LH 仍 <1。绝经后雌激素水平降低，对下丘脑与垂体的负反馈作用削弱，刺激垂体释放 FSH 和 LH 增加，其中 FSH 升高较 LH 更显著，FSH/LH>1。绝经后 2~3 年，血清中 FSH 水平较正常育龄妇女卵泡期增加 10~15 倍，LH 水平也增加约 3 倍，此后这两种促性腺激素水平不再上升，并随着年龄的增长有所降低。绝经后 10 年，促性腺激素约下降到最高值的一半。

5. 促性腺激素释放激素（GnRH）　围绝经期 GnRH 分泌增加，并与 LH 相平行。

6. 抑制素　绝经后妇女血抑制素浓度下降，较雌二醇下降早且明显，可能成为反映卵巢功能衰退更敏感的标志。

三、护理评估

（一）健康史　了解患者的年龄、月经史、围绝经期综合征的症状（如血管舒缩症状是如何表现的，外阴、尿道口是否有干燥甚至感染、萎缩的表现，有无腰背关节酸痛，有无身高下降、易骨折等骨质疏松症状，有无精神、神经方面的改变等）以及既往妇科手术史和放疗史等。

（二）临床表现　围绝经期综合征症状一般持续 2~5 年，甚至 10 余年。

1. 月经紊乱及闭经　绝经前有 70% 妇女出现月经紊乱，从月经周期缩短或延长、经量增多或减少，逐渐演变为周期延长、经量减少至闭经。仅少数妇女直接表现为闭经。此期症状的出现取决于卵巢功能状态的波动变化。

2. 血管舒缩症状　常见的血管舒缩症状为阵发性潮热、出汗、心悸、眩晕等，这是卵巢功能减退的信号。典型的表现为无诱因、不自主的、阵发性的潮热、出汗，多起自胸部，皮肤阵阵发红，继而涌向头颈部，伴烘热感，随之出汗。持续时间为几秒至数分钟不等，后自行消退。该症状可持续 1~2 年，有时长达 5 年或更长。潮热发作严重影响妇女的工作、生活和睡眠，是绝经后期妇女需要激素治疗的主要原因。

3. 精神、神经症状　精神、神经症状常表现为兴奋型和抑郁型两类。兴奋型主要表现为情绪烦躁、多疑、挑剔寻衅、易激动、失眠、注意力不集中、多言多语等；抑郁型主要表现为焦虑、内心不安、记忆力减退、缺乏自信、行动迟缓、对外界冷漠等。少数人有精神病症状，不能自控，这种变化不能完全用雌激素水平下降来解释。

4. 乳房及泌尿、生殖道的变化　乳房常萎缩、下垂。外阴萎缩，外阴干燥有烧灼样痛，盆底肌肉松弛。阴道变短、干燥、弹性减弱、黏膜变薄，性交疼痛，甚者见点状出血，易发生感染，出现黄色白带或带血丝。宫颈萎缩变平，宫体缩小。尿道缩短，黏膜变薄，尿道括约肌松弛，常有尿失禁。膀胱黏膜变薄，易出现反复发作性膀胱炎。

5. 心血管系统的变化　绝经后妇女冠心病的发生率增高，多认为与绝经后雌激素下降导致血胆固醇、低密度脂蛋白、三酰甘油的上升及高密度脂蛋白的下降有关。同时，有些妇女可能会出现心悸、心前区疼痛，但多无器质性病变，称为“假性心绞痛”。

6. 骨质疏松　绝经后妇女骨矿盐丢失、骨小梁减少，发生骨质疏松。有些最后可引起骨骼压缩，体格变小，甚者发生骨折。骨折常发生于桡骨远端、股骨颈、椎体等部位。

骨质疏松与雌激素分泌减少有关。一方面雌激素可促进甲状腺分泌降钙素，它是一种强有力的骨吸收抑制剂，一旦雌激素水平下降，致使骨吸收增加，即可增加患骨质疏松的危险。另一方面，甲状旁腺激素是刺激骨质吸收的主要激素，绝经后甲状旁腺功能亢进或由于雌激素下降使骨骼对甲状旁腺激素的敏感性增强，也促使骨吸收的加剧。

（三）辅助检查

1. 激素测定　围绝经期妇女的血 E_2 不稳定，血 FSH 和 LH 升高，但 FSH 水平小于 LH 水平。绝经后妇女血 E_2 低于卵泡早期水平，FSH 和 LH 升高超过正常排卵前峰值。

2. 骨密度测定　围绝经期妇女多出现骨密度的改变，进行骨密度的检测可及时发现并治疗骨质疏松。

3. 妇科检查　绝经早期时，妇女阴道壁为充血性改变，表现为阴道壁发红。绝经晚期时，阴道壁血管减少、黏膜变薄、皱襞减少、弹性差，同时阴道和宫颈分泌物减少，易发生老年性阴道炎或尿路感染。子宫和卵巢均见萎缩。

（四）心理社会评估　围绝经期妇女常因一系列不自主的血管舒缩症状和神经功能紊乱症状，而影响日常工作和生活，可用改良的 Kupperman 围绝经期综合征评分法评价其症状的严重程度（表 16-1）。

此外，某些家庭及社会环境的变化也会对围绝经期妇女的身心产生不良刺激，如丈夫工作的变迁、自己工作负担的加重、在竞争中力不从心、自己容貌或健康的改变、家庭主要成员重病或遭遇天灾人祸等，都会导致围绝经期妇女情绪低落、抑郁多疑。

少数曾有过精神状态不稳定史的妇女，在围绝经期更易表现出激动、多虑、失眠等，甚至表现出喜怒无常。当被周围人误认为精神病时，更加重了患者的心理压力，因而也就更渴望得到理解和帮助。

表 16-1　围绝经期综合征评分参考表（改良 Kupperman 指数）

症状	基本分	程度评分			
		0 分	1 分	2 分	3 分
潮热出汗	4	无	<3 次/日	3~9 次/日	≥10 次/日
感觉障碍	2	无	与天气有关	平常冷热痛麻木	冷热痛感丧失
失眠	2	无	偶尔	经常，安眠药有效	影响工作、生活

续表

症状	基本分	程度评分			
		0分	1分	2分	3分
易激动	2	无	偶尔	经常，能克制	经常，不能克制
抑郁、多疑	1	无	偶尔	经常，能自控	失去生活信念
眩晕	1	无	偶尔	经常，不影响生活	影响生活
疲乏	1	无	偶尔	上四楼困难	日常活动受限
骨关节痛	1	无	偶尔	经常，不影响功能	功能障碍
头痛	1	无	偶尔	经常，能忍受	需服药
心悸	1	无	偶尔	经常，不影响生活	需治疗
皮肤蚁走感	1	无	偶尔	经常，能忍受	需治疗
性生活	2	正常	性欲下降	性交痛	性欲丧失
泌尿系感染	2	无	<3次/年	>3次/年	>1次/月

注：症状分=基本分×程度评分；总分=症状分之和；总分为0~63分。1~15分为轻度，16~30分为中度，>30分为重度

（五）治疗

1. 一般治疗　围绝经期综合征可因精神、神经不稳定而加剧症状，故应先进行心理治疗，必要时选用适量的镇静剂以利睡眠（如夜晚口服阿普唑仑1mg或调节自主神经功能的谷维素每日口服30~60mg）。

2. 雌、孕激素治疗　适用于治疗存在因雌激素缺乏所引起的老年性阴道炎、泌尿道感染、精神神经症状及骨质疏松等症状的围绝经期妇女。治疗时以剂量个体化、取最小有效剂量为佳。如长期大剂量单用雌激素，可增加患子宫内膜癌的风险；但小剂量雌激素配伍孕激素，则能降低子宫内膜癌的发生。患有严重肝胆疾病、深静脉血栓性疾病和雌激素依赖性肿瘤的围绝经期妇女应慎用甚至禁用激素治疗。

（1）常用雌激素制剂　应用雌激素原则上应选择天然制剂。常用药物有戊酸雌二醇每日1~2mg，尼尔雌醇每次1~2mg，每15日1次或替勃龙片每日1.25~2.5mg或炔雌醇每日5~25mg。

近年出现经皮给药方式，可减少肝脏的首过效应，降低血栓的发生。17倍他-雌二醇皮肤贴剂，每日释放$E_2$0.05~0.1mg，每周更换1~2次；雌激素、戊酸雌二醇、己烯雌酚均可阴道给药，有针对性地改善泌尿、生殖道症状。

（2）配伍孕激素　保留子宫的妇女必须配伍孕激素，以减少子宫内膜癌的发病危险。最常用的药为醋酸甲羟孕酮，每日口服2~6mg，还可以使用地屈孕酮，每日10mg。

配伍方案有以下三种。

1）周期序贯治疗　每月服雌激素23~26日，从第11~14日起加用孕激素，共用10~14日，两者同时停药1周，之后再开始下一周期的治疗。

2）连续序贯治疗　即连续每日服雌激素不停，每月周期性加用孕激素 14 日。

3）连续联合治疗　每天同时服雌、孕激素连续不断。

（3）单纯雌激素治疗　适用于子宫已切除妇女。

四、护理诊断和医护合作性问题

1. 精神困扰　与围绝经期性激素紊乱有关。

2. 性生活型态改变　与缺乏应对健康状况改变的知识和技能有关。

3. 自我形象紊乱　与心理、文化上不认同衰老有关。

五、计划与实施

（一）预期目标

1. 患者能识别精神困扰的原因，学会自我调节不稳定情绪。

2. 患者能掌握性激素治疗的具体方法，并懂得寻求性保健咨询。

3. 患者能再塑老有所乐的生活观。

（二）计划与实施

1. 潮热的处理　指导患者学会记录潮热的方法，以找出引发潮热的原因，然后加以避免。尽量采用多件式纽扣的穿着方式，当潮热时可以随时脱下衣物，即使没有隐蔽处也可解开纽扣散热，当感到寒冷时又能方便地再穿上衣物。避免情绪过于激动而引发潮热。少食调味重、辛辣食品，兴奋性食品，以免诱发潮热。

2. 指导用药　使患者懂得补充性激素的目的、用药后的效果及可能出现的副作用（如少量阴道出血、乳房胀痛、恶心等），并告知副作用多能自行消失。副作用未见好转，应及时到医院就诊，排除其他原因后，调整剂量。对长期用药的患者商讨定期随访的计划，并具体书写药名、服用剂量、服用次数和日期，确保患者能正确掌握使用方法。

3. 预防阴道干涩　告知患者维持性生活的方式，有助于加强阴道的血液循环，并可维持组织的伸缩性，预防阴道干涩。同时也可使用水溶性的润滑剂，以润滑阴道壁，必要时亦可使用雌激素软膏。

4. 预防骨质疏松　鼓励患者参加适量的户外活动，如去环境安静、空气新鲜的场地散步和锻炼，使阳光直接照射皮肤，同时增加含钙丰富食品（鱼虾、牛奶、深绿色和白色蔬菜、豆制品、坚果类等）的摄入，最好每日饮用牛奶 500ml 或服用钙片。专家建议，围绝经期妇女每天从食品中摄取钙量应是 800～1000mg；钙片应在饭后 1 小时或睡前服用；若饮用牛奶有腹胀、腹泻等不适的患者，可改饮酸奶；必要时服用降钙素，有助于防止骨丢失。

（三）健康指导　向患者介绍有关围绝经期综合征的医学常识，让患者了解这一生理过程，解除不必要的猜疑和烦恼。争取家庭成员和同事们的关心爱护，给患者创造一个良好的生活和工作的环境。同患者商讨并确定有规律的生活和工作日程，保证充足的休息和睡眠。劝告患者不要观看情节感人、刺激性强或忧伤的影视片。

六、护理评价

患者能陈述围绝经期综合征的原因，掌握控制情绪的方法，患者能复述用药的具体方法及注意事项，对围绝经期的性生活有了新的认识，患者不再害怕因绝经导致的身体上的不适，情绪稳定，对晚年生活充满信心。

（何　仲）

第十七章 子宫内膜异位症和子宫腺肌病患者的护理

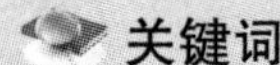

关键词

endometriosis	子宫内膜异位症
adenomyosis	子宫腺肌病

第一节 子宫内膜异位症患者的护理

一、概述

具有生长功能的子宫内膜组织（腺体和间质）出现在子宫腔以外的身体其他部位时，称为子宫内膜异位症。子宫内膜异位常出现在盆腔内生殖器官及其邻近器官的腹膜面，以卵巢和宫骶韧带最常见。少数的子宫内膜异位也可出现在远离子宫的部位，如手术切口、外阴、输尿管甚至肺部（图 17-1）。绝经或切除双侧卵巢后，异位的内膜可逐渐萎缩吸收；妊娠或使用性激素抑制卵巢功能，可暂时阻止疾病发展，因此，子宫内膜异位症是一种激素依赖性疾病。另外，子宫内膜还可以出现和生长在子宫肌层，称为子宫肌腺病。

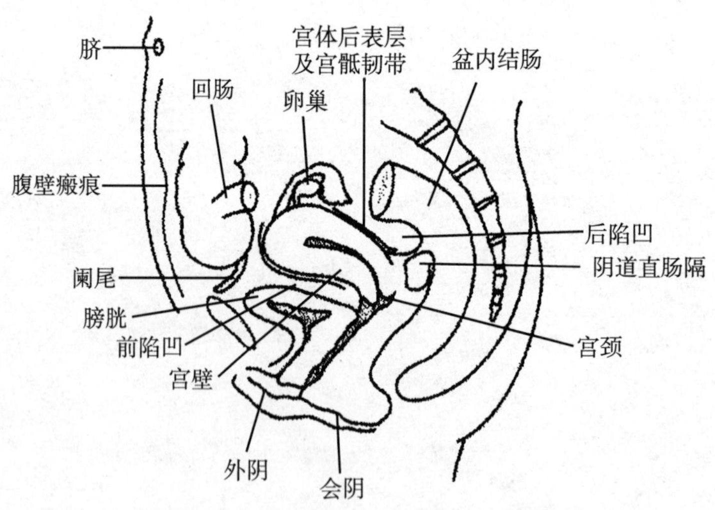

图 17-1 子宫内膜异位症的发生部位

子宫内膜异位症虽然是良性病变，但具有转移、种植、浸润、复发等类似恶性肿瘤的表现，治疗困难。25~45 岁的育龄期妇女易患此病，不孕症患者中 25%~35%有内膜异位，20%~90%的患者有痛经和慢性盆腔痛，影响生活和工作。持续加重的盆腔粘连、疼痛、不孕是患者的主要临床表现。

二、发病机制

子宫内膜异位症的发病机制目前尚不清楚，学者们经过研究提出以下学说。

1. 子宫内膜种植学说　经血中所含的子宫内膜在经期可随经血逆流，经输卵管进入腹腔，种植于卵巢及邻近的盆腔腹膜。临床上，先天性阴道闭锁或宫颈狭窄的患者月经排出受阻，常并发内膜异位症，这也说明经血逆流可导致内膜种植。但这一学说不能解释输尿管、肺等远处的异位症。

2. 淋巴及静脉播散学说　有研究发现盆腔淋巴管、淋巴结和盆腔静脉中有子宫内膜组织。远离盆腔的肺等部位的异位灶可能是通过淋巴或静脉播散的。

3. 体腔上皮化生学说　卵巢表面上皮、盆腔腹膜是由胚胎时期具有化生潜能的体腔上皮分化而来，受到经血、慢性炎症和卵巢激素的反复刺激，衍化为子宫内膜样组织，形成子宫内膜异位症。

4. 诱导学说　未分化的腹膜组织在内源性生物化学因素诱导下可发展成为子宫内膜组织。

5. 遗传学说　一些病例报告和回顾性研究认为子宫内膜异位症具有遗传倾向，子宫内膜异位症患者的亲属患病率高于正常对照组。

6. 免疫调节学说　多数妇女在经期均有经血逆流至腹腔，但只有一部分人出现子宫内膜异位症，有学者认为可能与患者的免疫功能异常有关。具有免疫监视、免疫杀伤功能的细胞，细胞毒作用减弱，不能有效清除异位的内膜，免疫活性细胞释放细胞因子促进异位内膜存活、增殖并导致局部纤维增生、粘连。

7. 医源性种植　在子宫手术时，子宫内膜被带到手术伤口、子宫肌层、阴道残端，在这些部位种植，形成子宫内膜异位症。

三、病理生理变化

子宫内膜异位症的主要病理变化是异位的内膜随卵巢激素的变化而发生周期性出血，伴有周围纤维组织增生和粘连，在病变区域形成紫褐色斑点或小泡，最终形成紫褐色实质性结节。

1. 卵巢的子宫内膜异位最多见，80%的患者为一侧卵巢受累，50%的患者双侧卵巢出现病变。早期在卵巢表面可见紫褐色斑点或小泡，异位的内膜反复出血形成单个或多个卵巢子宫内膜异位囊肿。因囊肿内含有暗褐色黏稠陈旧性出血，状似巧克力液体，又称卵巢巧克力囊肿。由于子宫内膜周期性出血，囊肿内压力不断增高，囊壁破裂，囊内陈旧性血液刺激腹膜，引起腹膜局部炎性反应和组织纤维化，导致卵巢与邻近组织器官粘连、固定。

2. 宫骶韧带、子宫直肠陷凹位于盆腔的最低点，接触经血的机会较多，也是子宫内膜异位症的好发部位。早期局部有紫褐色出血点或颗粒状散在的结节。随着病变发展，子宫后壁与直肠粘连，子宫直肠陷凹变浅、消失。

3. 宫颈、输卵管的病变较少，可因粘连影响输卵管蠕动，宫颈的内膜异位表现为宫颈表面有蓝紫色或暗红色小颗粒，多为子宫内膜直接种植所致。

四、护理评估

（一）健康史　了解患者有无先天阴道闭锁、宫颈狭窄等疾病，是否接受过子宫手术以及月经史、生育史。

（二）临床表现

1. 症状　因人而异，因病变部位不同而有不同的症状，20%的患者没有明显症状。

（1）痛经　继发性痛经、进行性加重是子宫内膜异位症的典型症状。疼痛部位多位于下腹部及腰骶部，可放射至阴道、会阴、肛门、大腿，一般于月经来潮前1~2日开始，经期第1日疼痛最剧烈，以后逐渐减轻，至月经干净时消失。疼痛多为坠胀感，严重者可伴有恶心、呕吐、甚至虚脱。少数患者有长期下腹痛，经期加重。

（2）月经失调　表现为月经过多或经期延长，可能卵巢内分泌功能受到影响或同时合并子宫腺肌病或子宫肌瘤有关。

（3）不孕　约40%的子宫内膜异位症患者不孕，可能与盆腔组织、器官广泛粘连或输卵管蠕动减弱，影响卵子排出、摄取和受精卵运行有关。也可能与卵巢内分泌功能异常有关。

（4）性交痛　多见于子宫直肠陷凹有异位病灶导致子宫后倾固定的患者，特点是深度性交痛，且在月经来潮前性交痛更为明显。

（5）其他特殊症状　盆腔以外的子宫内膜异位病灶伴随月经周期出现疼痛、出血和肿块，并出现相应症状。肠道的内膜异位病灶可导致腹痛、腹泻、便秘或周期性便血；膀胱内膜异位的患者在经期出现尿频、尿痛；一些剖宫产或会阴侧切手术患者在术后数月至数年瘢痕处出现周期性疼痛，可扪及包块，包块逐渐增大，疼痛加剧。

2. 体征　一般腹部检查无异常。巨大的卵巢子宫内膜异位症在腹部可以扪及包块，囊肿破裂时可出现腹膜刺激征。典型的盆腔子宫内膜异位症在盆腔检查时，可发现子宫后倾固定，宫骶韧带、子宫直肠陷凹、后穹隆处可扪及触痛性结节。

（三）辅助检查　通过临床症状和体征，可初步诊断子宫内膜异位症。但临床上仍需要借助辅助检查确诊。

1. B超检查　可以确定卵巢子宫内膜异位囊肿的位置、大小和形状，是否与周围脏器粘连，囊肿内容物为囊性、混合性还是实性（以囊性最为多见），典型的影像为附件区无回声包块，内有强光点。

2. 血清CA_{125}值测定　中、重度子宫内膜异位症患者CA_{125}值升高。CA_{125}值的变化可以用于子宫内膜异位症治疗效果及复发的监测，治疗有效时降低，复发时增高。

3. 腹腔镜检查　是目前诊断子宫内膜异位症的最佳方法。通过腹腔镜对可疑病变进行活检即可确诊。下列情况应首选腹腔镜检查：疑为子宫内膜异位症的不孕症患者，妇科检查及B超检查无阳性发现的慢性腹痛及痛经进行性加重者，有症状特别是血清CA_{125}值升高者。

只有在腹腔镜检查或剖腹探查直视下才能确定子宫内膜异位症临床分期。

（四）临床分期　我国采用的是美国生育学会（AFS）1985 年提出的“修正子宫内膜异位症分期法”。此法需在腹腔镜下或剖腹探查手术时进行分期，详细观察并记录异位内膜的部位、数目、大小、粘连程度，进行评分（表 17-1）。该分期有利于评估疾病严重程度、正确选择治疗方案、准确比较和评价各种治疗方法的效果，并有助于判断患者的预后。

表 17-1　AFS 修正子宫内膜异位症分期法（1985）

患者姓名______________________ 日期____________

Ⅰ期（微型）：1~5 分　　腹腔镜__________ 剖腹手术__________ 病理__________

Ⅱ期（轻型）：6~15 分　　推荐治疗______________________________

Ⅲ期（中型）：16~40 分　　______________________________

Ⅳ期（重型）：>40 分

总分__________________ 预后______________________________

	异位病灶	<1cm	1~3cm	>3cm
腹膜	浅	1	2	4
	深	2	4	6
卵巢	右　浅	1	2	4
	深	4	16	20
	左　浅	1	2	4
	深	4	16	20
直肠子宫陷凹	部分消失	4	完全消失	40
	粘连范围	包裹范围<1/3	包裹范围 1/3~2/3	包裹范围>2/3
卵巢	右　薄膜	1	2	4
	致密	4	8	16
	左　薄膜	1	2	4
	致密	4	8	16
输卵管	右　薄膜	1	2	4
	致密	4	8	16
	左　薄膜	1	2	4
	致密	4	8	16

* 若输卵管伞端全部被包裹，应为 16 分

（五）治疗原则　子宫内膜异位症的治疗原则是缩减和去除病灶，减轻和控制疼痛，促进妊娠、预防和减少复发。治疗方案需考虑到患者的年龄、症状的严重程度、病灶部位及浸润深度以及生育情况和需求。对有生育要求的轻度患者先进行药物治疗，重者行保留生育功能手术；年轻无生育要求的重度患者可行保留卵巢功能手术，并辅以性激素治疗；症状及病

变均严重的无生育要求者可行根治手术。对无症状或症状轻微的患者，可定期随诊。药物治疗或保守手术都有复发的可能。患者通过药物治疗或手术治疗以及适当的护理措施痛经缓解，学习、工作和生活不受影响。患者焦虑程度减轻，能面对现实，主动寻求助孕方法。通过健康教育患者能叙述与疾病和治疗相关的知识，配合治疗。

1. 期待疗法　用于病变轻微、无症状或症状轻微者。可定期随访；采用前列腺素合成酶抑制剂（吲哚美辛、萘普生、布洛芬等）对症处理病变引起的轻微经期腹痛。有生育要求者应进行不孕症的相关检查，如子宫输卵管造影或输卵管通畅试验，特别是行腹腔镜下输卵管通液检查或镜下对轻微病灶进行处理，解除输卵管粘连扭曲，促使其尽早受孕。一旦妊娠，异位内膜病灶坏死萎缩，分娩后症状可缓解并有望治愈。保守治疗期间若患者症状和体征加重，应改用积极的治疗方法。

2. 药物治疗　性激素治疗的主要目的是抑制雌激素合成，使异位种植的子宫内膜萎缩，阻断下丘脑-垂体-卵巢轴的刺激和出血周期。适用于有慢性盆腔痛、经期痛经症状明显、有生育要求及无卵巢囊肿形成患者。采用性激素治疗导致患者假孕或假绝经（即较长时间闭经）已成为临床上治疗子宫内膜异位症的常用方法。但对较大的卵巢子宫内膜异位囊肿，特别是卵巢包块性质尚未明确者则不宜用性激素治疗。目前临床采用的各种性激素治疗疗效相似。

（1）口服避孕药　避孕药为低剂量高效孕激素和炔雌醇的复合片。是最早用于治疗子宫内膜异位症的激素类药物，直接作用于子宫内膜和异位内膜，导致内膜萎缩和经量减少。每日 1 片，长期连续服用避孕药 6~9 个月造成类似妊娠的人工闭经，称假孕疗法。此疗法适用于轻度子宫内膜异位症。

（2）孕激素　单独使用人工合成高效孕激素，抑制垂体促性腺激素分泌，造成无周期性的低雌激素状态，并与内源性雌激素共同作用，造成高孕激素性闭经和内膜蜕膜化，形成假孕，一般应持续应用 6 个月。药物的副反应有恶心、体重增加、水钠潴留、不规则点滴出血等。一般停药数月后，月经恢复正常，痛经缓解。

（3）孕激素受体水平拮抗剂　米非司酮有较强的抗孕激素作用，可造成闭经使病灶萎缩，副反应轻，也没有骨丢失的危险，但长期疗效有待证实。

（4）孕三烯酮　是 19-去甲睾酮甾类药物，可降低体内雌激素水平，使异位内膜萎缩、吸收，是一种假绝经疗法。此药在血浆内半衰期长达 28 小时，每周仅需用药两次，于月经第一日开始服药，连续用药 6 个月。服药后 50%~100%患者发生闭经，症状缓解率达 95%以上。孕三烯酮治疗子宫内膜异位症的疗效与达那唑相近，但副反应远较达那唑低，对肝功能影响较小，很少因转氨酶过度升高而中途停药，且用药量少、方便。孕妇忌服。

（5）达那唑　为合成的 17α-乙炔睾酮衍生物，抑制 FSH、LH 峰，直接抑制卵巢类固醇激素的合成，增加雌、孕激素的代谢，直接与子宫内膜的雌、孕激素受体结合，抑制内膜细胞增生，导致子宫内膜萎缩而闭经。因 FSH、LH 呈低水平，又称假绝经疗法。适用于轻度及中度子宫内膜异位症痛经明显的患者。从月经第一日开始，持续用药 6 个月。若痛经不缓解或不出现闭经时，可加大剂量。疗程结束后约 90%的患者症状消失。副反应有恶心、体重增加、乳房缩小、痤疮、皮脂增加、多毛、头痛、潮热、性欲减退、肌痛性痉挛等。达那唑大部分在肝内代谢，已有肝功能损害者不宜服用，也不宜用于高血压、心力衰竭、肾功能不全、妊娠等患者。患者一般在停药后 4~6 周月经恢复，但此时内膜仍不健全，月经恢复正常 2 次后再考虑受孕为宜。

（6）促性腺激素释放激素激动剂（GnRH-α） 为人工合成的十肽类化合物，其作用与体内的 GnRH 相同，能促进垂体细胞释放 LH 和 FSH，使垂体分泌的促性腺激素减少，导致卵巢分泌的激素显著下降，出现暂时性闭经，故称此疗法为“药物性卵巢切除”。目前临床上应用的多为亮丙瑞林缓释剂或戈舍瑞林缓释剂。用法为月经第 1 日皮下注射亮丙瑞林或皮下注射戈舍瑞林，以后每隔 28 日再注射 1 次，共 3~6 次。一般在用药第 2 个月后出现闭经。主要副反应为雌激素过低引起的潮热、阴道干燥、性欲减退及骨质丢失等绝经症状，骨质丢失通常在停药后一年左右逐渐恢复正常。

3. 手术治疗 药物治疗无效、症状加重、未能怀孕以及卵巢子宫内膜异位囊肿较大、迫切希望生育的患者应接受手术治疗。腹腔镜手术是首选治疗方法，目前认为以腹腔镜确诊、手术治疗与药物治疗为子宫内膜异位症治疗的金标准。腹腔镜下可清除病灶、电凝、激光、汽化破坏病灶、分离粘连、卵巢子宫内膜异位囊肿穿刺抽液后注入无水乙醇、卵巢囊肿剔除和卵巢成形术及卵巢、输卵管和子宫切除术等。开腹手术适用于粘连严重、病灶广泛、巨大卵巢子宫内膜异位囊肿者。

（1）保留生育功能的手术 适用于年轻、有生育要求、药物治疗无效者。切净或破坏所有可见的异位内膜病灶，保留子宫、一侧或双侧卵巢，至少保留部分卵巢组织。术后复发率约 40%。

（2）保留卵巢切除子宫的手术 切除盆腔内病灶及子宫，保留至少一侧或部分卵巢。适用于Ⅲ、Ⅳ期患者及症状明显且无生育要求的 45 岁以下患者，术后复发率约 5%。

（3）根治性手术 切除子宫、双侧附件及盆腔内所有异位灶，达到根治的目的。适用于 45 岁以上重症患者。术后不用雌激素补充治疗者，几乎不复发。双侧卵巢切除后体内残留的部分病灶将逐渐自行萎缩直至消失。

4. 药物与手术联合治疗 手术治疗前先用药物治疗 3~6 个月，使子宫内膜异位灶缩小、软化，有利于缩小手术范围和手术操作。对于手术不彻底或术后疼痛不能缓解者，术后至少给予 3~6 个月的药物治疗推迟复发。

5. 不孕的治疗 药物治疗对改善生育状况几乎无帮助。腹腔镜手术能提高妊娠率，治疗效果取决于病变的程度。希望妊娠者术后不宜应用药物巩固治疗，应行促排卵治疗，尽早妊娠。两年内不能妊娠者，再妊娠机会很小。

五、护理诊断和医护合作性问题

1. 疼痛 与子宫内膜异位症引起的痛经有关。
2. 焦虑 与担心不孕以及治疗效果有关。
3. 知识缺乏 缺乏疾病及治疗相关知识。

六、计划与实施

（一）预期目标

1. 患者通过药物治疗或手术治疗痛经缓解，学习、工作和生活不受影响。

2. 患者焦虑减轻，能面对现实，主动寻求助孕方法。

3. 患者能叙述与疾病和治疗相关的知识。

（二）护理措施

1. 非手术疗法患者的护理　无论假孕疗法还是假绝经疗法，都需要长期服药。药物的种类较多，副作用也不同，有的副反应2~3个月后减轻，有的在治疗停止后恢复正常，护士应提醒患者不必过分担心副反应的出现，不要随便停药，也不要因为症状稍有减轻而自行停药。应遵医嘱，坚持服药。药物治疗虽不能根治疾病，但可以减轻症状，为手术做准备，减少盆腔粘连，增大手术切净的机会。

2. 手术患者的护理　按开腹手术或腹腔镜手术常规进行术前准备，术后注意预防出血。指导伤口护理、术后性生活及随诊时间。有生育要求的患者，在治疗一段时间后，应积极采取助孕方法，争取在手术后半年到一年内受孕。

3. 预防巧克力囊肿扭转或破裂　巧克力囊肿在剧烈运动或过度充盈时会发生扭转或破裂。护士应指导患者定期进行盆腔B超随诊，观察巧克力囊肿的大小变化，若迅速增大，则准备手术治疗。嘱患者避免剧烈运动，若出现突发的剧烈腹痛，如绞痛、大汗淋漓，可能为囊肿扭转，应及时就诊，准备手术。月经期，由于囊肿过度充盈，张力较大，易发生破裂，应嘱患者在经期密切观察病情。若出现腹部压痛、反跳痛等腹膜刺激征或伴有不同程度休克，需立即手术。护士应准备好抢救物品和药物，以备急救使用。情况紧急时，迅速做好配血、备皮、建立静脉通道等手术前准备，为抢救患者生命赢得时间。

4. 预防　女性在经期应尽量避免剧烈的活动，防止体位和腹压变化引起经血逆流。应避免在经期进行宫腔内的操作，避免在经期性交，以免脱落的子宫内膜经输卵管进入盆腔，减少发病因素。及时发现并治疗引起经血潴留的疾病，如先天性生殖道畸形、闭锁、狭窄和继发性宫颈粘连、阴道狭窄。

口服避孕药者子宫内膜异位症发病风险降低，与避孕药抑制排卵、促使子宫内膜萎缩有关，有高发家族史、容易带器妊娠者可选择口服药物。

防止医源性内膜异位种植，尽量避免多次的宫腔手术操作。进入宫腔内的经腹手术，特别是孕中期剖宫取胎术，均应用纱布垫保护好子宫切口周围术野，以防宫腔内容物溢入腹腔或腹壁切口；缝合子宫壁时避免缝线穿过子宫内膜层；关腹后应冲洗腹壁切口。月经来潮前禁作输卵管通畅试验，以免将内膜碎屑推入腹腔。宫颈及阴道手术如冷冻、电灼、激光和微波治疗以及整形手术等均不宜在经前进行，否则有导致经血中内膜碎片种植于手术创面的危险。人工流产吸宫术时，宫腔内负压不宜过高，以免突然将吸管拔出使宫腔血液和内膜碎片随负压被吸入腹腔。

5. 健康指导　子宫内膜异位症虽然是良性疾病，但是痛经、不孕、复杂的治疗方案、治疗失败、复发等造成患者身心痛苦。子宫内膜异位症患者的治疗方案比较复杂，每个患者的治疗方法都不同。因此，护士应通过个体化的健康教育使患者充分了解自己的疾病及治疗方案，树立治疗的信心，以达到最佳的治疗效果。利用一切机会向患者讲解有关疾病的知识，药物治疗及手术治疗的适应证和最佳时机，讲解手术的方法和手术前后的注意事项。讲解定期随访的意义、目的和时间。

七、护理评价

经过药物或手术治疗，患者的痛经程度有所缓解，能够正常地生活、学习、工作。掌握疾病及其治疗的相关知识，积极配合治疗，按医嘱服药，有生育要求者主动寻求助孕方法，接受手术治疗者顺利度过围手术期。

第二节　子宫腺肌病患者的护理

一、概述

子宫腺肌病是指子宫内膜腺体和间质侵入子宫肌层的良性病变，它与子宫内膜异位症在病理上有相似之处，但发病机制、临床表现和处理原则并不相同。它多见于30~50岁经产妇，约15%同时合并子宫内膜异位症，约50%合并子宫肌瘤。

二、发病机制

在正常情况下，子宫内膜基底层有阻止内膜向肌层内生长的能力，当体内雌激素水平增高时，子宫内膜过度增生并向肌层内扩散。因此，有人认为此病与高雌激素的刺激有关。另外妊娠分娩时的创伤、过度刮宫均可增加内膜碎片进入肌层的机会，因此腺肌病多见于经产妇或有多次刮宫史的患者。

三、病理变化

异位内膜在子宫肌层多呈弥漫性生长，累及后壁居多，子宫均匀增大并且较硬、呈球形，一般不超过12周妊娠子宫大小。剖开子宫壁可见其肌层明显增厚且硬，肌壁中见到粗厚的肌纤维带和微囊腔，腔中偶可见有陈旧性血液。镜检特征为肌层内有呈岛状分布的异位内膜腺体及间质。

四、护理评估

（一）健康史　子宫腺肌病好发于40岁以上的妇女，有多次妊娠分娩或过度刮宫史。生殖道阻塞，如单角子宫、宫颈阴道不通或有子宫无阴道的先天性畸形等，常同时合并腺肌病，在评估时要注意了解患者的生育史及月经情况。

（二）临床表现

1. 症状

（1）痛经　继发性痛经并进行性加重是子宫腺肌病的常见症状。疼痛位于下腹正中，常于经前一周开始，直至月经结束。月经过后或绝经后异位内膜逐渐萎缩而痛经消失，但有一些患者并无痛经。

（2）月经过多或经期延长　这可能由于：①子宫增大，内膜表面面积增大；②卵巢功能失调，雌激素水平高，促使月经增多；③子宫肌层进行性肥大，收缩乏力致子宫出血过多。

（3）子宫增大　腺肌病的子宫大小常随月经周期而改变，经前及经期因异位充血肿胀，子宫增大明显，经后子宫又稍有缩小。

2. 体征　妇科检查时子宫均匀增大或有局限性隆起，质硬而有压痛。

（三）辅助检查　子宫腺肌病的诊断，主要根据临床症状和体征，影像学检查B超、CT有一定帮助，可酌情选择。组织病理学检查可确诊。

（四）社会心理评估　子宫腺肌病患者饱受痛经的折磨，加上月经不正常引起的贫血，使患者的学习、生活和工作均受到影响，当需要切除子宫时，她们又担心切除子宫是否会导致男性化或影响性生活。

（五）治疗原则　根据患者症状、年龄和生育要求选择治疗方法。

1. 药物治疗　子宫腺肌病患者如年轻有生育要求、症状不重、接近绝经者可进行药物治疗，服用达那唑、孕三烯酮或GnRH-α，均可以缓解症状。

2. 手术治疗

（1）子宫切除　症状严重或保守治疗无效的患者可行子宫切除术。卵巢是否保留取决于卵巢有无病变和患者年龄，年轻或未绝经的患者，可保留卵巢；绝经后或合并严重子宫内膜异位症者，可行双卵巢切除术。子宫切除术后症状可基本消失。

（2）保守手术　若患者年轻且要求保留生育功能时可作保守手术，如可行小病灶挖除术或子宫肌壁楔形切除术，保守手术可明显减轻症状并增加妊娠概率。经腹腔镜骶前或骶骨神经切除术也可治疗痛经，约80%患者术后疼痛消失或缓解。

五、护理诊断和医护合作性问题

1. 疼痛　与子宫腺肌病引起的痛经有关。

2. 焦虑　与担心手术切除子宫，害怕疼痛有关。

六、计划与实施

1. 预期目标　患者接受手术治疗，痛经缓解。

2. 护理措施　同子宫全切患者手术前后的护理。

3. 健康指导　医护人员避免过度刮宫，减少内膜碎片进入肌层的机会。当有生殖道阻塞疾病时，如残留子宫与宫颈阴道不通或有子宫但无阴道的先天畸形，应积极治疗，实施整形手术。对实施保守手术治疗的患者，应指导其术后半年受孕。

七、护理评价

患者在接受子宫切除手术后，症状基本消失，随诊情况较好。

（赵　红）

第十八章　女性盆底功能障碍性疾病患者的护理

关键词

pelvic floor dysfunction	盆底功能障碍
uterine prolapse	子宫脱垂
cystocele	膀胱膨出
urethrocele	尿道膨出
stress urinary incontinence，SUI	压力性尿失禁
rectocele	直肠膨出
enterocele	肠膨出
urinary fistula	尿瘘
fecal	粪瘘

盆底肌肉群、筋膜、韧带及其神经构成复杂的盆底支持系统，其互相作用和支持以维持盆腔脏器的正常位置。盆底功能障碍，又称盆底缺陷，是各种病因导致的盆底支持薄弱，进而盆底脏器移位，连锁引发其他盆腔器官的位置和功能异常。

第一节　盆腔器官脱垂患者的护理

女性生殖器官由于退化、创伤等因素，导致其盆底支持薄弱，是女性生殖器官与邻近的脏器发生移位，临床上表现为子宫脱垂、阴道前后壁膨出等疾病。

一、子宫脱垂患者的护理

（一）概述　子宫从正常位置沿阴道下降，宫颈外口达坐骨棘水平以下，甚至子宫全部脱出于阴道口以外，称子宫脱垂。

（二）病因

1. 分娩损伤　是发病的主要原因，分娩过程中软产道及其周围的盆底组织极度扩张，肌纤维拉长或撕裂，特别是第二产程延长和助产手术分娩所导致的损伤。

2. 产褥期早期体力劳动　分娩后支持子宫的筋膜和韧带一般需 6 周才能恢复，如产后产妇过早参加体力劳动，尤其是重体力劳动，致使腹压增加，从而盆底组织张力的恢复，导致未复旧的子宫有不同程度的下移。

3. 长时间腹压增加　如慢性咳嗽、便秘、经常重体力劳动等可加重或加快发生子宫脱垂。

4. 盆底组织发育不良或退行性变　盆底组织先天发育不良和绝经后雌激素减低、盆底组织退行性变均可引起子宫支持组织疏松薄弱。

（三）护理评估

1. 健康史　询问患者病史及起病原因　询问患者分娩情况，有无慢性疾病如慢性咳嗽或长期便秘，是否从事长期站立或重体力工作。

2. 临床表现

（1）评估患者有无疼痛及异物脱出感　病情稍严重者可有下坠感及腰骶部疼痛，长期站立和行走后加重；严重者站立时外阴有物脱出，多数平卧可还纳，脱出物摩擦较严重会出现溃疡，有痛感。

（2）评估患者有无排便异常　有些患者伴有小便困难或腹压增加时有尿溢出，大便困难，常需指压阴道后帮助排泄。

3. 辅助检查

（1）指压试验　判断是否合并压力性尿失禁，嘱患者不解小便，取膀胱截石位，观察患者咳嗽时有无尿液溢出，若见尿液不自主溢出时，检查者用食、中指分别轻压尿道两侧，再嘱患者咳嗽，若尿液不再溢出，提示患者有压力性尿失禁。

（2）尿动力学测定　明确膀胱功能情况。

（3）妇科检查评估　根据子宫下降的程度，将子宫脱垂分为3度（图18-1）。Ⅰ度：轻型为宫颈外口距处女膜缘少于4cm，但未达处女膜缘；重型为宫颈已达处女膜缘，但未超出该缘。Ⅱ度：轻型为宫颈已脱出于阴道口，但宫体尚在阴道内；重型为宫颈及部分宫体脱出于阴道口外。Ⅲ度：子宫颈与子宫体全部脱出于阴道口外。另外，国际上通常采用POP-Q（pelvic organ prolapse quantitation，POP-Q）分类法。

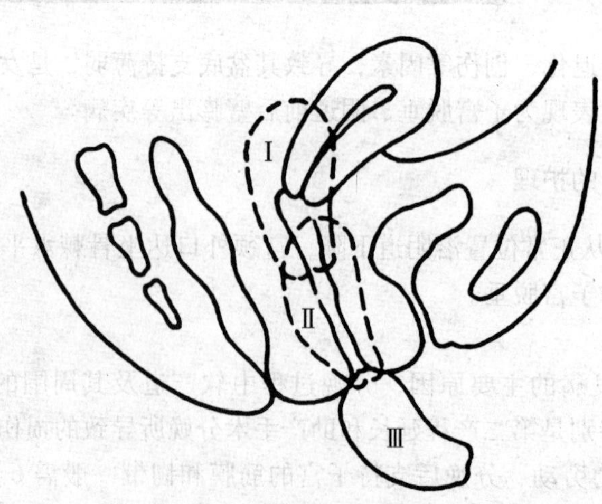

图18-1　子宫脱垂分度

4. 心理社会评估　由于长期的子宫脱出使患者行动不便，不能正常地生活和工作，患者常出现焦虑和低落的情绪，不愿与他人交往。

5. 治疗原则　因人而异，以安全、简单、有效为原则。

（1）非手术治疗　病情Ⅰ、Ⅱ度者和年老不能耐受手术及有生育要求的患者可采用非手术治疗。

1）一般治疗和支持　加强营养，合理安排工作和休息；积极治疗引起长期腹压增加的疾病如慢性咳嗽、便秘、腹腔巨大肿瘤等；避免重体力劳动；加强盆底肌肉的锻炼。

2）子宫托治疗　是对于不宜手术患者有效便捷的方法，是一种支持子宫和阴道壁并使其维持在阴道内而不脱出的工具，常用的有喇叭形和环形。重度子宫脱垂伴盆底肌肉明显萎缩以及宫颈、阴道壁有炎症、溃疡者不宜使用。

（2）手术治疗　非手术治疗无效者或Ⅱ、Ⅲ度均可行手术治疗。手术原则为恢复正常子宫解剖位置或切除子宫及阴道壁多余黏膜，缝合修补盆底肌肉，特别是提肛肌，重建会阴体，合并中度以上压力性尿失禁应同时行膀胱颈悬吊手术或悬吊带术。要根据年龄、生育要求及全身健康状况，治疗应个体化。主要手术方式有：①曼式手术（包括阴道前后壁修补、主韧带缩短及宫颈部分切除术）；②经阴道子宫全切除及阴道前后壁修补术；③阴道封闭术；④子宫悬吊术。

（四）护理诊断和医护合作问题

1. 焦虑　与长期的子宫脱出影响正常生活及不能预料手术效果有关。

2. 组织完整性受损　与子宫脱垂后子宫颈、体及阴道前后壁摩擦所致的糜烂、溃疡有关。

3. 有感染的危险　与摩擦所致的溃疡有关。

4. 知识缺乏　缺乏相关知识。

（五）计划与实施

1. 预期目标

（1）患者能表达焦虑的原因，并能有效应对，焦虑程度减轻。

（2）患者学会应对方法，无新溃疡出现，且旧溃疡逐渐愈合。

（3）在治疗期间，患者未出现感染症状，表现为生命体征、血常规正常。

（4）患者了解相关知识及预防措施。

2. 护理措施

（1）一般护理　引起溃疡的患者应予外用药物治疗，待溃疡面愈合后方可手术治疗。加强营养，嘱患者卧床休息，教会患者做缩肛运动，用力收缩盆底肌肉3秒以上后放松，每日3次，每次10~15分钟，以增强盆底肌肉、肛门括约肌张力。

（2）心理护理　该病患者多为年老女性，不重视自身疾病的发展，担心医疗费用及治疗效果，造成病情非常严重后方来就医。因此护士要做好疾病相关知识的宣教工作，让患者及家属了解手术治疗的必要性，向他们讲解手术方法和术后注意事项，消除紧张情绪，建立治疗信心，积极配合治疗。

（3）放置子宫托

1）详细教习放置方法 ①放托：将手洗净，患者蹲下，两腿分开，一手握托柄，使托盘呈倾斜为进入阴道口内，然后将托柄边向内推边向前旋转，直至托盘达宫颈。②取托：以手指捏住托柄，上下左右轻轻摇动，待负压消除后，向后外方向牵拉，即可自阴道内滑出。

2）选择合适的型号 放置后不脱出又无不适感为宜。

3）保持子宫托和阴道的清洁，月经期和妊娠期停止使用。子宫托应在每晨起床后放入，每晚睡前取出，并洗净放置于清洁杯内备用，避免放置过久压迫生殖道而致糜烂、溃疡，甚至坏死造成生殖道瘘。

4）放置前阴道应有一定水平的雌激素作用。绝经后妇女可选用雌激素霜剂，一般在应用子宫托前4~6周开始使用，并在放托的过程中长期使用。

5）复查 放置子宫托后分别于1、3、6月时到医院检查1次，以后每3~6个月复查1次。

（2）手术治疗 围手术期护理同阴式手术护理，但老年人较多，应加强安全护理。

3. 健康宣教 患者应加强营养，适当安排休息和工作，避免重体力劳动及提重物，经常保持大便通畅，积极治疗慢性咳嗽。

（六）护理评价

患者能表达焦虑的原因，并能有效应对，焦虑程度减轻。患者学会应对方法，无新溃疡出现，且旧溃疡逐渐愈合。在治疗期间，患者未出现感染症状，表现为生命体征、血常规正常。患者了解相关知识及预防措施。

二、阴道前壁膨出患者的护理

（一）概述 阴道前壁膨出多因膀胱和尿道膨出所致，以膀胱膨出常见，常伴有不同程度的子宫脱垂。阴道前壁膨出可单独存在，或同时合并阴道后壁膨出。

（二）病因 阴道前壁主要由耻骨尾骨肌、膀胱宫颈筋膜和尿生殖膈的深筋膜支持。分娩时，这些韧带、筋膜和肌肉撕裂，特别是膀胱宫颈筋膜、阴道前壁及其周围的耻骨尾骨肌损伤，产后过早参加体力劳动，未能很好恢复，使膀胱底部失去支持力，和膀胱紧连的阴道前壁向下膨出，在阴道口或阴道口外可见，称膀胱膨出。若支持尿道的膀胱宫颈筋膜受损严重，尿道紧连的阴道前壁下1/3以尿道口为支点向下膨出，称尿道膨出。

（三）护理评估

1. 健康史 询问患者病史及起病原因 询问患者分娩情况及是否产后过早从事体力劳动等。

2. 临床表现

轻者无症状。重者自述阴道内有肿物脱出，伴腰酸、下坠感。阴道脱出肿物在休息时小，站立过久或活动过度时增大。膀胱难于排空小便时，有残余尿存在，易发生膀胱炎，患者可有尿频、尿急、尿痛等症状。重度膀胱膨出多伴有尿道膨出，此时，常伴有压力性尿失禁症状，如尿道膀胱后角明显呈角度改变，可导致排尿困难，需用手将阴道前壁向上抬起方能排尿。

3. 辅助检查

（1）指压试验　判断是否合并压力性尿失禁，嘱患者不解小便，取膀胱截石位，观察患者咳嗽时有无尿液溢出，若见尿液不自主溢出时，检查者用食、中指分别轻压尿道两侧，再嘱患者咳嗽，若尿液不再溢出，提示患者有压力性尿失禁。

（2）尿动力学测定　明确膀胱功能情况

（3）体征检查　可见阴道前壁呈球状膨出，阴道口松弛，膨出膀胱柔软，该处阴道壁黏膜皱襞消失，如反复摩擦，可发生溃疡。

临床分为3度，以屏气下膨出最大程度来判定。

Ⅰ度：阴道前壁形成球状物，向下突出，达处女膜缘，但仍在阴道内。

Ⅱ度：阴道壁展平或消失，部分阴道前壁突出于阴道口外。

Ⅲ度：阴道前壁全部突出于阴道口外。

4. 心理社会评估　患者由于长期的疾病困扰，影响了正常的生活，患者常出现情绪低落和自卑感，甚至交往障碍。

5. 治疗原则　无症状的轻度患者不需治疗。有症状的患者应行阴道前壁修补术，合并压力性尿失禁者应充分估计单纯阴道前壁修补术能否得到预期治疗效果。中度以上压力性尿失禁时，应同时行膀胱颈悬吊手术或悬吊带术。

（四）护理诊断和医护合作问题

1. 焦虑　与脱出物长期影响正常生活及不能预料手术效果有关。

2. 慢性疼痛　与脱出物牵拉引起腰骶部酸胀有关。

3. 排尿型态改变　与疾病和相关手术有关。

（五）计划与实施

1. 预期目标

（1）患者能表达焦虑的原因，并能有效应对，焦虑程度减轻。

（2）患者学会应对减轻疼痛的方法，出院后疼痛消失。

（3）患者在治疗后，无排尿困难及泌尿刺激症状。

2. 护理措施

（1）一般护理　加强患者营养，注意多卧床休息，教会患者做增强盆底肌肉、肛门括约肌张力的锻炼。

（2）心理护理　该病患者由于长期受疾病折磨，往往情绪低落，且容易烦躁，因此护士要注意说话语气温和，在治疗操作过程中理解、关心患者，同时做好疾病相关知识的宣教工作，让患者及家属了解治疗的必要性，向他们讲解手术方法和术后注意事项，消除紧张情绪，建立治疗信心，积极配合治疗。

（3）手术护理　围手术期护理同阴式手术护理，行阴道前壁修补术后一般需保留尿管3日。

3. 健康宣教　患者应加强营养，适当安排休息和工作，避免重体力劳动及提重物。

（六）护理评价　患者能说出减轻焦虑的措施，并能积极应对。患者主诉疼痛消失。患者自述无排尿困难及泌尿刺激症状。

三、阴道后壁膨出患者的护理

（一）概述　阴道后壁膨出常伴有直肠膨出。后壁膨出可单独存在，也可合并前壁膨出。

（二）病因　阴道分娩时损伤是其主要原因。分娩后，若受损的耻尾肌、直肠、阴道筋膜或尿生殖膈等盆底支持组织未能修复，直肠向阴道后壁中段逐渐膨出，在阴道口能见到膨出的阴道后壁黏膜，称直肠膨出。便秘、排便时用力屏气、某些手术如痔切除、瘘切除修补术后及老年女性盆底肌肉及肛门内括约肌肌力弱均可导致或加重直肠膨出。耻尾肌纤维损伤严重可形成直肠子宫陷凹疝，阴道后穹隆向阴道内脱出，甚至脱出至阴道口外，内有小肠，称肠膨出。

（三）护理评估

1. 健康史　询问患者病史及起病原因　询问患者分娩情况，有无慢性疾病如慢性咳嗽或长期便秘，是否某些手术史如痔切除、瘘切除修补术。

2. 临床表现　阴道后壁黏膜在阴道口刚能看到者，多无不适。阴道后壁明显凸出于阴道口有外阴异物感（脱出物与衣服摩擦）。重者有下坠感、腰酸痛、便秘和排便困难。

3. 辅助检查　体征检查：可见阴道后壁黏膜呈球状物膨出，阴道松弛，多伴有陈旧性会阴裂伤。肛门检查手指向前方可触及向阴道凸出的直肠，呈盲袋；若无盲袋的感觉，可能仅为阴道后壁黏膜膨出。阴道后壁有两个球状突出时，位于阴道中段的球形膨出为直肠膨出，而位于后穹隆部的球形突出是肠膨出，指诊可触及疝囊内的小肠。肠膨出患者必要时可行钡灌肠等检查。

4. 临床分度　分为3度，以屏气下膨出最大程度来判定。

Ⅰ度：阴道后壁达处女膜缘，但仍在阴道内。

Ⅱ度：阴道后壁部分脱出阴道口。

Ⅲ度：阴道后壁全部脱出阴道口外。

Baden-Walker 的盆腔器官膨出的阴道半程系统分级法（halfway system）分度如下。

Ⅰ度：阴道后壁的突出部下降到了距处女膜的半程处。

Ⅱ度：阴道后壁突出部位到达处女膜。

Ⅲ度：阴道后壁突出部位达处女膜以外。

5. 治疗原则　仅有阴道后壁膨出而无症状者，不需治疗。有症状的阴道后壁膨出伴会阴陈旧性裂伤者，应行阴道后壁及会阴修补术。修补阴道后壁，应将肛提肌裂隙及直肠筋膜缝合于直肠前，以缩紧肛提肌裂隙。阴道后壁裂伤严重者，应多游离阴道后壁，将两宫骶韧带缝合，缩窄阴道。

（四）护理诊断和医护合作问题

排便困难　与疾病有关。

（五）计划与实施

1. 预期目标　患者经治疗后，排便困难消失。

2. 护理措施

（1）一般护理　加强患者营养，注意多卧床休息，教会患者做增强盆底肌肉、肛门括约肌张力的锻炼。

（2）手术护理　围手术期护理同阴式手术护理。

3. 健康宣教　患者应加强营养，适当安排休息和工作，避免重体力劳动及提重物。

（六）护理评价　患者自述无排便困难。

第二节　压力性尿失禁患者的护理

一、概述

压力性尿失禁是指当腹压突然增加时（如咳嗽、喷嚏、大笑、提取重物或体位改变时），排尿失去控制，尿液不自主地溢出。国内统计有10%~40%的妇女有不同程度的尿失禁现象，并随年龄的增长发病率不断升高，近年来发病年龄有年轻化趋势。压力性尿失禁的主要原因为盆底解剖结构及位置的改变，即内括约肌功能缺陷和尿道高度移动性。

二、病因

尚未明确，包括妊娠、阴道分娩及分娩损伤、年龄、运动、盆腔内肿物、妇科手术史等因素。此外，增加尿失禁的危险因素包括体重指数过高、家族史、慢性便秘、吸烟等。

三、护理评估

（一）健康史　仔细了解患者的怀孕分娩史、生育次数、难产史、阴道尿道手术外伤史、骨盆内手术史、脑血管病史等。

（二）临床表现　评估患者的溢尿程度　评估患者白天和晚上的排尿次数、有无尿路感染史，溢尿史，根据患者的症状压力性尿失禁可分为轻、中、重度。轻度为仅发生在咳嗽和打喷嚏时，中度为发生在日常活动时，重度为站立时即发生尿失禁。

（三）辅助检查评估

1. 压力试验　患者膀胱充盈时，取膀胱截石位检查。嘱患者咳嗽的同时，观察尿道口。如果每次咳嗽时尿液不自主溢出，则可提示压力性尿失禁。进一步进行指压试验，检查者中示指放入阴道前壁的尿道两侧，指尖位于膀胱与尿道交接处，向前上抬高膀胱颈，再行诱发压力试验，如压力性尿失禁现象消失，则为阳性。

2. 超声检查　可出现尿潴留，输尿管肾盂积水，膀胱容量增大，膀胱结石膀胱肿瘤等。

3. 棉签试验　患者仰卧位，将涂有利多卡因凝胶的棉签置入尿道，使棉签头处于尿道膀胱交界处，分别测量患者在静息时和Valsalva动作（紧闭声门的屏气）时棉签棒与地面之间形成的角度。在静息时和做Valsalva动作时该角度差小于15°为良好结果，说明有良好的解剖学支持；如角度差大于30°，说明解剖学支持薄弱；15°~30°之间，结果不能确定。

4. X线透视下排尿期膀胱尿道造影　根据造影可将压力性尿失禁分为三型：Ⅰ型者尿道后角消失，尿道倾斜角正常；Ⅱ型者尿道后角消失，尿道倾斜角增大；Ⅲ型者腹压增加时膀胱颈部及后尿道开放，并下降。

5. 尿动力学检查　尿动力学检查包括尿流率测定、膀胱测压（膀胱内压、尿道内压、逼尿肌压）、尿道关闭测压，同时可嘱患者咳嗽、改变体位、终止排尿等不同情况进行各种参数测定及图形描述。

6. 妇科检查评估　多数阴道及肛门括约肌较松，可合并膀胱膨出、子宫脱垂及直肠脱垂等。

（四）心理社会评估　压力性尿失禁患者由于长期被疾病侵扰，使其生活质量降低，心理压力增加，且症状随着年龄的增加而增加。生活中控制饮水；睡眠、性生活受到影响；担心咳嗽或打喷嚏时引起尿失禁；外出时最关心的是厕所位置，常消沉压抑、丧失自信、甚至不能胜任家务，引发家庭矛盾。

（五）治疗原则　包括非手术治疗和手术治疗

1. 非手术治疗　用于轻、中度压力性尿失禁治疗和手术治疗前后的辅助治疗。非手术治疗包括盆底肌肉锻炼、盆底电刺激、膀胱训练、尿道周围填充物注射、α-肾上腺素能激动剂和雌激素替代药物治疗。非手术治疗患者有30%~60%可改善症状。

2. 手术治疗　经过非手术治疗无效的患者及严重压力性尿失禁患者均可采用手术治疗。手术的目的是提升膀胱颈的位置，支撑尿中段，增加尿道阻力，手术方法有100种以上，一般来说首次手术的疗效优于反复手术的疗效。目前常用的手术方法主要分三类：阴道耻骨后尿道固定悬吊术、无张力阴道带尿道悬吊术和耻骨阴道吊带术。

四、护理诊断与医护合作问题

1. 焦虑　与疾病造成的生活质量下降有关。
2. 自尊紊乱　与溢尿带来的异味有关。
3. 排尿型态异常　与疾病及手术有关。
4. 有皮肤完整性受损的危险　与溢尿时尿液刺激皮肤有关。
5. 有感染的危险　与长期溢尿及手术有关。
6. 知识缺乏　缺乏疾病及术后相关知识。

五、计划与实施

（一）预期目标

1. 患者压力得到缓解，积极治疗，生活质量得到改善。
2. 患者学会应对方式，情绪稳定，配合治疗。
3. 患者通过训练，控尿能力得到改善。
4. 治疗期间患者皮肤完好，无破损出现。
5. 治疗期间患者未出现感染症状，表现为生命体征及血白细胞均正常。
6. 患者了解相关知识，能充分配合治疗。

（二）护理措施

1. 心理护理　由于长期以来对生活质量的影响，她们渴望手术的成功，但又非常担心手术效果不满意。护理人员在主动接近患者的同时，对她们给予理解，获得她们的信任。使用温和的语言，耐心地让患者充分述说自己的担忧、感知、心情。在舒适、温馨的环境里对患者进行行为、心理的健康指导，安抚患者的情绪，缓解患者压力。指导患者有病及早就医，轻、中度时可行非手术治疗，改善症状，提高生活质量。

2. 加强盆底锻炼　做肛门及会阴收紧后放松的动作，加强盆底肌肉及尿道肌肉的张力，使尿道伸长，尿道阻力增加膀胱颈部上升，增加控制尿液的能力。目的在于加强盆底肌肉及尿道周围肌肉的张力，改善近端尿道及膀胱颈周围的支撑，适应于轻、中度患者。目前治疗方法包括：盆底肌肉锻炼、生物反馈、电刺激治疗、磁场刺激、药物治疗等。

（1）盆底肌肉锻炼　让患者有意识地对盆底肌肉进行重复、选择性地自主收缩和放松，以恢复衰弱的盆底肌，加强控制排尿的能力。每次进行 3 秒钟后放松，连续 15 分钟，4~6 周 1 个疗程。

（2）生物反馈　是一种行为训练技术，通过不易被觉察的肌肉生理活动给视觉或听觉信号，并反馈给患者，使患者确实感觉到肌肉运动，并学会如何改变和控制生理过程。使用中应对被监测的生理参数（如压力、流速、肌电图）、测量方法及信号显示方式（如光、声、电刺激）加以说明。对患者体位、每次训练的时间、间隔、每疗程的训练次数及疗程的长度等加以说明。

（3）电刺激治疗　通过放置在肛门或阴道内的探头传递不同的电流，刺激盆底肌肉和神经，增加盆底肌强度及力量，加强对尿道和膀胱颈的支撑，增加尿道关闭压，改善症状。每日 2 次，共 12 周。方法简便，有一定疗效。

（4）磁场刺激治疗　通过磁脉冲刺激会阴周围组织，引起盆底肌肉收缩达到治疗目的。

（5）雌激素　雌激素可增加尿道平滑肌对 α-肾上腺素能刺激的敏感性，提高尿道括约肌的作用，增强尿道黏膜与黏膜下血管的密闭作用。绝经后出现症状者可使用，以阴道用药为主。

3. 围手术期护理（同妇科常规手术）

（1）术前护理　与医生配合完善术前相关检查及化验　尿失禁的种类很多，因此术前确诊对手术方式选择及治疗效果很重要。因此要向患者及家属交待检查的项目及相关注意事项。

（2）术后护理

1）因老年患者居多，术后应严密监测生命体征及做好内科合并症的护理。

2）术后第 2 日晨拔除尿管，但行阴道前壁修补术者需保留尿管 48~72 小时。

3）拔除尿管后，嘱患者适量饮水，尽早排小便。4 小时仍未排便者需评估原因并通知医生，遵医嘱插尿管。排出小便者，于当日下午 B 超下测残余尿量，小于 100ml 为合格。不合格者需重置尿管。排尿不畅者可口服尿感宁或加以针灸治疗。

4）预防感染　遵医嘱使用抗生素，每日冲洗会阴 2 次。

5）使用生物合成吊带的患者注意排异反应。

（三）健康指导　术后，压力性尿失禁患者术后据统计，随诊 3 个月 ~1 年，以患者主观感觉为评判标准，（治愈：强腹压增加下无不自主溢尿；改善：腹压下不自主漏尿减少

50%以上；无效：症状同于以往）无论何种手术方式均存在不同的治愈率、改善率，且随时间的推移而降低。因此，术后仍要注意预防，避免复发。

六、护理评价

患者压力得到缓解，积极治疗，生活质量得到改善。患者学会应对方式，稳定情绪，配合治疗。患者通过训练，控尿能力得到改善。治疗期间患者皮肤完好，无破损出现，患者未出现感染症状，表现为生命体征及血白细胞均正常。

第三节 生殖道瘘患者的护理

生殖道瘘指由于各种原因导致生殖器官与其毗邻器官之间形成的异常通道。临床上以尿瘘最常见，其次为粪瘘（图 18-2）。

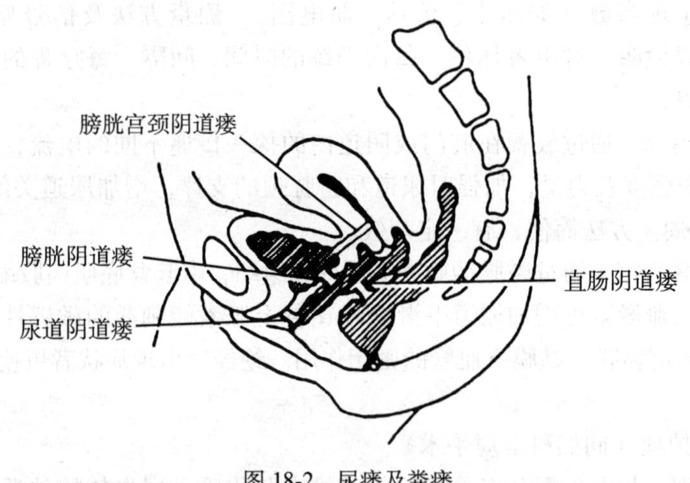

图 18-2 尿瘘及粪瘘

一、尿瘘

（一）概述　指生殖道与泌尿道之间有异常通道，尿液自阴道排出，不能控制，尿瘘可以发生在生殖道与泌尿道之间的任何部位，最常见为膀胱阴道瘘、尿道阴道瘘、膀胱尿道阴道瘘、膀胱宫颈瘘、膀胱宫颈阴道瘘及输尿管阴道瘘。

（二）病因和发病机制　导致泌尿生殖道瘘的原因很多，多为损伤所致。常见病因为产伤和盆腔手术损伤。

1. 产伤　多发生在经济、医疗条件落后的地区。根据发病机制分为①坏死型尿瘘：由于骨盆狭窄、胎儿过大或胎位异常所致头盆不称，产程延长，特别是第二产程延长者，阴道前壁、膀胱、尿道被挤压在胎头和耻骨联合之间，导致局部组织缺血坏死形成尿瘘；②损伤型尿瘘，产科助产手术直接损伤，应用缩宫素不当致宫缩过强，胎头明显受阻，发生子宫破裂并损伤膀胱等。

2. 妇科手术　经腹手术和经阴道手术损伤均有可能导致尿瘘。通常是由于分离组织粘连时伤及输尿管或输尿管末端游离过度导致的输尿管阴道瘘。也可见术中误伤膀胱，造成膀胱阴道瘘。

3. 其他病因　外伤、放射治疗后、膀胱结核、晚期生殖泌尿道肿瘤、子宫托安放不当，局部药物注射治疗等均能导致尿瘘。

（三）护理评估

1. 健康史　了解患者既往史，尤其与肿瘤、结核、接受放射性治疗等相关病史。了解患者有无难产及盆腔手术史，找出患者尿瘘的原因。并了解患者漏尿的时间，评估目前存在的问题。

2. 临床表现

（1）漏尿　为主要症状，尿液不能控制的自阴道流出。根据瘘孔的位置，患者可表现为持续性漏尿、体位性漏尿、压力性尿失禁或膀胱充盈性漏尿等，如较高位的膀胱瘘孔患者在站立时无漏尿，而平卧时则漏尿不止。瘘孔极小者在膀胱充盈时方漏尿。一侧输尿管阴道瘘由于健侧输尿管的尿液进入膀胱，因此在漏尿同时仍有自主排尿。漏尿发生的时间也因病因不同而有区别，坏死型尿瘘多在产后及手术后3～7日开始漏尿。手术直接损伤者术后即开始漏尿。放射损伤所致漏尿发生时间晚且常合并粪瘘。

（2）外阴部不适　局部刺激、组织炎症增生及感染和尿液刺激和浸渍，可引起外阴部痒和烧灼痛。外阴呈湿疹、丘疹样皮炎改变，继发感染后疼痛明显，影响日常生活。如为一侧输尿管下段断裂而致阴道漏尿，由于尿液刺激阴道一侧顶端，周围组织引起增生，盆腔检查可触及局部增厚。

（3）尿路感染　合并尿路感染者有尿频、尿急、尿痛及下腹部不适等症状。

（4）闭经　约15%的尿瘘患者闭经或月经失调，可能与精神创伤有关。

（5）复杂巨大的膀胱尿道阴道瘘，特别是有性生活者，膀胱被用作性交器官，会导致膀胱慢性炎症，炎症向上蔓延至输尿管或肾脏，可有腰痛、肾区叩痛。

3. 辅助检查

（1）亚甲蓝试验　可明确漏孔位置和辨认较小的瘘孔。将200ml亚甲蓝稀释液经尿道注入膀胱，若蓝色液体经阴道壁小孔流出为膀胱阴道瘘，自宫颈口流出为膀胱宫颈瘘，阴道内为清亮尿液则为输尿管阴道瘘。

（2）靛胭脂试验　静脉推注靛胭脂5ml，5～10分钟见蓝色液体自阴道顶端流出者为输尿管阴道瘘。

（3）膀胱镜、输尿管镜检查　了解膀胱容积，黏膜情况，有无炎症、结石、憩室，明确瘘孔的位置，大小、数目及瘘孔和膀胱三角的关系等。由膀胱向输尿管插入输尿管导管或行输尿管镜检查，可以明确输尿管受阻的位置。

（4）静脉肾盂造影　静脉注入76%泛影葡胺20ml，分别于注射后5、15、30、45分钟摄片，根据肾盂、输尿管显影的情况，了解肾脏功能、输尿管通常情况，用于输尿管阴道瘘、结核性尿瘘及先天性输尿管异常的诊断。

（5）肾图　能了解肾功能和输尿管功能情况。

4. 心理社会评估　患者由于漏尿，对生活质量造成严重影响，主要表现为不愿出门及与他人交往，常有无助、自卑和情绪低落，与家人的交流也减少。

5. 治疗原则　手术修补为主要治疗方法。非手术治疗仅限于分娩或手术后1周内发生的膀胱阴道瘘和输尿管小瘘孔，留置导尿管于膀胱内或在膀胱镜下插入输尿管导管，4周至3个月有愈合可能。年老体弱不能耐受手术者，可使用尿收集器。手术治疗要注意时间的选择。直接损伤的尿瘘应尽早手术修补。其他原因所致尿瘘应等3~6个月，待组织水肿消退、局部血液供应恢复正常再行手术。瘘修补失败后至少应等待3个月后再次手术。手术首选经阴道手术，不能经阴道手术或复杂尿瘘者，应选择经腹或经腹-阴道联合手术。

（四）护理诊断和医护合作问题

1. 皮肤完整性受损　与尿液刺激所致外阴皮炎有关。

2. 社交孤立　与长期漏尿，不愿与人交往有关。

3. 身体形象紊乱　与长期漏尿引起精神压力有关。

（五）计划与实施

1. 预期目标

（1）住院期间，患者外阴皮炎得到控制。

（2）患者逐渐恢复正常的人际交往。

（3）患者理解漏尿引起的身体变化，增强治愈的信心。

2. 护理措施

（1）心理护理　护士应了解患者的心理感受，不能因异常的气味而疏远患者；用亲切的言语使患者体会到关爱；避免使用批评和责备的口吻，耐心解释和安慰患者，告诉患者和家属通过手术能使该病痊愈，让患者和家属对治疗充满信心，配合手术；指导家属如何关心、理解患者的感受；让患者感觉到她正与家属、医护人员一起战胜疾病。

（2）适当体位　对有些妇科手术后所致小漏孔的尿瘘患者应留置尿管，并保持正确的体位，使小瘘孔自行愈合。一般采取使瘘孔高于尿液面的卧位。

（3）鼓励患者饮水　由于漏尿，患者往往自己限制饮水量，甚至不饮水，造成酸性尿液，对皮肤的刺激更大。应向患者解释限制饮水的危害，并指出多饮水可以达到稀释尿液，冲洗膀胱的目的，从而减少酸性尿液对皮肤的刺激，缓解和预防外阴皮炎。一般每日饮水不少于3000ml，必要时按医嘱静脉输液，以保证液体入量。

（4）做好术前准备　除按一般外阴阴道手术患者的准备外，应积极控制外阴炎症，为手术创造条件。方法有：术前3~5日每日用1∶5000的高锰酸钾或0.2‰的碘伏液等坐浴；外阴部有湿疹者，可在坐浴后行红外线照射，然后涂氧化锌软膏，使局部干燥，待痊愈后再行手术；对老年妇女或闭经者按医嘱术前半个月给含雌激素的药物，如倍美力或阴道局部使用含雌激素的软膏等，促进阴道上皮增生，有利于术后伤口的愈合；有尿路感染者应先控制感染后再手术；必要时给予地塞米松促使瘢痕软化；按医嘱使用抗生素抗感染治疗；创伤型尿瘘手术应在发现后及时修补或术后3~6月进行；结核或肿瘤放疗所致的尿瘘应在病情稳定1年后择期手术。

（5）术后护理 术后护理是尿瘘修补手术成功的关键。术后必须留置导尿管或耻骨上膀胱造瘘10~14日，并注意避免尿管脱落，保持尿管的通畅，放置输尿管导管者，术后至少留置导尿管1个月。发现阻塞及时处理，以免膀胱过度充盈影响伤口的愈合。拔管前注意训练膀胱肌张力，拔管后协助患者每1~2小时排尿1次，然后逐步延长排尿时间。应根据患者瘘孔的位置决定体位，膀胱阴道瘘的瘘孔在膀胱后底部者，应取俯卧位；瘘孔在侧面者应健侧卧位，使瘘孔居于高位，减少尿液对修补伤口处的浸泡。术后患者每日补液不少于3000ml，目的是增加尿量，达到膀胱冲洗的目的，防止发生尿路感染。每日行会阴冲洗1次。由于腹压增加可导致尿管脱落，影响伤口的愈合，故应妥善固定尿管，积极预防咳嗽、便秘，并尽量避免下蹲等增加腹压的动作。术前1日应用抗生素预防感染。术后留置尿管10~14日，保持导尿管引流通畅。绝经患者术后继续服用雌激素1个月。术后3个月禁止性生活和再次妊娠。

3. 健康指导 出院后按医嘱继续服用抗生素或雌激素药物；3个月内禁止性生活及重体力劳动；尿瘘修补手术成功者妊娠后应加强孕期保健，原则上行剖宫产结束分娩；如手术失败，应教会患者保持外阴清洁的方法，尽量避免外阴皮肤的刺激。同时，告之下次手术的时间，让患者有信心再次手术。

（六）护理评价 出院时，患者外阴、臀部的皮疹消失。患者能与其他人进行正常的沟通与交流。患者自我肯定，在治疗全过程能积极配合。

二、粪瘘

（一）概述 粪瘘是指肠道与生殖道之间的异常通道，致使粪便由阴道排出。最常见的粪瘘是直肠阴道瘘。

（二）病因

1. 产伤 与尿瘘相同，可因胎头在阴道内滞留过久，直肠受压坏死而形成粪瘘。难产手术操作，手术损伤导致Ⅲ度会阴撕裂，修补后直肠未愈合及会阴撕裂后缝线穿直肠黏膜未发现也可导致直肠阴道瘘。

2. 先天畸形 为非损伤性直肠阴道瘘，发育畸形出现先天直肠阴道瘘，常合并肛门闭锁。

3. 盆腔手术损伤 行根治性子宫切除或左半结肠和直肠手术时，可直接损伤或使用吻合器不当等原因均可导致直肠阴道瘘，此种瘘孔位置一般在阴道穹隆处。

4. 其他 长期安放子宫托不取、生殖器恶性肿瘤晚期浸润或放疗，均可导致粪瘘。

（三）护理评估

1. 健康史 询问患者病因，有无产伤和盆腔手术史，有无子宫托治疗及肿瘤放疗史。

2. 临床表现 阴道内排出粪便为主要症状。瘘孔大者，成形粪便可经阴道排出，稀便时呈持续外流。瘘孔小者，阴道内可无粪便污染，但肠内气体可自瘘孔经阴道排出，稀便时则从阴道流出。

3. 辅助检查

（1）妇科检查 阴道检查时大的粪瘘显而易见，瘘孔小者在阴道后壁可见颜色鲜红的小肉芽组织。

（2）用示指行直肠指诊　可以触及瘘孔，如瘘孔极小，用一探针从阴道肉芽样处向直肠方向探查，直肠内手指可以触及探针。

（3）阴道穹隆处小的瘘孔、小肠和结肠阴道瘘需行钡剂灌肠检查方能确诊。

4. 心理社会评估　患者因粪瘘心理压力增加，常有无助、自卑和情绪低落，与家人的交流也减少，对生活质量造成严重影响。

5. 治疗原则　手术修补为主要治疗方法。手术损伤术中应立即修补。先天性粪瘘应在患者 15 岁左右月经来潮后再行手术，过早手术容易造成阴道狭窄。压迫坏死性粪瘘，应等待 3~6 个月再行手术修补。高位巨大直肠阴道瘘合并尿瘘者、前次手术失败阴道瘢痕严重者，应先行暂时性乙状结肠造瘘，一个月后再行修补手术。

（四）护理诊断和医护合作问题

1. 皮肤完整性受损　与粪便刺激所致外阴皮炎有关。

2. 社交孤立　与长期阴道流便，不愿与人交往有关。

3. 身体形象紊乱　与长期阴道异味，引起精神压力有关。

（五）计划与实施

1. 预期目标

（1）住院期间，患者外阴炎得到控制。

（2）患者逐渐恢复正常的人际交往。

（3）患者理解阴道流便引起的身体变化，增强治愈的信心。

2. 护理措施

（1）心理护理　护士应常与患者接触，了解患者的心理感受，不能因异常的气味而疏远患者；用亲切的言语使患者体会到关爱；避免使用批评和责备的口吻，耐心解释和安慰患者，告诉患者和家属通过手术能使该病痊愈，让患者和家属对治疗充满信心，配合手术。

（2）术前护理　术前 3 日严格肠道准备：术前第 3 日半流食；术前第 2 日流食；术前 1 日禁食，并口服庆大霉素 8 万 U，每日 2 次，从流食起每日给予补液 2000ml，术前 1 日予清洁灌肠。

（3）术后护理　术后 5 日内控制饮食及不排便，禁食 1~2 日后改少渣饮食，禁食期间注意营养摄入，以加强伤口愈合，一般给予静脉高营养（卡文 1920ml），16~18 小时内匀速输入。同时口服肠蠕动抑制药物，保持会阴清洁。第 5 日起，口服药物软化大便，逐渐使患者恢复正常排便。

3. 健康指导　出院后按医嘱继续服用抗生素或雌激素药物；3 个月内禁止性生活及重体力劳动；如手术失败者，应教会患者保持外阴清洁的方法，尽量避免对外阴皮肤的刺激。同时，告之下次手术的时间，让患者有信心再次手术。

（六）护理评价　出院时，患者外阴、臀部的皮疹消失。患者能与他人进行正常的沟通与交流。患者自我肯定，在治疗全过程能积极配合。

（薄海欣）

第十九章　不孕症妇女的护理

关键词

infertility	不孕症
volume	精液量
count	精子数
morphology	精子形态
motility	活动力
anti-sperm antibody	抗精子抗体
assisted reproductive techniques，ART	辅助生殖技术
artificial insemination，AI	人工授精
in vitro fertilization and embryo transfer，IVF-ET	体外受精与胚胎移植
ovarian hyper-stimulation syndrome，OHSS	卵巢过度刺激综合征

第一节　不孕症妇女的护理

一、概述

有正常性生活，未经避孕一年而未妊娠者，称为不孕症。资料表明：婚后一年的初孕率为87.7%，婚后2年的初孕率为94.6%。未避孕而从未妊娠者称为原发性不孕；曾有过妊娠而后未避孕连续一年不孕者称为继发性不孕。夫妇一方因某种原因阻碍受孕，导致暂时不孕，一旦纠正而仍能妊娠者称为相对不孕；夫妇双方有先天或后天解剖生理方面缺陷，无法纠正而不能受孕者称为绝对不孕。不同国家、民族和地区的不孕症发病率存在差别。根据WHO调查，15%的育龄夫妇存在不育问题。我国不孕症发病率为7%～10%。反复流产和异位妊娠目前也属于不孕不育的范围。虽然不孕症不是致命性疾病，但可造成家庭不和谐以及个人心理创伤，是影响男女双方身心健康的医学和社会问题。

二、病因

受孕是一个复杂的生理过程，导致不孕的原因很多，如卵巢排卵、精液与精子质和量、精卵的结合、受精卵的着床等。由于受孕依赖于男女双方，故其中一方或双方结合任何一个因素出现问题时均可导致不孕。多项流行病学调查结果显示，不孕不育夫妇中，女方因素约占40%，男方因素占30%~40%，男女双方因素占10%~20%。

（一）女性不孕因素　女性不孕因素中，输卵管因素约占40%，排卵因素约占40%，不明原因约占10%，其他10%为子宫因素、宫颈因素、免疫因素等。

1. 排卵因素

（1）下丘脑-垂体-卵巢轴功能紊乱　如无排卵性功血、闭经等。另外，黄体功能不足或黄体功能不全也可影响囊胚植入导致不孕。

（2）全身性疾病　如重度营养不良、甲状腺功能亢进或低下、肾上腺功能亢进或低下、重症糖尿病等都会影响卵巢功能而致不孕。

（3）卵巢病变　如先天性卵巢发育不全、多囊卵巢综合征、卵巢功能早衰、功能性卵巢肿瘤、卵巢子宫内膜异位症等。

2. 输卵管因素　是引起不孕最常见的原因。输卵管具有运送精子、摄取卵子及将受精卵运送到子宫腔的作用，若输卵管功能障碍或管腔不通，则可导致女性不孕。

（1）输卵管炎症　如沙眼衣原体、淋病奈瑟菌、结核杆菌等引起的感染；炎症使输卵管伞端闭锁或输卵管阻塞，通畅欠佳；纤毛破坏，管壁僵直而蠕动不良。

（2）输卵管发育异常　输卵管过度细长弯曲，管壁肌肉薄弱，纤毛运动及管壁蠕动丧失。另外，子宫内膜异位症（异位内膜种植于输卵管）也会导致输卵管性不孕。

3. 子宫因素　子宫发育不良、子宫黏膜下肌瘤、非特异性子宫内膜炎、子宫内膜结核、子宫内膜多发性息肉、宫腔粘连及子宫内膜分泌反应不良等都会导致不孕、不能着床、着床后早期流产。

4. 宫颈因素　体内雌激素水平低下或宫颈炎症时，子宫颈黏液的性质和量发生改变，影响精子的活力和进入宫腔的数量；宫颈息肉、宫颈肌瘤、宫颈口狭窄等均可导致精子穿过障碍而不孕。

5. 阴道因素　先天性无阴道、阴道横隔、处女膜闭锁、各种原因引起的阴道狭窄都可能影响精子进入，严重的阴道炎可缩短精子存活时间而致不孕。

6. 免疫因素　有研究认为不孕妇女血清中存在透明带自身抗体，改变透明带的性状或阻止受精乃至植入过程，从而导致不孕。精子、精浆或受精卵被阴道及子宫上皮吸收后，机体产生抗体，使精卵不能正常结合或使受精卵不能着床。另外，子宫内膜局部存在大量的免疫细胞，它们在胚胎种植中帮助绒毛实现免疫逃逸以及溶解绒毛周围组织，有利于胚胎种植。因此，子宫内膜局部的免疫细胞如NK细胞、T细胞和B细胞的功能异常均可导致种植失败和不孕。

（二）男性不育因素　男性不育原因主要为精子生成障碍与精子运送障碍。

1. 精子生成障碍　睾丸炎症、精索静脉曲张、严重的生殖道感染均可破坏正常的生殖过程；下丘脑-垂体-睾丸轴的功能紊乱、先天性睾丸发育不良、双侧隐睾或者其他内分泌系统如甲状腺疾病、肾上腺疾病或者糖尿病等也可以影响精子发育过程；理化因素如致癌、致突变物质、放化疗、慢性酒精中毒等也可造成无精子或精子数量减少。另外，精神紧张、性生活过频、幼年腮腺炎并发睾丸炎、睾丸结核等也可引起精液异常。

2. 精子运送障碍　先天性双侧输精管缺如、精囊缺如等可导致精子运送通道异常，炎症、男性生殖系统外伤和手术损伤可导致精子运送障碍；阳痿、逆行射精、早泄、不射精等性功能异常致使精子排出障碍也是男性不育的常见因素。

3. 免疫因素　精子、精浆在体内产生对抗自身精子的抗体可造成男性不育，射出的精子发生自身凝集影响精子运动和自身功能而不能进入女性阴道也导致不孕。

4. 内分泌功能障碍　甲状腺功能减退、肾上腺皮质功能亢进、垂体功能减退等。

（三）男女双方原因　夫妻双方的性生活障碍、缺乏性生活知识、精神心理障碍等也可导致不孕。

三、护理评估

不孕不育往往是男女双方多种因素影响的结果，必须通过男女双方全面检查找出原因。对不孕夫妇的检查和判定时，询问病史、身体评估、诊断性检查等步骤是非常必要的。

（一）健康史　了解女方的月经情况、结婚年龄、婚育史、是否两地生活、性生活情况、有无避孕、避孕方法及时间、有无结核或其他内分泌疾病、有无生殖器官炎症史（盆腔炎、宫颈炎、阴道炎）、有无环境改变、有无精神刺激等。对于继发不孕者，还应了解以往生产、流产经过，有无感染、大出血等病史。询问男方既往生殖器官感染史，包括睾丸炎、腮腺炎、前列腺炎等，手术史包括疝修补术、输精管切除术、放射线或毒品接触史等病史，了解性生活情况，有无排精困难。

（二）临床表现　不孕症临床表现为婚后不孕。

（三）辅助检查

（1）男方检查　主要为精液常规检查。WHO2010 年发布的第 5 版《人类精液检查与处理实验室手册》正常精液参考标准：精液量≥1.5ml，精子密度≥15×10^6/ml，精子总数≥39×10^6/ml，前向运动精子（a 级+b 级）≥32%，精子存活率≥58%，正常精子形态（严格形态学分析标准）≥4%，白细胞<1.0×10^6/ml。精子数目或活动度低于以上标准为异常。

（2）女方检查　常规盆腔 B 超检查进一步了解内生殖器及盆腔有无异常；胸片及血沉检查以了解有无结核存在。

1）卵巢功能检查　方法有基础体温测定、B 超动态监测卵泡的发育及有无排卵、阴道脱落细胞涂片检查、宫颈黏液量及结晶状态检查、月经来潮前或行经 6 小时内子宫内膜活组织检查、女性激素监测等。

2）输卵管通畅试验　对于排卵、黄体功能良好的应行输卵管通畅试验，最常用的是输卵管通液术（不但可以检查输卵管通畅与否，还可以分离轻度宫腔粘连，起到一定的治疗作用）、子宫输卵管碘油造影术（明确输卵管阻塞部位及严重程度、了解子宫有无畸形、黏膜下肌瘤、息肉、子宫内膜或输卵管结核）、B 超下输卵管过氧化氢溶液通液术。

3）性交后精子穿透力试验　当夫妇双方上述检查未发现异常时应进行此项检查，试验前 3 日禁止性交，避免阴道用药和冲洗，应选择在预测的排卵期性交，受试者于性交后 2~8 小时后受检，先取阴道后穹隆液检查，如果有活动性精子证明性交成功，再取宫颈黏液，若为拉丝状证明选择的时机正确，然后用长细镊子或细导管深入宫颈管内取宫颈黏液涂片，若每高倍镜视野下有 20 个活动精子即为正常，若精子穿透力差或精子不活动应高度怀疑免疫问题。

4）宫颈黏液、精子相合试验　在预测的排卵期，在玻片上先放一滴新鲜液化的精液，再取宫颈黏液一滴放于精液旁，两者相距 2～3mm，轻摇玻片使两者接近，至于光镜下观察精子的穿透力，若精子能穿过黏液并继续往前走，证明精子活力和宫颈黏液性状正常，宫颈黏液中无抗精子抗体存在。

5）腹腔镜检查　经上述检查未发现问题者，可进行腹腔镜检查，这样可直接观察子宫、输卵管、卵巢有无病变粘连，并可结合输卵管通液术，在直视下确定输卵管通畅与否。

6）宫腔镜检查　可较清楚的了解子宫腔内情况，如宫腔粘连，黏膜下肌瘤、子宫内膜息肉、各种子宫畸形。

7）其他检查　甲状腺功能测定、蝶鞍 X 线摄片及血清生乳素测定（排除垂体瘤变）、测定尿-17 酮、尿-17 羟及血清皮质醇（排除肾上腺疾病）。

（四）心理社会评估　不孕症直接影响到了家庭和社会的稳定，生育被看作是女性基本的生理职能，具有生殖和养育能力是女性一生不可缺失的组成部分，是自我实现的具体体现。与男性比较而言，女性更容易出现心理问题，将会导致自我形象紊乱和自尊紊乱等。护理人员应评估不孕夫妇的心理状况，由于受封建意识影响，不孕妇女往往受到社会、家庭的压力，因此会出现不同程度的心理障碍，表现为沮丧、易怒、多疑、嫉妒、孤独无助、负罪感等。不孕症的影响可以涉及心理、生理、社会和经济等方面。

1. 心理影响　一旦妇女被确认患有不孕症之后，立刻出现一种“不孕危机”的情绪状态。曼宁（Menning）曾将不孕妇女的心理反应描述为震惊、否认、愤怒、内疚、孤独、悲伤和解脱。

震惊：因为生育能力被认为是女性的自然职能，所以对不孕症诊断的第一反应是震惊。以前使用过避孕措施的女性对此诊断感到惊奇，对自己的生活具有控制感的女性也明显会表示出她们的惊讶。

否认：这也是不孕妇女经常出现的一种心理反应，特别是被确诊为不可逆性不孕症之后妇女的强烈反应。如果否认持续时间过久，将会影响妇女的心理健康，因此尽量帮助妇女缩短此期反应。

愤怒：在得到可疑的临床和实验结果时，愤怒可能直接向配偶发泄。尤其见于经历过一连串的不孕症检查而未得出异常的诊断结果之后出现的一种心理反应。检查过程中的挫折感、失望感和困窘感会同时爆发。

内疚和孤独：缺少社会支持者常常出现的一种心理反应。有时内疚感也可能来源于既往的婚前性行为、婚外性行为、使用过避孕措施或流产。仅仅不想让自己陷入不孕的痛苦心理状态中，不孕妇女往往不再和有了孩子的朋友、亲戚交往，不愿意向别人倾诉，比男性更多地忍受内疚和孤独。这种心理可能导致夫妇缺乏交流、降低性生活的快乐，造成婚姻的压力和紧张。

悲伤：诊断确定之后妇女的一种明显的反应。悲伤源于生活中的丧失，丧失生育能力。

解脱：解脱并不代表对不孕的接受，而是在检查和治疗过程当中反复忙碌以求结果。此阶段会出现一些负性的心理状态如挫败、愤怒、自我概念低下、抑郁、失望和绝望等。

2. 生理影响　生理的影响多来源于激素治疗和辅助生殖技术治疗过程。即使不孕的原因在于男性，但大多数的介入性治疗方案（如试管婴儿）仍由女性承担，女性不断经历着检查、服药、手术等既费时又痛苦的过程。

3. 社会和宗教的影响　社会和宗教把不孕的责任更多的归结为女性，而不顾医学最后确诊不孕的因素在于男方，更有一些宗教因素使人们认为婚姻的目的就在于传宗接代。这使不孕夫妇压力很大，甚至家庭破裂。

4. 经济影响　不孕妇女不断寻求检查和治疗，包括生殖辅助技术都需要大量的经济支持，会给不孕家庭带来很大的经济负担。

（五）治疗原则

1. 一般处理

（1）讲解正确的性生活知识。教会不孕夫妇排卵期性交（排卵前2~3日至排卵后24小时内），以增加受孕机会。

（2）增强体质和增进健康，纠正营养不良和贫血。

（3）消除不良生活方式，戒烟、戒毒、不酗酒。

2. 治疗生殖道器质性病变

（1）输卵管慢性炎症及阻塞的治疗

1）一般治疗　对卵巢功能良好、不孕年限短、生育要求不迫切的年轻患者先试行保守治疗，口服活血化淤中药，中药保留灌肠，同时配合超短波等促进局部血液循环，有利于炎症的消除。

2）输卵管成形术　对输卵管不同部位阻塞或粘连可行造口术、整形术、吻合术以及输卵管子宫移植术等，应用显微外科技术达到输卵管再通。对于较大的输卵管积水，目前主张切除或结扎，阻断积水对子宫内膜环境造成的干扰，可为辅助生殖技术创造条件。

3）输卵管内注药　用地塞米松磷酸钠注射液5mg，庆大霉素4万U，加于0.9%氯化钠注射液20ml中，在150mmHg压力下经宫腔缓慢注入，能减轻输卵管局部充血、水肿，溶解或软化粘连。应于月经干净2~3日后进行。注意防止宫腔操作导致感染。

（2）卵巢肿瘤　有内分泌功能的卵巢肿瘤可影响卵巢排卵，较大卵巢肿瘤可造成输卵管扭曲，导致不孕。对性质不明的卵巢肿瘤倾向于手术探查，剔除或切除并明确性质后进行不孕治疗。

（3）子宫病变　子宫黏膜下肌瘤、内膜息肉、子宫纵隔、宫腔粘连等影响宫腔环境，干扰受精卵着床和胚胎发育，可行宫腔镜进行切除、粘连分离或矫形手术。

（4）阴道炎　严重的阴道炎应针对病原菌进行治疗。

（5）子宫内膜异位症　常致盆腔粘连、输卵管不通、子宫内膜对胚胎容受性下降及明显免疫性反应，影响妊娠各环节。首诊应进行腹腔镜诊断和治疗，对中重度患者术后辅以抗雌激素药物治疗，重症和复发者应考虑辅助生殖技术帮助妊娠。

（6）生殖系统结核　活动期应行抗结核治疗，用药期间应严格避孕。因盆腔结核多累及输卵管和子宫内膜，多数患者需借助辅助生殖技术妊娠。

3. 诱发排卵

（1）氯米芬（clomiphene citrate，CC） 又称为克罗米芬，为诱发排卵首选药物。该药物利用其与垂体雌激素受体结合产生低雌激素效应，反馈性诱导内源性促性腺激素分泌，促使卵泡生长。适用于体内有一定雌激素水平者和下丘脑-垂体轴反馈机制健全的患者。月经周期第5日起，每日口服50mg（最大剂量达每日150mg），连用5日，3个周期为一疗程。排卵率达80%，妊娠率为30%~40%。用药后应行超声排卵监测，卵泡成熟后用人绒毛膜促性腺激素（hCG）5 000U肌内注射，36~40小时后自发排卵。

（2）hCG 结构与LH极相似，常在促排卵周期卵泡成熟后一次注射5 000~10 000U，模拟内源性LH峰值作用，诱导卵母细胞减数分裂和排卵发生。

另外，也可用尿促性素（HMG）、黄体生成激素释放激素（LHRH）、多巴胺受体激动剂（如溴隐亭）等药物诱发排卵。

4. 促进或补充女性黄体分泌功能 于月经周期第15日，每日肌注hCG1000~2000U，或在基础体温上升3日后，肌注黄体酮10~20mg，共5~6日。

5. 男性因内分泌所致不孕者进行药物治疗

①促性腺低下症：人绒毛膜促性腺激素合并人绝经促性腺激素治疗。②非特异性药物治疗：皮质激素、小剂量睾酮、精氨酸等。

6. 免疫性不孕的治疗 因抗精子抗体阳性与不育关系尚不确定，目前缺乏肯定有效的治疗方法和疗效指标。对抗磷脂抗体综合征阳性的自身免疫性不育患者，应在明确诊断后，采用泼尼松每次10mg，每日3次，每日加阿司匹林80mg，孕前和孕中期长期口服，防止反复流产和死胎。

7. 辅助生殖技术 包括人工授精、体外受精-胚胎移植及其衍生技术等（详见下节）。

四、护理诊断和医护合作性问题

1. 知识缺乏 缺乏生育相关知识。
2. 慢性疼痛 与慢性盆腔炎症或子宫内膜异位症引起的瘢痕粘连及盆腔充血有关。
3. 自尊紊乱 与不孕受到家庭、社会歧视有关。
4. 焦虑/恐惧 与繁杂的检查和治疗效果不佳有关。
5. 绝望 与治疗效果不佳、不育，受到家庭和社会歧视有关。

五、计划与实施

（一）预期目标

1. 夫妇双方能配合检查。
2. 患者及家庭能面对现实，积极乐观接受治疗。
3. 患者疼痛减轻或消失。
4. 患者可以表达出自身感受，寻找自我控制的方法。
5. 患者可以正确评价自我能力，平静面对现实。

（二）护理措施 不孕不仅是生殖科学问题，而且是一个关系到家庭稳定的社会问题；积极检查治疗不孕症，为不孕症夫妇提供个体化的护理是非常必要的。

1. 解释诊断性检查带来的不适，协助医生实施检查治疗方案　由于引起不孕的原因较多，检查需要较长的时间，应配合医生做好患者的工作，使其能配合检查，并解释可能给患者带来的不适。子宫输卵管碘油造影术后会引起腹部痉挛感，在术后持续1~2小时，会有少量阴道流血，术后遵医嘱抗生素预防感染，禁性生活两周。子宫内膜活检后可能有一些下腹部的不适感如痉挛、阴道流血。

2. 指导妇女服药　如果妇女服用克罗米酚类促排卵药物，护理人员应告之此类药物的副作用。较多见的副作用有经间期下腹一侧疼痛、卵巢囊肿、血管收缩征兆（如潮热），少见的副作用如乏力、头昏、抑郁、恶心、呕吐、食欲增加、体重增加、风疹、皮疹、过敏性皮炎、复视、畏光、视力下降、多胎妊娠、自然流产、乳房不适及可逆性的脱发等。采取的护理措施包括①教会妇女在月经周期的正确时间服药；②强调药物的作用及副作用；③提醒妇女及时报告药物的副反应如潮热、恶心、呕吐、头痛；④指导妇女在发生妊娠后立即停药。

3. 心理护理　不孕症对于不孕夫妇来说是一个生活危机，将经历一系列的心理反应，护理人员应提供对夫妇双方的护理，可以单独进行以保护隐私，也可以夫妇双方同时进行。不孕的时间越长，夫妇对生活的控制感越差，孤单感强，因此应采取心理护理措施帮助他们尽快度过悲伤期。另外，对于存在心理压力的不孕妇女应进行有效的心理支持，减轻其心理压力，避免消极情绪，使其认识到大脑皮质功能紊乱也会导致排卵异常而影响受孕。

4. 教会不孕妇女提高妊娠率的技巧　护理人员应教给不孕妇女一些提高妊娠率的方法：①保持健康状态，如注重营养、减轻压力、增强体质；②与伴侣进行沟通，可以谈论自己的希望和感受；③不要把性生活单纯看作是为了妊娠而进行；④在性交前、中、后勿使用阴道润滑剂或进行阴道灌洗；⑤不要在性交后立即如厕，而应该卧床，并抬高臀部，持续20~30分钟，以使精子进入宫颈；⑥在排卵期增加性交次数。

5. 与不孕妇女一起讨论影响决策的因素　在不孕症诊治过程中，不孕妇女往往会考虑治疗方案，许多因素会影响她们的决定。①社会、文化、宗教信仰因素。②治疗的困难程度：不孕夫妇考虑到治疗的困难性、危险性、不适感，考虑的范围涉及生理、心理、地理、时间等方面。③成功的可能性：如考虑到妇女的年龄问题的影响。④经济问题：昂贵而长久的治疗可能因为经济问题而重新选择。

6. 告知不孕症治疗的可能结局　不孕症治疗可能的3个结局。①治疗失败，妊娠丧失。如果妊娠丧失是因为异位妊娠，不孕妇女往往失去了一侧输卵管，此时其悲伤和疼痛的感触较多。②治疗成功，发生妊娠。此时期她们的焦虑并没有减少，常常担心在分娩前出现不测。即使娩出健康的新生儿，她们仍需要他人帮助自己确认事实的真实性。③治疗失败，停止治疗。一些不孕夫妇因为经济、年龄、心理压力等因素放弃治疗，可能会领养一个孩子。护理人员应对她们的选择给予支持。

（三）健康指导　护理人员对不孕不育患者的健康教育应以夫妻双方及其父母为整体对象，纠正错误观念、增强治疗的信心。向患者深入浅出的讲解有关生育的知识及引起不孕的原因，使之能客观评价生育与不孕，消除大男子主义及对女方的歧视，增强患者战胜疾病的信心。同时使家庭成员对不孕夫妇给予更多的理解和关爱，避免不良情绪的发生。教会患者预测排卵期的方法；掌握性交的时机应在排卵前2~3日或排卵后24h内进行，以增加受孕机会；性交次数以每周2~3次为宜；告知患者生活要规律，戒烟、酒，均衡营养，加强锻炼；避免情绪紧张，保持心理平衡等。

六、护理评价

不孕夫妇表示获得了正确的有关不孕的信息；夫妇双方解除了顾虑，积极配合检查治疗；并表现出良性的对待不孕症的态度，共同寻求解决问题的途径；不孕妇女能表达出自己对不孕的感受；不孕夫妇能够面对现实，从其他方面找到人生的价值。

第二节 辅助生殖技术及护理

辅助生殖技术（ART），也称医学助孕，是指在体外对配子和胚胎采用显微操作技术，帮助不孕夫妇达到生育的方法。辅助生殖技术包括人工授精、体外受精——胚胎移植、卵细胞浆内单精子注射及其他在这些技术基础上衍生的新技术。

一、人工授精

人工授精（AI）是将精子通过非性交的方法注入女性生殖道内使女性妊娠的方法。按精液来源不同分2类：丈夫精液人工授精（artificial insemination with husband's sperm，AIH）和供精者精液人工授精（artificial insemination with donor's sperm，AID）。

（一）人工授精的适应证

1. AIH适应证　主要适用于男方患性功能障碍如阳痿、早泄、尿道下裂、逆行射精、性交后试验异常经治疗仍无显效者，但精液正常或轻度异常者，以及女方先天或后天生殖道畸形以及宫颈性不孕，如宫颈管狭窄、宫颈黏液异常、抗精子抗体阳性等。

2. AID适应证　主要适用于丈夫精子异常者。①严重的精液量减少，不足1ml以至精液不能接触宫颈口；②低精子计数，在不少于两次连续检查的精子计数少于20×10^6/ml；③精子活动力低下，活动精子少于50%或遗传性疾病以及双方血型不合或免疫性不孕者；④输精管复通失败，射精障碍；⑤母儿血型不合不能得到存活新生儿。

（二）人工授精的禁忌证

1. 患有严重全身性疾病或传染病。

2. 严重生殖器官发育不全或畸形。

3. 严重宫颈糜烂。

4. 输卵管阻塞。

5. 无排卵女性。

（三）人工授精的主要步骤

1. 收集及处理精液　用干净无菌取精杯通过自慰法取精液。根据WHO的标准，在精子计数器上计算精子的浓度和活动度。

2. 促进排卵或预测自然排卵的规律　排卵障碍者可促排卵治疗，单用或联合用药。预测排卵的方法有月经周期史、基础体温测定、B 超卵泡监测、排卵试纸测定、宫颈黏液、实验室生化检查 E_2、LH。

3. 选择人工授精时间 受孕的最佳时间是排卵前后的 3~4 日。

4. 方法 人工授精的妇女取膀胱截石位，臀部略抬高，妇科检查确定子宫位置，以阴道窥器暴露子宫颈，无菌棉球拭净宫颈外口周围黏液，然后用 1ml 无菌注射器接于人工授精的塑料管，吸取精液 0.3~0.5ml，通过插入宫腔的导管注入子宫腔内授精。

由于人工授精技术在实施中存在许多伦理问题，因此卫生和计划生育委员会规定实施供精人工授精的医疗机构需要经过特殊审批后方可实施此项技术，为了防止近亲婚配，规定每一位供精者的冷冻精液最多只能使 5 名妇女受孕。

二、体外受精与胚胎移植

体外受精与胚胎移植（IVF-EF），也称为“试管婴儿”，是指从妇女体内取出卵子，放入试管内与精子受精后培养一个阶段，发育成早期胚胎。胚胎移植指将胚胎移植到妇女宫腔内使其着床发育成胎儿的全过程。1978 年世界第一例“试管婴儿”在英国诞生，1988 年我国大陆第一例“试管婴儿”在北京诞生。

（一）适应证

1. 输卵管性不孕症 为最主要的适应证，如患有输卵管炎、盆腔炎致使输卵管堵塞、积水等。

2. 原因不明的不孕症。

3. 子宫内膜异位症经治疗长期不孕者。

4. 排卵异常及多囊卵巢综合征经保守治疗长期不孕者。

5. 免疫因素不孕者、男性因素不孕者。

（二）主要步骤

1. 促排卵与监测卵泡发育 采用药物诱发排卵以获取较多的卵母细胞。采用 B 超测量卵泡直径及测定血雌二醇、黄体生成素水平，监测卵泡发育情况。

2. 取卵 于卵泡发育成熟尚未破裂时，B 超引导下，经腹或经阴道穹隆以细针穿刺成熟卵泡，抽取卵泡液获取卵母细胞，取卵后应用抗生素预防感染。

3. 体外受精 取出的卵母细胞在试管内与优化处理的精子混合受精，体外培养受精卵。

4. 胚胎移植 将体外培养至 4~8 个细胞的早期囊胚移植入宫腔。

5. 黄体支持 胚胎移植后，肌注黄体酮治疗，移植后第 14 日测定血 β-hCG，若明显增高提示妊娠成功。

三、卵细胞浆内单精子注射

卵细胞浆内单精子注射是在显微操作系统帮助下，在体外直接将精子注入卵母细胞质内使其受精。其主要步骤为：B 超介导下取卵，去除卵丘颗粒细胞，行卵母细胞质内单精子显微注射受精，胚胎体外培养，胚胎移植及黄体支持治疗。卵细胞浆内单精子注射可克服严重的男性少弱精症患者在体外受精中，因为精子数量过少不能穿透卵母细胞透明带进行精卵融合，以致无法受精或受精率低下的问题。然而，该技术避开了人类生殖的自然选择过程，可能会增加后代出生缺陷的发生率，已有研究发现，Y 染色体长臂基因或基因簇微缺失与无精或严重少弱精有关。

四、配子输卵管内移植

配子输卵管内移植，是在开腹或腹腔镜下，将取到的卵母细胞和洗涤后的精子移植到输卵管壶腹部的一种助孕技术。

（一）适应证

1. 原因不明不孕症。

2. 男性不育　大多数为少精或弱精症。

3. 免疫不孕　免疫球蛋白中的 G 抗体可抑制受精，精子数量越多，抗原越多，越能激发免疫反应。

4. 子宫内膜异位症　轻、中度子宫内膜异位症较合适，而重度子宫内膜异位症成功率低。

5. 其他因素不孕症　如宫腔的异常、宫颈不孕和不排卵等。

（二）步骤

1. 诱发超排卵　方案与 IVF 相同，应根据妇女的年龄、病因和以往治疗的反应决定治疗方案。

2. 监测卵泡　目的是观察卵巢对促性腺激素治疗的反应，以决定药物的用量、注射时间等。

3. 处理精子　采卵前 2 小时取精液。

4. 采卵　采卵时间一般在注射 HMG 后 34～36 小时。

5. 移植配子　移植的卵细胞数与妊娠率有关。

配子输卵管内移植由于省去了体外胚胎培养阶段，实验方法简便，但它只适用于至少有一条正常输卵管的妇女，以及无法确定失败原因者，移植配子时需开腹或腹腔镜手术，对患者损伤大。同时，由于难以了解受精过程和胚胎发育过程，成功率为 20%～30%，目前已很少应用。

五、宫腔内配子移植

宫腔内配子移植，是指将精子和卵子取出体外后不进行体外受精，而直接将一定数量的精子和卵子移植入宫腔内，从而使妇女受孕的一种助孕技术。

（一）适应证　主要适用于双侧输卵管阻塞或功能丧失的不孕症妇女。

（二）步骤　促排卵、监测卵泡发育、获取卵子、处理精液、移植配子。移植后卧床 2 小时，并限制活动 3～5 日，根据不同情况进行黄体支持治疗。

六、供胚移植

供胚来源于 IVF-ET 中多余的新鲜胚胎活冻存胚胎，受者与供者的月经周期需同步。适用于卵巢功能不良或严重遗传病患者。

七、胚胎植入前遗传学诊断

胚胎植入前遗传学诊断是从体外受精第 3 日的胚胎或第 5 日的囊胚取 1～2 个卵裂球或部分细胞进行细胞和分子遗传学检测，检出带致病基因和异常核型胚胎，将正常基因和核型胚胎移植，得到健康下一代。该技术主要解决有严重遗传性疾病风险和染色体异常夫妇的生育问题。目前因细胞和分子生物学技术的发展，许多类型单基因疾病和染色体异常核型均能在胚胎期得到诊断，阻断部分严重的遗传学疾病在子代的下传。

八、辅助生殖技术的常见并发症

1. 卵巢过度刺激综合征　卵巢过度刺激综合征（OHSS）是一种由于诱发超排卵所引起的医源性并发症。约有 20%接受促排卵药物治疗的患者发生不同程度的卵巢过度刺激综合征。其原因与多个卵泡发育、血清雌二醇过高有关，hCG 的应用加重病情。轻度者表现为腹部胀满、卵巢增大；重度者表现为腹部膨胀，大量腹水、胸腔积液，可导致血液浓缩、重要脏器血栓、肝肾功能损害、电解质紊乱等严重的并发症。

2. 多胎妊娠　由于促排卵药物的应用及多个胚胎移植，致多胎妊娠的发生率高达 25%以上。多胎使得母体孕产期并发症、流产和早产的发生率增加，围生儿患病率和死亡率也明显增加。我国常规限制移植的胚胎数目 2～3 个，对多胎妊娠可在妊娠早期实行选择性胚胎减灭术。

3. 卵巢反应不足　表现为卵巢在诱发超排卵下卵泡发育不良，卵泡数量或大小或生长速率不能达到用药的预期要求。

4. 自然流产　IVF-ET 的流产率可达 25%～30%，可能与女方的年龄偏大、其卵细胞的染色体畸变率较高，多胎妊娠，诱发超排卵后的内分泌激素环境改变，黄体功能不全以及胚胎自身发育异常等有关。

5. 卵巢或乳腺肿瘤　由于使用大剂量的促性腺激素，患者大量排卵及较长时间处于高雌激素和孕激素的内分泌环境，有可能增加卵巢和乳腺肿瘤的发病机会。

九、辅助生殖技术的护理要点

（一）仔细询问患者病史　包括年龄、既往史、不孕年限、不孕症治疗史及并发症发生情况、促排卵治疗情况。并且询问患者的腹部症状、胸部症状、消化道症状、体重、尿量等，并检查四肢有无凹陷性水肿。了解患者血常规、凝血酶原时间、血电解质、肝功能、肾功能、阴道超声检查情况。

（二）遵医嘱采取治疗措施　遵医嘱对中、重度卵巢过度刺激综合征患者静脉滴注白蛋白、低分子右旋糖酐、前列腺素拮抗剂等，在用药过程中，严密观察患者病情变化，每 4 小时测量 1 次生命体征，并记录出入量，每日测量体重和腹围，并监测血细胞比容、白细胞计数、血电解质、肾功能等。识别继发于 OHSS 的严重并发症如卵巢破裂或蒂扭转、肝功能损害、肾功能损害甚至衰竭、血栓形成、急性呼吸窘迫综合征等。对于卵巢反应不足的患者可以遵医嘱使用 HMG，合用生长激素或生长激素释放激素，然后再进行诱发超排卵治疗。多胎妊娠者协助医生进行选择性胚胎减灭术。

（三）预防并发症的发生

1. 预防 OHSS　掌握超促排卵药物应用的个体化原则，严密监测患者卵泡的发育情况，根据卵泡数量适时减少或停止使用 HMG 及 hCG。对有卵巢过度刺激综合征倾向者，于采卵日给予静脉滴注白蛋白，必要时可放弃该周期，取卵后进行体外受精，但不行胚胎移植，而是将所获早期胚胎进行冷冻保存，待自然周期再行胚胎移植。

2. 预防自然流产　合理用药，避免多胎妊娠，补充黄体功能，移植前进行胚胎染色体分析。

3. 预防卵巢反应不足　增加外源性 FSH 的剂量，提前使用 HMG。

辅助生殖技术因涉及各国伦理、法律法规问题而受到严格管理和规范，同时，新技术如卵浆置换、核移植、治疗性克隆和胚胎干细胞体外分化等胚胎工程技术的进步，必将面临更多社会伦理和社会问题的约束，也是对生殖技术科学发展的挑战。

（单伟颖　李　青）

第二十章　妇科手术患者的护理

关键词

laparoscope　腹腔镜
hysterectomy　子宫切除术

第一节　妇科腹部手术患者的护理

在妇科疾患治疗工作中，手术占有相当重要的地位，尤其是妇科肿瘤患者的主要治疗手段之一。手术既是治疗的过程，也是创伤的过程。充分做好术前准备和术后护理，是保证手术顺利进行，患者术后如期康复的有力保证。妇科腹部手术主要有剖腹探查术、附件切除术、次全子宫切除术、全子宫切除术、次全子宫及附件切除术、全子宫及附件切除术、子宫根治术等。

一、手术前护理

（一）护理评估

1. 健康史　采集个人的家族史、月经史、生育史、手术史、既往内科病史、药物史、药物过敏史。了解所患疾病的临床表现，现存问题。

2. 辅助检查

（1）妇科检查　阴道检查、肛查。

（2）常规检查　监测体温、脉搏、呼吸、血压、胸片、B超（肝、胆、胰、脾、盆腔）、心电图、血型、Rh因子、肝肾功能、凝血功能、血尿常规、输血9项等。

（二）术前可能的护理诊断

1. 焦虑　与害怕丧失器官、手术后疼痛及对未来的茫然有关。

2. 知识缺乏　缺乏自身疾病和手术相关的知识。

3. 体液不足　与术前和手术当日饮食控制有关。

4. 睡眠型态紊乱　与环境改变及担心手术有关。

（三）预期目标

1. 患者术前能够接受手术后所造成的身体不适。

2. 患者能自述疾病和手术相关的知识。

3. 患者不发生体液不足。

4. 患者能够自行入睡，处于最佳的心理及生理状态。

（四）护理措施

1. 心理护理　责任医生决定患者手术日期及手术方式后，护士应深入了解患者的病情及心理状况，进行有针对性的术前宣教。护士需要应用医学知识耐心解答患者的提问，使患者相信在医院现有条件下，她将得到最好的治疗和照顾、能顺利度过手术全过程。医护人员注意为患者提供发问的机会，还可以安排与接受同样手术而且完全康复的病友交谈，消除患者的顾虑、恐惧及其不安的想法。

2. 认真阅读病历，检查患者术前各项化验是否完善、正常，发现问题及时通知医师。

3. 术前1日为手术患者监测3次体温，并观察患者有无异常情况，如发热（体温>37.5℃）、上呼吸道感染、月经来潮等，应及时通知医生，及早采取相应措施。

4. 术前1日遵医嘱配血，配血1600ml以上需抽两管血标本。

5. 皮肤准备　术前1日备皮，上至剑突下，下至大腿内侧上1/3，两侧达腋中线，清洁脐部。

6. 肠道准备　根据病情需要遵医嘱在术前1日及术前3日进行肠道准备。妊娠期、急诊手术者不必作肠道准备。

（1）一般子宫切除或肌瘤剔除术前1日肠道准备　口服50%硫酸镁40ml。及时了解患者排便情况，嘱其术前1日晚10时禁食，12时禁水。

（2）卵巢肿瘤细胞减灭术术前3日开始肠道准备　术前3日进半流食，术前2日进流食，术前1日禁食，行清洁灌肠，并予以静脉补液。按医嘱给肠道抑菌药。

7. 阴道准备　术前1日用1∶40的络合碘溶液冲洗阴道，早晚各1次，行开腹子宫切除及肿瘤细胞减灭术者于第2次冲洗阴道后在子宫颈及穹隆处涂甲紫做手术标记。合并妊娠、有阴道出血者及未婚者不做阴道冲洗。卵巢囊肿剔除术及子宫肌瘤剔除术者不需涂甲紫。

8. 药品准备　遵医嘱术前1日准备抗生素及止血药，青霉素类应做好皮试。

9. 术前嘱患者沐浴、剪指甲，并准备好术后所需物品，如卫生巾等。

10. 为提高对手术的耐受力，消除紧张情绪，手术前晚遵医嘱给予镇静剂，如地西泮5mg口服，以保证患者充分的休息与睡眠。

11. 膀胱准备　术前留置导尿管。

12. 手术当日的准备　患者应取下义齿、发卡、手表、钱及贵重物品，交给家属妥善保管。术前半小时遵医嘱给予术前用药，即基础麻醉药物如阿托品、苯巴比妥等，使患者得到充分镇静，减少紧张情绪，防止支气管痉挛等麻醉引起的副交感神经过度兴奋。

13. 手术室接患者时，应与接诊人员核对姓名、手术名称、手术带药，无误后接走患者。

（五）护理评价　患者处于接受手术的最佳心理及生理状态。

二、手术后护理

（一）护理评估

患者回到病房后，护士应评估以下内容。

1. 意识状态　当叫患者的姓名时，是否有反应。

2. 呼吸情况　呼吸的频率、深度等，是否有呼吸型态的改变。

3. 生命体征　特别是前 4 小时内需要监测患者生命体征。

4. 皮肤情况　观察皮肤颜色，微黑、苍白、湿冷的皮肤是休克征象，特别要观察嘴唇及甲床的颜色，有无苍白或发红的现象，还需观察皮肤有无压疮。

5. 伤口敷料、引流管情况以及静脉输液是否畅通。

（二）术后可能的护理诊断及医护合作性问题

1. 疼痛　与手术伤口有关。

2. 潜在并发症　出血与手术创伤有关。

3. 排尿异常　与留置导尿管有关。

4. 潜在并发症——感染　与手术伤口及留置导尿管，引流管有关。

5. 舒适的改变　恶心、呕吐、腹胀有关。

6. 潜在并发症　静脉血栓。

（三）预期目标

1. 患者疼痛减轻，舒适感增加。

2. 护士熟知常见并发症的临床表现并能早期识别。

3. 患者能描述预防感染，促进伤口愈合的措施。

（四）护理措施

1. 病室及物品的准备　接走患者后，应铺好麻醉床及准备好物品，如血压计、听诊器、弯盘、别针、吸氧用物、引流瓶、沙袋、腹带等。术后患者宜安置于安静舒适的房间，以利于患者术后恢复及护理人员对其观察与护理。肿瘤细胞减灭术患者的病室内应备有随时可以应用的抢救物品及药品。

2. 体位　按手术及麻醉方式决定术后体位。全麻患者在尚未清醒前应有专人守护，去枕平卧，头偏向一侧，稍垫高一侧肩胸，以免呕吐物，分泌物呛入气管，引起吸入性肺炎或窒息。硬膜外麻醉者，去枕平卧 6~8 小时。

3. 生命体征的观察　手术后 24 小时内患者病情尚未平稳，极易出现紧急情况，护理人员要全面了解、密切观察、有的放矢地进行护理。患者返回病室后应及时监测血压，脉搏，呼吸并做好记录，由于麻醉及手术对循环系统的抑制作用术后不能马上恢复，因此，应每 15~30 分钟监测 1 次血压，脉搏，呼吸直至平稳，必要时给予心电监护。

4. 术后镇痛　患者在麻醉作用消失后，会感到伤口疼痛，通常 24 小时内最为明显。疼痛可影响各器官的功能，有效地镇痛不仅可以减轻患者的痛苦，而且为各种生理功能的恢复创造了条件。按医嘱术后 24 小时内可用哌替啶等镇痛药物或使用镇痛泵为术后患者充分镇痛，保证患者得到充分休息。镇痛药的使用在术后 48 小时后逐渐减少，否则提示切口血肿，感染等异常情况，需报告医师及时给予处理。

5. 出血的观察　护理人员应注意观察患者有无出血的征象，如腹部伤口有无渗血，阴道出血情况，如果有引流的患者应观察引流液的量、色、性质有无异常等，如有异常要及时通知医生，同时结合患者其他情况如患者出现口唇苍白、烦躁不安、出冷汗等症状，且血压下降、脉搏快而弱，应警惕发生内出血或休克。

6. 保持静脉通路通畅，输液速度适中，严格记录出入量。

7. 饮食护理 一般手术后第1日流食，遵医嘱予以静脉补液；术后第2日半流食，术后第3日普食。

8. 引流管的观察与护理 留置引流管的目的为引流出腹腔及盆腔内的冲洗液及渗血、渗液，以便观察有无内出血及减少感染的发生。引流管在留置的过程中应保持通畅，勿压、勿折。密切观察其引流液的颜色、性质、量。若发生异常情况应及时通知医生处理。

9. 腹胀的观察及护理 术后腹胀多因术中肠管受到激惹使肠蠕动减弱所致。患者术后呻吟、抽泣、憋气等可吞入大量不易被肠黏膜吸收的气体，加重腹胀。术后护理人员因劝慰患者不要呻吟，抽泣及张嘴呼吸，尽量减少过多气体进入消化道；并应鼓励帮助患者术后早期活动，以促进肠蠕动的恢复，同时防止盆腹腔粘连和下肢血栓的发生；还要指导患者在尚未排气之前不要食用豆制品、奶制品、甜食及油腻等容易产气的食物，以免增加肠道内积气。

10. 排尿的观察及护理 由于解剖位置的关系，妇科手术中输尿管、膀胱受到牵拉，推压，在分离粘连时极易损伤输尿管，因此术后观察尿量及尿液的性质非常重要。术后应注意保持尿管通畅，并认真观察尿量及性质。术后患者每小时尿量至少50ml以上。通常于术后24小时拔除尿管。每小时尿量少于30ml，伴血压下降，脉搏细数，患者烦躁不安或诉说腰背疼痛或肛门处下坠感等，应考虑有腹腔内出血。拔除尿管后嘱患者适量饮水，尽早排尿，护士要观察患者膀胱功能恢复情况，有无泌尿系刺激症状，必要时重置尿管。留置尿管期间，应擦洗外阴，保持局部清洁，防止发生泌尿系统感染。

11. 血栓的观察及护理 高危患者，应使用弹性绷带包扎或穿弹性袜。术后鼓励患者早期下床活动。不能下床的患者，要指导患者在床上活动腿部。护理人员要早期识别血栓性静脉炎的症状：检查腿部有无压痛感、水肿、皮温增高、足背动脉搏动减弱等。当患者发生血栓时应嘱患者绝对卧床，使用弹性绷带，遵医嘱应用抗凝剂等。必要时使用气压式血液循环驱动仪促进下肢静脉回流，防止血栓。

12. 出院指导

（1）休养环境安静舒适、温湿度适宜，注意通风，保持空气新鲜。

（2）保持良好的心情，避免紧张激动的情绪。适当参加锻炼活动。

（3）术后多食用含丰富维生素、蛋白质、高纤维的食物，如瘦肉、蛋类、鱼类，还应注意粗细搭配。

（4）伤口拆线1周可洗淋浴，1周内用温水擦身。注意个人卫生，勤换内衣裤。

（5）全子宫切除术后患者及阴道手术后患者应禁性生活及盆浴3个月；子宫肌瘤剔除、卵巢囊肿剔除术后1个月禁性生活及盆浴。

（6）伤口拆线后，若伤口出现疼痛、红肿、硬结、渗血、渗液，且伴有体温升高，应及时到医院就诊。

（7）手术后1~2周，阴道可有少量粉红色分泌物，此为阴道残端肠线溶化所致，为正常现象。若为血性分泌物，量如月经，并伴有发热，应及时到医院就诊。

(8) 从手术之日起休假6周。

(9) 遵医嘱术后6周来医院复诊，遵医嘱服用出院带药。

(五) 护理评价 患者的生命体征维持在正常范围内，无出血性休克的发生及感染征象。患者的各管道通畅，出入量平衡。患者能积极参与治疗及护理，身心舒适。

第二节 妇科阴式手术患者的护理

妇科阴式手术适应于子宫肌瘤、子宫肌腺症、功能失调性子宫出血、子宫内膜癌早期、宫颈癌、子宫脱垂等患者，尤其是一些肥胖、瘢痕体质的患者更适合这种术式。

一、手术前护理

(一) 护理评估

1. 健康史 采集个人的家族史、月经史、生育史、手术史、既往病史、服用药物史、药物过敏史。了解所患疾病的临床表现，现存问题。

2. 辅助检查

(1) 妇科检查 阴道检查、肛查。

(2) 常规检查 监测体温、脉搏、呼吸、血压、胸片、B超（肝、胆、胰、脾、盆腔）、心电图、血型、Rh因子、肝肾功能、凝血功能、血尿常规、输血9项等。

(二) 术前可能的护理诊断

1. 焦虑 与害怕丧失器官、手术后疼痛及对未来的茫然有关。

2. 知识缺乏 缺乏疾病及手术相关知识。

3. 睡眠型态紊乱 与环境改变及担心手术有关。

4. 体液不足 与术前和手术当天饮食控制有关。

(三) 预期目标

1. 患者能够面对现实，焦虑感减轻。

2. 患者能自述疾病和手术相关的知识。

3. 患者能够自行入睡，处于最佳的心理及生理状态。

4. 遵医嘱为患者静脉补液，摄入量保持正常水平。

(四) 护理措施

1. 心理护理 手术前护理人员要主动接近患者与其交谈，了解患者的心理状况，特别是对手术有关问题的看法及手术效果、预后方面知识的了解程度；对患者讲解手术前后的注意事项、手术麻醉选择及手术方式；帮助患者消除紧张心理，树立战胜疾病的信心，以良好的心态接受手术。

2. 皮肤准备 备皮范围上至耻骨联合上10cm，下至股内侧上1/3，包括会阴及肛门周围，两侧达腋中线。

3. 肠道准备 由于解剖位置关系，阴道与肛门很近，术后排便易污染手术视野，肠道准备较严格。从手术前3日开始准备，术前3日半流食；术前2日流食；术前1日禁食，并口服庆大霉素8万U，每日2次。术前1日予清洁灌肠。

4. 阴道准备　正常人阴道不是无菌环境，为防止术后感染，术前3日用1∶40络合碘溶液冲洗阴道，必要时用1∶5000高锰酸钾溶液坐浴。

5. 膀胱准备　患者去手术室前不置尿管，嘱患者排空膀胱，将无菌导尿管带入手术室，备手术结束后使用。

6. 发生溃疡、炎症的子宫脱垂患者先予以治疗后方可手术；将脱垂的子宫还纳至阴道以内，并以丁字带兜住，嘱患者减少下地活动，以减少摩擦防止破溃，溃疡处可用雌激素软膏局部涂抹，促进溃疡愈合，减少术中出血。

7. 术前1日为手术患者监测3次体温，并观察患者有无异常情况。特别是子宫脱垂患者如有咳嗽，应及时汇报医生，待治愈后方可手术，以免术后咳嗽增加腹压，影响伤口愈合。

8. 手术当日，病房护士应与接手术的护士认真核对患者的姓名、床号、手术方式及所携带入手术室的物品和药品，共同接送患者离开病房。

（五）护理评价　患者能够面对现实，焦虑感减轻。患者能自述疾病和手术相关的知识。患者能够自行入睡，处于最佳的心理及生理状态。患者摄入量保持正常水平。

二、手术后护理

（一）护理评估　同腹部手术患者。

（二）术后可能的护理诊断及医护合作性问题

1. 疼痛　与手术创伤有关。

2. 潜在的并发症　感染与手术伤口及留置导尿管、引流管有关。

3. 潜在并发症——出血　与手术创伤有关。

4. 自理能力缺陷　与伤口疼痛、持续尿管有关。

5. 舒适的改变　与手术及术中麻醉有关。

（三）预期目标

1. 患者主诉疼痛减轻，舒适感增加。

2. 患者无感染症状，体温、血常规正常。

3. 严密观察病情，防止发生失血性休克。

4. 患者日常生活，如下床、进食、沐浴或卫生、如厕等能自理。

（四）护理措施

1. 手术后患者应安置于安静的房间，以利于患者术后恢复及护理人员对其观察与护理。患者进手术室后，护理人员应进行手术患者床单位及护理用具的准备，如铺麻醉床、准备血压计、听诊器、吸氧装置等。

2. 详细了解术中情况　患者被送回病室后，护士要与手术室麻醉医生进行交接班。详细了解手术情况。主要包括：麻醉方式及效果、术中出血情况，是否输血、术中尿量、输液及用药以及术后有无特殊护理要求和注意事项。及时测量体温、脉搏、呼吸、血压并观察其变化。

3. 护理人员应注意观察患者有无出血的征象，询问手术医生手术中在阴道内有无放置纱卷压迫止血，要特别注意取出纱卷前后阴道出血情况。有引流的患者要注意观察引流液的量、色、性质，警惕发生内出血或休克的可能。

4. 引流管的观察与护理　阴式手术的患者常留置有阴道引流管。应注意观察是否通畅、引流液的量、颜色，并做好记录，利于术后的动态观察。阴道引流管拔除的指征为：引流量24小时小于20ml且体温正常。

5. 导尿管的观察与护理　保持留置导尿管的通畅。观察尿量及颜色，以判断有无膀胱的损伤。留置尿管一般保留48~72小时。留置尿管期间，应鼓励患者多饮水，以稀释尿液起到自行冲洗膀胱的作用，同时注意保持导尿管通畅，观察尿色、尿量。拔除导尿管后，嘱患者适量饮水，观察有无泌尿刺激症状及尿潴留，当日下午测残余尿量，如大于100ml应留置尿管，并行膀胱锻炼，白天2~3小时开放1次，夜间常开。

6. 应注意外阴部的清洁与干燥，每天用1：40络合碘溶液冲洗外阴两次。每次排便后也用同样的方法冲洗外阴。以保持阴道伤口清洁，利于伤口愈合，同时也可观察阴道出血的情况。

7. 手术后遵医嘱给予患者少渣饮食，以控制首次大便排出的时间，给伤口愈合时间，防止感染。同时应嘱患者注意大便情况，防止大便干燥，以免腹压过高影响伤口愈合，必要时给予缓泻剂。

8. 手术后预防腹压增加时患者手术后期康复的关键。除上述所说防止因大便干燥引起腹压增加外，手术后最易引起腹压增加的因素即为咳嗽，所以护理人员要在手术后遵医嘱预防性的给予止咳治疗及镇咳药。

9. 出院指导

（1）保证休养环境安静、舒适，定时通风。

（2）保持良好心境，避免精神紧张。

（3）选择富含蛋白质、维生素、纤维素的饮食，增强体质。

（4）伤口拆线后2~3日可淋浴，平时可用温水擦洗。

（5）手术后1~2周，阴道可有少量粉红色分泌物，此为阴道残端肠线溶化所致，为正常现象。若为血性分泌物，量如月经并伴有发热，应及时到医院就诊。

（6）子宫脱垂患者术后半年内避免重体力劳动，并保持大便通畅，出现咳嗽时及时止咳，防止增加腹压，造成疾病复发。每日进行缩肛练习，锻炼盆底肌肉。

（7）遵医嘱术后6周随诊。复诊后听从医生指导可否同房。

（五）护理评价　患者的生命体征维持在正常范围内，无出血性休克的发生及感染征象。患者能积极参与治疗及护理。患者了解疾病复发的诱因。

第三节　妇科腹腔镜手术患者的护理

妇科腹腔镜手术是指通过腹腔镜和相关的设备进行一些原来必须开腹才进行的妇科手

术。随着医学影像学的发展，妇科腹腔镜手术医师可以从电视屏幕上得到比肉眼所见更清晰、更细致得多的图像，因此使手术更精准、更彻底。腹腔镜手术占妇科良性疾病手术的80%~90%。

腹腔镜手术优点：①妇科腹腔镜手术创伤小、术中出血少、患者痛苦少，甚至能达到与传统开腹方法更好的效果；②在治疗疾病的同时，又能保留其脏器的功能；③恢复时间快、住院时间短。一般妇科腹腔镜术后当日可以离床活动，术后1周可以从事轻微的体力活动，术后2周返回工作岗位，基本恢复术前的身体水平。

一、手术前护理

（一）护理评估

1. 健康史　采集患者的家族史、月经史、生育史、手术史、既往内科病史、服用药物史、药物过敏史。了解所患疾病的临床表现，现存问题。

2. 身心状况　患者的一般情况，如饮食、睡眠、排泄等，特别是患者患病后和住院后有无异常情况。患者对自身所患疾病的了解情况，及对手术的知晓程度。

3. 辅助检查

（1）妇科检查　阴道检查、肛查。

（2）常规检查　监测体温、脉搏、呼吸、血压、胸片、B超（肝、胆、胰、脾、盆腔）、心电图、血型、Rh因子、肝肾功能、凝血功能、血尿常规、输血9项。

（二）术前可能的护理诊断

1. 焦虑　与害怕丧失器官、手术后疼痛及对未来的茫然有关。

2. 知识缺乏　缺乏对自身疾病和手术相关知识。

3. 睡眠型态紊乱　与环境改变及担心手术有关。

4. 体液不足　与术前和手术当日饮食控制有关。

（三）预期目标

1. 患者焦虑减轻并积极主动地配合治疗。

2. 患者能复述术后相关的注意事项及并发症的预防知识。

3. 患者术前能得到很好的休息。

4. 患者不发生体液不足。

（四）护理措施

1. 做好心理护理，解除患者紧张，恐惧心理。向患者讲述腹腔镜手术的优点、手术过程、时间、麻醉方式，让其知道是微创手术，消除恐惧心理，于最佳状态接受手术。

2. 认真阅读病历，检查患者术前各项化验检查是否完善、正常，如发现问题及时与医生联系。

3. 术前一日为患者监测3次体温，并观察患者有无异常情况，如发热、上呼吸道感染、月经来潮等，应及时通知医生，及早采取相应措施。

4. 皮肤准备　术前1日备皮。剃净阴毛，注意勿损伤皮肤。特别注意脐部的清洁，因手术其中一个切口在脐轮下0.5cm或脐底部。

5. 肠道准备　术前 1 日 50%硫酸镁 40ml 或聚乙二醇电解质散剂口服或甘油灌肠剂 110ml 不保留灌肠。术前 12 小时禁食，10 小时禁水。

6. 阴道准备　术前 1 日用 1∶40 络合碘溶液冲洗早晚各一次，有阴道出血者不做阴道冲洗，仅用络合碘纱布做阴道擦拭，无性生活者不做阴道检查。

7. 不能带活动义齿、首饰、手表、发夹、隐形眼镜等入手术室，衣服口袋不能有任何物品。

8. 患者要做好思想准备，调整心理状态，保证充足睡眠。必要时遵医嘱口服镇静药物。

9. 膀胱准备　术前嘱患者排空膀胱，带导尿管进手术室。

（五）护理评价　患者焦虑减轻并积极主动地配合治疗。患者能复述术后相关的注意事项及并发症的预防知识。患者术前能得到很好的休息。患者未发生体液不足。

二、手术后护理

（一）护理评估　同腹部手术患者。

（二）术后可能的护理诊断及医护合作性问题

1. 疼痛　与手术中 CO_2 抬高膈肌引起两肋下疼痛和手术体位引起肩胛骨疼痛有关；与手术创伤有关。

2. 腹胀　与 CO_2 未能从腹腔完全排出有关。

3. 潜在的并发症——出血　与手术创伤和留置尿管有关。

4. 生活自理缺陷　与手术及术后卧床输液有关。

（三）预期目标

1. 患者主诉疼痛减轻，舒适感增加。

2. 严密观察病情，防止发生失血性休克。

3. 患者无感染症状，体温，血常规正常。

4. 患者日常生活，如下床、进食、沐浴或卫生、如厕等能自理。

（四）护理措施

1. 手术后患者应安置于安静的房间，以利于患者术后恢复及护理人员对其观察与护理。患者进手术室后，护理人员应进行手术患者床单位及护理用具的准备，如铺麻醉床，准备血压计、听诊器、吸氧装置等。

2. 护士应向手术医生了解患者手术中情况，如手术范围、术中出血、意外情况等，以及术后有无特殊护理要求及注意事项。

3. 密切监测患者生命体征变化，注意有无内出血及伤口渗血，全子宫切除术后患者应注意阴道引流量及颜色。同时结合患者其他情况，如患者出现口唇苍白、烦躁不安、出冷汗等症状，且伴有血压下降，脉搏快而弱，应警惕发生内出血或休克。

4. 术后镇痛　耐心倾听患者主诉，讲解引起疼痛的原因、范围，安慰患者，给予心理支持，告之疼痛会通过吸氧及 CO_2 自身代谢逐渐缓解或消失。保持病室安静，护理操作集中，指导患者应用松弛方法分散注意力，必要时使用镇痛药。

5. 导尿管、引流管的观察与护理　手术后在保留尿管过程中要注意保持导尿管通畅，勿折、勿压。随时注意观察尿液的颜色、性质和量。如尿液为血性，应考虑是否存在输尿管及膀胱的损伤；如尿量较少，在排除导尿管阻塞后，应考虑是否存在入量不足或有内出血休克等情况发生。如出现类似情况，应及时报告医生及早处理。导尿管通常在手术当晚拔除。拔除导尿管后，护理人员应嘱患者多饮水，及时排尿，并观察有无尿急、尿频、尿痛等泌尿系刺激症状及尿潴留情况的发生。引流管在留置期间应保持通畅，勿折、勿压。随时注意观察引流液的颜色、性质和量。

6. 严格无菌操作　用 1∶40 的络合碘溶液擦洗外阴 2 次/日，保持腹部穿刺孔敷料及会阴部清洁、干燥；严密观察生命体征，遵医嘱合理使用抗生素。

7. 腹胀的护理　向患者讲述腹胀原因，给氧目的，告之患者是微创手术，腹腔内 CO_2 可通过自身代谢和通过吸氧可加速 CO_2 的排出，腹胀会逐渐缓解或消失；术后常规吸氧 4 小时，术后 6 小时可床上翻身及活动四肢，以增加肠蠕动，术后 1 日晨鼓励患者下床活动，促进肠道蠕动，尽早排气，或指导患者顺时针按摩腹部以利于气体排出。

8. 饮食护理　术后数小时可开始饮水，无异常可进半流食，术后 1 日普食，告知患者在排气前及排气不畅时，禁食产气食物。

9. 出院指导

（1）保证休养环境安静、舒适，定时通风。

（2）保持良好心境，避免精神紧张。

（3）选择富含蛋白质、维生素、纤维素的饮食，增强体质。

（4）伤口拆线后一周可淋浴，平时可用温水擦洗。

（5）手术后 1~2 周，阴道可有少量粉红色分泌物，此为阴道残端肠线溶化所致，为正常现象。若为血性分泌物，量如月经，并伴有发热，应及时到医院就诊。

（6）行腹腔镜全子宫切除术患者，术后 3 个月禁止性生活、盆浴、从手术之日起休假 6 周，术后 6 周来医院复查。行腹腔镜下子宫肌瘤剔除术、卵巢囊肿剔除术、单纯的卵巢及输卵管切除术的患者，术后 1 个月内禁止性生活、盆浴，从手术之日起休假 4 周，术后 4 周来医院复查，复查时须避开月经期。

（五）护理评价　患者的生命体征维持在正常范围内，无出血性休克的发生及感染征象。患者能积极参与治疗及护理，身心舒适。

（薄海欣）

第二十一章　妇科化疗与放疗患者的护理

关键词

chemotherapy 化学疗法

actinotherapy 放射疗法

side effect 副反应

第一节　化疗患者的护理

化学治疗简称化疗。最早的化疗是应用氮芥治疗淋巴瘤，目前化疗已广泛应用于恶性肿瘤的治疗并取得较好的效果。特别是在恶性滋养细胞肿瘤治疗中，单纯化疗即可达到治愈目的，效果尤为突出，对其他妇科肿瘤也可起到提高5年存活率、改善临床症状和控制病情的作用。但是临床应用的抗癌药物中绝大多数缺乏选择性抑制肿瘤细胞的作用，在杀伤肿瘤细胞的同时，对机体增殖旺盛的正常细胞也具有一定毒性，尤其是目前肿瘤治疗中，用药量必须很大，需接近中毒剂量，才能产生满意效果，因而副作用也明显增加。因此护理人员应熟练掌握化疗的基本知识，了解各种化疗药物的给药方法、毒副作用，运用这些知识随时发现患者化疗中出现的问题，及时采取有效措施，帮助患者完成化疗，以取得最佳的疗效，将副作用降至最小，避免并发症的发生。

一、化疗基本知识

（一）化疗药物的分类　根据抗肿瘤药物对细胞周期的杀伤作用可分为三类。

1. 细胞周期非特异性药物

（1）对增殖细胞或非增殖细胞都有杀伤作用，如氮芥、环磷酰胺、消瘤芥等烷化剂及丝裂霉素、放线菌素D等，这类药物对正常细胞和肿瘤细胞的选择性差，细胞的存活率随剂量增加而降低。

（2）对增殖细胞各期均有杀伤力的药物，如5-氟尿嘧啶等，这类药物剂量增加，细胞存活率下降，但骨髓细胞与肿瘤细胞存活系数不同，前者慢，后者快，故选择性较第一类好。

2. 细胞周期特异性药物　对增殖细胞的某一期有特异性杀伤作用的药物，如甲氨蝶呤、阿糖胞苷等主要作用于S期，长春新碱作用于M期。

（二）常用化疗药的作用机制

1. 影响脱氧核糖核酸（DNA）的合成。

2. 直接干扰核糖核酸（RNA）的复制。

3. 干扰转录，抑制信使 RNA（mRNA）的合成。

4. 阻止纺锤丝的形成。

5. 阻止蛋白质的合成。

（三）常用的化疗药物　目前临床上常用的化疗药物很多（表 21-1），根据其结构分为以下几种。

1. 烷化剂类　如塞替派、环磷酰胺。

2. 抗代谢药　如甲氨蝶呤、5-氟尿嘧啶。

3. 植物生物碱类　如长春新碱、依托泊苷、紫杉醇。

4. 细胞毒素类抗生素　如平阳霉素、放线菌素 D、多柔比星（阿霉素）。

5. 其他抗肿瘤药物　如顺铂。

表 21-1　妇科肿瘤常用的化疗药物、给药途径及其主要毒副反应

类型	药名	作用机制	给药途径	主要毒副反应
烷化剂	环磷酰胺（CTX）	通过与细胞内生物大分子成共价结合而发生作用，属细胞周期非特异性药物	静脉给药为主	骨髓抑制，出血性膀胱炎
	消瘤芥（AT_{1258}）			骨髓抑制
	异环磷酰胺（IFO）			出血性膀胱炎
抗代谢药	5-氟尿嘧啶（5-FU）	为生理代谢物（嘌呤、嘧啶、叶酸等）的结构类似物，其作用是通过干扰正常代谢物的功能，影响核酸合成，作用机制是抑制与正常代谢物合成有关的酶类，属于细胞周期特异性药物	甲氨蝶呤可经口、肌内和静脉给药；5-氟尿嘧啶和阿糖胞苷需静脉给药	骨髓抑制及胃肠道反应
	甲氨蝶呤（MTX）			骨髓抑制及肝肾毒性
	阿糖胞苷（Ara-C）			
植物碱类	长春新碱（VCR）	作用于微管蛋白，破坏纺锤体的形成，干扰核分裂，为细胞周期特异性药物	静脉给药	神经毒性
	依托泊苷（VP-16）			骨髓抑制
	紫杉醇			过敏反应，骨髓抑制
抗癌抗生素	放线菌素 D	作用于 DNA、RNA 蛋白质合成过程的不同环节而起作用，为细胞周期非特异性药物	放线菌素 D 和阿霉素经静脉给药；平阳霉素多肌内注射	骨髓抑制，脱发，口腔溃疡
	平阳霉素			肺纤维化
	多柔比星			骨髓抑制、静脉输入时药物外渗后易引起组织坏死
铂类化合物	顺铂（DDP）	与 DNA 产生链间交联和链内交联，破坏 DNA 的模板信息复制，抑制 DNA 合成，大剂量时也可抑制 RNA 及蛋白质的合成，为细胞周期非特异性药物	静脉滴注	肾毒性、神经毒性及骨髓抑制

（四）化疗常用的给药途径及给药方法　化疗药物给药可以通过多种途径，根据不同的药物、不同的肿瘤以及患者病情，选择最佳的给药途径及给药方法，以取得最佳的治疗效果。

1. 给药途径　同一种药物，给药途径不同，所起的作用也不同。静脉用药后，药物通过右心进入肺，再到全身各处，肺部受药量最大，因此，肺转移患者最好采用静脉给药的方法。口服给药是通过胃肠道吸收，经门静脉进入肝，由肝静脉经下腔静脉回右心，再进入肺及全身其他脏器。故上消化道或肝的病灶以口服药物为宜。动脉插管给药，则该动脉所灌注的脏器受药浓度最大，如子宫动脉插管、肝动脉插管、颈内动脉插管，分别治疗子宫、肝及脑内肿瘤。鞘内注射化疗药物易于渗入脑组织和脊髓，适用于脑和脊髓有病变者。除应根据患者肿瘤的性质、部位选择给药途径外，还应考虑不同药物的不同特点。

（1）静脉给药　多数化疗药物均用静脉给药的方法，持续滴注可在规定时间内保持稳定的药物浓度，对呕吐、腹泻严重者便于从静脉补充液体。应根据药物的不同要求严格掌握输入速度，经常巡视，保证药物匀速输入。

（2）肌内注射　需作深部肌内注射，以利于药物吸收。

（3）口服　是最方便的给药途径，但是常由于患者胃肠功能紊乱吸收不好而达不到有效的药物浓度。多数抗癌药物对胃黏膜有刺激，宜睡前服用，并同时服镇静剂及碳酸氢钠等药物以减轻胃肠道反应。

（4）腔内注射　主要用于癌性胸水、腹水、心包积液或肿瘤内注射，注射后要注意观察患者的反应，协助患者更换体位，以达到理想的效果。

（5）动脉插管给药　主要用于肿瘤晚期不宜手术治疗、复发而局限性肿瘤或全身化疗效果不好而肿瘤局限者，可对肿瘤局部给予高浓度的药物。根据肿瘤所在部位，选择插管途径。随着医学技术的进步，动脉插管化疗应用越来越广泛。

（6）瘤内注射　适宜全身化疗效果不理想，而局部肿块大者。注射时宜先抽出瘤内的液体，然后再注入药物，需防止瘤体张力过大而破裂。

（7）鞘内注射　许多药物不能通过血脑屏障，鞘内注射是治疗脑转移的一个有效方法。

2. 常用的给药方法　化疗药物多数缺乏选择性，对正常与不正常的细胞均有杀伤作用。化疗的基本原则是尽量消除肿瘤细胞而减少对正常细胞的损害，因此应选择不同的给药方法。

（1）序贯用药　是指先后使用几种不同的药物，以提高疗效，如先用细胞周期非特异性药物，大剂量烷化剂类，消灭大量增殖期细胞，促使 G_0期细胞进入增殖期，再用细胞周期特异性药物，干扰核酸合成，杀伤较敏感的 S 期细胞。如此反复几个疗程，有可能消灭 G_0期细胞，达到根治的目的。

（2）联合用药　在患者能够耐受的情况下，尽量联合使用几种药物。联合用药应遵守以下 3 个原则：①几种药物的作用机制不同，无交叉耐药；②各药物的毒性范围不同，副作用不能叠加；③单一用药时对肿瘤疗效最好。

（3）周期同步化　使所有癌细胞都处于一个周期，便于使用药物杀死该周期的癌细胞。

（五）常见的化疗副反应　癌细胞是属于分裂快速的细胞，对于化疗特别敏感，故易被化疗药物杀灭。机体分裂快速的正常细胞同样易受到化疗药物的损伤而引起副反应，如胃黏膜细胞、毛囊皮肤组织、生殖细胞及造血细胞。临床上常见的副反应如下。

1. 造血功能障碍　是化疗副反应中最常见和严重的一种，是化疗药物剂量受限以及疗程中断的主要原因。化疗使增生前细胞受到抑制，当血液中的成熟细胞因本身寿命已到而死亡后，骨髓的增生前细胞已被破坏，无法补充成熟的细胞，使外周血液的血细胞数量下降。主要表现为白细胞和血小板数量的减少，对红细胞影响较小。白细胞和血小板减少，一般均能自然恢复且有一定规律（表21-2）。

（1）白细胞常在用药1周左右开始下降，至停药8~9日达最低，维持2~3日开始回升，历经7~10日后达正常水平。绝大多数患者白细胞下降后均能自然恢复，但是当大剂量化疗、肝功能不正常或骨髓反复受到抑制时，白细胞的恢复则比较困难。此时患者机体抵抗力低下，极易发生严重的感染而导致败血症。

（2）血小板一般下降稍晚，但下降速度快，达最低水平后往往第2日即回升，几天后可恢复正常。血小板下降后，患者可出现体软乏力，精神淡漠，反应迟钝等。血象恢复后以上症状自然消失。严重的血小板下降患者表现为全身的出血倾向，如鼻出血、病灶出血、皮下或内脏出血等，其发生时间有时不在血小板最低时，而在血小板稍有回升时，严重时可危及生命，特别是内脏出血不易被发现，危险更大。

表21-2　世界卫生组织抗癌药物急性及亚急性毒性反应分度标准

	0	1	2	3	4
血红蛋白（g/L）	≥110	109~95	94~80	79~65	<65
白细胞（10^9/L）	≥4.0	3.9~3.0	2.9~2.0	1.9~1.0	<1.0
粒细胞（10^9/L）	≥2.0	1.9~1.5	1.4~1.0	0.9~0.5	<0.5
血小板（10^9/L）	≥100	99~75	74~50	49~25	<25

2. 消化道反应　化疗引起的消化道反应主要表现为食欲缺乏、恶心、呕吐、口腔溃疡、腹痛、腹泻。

（1）食欲缺乏、恶心、呕吐　不同的药物引起的反应机制不同，氮芥类药物是刺激中枢所致，因此用药一开始症状即很明显。抗代谢药是由于药物刺激胃黏膜引起胃炎所致，往往用药几日后开始，逐渐加重，停药后逐渐消失。一些化疗药物可直接刺激小肠，释放大量内源性血清素，经血液激活延髓的5-HT受体引起呕吐。还有一些反复化疗的患者形成条件反射，看见化疗药即开始恶心、呕吐，此反应一般不影响继续用药。但患者如长期不能进食，可使体重锐减，应及时调整用药量。呕吐严重者可引起水电解质平衡失调和代谢性碱中毒，亦可引起低血钾、低血钙症，患者出现倦怠、精神淡漠和腹胀或四肢无力等症状，严重时可使化疗中断。同时恶心、呕吐也给患者带来心理压力，使患者对以后的治疗产生焦虑和恐惧心理。

（2）口腔溃疡　化疗药物干扰细胞的生长、成熟、分化，直接造成口腔黏膜的改变，减少基底细胞的更新，导致细胞的萎缩及胶原的破坏，最终造成口腔黏膜红肿、过敏，进而影响表层的上皮细胞脱落、加剧组织的红肿、溃疡。口腔溃疡是化疗的常见副反应，溃疡多发生在用药后5~6日，患者先出现唇舌麻木，口腔黏膜发红，舌苔减少，2~3日后溃疡出现。溃疡可发生在颊黏膜、舌边、舌根、上下唇，严重时可累及咽喉及食管，一般至停药一周左右逐渐愈合。常用的药物中以KSM、MTX、AT_{1258}发生溃疡较多，5-FU则较少。不同的药物引起口腔溃疡的部位不同，如KSM所致的溃疡多发生在舌边及舌根，抗代谢药物引起的溃疡多发生在颊黏膜。口腔溃疡的疼痛可影响患者进食，加重机体的营养不良，如果患者正处于骨髓抑制期易继发全身感染，同时也造成患者精神情绪上的障碍，影响生活质量。

（3）腹痛、腹泻　胃肠道上皮细胞增殖非常活跃，受化疗药物的损害较大，影响水分和营养吸收，从而导致腹泻，化疗药物引起的腹痛可能是由于肠蠕动增加引起，腹泻则可能是由于肠道黏膜发生溃疡引起。一般出现在化疗一周后，先出现腹痛及大便次数增多，继而大便性质改变，较重者为水样泻，一般每日3~4次，停药5~6日后即可恢复。如每日大便次数急剧增多，大便性质为水样便，并漂浮有灰白色或黄绿色膜状物，大便涂片革兰阴性杆菌迅速减少，革兰阳性杆菌及球菌增多，为假膜性肠炎，患者因体液大量丢失引起严重的脱水及水、电解质紊乱，以致循环衰竭而死亡，应及早采取措施。

3. 肝、肾功能损伤　一些药物在肝脏代谢，可造成不同程度的肝功能损伤。急性反应包括炎症、坏死，长期用药引起肝硬化等慢性损害。临床上主要表现为血清谷丙转氨酶升高、血清胆红素升高、黄疸、肝区疼痛、肝肿大、肝硬化、凝血机制障碍等。肝功能损伤在停药后多能自然恢复，但时间较长，有时影响到继续化疗，使病情恶化。

顺铂的肾毒性最严重，可造成肾小管上皮细胞变性、坏死、间质水肿，临床表现为血清肌酐水平升高。甲氨蝶呤及其代谢产物可沉积于肾小管产生肾毒性。环磷酰胺大剂量应用时其代谢产物溶解性差，尤其在酸性环境中易形成沉淀物，堵塞肾小管，导致肾功能衰竭。环磷酰胺以原形自肾排出，可引起出血性、无菌性膀胱炎，特别是缺水的患者，药物于膀胱内浓度升高，排出时间延长，加重对膀胱的刺激，患者出现膀胱刺激症状或血尿。

4. 皮肤及其附件的反应

（1）皮肤反应　甲氨蝶呤可引起皮疹甚至剥脱性皮炎；5-氟尿嘧啶等药物应用后面部或沿注射血管皮肤出现色素沉着，一般于停药后逐渐消失。

（2）毛发脱落　因毛囊上皮生长迅速，对化疗敏感，故化疗后易引起毛发脱落，其中最常见的药物是多柔比星、甲氨蝶呤、放线菌素D等，一般在停药后2~3个月即可逐渐恢复。

5. 免疫抑制　多数化疗药物是免疫抑制剂，抑制机体的免疫反应，因此化疗患者易发生感染，也易引起败血症。

6. 其他副作用

（1）心脏损伤　有些化疗药物可造成心脏损伤，表现为脉快和心电图“T”波倒置，停药后可恢复。

（2）周围神经毒性　某些药物如长春新碱的应用可出现指、趾端麻木，有时有针刺样感。

(3) 局部刺激 有些药物的局部组织刺激较大，如KSM、ADM、AT_{1258}、VCR等，一旦漏出至血管外，可造成组织损伤、溃烂、甚至坏死。

(4) 远期副反应 患者经过多个疗程化疗后，往往可出现痛风样全身性肌肉疼痛，一般持续1~2个月甚至更长，以后逐渐消退。

二、护理评估

癌症患者由于病程长、病情重，加之化学治疗，使患者身心各方面出现现存的或潜在的护理问题，护士应全面评估患者情况。

(一) 健康史 肿瘤发病的时间、手术时间、以前的化疗方案、化疗效果、副反应的种类、严重程度、缓解方法、既往健康史、药物过敏史等。

(二) 身体评估 测量体温、脉搏、呼吸、血压，询问每日进食量、饮水量、副食的种类及量、有无恶心、呕吐，大便次数、量及性质、有无腹泻、每日排尿量、次数、尿液的性质；观察口腔黏膜有无溃疡、全身有无出血点、破溃、皮疹，四肢活动情况，有无水肿；检查有无胸腔积液、腹水，阴道有无出血、分泌物的性质等。

(三) 临床表现 见“常见的化疗副反应”。

(四) 辅助检查 检查血常规、尿常规、肝肾功能、心电图检查等主要了解化疗副反应的情况；肿瘤特异性检查、B超检查了解治疗效果。

(五) 心理社会评估 了解患者面对即将到来的化疗的心理状态和情绪反应，以及对相关知识的掌握情况。

三、护理诊断和医护合作性问题

1. 有感染的危险 与化疗药物引起白细胞减少并抑制机体免疫反应有关。

2. 营养失调——低于机体需要量 与化疗药物引起的食欲缺乏、恶心、呕吐、进食量减少有关。

3. 有皮肤完整性受损的危险 与化疗药物的副反应有关。

4. 潜在并发症——抗肿瘤药物的副作用 与化疗药物对肝、肾、心肌、造血系统的毒性反应有关。

5. 自我形象紊乱 与脱发及皮肤色素沉着有关。

6. 腹泻 与化疗副反应有关。

四、计划与实施

(一) 预期目标 化疗期间，患者能够进食，避免体重急剧下降，呕吐、腹泻得到控制，不出现水、电解质紊乱，能够正确面对脱发、色素沉着，基本需要得到满足。

(二) 护理措施

1. 化疗前准备

(1) 患者的准备

1) 心理支持 恶性肿瘤对患者已是一个严重的打击，加之化疗，患者要忍受巨大痛苦，一般会出现情绪低落、消沉，对化疗具有恐惧心理，化疗前护士要主动接近患者，耐心倾听其主诉，了解患者对化疗的心理反应，提供相关信息，给予正确的指导，取得患者的配合。向患者介绍化疗的效果，增强治疗信心。

2）健康教育　给患者讲解有关知识，强调及时、足量、正规化疗的重要性，讲解化疗的副反应、化疗期间饮食、休息、睡眠、活动、排泄的注意事项以及如何准确记录出入量，使患者对化疗有初步了解，消除其恐惧心理，以良好的心态进行化疗。在化疗过程中，护士应随时了解患者的心理变化，给予及时的帮助和指导，同时要取得家属的配合，使患者顺利度过化疗期。

3）体重测量　化疗药物用药剂量大多是按体重计算的，因此应准确测量体重，以保证药物剂量准确，达到最佳治疗效果。在化疗过程中，由于患者食欲缺乏进食减少、恶心、呕吐，体重会有波动，所以应定期测量，以协助医生调整药量。

测量体重的方法：首先应校准磅秤，宜在清晨患者空腹，排空大、小便后，只穿贴身衣裤，不穿鞋，由护士测量，必要时二人核对。

（2）护士的准备

1）护士应熟练掌握化疗的基本知识，了解化疗药物的作用机制，掌握常用的给药途径、给药方法、常见的副反应及化疗患者的护理措施。

2）配置化疗药物时护士应严格执行无菌技术操作，三查七对，严格按医嘱剂量给药。正确溶解和稀释药物，现配现用，配好的药物常温下放置时间一般不超过 1 小时。联合用药时应根据药物性质顺序输入。输入放线菌素 D 等药物时应注意加避光罩或使用特制输液器。

3）为防止化疗药物对工作人员造成损伤，减少对环境的污染，化疗药物应在静脉化疗药物配制中心集中配置，在病房配制时应使用生物安全柜。负责配药的护士应戴好口罩、帽子、手套，穿防护服，防护用物、药品包装及注射器等在使用后应按规定处理。药物配好后给患者注射时，护士亦须戴手套，防止药物不慎漏出接触手部皮肤。配药及给患者注射药物后应立即洗手。

2. 化疗期间的护理

（1）保护血管防止药液外漏　护士应熟练掌握静脉穿刺技术，提高一次穿刺成功率，减少反复穿刺造成血管损伤，有计划、合理地使用血管。应用对血管刺激性大的药物时，如 KSM、VCR、AT_{1258}、ADM 等，应先进行静脉穿刺，成功后再加入药物。输入药物过程中随时观察药物有无外渗，如有外渗应立即处理。经济条件许可的患者可使用 PICC。

化疗药物外渗的处理：首先要马上停止药物输入，局部可用封闭治疗（封闭用 0.9%生理盐水 5ml 加 2%普鲁卡因 1ml）。外渗 24 小时内，局部冷敷，可减轻疼痛及防止药液扩散；48~72 小时使用热敷，以促进药物吸收，减轻局部组织损伤。可用中药金黄散外敷，防止局部组织坏死。

（2）用药速度的观察　不同的化疗药物要求不同的输入速度，护士应熟练掌握各种药物输入速度，加强巡视，随时调整，以保证化疗药正确匀速输入患者体内。有条件应使用输液泵，以保证药物匀速、按时输入。

3. 化疗副反应的观察及护理　一些药物的副反应在用药当时或疗程内出现，如静脉炎、消化道反应等；一些药物的副反应出现在停药后甚至停药多年后，如神经毒性、生殖功能障碍等。化疗中、化疗后，护士应密切观察患者，及时采取预防、应对措施，控制副反应，提高化疗效果。

（1）消化道副反应的观察及护理

1）食欲缺乏、恶心、呕吐的护理　护士应注意观察患者消化道反应程度，当患者出现食欲缺乏时，可选择平时喜爱的食物，鼓励多进食，可少量多餐，同时给患者创造良好的进食环境，以增加食欲。患者出现恶心、呕吐时，及时清理呕吐物，遵医嘱给予镇静、止吐药物，如地西泮、甲氧氯普胺（胃复安）、恩丹西酮（枢复宁）、地塞米松等，联合用药，如甲氧氯普胺和地塞米松联合使用效果更好。注意记录呕吐量，防止水、电解质平衡紊乱，必要时静脉输液。

防止恶心、呕吐还可应用以下几种方法。

a. 音乐疗法　许多研究证明平静和缓的音乐可有效地减轻患者的焦虑及疼痛，同时也可缓解呕吐症状。

b. 行为放松技巧　让患者逐渐放松肌肉、深呼吸，引导患者想象、转移其注意力，可减轻症状。

c. 食物选择　呕吐的患者宜选择碱性或固体食物，酸性食物则有助于控制恶心症状；避免产气、油腻及辛辣食物，可减轻恶心呕吐症状。

2）腹痛、腹泻的护理　常见的化疗药物如5-FU可造成肠道黏膜的损伤，导致腹痛、腹泻的发生。

a. 临床上患者出现腹痛、腹泻时要严密观察、记录腹痛情况、腹泻次数、量及大便性质；

b. 当腹泻次数每日超过3次或发生假膜性肠炎时应及时通知医生停用化疗药，留取大便标本，做普通细菌培养及厌氧细菌培养，并遵医嘱给予广谱抗生素控制感染，纠正水、电解质失衡状态。使用广谱抗生素时需注意真菌感染所致真菌性肠炎及真菌性败血症。

c. 腹泻严重的患者应注意其一般情况，严格记录出入量，防止电解质平衡紊乱。

d. 腹泻期间应指导患者食用少渣、低油饮食，多饮水，避免刺激性食物，用5-FU的患者每日最好喝2瓶酸奶，因5-FU可杀灭肠道内革兰阴性杆菌，引起肠道菌群紊乱，导致腹泻，酸奶可补充革兰阴性杆菌，减轻症状。

e. 对假膜性肠炎患者要实施消化道隔离，便盆每日消毒。

3）口腔溃疡的护理

a. 观察患者口腔黏膜的变化，发现黏膜变红，舌苔减少应及时给予生理盐水或朵贝尔溶液，每日漱口数次，特别是在进食前后。

b. 护士应指导患者在化疗期间保持口腔清洁，勤漱口，每日用软毛牙刷刷牙。

c. 出现口腔溃疡则根据溃疡程度给予口腔护理，口腔护理可清除口腔内脱落黏膜、黏液及腐败物质，保持口腔清洁，预防感染，促进黏膜再生。

d. 严重的口腔溃疡，患者往往疼痛难忍，不愿进食，可适当给予镇痛药物，特别是在进餐前，用0.03%丁卡因合剂局部喷涂，可缓解疼痛，帮助进食。

e. 告知患者进食可以促进咽部活动，减少咽部溃疡。饮食应注意以清淡、质软、无刺激性食物为主。餐后漱口，溃疡面涂抹西瓜霜或冰硼散等。

f. 鼓励患者多说话，多用生理盐水漱口，保持口腔清洁，减少细菌在口腔生长繁殖的机会，防止感染发生。

g. 口腔溃疡患者每日测3次体温，注意血象变化，以早期发现感染征兆，及时治疗。

h. 继发霉菌感染时，可用制霉菌素溶液含漱或局部外敷。遵医嘱输入液体及大剂量维生素，可促进黏膜再生。

口腔溃疡治疗的方法　患者出现口腔溃疡后依溃疡程度给予口腔治疗。方法如下：先用1%的过氧化氢（双氧水）10ml让患者充分漱口，然后用长棉签蘸1.5%双氧水为患者擦洗口腔黏膜溃疡处，动作要轻柔，尽量擦去溃疡表面覆盖的腐败物质及脱落的黏膜，血小板低的患者，切忌擦破口腔黏膜防止出血不止，擦洗干净后，将装有生理盐水的容器挂高，容器底部距患者口腔2米以上，利用水的压力冲洗口腔，将口腔内所有污物冲洗干净。最后涂口腔溃疡散（或其他药物）于溃疡面上。口腔治疗可以减轻患者的疼痛，促进口腔黏膜上皮细胞的再生，减少感染的发生。

（2）造血系统反应的护理

1）白细胞数量减少患者的护理　白细胞的主要功能是吞噬及溶解细胞，一旦白细胞计数下降，机体的重要防御系统被破坏，易引起感染。护士应随时了解患者白细胞计数下降的程度，对患者进行全面的护理评估并加强指导，采取措施，帮助患者安全地度过白细胞下降期，防止并发症的发生。

a. 保持清洁的环境　病室要建立严格的隔离制度，除每日做好清洁外，还要定期进行大扫除。夏季门窗要安纱窗，防止蚊蝇。患者用物，如便盆、小桌擦布及扫床套应固定使用，每日用消毒液清洗。患者出院后要严格进行终末消毒。病室内要保持空气新鲜，温湿度适宜，每日定时通风，避免在室内放置鲜花等植物。同时要严格控制家属探视及陪伴人数。必要时对患者实行保护性隔离。

b. 病情观察　患者白细胞数量下降时，每日测体温3~4次，如体温超过38.5℃，通知医生，及时给予降温和抗生素治疗。患者应每日或隔日检测白细胞及分类细胞数目。每日检查易发生感染的部位有无炎症反应，如患者出现咽痛、咳嗽、呼吸困难、口腔溃疡、皮肤破溃、尿频、尿急、尿痛等症状时通知医生给予处理。静脉输液的患者，每日观察注射部位有无红、肿、热、痛等感染征兆。

c. 加强饮食指导，增加蛋白质、维生素及其他营养素的摄入，以增强机体抵抗力。同时要注意饮食卫生，生吃的水果、蔬菜要洗干净。

d. 卫生指导　嘱患者每日要洗澡，清洗外阴，更换内衣裤，洗澡时使用中性肥皂，勿用碱性或刺激性洗涤用品及香水，保持皮肤的完整。保持口腔的清洁，并观察有无破溃。

e. 医护人员执行各项护理治疗特别是介入性操作时要严格无菌技术，避免医源性感染的发生。同时要认真执行洗手制度，每项操作完成后都要洗手。

f. 必要时遵医嘱给予抗生素、升白细胞药物，并注意观察用药后的反应。

g. 化疗间歇期注意休息，避免到人群聚集的公共场所。

2）血小板减少的护理　血小板是从骨髓巨核细胞质脱落的片段所形成的，有很好的聚集和黏附功能，参与人体的止血和凝血过程。血小板降低时易引起患者出血。一般而言，血小板低于$50\times10^9/L$即有潜在的出血可能，低于$20\times10^9/L$即有自发性出血的可能。患者的皮肤出现紫癜或淤斑，常见于上肢或下肢的远端或黏膜上、上消化道出血、吐血、口腔黏膜或牙龈出血、便血、呼吸状态改变，咯血、鼻出血、血尿、月经量过多、颅内出血、意识改变、颅内压增高。护理人员应了解易发生出血的部位、症状，随时观察患者有无出血倾向，提早采取措施，将并发症的危险降至最低。同时保护患者，防止任何因素造成患者出血。

a. 当血小板下降时，嘱患者适当休息，不做剧烈活动，防止活动时因身体软弱无力、贫血头晕而发生外伤及出血等意外，有颅内出血或阴道出血倾向的患者要绝对卧床休息。

b. 观察患者有无出血征兆，如皮肤淤斑，牙龈及鼻出血，静脉穿刺、注射部位有无渗血，有无血尿、血便、颅内出血、腹腔出血，发现问题及时处理。

c. 在进行各项护理治疗操作时动作要轻柔，肌内注射、静脉穿刺后要用棉球压迫穿刺部位至无出血为止，防止皮下血肿。

d. 保持室内空气湿度在50%，防止空气干燥引起鼻出血，患者感鼻腔干燥时可用液体石蜡或薄荷油滴鼻，指导患者切忌用手挖鼻和用力擤鼻。多喝水，多吃新鲜水果及蔬菜。当鼻腔有少量出血时，让患者平卧，手指压迫鼻翼两侧，可用新霉素、麻黄素或1%肾上腺素棉球填塞，头部冷敷，如出血严重，尤其后鼻腔出血时，立即通知医生进行鼻腔填塞。

e. 嘱患者用软毛刷刷牙，不要使用牙签剔牙，防止牙龈出血。

f. 膳食忌辛辣、刺激性、坚硬粗糙的食物，宜食用高营养、易消化食物，亦可服用中药辅助血小板上升。避免患者便秘，必要时给予缓泻剂，以防用力排便引起肠黏膜损伤和潜在的颅内压增高发生脑出血。

g. 每日监测血小板、血浆凝血酶原时间数值的变化。遵医嘱输入新鲜血或单采血小板，并注意输血后患者的反应。

（3）肝功能损害的护理　化疗前应了解患者是否存在肝功能损害，用药时注意患者主诉及皮肤黏膜的变化，定期检查肝功能，异常时可遵医嘱给予药物治疗。目前常用联苯双脂和葡醛内酯（肝泰乐）治疗药物性肝炎。护士要注意观察患者用药后反应。

（4）肾功能损害的护理　肾的功能是调节机体水、电解质的平衡及排泄体内的代谢产物。化疗时由于化疗药物的应用加重了肾的负担，特别是有些化疗药物如甲氨蝶呤、顺铂等对肾功能损伤严重，因此要准确记录出入液量。应用MTX时，由于MTX在酸性环境中易结晶沉淀，不易排出体外，因此要嘱患者多喝水，24小时尿量需要大于2500ml，每日测尿pH值，若pH值小于6.5时，遵医嘱口服或静脉输入碳酸氢钠。应用DDP时，应大量的输入液体并嘱患者多饮水，每小时尿量要大于100ml，准确记录患者出入量，包括呕吐量。应用CTX时，要鼓励患者大量饮水，必要时静脉输入液体，以稀释尿液，避免药物在尿中过度浓缩，减轻对肾脏的损害。护士要注意观察患者有无泌尿系统损伤症状，是否有排尿困难及血尿，出现问题及时通知医生，停用化疗药物。

（5）心脏功能损害的护理　在化疗前应了解患者的心功能状况，密切监护，预防心脏损害的发生。用药期间注意倾听患者的主诉，注意观察患者的面色。根据患者情况，适当减慢化疗药物点滴速度，遵医嘱给予心脏保护药物。加强巡视，发现异常及时通知医生处理。

（6）脱发的护理 脱发的问题使许多患者对化疗产生恐惧，特别是年轻女性对自身形象的改变更难以接受，心理压力很大，对治疗不利。护士应了解患者的情绪反应，帮助其正确面对自身形象的改变。向其讲解化疗引起脱发的原因，并强调脱发是暂时性的，治疗结束后头发会再生长出来。并协助患者选择假发、围巾、帽子等饰物以增进患者自尊，同时与家属沟通，取得家属配合。

五、护理评价

化疗期间及化疗后患者未出现水、电解质失衡、感染、出血、肝、肾功能损害等严重副反应，顺利完成疗程。

第二节 放疗患者的护理

1898 年镭（^{226}Ra）被居里夫妇发现，1900 年镭开始被应用于子宫颈癌的治疗并取得肯定效果。100 年来，放射治疗（简称放疗）取得了长足进步，目前仍然是妇科恶性肿瘤的主要治疗方法之一。有文献报道，子宫颈癌、子宫内膜癌和外阴癌的单纯放疗 5 年生存率可达 50%左右。随着科学技术的发展，放射疗法治疗妇科恶性肿瘤的效果将得到进一步的提高。

一、放疗基本知识

（一）射线的生物效应 放射线通过细胞时可直接作用于 DNA、染色体、酶，引起细胞不可逆的损伤，使细胞死亡或丧失繁殖能力。放射线也可使组织产生不正常的氧化过程，破坏细胞的主要生理功能。因此，放射线的作用主要在于使体内蛋白质合成受阻，酶系统受干扰，造成细胞功能障碍，导致其死亡。放射线在抑制和破坏肿瘤细胞的同时，也对正常组织产生不良影响。人体各个器官对放射线的敏感度不一样，卵巢属高度敏感，阴道与子宫颈属中度敏感。

电离辐射对细胞周期的影响，主要是杀伤细胞和阻断细胞周期。处于 M 期的细胞对辐射最敏感，小剂量照射即可使细胞核、细胞膜改变或染色体畸变。辐射还可以阻断细胞周期活动，延长细胞周期时间。

（二）肿瘤的放射敏感性

1. 放射敏感性肿瘤 如淋巴类肿瘤、精原细胞瘤、无性细胞瘤、卵巢颗粒细胞瘤、肾母细胞瘤、绒毛膜癌等。

2. 中度敏感性肿瘤 各部位的鳞状细胞癌，如皮肤、口腔、食管、宫颈、外阴、阴道，卵巢上皮癌等。

3. 低度敏感性肿瘤 如宫颈腺癌、乳腺癌、血管肉瘤、子宫内膜腺癌等。

4. 放疗不敏感肿瘤 如卵巢畸胎瘤，纤维肉瘤，黑色素瘤等。

（三）射线的种类 用于妇科恶性肿瘤放射治疗的射线有 X 线、γ 线、β 线（电子线）、中子、质子、负 π 介子及重粒子等。按照能量传递的高低可分为高 LET 射线及低 LET 射线。

LET（linear energy transfer）称为线性能量传递。X线由X线机及加速器产生；临床治疗用的电子线由加速器产生；γ线来自天然放射性核素（如^{226}镭）或人工放射性核素（^{60}钴、^{192}铱）的衰变；中子也来自加速器；质子、负π介子、重粒子等尚处于临床试验阶段。

（四）照射方式

1. 体外照射　于体外一定距离集中照射人体某一部位，对于宫颈癌而言，主要照射宫颈癌的盆腔蔓延和转移区域（盆腔淋巴结），放疗机为^{60}钴或直线加速器。

2. 后装放疗（腔内治疗）　把施源器放置在合适部位，经治疗计划系统计算剂量分布，启动开关将放射源自动送到施源器，开始治疗，治疗结束后放射源自动回到贮源器内，主要照射宫颈癌的原发区域。放射源为^{192}铱（^{192}Ir）、^{137}铯（^{137}Cs）等，^{226}镭（^{226}Ra）已被淘汰。

（五）放疗的反应及并发症　放疗反应通常指放疗过程中或放疗结束后近期出现的不适，无明显的组织、器官的持续病理变化。如果组织、器官出现病理变化并产生相应的症状，即可诊断为放疗并发症，多在放疗结束后相当长的时间内出现。

1. 放疗反应

放疗反应一般较轻，不需要特别处理或经减少放疗剂量、对症处理即可恢复，一般不影响放疗进程。少数患者反应严重，可减少每日照射剂量或暂停放疗。

（1）全身反应　如乏力、全身不适、困倦、食欲缺乏、头晕、头痛、恶心等，多出现在放疗开始时，一般随着放疗进展可缓解或消失。食欲缺乏、肠鸣音亢进、尿频等，给予对症处理一般可缓解。

（2）皮肤反应　被照射皮肤经放射线对组织细胞的侵袭可出现皮肤反应，多在照射后8~10日出现。分为干性反应（干性皮炎）及湿性反应（湿性皮炎）。干性反应表现为皮肤瘙痒、脱屑、色素沉着、毛囊扩张等，以腹股沟、外阴部较明显。湿性反应在早期可出现红斑，继之出现皮肤水肿，出现水泡、潮湿，有渗出，皮肤表面可糜烂，此种为可逆性。数月数年后，照射部位组织纤维化，毛细血管扩张或淋巴引流障碍，使局部皮肤增生变厚。在常规X线体外照射期间，皮肤湿性反应常见，高能X线及^{60}钴γ线的照射一般不出现湿性反应。

（3）胃肠道反应　表现为恶心、呕吐、肠鸣音亢进、腹部不适或腹痛，腹泻，稀便等。

（4）直肠反应　腹泻、里急后重、腹痛、黏液便，甚至黏液血便。多在腔内放疗数次后出现。肛门指检时有触痛，直肠黏膜水肿，指套可带血。

（5）膀胱反应　轻微反应可仅表现为尿频，严重反应则可出现尿急、尿痛。症状类似急性膀胱炎。放疗中的膀胱反应，肉眼血尿少见，但镜下可见红细胞。

（6）黏膜反应　照射早期，黏膜反应不明显，达到一定剂量后，黏膜可充血、水肿，外阴、尿道口上皮反应明显时，可出现疼痛，黏膜表面可有白膜形成，是由坏死上皮细胞、淋巴细胞、白细胞及渗出的纤维素所致。子宫颈癌放疗时，阴道上段、宫颈表面接受的照射剂量较高，一般放疗反应明显，除可致阴道排液增多外，无疼痛等不适。

（7）骨髓抑制　放疗开始后，血象即可改变。首先是白细胞下降，但降至$3\times10^9/L$以下者不多。血小板下降出现较晚。红细胞最不敏感，当红细胞减少时，往往全血细胞均减少，是骨髓严重受抑制的表现。

（8）宫腔积液　腔内治疗过程中及结束后由于宫颈管组织充血、水肿、渗出及宫颈管粘连、狭窄、萎缩，导致宫腔积液。在此基础上并发感染，可出现宫腔积脓。宫腔积液不难发现，当检查发现子宫增大、变软，经盆腔B超检查即可确诊。

（9）子宫穿孔　放射治疗中，子宫可充血、水肿，在进行腔内操作时，可致子宫穿孔，特别当子宫位置有明显前、后倾或宫颈管受肿瘤阻塞，取宫内节育器时腔内操作有一定困难，如果用力不慎或经验不足，易造成子宫穿孔。子宫穿孔不难发现，宫腔操作时，如探查宫腔深度，发现探针深度与临床子宫大小明显不符，探针深入有无底感觉，或放置宫腔容器时，其深度与探针所示明显不符，此时即可明确子宫穿孔的诊断。

2. 远期并发症　放疗在杀伤肿瘤细胞的同时也损伤正常的组织，引起一系列病理改变，严重时可影响组织器官的生理功能，出现并发症，目前尚无方法可以阻止或逆转。放疗并发症持续时间长，反复发作，影响患者的生活质量，甚至危及生命。

（1）正常组织的远期病理改变　一般在放疗后3个月至数年组织开始出现远期的病理改变，如血管内膜炎、血管狭窄、闭锁，管壁弹性消失，腺体破坏，结缔组织内弹力纤维消失及其他细胞成分失去再生能力，取而代之的是纤维细胞增生、胶原化。这种血管及组织的纤维化，使相应组织出现营养不良性改变，组织出现硬化性水肿，上皮组织萎缩、变薄，甚至出现组织溃疡、坏死等改变。这些病理改变是临床上各种并发症的病理学基础。

（2）妇科恶性肿瘤放疗后远期并发症的评估原则

1）轻度：症状轻，可能有轻度功能损伤。

2）中度：有明显症状及体征，可造成间歇性或持续性的组织功能损伤。

3）重度：严重并发症，出现持久、严重的组织器官损伤或危及患者生命。

（3）妇科恶性肿瘤放疗后的主要远期并发症

1）放射性直肠炎　轻度以少量便血为主要症状；中度有明显症状，大便次数增多，里急后重，血便或黏液血便，反复发作，持续时间较长，肛门指检触痛明显，指套带血；重度放射性直肠炎时出现直肠阴道瘘。

2）放射性膀胱炎　轻度常表现为突发性血尿，伴有尿频、尿急，通常由于劳累、憋尿诱发；中度为反复、顽固的持续性血尿，伴有尿频、尿急、尿痛，出血产生的凝血块引起输尿管梗阻；重度时出现膀胱阴道瘘。

3）其他　阴道可出现狭窄、缩短甚至闭锁，造成性交困难、接触性出血。放疗引起盆腔纤维化、血栓静脉炎及淋巴管阻塞可造成下肢回流障碍，表现为下肢不同程度的水肿。

二、护理评估

1. 健康史　了解肿瘤的分期、部位，是否手术；既往史应了解心血管、胃肠道和泌尿生殖系统疾病情况，有无糖尿病、其他癌症和手术史。

2. 临床表现　通过妇科检查了解阴道分泌物的性状、是否有炎症、是否通畅，注意浅表淋巴结有无转移。

3. 辅助检查　检查血、尿常规、肝肾功能、心电图，拍摄胸片，了解患者是否出现放疗反应、并发症及其严重程度。

4. 放射治疗的基本原则

（1）治疗肿瘤的同时，注意保护正常组织，采取各种有效措施减少照射区中正常组织、器官的照射剂量。

（2）合理搭配远距离与近距离放射治疗，搭配方式应根据患者病情、治疗设备和医生经验而定。

（3）根据患者的体质、肿瘤部位、形状、体积来设计、调整治疗计划。

（4）治疗前应明确诊断，确定肿瘤分期、部位，准确评估患者全身状况，治疗阴道炎、盆腔炎。

三、护理诊断和医护合作性问题

1. 有皮肤完整性受损的危险　与外照射有关。

2. 有损伤的危险　与放疗副作用有关。

3. 有感染的危险　与骨髓抑制、宫腔积液有关。

4. 排尿异常　与放射性膀胱炎有关。

四、计划与实施

（一）预期目标　放疗期间保持患者皮肤黏膜完整；避免或减轻身体损害，能够完成治疗。

（二）护理措施

1. 放疗患者的心理支持　患者对放疗不了解，常误认为放疗是不治之症的姑息治疗。在放疗期间由于局部和全身的反应，往往难以完成疗程。护士在患者放疗期间除耐心细致的做好护理工作外，还要给患者以精神的支持，解除患者的思想顾虑。详细叙述放疗的原理和疗效，使患者明白放疗绝不是癌症晚期的姑息治疗，某些肿瘤经过几个疗程的治疗是可以治愈的，并要讲清放疗的效果与患者的身体和心理状态有关，放疗的一些不良反应是可以通过治疗和护理来防止和减轻的，说服患者坚持治疗。护士要与家属密切配合，向家属说明，接受外放射的患者本身并无放射性，以增加家庭的安全感。

2. 腔内治疗的护理　腔内治疗是利用自然腔道，将放射源靠近肿瘤组织进行照射，主要控制宫颈癌的原发灶。现多采用后装治疗机放置^{192}铱进行治疗。所谓后装治疗是指先把不带放射源的容器置入治疗部位，再与后装治疗机传送管道接通，在防护良好的控制室内远距离操作，将放射源送入治疗容器，治疗结束时放射源也自动返回。整个治疗过程中工作人员避免受线。

（1）照射前的护理　认真做好心理支持，检查各项化验是否齐全，会阴部备皮，1∶5000高锰酸钾阴道冲洗一次。准备好阴道窥器、宫颈钳、阴道盒、宫腔管、纱布等。患者取膀胱截石位，协助医生放置阴道盒与宫腔管，将患者推入治疗间，连接好阴道盒与宫腔管和后装治疗机。

（2）照射后的观察与护理　照射后取出填塞纱布并核对数目，观察阴道有无渗血和出血，如有出血应以无菌纱布填塞止血。如无出血可每日做阴道冲洗一次。因阴道黏膜受照射治疗的刺激，可出现充血、水肿、溃疡，其表面被含有纤维素和白细胞形成的白色假膜所覆盖，一般3个月后假膜消失，创面由周边逐渐愈合，如有炎症存在则易形成阴道壁粘连。为控制炎症，防止发生粘连，需每日冲洗阴道至创面愈合。

3. 体外照射的护理　体外照射常用^{60}钴。由放射肿瘤科医生根据病情决定治疗方式，在病灶部位用不能洗掉的颜料在皮肤上划出照射野边界，使技术员每次能准确掌握照射范围。对体外照射的患者，主要是皮肤护理。干性反应一般不需要特殊处理，照射期间保持皮肤干燥，局部瘙痒可对症处理。湿性反应可暂停放疗，局部用药。护士要随时观察患者皮肤颜色、结构和皮肤完整度。重视患者的主诉，如干燥、瘙痒或疼痛，告诉患者勿搔抓皮肤，可用手轻拍或涂维生素AD软膏以减轻干燥和瘙痒感。注意皮肤的清洁、干燥，内衣及用物应柔软，吸湿性好，避免日晒、摩擦、热敷、粘贴胶布及使用含刺激性的肥皂和化妆品等。

4. 放疗反应及并发症的护理

（1）全身反应　乏力、食欲缺乏等反应随着放疗的进展可自行缓解或消失。

可给予维生素、促消化类药物对症处理。

（2）胃肠反应　轻度胃肠反应不需处理，恶心、呕吐严重者可给予解痉、止吐药物，减少放疗剂量或暂停放疗，注意水、电解质平衡和营养补充。

（3）骨髓抑制　嘱患者注意个人卫生，必要时进行保护性隔离，避免交叉感染。防止外伤引起皮下或脏器出血。如白细胞低于3×10^9/L，血小板低于75×10^9/L，血红蛋白低于7g/L应暂停照射，同时遵医嘱给予升血象药物如维生素B_4、鲨肝醇、补血生、重组人粒细胞集落刺激因子等，必要时少量输血。注意各种营养素的摄入，保持良好心理状态，有利于减少放射反应。

（4）宫腔积液　保持宫颈管通畅，扩宫引流，必要时给予宫腔引流，液体黏稠可作低压宫腔灌洗。如患者出现腹痛、发热，宫腔液体为脓性，白细胞计数升高，可诊断为宫腔积脓，应根据细菌培养及药物敏感试验结果选择抗生素治疗。宫腔积脓时不宜进行宫腔内放疗。

（5）子宫穿孔　发现子宫穿孔应停止宫腔操作及宫腔内放疗。护士应密切观察患者的症状、体征，嘱患者取半坐卧位，遵医嘱给予抗生素预防感染。

（6）放射性膀胱炎　轻度可自愈，血尿量多时可用止血剂，在膀胱镜下电灼或激光止血。中度放射性膀胱炎应积极处理，保留尿管长期开放；维持膀胱空虚状态，膀胱灌洗避免血块积存；口服止血药或膀胱镜下止血。膀胱阴道瘘目前尚无理想的处理方法。应鼓励患者多饮水，每日达3000ml，口服维生素C、维生素K，使用尿路抑菌药预防感染。

（7）放射性直肠炎　轻度可不予处理，应避免劳累、辛辣食物，保持大便通畅。中度放射性直肠炎应积极止血、止泻、消炎，可行氢氧化铝凝胶加复方樟脑酊或鸦片酊保留灌肠，注意休息，摄入少渣饮食。直肠阴道瘘需要行造瘘术。护士应注意观察患者大便的性状，及时送检。提醒患者注意饮食，严禁进食粗纤维食物，防止对直肠的刺激与损伤。

（三）健康指导　大力宣传与宫颈癌发病相关的高危因素，常规进行宫颈刮片细胞学检查以早期筛查，积极治疗宫颈炎。治疗后认真随诊：治疗后最初每月1次，连续3个月后改为每3个月1次，一年后为每半年1次，第3年开始每年1次或信访，如出现症状应及时随访。根据患者恢复情况给予性生活指导。

五、护理评价

患者在放疗期间，未出现严重的呕吐、腹泻、皮炎、骨髓抑制等放疗反应。患者能够复述放疗的晚期并发症的主要表现。

（赵　红）

第二十二章 计划生育

关键词

contraception	避孕
intrauterine device, IUD	宫内节育器
condom	阴茎套
emergency contraception	紧急避孕
hormonal contraception	激素避孕
oral contraception	口服避孕药
sperm	精子
egg	卵子
androgen	雄激素
estrogen	雌激素
ethinylestradiol	炔雌酮
megestrol	甲地孕酮
norgestrel	炔诺孕酮
mifepristone	米非司酮
medical abortion	药物流产
induced abortion	人工流产
tubal sterilization operation	输卵管绝育术

到目前为止，中国仍是世界上人口最多的国家，已超过13亿，人口与计划生育是我国可持续发展的关键问题。未来几十年是中国经济增长的重大战略机遇期，是社会发展的重要转型期，也是人口安全的高风险时期，人口发展面临着前所未有的复杂性和艰巨性。目前尽管中国人口已经进入低增长时期，未来20年人口增长速度还将进一步减慢，但由于庞大的人口基数和增长的惯性作用，人口总量在相当长的时期内仍将保持增长态势。按目前生育水平预测，到2020年，人口总量将达到14.3亿；人口总量高峰将出现在2032年前后，达14.7亿左右。为了更好地控制人口，提高全民族人口素质及生活水平，实行计划生育仍是我国的一项基本国策。其基本内容是科学地控制人口数量，提高人口素质。在稳定低生育水平的基础上实行避孕节育知情选择，既要适应社会经济及人口按比例发展要务，又要符合广大人民群众少生、优生的愿望。其具体内容有如下。

晚婚：按国家法定年龄推迟3年以上结婚。

晚育：按国家法定年龄推迟3年以上生育。

节育：提倡一对夫妻只生育一个子女，及时采取安全、有效、合适的避孕措施。

优生优育：避免先天性缺陷代代相传，防止后天因素影响后天的发育，提高人口质量。

第一节 避 孕

避孕是指用科学的方法，在不妨碍正常生活和身心健康的条件下，使妇女暂时不受孕。常采用药物、器具或利用生殖生理的自然规律的方法达到避孕。现有的避孕措施主要是通过阻止精子与卵子产生和结合；抑制排卵和改变宫腔内环境，使其不适于受精卵植入和发育而达到避孕的目的。随着科学技术的发展，目前可选用多种避孕方法，如工具避孕、药物避孕、自然避孕、喷鼻避孕法、免疫避孕法等。

一、工具避孕法

宫内节育器 宫内节育器（IUD）是一种相对安全、有效、简便、经济、可逆、广大妇女易于接受的节育器具。据统计，我国占世界使用 IUD 避孕总人数的 80%，是世界上使用 IUD 最多的国家。

1. 宫内节育器种类 宫内节育器的种类很多，目前国内外有 30~40 种。常用的节育器有惰性节育器和活性节育器（图 22-1）。

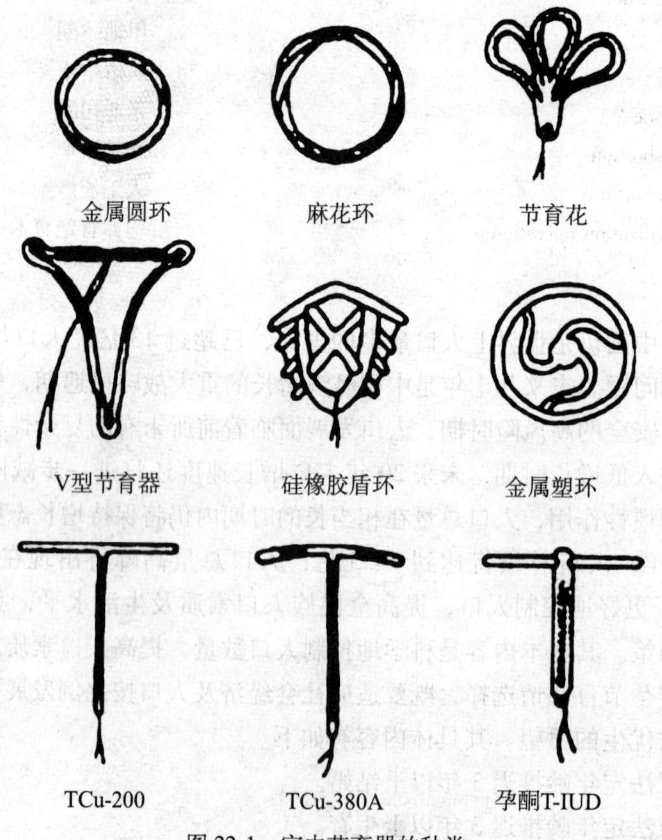

图 22-1 宫内节育器的种类

（1）惰性宫内节育器　为第一代 IUD，由惰性原料如金属、硅胶、塑料或尼龙制成。其理化性能稳定，本身不释放任何活性物质，如金属单环、麻花环、混合环、宫形环，盾形、蛇形节育器等。由于惰性节育器的避孕效果较差，目前大部分已淘汰，而以活性节育器取代。

（2）活性宫内节育器　为第二代 IUD，其内含有活性物质，如带有铜或锌等金属、孕激素、止血药物及磁性材料，置入宫腔后，体内能缓慢释放活性物质，从而增加避孕效果，减少副反应。

1）带铜 IUD　带铜节育器在子宫内持续释放具有生物活性的铜离子，而铜离子具有较强的抗生育作用，避孕效果随着铜的表面积增大而增强，但当表面积过大时，副反应也相应增多。带铜节育器的优点为适应宫腔形态，放取较易。缺点是子宫出血发生率稍高，T 型横臂可能刺入子宫壁等。

a. 带铜 T 型 IUD（TCu-IUD）　是我国目前临床常用的节育器。其按宫腔形态设计，在纵臂或横臂上绕有铜丝或铜套。根据铜暴露于宫腔的面积不同分为不同类型。如铜的总面积为 200mm^2 时为 TCu-200，常用的还有 TCu-220C、TCu-380A 等。T 型节育器纵杆末端系以尾丝，便于检查及取出（图 22-2）。TCu-380A 是目前国际公认性能最佳的宫内节育器，其铜丝内有银芯，能延缓铜的溶蚀，延长使用年限，一般放置 5~7 年。

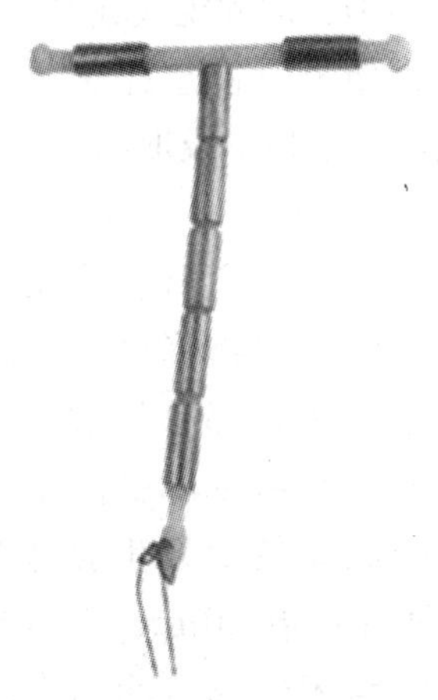

图 22-2　带铜 T 型宫内节育器

b. 带铜 V 形 IUD　是国内首先推荐使用的一种 IUD。其形状更接近宫腔，横臂及斜臂铜丝或铜管的面积为 200~300mm^2，由不锈钢丝作支架，外套硅橡胶管。此种节育器的优点为形态与子宫腔相符，且铜丝均匀分布于子宫腔的着床区域，具有妊娠率低、脱落率低的优点，并可长期存放。

c. 多负荷含铜 IUD（母体乐）　为国外引进，用聚乙烯制成支架，呈伞状，两侧弧形侧臂外有小棘，纵臂上绕有铜丝，铜表面积有 375 mm^2，带有尾丝。其放置方法简便，易于取出，临床效果较好（图 22-3）。

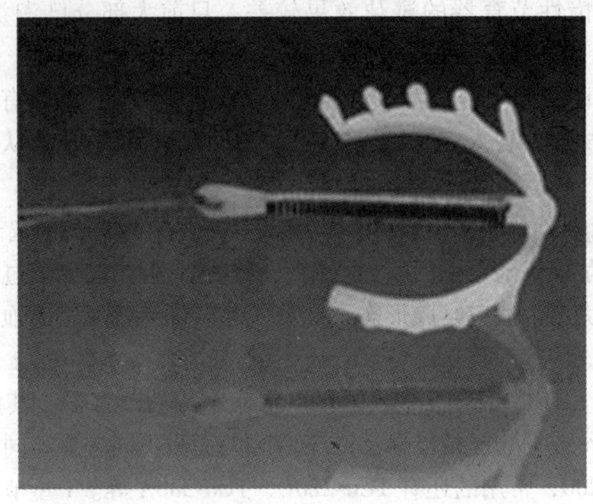

图 22-3 多负荷含铜宫内节育器（母体乐）

d. 含铜无支架 IUD 又称吉尼 IUD，即固定式铜套串。在外科尼龙线上串有 6 个铜套，顶端有小结可固定在宫底部肌层内，使 IUD 能悬挂在宫腔中，可减少对子宫内膜压迫和损伤，临床上可减少出血反应，有尾丝便于检查及取出。

2）药物缓释 IUD

a. 含孕激素 T 型 IUD 采用 T 形聚乙烯材料为支架，缓释药物储存在纵杆的药管中，管外包有聚二甲基硅氧烷膜，控制药物释放。孕激素使子宫内膜变化不利于受精卵着床，宫颈黏液变稠不利于精子穿透，部分妇女排卵抑制，故带器妊娠率较低；孕激素还可使子宫肌静息，减轻腹痛，脱落率降低。孕激素使月经量减少，但易引起突破性出血。带含孕激素 T 型 IUD 的妇女较少发生腹痛和月经血量过多。目前研制出用左炔诺孕酮代替孕酮的 IUD，其每日释放 20μg，有效期 5 年，具有妊娠率低和脱落率低的优点。此种 IUD 的主要副反应为闭经和点滴出血，但取出 IUD 后不影响月经的恢复和妊娠。

b. 含吲哚美辛的带铜 IUD 此种 IUD 的特点是妊娠率、脱落率及出血率低，继续存放率高。常用的有药铜环 165、活性 γ 型节育器、药铜宫腔形节育器等。

c. 含其他活性物的 IUD 如含锌、磁、其他止血药如抗纤溶药物等。

2. 宫内节育器避孕原理 大量的研究认为宫内节育器抗生育作用是多方面的，主要是子宫内膜长期受异物刺激引起一种无菌性炎性反应，白细胞和巨噬细胞增多，宫颈黏液组成也有改变，可能起破坏胚胎激肽的作用，使受精卵着床受阻。异物反应也可损伤子宫内膜而产生前列腺素，前列腺素可改变输卵管蠕动，使受精卵运行速度与子宫内膜发育不同步，从而影响着床。子宫内膜受压缺血可激活纤溶酶原，局部纤溶活性增强，导致囊胚溶解吸收。

由于IUD的材料不同，其引发的组织反应也不相同。

（1）对精子和胚胎的毒性作用　宫内节育器诱发局部炎症反应主要是由机械性压迫、子宫收缩时的摩擦及放置操作损伤子宫内膜所致。宫腔中炎性细胞明显增加。持续存在的IUD压迫使局部子宫内膜炎症转为慢性无菌性，巨噬细胞、淋巴细胞及浆细胞的分泌物质、中性粒细胞的溶解产物以及损伤子宫内膜细胞溶解释放物质使宫腔液具有细胞毒作用。宫腔液可流至输卵管，影响输卵管中精子活动度、胚泡的运输速度或毒杀胚泡。载铜宫内节育器释放的铜离子也具有杀精的作用。

（2）干扰着床　宫内节育器可使子宫内膜细胞质雌激素受体转位胞核速度延缓，使大量的雌激素受体停留在细胞质中，导致了内膜生物学的变化，从而阻碍了受精卵着床。IUD机械性的严重压迫可使子宫内膜组织缺血、间质萎缩、腺上皮变性或坏死。载铜IUD释放铜离子可进入细胞核和线粒体，干扰细胞正常代谢。含孕激素的IUD是通过孕激素抑制子宫内膜增生，并使内膜超前转化。如内膜细胞有丝分裂减少、腺体少而小、很早出现顶浆分泌，间质细胞生长受阻。同时，孕激素也可改变细胞的许多重要生理功能，如使细胞雌激素受体、激素受体量显著减少，乳酸脱氢酶、碱性磷酸酶等活性降低。总之，子宫内膜的这些改变都干扰受精卵着床。

3. 节育器的放置

（1）适应证　凡已婚育龄妇女自愿要求放置IUD而无禁忌证者，要求紧急避孕或继续使用IUD避孕而无相对禁忌证者。

（2）禁忌证

1）可疑妊娠或已经妊娠。

2）生殖器官炎症　如急、慢性盆腔炎、阴道炎、宫颈急性炎症和宫颈重度糜烂及性传播性疾病。

3）月经频发、经血过多或有不规则阴道出血者。

4）生殖器官畸形　如双子宫、子宫纵隔等。

5）生殖器官肿瘤　如子宫肌瘤、卵巢肿瘤等慎用。

6）子宫颈内口松弛、重度狭窄及严重的子宫脱垂。

7）宫腔小于5.5cm或大于9.0cm。

8）盆腔结核。

9）较严重的全身急、慢性疾病如心力衰竭、心瓣膜疾病、中重度贫血、血液疾病和各种疾病的急性期。

10）人工流产术中出血过多，或可疑胎盘组织残留。

11）铜过敏者或可疑铜过敏者不宜放置带铜节育器。

（3）放置时间　宫内节育器常规的放置时间如下。

1）月经干净后3~7日内，无性交。

2）哺乳期闭经或可疑妊娠者，应除外早孕后再放置。

3）正常产后42日恶露已干净，会阴伤口已愈合，子宫恢复正常。

4）人工流产术后立即放置（子宫收缩不良、出血过多、有感染可能或组织残留者除外）。

5）自然流产恢复正常月经后，药物流产2次正常月经后。

6）剖宫产后半年放置。

7）含孕激素IUD应在月经第3日放置。

（4）操作步骤

1）双合诊检查子宫大小、位置及附件情况。

2）外阴阴道部常规消毒、铺巾，阴道窥器暴露宫颈后再次消毒。

3）以宫颈钳夹持宫颈前唇，用子宫探针顺子宫位置探测宫腔深度。

4）宫颈管较紧者，可用宫颈扩张器依序扩至6号，一般情况不需扩张宫颈管。

5）含孕激素IUD，用放置器将节育器推送入宫腔，IUD的上缘必须抵达宫底部，带有尾丝的IUD在距宫口2cm处剪断尾丝。

6）完成上述操作后，观察有无出血，如无出血即可取出宫颈钳和阴道窥器。

（5）护理要点

1）放置节育器的术前准备

a. 了解病史和避孕史。

b. 配合做妇科检查、血常规检查、阴道清洁度检查，如有炎症应先进行治疗后再放置宫内节育器。

c. 嘱受术者术前3日禁止性生活。

d. 术前测体温（两次超过37.5℃应暂停手术）。

e. 术前排空膀胱，冲洗外阴及阴道。

f. 选择合适的宫内节育器。

2）术后注意事项

a. 少量阴道出血和下腹痛等为正常现象，如出血多、腹痛明显、出现发热、白带异常，应及时就诊。

b. 术后休息两日，一周内避免重体力劳动及过度运动。

c. 两周内禁止性生活和盆浴。

d. 遵医嘱定期随访，放置宫内节育器失败的以1年内最多，以后逐渐稳定，因此应于放置后1、3、6月各随访1次，以后每年随访1次。随访内容包括主诉、妇科检查IUD尾丝及采用B超检查IUD的位置。

e. 告知放置IUD的妇女发现以下情况应随时就诊：月经异常、尾丝消失、尾丝变长或变短或节育器脱出、白带增多并有异味。

f. 术后3个月内经期与大便时，应特别注意宫内节育器是否脱落。

（6）宫内节育器的取出

1）适应证

a. 有效期限已到需要更换。

b. 因副反应或并发症治疗无效。

c. 带器妊娠（包括宫内孕或宫外孕）。

d. 改换避孕措施。

e. 计划再生育者。

f. 围绝经期停经 1 年内。

2）禁忌证

a. 生殖器官炎症。

b. 各种严重的全身性疾病，如心力衰竭、血液病或各种疾患的急性阶段。

3）取出时间

a. 一般以月经干净后 3~7 日为宜。

b. 如因子宫出血需要取出者，随时可取出。

c. 带器妊娠则于人工流产同时取出。

d. 带器异位妊娠原则上宜同时取出，如病情危重可以在异位妊娠术后再取出节育器。

4）操作步骤

a. 确定宫内是否有节育器及节育器的类型，可进行 B 超、X 线检查，以及妇科检查查看尾丝情况。

b. 常规消毒、检查，有尾丝者用血管钳夹住后轻轻牵引取出。无尾丝者先用子宫探针探查 IUD 的位置，再用取环钩或长钳牵引取出。如取出过程中感觉非常困难，可在 B 超的监视下借助宫腔镜取出。

5）术前准备

a. 了解放置节育器的种类及放置时间。

b. 协助检查子宫位置，注意节育器是否有尾丝，必要时检查阴道分泌物。

c. 术前应测血压、脉搏。

6）术后注意事项

a. 两周内禁止性生活及盆浴，保持外阴清洁。

b. 如有大量阴道流血、腹痛、发热应及时就诊。

c. 取出 IUD 后对育龄妇女进行避孕指导，落实其他避孕措施。

（7）宫内节育器的副反应及护理

1）不规则阴道流血　是宫内节育器的主要副反应，主要表现为经量增多、经期延长或少量点滴出血，一般不需要处理，3~6 个月后逐渐恢复。部分妇女可有长时间的经间点滴出血或月经量增多，经期延长，只有少数人在放置节育器后阴道流血会逐渐增加。引起阴道流血的原因主要有子宫内膜形态的改变，子宫内膜纤维蛋白的溶酶作用，子宫内膜增加释放前列腺素的作用和局部释放过多的组胺或肝素等。治疗可根据出血量及时间选用药物止血，如氨基己酸、吲哚美辛、云南白药等，经治疗无效者，应将节育器取出或更换。阴道出血时间长的可根据情况选用抗生素，防止感染发生。

2）腰酸腹坠　多由于 IUD 与宫腔大小形态不符，导致子宫频繁收缩引起。可根据症状轻重，给予解痉药物并适当休息，无好转者应取出节育器。

（8）宫内节育器的并发症及护理

1）节育器嵌顿及断裂　节育器与子宫内膜粘连或嵌入子宫肌层现象，可单独存在也可同时并存。粘连者先用刮匙将节育器表面的黏膜轻轻刮去，再取环。嵌顿者，如部分嵌入肌层，可先将节育器能松动部分钩出宫颈口外，拉直环丝剪断一端，将环慢慢抽出。嵌入较深者，应在 B 超定位后经腹部手术取出。

2）子宫穿孔及节育器异位　宫内节育器引起子宫穿孔发生率低，但后果严重。主要是由于手术前未查清子宫位置及大小或哺乳期子宫，亦可造成节育器异位。诊断明确后应及时进行修补术并取出节育器，哺乳期妇女子宫肌壁薄而软，操作时更应谨慎，警惕发生穿孔。

3）节育器下移或脱落　常发生在放置节育器的第一年内，多在行经期。原因有：操作不规范，IUD 未放置到子宫底部；IUD 与子宫腔大小、形态不符；另外，还有月经量过多和宫颈口过松及子宫过度敏感。

4）带器妊娠　常因节育器在宫内移位、扭曲、放置过低或子宫畸形（双子宫、宫腔纵隔）节育器放置于一侧而另一侧妊娠等。此种情况确诊后即取出节育器并行人工流产。还有 3%～9%的带器妊娠是异位妊娠。

二、激素避孕

激素避孕是指应用女性类固醇激素避孕。自 20 世纪 50 年代避孕药物问世以来，改变了整个节育技术和计划生育的形式，是避孕节育史上的重大突破，至今在计划生育领域发挥着重要作用。在 20 世纪 30 年代依次发现了雌激素和孕激素的避孕作用，50 年代研究出了雌、孕激素合剂，之后第一代口服避孕药在临床试用并推广。我国在 20 世纪 60 年代开始研究、推广并使用药物避孕。避孕药物经半个多世纪的研究和临床应用，产品不断更新换代，到现在为止已经生产出第三代避孕药，其效果也得到充分证实。目前的避孕药物避孕效果好，副反应轻，并且改变了剂型，达到使用简便和长效的目的。

（一）激素避孕临床应用的种类　类固醇激素避孕药分为口服避孕药、注射避孕针、缓释系统避孕药及避孕贴剂。在口服避孕药中，由于长效口服避孕药所含雌激素剂量大，副反应较明显，逐渐被淘汰。目前临床应用的类固醇激素避孕药大致分为①睾酮衍生物：如炔诺酮、左炔诺孕酮、孕二烯酮等；②孕酮衍生物：如甲地孕酮、甲羟孕酮、氯地孕酮、环丙孕酮、己酸孕酮等；③螺旋内酯类：如第三代孕激素屈螺酮；④雌激素衍生物：如炔雌醇、炔雌醚、戊酸炔雌醇等。目前常用的激素避孕药物种类见表 22-1。

（二）激素避孕的作用机制　类固醇激素避孕药是通过多个环节的作用达到避孕的目的。根据药物的种类、剂量、剂型、给药途径及给药方法的不同，而通过不同的环节发挥避孕作用。

表 22-1 女用类固醇激素避孕药

	类别	名称	雌激素含量（mg）	孕激素含量（mg）	剂型	给药途径
口服避孕药	短效片	复方炔诺酮片（避孕片1号）	炔雌醇0.035	炔诺酮0.6	22片/板	口服
		复方甲地孕酮片（避孕片2号）	炔雌醇0.035	甲地孕酮1.0	22片/板	口服
		复方避孕片（0号）	炔雌醇0.035	炔诺酮0.3 甲地孕酮0.5	22片/板	口服
		复方去氧孕烯片	炔雌醇0.03	去氧孕烯0.15	21片/板	口服
		复方孕二烯酮片	炔雌醇0.03	孕二烯酮0.075	21片/板	口服
		炔雌醇环丙孕酮片	炔雌醇0.035	环丙孕酮2.0	21片/板	口服
		屈螺酮炔雌醇片	炔雌醇0.03	屈螺酮3.0	21片/板	口服
		左炔诺孕酮三相片			21片/板	口服
		第一相（1~6片）	炔雌醇0.03	左炔诺酮0.05	6片	口服
		第二相（7~11片）	炔雌醇0.04	左炔诺酮0.075	5片	口服
		第三相（12~21片）	炔雌醇0.03	左炔诺酮0.125	10片	口服
	长效片	复方左旋18甲长效避孕片	炔雌醚3.0	左炔诺酮6.0	片	口服
		三合一炔雌醚片	炔雌醚2.1	炔诺酮6.0 氯地孕酮6.0	片	口服
	探亲药	炔诺酮探亲片		炔诺酮5.0	片	口服
		甲地孕酮探亲避孕片1号		甲地孕酮2.0	片	口服
		炔诺孕酮探亲避孕片		炔诺酮3.0	片	口服
		53号避孕药		双炔失碳酯7.5	片	口服
长效避孕针	复方避孕针	复方己酸羟孕酮注射液（避孕针1号）	戊酸雌二醇5.0	己酸羟孕酮250.0	针	肌注
		美尔伊避孕注射液	雌二醇3.5	甲地孕酮25.0	针	肌注
	单孕激素避孕针	醋酸甲羟孕酮避孕针（又称地波普维拉-DMPA）		醋酸甲羟孕酮150	针	肌注
		庚炔诺酮注射液		庚炔诺酮200		
缓释避孕药	皮下埋置剂	左炔诺孕酮埋置剂Ⅰ型		左炔诺孕酮36/根	6根	皮下埋置
		左炔诺孕酮埋置剂Ⅱ型		左炔诺孕酮70/根	2根	皮下埋置
	阴道避孕环	甲硅环		甲地孕酮200或250	只	阴道放置
		左炔诺孕酮阴道避孕环		左炔诺孕酮5	只	阴道放置

1. 抑制排卵　类固醇激素避孕药通过干扰下丘脑-垂体-卵巢轴的正常功能达到抑制排卵。避孕药抑制下丘脑促性腺激素释放因子，使垂体分泌FSH和LH减少，同时直接影响垂体对促性腺激素释放激素的反应，不出现排卵前LH的高峰，从而降低垂体黄体生成激素及

促卵泡素的分泌，抑制了卵巢的排卵功能。

2. 改变子宫内膜的形态与功能　胚胎着床的关键在于胚胎发育与子宫内膜生理变化过程必须同步。药物中的孕激素干扰了雌激素的效应，使子宫内膜腺体的增殖受到抑制，腺体停留在发育不完全阶段，这样的内膜不利于受精卵着床。

3. 改变宫颈黏液性状　受孕激素的作用，宫颈黏液量减少而黏稠度增加，拉丝度减小，不利于精子穿透。单孕激素制剂改变宫颈黏液作用可能为主要避孕机制。

4. 改变输卵管功能　在持续雌、孕激素的作用下，抑制输卵管蠕动速度，使受精卵的发育与子宫内膜变化不同步，从而干扰受精卵着床。

（三）激素避孕药的适应证及禁忌证

1. 适应证　生育年龄的健康妇女均可用。

2. 禁忌证

（1）严重心血管疾病不宜服用，避孕药中孕激素对血脂蛋白代谢有影响，可加速冠状动脉粥样硬化发展；雌激素作用使凝血功能亢进，以致冠状动脉硬化者易并发心肌梗死。雌激素还可增加血浆肾素活性，使血压升高，高血压患者脑出血发生率较高。

（2）急、慢性肝炎或肾炎。

（3）血液病或血栓性疾病。

（4）内分泌疾病如糖尿病需用胰岛素控制者、甲状腺功能亢进者。

（5）恶性肿瘤、癌前期病变。

（6）哺乳期不宜服用，因避孕药抑制乳汁分泌，并使乳汁蛋白质及脂肪含量下降。

（7）产后未满半年或月经未来潮者。

（8）月经稀少或年龄大于45岁者。

（9）年龄大于35岁的吸烟妇女不宜长期服用，以免卵巢功能早衰。

（10）精神病生活不能自理者。

（11）有严重偏头痛并反复发作者。

（四）激素避孕药的应用方法

1. 复方短效口服避孕药　临床上应用的各类避孕药中，复方短效口服避孕药问世最早且应用最广泛，多由雌激素和孕激素配伍而成。按时服用短效避孕药避孕效果好，其避孕成功率按国际妇女年计算可达99.95%。复方长效口服避孕药的主要作用为抑制排卵。使用方法如下。

（1）复方甲地孕酮片、复方炔诺酮片，于月经第5日开始服用第一片，连服22日，停药7日后开始服第2个周期。

（2）复方去氧孕烯片、复方孕二烯酮片和炔雌醇环丙孕酮片，于月经第1日开始服药，连服21日，停药7日后开始第2个周期。

（3）单相片在整个周期中雌、孕激素含量是固定的；而三相片中每一相雌、孕激素含量是不同的，其剂量是根据女性生理周期而配置。每一相药物是不同颜色的，每片药旁边都标出星期几，服药者应按照箭头所示的顺序服药。三相片的服用方法也是每日1片，连服21日。

2. 复方长效口服避孕药　目前长效避孕药由人工合成孕激素与长效雌激素配制而成。口服后由胃肠道吸收，储存于脂肪组织中缓慢释放，起长效避孕作用。长效雌激素为炔雌醚，其缓慢释放抑制排卵；孕激素则使子宫内膜转化呈分泌状，然后剥脱，引起撤退性出血，服药 1 次避孕 1 个月，有效率在 96%~98%。复方长效口服避孕药的服药方法有：①在月经来潮第 5 日服第 1 片，5 日后加服 1 片，以后按第 1 次服药日期每月服 1 片。②在月经来潮第 5 日服第 1 片，第 25 日服第 2 片，以后每隔 28 日服 1 片。复方长效口服避孕药激素含量大，副反应较多，如类早孕反应、月经失调等。

3. 长效避孕针　目前的长效避孕针有单孕激素和雌、孕激素复合制剂两种。适用于口服避孕药有明显胃肠道反应的妇女，有效率可达 98%以上。其副反应为月经紊乱、点滴出血或闭经。单孕激素制剂比复方制剂更易发生副反应。

（1）单孕激素制剂注射方法　醋酸甲羟孕酮避孕针，每隔 3 个月注射 1 支。避孕效果好。庚炔诺酮避孕针，每隔 2 个月注射 1 次。

（2）雌、孕激素复合制剂肌内注射 1 次可避孕 1 个月。第一次注射应于月经周期第 5 日和第 12 日各注射 1 支，以后在每次月经周期第 10~12 日肌注 1 支。一般于注射后 12~16 日月经来潮。

4. 探亲避孕药　探亲避孕药服用时间不受经期限制，适用于短期探亲夫妇。其主要是孕激素制剂及雌、孕激素复合制剂，还有双炔失碳酯。孕激素制剂有炔诺酮探亲片、甲地孕酮探亲避孕片和炔诺孕酮探亲避孕片。有抑制排卵、改变子宫内膜形态与功能、宫颈黏液变稠等作用。服用方法是于探亲前 1 日或当日中午起服用 1 片，此后每晚服 1 片，至少连服 10~14 日。非孕激素制剂，如 53 号孕药应于第 1 次性交后立即服 1 片，次日晨加服 1 片，以后每日 1 片，每月不少于 12 片。如探亲结束而未服完 12 片，需继续服满 12 片。探亲避孕药避孕效果可达 98%以上。

5. 缓释避孕药　缓释避孕药又称缓释避孕系统，是以具备慢释放性能的高分子化合物为载体，一次给药在体内通过持续、恒定、微量释放类固醇激素，主要是孕激素，达到长效避孕目的。目前常用的有皮下埋植剂、释放孕激素的宫内节育器、阴道药环及避孕贴等。近来临床上处于研究阶段的还有微球和微囊避孕针，为一种新型的缓释系统，将其注入皮下，每日释放恒定数量的避孕药发挥避孕作用。药物经缓释系统直接由局部毛细血管进入血液循环，避免了口服制剂的胃肠吸收过程，可降低药物摄入的剂量，提高药物的生物有效率，从而大大降低药物可能产生的副作用。

（五）激素避孕药的副反应及处理

1. 类早孕反应　由于雌激素刺激胃黏膜，有的人服药初期可出现食欲缺乏、恶心、呕吐、嗜睡、乏力等。轻者不需处理，数日后症状可自行消失，较重者坚持 1~3 个周期后亦可消失，可遵医嘱服维生素 B_2 20mg、维生素 C 100mg 每日 3 次，减轻症状，也可加服地西泮 2. 5mg。

2. 对月经的影响　服药时抑制了内源性激素的分泌，子宫内膜不能正常生长而变薄，因而经期出血量减少。一般服药后月经变规律，经期缩短，经血量减少，痛经减轻或消失。若服药后出现闭经，反映药物对下丘脑-垂体轴抑制过度，如连续停经两个月，应停药改用其他避孕方法，多数人可自行恢复月经。如持续闭经，宜用促排卵药物氯底酚胺 50mg，每日 1 次，连服 5 日，亦可用黄体酮催经。

3. 突破性出血　突破性出血即服药期间发生不规则少量阴道流血，多因漏服药引起，少数人虽未漏服也可发生，此种情况因雌激素不足引起月经前半周期出血，可加服炔雌醇 0.005~0.015mg，每晚 1 次至第 22 日。如孕激素不足，出血可发生在月经后半周期，可加服 1 号或 2 号避孕药，每晚 1 片至第 22 日。若出血如月经量，应停服避孕药，按月经来潮处理，至第 5 日开始服药。

4. 体重增加　避孕药中的第一代和第二代孕激素具有雄激素活性，个别妇女服药后食欲亢进，体内合成代谢增加，引起体重增加。也可由于雌激素使体内水钠潴留引起体重增加。此时，可以更换第三代孕激素的口服避孕药。

5. 色素沉着　极少数妇女应用避孕药后的面部皮肤出现淡褐色色素沉着，停药后多数妇女能逐步消退。口服第三代避孕药能改善原有的皮肤痤疮。

6. 其他　个别妇女服药后出现头痛、复视、乳房胀痛等，可对症处理，必要时停药，作进一步检查。

（六）健康指导

1. 复方短效口服避孕药宜晚上服用，可减轻副反应引起的不适。夜班工作者可白天睡觉前服用。若漏服应及时补上，并且警惕有妊娠的可能；如漏服 2 片，补服后要同时加用其他避孕措施；如漏服 3 片，应停药，待阴道出血后重新开始下一个周期用药。

2. 哺乳期妇女不宜口服避孕药，因避孕药物抑制乳汁分泌，影响乳汁的质量。

3. 产后妇女尚未行经者，可任选一日开始服药，连服 22 日，停药后 2~4 日月经即来潮，以后即于月经来潮的第 5 日开始服药。

4. 如需生育，应提前半年停药，改用其他避孕措施。主要是因为，刚刚停药后的子宫内膜较薄，不利于孕卵着床。如应用长效避孕药拟改用其他方法避孕时，应在服最后一次药后月经的第 5 日开始，服短效避孕药 3 个周期作为过渡，以免体内雌激素蓄积而引起月经不调。

5. 糖衣片的避孕药的有效成分在糖衣内，故应保持干燥，糖衣潮解或脱落后，影响疗效不宜服用。

6. 应用长效避孕针的妇女必须按时注射。如拟停药，必须按期服用短效口服避孕药 2~3 个月，防止发生月经紊乱。

7. 根据探亲时间选用探亲避孕药。如探亲半个月则选择探亲 1 号或 53 号。如探亲超过半个月则选择甲醚抗孕丸或 18-甲基炔诺酮避孕药。53 号探亲避孕药为肠溶性，可减少胃肠道反应，只能吞服，不可嚼碎，腹泻时禁用。

三、紧急避孕

紧急避孕是指无保护性生活后或避孕失败后几小时或几日内，妇女为防止非意愿性妊娠的发生而采取的补救避孕方法。其中包括放置宫内节育器和口服紧急避孕药。

（一）适应证

1. 避孕失败　如阴茎套破裂、滑脱；未能做到体外排精；错误计算安全期；漏服避孕药；宫内节育器脱落等。

2. 性生活未使用任何避孕方法。

3. 遭到性暴力。

（二）禁忌证　使用紧急避孕药的禁忌证是妊娠。对已肯定怀孕妇女不应给予紧急避孕药。

（三）方法

1. 宫内节育器　带铜宫内节育器可用于紧急避孕，特别适合希望长期避孕而且符合放置宫内节育器的妇女及对激素应用有禁忌的妇女应用。在无保护性生活后5日（120小时）之内放入即可，有效率可达95%以上。

2. 紧急避孕药

（1）单纯孕激素　左炔诺孕酮片中含左炔诺孕酮0.75mg。在无保护性生活后72小时内口服1片，间隔12小时后再服1片。正确使用其妊娠率仅为4%，恶心、呕吐副反应发生率较低，但不规则阴道出血较多。

（2）米非司酮　为抗孕激素制剂。用于紧急避孕为WHO首创。在无保护性生活120小时内服用，单次口服1片（25mg），可在12小时后再加服1片。妊娠率为2%，可预防约85%以上的非意愿妊娠。恶心、呕吐、头晕等副反应症状轻微。

（3）雌、孕激素复方制剂　应用复方左炔诺孕酮，含炔雌醇0.03mg、左炔诺孕酮0.15mg。在无保护性生活后72小时内尽早服用，首次服4片，隔12小时再服4片。其副反应有恶心、呕吐、月经紊乱等。

（四）健康指导

1. 紧急避孕药可能出现恶心、呕吐、不规则阴道流血及月经紊乱，一般不需要处理，但如月经延迟一周以上，需到医院就诊，除外妊娠。

2. 紧急避孕仅对一次无保护性生活有效，避孕有效率明显低于常规避孕方法，且紧急避孕药物激素量大，副作用亦大，不能替代常规避孕方法。

四、外用避孕

1. 阴茎套　也称避孕套，为男用避孕工具，是一种乳胶制成的圆形袋状物，顶端呈小囊袋，排精时将精液储留在小囊内。性交时套在阴茎上，能阻止精子进入阴道，从而达到避孕的目的。此种方法使用简单，无副作用，正确使用避孕效果可达93%~95%。阴茎套有防止性传播疾病的作用，近年来受到全球的重视。阴茎套的使用方法：①选择适宜的型号。阴茎套有29mm、31mm、33mm、35mm四种规格，应按照阴茎大小选择适宜的规格；②使用前先行吹气检查阴茎套有无破损，同时排出顶端小囊内气体；③使用时，将阴茎套套在半勃起的阴茎上，射精时使精液排在阴茎套内，射精后在阴茎未软缩前按住套口连同阴茎一起退出。

2. 阴道隔膜　为女性避孕工具，其使用与否决定权在女方，于每次性交时应用。阴道隔膜是一种乳胶制品似帽状的圆形药膜，按其边缘弹簧直径的大小分为50mm、55mm、

60mm、65mm、70mm、75mm、80mm。常用的有65、70、75号，使用时将阴道隔膜放入阴道，要盖住子宫颈口，从而达到阻止精子与卵子结合的目的。子宫脱垂、直肠膨出，膀胱膨出、阴道炎、重度子宫颈炎的情况下不宜使用。阴道隔膜使用前应经医生检查无上述禁忌证时才能使用。具体使用方法，性交前将阴道隔膜准备好，将避孕药膏涂于隔膜凸面及边缘上，取半卧或半蹲姿势，用右手拇指、中指将隔膜捏成椭圆形，沿阴道后壁送至后穹隆顶部，将宫颈口完全遮盖。性生活后8~12小时取出，如过早取出，尚存有活动能力的精子还可能进入宫腔而致避孕失败，如超过24小时，隔膜可能损伤阴道壁。阴道隔膜取出后洗净擦干，撒上滑石粉备用。

3. 安全期避孕法　又称自然避孕法。是根据女性生殖生理规律推算排卵日期，判断出易受孕期，在此期间禁止性生活从而达到避孕目的。卵子自卵巢排出后约可存活1~2日，而受精能力最强时间是排卵后24小时内，精子进入女性生殖道内可存活2~3日。因此，排卵前后4~5日内为易孕期，其余时间不易受孕，故被视为安全期。使用安全期避孕法应首先确定排卵日期，可根据基础体温测定、宫颈黏液检查或通过月经周期规律来推算。多数妇女月经周期为28~30日，预期在下次月经前14日排卵，排卵日及其前5日、后4日以外的时间为安全期。具体可选用日历表法、基础体温法、宫颈黏液观察法。

由于妇女的排卵过程受情绪、健康状况或外界环境等因素的影响而推迟或提前，还可发生额外排卵，因此，安全期避孕法并不十分可靠，失败率高。月经周期不规律及夫妇分居的妇女更不宜使用。

4. 免疫避孕法　其利用单抗将药物导向受精卵或滋养层细胞，引起抗原抗体免疫反应，而达到抗着床目的。目前正在研究之中。

五、选择计划生育措施

1. 新婚夫妇避孕方法　新婚夫妇较年轻，考虑他们短期避孕的要求，选择避孕措施的原则应是简单、易掌握、对内分泌及生育功能没有影响，可选择以下方法。

（1）口服短效避孕药，使用方便，避孕效果好，不影响性生活，应为首选。

（2）男用避孕套，方法简便，无副反应。

（3）外用避孕药。

使用口服或外用避孕药，如果不慎避孕失败而怀孕，为避免畸形或残缺儿的出生，应终止这次妊娠。使用药物避孕的夫妻，如果决定受孕，要根据医生的要求，在停止使用这些药物一定时间之后方可选择时机受孕。

2. 已生育后的妇女　选用避孕措施的原则应以长效、安全、可靠为主，以减少因非意愿妊娠带来的痛苦。根据夫妻双方的具体情况和使用习惯选择避孕方法，可选择的方法有：①宫内节育器，为首选的方法；②长效避孕药或皮下埋植法；③适用于新婚夫妇的各种方法均可选用。

3. 哺乳期妇女　哺乳期妇女选择避孕方法应以不影响乳汁质量及婴儿健康为原则。可选择宫内节育器、阴茎套。阴茎套是哺乳期妇女的最佳选择。选用宫内节育器时应注意放置时动作要轻柔，防止损伤子宫。由于哺乳期妇女阴道较干燥，不适用避孕药膜，也不宜使用雌、孕激素复合避孕药或避孕针，以及安全期避孕法。

4. 围绝经期的妇女　围绝经期的妇女仍有排卵可能，必须坚持避孕。可选择的方法有：①宫内节育器，可在完全绝经半年或1年取出；②避孕套和阴道隔膜，对于更年期的妇女比较适合。

5. 未婚女性避孕　未婚性行为是世界各国都存在的社会问题。未婚女性自我保护意识差，对生殖健康知识缺乏了解，甚至根本没有认识。因此，未婚女性的避孕和性健康问题已引起高度重视。因为未婚女性的避孕有特殊性，应根据实际情况选择不同的避孕方法有：①避孕套；②短效口服避孕药；③紧急避孕药。

第二节　绝　　育

绝育是利用人工的方法阻断受孕途径，而达到永久不生育的目的，包括女性绝育和男性绝育。临床上多采用女性绝育，女性绝育是通过对输卵管切断、结扎、电凝、钳夹、套环及药物粘堵等，使精子与卵细胞不能相遇而达到绝育的目的。输卵管绝育术是一种创伤小、安全，又不影响生理功能的节育措施，而且是可逆的，如果妇女绝育后仍需再次妊娠，可行输卵管吻合术，成功率高。目前国内常用的手术途径有经腹壁小切口绝育和腹腔镜绝育（图22-4）。

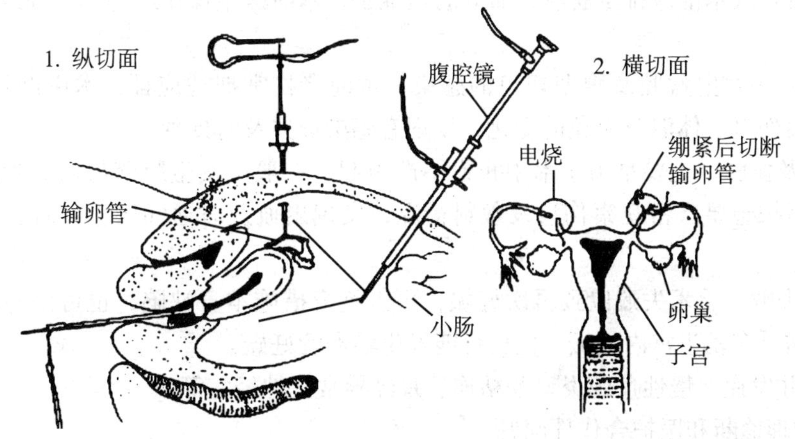

图22-4　腹腔镜绝育手术操作方法

一、经腹壁小切口绝育

此种绝育方法是经腹壁小切口结扎输卵管，手术操作简单，方便、不需特殊设备。

（一）适应证

1. 自愿接受绝育术且无禁忌者。

2. 患有炎症全身疾病不宜生育者，如心、肝、肾功能不全等。

3. 患某些遗传病或精神分裂症者。

（二）禁忌证

1. 各种疾病的急性期。

2. 全身情况不良不能胜任手术者，如心力衰竭、产后出血、贫血、休克等。

3. 急慢性盆腔感染，腹部皮肤感染等，应在感染治愈后再行手术。

4. 内外生殖器炎症。

5. 患严重的神经衰弱或神经症者。

6. 24 小时内两次体温超过 37.5℃或以上者。

（三）手术时间选择

1. 非孕期手术宜选择在月经干净后 3~7 日。

2. 人工流产后、中期引产后即可进行手术。

3. 足月顺产后和剖宫产术的同时可实施手术。

4. 某些非感染妇科手术的同时，如一侧附件切除术时可同时结扎对侧输卵管（已有子女）。

5. 难产后或怀疑产时感染者需观察数日确定无感染后再进行手术。

6. 哺乳期或闭经妇女应先排除早孕后再行手术。

（四）并发症及防治

1. 膀胱及肠道的损伤　手术时如果膀胱或肠管充盈遮挡术野，操作粗暴或不熟练可损伤膀胱及肠管。故术前应排空膀胱并做好肠道准备，术时医生操作应谨慎、细致，以避免损伤其他脏器。

2. 感染　多发生盆腔及腹壁切口的感染。术前严格掌握适应证，术中严格无菌操作，术后严密观察伤口、体温及血象的变化，发现有感染征兆及时处理。

3. 出血及血肿　主要是由于术中止血不严引起。一般可发生腹壁与输卵管系膜的出血及血肿。术后护士要严密观察伤口及敷料情况，发现出血及时通知医生，防止发生出血性休克。

4. 绝育失败　手术失败以致再次妊娠，可因绝育措施本身缺陷，也可因施术时技术误差引起。其结果多发生宫内妊娠，但也可能发生输卵管妊娠。

5. 远期并发症　慢性盆腔炎、肠粘连、月经异常、神经症等。

（五）护理诊断和医护合作性问题

1. 焦虑　与担心手术是否能成功有关。

2. 潜在的并发症——感染　与手术切口有关。

3. 知识缺乏　缺乏手术前后注意事项的相关知识。

（六）计划与实施

1. 预期目标

（1）受术者了解绝育的医学知识，消除紧张情绪，表示愿意接受手术。

（2）加强术后护理，受术者不发生感染。

（3）受术者了解绝育手术方法及术前术后的注意事项。

2. 护理措施

（1）了解受术者的年龄、初潮年龄，月经周期、生育史，末次月经时间，末次妊娠时间，分娩方式，是否行有人工流产史或药物流产史。了解受术者是否夫妻双方同意，是否自愿实施手术。

（2）术前准备

1）术前要与受术者充分交流，让受术者了解绝育术的方法，麻醉用药及术前术后注意事项，解除手术者的思想顾虑，使其配合手术。

2）详细询问病史，进行全面的体格检查及妇科检查、检验血、尿常规、出凝血时间、肝功能、做阴道清洁度检查。

3）术前 24 小时内测体温 3 次，常规做皮肤准备，普鲁卡因皮试。

4）术前 1 日口服缓泻剂或肥皂水洗肠，术前晚用镇静剂。

5）术日晨禁食，术前排空膀胱。

6）有宫内节育器或早孕者须先取节育器或行人工流产。

7）手术一般选择局部麻醉，其他麻醉方法需酌情选用。

（3）术后护理

1）绝育术后要鼓励受术者早下地活动，一般术后 6 小时可下床活动。

2）由于绝育术采用局部麻醉，因此术后对饮食无特殊要求，一般术后 4 小时可进食。

3）术后保持伤口敷料干燥、清洁，以免感染发生，并需每日监测体温变化。

4）术后休息 3~4 周，禁性生活 1 个月。

3. 健康教育

（1）术后要保持伤口辅料清洁、干燥，防止发生感染。

（2）术后第 1、3 个月随诊，以后可随每年妇科普查进行随访。

（3）休息期间避免重体力劳动或剧烈运动。

（4）术后 1 个月内避免性生活，如有阴道流血量多或腹痛应及时到医院就诊。

（七）护理评价

夫妻双方均了解节育术的相关医学知识，自愿接受手术。受术者术后恢复好，未发生感染。

二、经腹腔镜输卵管绝育术

随着医学科学与技术的不断发展，腹腔镜在临床应用越来越广泛。应用腹腔镜技术实施绝育术对受术者损伤小，恢复快，广大妇女易于接受。

（一）适应证及手术时间

1. 受术者未孕时实施手术，时间同腹部小切口绝育术。

2. 早孕时可于人工流产同时或人工流产后做绝育。以人工流产后 24 小时为佳，此时输卵管充血及水肿消失，可减少术中输卵管系膜出血，输卵管断裂等并发症。孕三个月以上者，可先终止妊娠，待子宫缩小至 8 周左右再做绝育术，以免庞大的子宫阻碍手术视野。

（二）禁忌证

1. 多次腹部手术或腹腔广泛粘连。

2. 急性盆腔炎或全腹膜炎。

3. 腹腔大量内出血。

4. 过度肠胀气。

5. 有血液病或出血倾向。

6. 麻醉药过敏。

7. 有心血管疾病、肺功能差、横膈疝或脐疝者。

（其他同经腹壁小切口绝育）

（三）手术方法　腹腔镜绝育术一般有两种操作方法；一是实行开放式手术，是先做切口按层打开达腹直肌后鞘，双断端以细丝线索引，再打开腹膜层，将有丝线头的 Hasson 套管送到腹腔，提起丝线固定于 Hasson 套管双叉上，向腹腔内充气后再进行手术操作。此种方法发生脏器损伤及气栓的危险性小，但操作较繁琐。另一种是关闭式手术，其在脐下做 1cm 左右皮肤及皮下组织切口，再做气腹，而后将带有镜头的套管针送入腹腔内进行手术操作。此种方法目前应用较广泛。

腹腔镜绝育术可实施电绝育法和机械性绝育法，其中电绝育术术中术后受术者痛感轻，缺点是输卵管组织损伤大，不易做再通术，故也称为不可逆绝育术。机械性绝育术，组织损伤小，易行输卵管再通术，故称之为可逆性绝育术。此种方法目前应用较为广泛。常用的方法有两种。①套硅胶环法：硅胶环是用硅橡胶和 5%硫酸钡制成，有弹性，套环后结扎部位因缺血变白。其优点是安全、简便、有效、输卵管组织损伤小，易行卵管再通术，如果套环不慎脱落于盆腔无不良影响。缺点是可造成输卵管肥大、积水或粘连，则活动受限。术中系膜出血率和术后一过性疼痛感发生率高。②置弹簧夹法：弹簧夹内部有硅胶夹，长 1cm、宽 3mm，内部有细齿，可紧密咬合管，外部附弹簧片，可加固硅胶夹。其优点是输卵管组织损伤最小，易行输卵管再通术，术中发生卵管系膜出血及术后一过性腹痛均较少。缺点是技术性较强，不能误夹其他组织或将弹簧夹脱落于腹腔中。

（四）护理诊断和医护合作性问题

1. 焦虑　与担心手术能否成功及不了解手术方法有关。

2. 潜在的并发症——感染　与手术切口有关。

3. 知识缺乏　缺乏腹腔镜手术前后注意事项的相关知识。

（五）计划与实施

1. 预期目标

（1）受术者了解绝育的医学知识及腹腔镜手术过程及方法，消除紧张情绪，表示愿意接受手术。

（2）加强术后护理，受术者不发生感染。

（3）受术者了解腹腔镜手术术前及术后的注意事项。

2. 护理措施

（1）术前准备　同腹部小切口绝育术，术前常规消毒外阴及阴道。

（2）术中及术后护理

1）术中护士要严密观察受术者的生命体征的变化并做好安慰及解释工作。

2）建立良好的气腹，观察压力表的变化，随时调整。

3）术后要休息3~4小时，腹痛者可遵医嘱口服镇痛药物。

4）手术后4~6小时督促并协助受术者排尿，同时观察受术者有无体温升高、腹腔内出血或脏器损伤征象。其他同腹部小切口绝育术。

3. 健康教育

（1）术后要保持伤口敷料清洁、干燥，防止发生感染。

（2）术后卧床休息数小时后可下床活动。

（3）休息期间避免重体力劳动或剧烈运动。

（4）术后1个月内避免性生活，如有阴道流血量多或腹痛应及时到医院就诊。

（六）护理评价

夫妻双方均了解腹腔镜节育术的相关医学知识，自愿接受手术。受术者术后恢复好，未发生感染。

第三节 人工终止妊娠

人工终止妊娠是各种避孕措施失败后的补救方法。无论激素避孕、工具避孕或是绝育术后都有可能避孕失败，此时可人工终止妊娠。人工流产仅作为避孕失败的补救措施，不能作为常用的节育方法。

一、人工流产术

人工流产术避孕失败的补救方法。是妊娠14周以内，因意外妊娠、优生或疾病等原因而采用手术方法终止妊娠，包括负压吸引术和钳刮术。一般妊娠10周以内采取吸宫术，妊娠11~14周采用钳刮术。近年来也可用抗孕激素药物终止妊娠。

（一）负压吸引术　负压吸引术是应用负压吸引的方法将宫内妊娠产物吸出，而达到终止妊娠的目的（图22-5）。

1. 适应证　凡妊娠10周以内要求终止妊娠或因某些疾病不宜继续妊娠而无禁忌者。

2. 禁忌证

（1）各种疾病的急性阶段或慢性疾病急性发作时。

（2）生殖器官的炎症。

（3）全身情况不良不能胜任手术者。

（4）术前2次体温超过37.5℃者。

（5）妊娠剧吐伴酸中毒尚未纠正者均为人工流产的禁忌证。

3. 操作方法

（1）受术者要排空膀胱后进入手术室，取膀胱截石位。

（2）医生洗手后戴好口罩、帽子和手套，作阴道双合诊检查，明确子宫的位置、大小及附件情况。

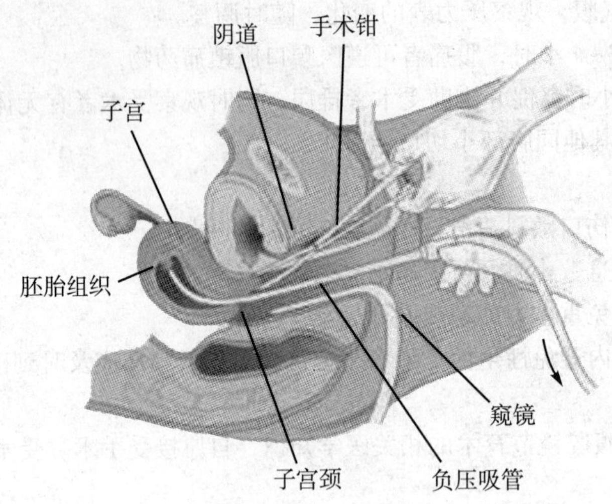

图 22-5 负压吸引术

(3) 护士要协助医生进行外阴及阴道冲洗，冲洗后铺无菌巾。

(4) 手术者更换手术衣，常规刷手后戴无菌手套及袖套。

(5) 用阴道窥器扩张阴道并暴露宫颈，用碘伏长棉签消毒宫颈及颈管，此后可用长棉签蘸 1%的地卡因胶置宫颈管 3~5 分钟，起局麻作用。

(6) 探测宫腔，用宫颈钳夹持宫颈前唇后，探测宫腔深度和屈向。

(7) 扩张宫颈，以执笔式持宫颈扩张器顺子宫位置方向扩张宫颈，一般自 4 号或 4.5 号开始，扩张至大于准备用的吸管半号或一号。

(8) 吸管吸引，连接好吸引管并检查负压吸引器是否正常工作，有无漏气现象等，然后开始吸宫。吸宫时要轻轻将吸管顺宫腔方向进入达宫底后退出少许，打开负压吸引器开关，一般压力不超过 400mmHg，术者感觉有组织物进入橡胶管，轻轻转动吸管吸净组织，宫壁稍呈毛糙感，折叠捏住橡胶管退出吸管，测宫腔深度。

(9) 检查宫腔是否吸净，吸宫后用小号刮匙轻刮宫腔一周，尤其注意宫底及两侧宫角部，检查是否刮干净。全部吸出物要用纱网过滤，看是否有绒毛及胎儿组织，有无水泡状物，肉眼观察发现异常时即送病理，必要时可使用抗生素预防感染。

(10) 手术操作注意事项 ①正确判断子宫大小及方向，动作轻柔，减少损伤；②扩宫颈管时用力均匀，以防宫颈内口撕裂；③严格遵守无菌操作常规；④如应用静脉麻醉，需有麻醉医师监护下进行，以防麻醉意外发生。

(二) 钳刮术

1. 适应证及禁忌证 凡孕 10~14 周内要求终止妊娠或因某种疾病不宜继续妊娠且无禁忌证者可实行钳刮术，其禁忌证同吸宫术。妊娠 12 周或以上者必须住院进行手术。

2. 手术方法

（1）扩张宫颈　行钳刮术前12小时需先扩张宫颈管。操作方法是将16号或18号无菌导尿管或宫颈扩张棒缓慢置于宫颈口内，以机械地扩张宫颈口，有利于次日钳刮术的进行。另外，目前临床还可于术前口服或肌内注射或阴道放置前列腺素以使宫颈软化、扩张。

（2）钳刮术　钳刮术前应充分扩张宫颈管，先夹破胎膜流尽羊水再酌情用子宫收缩药物，然后钳夹胎盘与胎儿组织，必要时搔刮宫腔一周，观察有无出血，若有出血应加用缩宫素。其他手术操作同吸宫术。

（三）人工流产并发症及处理

1. 出血　多为妊娠月份大、所用吸管较小、胶管过软、负压过低、大块组织未能吸出而影响子宫收缩，造成出血量多；人工流产次数多、子宫收缩不良、宫颈裂伤等也可引起术中出血。一旦发生大出血，可在扩张宫颈后，宫颈注射缩宫剂，迅速清除宫内残留物。吸管过细、胶管过软及负压不足引起的出血，应立即更换吸管和胶管，调整负压。预防术中出血的重要方法是严格掌握手术适应证，严格遵守技术操作规程，熟练手术技术。选用大小合适的吸管，负压不能太低。

2. 人工流产综合征　指手术时疼痛或局部刺激使受术者在术中或术毕出现心动过缓、心律不齐、面色苍白、头昏、胸闷、大汗淋漓，严重者甚至出现血压下降、晕厥、抽搐等迷走神经兴奋症状，常与受术者精神紧张、畏惧手术及手术操作有关。一旦发生人工流产综合征应立即暂停手术，平卧吸氧，一般能自行恢复，严重者静脉注射阿托品0.5~1 mg。预防其发生首先应解除受术者对手术的顾虑，术前给予精神安慰，手术中操作轻柔，如估计宫颈扩张困难或孕妇精神紧张，手术可在麻醉下进行。同时，术中注意掌握适当负压，减少不必要的反复吸刮，多能降低人工流产综合征反应的发生率。

3. 子宫穿孔　子宫穿孔是人工流产中极为严重的并发症之一。发生率与手术者操作技术及受术者子宫本身情况（如哺乳期子宫、瘢痕子宫等）有关。诊断子宫穿孔并不困难，当探查宫腔或进行以后的操作时，突然感到器械进入无阻力，超过妊娠月份子宫的深度，有“无底”的感觉，提示子宫穿孔。一旦发现子宫穿孔，应立即停止手术。穿孔小，无脏器损伤或内出血，手术已完成，可注射子宫收缩剂进行保守治疗，并给予抗生素预防感染。同时，应严密观察患者的生命体征及有无腹痛及腹腔内出血的征象。人工流产术尚未完成，受术者情况尚可，估计穿孔小，无内出血，可在B超或腹腔镜的监视下继续完成手术。在腹腔镜监视时若发现穿孔处有出血，可直视下止血或缝合，术后留院观察。若怀疑存在内出血、破口大或怀疑有脏器损伤，应行剖腹探查，根据情况做相应处理。预防子宫穿孔，术前应充分询问病史，仔细检查，对哺乳期妊娠、剖宫产后瘢痕子宫妊娠、反复多次人工流产的受术者，操作应轻柔，对子宫过度倾屈及子宫有畸形者，术前应探清宫腔大小与方向，必要时在B超监视下进行手术。

4. 空吸与漏吸　进行人工流产术时未吸出胚胎或绒毛而导致继续妊娠或胚胎停止发育，称为漏吸。漏吸常因为子宫畸形、位置异常或操作不熟练引起。发生漏吸后应再次进行负压吸引术。误诊宫内妊娠行人工流产术，称为空吸。空吸可能是子宫较大、月经不调、hCG假阳性、异位妊娠的误诊。发生空吸后应复查血hCG及B超检查，吸出组织必须全部送病理检查，警惕宫外孕。

5. 吸宫不全　指人工流产术后部分妊娠组织物残留。表现为吸宫术后，阴道流血时间持续较长，血量多或阴道流血停止后再次出现多量的流血，此时应考虑为吸宫不全。多与操作者技术不熟练或子宫位置异常有关，是人工流产常见并发症。疑吸宫不全时，应做 B 超确定宫腔内是否有残留物，有残留物应及时刮宫并送病理检查，术后给予抗生素。如同时伴有感染，应控制感染后再行刮宫术。

6. 感染　人工流产后可发生急性子宫内膜炎、盆腔炎等。对诊断感染者应及时应用抗生素，根据患者情况口服或静脉给药，术前应掌握好适应证及禁忌证，有炎症者须治疗后方可行吸宫术。手术中严格无菌操作，对不全流产者要及时处理，术后及时给予抗生素等预防措施。

7. 羊水栓塞　少见，往往由于宫颈损伤，胎盘剥离使血窦开放，此时应用缩宫剂可促进羊水进入母体血液循环而发生羊水栓塞。妊娠早、中期羊水中有形成分极少，即使并发羊水栓塞，其症状及严重性均不如晚期妊娠凶险。

8. 远期并发症　如宫颈粘连、宫腔粘连、慢性盆腔炎、月经失调、继发不孕等。

（四）护理诊断与医护合作性问题

1. 焦虑　与手术有关。

2. 有感染的危险　与手术操作有关。

3. 知识缺乏　缺乏选择避孕方法的相关知识。

（五）计划与实施

1. 预期目标

（1）通过健康教育使受术者了解手术过程，消除紧张情绪，术中取得配合。

（2）术中严格无菌操作，术后未发生感染。

（3）能讲出两种适宜自己的避孕方法。

2. 护理措施

（1）询问以往有无慢性疾病、出血疾病史及生殖器畸形或受伤史。详细了解近一年内有无人工流产或药物流产史、末次妊娠时间、分娩方式。

（2）重点了解受术者心理状态，是否有紧张焦虑情绪。

（3）术前护理

1）心理护理　对受术者首先要做好心理护理。行人工流产的原因多复杂，这往往使受术者产生复杂的情绪反应。大多数会有紧张、焦虑甚至恐惧心理，此种心理反应可增加对疼痛的敏感程度，导致术中受术者不能很好地配合。因此护理人员要耐心安慰，细心倾听其主诉，介绍手术过程及术后注意事项，通过交流减轻其紧张焦虑不安的情绪，能够主动配合手术。

2）术前一餐禁食。

3）测量体温，如 4 小时内有两次体温超过 37.5℃，暂缓手术。

4）有特殊疾患的受术者应做好相应的辅助检查。

（4）术中护理

1）进手术室前，嘱受术者排空膀胱，并协助其更换手术衣后进手术室等待手术。

2）术中严格无菌操作，防止感染。

3）手术过程中，观察受术者的反应，注意其脉搏、面色，如出现面色苍白、出冷汗，立即报告医生，暂停操作，遵医嘱给予氧气吸入，测量血压，异常情况排除后方可继续手术。

4）当胚胎组织清出后，护士应准确找出绒毛或胎儿组织并请医生确认其完整性，必要时留取病理标本。

5）术后护士应护送受术者返回病床。

（5）术后护理

1）术后受术者应卧床休息4小时左右，护士应注意观察其阴道出血及腹痛情况。

2）术前应用了镇痛药物的受术者，术后要注意其安全，防止意外发生。

（6）宫颈扩张的护理

进行宫颈扩张后，受术者要绝对卧床休息，防止导管的脱出。护士应加强巡视，并做好生活护理。观察受术者有无腹痛、阴道出血、阴道排液等情况，如发现上述情况及时向医生报告。插管者插管日应测3次体温，并保持局部清洁，以预防感染，疑有感染的可遵医嘱给予抗生素。

3. 健康指导

（1）指导受术者术后要注意保持外阴清洁、干燥。每日可用温开水清洗外阴，防止发生感染。

（2）注意观察阴道出血量和腹痛情况。术后受术者由于子宫收缩会有轻度腹痛，如腹部剧痛或多日后仍有腹痛应及时到医院就诊。术后阴道流血量及时间与平时月经量相当，如阴道流血超过月经量并持续不断也应及时到医院就诊。

（3）术后休息2周，避免重体力劳动及剧烈运动。术后两周遵医嘱复诊，并应禁性生活及盆浴1个月。

（4）根据受术者的年龄、自身情况，给予避孕指导。

（六）护理评价

术中受术者能够积极配合手术；术后未发生感染；受术者了解人工流产相关知识，并掌握避孕方法。

二、药物流产

药物流产是指早期妊娠应用药物终止妊娠的方法。自1982年法国罗素——优克福公司的研究者们首先合成抗早孕激素（即米非司酮）以来，药物流产越来越多的应用于临床。药物流产的优点是方法简便、不需宫内操作，为无创流产，目前完全流产率已达90%以上。

米非司酮是19-去甲睾丸酮的衍生物，主要通过对抗孕酮的作用，达到终止妊娠的目的。米非司酮对子宫内膜孕激素受体的亲和力比孕酮高5倍，因而能和孕酮竞争结合蜕膜的孕激素受体，从而阻断孕酮活性而终止妊娠。同时由于妊娠蜕膜坏死，释放内源性前列腺素（PG），促进子宫收缩及宫颈软化。米索前列醇为PGE_1类似物，对妊娠子宫有明显收缩作用，近年发现与米非司酮合用，抗早孕有良好效果。

（一）适应证

1. 确定为正常宫内妊娠，妊娠≤49日，自愿要求使用药物流产的，年龄在18~40岁的健康妇女。

2. 对手术流产有顾虑或恐惧心理者。

3. 手术流产的高危对象，如瘢痕子宫、多次人工流产及严重骨盆畸形等。

（二）禁忌证

1. 曾患过严重的心血管、呼吸、消化、肝肾、血液、内分泌、泌尿生殖系统或神经系统疾病者。

2. 使用米非司酮禁忌者：如肾上腺疾病、与内分泌有关的肿瘤、糖尿病及其他内分泌疾患、肝功能异常。

3. 使用前列腺素禁忌者：如心脏病、青光眼、胃肠功能紊乱、贫血、高血压、哮喘及血栓病史者等。

4. 过敏体质者、妊娠剧吐者。

5. 放置宫内节育器确认妊娠或怀疑宫外孕者。

6. 吸烟超过每日10支或嗜酒者。

7. 距离医疗单位较远，不能及时就诊者。

（三）临床用药方法

1. 医生要向用药对象讲清服药方法、疗效及可能出现的副反应，由其自己选择终止妊娠的方法。

2. 询问病史，进行体检及妇科检查（注意子宫的大小，是否与停经日期相符），进行初步的筛查。

3. 做常规的化验检查，如血常规、尿常规、血型、阴道清洁度、滴虫、真菌、妊娠试验。

4. 有些受术者需要做肝功能、血小板、hCG的测定。

5. B超诊断，进一步排除宫外孕，确定胎囊大小及妊娠天数。

6. 服药方法　药物流产的服药方法有两种：①空腹或进食2小时后，口服米非司酮25mg，每日2次，共3日。每次服药后禁食2小时。第4日晨由医生于阴道后穹隆放置卡孕栓1枚（每枚1mg）或2枚（每枚0.5mg），卧床休息2小时，或服米索600μg（3片），住院或门诊观察6小时。注意用药后有无反应。②空腹或进食后2小时口服米非司酮200mg，服药后禁食2小时。第3或第4日晨由医生于阴道后穹隆放置卡孕栓1枚（每枚1mg）或2枚（每枚0.5mg），卧床休息2小时或服米索600μg，住院或门诊观察6小时，注意有无用药反应。

（四）护理诊断和医护合作性问题

1. 焦虑　与药物有关。

2. 知识缺乏　缺乏选择避孕方法的相关知识。

（五）计划与实施

1. 预期目标

1）通过健康教育受术者了解药物流产过程，消除紧张情绪，取得配合。

2）能讲出两种适宜自己的避孕方法。

2. 护理措施

（1）询问以往有无慢性疾病、出血疾病史，有无生殖器畸形或受伤史。详细了解近一年内有无人工流产或药物流产史，末次妊娠时间，分娩方式。

（2）重点了解受术者心理状态，是否有紧张焦虑情绪。

（3）对受术者首先要做好心理护理。护理人员要耐心安慰，细心倾听其主诉，介绍药物流产的过程及注意事项，通过交流减轻其紧张焦虑不安的情绪，能够主动配合。

（4）服药前一餐禁食。

（5）服药后，应严密观察血压、脉搏、腹泻、腹痛、阴道出血和有无胎囊排出及副反应，注意排除宫外孕，个别副反应重的可对症处理。

（6）胎囊排出后，应与医生共同认真检查并注意观察出血情况，出血多的要及时处理。

（7）留院观察期间未见胎囊排出的，用药后第 8 日应到医院检查，经检查证实流产失败者必须行人工流产术。留院观察期间胎囊排出的，如用药第 15 日阴道出血仍多于月经量也应到医院检查，经检查证实不全流产时要进行清宫术，并送病理检查。

3. 健康指导

（1）告知受术者进行药物流产必须到有条件的医疗机构进行药物流产。

（2）药物流产后轻度的副反应，如恶心、呕吐、下腹部痛和乏力，如反应较重应告知医护人员及时用药处理。

（3）药物流产后阴道出血的时间和量都长于和多于手术流产，因此，告知受术者服药回家后注意观察阴道出血量和时间，如长时间的出血多于月经量要及时就诊。

（4）指导受术者术后要注意保持外阴清洁、干燥。每日可用温开水清洗外阴，防止发生感染。

（5）术后休息 2 周，避免重体力劳动及剧烈运动，术后两周遵医嘱复诊，并应禁性生活及盆浴 1 个月。

（6）避孕方法指导。

（六）护理评价

1. 术中受术者能够积极配合手术。

2. 受术者了解药物流产相关知识，并掌握避孕方法。

三、中期引产术

妊娠中期即孕 14~27 周，因某种原因需终止妊娠者行中期引产术。目前常用的方法有药物引产。药物引产是将药物注入宫腔、静脉、肌肉或阴道内，在一定的时间里引起宫缩而达到引产的目的。常用的药物主要有依沙吖啶（利凡诺）、天花粉、黄芫花、缩宫素、前列腺素、高渗盐水等。临床最常用的药物是依沙吖啶，其具有较强的杀菌作用，能刺激子宫平滑肌收缩，胎儿可因药物中毒而死亡。依沙吖啶可经腹羊膜腔内注射也可经阴道羊膜腔外注射。另外，目前临床常用米非司酮配伍卡前列甲酯引产。

（一）依沙吖啶引产的适应证　妊娠中期即孕14~27周，因某种原因不能继续妊娠而又无禁忌者。

（二）依沙吖啶引产的禁忌证　生殖道炎症如阴道炎、宫颈炎、盆腔炎，瘢痕子宫，妊娠期阴道反复出血，各种疾病的急性阶段，严重的高血压、心脏病、血液病。

（三）注射方法

1. 经腹羊膜腔内注射法

受术者排空膀胱取平卧位，常规消毒皮肤，铺无菌巾。在宫底二、三指下中线胎儿肢体侧，囊性感最强的部位穿刺，用20~22号腰穿针垂直刺入腹壁，当穿过子宫壁时有减压感，即进入羊膜腔内。抽出针芯，有羊水溢出，换上装有依沙吖啶药物的注射器缓缓注入，注射完毕，快速抽出穿刺针，用无菌纱布压迫穿刺部位片刻，用胶布固定。

2. 经阴道宫腔内羊膜腔外给药法

受术者排空膀胱后，取膀胱截石位，常规消毒外阴、阴道及宫颈，用宫颈钳牵拉宫颈前唇，用长弯钳将12号尿管缓慢送入宫腔，长度为20~30cm，经尿管注入依沙吖啶液50ml，注射完成后，将尿管末端折叠扎紧，用无菌纱布包裹置于后穹隆，24小时后取出导尿管及纱布。

（四）护理诊断和医护合作性问题

1. 焦虑　与中期引产及药物注射有关。

2. 疼痛　与子宫收缩有关。

3. 知识缺乏　缺乏中期引产及正确选择避孕方法的相关知识。

4. 有感染的危险　与引产过程中需腹腔或阴道内注射有关。

（五）计划与实施

1. 预期目标

（1）通过健康教育受术者了解药物引产过程，消除紧张情绪，取得配合。

（2）中期引产过程中，宫缩疼痛减轻。

（3）能讲出药物引产的注意事项和两种适宜受术者的避孕方法。

（4）受术者不发生感染。

2. 护理措施

（1）术前准备

1）药敏试验　术前常规做药敏试验，将0.5%乳酸依沙吖啶滴鼻液滴入单侧鼻孔2滴，20分钟后查看结果，如有鼻黏膜充血水肿，鼻塞流涕、偏头痛、皮疹等症状为阳性。药敏阴性者才能进行依沙吖啶引产。

2）心理护理　中期引产的受术者一般因某种疾病或某些社会、家庭原因而不能继续妊娠，因而心情比较复杂，加之对手术的恐惧和担心，可产生各种的情绪。护士要了解受术者的心理及不良情绪，有针对地进行心理护理，给受术者以安慰，讲解中期引产的方法及可能出现的问题，消除受术者的思想顾虑。

3）辅助检查　协助医生为受术者做好必要的化验检查，如血尿常规、肝肾功能、血型、阴道清洁度检查等，受术者如有心血管疾患应做心电图检查。

4）防止感染 术前3日开始每日冲洗阴道。由于妊娠期宫颈软并充血，冲洗时动作要轻柔，防止损伤宫颈，同时每日测3次体温。

5）软化宫颈 术前3日口服己烯雌酚，以增加子宫的敏感性，软化宫颈。

（2）应用依沙吖啶后的观察和护理

1）注射利凡诺时要严格无菌操作，防止感染。

2）护士要守护在受术者身边观察受术者的一般情况。注药后受术者需卧床休息10分钟，此时测量血压和脉搏，如无异常即送回病室。此后，要随时注意受术者有无宫缩，如72小时无宫缩发动说明引产失败。有宫缩的受术者要记录宫缩的频率、强度及持续时间，随时了解产程进展情况，定时测量血压及脉搏。

3）生产过程中，护理人员要尽量安慰受术者，若产妇精神过度紧张，宫缩时喊叫不停，指导其做深呼吸或用双手轻揉下腹部，以减轻疼痛，缓解紧张情绪，使生产过程顺利进行。

（3）产后护理

1）观察宫缩及阴道出血情况。若子宫收缩不好阴道出血多可遵医嘱给予缩宫素治疗。

2）由于生产过程中受术者消耗大量体力，此时要应充分休息，并保持外阴的清洁，每日冲洗会阴2次，防止感染发生。

3）督促产妇饮水，产后4~6小时协助排尿，防止尿潴留。

4）产后体内激素发生变化，乳汁开始分泌。为防止泌乳，每日给产妇肌内注射己烯雌酚4mg，连续3日。在此期间若出现泌乳，指导受术者不要挤压，保持局部清洁，防止乳腺炎发生，数日后乳胀会逐渐消退。

3. 健康指导

（1）指导受术者引产后要注意保持外阴清洁、干燥。每日可用温开水清洗外阴，防止发生感染。

（2）引产后，注意观察阴道流血量及腹痛情况，如出血量多其时间长，腹痛加重应及时到医院就诊。

（3）引产后，注意饮食，应增加蛋白质及维生素等营养素的摄入，避免重体力劳动及剧烈运动。

（4）宣传计划生育，指导避孕措施。

（5）引产后6周内禁止性生活及盆浴。

（六）护理评价 受术者了解药物引产相关知识，紧张、焦虑情绪减轻，术中能够积极配合手术；掌握适宜的避孕方法。

第四节 计划生育妇女的心理调适及健康指导

在我国的计划生育工作中，人口控制问题应当与生育健康问题并重。人工流产虽然减少了婴儿的出生，但对妇女的生育健康则有一定风险。为改善妇女的生育健康状况，应尽量减少人工流产，为人工流产的妇女提供服务和咨询。

人工流产的主要原因是避孕失败和无避孕下的意外怀孕，这两个因素得到控制人工流产是可以避免的。这就需要调整计划生育服务设施，提供充足的药具以及有关的信息、咨询和教育。计划生育服务应对一些特殊人群额外加以注意，比如新婚夫妇、外地民工、无业或个体工商者、大学生、处于哺乳期的母亲等。由于婚前性行为已成为世界性问题，计划生育服务也应包括未婚人群，以减少婚前怀孕导致人工流产。

（一）心理调适

计划生育受术者多为健康人，少数患者由于其他系统疾病不能妊娠而进行计划生育手术，当他们准备接受计划生育手术时，本人及家属会有各种心理反应。除了对手术的担心、害怕以外，他们会表现出更强烈的紧张、焦虑情绪，受术者会担心手术的成败、术后并发症及手术对自己今后生活和工作的影响，未生育的妇女还会担心今后能否生育，未婚先孕的手术者心理反应会更复杂。

心理症状的另一主要原因是正常分娩对一位妇女来说也是有痛苦的，但痛苦的结果是婴儿的出世，而人工流产的结果是一种失落，进而产生忧虑情绪。家庭与社会的影响也不容忽视。由于中国传统观念的影响，生与不生的责任都由妇女承担，使她们感到不堪重负。有研究证明，人工流产手术中出血量和术后恢复与受术者的心态有关，具有不健康心态的妇女出血较多，术后康复较慢。因此护理人员根据受术者的不同情况，实施全面精心的护理，使其安全地完成计划生育手术。在心理方面她们需要理解和开导，理解她们经受的心理压力，引导她们用健康的心态对待人工流产，在医学知识方面，医务人员在术前说明手术情况，并预约术后随访，可减轻受术妇女的疑虑，减少她们的痛苦。

1. 计划生育受术者多为健康人，除一般身体状况外要特别注意受术者的心理状况及家庭、社会等各方面，主要包括受术者的年龄、是否结婚、有无子女、受教育程度、职业、个性、文化背景、家庭情况等，从中了解更多受术者心理状态，有针对性的实施护理措施。

2. 护士要熟练掌握有关计划生育的理论知识，并能够以自身丰富的医学知识耐心地解答受术者及其家属提出的问题，同时要以熟练的技能取得他们的信任。

3. 护士要热情接待受术者及家属，主动与其交谈并进行全面的护理评估，了解其心理状况以实施有效的护理措施。

4. 术中护士应在身边陪伴，随时安慰受术者，术后要及时给予健康指导，告知术后可能发生的情况及注意事项。

5. 以多种形式（宣传手册、录音、录像、讲课等）对受术者及其家属宣传计划生育的基本知识，并主动帮助其选择适宜的节育措施。

6. 实施计划生育手术中，要严格坚持保密原则，尊重受术者及家属的个人隐私，特别是对有特殊情况的受术者，不要歧视或向其打探与手术无关的问题或在公共场所议论。

（二）健康指导

造成人工流产的主要原因是避孕失败（占65%），其次是没有采取避孕措施（占22%），其他原因包括由于身体状况、工作、事业等不合适或不愿意继续怀孕。在人们日益重视健康的今天，选择一种适合自己的避孕措施，避免意外妊娠和人工流产，无疑能够提高生活质量和增进生殖健康。避孕的方法多种多样，每种方法有它的优点和缺点以及适宜人群和禁用人群。计划生育工作者应根据每对夫妻的具体情况如夫妻双方的年龄、文化程度、生育需求、及身体状况、子女的状况、计划生育相关知识水平、使用计划生育措施对其生活的影响及夫妻双方的态度和反应等具体情况，指导和帮助其选择最适宜的避孕方法，以达到节育的目的。

（刘绍金）

附 I 妇产科常用检查方法

关键词

Papanicolaou smear/stain	巴氏涂片/染色
laparoscopy	腹腔镜检查
colposcopy	阴道镜检查
hydrotubation	输卵管通液术
abdominal paracentesis	经腹壁腹腔穿刺术
culdocentesis	阴道后穹隆穿刺术
amniocentesis	羊膜穿刺术
diagnostic curettage	诊断性刮宫

一、妇科盆腔检查

妇科盆腔检查范围包括外阴，阴道、宫颈、宫体及双侧附件。检查方法包括外阴部检查、阴道窥器检查、双合诊、三合诊及直肠-腹部检查。

（一）物品准备　无菌阴道窥器、一次性无菌手套、长镊子、宫颈刮板、载玻片、棉拭子、消毒液、碘伏溶液、生理盐水等。

（二）检查内容及方法

1. 外阴部检查　观察外阴发育、阴毛多少和分布情况，有无畸形、水肿、炎症、溃疡、赘生物或肿块，注意皮肤和黏膜色泽、有无萎缩、增厚或变薄等。注意处女膜是否完整，有无会阴侧切或陈旧性撕裂瘢痕。必要时让患者用力向下屏气，观察有无阴道前壁或后壁膨出、子宫脱垂及尿失禁等。

2. 阴道窥器检查　根据患者阴道口大小和阴道壁松弛情况，选用大小合适的阴道窥器。放置窥器时，应先将阴道窥器两叶合拢，用润滑剂（生理盐水、石蜡油或肥皂液）润滑两叶前端以减轻插入阴道口时的不适感。左手示指和拇指将两侧小阴唇分开，暴露阴道口，右手持阴道窥器斜行插入阴道口，沿阴道后壁缓慢插入阴道内，边旋转边向上向后推进，并将两叶转平，张开，直至完全暴露宫颈（图附Ⅰ-1)。取出阴道窥器时应将两叶合拢后退出，以免小阴唇和阴道壁黏膜被夹入两叶侧壁间而引起患者剧痛或不适。

阴道窥器检查内容包括宫颈和阴道。检查宫颈时，暴露宫颈后，观察宫颈大小、颜色、外口形状，有无出血、糜烂、撕裂、外翻、腺囊肿、损伤、息肉、赘生物、畸形，宫颈管内有无出血或分泌物。检查阴道时，放松阴道窥器侧部螺丝，旋转阴道窥器，观察阴道前后壁和侧壁黏膜颜色、皱襞多少，是否有阴道隔或双阴道等先天畸形，有无溃疡、赘生物或囊肿等，并注意阴道分泌物的量、性状、色泽，有无臭味。

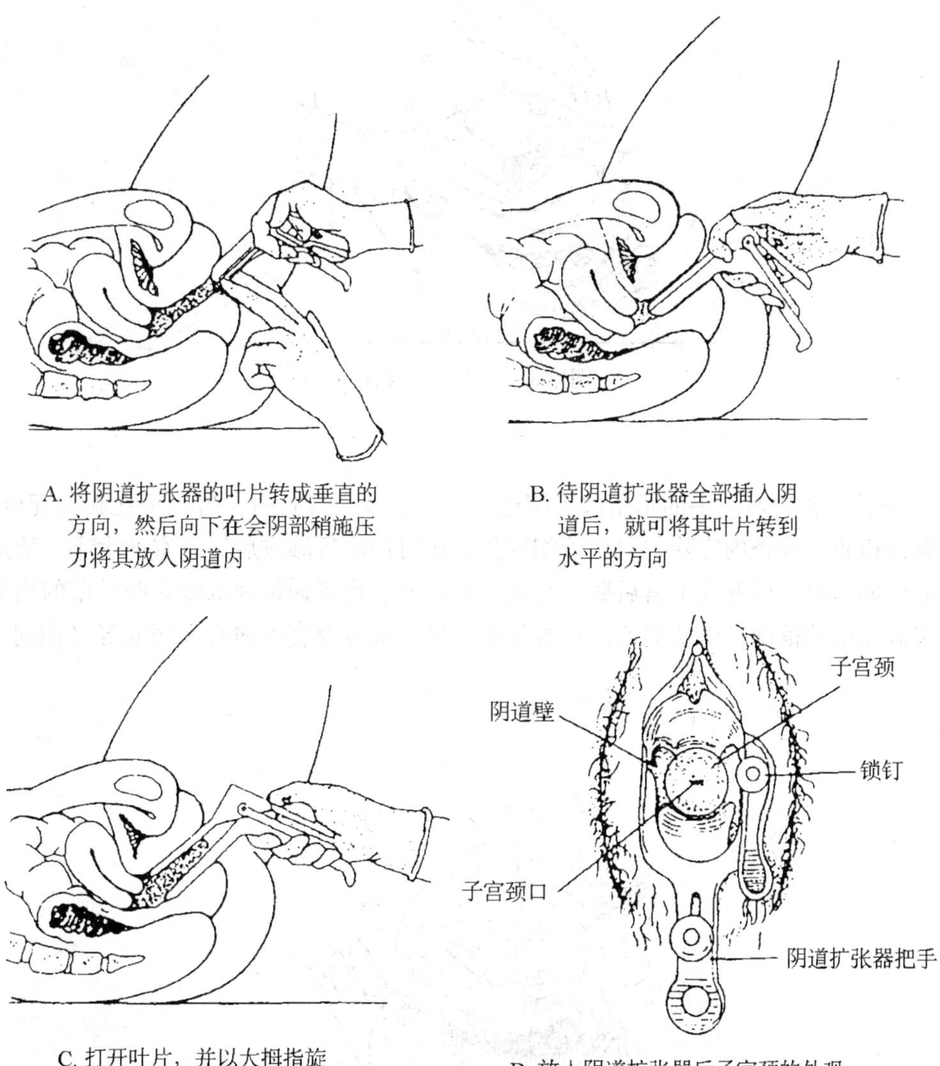

A. 将阴道扩张器的叶片转成垂直的方向，然后向下在会阴部稍施压力将其放入阴道内

B. 待阴道扩张器全部插入阴道后，就可将其叶片转到水平的方向

C. 打开叶片，并以大拇指旋紧螺丝固定叶片

D. 放入阴道扩张器后子宫颈的外观

图附Ⅰ-1　插入阴道窥器的步骤

3. 双合诊　检查者一手示指和中指涂擦润滑剂后伸入阴道内，另一手放在腹部配合检查，此为双合诊检查。逐步检查阴道、宫颈、子宫、输卵管、卵巢及宫旁结缔组织和韧带，以及盆腔内壁情况。双合诊可以检查阴道通畅度和深度，有无先天畸形、瘢痕、结节或肿块；触诊宫颈的大小、形状、硬度及宫颈外口接触性出血和宫颈举痛；扪诊子宫体位置、大小、形状、软硬度、活动度以及有无压痛；触摸子宫附件处有无肿块、增厚或压痛，以及肿

块的位置、大小、形状、活动度、与子宫的关系、有无压痛等（图附Ⅰ-2）。

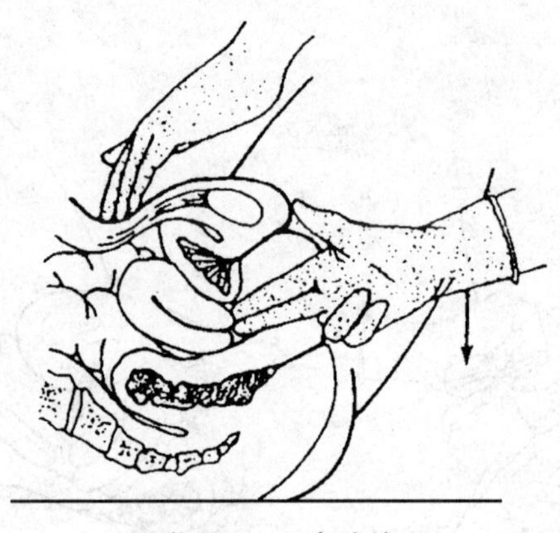

图附Ⅰ-2 双合诊检查

4. 三合诊 检查者一手的示指放入阴道内，中指放入直肠内，另一手在腹部配合检查，此为三合诊检查。检查内容除与双合诊相同外，还可扪清后倾或后屈子宫的大小，清楚地了解盆腔后壁的情况，可发现子宫后壁、直肠子宫陷凹、宫骶韧带及双侧盆腔后壁的病变，估计癌肿浸润盆壁的范围，以及扪诊阴道直肠隔、骶骨前方及直肠内有无病变等（图附Ⅰ-3）。

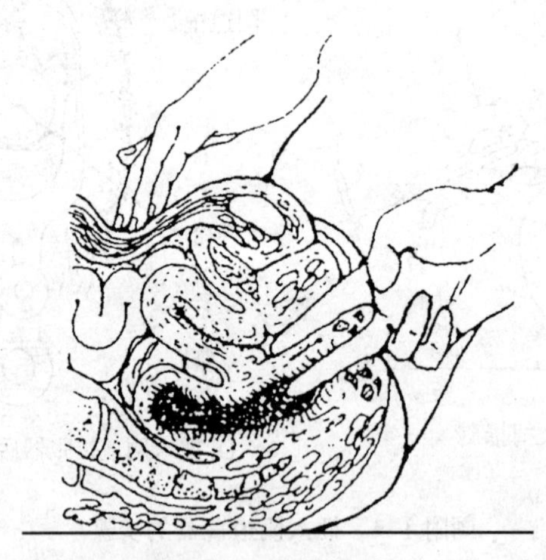

图附Ⅰ-3 三合诊检查

5. 直肠-腹部诊 一手示指伸入直肠，另一手在腹部配合检查称为直肠-腹部诊，一般适用于未婚、阴道闭锁或经期不宜作阴道检查者。

（三）记录 通过盆腔检查，应将检查的结果按解剖部位先后顺序记录。

1. 外阴 发育情况、阴毛分布形态、生产类型及有无异常。

2. 阴道 是否通畅，黏膜情况，分泌物量、色、性状及有无臭味。

3. 子宫颈 大小、硬度，有无糜烂、撕裂、息肉、腺囊肿，有无接触性出血、宫颈举痛等。

4. 子宫体 位置、大小、硬度、活动度、有无压痛等。

5. 附件 有无块物、增厚、压痛。如扪及块物，记录其位置、大小、硬度、表面光滑与否、活动度、有无压痛，与子宫及盆壁关系，左右两侧情况分别记录。

（四）注意事项

1. 检查前医护人员应向患者做好解释工作，检查时仔细认真，动作轻柔。

2. 检查前患者应自行排空膀胱，必要时导尿排空膀胱，粪便充盈者应在排便或灌肠后进行。

3. 每检查一人，应更换置于臀部下面的垫单（或塑料布、纸单）、无菌手套和检查器械，以防交叉感染。

4. 除尿瘘患者有时需取胸膝位外，一般妇科检查均取膀胱截石位。

5. 对于无性生活史患者，严禁作阴道窥器检查或双合诊检查，应行直肠-腹部诊。若必须作阴道窥器或双合诊检查时，应征得患者及其家属同意后方可进行。男性医务人员对未婚者进行检查时，需有其他女性在场，以减轻患者紧张心理和避免发生不必要的误会。

二、生殖道细胞学检查

临床上通过观察女性生殖道脱落上皮细胞，目的是了解其生理和病理变化。阴道脱落细胞主要来自于阴道上段和宫颈阴道部，也可以来源于宫腔、输卵管、卵巢和腹腔上皮。受卵巢激素的影响，阴道上皮细胞会出现周期性变化。检查阴道脱落细胞可反映女性体内性激素水平，又可协助诊断生殖道不同部位的恶性肿瘤，并观察其治疗效果。但是阴道脱落细胞检查发现恶性细胞却不能定位，只能作为初步筛选，需进一步行组织学检查才能确诊。而且一次阴道脱落细胞涂片只能反映当时的卵巢功能，需定期连续观察才能正确掌握卵巢的动态变化。

（一）正常女性生殖道脱落细胞的类型及其形态特征

1. 鳞状上皮细胞 阴道及宫颈阴道部上皮细胞均为鳞状上皮细胞，其结构、功能和细胞形态极为相似；分为表层、中层和底层，其生长与成熟受卵巢雌激素影响。女性一生中不同时期及月经周期中不同时间，各层细胞比例均不相同。细胞由底层向表层逐渐成熟。鳞状细胞的成熟过程是：细胞由小逐渐变大；细胞形态由圆形变为舟形、多边形；胞浆染色由蓝染变为粉染；胞质由厚变薄；胞核由大变小，由疏松变为致密。

（1）底层细胞 相当于组织学的深棘层，又分为内底层细胞和外底层细胞。内底层细胞，又称生发层，只含一层基底细胞，是鳞状上皮再生的基础。表现为：圆形或卵圆形，大小为中性粒细胞的4~5倍，胞质幅缘与胞核直径之比为1：1，巴氏染色胞质蓝染。育龄妇女的阴道涂片中此种细胞不出现。外底层细胞，细胞圆形或椭圆形，比内底层细胞大，约为中性粒细胞的8~10倍，胞质幅缘大于胞核直径；巴氏染色胞质淡蓝；染色质细而疏松。卵巢功能正常时，涂片中很少出现。雌激素低下或宫颈炎症明显时可出现。

（2）中层细胞　相当于组织学的浅棘层。接近底层者细胞呈舟状；接近表层者细胞大小与形状接近表层细胞。胞质巴氏染色淡蓝，核呈圆形或卵圆形，染色质疏松为网状核。妊娠期、绝经期雌激素缺乏时，涂片中以中层细胞为主。

（3）表层细胞　相当于组织学的表层。细胞大，为多边形，胞质薄，透明；胞质粉染或淡蓝，核居中、小、圆缩。核固缩是鳞状细胞成熟的最后阶段。表层细胞是育龄妇女宫颈涂片中最常见的细胞。

2. 柱状上皮细胞　又分为宫颈黏膜细胞及子宫内膜细胞。

（1）宫颈黏膜细胞　有黏液细胞和带纤毛细胞两种。在宫颈刮片及宫颈管吸取物涂片中均可找到。黏液细胞呈高柱状，核在底部，呈圆形或卵圆形，染色质分布均匀，胞质易分解而留下裸核。带纤毛细胞呈立方形或矮柱状，带有纤毛，核为圆形或卵圆形，位于细胞底部。涂片中纤毛柱状细胞常成群整齐排列，很少重叠，多见于绝经后。

（2）子宫内膜细胞　较宫颈黏膜细胞小，细胞为低柱状，约为中性粒细胞的1~3倍。核呈圆形，核大小、形状一致，多成堆出现，胞质少，边界不清。根据其雌激素水平的不同，子宫内膜细胞可分为周期性和萎缩性两种类型。

3. 非上皮成分　如吞噬细胞、血细胞（白细胞、淋巴细胞、红细胞）等。

（二）生殖道脱落细胞学检查的适应证与禁忌证

1. 适应证

（1）宫颈癌早期筛查，30岁以上已婚妇女应每年检查1次。

（2）宫颈炎症需除外癌变者。

（3）怀疑宫颈管恶性病变者。

（4）卵巢功能检查，适用于卵巢功能低下、功能失调性子宫出血、性早熟等患者。

（5）胎盘功能检查，适用于妊娠期间怀疑胎盘功能减退者。

2. 禁忌证　生殖器急性炎症和月经期禁忌检查。

（三）涂片种类与标本采集方法

1. 物品准备　无菌阴道窥器1个、宫颈刮片2个或宫颈刷1个、载玻片2张、无菌干燥棉签及棉球，装有固定液（95%的乙醇）标本瓶1个。

2. 涂片种类　主要包括阴道涂片、宫颈刮片、宫颈管涂片以及宫腔吸片等。

3. 标本采集方法　采集标本前24小时内禁止性生活，禁止阴道检查和阴道用药。

（1）阴道涂片　未孕妇女可了解其卵巢功能，孕妇主要了解其胎盘功能。受检者取膀胱截石位。对已婚妇女，一般在阴道侧壁上1/3处轻轻刮取分泌物及细胞，薄而均匀地涂于载玻片上，置于50%乙醇内固定。对未婚妇女用卷紧的无菌棉签先在生理盐水中浸湿后，伸入阴道侧壁上1/3处涂抹，取出棉签，横放玻片上向一个方向滚涂，置于95%乙醇溶液内固定。

（2）宫颈刮片　是筛查早期宫颈癌的重要方法。取材应在宫颈外口鳞柱状上皮交接处，以宫颈外口为圆心，将木质小脚刮板轻轻刮取一周，避免损伤组织引起出血影响检查结果。白带过多者，应先用无菌干棉球轻轻擦净黏液，再刮取标本，然后均匀地涂在玻片上并固定。近年来使用宫颈双取器可同时采取宫颈鳞柱状上皮交接处及宫颈管上皮两处的标本。宫颈双取器顶端为毛刷，下连一个可活动的有毛刷的棱形架，架下方为一带活动套管的长柄。取材时，将双取器顶端的毛刷送入宫颈管内，带有毛刷的棱形架的斜面贴于宫颈外口表面，转动一周，取出双取器，将套管上移，棱形架和毛刷成一直线，在玻片上向一个方向涂片，涂片经固定液固定后显微镜下观察。

（3）宫颈管涂片　用于了解宫颈管内情况。先用无菌干棉球将宫颈表面分泌物擦拭干净，用小型刮板放入宫颈管内，轻轻刮取一周后，再涂片并固定。但是此法获取细胞数目较少，制片效果不理想。目前，最好采用液基薄层细胞学技术，利用特制的“宫颈取样刷”在宫颈管内旋转360度，刷取宫颈管上皮后取出，立即将宫颈取样刷放置在特制的细胞保存液内，通过离心或滤过膜、分离血液与黏液，使上皮细胞均匀地分布在玻片上，从而提高了识别宫颈鳞状上皮低度和高度病变的灵敏度。

（4）宫腔吸片　宫腔内疑有恶性病变时，可采用宫腔吸片。先作妇科检查，明确子宫大小及位置，消毒外阴、阴道及宫颈口。选择直径1~5mm不同型号塑料管，一端连于干燥消毒的注射器，另一端用大镊子轻轻放入宫底部，上下左右转动方向，吸取标本并涂片、固定、染色。需要注意的是，取出吸管时停止抽吸，以免将宫颈管内容物吸入。另外，宫腔吸片标本中可能含有输卵管、卵巢或盆腹腔上皮细胞等成分。

（四）结果判定及临床意义

1. 生殖道脱落细胞在内分泌检查方面的应用　生殖道鳞状上皮细胞的成熟程度与体内雌激素水平成正比。雌激素水平越高，阴道上皮细胞分化越成熟。因此，观察阴道鳞状上皮细胞各层细胞的比例，可反映体内雌激素水平。临床上常用的反应体内雌激素水平的4种指数是：成熟指数、致密核细胞指数、嗜伊红细胞指数和角化指数。阴道细胞学卵巢功能检查最常用的是成熟指数，计算阴道上皮3层细胞百分比。按底层/中层/表层顺序写出，如底层5、中60、表层35，成熟指数应写成5/60/35。若底层细胞百分率高称左移，表层细胞百分率高称右移，中层细胞百分率高称居中。3层细胞百分率相似称展开（也称分散型）。一般有雌激素影响的涂片，基本上无底层细胞；轻度影响者表层细胞<20%；高度影响者表层细胞>60%。正常情况下，育龄妇女宫颈涂片中，表层细胞居多，基本上无底层细胞。致密核细胞指数是计算鳞状上皮细胞中表层致密核细胞的百分率，指数越高，说明上皮越成熟。嗜伊红细胞指数是计算鳞状上皮细胞中表层红染细胞的百分率，指数越高，提示上皮细胞越成熟。角化指数是指鳞状上皮细胞中表层嗜伊红致密核细胞的百分率，反映雌激素的水平。

2. 生殖道脱落细胞在妇科肿瘤诊断上的应用　癌细胞特征主要表现在细胞核、细胞及细胞间关系的改变。细胞核的改变：表现为核增大，核质比例失常，核大小不等，形态不规则，核深染且染色质分布不均。细胞改变：细胞大小不等，形态各异，胞质减少，染色较浓，若变性则内有空泡或出现畸形。细胞间关系改变：癌细胞可单独或成群出现，排列紊乱。早期癌涂片背景干净清晰，晚期癌涂片见背景较脏，成片坏死细胞、红细胞及白细胞等。阴道细胞学诊断的报告形式主要为分级诊断及描述性诊断两种。临床常用巴氏5级分类法和TBS（the Bethesda system）分类法。

（1）巴氏5级分类法

巴氏Ⅰ级：为正常阴道细胞涂片。未见不典型或异常细胞。

巴氏Ⅱ级：一般属良性改变或炎症，细胞核普遍增大，淡染或有双核，也可见核周晕或胞质内空泡，临床分为ⅡA及ⅡB。ⅡB是指个别细胞核异质明显，但又不支持恶性。其余为ⅡA。

巴氏Ⅲ级：可疑癌。发现可疑恶性细胞，或性质不明、细胞可疑，或怀疑恶性。主要是核异质，表现为核大深染，核形不规则或双核。对不典型细胞，性质尚难确定。

巴氏Ⅳ级：高度可疑癌。发现不典型癌细胞，待证实。细胞有恶性特征，但在涂片中恶性细胞较少。

巴氏Ⅴ级：癌。发现多量癌细胞，形态典型。

巴氏分级法的缺点是：以级别表示细胞改变的程度容易造成假象；对癌前病变无明确规定；不能与组织病理学诊断名词相对应等缺点。因此巴氏分类法将逐渐被TBS分类法所取代。

（2）TBS分类法及其描述性诊断内容　TBS分类法及其描述性诊断内容为使细胞学诊断与组织病理学术语一致，使细胞学报告与临床处理密切结合，1988年美国制定宫颈/阴道TBS命名系统，1991年被国际癌症协会正式采用。TBS分类法包括标本满意度的评估和对细胞形态特征的描述性诊断。TBS描述性诊断的细胞病理学诊断报告中包括：为临床医师提供有关标本（涂片）质量的信息、病变的描述、细胞病理学诊断及对处理的建议。TBS描述性诊断的主要内容如下。

1）感染　有无真菌、细菌、原虫、病毒等感染。可诊断滴虫、念珠菌阴道炎、细菌性阴道病、衣原体感染、单纯疱疹病毒或巨细胞病毒感染以及人乳头瘤病毒HPV感染等。

2）反应性和修复性细胞学改变　如炎症（包括萎缩性阴道炎）或宫内节育器引起的上皮细胞反应性改变以及放射治疗后的反应性改变。

3）鳞状上皮细胞异常　包括：①不典型鳞状上皮细胞，性质待定；②低度鳞状上皮内病变，包括HPV感染、鳞状上皮轻度不典型增生、宫颈上皮内瘤样病变Ⅰ级；③高度鳞状上皮内瘤样病变，包括鳞状上皮中度和重度不典型增生及原位癌、宫颈上皮内瘤样病变；④鳞状上皮细胞癌。

4）腺上皮细胞异常　包括：①绝经后出现的良性子宫内膜细胞；②不典型腺上皮细胞，性质待定；③宫颈腺癌；④子宫内膜腺癌；⑤宫外腺癌；⑥腺癌，性质及来源待定。

5）其他恶性肿瘤细胞。

（五）护理

1. 护理人员应向受检者讲解有关生殖道脱落细胞检查的知识，使其积极配合检查。准备好检查所需物品。刮片、一次性阴道窥器必须消毒、干燥，所用载玻片应经脱脂处理。

2. 告知患者采取标本前24小时内禁止性生活、阴道检查及阴道内放置药物。

3. 取标本时动作应轻柔、准确，以免损伤组织引起出血。若阴道分泌物较多，应先用无菌棉球轻轻擦拭后，再取标本。

4. 涂片必须均匀，向一个方向涂抹，不可来回涂抹，以免破坏细胞。

5. 载玻片应做好标记，专人专用，并放入装有95%乙醇固定液标本瓶中及时送检。

6. 讲解生殖道脱落细胞检查结果的临床意义，嘱受检者及时将病理报告结果反馈给医生，协助诊断。

三、宫颈活体组织检查术

宫颈活体组织检查，简称宫颈活检，是指自宫颈病变处或者可疑部位取部分组织做病理学检查，以确定病变性质的方法。绝大多数的宫颈活检是进行诊断最可靠的依据。临床上常用的取材方法有局部活组织检查和诊断性宫颈锥切术。

（一）局部活组织检查

1. 适应证　宫颈脱落细胞学涂片检查巴氏Ⅲ级及Ⅲ级以上者；疑有宫颈癌或慢性特异性炎症（如结核、尖锐湿疣等），需进一步确诊者；宫颈脱落细胞学涂片检查巴氏Ⅱ级经抗感染治疗后复查仍未好转者；TBS 分类鳞状上皮细胞异常者；阴道镜检查时反复可疑阳性或阳性者。

2. 禁忌证　生殖道急性或亚急性炎症；妊娠期或月经期；患血液病有出血倾向者。妊娠期原则上不做活检，以避免流产或早产，但高度怀疑宫颈恶性病变者仍需检查。

3. 物品准备　无菌阴道窥器 1 个、宫颈钳 1 把，宫颈活检钳 1 把，无齿长镊 1 把，若干无菌带尾纱布卷、棉球、棉签，装有固定液（10%甲醛）标本瓶及消毒液。

4. 操作方法

（1）术前排空膀胱，协助患者取膀胱截石位，消毒外阴，铺无菌洞巾。

（2）放置阴道窥器暴露宫颈，擦拭干净宫颈表面黏液后局部消毒。

（3）常用的方法为点切法，即用活检钳在宫颈外口柱状上皮与鳞状上皮交接处取材，可疑宫颈癌者选 3、6、9、12 点 4 点取材。若临床已明确为宫颈浸润癌，只为明确病理类型或浸润程度时也可进行单点取材。为提高取材的准确性，可在阴道镜指导下或者应用荧光诊断仪发现可疑病变区或在宫颈阴道部涂以复方碘溶液，选择不着色区取材。钳取的组织要有一定深度，含足够间质。但对于疑有宫颈管病变或怀疑癌灶已侵犯宫颈管的患者，应同时进行宫颈管搔刮术，即用宫颈管刷伸入宫颈管全面搔刮 1~2 圈。宫颈点切活检与宫颈管搔刮术同时进行，可发现早期宫颈上皮内瘤样病变及早期宫颈癌。

（4）多点取材时，分别放入小瓶内，注明取材部位，用 10%甲醛固定，送病理检查。

（5）手术结束时，用带尾纱布卷在宫颈局部压迫止血，嘱患者 24 小时后自行取出。

5. 护理及注意事项

（1）护理人员术前应向患者讲解手术的目的、过程和注意事项，以取得患者的合作与配合。因各种原因引起的阴道炎，均应治愈后再取活检。

（2）术中护理人员应陪伴在患者身边，给其心理上的支持。

（3）术后护理人员嘱患者 24 小时后自行取出带尾纱布卷，并保持会阴部的清洁，1 个月内禁止性生活及盆浴。

（4）妊娠期原则上不可做活检，以免造成流产或早产，但是临床上高度怀疑宫颈恶性病变者仍须检查。月经前 1 周内也不做活检，一方面防止感染，且有增加子宫内膜在切口种植的机会，另一方面以防与活检处出血相混淆。

（二）诊断性宫颈锥切术

1. 适应证　宫颈脱落细胞学检查多次见到恶性细胞，而宫颈多处活检及分段刮宫均未发现病灶者；宫颈活检为原位癌或镜下早期浸润癌，而临床可疑为浸润癌，为确定病变累及程度及决定手术范围者；宫颈活检证实有重度不典型增生者。

2. 禁忌证　阴道、宫颈、子宫及盆腔有急性炎症者；有血液病等出血倾向者。

3. 物品准备　无菌宫颈扩张器 4~7 号各 1 个、子宫探针 1 个、尖手术刀 1 把、刮匙 1 把、碘液，其他物品同局部活组织检查。

4. 操作方法

（1）腰麻或硬膜外麻醉下，协助患者取膀胱截石位，外阴、阴道消毒后，铺无菌洞巾。

（2）导尿后，用阴道窥器暴露宫颈并消毒宫颈、阴道及宫颈管。

（3）以宫颈钳钳夹宫颈前唇向外牵引，扩张宫颈管并刮取宫颈内口以下的颈管组织。宫颈涂碘液，在病灶外或碘不着色区外 0. 5cm 处做环形切口，深约 0. 2cm，斜向宫颈管。根据不同的手术指征，可深入宫颈管 1~2cm，做锥形切除。

（4）在切除标本的 12 点处做一标志，以 10%甲醛溶液固定，送病理检查。

（5）用无菌纱布卷压迫创面止血；动脉出血者，可用肠线缝扎止血，也可加用止血粉、明胶海绵等止血。

（6）欲行子宫切除者，子宫切除的手术最好在锥切术后 48 小时内进行。可行宫颈前后唇相对缝合。若不能在短期内行子宫切除或不做进一步手术者，则应行宫颈成形缝合术或荷包缝合术，手术结束后探查宫颈管。

5. 护理及注意事项

（1）护理人员术前向患者解释手术过程，缓解患者的焦虑与恐惧心理。用于治疗者，应在月经干净后 3~7 日内施行该手术。

（2）术中配合医生做好标本标记。用于诊断者，不宜用电刀、激光刀，以免破坏边缘组织，影响诊断。

（3）术后指导患者保持会阴部清洁，2 个月内禁止性生活及盆浴，并解释抗生素预防感染的重要性。

（4）嘱患者注意观察阴道出血的情况，若出血过多，应立即就诊，术后 6 周到门诊复查。

四、穿刺术

妇科病变多集中在盆腔及下腹部，因此可通过腹腔穿刺明确盆、腹腔积液性质或查找肿瘤细胞。妇产科常用的穿刺检查有腹腔穿刺、阴道后穹隆穿刺和经腹壁羊膜腔穿刺。

（一）腹腔穿刺　经腹壁腹腔穿刺术是指在无菌条件下，用穿刺针经腹壁进入腹腔抽取腹腔及盆腔积液，进行检查与化验、细菌培养及脱落细胞学检查等，以协助诊断。

1. 适应证

（1）协助诊断腹腔积液的性质。

（2）鉴别贴近腹壁的肿物性质。

（3）腹水过多者，可通过腹腔穿刺放出腹腔液，暂时缓解呼吸困难症状。

（4）注入抗癌药物进行腹腔化疗。

（5）气腹造影时，穿刺注入 CO_2，盆腔器官能够在 X 线下清晰显影。

2. 禁忌证

（1）疑有腹腔内严重粘连，特别是晚期卵巢癌盆腹腔广泛转移致肠梗阻者。

（2）疑为巨大卵巢囊肿者。

（3）移动性浊音阴性、腹腔积液较少、腹腔经多次手术或疑有广泛粘连者。

3. 物品准备　无菌腹腔穿刺包 1 个，内有腰椎穿刺针或长穿刺针 1 个、小圆碗 1 个、20ml 注射器、纱布、洞巾，必要时准备无菌导管、橡皮管和利多卡因注射液。腹腔穿刺需抽腹水者，应准备引流袋和腹带。腹腔穿刺行化疗者，应备好化疗药物。

4. 操作方法

（1）经腹 B 超引导穿刺者，需充盈膀胱；经阴道 B 超引导穿刺者，需排空膀胱。腹腔积液量较多或拟行囊内穿刺，应取仰卧位；积液量较少时，取半卧位或侧卧位。

（2）通常选取脐与左髂前上棘连线中外 1/3 交界处为穿刺点，囊内穿刺点宜选在囊性感明显部位。常规消毒下腹部，铺无菌洞巾。

（3）精神过于紧张者，用 0.5%利多卡因在穿刺点及其周围做局部浸润麻醉。

（4）持腰椎穿刺针从选定的穿刺点垂直刺入，针头有阻力消失感时证明穿透腹膜，停止再进入，避免刺伤血管和肠管。拔出针芯，即有液体流出，连接注射器或引流袋，按需要抽取足够数量液体或注入药物。

（5）若需要持续放液引流或减压者，可用腹腔穿刺器。选择合适的套管与导管，局麻下，在穿刺点切开皮肤、筋膜，穿刺器穿刺后，拔去针芯，再由套管插入导管，使液体缓慢外流并送检。取下套管，将导管与引流瓶相连。导管放置时间依病情和诊治需要而定。

（6）操作结束后，拔出穿刺针，再次进行局部消毒，覆盖无菌纱布，压迫片刻后，用胶布固定。穿刺引流者须缝合伤口后固定导管。

5. 护理及注意事项

（1）护理人员术前向患者讲解腹腔穿刺的目的和操作过程，减轻其心理压力。

（2）术中严密观察患者的生命体征，记录腹水性质，观察有无不良反应，注意引流管是否通畅。如出现休克征象，应立即停放腹水。

（3）术中拟放腹水者，放液过程中应注意患者血压、脉搏、呼吸，放腹水速度应缓慢，每小时放液量不应超过 1000ml，一次放腹水不应超过 4000ml，以防止腹压骤减，导致患者出现休克症状。术后应紧束腹带或加压沙袋，防止腹压骤降。

（4）穿刺液抽出后应首先观察其性状，再做常规生化及细胞学检查。若疑为炎性腹水者，应做细菌培养及药敏试验。

（5）因气腹造影而行穿刺者，X 线摄片完毕需将气体排出。

（6）术后鼓励患者 1~2 小时翻身活动，4~6 小时排尿，防止发生尿潴留。

（二）后穹隆穿刺　直肠子宫陷凹是人体体腔最低的位置。腹腔内积血、积液、积脓易积存于此，也是盆腔病变最易累及的部位。经阴道后穹隆穿刺，吸取标本，可协助临床诊断。经阴道后穹隆穿刺是指在无菌条件下，将穿刺针经阴道后穹隆刺入盆腔，抽取直肠子宫陷凹处积存物，进行肉眼观察、化验和病理检查的过程（图附Ⅰ-4）。

1. 适应证

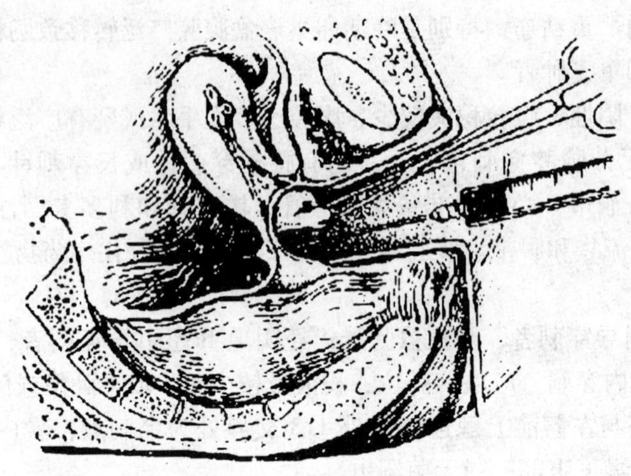

图附Ⅰ-4 阴道后穹隆穿刺

（1）明确子宫直肠凹陷内积液性质。

（2）对盆腔内实性肿物可穿刺活检，从吸出物中查找癌细胞协助诊断。

（3）穿刺引流或注射药物等治疗。

（4）后穹隆切开术前的穿刺定位。

（5）疑有腹腔内出血、宫外孕、卵巢黄体破裂等。

（6）在超声介导下经后穹隆穿刺取卵，用于各种助孕技术。

2. 禁忌证

（1）盆腔存在严重粘连，较大肿块占据直肠子宫陷凹部位，并凸向直肠者。

（2）疑有肠管和子宫后壁粘连者。

（3）临床已高度怀疑恶性肿瘤者。

（4）异位妊娠者，若拟采用非手术治疗，禁止后穹隆穿刺以免引起感染影响疗效。

3. 物品准备　无菌妇科检查器械、穿刺针头、子宫颈钳、5~10ml 注射器各 1 个。

4. 操作方法

（1）患者排尿后，取膀胱截石位，常规消毒外阴、阴道；铺无菌巾，盆腔检查了解子宫、附件情况，注意后穹隆是否膨隆。

（2）用阴道窥器暴露宫颈，以宫颈钳钳夹宫颈后唇，向前上方牵拉，暴露后穹隆，碘酊、乙醇再次消毒穿刺部位。

（3）用 10ml 注射器接上 12 号穿刺针，于宫颈阴道黏膜交界下方 1cm 处的后穹隆正中，与宫颈管平行方向刺入，当针穿过阴道壁后失去阻力，有落空感时，表示进入子宫直肠陷凹，将针头偏向病侧，一面抽吸，一面退针，若抽出不凝血即表示有内出血；抽出脓汁表示有感染。有时当血块位于直肠子宫陷凹时，有可能抽不出血液，此时可先注入 10~20ml 生理盐水，再抽吸时则有可能抽出暗红色血水，有助于诊断。

（4）抽吸完毕后，拔针。若穿刺点渗血，用无菌纱布填塞压迫止血，待血止后，取出纱布和阴道窥器。

5. 护理及注意事项

（1）护理人员术前向患者讲解后穹隆穿刺的目的和操作过程，取得其配合，并减轻其紧张和焦虑情绪。严重后倾后屈子宫时，应尽量将子宫体纠正为前位或牵引宫颈前唇使子宫呈水平位，以免误入子宫肌壁。

（2）术中严密观察患者生命体征的变化，重视患者的主诉。穿刺深度及方向要适宜，避免损伤直肠、子宫。误穿入子宫时，应有实性组织内穿入感，此时可能抽出少许鲜红色且易凝血液。穿刺时针头进入直肠子宫陷凹不可过深，以免超过液平面导致吸不出积液。抽出脓液应作细菌涂片检查及培养。抽出腹水按腹水常规送检，并做细胞学检查。拔出针头后用纱球压迫止血。

（3）术后嘱患者注意观察阴道流血情况，并保持外阴部清洁。

（4）若抽吸为鲜血，放置4~5分钟，血液凝固为血管内血液，若放置6分钟以上仍为不凝血，则为腹腔内出血，多见于异位妊娠、滤泡破裂、黄体破裂或脾破裂等引起的血腹症。若抽出为不凝固的陈旧血或有小血块，可能为陈旧性宫外孕。若抽吸的液体为淡红、微混、稀薄甚至脓液，多为盆腔炎性渗出液。

（三）羊膜腔穿刺　经腹壁羊膜腔穿刺是指在妊娠中晚期，用穿刺针经腹壁、子宫肌壁进入羊膜腔抽取羊水，供临床分析诊断或注入药物进行治疗。

1. 适应证

（1）胎儿成熟度的判断　对于高危妊娠者，为保母儿安全，在引产前可以通过羊膜腔穿刺术的方法抽取羊水检查，以了解宫内胎儿成熟度及胎盘功能。

（2）先天异常的产前诊断　35岁以上的高龄产妇；有染色体异常、先天代谢障碍家族史者；有不良孕产史者。

（3）疑有母儿血型不合，需进行羊水中血型物质及胆红素、雌三醇的检查，协助判断胎儿血型预后。

（4）胎儿异常或死胎需做羊膜腔内注药引产终止妊娠者。

（5）母儿血型不合，需给胎儿输血。

2. 禁忌证

（1）术前24小时内两次体温大于37.5℃。

（2）穿刺部位皮肤有感染。

（3）有心、肝、肾功能严重异常或各种疾病的急性阶段，不宜进行羊膜腔内注射药物。

（4）孕妇有流产先兆时，不宜用于产前诊断。

3. 物品准备　无菌孔巾1张、无菌7号腰穿针1枚、20ml注射器1个、标本瓶1个、纱布2块、消毒液、局麻药、棉签等。

4. 操作方法

（1）术前通过B超确定胎盘位置及穿刺部位。穿刺点一般避开胎盘，选择胎儿肢体侧或胎头与胎背间的颈下部位。

（2）孕妇排空膀胱，取仰卧位。操作者常规腹部消毒并铺无菌巾。

（3）穿刺点局部用0.5%利多卡因浸润麻醉，然后用7号腰穿针与腹壁垂直于穿刺点部位刺入，经过腹壁及子宫壁两次阻力后阻力消失，有落空感即为进入羊膜腔内，即穿刺成功。

（4）拔出针芯即有羊水流出，用20ml注射器抽取羊水20ml立即送检。

（5）拔针后压迫穿刺点5分钟，腹壁加压包扎或压沙袋，避免羊水外渗或出血等。

5. 护理及注意事项

（1）护理人员术前协助医生做好胎盘的定位检查，术中严格遵从无菌原则，以防感染。出生缺陷的产前诊断一般在妊娠16~20周进行。

（2）穿刺前主动向孕妇及家属讲解本穿刺的必要性及主要步骤，取得患者及家属的配合和理解，从而同时缓解患者心理紧张和焦虑。

（3）术中如抽取羊水时，针孔被羊水中的有形物质堵塞，应变动穿刺针方向、深度即可。若羊水过少，则不勉强穿刺，以免误伤胎儿。

（4）术中抽出血液时，血液可能来自腹壁、宫壁、胎盘等，更有甚者可能刺伤胎儿血管，应立即拔出穿刺针，并压迫穿刺点、加压包扎腹部，一周后再行穿刺。

（5）术后嘱患者当日应减少活动，注意穿刺点和阴道有无液体或血液流出。

五、基础体温测定

基础体温，又称静息体温，是指机体处于最基本活动情况下的体温，反映机体在静息状态下的能量代谢水平。在女性月经周期中，由于不同时期雌、孕激素分泌量的不同，基础体温出现周期变化。成年女性排卵后，黄体分泌孕激素，孕激素刺激下丘脑的体温调节中枢，有升高体温的作用，一般使体温上升0.3~0.5℃，故排卵后基础体温升高，持续12~14日，至月经前1~2日或月经第1日体温又下降。正常月经周期的女性，每日测基础体温画成连线，呈双相曲线（图附Ⅰ-5）。若无排卵，则基础体温无上升改变而呈单相曲线（图附Ⅰ-6）。

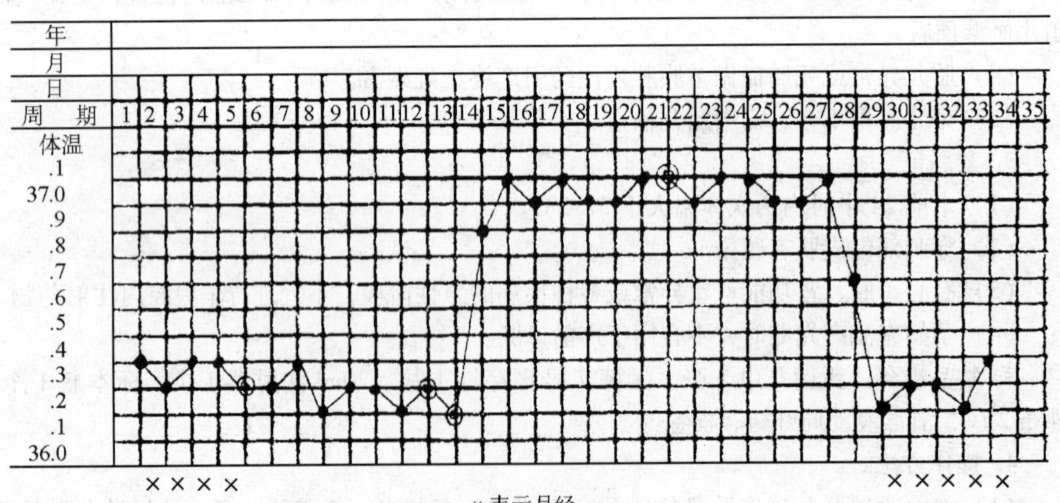

图附Ⅰ-5 双相基础体温

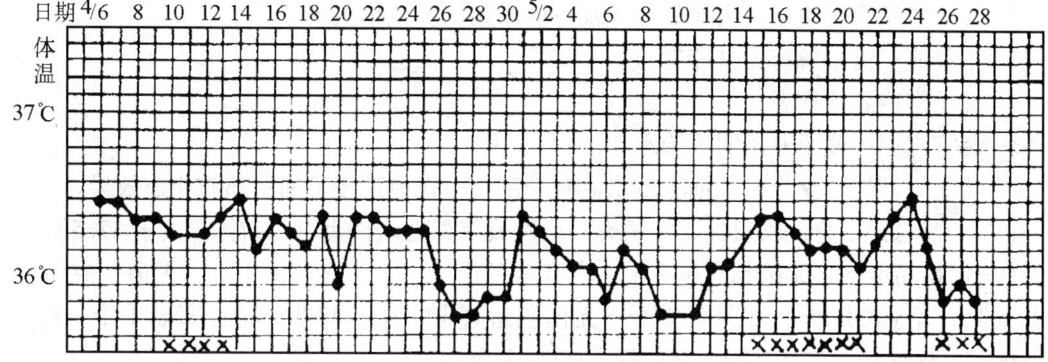

图附 I -6　单相基础体温-无排卵性功血

（一）测定方法

1. 每日晚睡前将体温表放于床旁或枕下伸手可及的地方。

2. 清晨醒后不做任何活动，测口腔体温 5 分钟，记录于体温单上。

3. 测量时间一般在早晨 5~7 点，夜班工作者需休息 6~8 小时后测量。

4. 基础体温测定一般要连续测 3 个周期以上。

5. 测定期间，应将生活中可能影响体温的因素，如性生活、失眠、月经期、感冒等记录在体温单上，作为诊断和治疗的参考。

（二）临床应用

1. 安全期及易孕期的推算　妇女每月只排卵一次，基础体温上升前后 2~3 日为排卵期，此时最易受孕，为易孕期。基础体温上升 4 日后，排卵日已过，卵子若未受孕则自行凋亡，从此时至月经来潮前约 10 日，若有性生活一般不会受孕，为安全期。

2. 协助妊娠的诊断　妊娠后，月经黄体继续增大成为妊娠黄体，雌、孕激素水平升高，基础体温持续升高，若持续上升 18 日，则妊娠的可能性大，若超过 20 日，则基本上可确立早孕的诊断。

3. 初步了解卵巢功能　基础体温呈双相型，提示卵巢有排卵功能，如呈单相型，则提示卵巢无排卵，这有助于女性不孕症的诊断。

4. 协助诊断月经失调　无排卵性功能失调性子宫出血患者基础体温为单相，排卵性功能失调性子宫出血患者，可根据基础体温上升持续时间、体温高低、下降方式等，推断黄体的功能，协助诊断。

六、诊断性刮宫

诊断性刮宫简称诊刮，是刮取宫腔内容物（如子宫内膜和内膜病灶）进行组织检查，做出病理检查，协助诊断的一种方法。若同时疑有宫颈管病变时，需对宫颈管及宫腔分别进行刮宫，称为分段刮宫。

（一）适应证

1. 不明原因的子宫出血，需排除子宫内膜癌、宫颈癌或其他病变者。

2. 月经失调需了解子宫内膜的变化及对性激素的反应情况者。

3. 不孕症，需了解有无排卵者。

4. 疑子宫内膜结核者。

5. 疑宫内组织残留并想明确诊断者。

6. 功能失调性子宫出血长期多量出血时，刮宫不仅有助于诊断，还有止血效果。

（二）禁忌证　急性阴道炎、宫颈炎、急性或亚急性附件炎，术前体温大于37.5℃。

（三）物品准备　无菌刮宫包1个；内有宫颈钳1把；子宫探针1个，无齿、有齿卵圆钳各1把，宫颈扩张器4~8号各1个；无菌阴道窥器1个；刮匙1把；弯盘1个；纱布2块，棉球、棉签若干，盛有固定液的标本瓶2~3个。

（四）操作方法

1. 患者排尿后取膀胱截石位，外阴、阴道常规消毒、铺无菌巾。

2. 进行双合诊检查，了解子宫大小及位置。

3. 用阴道窥器暴露宫颈，再次消毒宫颈与宫颈管，钳夹宫颈前唇或后唇，用子宫探针探子宫方向及宫腔深度。如果宫颈内口过紧，可用宫颈扩张器扩张至小刮匙能进入为止。

4. 向阴道后穹隆处置盐水纱布一块，以刮匙顺序刮取宫腔内组织，特别注意刮宫底及两侧宫角处。

5. 取下纱布上刮出的组织装入标本瓶中送病理检查。查看无活动性出血，术毕送检。

6. 进行分段诊刮时，先不探测宫腔，以免将宫颈管组织带入宫腔混淆诊断。先以小刮匙自宫颈内口至外口顺序刮一周，刮取宫颈管组织后再探宫腔深度并刮取子宫内膜。刮出宫颈管及宫腔组织分别装瓶、固定，送病理检查。

7. 若刮出物肉眼观察高度怀疑为癌组织时，不应继续刮宫，以防出血及癌扩散。若肉眼观察未见明显癌组织时，应全面刮宫，以免漏诊。

（五）护理及注意事项

1. 嘱患者在手术前5日禁止性生活；对不孕症进行刮宫者，应选择月经前1~2日或月经来潮24小时内进行，以判断有无排卵或黄体功能不良。

2. 护理人员术前向患者及家属讲解诊断性刮宫术的必要性、手术过程及手术后的注意事项，取得患者配合，并减轻其焦虑情绪。诊断性刮宫一般不需麻醉。对宫颈内口较紧者，酌情给予镇痛剂、局麻或静脉麻醉药。

3. 术前准备好各种抢救物品，以便刮宫出现紧急情况时的及时抢救。

4. 术中协助医生仔细观察刮出组织，将组织放入装有固定液的小瓶内送检，并作好记录。

5. 术后指导患者保持外阴清洁，勤换内裤；按医嘱口服抗生素3~5日；禁性生活和盆浴2周，以防感染。1周后到门诊复查恢复情况并了解病理检查结果。

6. 出血、子宫穿孔、感染是刮宫的主要并发症。有些疾病可能导致刮宫时大出血。应术前输液、配血并做好开腹准备。哺乳期、绝经后及子宫患恶性肿瘤者，均应查清子宫位置并仔细操作，以防子宫穿孔。有阴道出血者，术前、术后应给予抗生素。

7. 术者在操作时唯恐不彻底，反复刮宫，不但伤及宫内膜基底层，甚至刮出肌纤维组织。造成子宫内膜炎或宫腔粘连，导致闭经。应注意避免此种情况。

七、输卵管通畅术

输卵管通畅术是检查输卵管是否通畅，了解输卵管腔和子宫腔的形态及输卵管阻塞部位的一种方法，输卵管通畅术也具有一定的治疗作用。常用方法有输卵管通液术、经X线的子宫输卵管造影术。

（一）适应证

1. 女性原发或继发性不孕症，疑有输卵管阻塞者。

2. 检验和评价输卵管再通术、输卵管绝育术或输卵管成形术的效果。

3. 对输卵管黏膜轻度粘连的女性有疏通作用，输卵管再通术后通过宫腔注药液，可防止吻合处粘连，保证手术效果。

（二）禁忌证

1. 内、外生殖器急性炎症或慢性盆腔炎急性或亚急性发作者。

2. 月经期或有不规则阴道流血者。

3. 女性严重全身性疾病，如心、肺功能异常，不能耐受手术者。

4. 可疑妊娠者。

5. 体温高于37.5℃者。

（三）物品准备　无菌阴道窥器、宫颈钳、宫颈导管、弯盘、卵圆钳、宫腔探针、宫颈扩张器、纱布、治疗巾、无菌洞巾、棉签、棉球、抢救用品等。输卵管通液术：20ml注射器、生理盐水、庆大霉素8万U、地塞米松5mg。

（四）操作方法

1. 输卵管通液术

（1）患者排尿后，协助患者取膀胱截石位。外阴、阴道常规消毒，铺无菌巾。

（2）双合诊了解子宫位置、大小。放置阴道窥器暴露宫颈，再次消毒阴道及宫颈，宫颈钳钳夹宫颈前唇，沿宫腔方向置入宫颈导管，并使其与宫颈外口紧密相贴。

（3）将宫颈导管与压力表、注射器用Y型接管相连。压力表应高于接管水平，以免注射液进入压力表。

（4）注射器内装有加无菌生理盐水（内含庆大霉素8万U），缓慢推注，压力不可超过21.3kPa，若输卵管通畅，注入无菌生理盐水20ml，毫无阻力，压力维持在8.0kPa以下，患者并无腹胀不适，停止注射后压力迅速自行下降，表示所注液体已顺利进入腹腔。反复试验，情况均同。也可不用压力表，直接用注射器向宫颈导管内推注。凡经缓慢注入20ml无菌生理盐水又无阻力，患者也无不适感者，证明输卵管通畅。若勉强注入5ml即感有阻力，患者感觉下腹胀痛，停止推注后注入液体又回流至注射器内，此时压力表见压力持续上升而不见下降，表示输卵管闭塞。若再经加压注射又能推进，说明原有轻度粘连已被分离。若要辨别那一侧输卵管梗阻，可在通液过程中将听诊器分别置于下腹部相当于输卵管处，若能听到液过水声，提示该侧输卵管通畅。

（5）术毕取出宫颈导管，再次消毒宫颈、阴道，取出阴道窥器。

2. 经X线的子宫输卵管造影术

（1）~（2）同输卵管通液术。

（3）将充满造影剂（如40%碘化油、76%泛影葡胺液等）的宫颈导管置入宫颈管内，缓慢注入造影剂，在X线透视下观察造影剂流经输卵管及宫腔的情况，并摄片，10~20分钟后第二次摄片，观察腹腔内有无游离造影剂。通畅者，影像延伸到输卵管伞端口外，X线片上并可同时看到造影剂在盆腔的弥散。如输卵管堵塞，可明确显示输卵管堵塞部位、程度及性质。另外，此方法还可辨认子宫内膜情况、输卵管和盆腔的结核病变情况。

（4）术毕取出宫颈导管，再次消毒宫颈、阴道，取出阴道窥器。

（五）护理及注意事项

1. 患者月经干净后3~7日进行检查，月经干净后、术前3日禁止性生活。术前半小时肌内注射阿托品0.5mg解痉。

2. 护理人员术前向患者讲解输卵管通畅术的目的、步骤，取得患者的配合，并消除其紧张情绪。并将生理盐水加温至接近体温，以防液体过冷刺激输卵管引起输卵管痉挛。

3. 术中宫颈导管必须紧贴宫颈外口，以免液体外漏；静脉注射速度不可过快，以防输卵管受损伤。

4. 术中注意观察患者反应，发现异常，应立即处理。

5. 术后嘱患者2周内禁止性生活及盆浴。酌情使用抗生素预防感染。

八、腹腔镜检查

腹腔镜检查是将腹腔镜自腹壁插入腹腔内观察盆、腹腔内脏器的形态、有无病变，必要时取活组织进行病理学检查以明确诊断或达到治疗目的的方法（附Ⅰ-7）。

（一）适应证

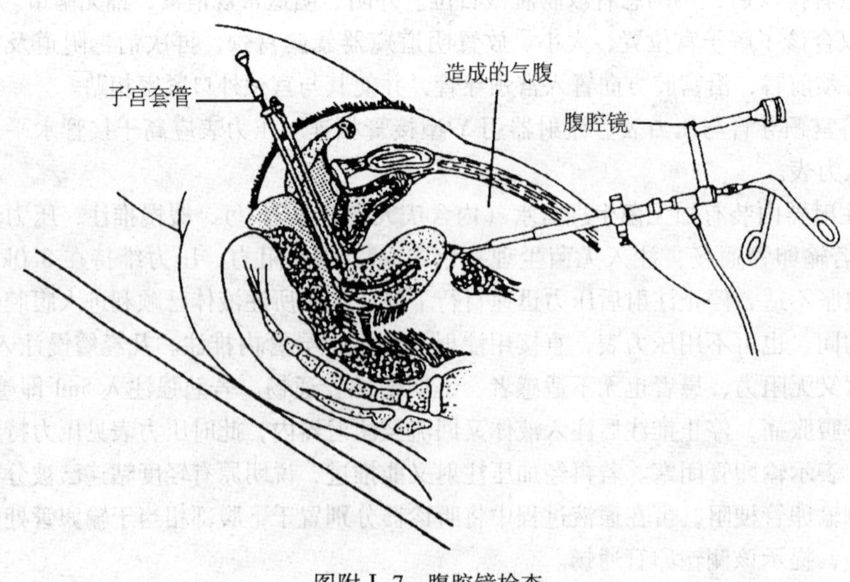

图附Ⅰ-7　腹腔镜检查

1. 宫外孕的手术治疗 输卵管切开取胚胎术；输卵管异位妊娠包块清除术。

2. 卵巢囊肿剥除术。

3. 输卵管或卵巢良性肿瘤切除术。

4. 附件切除术。

5. 绝育术。

6. 盆腔粘连分解术。

7. 不孕症患者的输卵管造口术。

8. 子宫复位术；子宫穿孔修补术；节育环外游取环术。

9. 子宫肌瘤的手术治疗 单纯子宫肌瘤的切除术；子宫全切术；子宫次全切术；筋膜内子宫切除术；腹腔镜辅助阴拭子宫切除术。

10. 辅助生育手术 腹腔镜下卵细胞的收集；配子输卵管内移植。

11. 子宫内膜异位症的治疗。

（二）禁忌证

1. 严重心、肺疾病，身体虚弱、精神疾病或癔症以及有膈疝者（由于腹腔镜检查需要对患者行人工气腹，检查时又需取头低臀高位）。

2. 盆腔肿块过大，超过脐水平。

3. 结核性或弥漫性腹膜炎。

4. 怀疑腹腔内有广泛粘连者。

5. 凝血系统功能障碍者。

（三）物品准备 阴道窥器、宫颈钳、敷料钳、卵圆钳、刀柄、组织镊、子宫探针、细齿镊、内镜、持针器、小药杯、缝线、缝针、刀片、棉球、棉签、纱布、举宫器、2ml 注射器、局麻药、腹腔镜等。检查前采用低温等离子消毒腹腔镜器械。需连续手术时用 10%甲醛溶液浸泡 15 分钟，使用前用无菌蒸馏水冲洗干净。

（四）操作步骤

1. 人工气腹 于脐轮下缘切开皮肤 1cm，由切口处以 90°插入气腹针，回抽无血后接一针管，若生理盐水顺利流入，证明穿刺成功，针头在腹腔内。接 CO_2 充气机，进气速度在每分钟 1~2L，总量以 2~3L 为宜。腹腔内压力不超过 2. 13Ka。

2. 放置套管针 腹腔镜需自套管插入腹腔，故需先将套管针刺入。腹腔镜套管较粗，切口应为 1. 5cm。提起脐下腹壁，将套管针先斜后垂直慢慢插入腹腔，进入腹腔时有突破感，拔出套管芯，听到腹腔内气体冲出声后插入腹腔镜，接通光源，调整患者体位成头低臀高位 15°，并继续缓慢充气。

3. 置举宫器 有性生活者常规消毒外阴、阴道后，放置举宫器。

4. 腹腔镜观察 术者手持腹腔镜，目镜观察子宫及各韧带、卵巢及输卵管、直肠子宫凹陷。观察时助手可移动举宫器，改变子宫位置配合检查。必要时取可疑病灶组织送病理检查。

5. 取出腹腔镜 检查无内出血及脏器损伤，方可取出腹腔镜，放尽腹腔内气体后拔除套管，缝合穿刺口，盖以无菌纱布，并用胶布固定。

（五）护理及注意事项

1. 护理人员术前向患者讲解腹腔镜检查的目的、操作步骤及注意事项，使患者了解检查的先进性和局限性，积极配合检查并按医嘱做好准备，包括器械、术中物品和患者的准备。

2. 术中配合医生观察患者生命体征的变化，发现异常及时处理。操作中小血管出血可采用压迫、电凝、缝扎等方法止血。

3. 术中误伤腹膜后大血管或腹壁下动脉损伤时，可引起大出血。若发生大血管出血，应在输血同时立即行开腹手术。

4. 术后拔出尿管，注意观察病情，注意切口出血情况，血压变化。遵医嘱给予抗生素预防感染。

5. 术后观察患者尿液的性质、气味、颜色和量，如有术中损伤膀胱及肠管，术后则有大小便的改变，发现异常及时通知医生。

6. 术后嘱患者卧床休息至少半小时。向其说明出现肩痛及下肢不适等症状，是因为腹腔残留气体刺激膈肌而引起，术后会逐渐缓解直至消失。如发生气体栓塞，应紧急处理。

九、子宫镜检查

子宫镜检查，又称宫腔镜检查，它是采用膨宫介质扩张宫腔，通过显微导光束和透镜将冷光经子宫镜导入宫腔内，直视下观察子宫颈管、子宫内口、子宫内膜及输卵管开口，对宫腔内的生理及病理情况进行检查和诊断，并可针对病变组织直接取材。子宫镜检查相对于传统的刮宫、子宫造影、B 超等更加直观、准确、可靠，也可在直视下行宫腔内的手术治疗。

（一）适应证

1. 原发或继发不孕症患者子宫内病因的诊断。

2. 用于子宫内异物取出、节育器的定位与取出。

3. 绝经后子宫出血，为排除子宫内膜癌。

4. 反复流产者以及怀疑宫腔粘连者。

5. 评估超声检查的异常宫腔回声及占位性病变。

（二）禁忌证

1. 活动性子宫出血（少量出血或特殊指征者例外）。

2. 急性或亚急性生殖道感染者。

3. 近期有子宫穿孔或子宫手术史者（3 个月内）。

4. 欲继续妊娠者。

5. 宫颈恶性肿瘤。

6. 生殖道结核，未经适当抗结核治疗者。

7. 宫腔过度狭小或宫颈过窄者。

8. 严重心、肺、肝、肾等脏器疾患，代谢性酸中毒等难以忍受者。

9. 术前测口腔体温不低于 37.5℃者，暂缓检查或手术。

（三）物品准备　阴道窥器、宫颈钳、敷料钳、卵圆钳、子宫探针、刮匙、宫颈扩张器、小药杯、弯盘、纱球、纱布、5%葡萄糖液 500ml、庆大霉素、地塞米松、宫腔镜等。

（四）操作步骤

1. 患者排尿后取膀胱截石位，消毒外阴及阴道，铺无菌巾。

2. 阴道窥器暴露宫颈，再次消毒阴道、宫颈。宫颈钳夹持宫颈前唇，以探针探明宫腔深度和方向，根据鞘套外径扩张至 7 号左右，使镜管能够进入。

3. 用 5%葡萄糖溶液（糖尿病患者应选用 5%甘露醇）或生理盐水膨宫，先排空镜鞘与光学镜管间的空气，缓慢置入宫腔镜，打开光源，注入膨宫液，膨宫压力 13～15kPa，待宫腔充盈后，视野明亮，可转动镜并按顺序全面观察。

4. 先检查宫底和宫腔前、后、左、右壁，再检查子宫角及输卵管开口。注意宫腔形态、有无子宫内膜异常或占位性病变，必要时定位活检。

5. 在退出镜体过程中，检查宫颈内口和宫颈管，取出宫腔镜。

（五）并发症

1. 损伤

（1）过度牵拉和扩张宫颈可致宫颈损伤或出血。

（2）子宫穿孔　诊断性宫腔镜手术子宫穿孔率约为 4%，美国妇科腹腔镜医生协会近期报道，手术宫腔镜的子宫穿孔率为 13.0%。严重的宫腔粘连、瘢痕子宫、子宫过度前倾或后屈、宫颈手术后、萎缩子宫、哺乳期子宫均易发生子宫穿孔。有时穿孔未能察觉，继续手术操作，可能导致严重的肠管损伤。穿孔多发生于子宫底部。一旦发生穿孔，应停止操作，退出器械，估计穿孔的情况，仔细观察腹痛及阴道出血。

2. 出血　宫腔镜检术后一般有少量的阴道出血，多在一周内干净。宫腔镜手术可因切割过深、宫缩不良或术中止血不彻底导致出血多，可用电凝器止血，也可用 Foley 导管压迫 6～8 小时止血。

3. 感染　感染发生率低。掌握好适应证和禁忌证，术前和术后适当应用抗生素，严格消毒器械，可以避免感染的发生。

4. 膨宫引起的并发症　膨宫液过度吸收是膨宫时常见的并发症，多发生于宫腔镜手术，与膨宫压力过高、子宫内膜损伤面积较大有关。膨宫时的压力维持在 100mmHg（13.3kPa）即可，过高的压力无益于视野清晰，反而促使液体经静脉或经输卵管流入腹腔被大量吸收。手术时间过长，也容易导致过度吸收，导致血容量过多及低钠血症，引起全身一系列症状，严重者可致死亡。用 CO_2 做膨宫介质，若充气速度过快，可能导致严重的并发症甚至死亡。

（六）护理及注意事项

1. 检查前详细采集患者的病史，术前必须对患者进行妇科检查、宫颈脱落细胞学检查和阴道分泌物检查。结果正常后，选择月经干净后 1 周内进行子宫镜检查，此时子宫内膜处于增殖早期，薄且不易出血，黏液分泌少，宫腔内病变易见。

2. 护理人员术前向患者讲解子宫镜检查的目的、操作步骤及注意事项，取得其配合并减轻其心理紧张情绪。

3. 术中注意观察患者的生命体征、有无腹痛等，如有异常及时处理。并给予其心理支持。

4. 术后卧床1小时，同时嘱患者按医嘱使用抗生素3~5日；告知患者术后2~7日阴道可能有少量血性分泌物。

5. 术后嘱患者保持外阴部清洁，并且禁性生活和盆浴2周。

6. 术后向患者解释扩张宫颈和膨胀宫腔可引起迷走神经兴奋，出现恶心、呕吐、面色苍白、头晕和心率减慢等症状。应立即取平卧位，休息后多能缓解。必要时吸氧，静脉输液及皮下注射阿托品。

十、阴道镜检查

阴道镜检查是利用阴道镜在强光源照射下将宫颈阴道部位上皮放大10~40倍，直接观察肉眼看不到的宫颈阴道部较微小的病变，在可疑部位进行定位活检，以提高宫颈疾病的确诊率的方法。阴道镜分为光学阴道镜和电子阴道镜两种。光学阴道镜主要有镜体、支架、光源和附件四大部分组成。电子阴道镜主要包括电子阴道镜头主体、支架和附件等。

（一）适应证

1. 宫颈刮片细胞学检查巴氏Ⅱ级或者以上。

2. 有接触性出血，肉眼观察宫颈无明显病变者。

3. 肉眼观察可疑癌变，可疑病灶行定位活检。

4. 可疑下生殖道尖锐湿疣。

5. 可疑阴道腺病、阴道恶性肿瘤。

6. 宫颈、阴道及外阴病变治疗后复查和评估。

（二）禁忌证　各种类型的阴道炎。

（三）物品准备　弯盘、阴道窥器、宫颈钳、卵圆钳、宫颈活检钳。尖手术刀、标本瓶、纱布、棉球、棉签及阴道镜等。

（四）检查方法

1. 患者排尿后取膀胱截石位，阴道窥器充分暴露阴道及宫颈。用棉球轻轻擦净宫颈分泌物。为避免出血，不可用力涂擦。

2. 打开照明开关，将物镜调至与被检部位同一水平，调整好焦距（一般物镜距被检物约为20cm），调至物像清晰为止。先在白光下用10倍低倍镜粗略观察被检部位。以宫颈为例，可粗略观察宫颈外形、颜色及血管等。

3. 用3%醋酸棉球涂擦宫颈阴道部，使上皮净化并肿胀，对病变的境界及其表面形态观察更清楚，需长时间观察时，每3~5分钟应重复涂擦3%醋酸1次。精密观察血管时应加绿色滤光镜片，并放大20倍。最后涂以复方碘液（碘30g，碘化钾0.6g，加蒸馏水100ml）。

4. 在碘试验不着色区或可疑病变部位，取多点活检送病理检查。

（五）结果判断

1. 正常宫颈阴道部鳞状上皮　上皮光滑呈粉红色。涂3%醋酸后上皮不变色。涂复方碘液后为深棕色。

2. 宫颈阴道部柱状上皮　宫颈管内的柱状上皮下移，取代宫颈阴道部的鳞状上皮，临床称宫颈糜烂。肉眼见表面绒毛状，色红。涂3%醋酸后迅速肿胀呈葡萄状。涂复方碘液后不着色。

3. 转化区　即鳞状上皮与柱状上皮交错的区域，含新生的鳞状上皮及尚未被鳞状上皮取代的柱状上皮。阴道镜下见树枝状毛细血管；由化生上皮环绕柱状上皮形成的葡萄岛；开口于化生上皮之中的腺体开口及被化生上皮遮盖的潴留囊肿（宫颈腺囊肿）。涂3%醋酸后化生上皮与圈内的柱状上皮明显对比。涂复方碘液后，碘着色深浅不一。病理学检查为鳞状上皮化生。

4. 异常的阴道镜图像　碘试验均为阴性，包括以下几种。

（1）白色上皮　涂醋酸后色白、边界清楚、无血管。病理学检查可能为化生上皮、不典型增生。

（2）白斑　白色斑片，表面粗糙隆起且无血管。不涂3%醋酸也可见。病理学检查为角化亢进或角化不全，有时为HPV感染。在白斑深层或周围可能有恶性病变，应常规取活检。

（3）点状结构　旧称白斑基底。涂3%醋酸后发白，边界清楚，表面光滑且有极细的红点（点状毛细血管），病理学检查可能有不典型增生。

（4）镶嵌　不规则的血管将涂3%醋酸后增生的白色上皮分割成边界清楚、形态不规则的小块状，犹如红色细线镶嵌的花纹。若表面呈不规则突出，将血管推向四周，提示细胞增生过速，应注意癌变。病理学检查常为不典型增生。

（5）异型血管　指血管口径、大小、形态、分支、走向及排列极不规则，如螺旋形、逗点形、发夹形、树叶形、线球形、杨梅形等。病理学检查多为程度不等的癌变。

5. 早期宫颈癌　强光照射下表面结构不清，呈云雾、脑回或猪油状，表面稍高或稍凹陷。局部血管异常增生，管腔扩大，失去正常血管分支状，相互距离变宽，走向紊乱形态特殊，可呈蝌蚪形、棍棒形、发夹形、螺旋形或绒球等改变。涂3%醋酸后表面呈玻璃样水肿或熟肉状，常并有异形上皮。

（六）护理及注意事项

1. 阴道镜检查时间一般宜于月经干净后两周内进行。对怀疑宫颈癌或癌前病变者无时间限制。宫颈管内有病变者，宜于接近排卵期时检查。检查前24小时内避免阴道冲洗、双合诊和性生活。

2. 护理人员术前向患者讲解阴道镜检查的目的、操作过程及注意事项，取得其配合并减轻其心理压力。

3. 术中配合医生调整光源，及时递送所需物品。禁止使用涂有润滑剂的阴道窥器，以免影响检查结果。

4. 术后将取出的活检组织，应及时填好病理单、装入标本瓶中送检。

5. 术后告知接受切片的患者，其阴道内的止血纱布在晚上沐浴时可取出，有异常出血时，应及时就诊。

十一、羊膜镜检查

羊膜镜检查是应用羊膜观察妊娠期或分娩期的羊水情况，判断胎儿安危的检查。国产的羊膜镜多为直视型，冷光源亮度强，可直接接触胎膜，并可安装照相装置。也可用子宫镜代替羊膜镜。国外有带光纤和摄像设备的羊膜镜，可动态观察羊水性状、胎儿呼吸运动及胎儿活动。

（一）适应证 主要用于高危妊娠以及出现胎儿窘迫征象或胎盘功能减退的孕产妇的检测；可疑过期妊娠；疑为胎膜早破但无羊水流出；羊膜穿刺术后疑有羊膜腔内出血等。受术者必备条件是：宫口开大 1cm 以上，宫颈口无黏液及出血，并有前羊水囊存在。

（二）禁忌证 前置胎盘、先兆早产、臀先露，小于 37 孕周胎儿。

（三）物品准备 羊膜镜的消毒除光源外，镜体、套管及其内芯均浸泡在 75%乙醇内 20 分钟，取出后用无菌生理盐水冲洗，接上光源即可使用。

（四）操作方法

1. 协助患者取膀胱截石位，常规消毒外阴并铺无菌孔毛巾。

2. 用阴道窥器暴露宫颈，0.5%聚维酮碘消毒宫颈及阴道，擦去宫颈口及宫颈管内黏液，必要时可用 2.5%$NaHCO_3$ 液清除黏液。

3. 有以下两种方法置入羊膜镜。①盲式放入法：在阴道检查的手指引导下，徐徐放入羊膜镜套管，进入子宫内口以 30°角向骶骨方向放入子宫内口 1cm，取出管芯，插入内镜并稍向后退至水平位，打开光源，即可见羊膜囊下极。若有宫颈黏液或血液分泌物，可用抓钳夹持棉球擦拭干净。②直接放入法：用阴道窥器协助扩张阴道，直视下放入羊膜镜。

4. 前后左右移动方向，仔细观察。临产后检查，宜在宫缩间歇期进行。检查完毕，先退出镜体，关闭光源，再取出套管；75%乙醇棉球擦拭宫颈，取出阴道窥器。

5. 所用器械清洗、擦干、消毒备用。

（五）判断标准

1. 正常 羊水清亮，无色透明，可透见胎先露及胎发在羊水中呈束状微动并可见白色光亮的胎脂片。

2. 可疑胎儿窘迫，羊水呈淡黄色、半透明，可见到胎脂，毛发隐约可见（羊水呈Ⅰ度浑浊）。

3. 胎儿窘迫，羊水呈黄或黄绿色（羊水Ⅱ度浑浊），甚至深绿色（羊水呈Ⅲ度浑浊）。

4. 胎死宫内，羊水红褐色，浑浊如肉汁状。

5. 胎盘早剥，羊水为粉红色或鲜红色。

6. 母儿血型不合胎儿宫内溶血症，羊水呈黄色或金黄色。

7. 胎膜破裂，可直接看到胎儿先露部，前羊水囊塌陷，与胎儿先露部密接（前羊水消失），羊膜镜筒内有羊水溢出。

8. 无脑儿（头先露），可见胎儿先露部，前羊水囊塌陷，与胎儿先露部密接（前羊水消失），羊膜镜筒内有羊水溢出。

（六）护理及注意事项

1. 护理人员检查前向患者介绍检查的过程，取得患者配合。

2. 操作中 ①严格无菌操作，以免引起宫内感染。②动作宜慢、轻、稳，避免损伤胎膜及宫颈组织。保持胎膜完整，感染机会相对减少。③若胎发较多，影响羊水的观察，可左右移动羊膜镜或将先露部上推，则可看清羊水情况。④胎头高浮者应注意有无隐性脐带脱垂，以防万一胎膜破裂，脐带滑出，危及胎儿生命。⑤如胎头已固定，前羊水虽很清晰，但因前后羊水此时不能互相交通，后羊水可能已粪染，故需综合其他临床检查判断。

3. 可能出现的判断错误

（1）假阴性　①胎儿消化道闭锁、畸形、胎粪无法排出；②胎头深入骨盆，前后羊水不交通，不能观察后羊水的变化。

（2）假阳性　①胎膜表面附着血液；②胎膜因某种原因不透明，误认为羊水浑浊。

附Ⅱ 妇产科常用护理技术

一、会阴擦洗/冲洗

会阴擦洗/冲洗是妇产科临床护理工作中最常见的护理技术，由于女性会阴部的各个孔道彼此临近，容易发生交叉感染，且会阴部潮湿、温暖，病菌也易滋生，因此对会阴部及其周围进行擦洗清洁是十分必要的。

（一）目的

1. 保持会阴及肛门部清洁，去除异味，促进舒适。

2. 防止生殖系统及泌尿系统的逆行感染。

3. 促进会阴伤口的愈合。

（二）适应证

1. 产后会阴有伤口者。

2. 会阴、阴道手术前后患者。

3. 妇产科手术后留置尿管者。

4. 长期卧床患者。

5. 急性外阴炎患者。

6. 长期阴道流血患者。

（三）物品准备 一次性会阴垫或橡胶单 1 块、治疗巾 1 块、会阴擦洗盘（盘内放置消毒弯盘 2 只、无菌镊子或消毒止血钳 2 把、无菌干棉球 2~3 块、无菌干纱布 2 块）、擦洗液（如 0.02%碘伏溶液，1∶5000 高锰酸钾或 0.1%苯扎溴铵溶液）、冲洗壶 1 个、便盆 1 个。

（四）操作方法

1. 告知患者会阴擦洗的目的、方法，取得患者的同意与合作。

2. 拉上床旁隔帘，保护患者隐私。嘱患者排空膀胱后脱下一条裤腿，取膀胱截石位，暴露外阴。

3. 将会阴擦洗盘放在床边，患者臀下垫一次性会阴垫。

4. 用一把镊子或消毒止血钳夹取配好的消毒棉球，用另一把镊子或消毒止血钳夹住棉球进行擦洗。一般擦洗 3 遍，顺序为：第 1 遍擦洗时自耻骨联合一直向下擦至臀部，先擦净一侧后换棉球同样擦净对侧，再用另一棉球自阴阜向下擦净中间。自上而下、自外向内，初步擦净会阴部分泌物、血迹和污垢等；第 2 遍顺序为自内向外或以伤口为中心向外擦洗。最后擦洗肛门，并将擦洗后的棉球丢弃；第 3 遍顺序同第 2 遍。必要时，可根据患者的情况增加擦洗的次数，最后用干纱布擦干。

5. 擦洗结束后，为患者更换消毒会阴垫，并整理好床铺。

6. 如行会阴部冲洗，应将便器放于橡胶单上，用镊子或消毒止血钳夹住消毒棉球，一边冲洗一边擦洗，顺序同会阴部擦洗。

（五）护理要点

1. 擦洗顺序正确、动作轻柔，擦洗时，应注意观察会阴部及会阴伤口周围有无红肿、分泌物及其性质和伤口愈合情况。发现异常及时记录并报告医生。

2. 有留置尿管者，擦洗时应注意导尿管是否通畅，避免打结或脱落。

3. 进行会阴冲洗时，应用无菌棉球堵住阴道口，防止污水进入阴道，导致上行感染。

4. 擦洗/冲洗溶液温度适中，注意保暖。

二、阴道灌洗/冲洗

阴道灌洗/冲洗有清洁、收敛和热疗的作用，是妇科术前阴道准备内容之一。

（一）目的

1. 促进阴道血液循环，减少阴道分泌物，缓解局部充血。

2. 控制和治疗炎症。

（二）适应证

1. 各种阴道炎、宫颈炎的治疗。

2. 子宫切除术前或阴道手术前的阴道准备。

3. 腔内放疗后，常规清洁冲洗。

（三）物品准备

1. 灌洗溶液　常用的阴道灌洗溶液有 0.025%碘伏溶液、生理盐水、0.2%苯扎溴铵溶液、2%~4%碳酸氢钠溶液、4%硼酸溶液、2.5%乳酸溶液、1∶5000 高锰酸钾溶液、0.5%醋酸溶液等。假丝酵母菌病患者，用碱性溶液灌洗，滴虫性阴道炎患者应用酸性溶液灌洗，非特异性阴道炎患者，用一般消毒液或生理盐水灌洗。

2. 物品　消毒灌洗筒 1 个、橡皮管 1 根、灌洗头 1 个（头上有控制冲洗压力和流量的调节开关）、输液架 1 个、弯盘 1 个、一次性塑料垫巾 1 块、橡皮垫 1 块、便盆 1 个、阴道窥器 1 个、卵圆钳 1 把、消毒大棉球 2 块、一次性手套一副。

（四）操作方法

1. 告知患者操作的方法及目的，以便患者能积极配合。

2. 嘱患者排空膀胱后，取膀胱截石位，臀部垫橡皮垫和一次性塑料垫巾，放好便盆。

3. 根据病情配制灌洗溶液 500~1000ml，将装有灌洗溶液的灌洗筒挂于输液架上，其高度距床沿 60~70cm 处，排去管内空气，试水温（41~43℃）适宜后备用。

4. 操作者右手持冲洗头，先冲洗外阴部，然后用左手将小阴唇分开，将冲洗头沿阴道纵侧壁的方向缓缓插入至阴道后穹隆部。边冲洗边将冲洗头围绕宫颈轻轻地上下左右移动或用阴道窥器暴露宫颈后再冲洗，冲洗时不停地转动阴道窥器，将整个阴道穹隆及阴道侧壁冲洗干净后，再将阴道窥器取下，使阴道内的残留液体完全流出。

5. 当灌洗溶液剩 100ml 时，夹住皮管，拔出灌洗头和阴道窥器，再冲洗一次外阴部，协助患者坐于便盆上，使阴道内残留液体流出。

6. 撤离便盆，用干纱布擦干外阴并整理床铺，协助患者采取舒适卧位。

（五）护理要点

1. 在灌洗过程中，动作宜轻柔，勿损伤阴道壁和宫颈组织。

2. 灌洗液温度不能过高或过低，以41~43℃为宜，温度过高可能烫伤患者的阴道黏膜，温度过低，患者不舒适。

3. 灌洗筒与床沿距离不超过70cm，以免压力过大、水流过速，使液体或污物进入宫腔或灌洗液与局部作用的时间不足。

4. 灌洗头插入不宜过深，弯头应向上，避免刺激后穹隆引起不适，或损伤局部组织引起出血。

5. 产后10日或妇产科手术2周后的患者，若合并阴道分泌物有臭味、浑浊、阴道伤口愈合不良、黏膜感染坏死等，可行低位阴道灌洗，灌洗筒高度不超过床沿30cm，以避免污物进入宫腔或损伤阴道残端伤口。

6. 未婚妇女可用导尿管进行阴道灌洗，不能使用阴道窥器；月经期、产后或人工流产术后子宫颈口未闭或有阴道出血患者，不宜行阴道灌洗，以免引起上行性感染；宫颈癌患者有活动性出血者，为防止大出血，禁止灌洗，可行外阴擦洗。

三、会阴湿热敷

会阴湿热敷是利用热源和药物直接接触患区，促进局部血液循环，改善组织营养，增强局部白细胞的吞噬作用，以及加强组织再生和消炎、镇痛。

（一）目的

1. 会阴湿热敷可使陈旧性血肿局限，有利于外阴伤口的愈合。

2. 消炎、消肿、镇痛。

（二）适应证　常用于会阴部水肿、会阴血肿的吸收期、会阴伤口硬结及早期感染等患者。

（三）物品准备

1. 热水袋或电取暖器或红外线灯、煮沸的50%硫酸镁或95%酒精或沸水、数块纱布。会阴擦洗盘1个，内有消毒弯盘2个、镊子或消毒止血钳2把、纱布数块、医用凡士林。棉垫1块、橡皮布1块、治疗巾1块及一次性手套等。

（四）操作方法

1. 向患者讲解会阴湿热敷目的、方法、效果及预后，鼓励患者积极配合。

2. 拉上床旁隔帘，保护患者隐私。嘱患者取膀胱截石位，暴露外阴，臀部垫橡皮布。

3. 行会阴擦洗，清洁外阴局部伤口的污垢。

4. 热敷部位先涂一薄层凡士林，盖上纱布，再轻轻敷上热敷溶液中的温纱布，外面盖上棉布垫保温。

5. 每3~5分钟更换热敷垫1次，也可用热水袋或电热包放在棉垫外，延长更换敷料的时间，每次热敷约15~30分钟。用红外线灯照射时，将灯头移至会阴上方或侧方后链接电源、打开开关，调解灯距，以患者感觉温热为宜，每次照射20~30分钟，照射完毕检查局

部充血情况，

6. 热敷完毕，更换清洁会阴垫，并整理好床铺。

（五）护理要点

1. 湿热敷温度一般为41~48℃。

2. 湿热敷面积应是病损范围的2倍。

3. 定期检查热水袋或电热包的完好性，防止烫伤，对休克、昏迷、虚脱和术后感觉不灵敏的患者应特别注意。

4. 在热敷过程中，护理人员应随时评价热敷效果。

5. 如会阴有切口者，操作应按无菌技术原则进行。

四、阴道及宫颈上药

阴道和宫颈上药操作简单，可以在医院门诊由护士操作，也可以患者自己在家中进行。

（一）目的 用于各种阴道炎、宫颈炎等的治疗，在妇产科护理操作技术中广泛应用。

（二）适应证 阴道和宫颈上药常用于各种阴道炎、子宫颈炎或术后阴道残端炎症的治疗。

（三）物品准备 阴道灌洗用品、消毒干棉球、阴道窥器、长镊子、药品。根据药物性质和上药方法可另备一次性手套、消毒长棉签等。

（四）操作方法

1. 上药前准备 嘱患者排空膀胱后，取膀胱截石位，臀部垫橡皮垫和一次性塑料垫巾，上药前先进行阴道灌洗或擦洗，用阴道窥器暴露阴道、宫颈后，用消毒干棉签擦去宫颈及阴道后穹隆、阴道壁黏液或炎性分泌物，使药物直接接触炎性组织而提高疗效。

2. 根据病情和药物性质不同采用以下上药方法。

（1）阴道后穹隆上药 用于滴虫性阴道炎、阴道假丝酵母菌病、老年性阴道炎及慢性宫颈炎等患者的治疗。常用药物有甲硝唑、制霉菌素等药片、软胶囊或栓剂。一般应在晚上睡觉前上药，避免药片脱落，以保证药物的局部作用时间。教会患者自行放置：患者于临睡前洗净双手或戴无菌手套，左手分开大小阴唇，用右手示指将药片或栓剂向阴道后壁推进至示指完全伸入为止。每晚1次，7~10次为一疗程。

（2）局部用药 常用于宫颈炎和阴道炎患者的治疗，所用药物包括非腐蚀性药物和腐蚀性药物。

1）非腐蚀性药物 ①1%甲紫，用消毒长棉棍蘸药液涂擦阴道壁，适用于阴道假丝酵母菌病的患者，每日1次，7~10日为一疗程。②新霉素、氯霉素药膏，用于急性或亚急性子宫颈炎或阴道炎的患者。

2）腐蚀性药物 ①20%~50%硝酸银溶液，使用时用消毒长棉棍蘸少许药液涂于宫颈的糜烂面，并插入宫颈管内约0.5cm，稍后用生理盐水棉球擦去表面残余的药液，最后用干棉球吸干。每周1次，2~4次为一疗程。用于治疗慢性宫颈炎颗粒增生型患者。②20%或100%铬酸溶液，用消毒长棉棍蘸少许药液涂于宫颈的糜烂面，如糜烂面乳头较大的可反复涂药数次，使局部呈黄褐色，再用长棉棍蘸少许药液插入宫颈管内约0.5cm，并保留约1分钟。每 20~30 日上药 1 次，直至糜烂面乳头完全光滑为止。适应证同硝酸银局部用药。

（3）宫颈棉球上药　适用于子宫颈急性或亚急性炎症伴有出血者。常用药物有止血药、消炎止血粉和抗生素等。使用时用阴道窥器暴露宫颈后，用长镊子夹持带有尾线的宫颈棉球浸蘸药液后塞压至子宫颈处，同时将阴道窥器轻轻退出阴道，然后取出镊子，以防退出阴道窥器时将棉球带出或移动位置，将线尾露于阴道口外，用胶布固定于阴阜侧上方。于放药 12~24 小时后，牵引棉球尾线自行取出。

（4）喷雾器上药　适用于非特异性阴道炎及老年性阴道炎患者。各种阴道用药的粉剂均可用喷雾器喷射，使药物粉末均可散布于炎性组织表面上。

（五）护理要点

1. 应用腐蚀性药物时，要注意保护好阴道壁及正常的组织，上药将纱布或干棉球垫于阴道后壁及阴道后穹隆，以免药液下流灼伤正常组织。药液涂好后用干棉球吸干，并如数取出所垫纱布或棉球。子宫颈如有腺囊肿，应先刺破，并挤出黏液后上药。

2. 应用非腐蚀性药物时，应转动阴道窥器，使阴道四壁均能涂布药物。

3. 棉棍上的棉花必须捻紧，涂药时按同一方向转动，防止棉花落入阴道难以取出。

4. 阴道栓剂应于晚上或休息时上药，以免起床后脱出，影响治疗效果。

5. 经期或子宫出血者停止阴道上药，以免引起逆行感染。

6. 未婚妇女上药时不用阴道窥器，用长棉棍涂药，棉签上的棉花应捻紧，涂药时顺同一方向转动，以免棉花遗留在阴道内。

7. 用药期间禁止性生活。

8. 宫颈棉球上药者，放药完毕嘱患者按时取出阴道内的棉球。

五、坐浴

坐浴是妇产科临床上常用的治疗各种外阴炎、阴道炎症的辅助治疗方法或作为外阴阴道手术前的准备。

（一）目的

借助水温与药物的作用，促进局部组织的血液循环，增强抵抗力，减轻外阴局部炎症及疼痛，使创面清洁，有利于组织的恢复。

（二）适应证

1. 用于外阴炎、阴道非特异性炎症或特异性炎症、子宫脱垂、会阴伤口愈合不良的治疗，根据不同的病因配制不同的溶液，以提高治疗效果。

2. 行外阴、阴道手术，经阴道行子宫切除术前进行坐浴，可以达到局部清洁的作用。

（三）物品准备

1. 坐浴盆 1 个、坐浴溶液 2000ml、坐浴液温度 41~43℃、高度为 30ml、坐浴架 1 个、无菌纱布 1 块。

2. 溶液的配制

（1）滴虫性阴道炎　常用 0.5%醋酸溶液、1%乳酸溶液或 1：5000 高锰酸钾溶液。

（2）阴道假丝酵母菌病　常用 0.5%~1%碳酸氢钠溶液。

（3）老年性阴道炎　常用0.5%～1%乳酸溶液。

（4）外阴炎及其他非特异性阴道炎、外阴阴道手术前的准备　常用1∶5000高锰酸钾溶液；1∶2000苯扎溴铵（新洁尔灭）溶液；0.025%碘伏溶液；中药液如洁尔阴等溶液。

（四）操作方法

将配制好的坐浴液（2000 ml）放入坐浴盆内，并置于坐浴架上，嘱患者排空膀胱后全臀和外阴部浸泡于溶液中，持续约20分钟。结束后用无菌纱布蘸干外阴部，根据水温不同坐浴分为3种。

1. 热浴　水温在41～43℃，适用于渗出性病变及急性炎性浸润，可先熏后坐，一般持续20分钟左右。

2. 温浴　水温在35～37℃，适用于慢性盆腔炎、手术前准备。

3. 冷浴　水温在14～15℃，刺激肌肉神经，使其张力增加，适用于膀胱阴道松弛等。一般持续2～5分钟即可。

（五）护理要点

1. 月经期妇女、阴道流血者、孕妇及产后7日内的产妇禁止坐浴。

2. 严格按比例配制坐浴溶液，浓度过高易造成黏膜烧伤，浓度太低影响治疗效果。

3. 水温适中，不能过高，以免烫伤皮肤。

4. 坐浴前应先将外阴及肛门周围擦洗干净。

5. 坐浴时将臀部及全部外阴浸入药液中。

6. 注意保暖，以防受凉。

附Ⅲ 妇产科常见手术

关键词

episiotomy	会阴切开术
vacuum extractor	胎头吸引器
forceps	产钳
cesarean section	剖宫产术

一、会阴切开缝合术

会阴切开缝合术是妇产科常见的手术之一。适时的会阴切开有助于保护盆底软组织，避免其过度伸展及胎头长时间压迫造成的组织损伤。在妇科有时为阴道手术扩大视野而行会阴切开术。常用术式有会阴左侧后-侧切开和会阴正中切开两种，见图附Ⅲ-1、附Ⅲ-2。

（一）适应证

1. 会阴弹性差、阴道口狭小或会阴部有炎症、水肿等情况，估计胎儿娩出时难免会发生会阴部严重的撕裂。

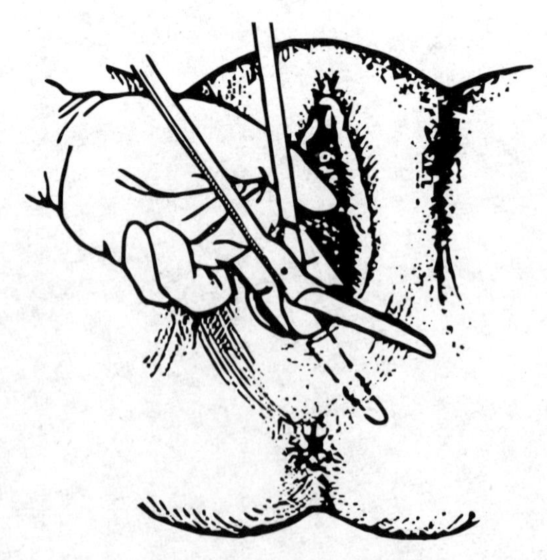

图附Ⅲ-1　会阴左侧后-侧切开

2. 胎儿较大，胎头位置不正，再加上产力不强，胎头被阻于会阴。

3. 35 岁以上的高龄产妇或者合并有心脏病、妊娠期高血压疾病等高危妊娠时，为了减少产妇的体力消耗，缩短产程，减少分娩对母婴的威胁，当胎头下降到会阴部时，就要行会阴切开术。

4. 子宫口已开全，胎头较低，但是胎儿有明显的缺氧现象，胎儿的心率发生异常变化，或心跳节律不匀，并且羊水混浊或混有胎便。

5. 借助产钳助产时。

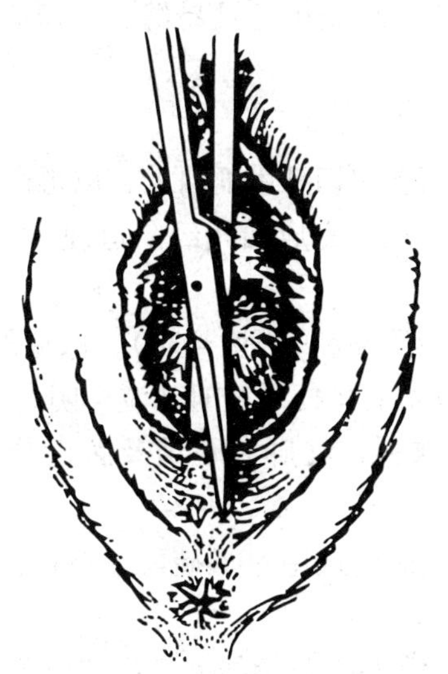

图附Ⅲ-2　会阴正中切开

（二）物品准备　无菌会阴切开包 1 个，内有长穿刺针头 1 个、弯血管钳 4 把、巾钳 4 把、持针器 1 把、侧切剪刀 1 把、20ml 注射器 1 个、2 号圆针 1 枚、治疗巾 4 张、1 号丝线 1 包、2/0 可吸收缝合线 1 根、纱布 10 块、2%利多卡因 20ml。

（三）操作方法　会阴切开之前，通常采用阴部神经阻滞麻醉及局部皮下浸润麻醉。

1. 会阴左侧后-侧切开术

（1）会阴切开　常选择会阴左后-侧切开。冲洗消毒会阴部并铺无菌洞巾。阴部神经阻滞及局部浸润麻醉生效后，术者于宫缩时以左手示、中两指伸入胎先露和阴道侧后壁之间，既可保护胎儿又可指示切口的位置，右手持侧切剪刀在会阴后联合正中偏左 0.5cm 处，向左 45°剪开会阴，长 3~4cm。切开后用纱布压迫止血。

（2）会阴缝合　胎盘娩出后，检查阴道有无其他部位的裂伤，阴道内填塞带尾纱布。检查会阴切口，找到阴道黏膜顶端，用 0 号或 1 号肠线自切口顶端上方 0.5~1cm 处开始，连续褥式缝合阴道黏膜及黏膜下组织，至处女膜外缘处打结。采用 2/0 可吸收性缝线间断缝合会阴部肌层、皮下组织，常规丝线缝合会阴皮肤。缝合时应注意缝线松紧适宜、皮肤对合整齐。

（3）取出带尾纱布，进行肛门指诊，了解有无阴道后壁血肿及肠线穿过直肠黏膜。

2. 会阴正中切开术

（1）会阴切开　冲洗消毒会阴部后铺无菌洞巾。当胎头着冠时，沿会阴正中向下切开，根据产妇会阴后联合长短而定，一般剪开不超过 2～3cm。切开后立即保护会阴，协助胎头俯屈以最小径线通过产道。

（2）会阴缝合　用 1 号肠线对位缝合阴道黏膜至阴道外口。将两侧皮下组织对位缝合，常规丝线缝合皮肤。

虽然会阴正中切开的切口小，出血少，且易缝合，但应避免切口延长导致会阴 3 度裂伤，伤及肛门括约肌。

（四）护理及注意事项

1. 护理人员术前向产妇讲清会阴切开术的目的，取得产妇理解并积极配合。

2. 术中指导产妇正确使用腹压，完成胎儿经阴道娩出。并密切观察产程进展，协助医师掌握会阴切开的时机。

3. 术后嘱产妇右侧卧位（会阴左后-侧切开时），保持外阴部清洁干燥。及时更换会阴垫。每日进行会阴冲洗 2 次，并嘱其排便后及时清洗会阴。产后 6 周内，应避免性生活。

4. 术后观察会阴切口有无渗血、红肿、硬结及脓性分泌物，有异常时及时通知医生处理。

5. 会阴切口肿胀伴明显疼痛时，选用 50%硫酸镁溶液湿热敷或 95%乙醇湿敷，加用切口局部理疗，有利于愈合。

7. 会阴后-侧切口一般于术后 3~5 日拆线，正中切口于术后第 3 日拆线。

（五）会阴切开的并发症

1. 伤口血肿　表现为在缝合后 1~2 小时刀口部位即出现严重疼痛，而且越来越重，甚至出现肛门坠胀感。此时应立即告诉医护人员，及时进行检查，可能是医生在缝合时止血不够。对这种情况，只要及时拆开缝线，清除血肿，缝扎住出血点，重新缝合伤口，则疼痛会很快消失，绝大多数可以正常愈合。

2. 伤口感染　表现为在产后 2~3 日，伤口局部有红、肿、热、痛等炎症表现，并可有硬结，挤压时有脓性分泌物。遇到这种情况，应服用合适的抗生素，并拆除缝线，以便脓液流出。同时可采用理疗来帮助消炎或用 1∶5000 的高锰酸钾温水溶液坐浴。采取这些措施后，由于会阴部血运丰富，有较强的愈合能力，一般 2 周后即会好转或愈合。

3. 伤口拆线后裂开　个别产妇在拆线后发生会阴伤口裂开，如已经出院，应立即去医院检查处理。如果伤口组织新鲜，裂开时间短，可以在妥善消毒后立即进行第二次缝合，5 日后拆线，大多可以愈合；如伤口组织不新鲜，且有分泌物，则不能缝合，可用高锰酸钾溶液坐浴，并服抗生素预防感染，待其局部形成瘢痕后愈合。

二、胎头吸引术

胎头吸引术是将胎头吸引器外口置于露出的胎头上，再用注射器将吸引器内空气吸出，形成负压区，利用负压吸引原理，吸住胎头，配合宫缩，娩出胎头的一种助产技术。常用的胎头吸引器有锥形胎头吸引器和金属扁圆形胎头吸引器两种（图附Ⅲ-3、图附Ⅲ-4）。

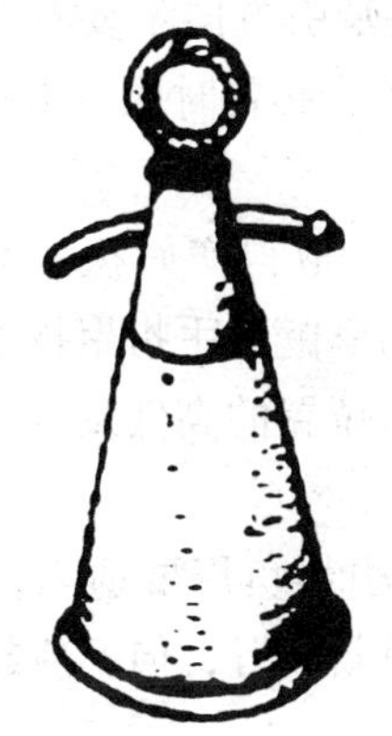

图附Ⅲ-3　锥形胎头吸引器

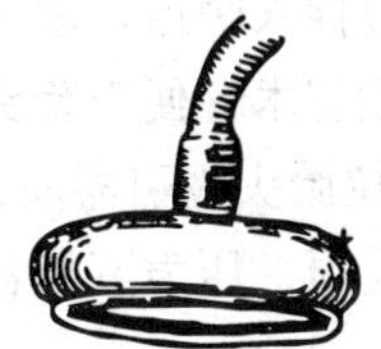

图附Ⅲ-4　金属扁圆形胎头吸引器

（一）适应证

1. 产妇患心脏病、子痫前期等需要缩短第二产程者。

2. 产妇子宫收缩乏力致第二产程延长，或胎头拨露达半小时，胎儿仍不能娩出者。

3. 产妇有剖宫产史或子宫有瘢痕，不宜过分屏气加压用力者。

（二）禁忌证

1. 严重头盆不称、面先露、产道阻塞等，不能经阴道分娩者。

2. 宫口未开全或胎膜未破者。

3. 胎头位置高，未达到阴道口者。

（三）物品准备　胎头吸引器 1 个、100ml 注射器 1 个、血管钳 2 把、吸氧面罩 1 个、治疗巾 2 张、纱布 4 块、一次性吸引管 1 根、供氧设备、新生儿低压吸引器、抢救药品等。

（四）操作方法

1. 导尿排空膀胱后，协助产妇取膀胱截石位，冲洗后消毒外阴，铺巾。

2. 阴道检查确认宫口开全，阴道口见胎头，已破膜，胎位明确。

3. 放置吸引器，左手分开两侧小阴唇，并以示、中两指撑开阴道后壁，右手将涂以润滑剂的吸引器头端缓缓送入阴道，紧贴儿头颅顶部，避开囟门。注意勿夹住阴道软组织、宫颈或脐带等（图附Ⅲ-5）。

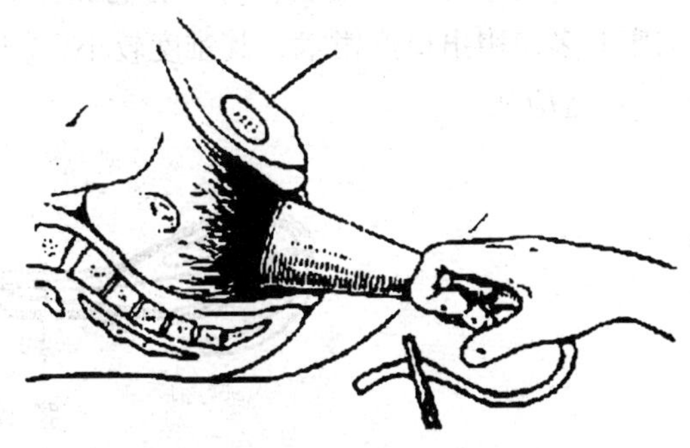

图附Ⅲ-5　放置锥形胎头吸引器

4. 开启电动负压吸引器，使负压达 37. 24～46. 55kPa。听胎心，如无异常，可在阵缩时缓缓牵引，开始稍向下牵引，随胎头的下降、会阴部有些膨隆时转为平牵，当胎头枕部露于耻骨弓下，会阴部明显膨隆时，渐渐向上提牵。吸筒应随胎头的旋转而转动。

5. 在胎头双顶径平面娩出时，可松开止血钳，消除负压，取下吸筒，用手助胎头娩出。

6. 牵引时若听到“嘶嘶”声，说明漏气，可能与放置或牵引方向不妥有关，可稍螺旋移动吸筒或重新抽出一些空气后再牵。牵引方向也可稍予改变。必要时取下重新放置。

（五）护理及注意事项

1. 护理人员术前向产妇讲解胎头吸引术助产目的及方法，取得产妇积极配合。协助产妇取膀胱截石位，消毒外阴、导尿，不作会阴切开者一般不需麻醉。手指聚拢如圆锥状，涂消毒浸润剂慢慢伸入阴道，进一步检查宫颈口开大情况及胎头位置的高低及方位。阴道较紧者，可行会阴侧切术，便于胎头通过。

2. 术中牵拉胎头吸引器前，应检查吸引器有无漏气。吸引器负压要适当，压力过大容易使胎儿头皮受损，压力不足容易滑脱。若发生滑脱，虽可重新放置，但不应超过 2 次，否则改行剖宫产。

3. 术中牵引时间不应超过 20 分钟。

4. 术后应仔细检查软产道，有撕裂伤应立即缝合。

5. 术后密切观察新生儿有无头皮血肿及头皮损伤的发生，以便及时处理；注意观察新生儿面色、反应、肌张力，警惕发生新生儿颅内出血，作好抢救准备；新生儿应静卧 24 小时，避免搬动；常规给予新生儿 10mg 维生素 K_1 肌内注射，防止出血。

6. 胎头吸引可造成胎儿头皮水肿，但多在产后 24 小时内消失。但负压过大，或吸引时间过长、吸筒吸附位置不当，可产生头皮水泡、脱皮或头皮血肿，须较长时间才能消退、愈合。严重时，胎吸可造成胎儿颅内出血，应加以预防。

三、产钳术

产钳术是指用产钳牵拉胎头以娩出胎儿的手术。根据手术时胎头在盆腔内位置的高低，分为高位、中、低位及出口产钳术。高位产钳术是指胎头未衔接时使用产钳，危险性大，已不采用。胎头衔接后使用产钳，称中位产钳术。目前也很少采用。胎儿头颅顶骨最低部位降达会阴部时使用产钳，称低位产钳术。不用分开小阴唇即能看到胎儿头皮时使用产钳，称出口产钳。产钳由左右两叶组成，每叶分为钳叶、钳茎、钳锁扣和钳柄 4 部分（图附Ⅲ-6）。目前临床上多使用出口产钳术，其难度较小，较安全。

（一）适应证

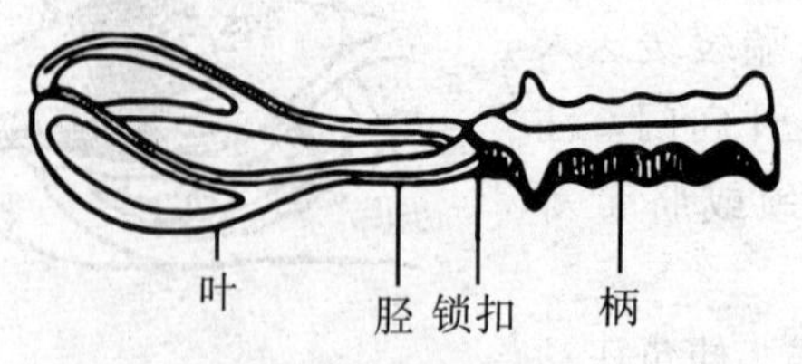

图附Ⅲ-6　常用产钳的结构

1. 胎头吸引术由于阻力较大而失败者。

2. 臀先露后胎头娩出困难者。

3. 剖宫产娩出胎头困难者。

4. 其他同胎头吸引术。

（二）禁忌证

1. 有明显头盆不称，胎头颅骨最低点在坐骨棘水平或在坐骨棘以上者。

2. 死胎、胎儿畸形者，应行穿颅术，避免手术时损伤产妇软产道。

3. 其他同胎头吸引术。

（三）物品准备　会阴切开包 1 个、无菌产钳 1 副、吸氧面罩 1 个、麻醉药、抢救药品等。

（四）操作方法　以枕前位的产钳术为例介绍。

1. 协助产妇取膀胱截石位，常规消毒外阴，铺无菌洞巾。阴道检查明确胎位及施术条件。

2. 产钳置入　先放钳的左叶，后放右叶，才能扣合。用左手握右叶，涂上润滑剂，右手作引导，缓缓送入阴道。胎头位置低者，用示、中二指作引导即可；位置较高者，须将手的大部分伸入阴道作引导。开始置入时，钳与地面垂直，钳的凹面向着会阴部，经阴道后壁轻轻插入，在右手的引起下，顺骨盆的弯度慢慢前进，边进边移向骨盆左侧，放到胎头的左侧面。放妥后取出右手，此时叶柄与地面平行，可用左手的无名指及小指托住或由助手托住。然后以同样方法，用右手握产钳的右叶，在左手的引导下慢慢送入阴道，置于儿头的右侧面。

3. 产钳合拢　如两叶放置适当，即可顺利合拢，否则可略向前后上下移动使其合拢，并使两柄间始终保持约一指尖宽的距离，不要紧靠，以免过度压迫胎头。若合拢不易，表示放置不妥，应取出重放。合拢后注意听胎心音，若有突变，说明可能扣合过紧或因夹住脐带所致，应松开详细检查。

4. 牵引及下钳　合拢后如胎心音正常，可开始牵引。牵引应在阵缩时进行，用力应随宫缩而逐渐加强，再渐渐减弱。宫缩间歇期间应松开产钳，以减少胎头受压，并注意听胎心音，牵引方向随胎头的下降而改变。开始钳柄与地面平行（头位置较高者，应稍向下牵引），两手如图所示方向用力。当枕部出现于耻骨弓下方，会阴部明显膨隆时，可改用单手缓缓向上提，助胎头仰伸娩出。胎头“着冠”后，可取下产钳。取钳顺序与置入时相反，先下右叶，再下左叶，然后用手助胎头娩出。之后按分娩机制娩出胎体。要注意保护会阴。

5. 术后检查宫颈、阴道壁及会阴切口情况，缝合切口。

（五）护理及注意事项

1. 术前护理人员应向产妇及家属解释操作的目的，指导产妇正确运用腹压，减轻其紧张情绪。

2. 术中密切观察产妇宫缩及胎心变化，视病情给产妇吸氧或补充能量。牵引时不宜紧扣产钳两柄，可在两柄间夹入小块纱布，以减少对胎头的压迫。

3. 术中为防止牵引时因用力过度而造成创伤，术者应坐位牵引，双臂稍弯曲，双肘挨胸，缓缓用力。不可伸直双臂、用足蹬踩产床猛力进行牵引，以防用力过大，对母婴造成损伤。臂力不足者，可站立牵引，但应掌握好用力及牵引的方向。

4. 术中牵引应随宫缩进行，约需 15~20 分钟。出口产钳术多数可在数分钟内结束分娩。情况较紧急者，应尽速娩出胎儿，但禁忌粗暴操作。

5. 术中牵引困难时，应酌情重新考虑分娩方式，切忌强行牵引。必要时可改行剖宫产术。

6. 术后检查产妇宫缩、阴道流血、会阴切口及排尿等情况，观察新生儿有无产伤。产程长，导尿有血尿者，可留置导尿管，并遵医嘱使用抗生素预防感染。新生儿护理同胎头吸引术。

四、臀位助产术

臀位分娩时，胎儿下肢及臀部自然娩出，仅脐以上部分由手法牵引娩出，称为臀位助产术。

（一）适应证

1. 经产妇单臀位和完全臀位，初产妇单臀位。

2. 胎儿体重小于 3500g；胎心好。

3. 产妇第二产程超过两小时而无进展者。

4. 产妇有严重合并症如心力衰竭，须立即结束分娩又无剖宫产条件。

5. 胎儿窘迫或脐带脱垂。

（二）禁忌证

1. 有明显产道阻塞等骨产道异常，不能经阴道分娩者。

2. 宫口未开全或胎膜未破者。

3. 死胎、胎儿畸形者，应行穿颅术，避免手术时损伤产妇软产道。

（三）术前准备　产妇膀胱截石位，外阴消毒，导尿；双侧阴部神经阻滞麻醉；初产臀位或会阴较紧的经产妇，须作较大的会阴切开；产钳备用。

（四）操作方法

1. 堵臀法　主要用于完全或不完全臀先露。其要点是适度用力阻止胎足娩出阴道，使宫缩反射性增强，迫使胎臀下降，胎臀与下肢共挤于盆底，有助于宫口和软产道充分扩张。

（1）堵臀　见胎儿下肢露于阴道口时，即用一消毒巾盖住阴道口，并用手堵住。每次宫缩时以手掌抵住，防止胎足早期脱出。这样反复宫缩可使胎臀下降，充分扩充阴道，直至产妇向下屏气强烈，手掌感到相当冲力时，即准备助产。

（2）娩出臀部　待宫口开全，会阴膨起，胎儿粗隆间径已达坐骨棘以下，宫缩时逼近会阴时，作会阴切开。然后选择一次强宫缩时，嘱产妇屏气用力，胎臀及下肢即可顺利娩出。

（3）娩出肩部　术者用治疗巾包住胎臀，双手拇指放在骶部，其余各指握持胎髋部，随着宫缩轻轻牵引并旋转，使骶部边下降边转至正前方，以利双肩进入骨盆入口。术者应注意双手勿握胎儿胸腹部，以免损伤内脏。并当脐部娩出时，将脐带轻轻向外拉出数厘米，以免继续牵引时过度牵拉。继续向外、向下牵引胎儿躯干的同时，徐徐将胎背转回原侧位。于耻骨联合下可见腋窝时娩出胎肩和上肢。

（4）娩出胎头　将胎背转至前方，使胎头矢状缝与骨盆出口前后径一致，胎头枕骨达耻骨联合下时，将胎体向母亲腹部方向上举，甚可翻至耻骨联合上，胎头即可娩出。

2. 扶着法　主要用于单臀先露，即腿直臀位。由于胎儿伸直的下肢与躯干能较好地扩张宫颈及阴道，并保持两壁在胸前交叉，防止上举，故单臀先露在无指征时，勿过早干预，尽量任胎臀自然娩出，至娩出达脐部时使胎背向上，术者两拇指放于胎儿大腿后面，其余四指放于骶部握住胎臀，将胎体上举并轻轻牵引，至双足脱出阴道后，即可按堵臀法娩出胎儿其他部分。

（五）护理及注意事项

1. 术前护理人员应向产妇及家属解释臀牵引术的目的，取得其配合，并减轻焦虑。术前充分考虑适应证，权衡利弊，若估计臀位分娩有困难时，应及早行剖宫产。

2. 术中密切观察产妇宫缩及胎心变化，视病情给产妇吸氧或补充能量。堵臀时应严密监护产妇和胎心情况，注意有无脐带脱垂及宫缩异常，防止胎儿窘迫和子宫破裂。避免暴力而造成骨折、颈椎脱臼、臂丛神经损伤、颅内出血等产伤。

3. 术中脐部至胎头娩出不宜超过 8 分钟，否则胎儿将因窒息而死亡。估计胎头娩出有困难时，应及早决定应用产钳助产，以免延误时间。

4. 术后观察新生儿有无产伤；检查产妇宫缩、阴道流血、会阴切口及排尿等。

五、剖宫产术

剖宫产术是经腹切开完整的子宫壁娩出能存活的胎儿及其附属物的手术。它不包括 28 孕周前施行的剖宫取胎术及取出已破裂子宫或腹腔妊娠胎儿的剖宫产术。剖宫产术是目前临床常见的产科手术之一，由于该手术有出血、感染和损伤周围脏器的危险，手术是否顺利与安全直接影响着母儿安全，故应慎重。剖宫产术的主要术式有子宫下段剖宫产、子宫体部剖宫产和腹膜外剖宫产 3 种类型。

（一）适应证

1. 产道异常　骨盆狭窄或畸形、软产道阻塞（如肿瘤、畸形）。

2. 产力异常　子宫收缩乏力，发生滞产经处理无效者。

3. 胎儿异常　异常胎位，如横位、初产臂位、胎儿宫内窘迫、巨大胎儿等。

4. 妊娠合并症及并发症　妊娠合并心脏病、重度子痫前期及子痫、前置胎盘、胎盘早剥。

5. 过期妊娠儿、早产儿、“珍贵儿”、临产后出现胎儿窘迫情况等。

6. 瘢痕子宫、生殖道修补术后，以及各种头盆不称的情况。

（二）禁忌证　死胎及胎儿畸形，不应行剖宫产术终止妊娠者。

（三）物品准备　剖宫产手术包 1 个，内置卵圆钳 6 把，1 号、7 号刀柄各 1 把，解剖镊 2 把，小无齿镊 2 把，大无齿镊 1 把，18cm 弯血管钳 6 把，不锈钢小盆 1 个，弯盘 1 个，不同型号的直血管钳各 4 把，艾利斯钳 4 把，阑尾拉钩 2 个。腹腔双头拉钩 2 个，巾钳 4 把，持针器3把，吸引器头1个，刀片3个，双层剖腹单1块，手术衣6件，治疗巾1块，纱布垫4块，纱布20块，1、4、7号丝线各1个，可吸收缝线若干根，手套10副。

（四）操作方法

1. 子宫下段剖宫产术　子宫下段剖宫产术为当前产科临床常见的剖宫产术式。

（1）切开腹壁　方式有中线纵切口、中线旁纵切口和耻骨联合上横切口。切口大小应以充分暴露子宫下段及顺利娩出胎儿为原则。

（2）探查腹腔　探查子宫旋转方向及程度、下段形成情况、胎头大小、先露高低，以估计子宫切口的位置及大小、手术的难易和准备作相应措施，探查后分别在宫体两侧与腹壁之间填入盐水纱垫，以推开肠管和防止羊水及血液进入腹腔。

（3）剪开膀胱反折腹膜　距子宫膀胱腹膜反折2cm处钳起返折腹膜，横行剪开一小口，向两侧弧形延长至10~12cm，两侧各达圆韧带内侧。

（4）分离下推膀胱　用鼠齿钳将子宫下段返折腹膜切口近膀胱侧的游离缘提起，术者以左手示指及中指钝性将膀胱后壁与子宫下段分离并向下推移，使子宫下段充分暴露。如果膀胱后血管明显，可将宫颈前筋膜剪开，在筋膜下推离膀胱，以减少出血。

（5）切开子宫　常规取子宫下段横切口：切口高度根据胎头位置高低而定，一般以胎头最大径线所在水平即下段最膨隆处为宜。①胎头深嵌者宜低，最低距膀胱不应短于2cm。②胎头高浮者宜在子宫下段与宫体交界处下2cm为宜，若在交界处切开，宫壁厚薄相差悬殊，缝合困难，影响愈合。在子宫下段正中横行切开2~3cm，然后用两手示指向左、右两侧钝性撕开延长切口，阻力大时，切不可用暴力，应改用子宫剪刀剪开，左后示指引导下用子宫剪刀直视下弧形向两侧向上剪开。切口长度10~12cm，尽量避免刺破羊膜囊。

子宫下段纵切口：适用于下段已充分扩张，两侧有静脉曲张或胎头已深深嵌入盆腔的产妇。在子宫下段中部纵行切开2~3cm，力求羊膜囊完整，以左手示中二指入切口下指引，右手持子宫剪向下剪至距离膀胱游离缘2cm处，以免娩出胎头时损伤膀胱，同法向上剪开下段。若下段形成不够，向宫体部延伸而成为下段-宫体剖宫产术，目前已极少采用。

（6）娩出胎儿　用血管钳刺破羊膜，吸净羊水后，以右手进入宫内，探查先露的方位及高低。如为头位，将手插至胎头前下方达枕额周径平面，按分娩机制向子宫切口处提拉旋转胎头，当胎先露已达切口处时，以左手向上牵拉子宫切口上缘，右手将胎头以枕前位向子宫切口外上方托出，同时助手在子宫底加压，协助娩出胎头。胎头娩出后立即用手挤出胎儿口、鼻腔中的液体或用橡皮球及吸管吸出口、鼻腔中的液体，继而将胎儿颈部向一侧倾斜，两手牵拉胎儿下颌娩出一肩后，改向对侧牵拉，双肩娩出后立即向外提拉牵出胎体，断脐后，新生儿交台下处理。

2. 子宫体部剖宫产术　该术式操作简易迅速，可在紧急情况下迅速娩出胎儿，争取抢救机会。但其缺点是切口部肌肉组织厚，缝合常不理想，出血多，再孕时子宫破裂率高，术后粘连发生率高。

（1）切开腹壁和探查腹腔　同子宫下段剖宫产术。

（2）切开子宫　取两侧圆韧带之间的子宫壁正中纵切口4~5cm至胎膜前，用子宫剪刀将上下端延长至10~12cm，然后刺破胎膜，及时吸净溢出的羊水。

（3）娩出胎儿 原则上以臀位助产方式完成。术者以右手扩大胎膜破口后伸入宫腔内握住胎足，以臀牵引方式娩出胎儿。

（4）娩出胎盘、胎膜 同子宫下段剖宫产术。

（5）缝合子宫切口 子宫前壁的缝合按肌层厚薄而定。目前大都采用两种缝合法。其一，间断+连续缝合法：用大圆针及1-0络制肠线间断“8”字缝合肌层，不穿透子宫内膜及浆膜；第二层连续褥式缝合浆肌层。其二，连续+间断+连续缝合法：第一层连续缝合肌层内2/3，不穿透子宫内膜及浆膜；第二层间断缝合浆肌层；第三层连续水平褥式缝合浆膜层，此时进针宜稍深以使浆膜完全覆盖子宫切口。

（6）清理腹腔 吸净溢入腹腔的羊水、胎便及血液，用生理盐水冲洗净腹腔，然后撤除堵塞纱垫，扶正子宫，探查双侧附件有无异常，用大网膜遮盖住子宫切口减少粘连，点清纱布敷料及器械。

（7）缝合腹壁 同子宫下段剖宫产术。

3. 腹膜外剖宫产术 该术式原用于有宫内感染或有潜在感染的产妇。由于此术式较腹膜内子宫下段剖宫产术困难、复杂，手术开始至胎儿娩出所需的时间较长，尤其膀胱反折腹膜分离的不充分，使子宫切开不够大，高浮或深嵌的胎头，容易发生捞取胎头困难，子宫切口撕裂出血，损伤膀胱、输尿管等并发症。

（1）切开腹壁 同腹膜内子宫下段剖宫产术。

（2）分离腹壁后间隙 术者用手指沿腹壁切口的左侧缘分离腹壁后间隙。膀胱多随子宫的右旋而偏右，在左侧处较易暴露膀胱，因此手术取左侧入。

（3）暴露三角区，分离脂肪堆 术者用右手指沿腹壁切口左侧缘，分离腹壁后间隙，暴露膀胱前壁及左侧窝，腹横筋膜较薄弱，可与下方的脂肪组织一并推开，若腹横筋膜增厚，则剪开之，分离的深度以不超过腹壁下动脉为限。助手用腹壁拉钩提起左侧腹壁切缘，以暴露膀胱左侧之脂肪堆。术者以左手压住膀胱顶部的腹膜，右手将侧窝中的黄色脂肪及结缔组织推向外侧，暴露出腹膜返折。返折的特点是色浅、光滑、发亮，若左手放松压迫，有时可见到腹水充盈。此三角区的三边由腹壁下动脉、腹膜返折及膀胱侧壁构成。子宫肌壁构成了三角区的底，其表面附着子宫前筋膜。推离脂肪堆，应从近膀胱顶部较高的位置开始，逐步分清通向膀胱较低处的术野，防止损伤输尿管及髂内血管。

（4）暴露子宫下段，切开子宫前筋膜 三角区界限辨清后，将腹膜返折缘下1cm处之宫颈前筋膜钳起，将其横行剪开直达子宫右侧缘，然后从子宫颈前筋膜下游离切口以下的膀胱后筋膜，右手提起膀胱，双手拉紧膀胱与腹膜返折间的筋膜，辨别膀胱顶部的界限，将筋膜剪开，直至充分暴露子宫下段为止。

（5）横行切开子宫，娩出胎儿，同腹膜内剖宫产术。

（6）确认无输尿管、膀胱损伤后，缝合子宫切口。方法与腹膜内子宫下段切口剖宫产术相同，但必须确保切口完全封闭，腹位膀胱，筋膜不需缝合，逐层缝合腹壁。

（五）护理及注意事项

1. 术前准备

（1）向家属讲解剖宫产术的必要性、手术过程及手术后的注意事项，消除患者紧张情绪，以取得患者及家属的配合。

（2）腹部备皮同一般腹部手术。

（3）术前禁用抑制剂，如吗啡等，以防新生儿窒息。

（4）安置保留导尿管，做好输血准备。

（5）准备好新生儿保暖和抢救工作，如气管插管、氧气及急救药品。

（6）产妇体位　取仰卧位，必要时稍倾斜手术台或侧卧位，可防止或纠正产妇血压下降和胎儿窘迫情况。

（7）密切观察胎儿胎心，并做好记录。

2. 术中配合　注意观察产妇生命体征，配合医师顺利完成手术过程。按医嘱输血、给宫缩剂。如因胎儿下降太低，取胎头困难，助手可在台下戴消毒手套，自阴道向上推胎头，以利胎儿娩出。

3. 术后护理　按一般腹部手术后常规护理及产褥期妇女的护理，应该注意以下方面。

（1）术后24小时取半卧位，以利恶露排出。

（2）鼓励产妇勤翻身，早下床活动以防肺部感染及粘连等并发症；鼓励产妇6小时后进流食，以保证产妇营养，有利于乳汁的分泌。

（3）注意产妇子宫收缩及阴道流血情况。

（4）留置导尿管24小时，拔除后注意产妇排尿情况。

（5）出院指导　保持外阴清洁；避孕2年以上；鼓励产妇坚持母乳喂养；进食营养丰富、全面的食物，保证产后恢复及母乳喂养的进行；坚持做产后保健操，以助身体的恢复；产后42日到门诊复查子宫复旧情况。

六、人工剥离胎盘术

人工剥离胎盘术是指在胎儿娩出后，术者用手剥离、取出滞留于宫腔内胎盘的手术。

（一）适应证　胎儿娩出后，胎盘部分剥离引起子宫大量出血，经按摩宫底或用宫缩剂等处理，胎盘不能完全排出者；胎儿娩出后30分钟，胎盘仍未剥离排出者。

（二）禁忌证　植入性胎盘，切勿强行剥离。

（三）物品准备　一般不需要麻醉，可适量给予镇静剂。子宫颈内口较紧时，可肌内注射哌替啶100mg及阿托品0.5mg，也可用乙醚麻醉。

（四）操作方法

1. 产妇取膀胱截石位，术者更换手术衣及手套，外阴重新消毒，换消毒巾，导尿。

2. 术者一手放在腹部向下推压宫体，另一手手指并拢呈圆锥形，循脐带伸入宫腔，找到胎盘边缘，如胎盘为已剥离但被宫颈嵌顿者，可将胎盘握住，顺一个方向，旋转取出。若胎盘尚未剥离，术者手背紧贴宫壁，掌面向胎盘的母体面，以手掌的尺侧缘慢慢将胎盘自宫壁分离，等全部胎盘剥离后始可握住全部胎盘，在宫缩时用手牵引脐带协助胎盘娩出。切忌抓住部分胎盘，人为造成胎盘破碎，出血过多等。

3. 术后肌内注射宫缩剂，立即检查胎盘胎膜是否完整。如有缺损，应重新伸手入宫腔，取出残留物，如手取不净时，可用大钝头刮匙刮宫。

（五）护理及注意事项

1. 术前护理人员应向产妇说明行人工胎盘剥离术的目的，取得患者配合。注意产妇一般情况，做好输液输血准备。

2. 术中密切观察产妇的生命体征。严格执行无菌操作规程，操作要轻柔；切忌强行剥离或用手抓挖宫腔，以免损伤子宫；剥离时发现胎盘与子宫壁之间界限不清，找不到疏松的剥离面不能分离者，应疑为植入性胎盘，不可强行剥离。

3. 术中剥离胎盘后注意观察子宫收缩及阴道流血，宫缩不佳时，及时按摩子宫，并遵医嘱注射子宫收缩剂（如缩宫素等）。

4. 术中仔细检查取出的胎盘、胎膜是否完整，若有少量胎盘缺损，可用大刮匙轻刮1周，确保胎盘完整娩出。

5. 术中应尽量减少宫腔内操作次数，预防感染。

6. 术后注意观察患者有无发热、阴道分泌物异常等体征，遵医嘱使用抗生素预防感染。

七、中期引产术

中期引产主要包括依沙吖啶引产和水囊引产。利凡诺是一种强力杀菌剂，能刺激子宫平滑肌收缩，胎儿可因中毒而死亡。利凡诺引产是将利凡诺经羊膜腔注入，安全剂量为100mg，反应量为120mg，中毒量为150mg。所以安全范围较大，即使进入母体血循环也不致发生危险。水囊引产是将水囊放置在子宫壁与胎膜囊之间，引起子宫收缩，促使胎儿胎盘排出。

（一）适应证　妊娠15~24周，要求终止妊娠，而无禁忌证者。

（二）禁忌证　急性传染病或急性生殖器炎症，尚未治愈者；急慢性肝肾疾病及严重心脏病、高血压、血液病者；近期曾有同类引产手术者，尤其已有感染症状者；子宫壁有瘢痕者；有反复阴道流血者。

（三）操作方法

1. 利凡诺引产　采用羊膜腔内注射法，孕妇排空膀胱，取平卧位，消毒皮肤，铺无菌巾，在宫底与耻骨联合中点，胎儿肢体侧局部注射麻醉剂，用20号腰穿针垂直刺入腹壁，当穿过子宫壁时有减压感，即进入羊膜腔。抽出针芯，可见羊水溢出，换装有利凡诺液的注射器，慢慢注入，注射完毕后快速抽出穿刺针，盖无菌纱布，压迫片刻后用胶布固定。

2. 水囊引产　患者排空膀胱取截石位，消毒外阴、阴道，宫颈钳牵拉宫颈前唇，将水囊经宫颈口送入宫腔，经导尿管向水囊内注入无菌的生理盐水，每一孕月注入100ml，总量不超过500ml，并加入数滴亚甲蓝以利识别羊水和注入液，将导尿管扎紧折叠置于阴道内，填塞纱布防止导尿管脱出。放置水囊后出现强有力的宫缩时，应取出水囊；无论有无宫缩，水囊放置宫内的时间最长不超过48小时；如宫缩过强、出血较多或体温超过38℃时，应提前取出，并设法结束妊娠。

（四）护理

1. 术前严格评估，严格掌握适应证。测体温2次超过37.5℃时，应进行检查和治疗后方可施术。

2. 用药后定时测量生命体征，严密观察并记录宫缩，胎心、胎动消失的时间及阴道流血情况。

3. 引产期间产妇尽量卧床休息，预防突然破水。

4. 产后应仔细检查软产道及胎盘的完整性，通常待组织排出后常规做清宫术。注意观察产后宫缩、感染体征、阴道流血、排尿功能等的恢复情况。

5. 及时采取退乳措施，术后6周内禁止性交及盆浴，为产妇提供避孕措施。

八、晚期妊娠引产术

（一）适应证

1. 过期妊娠。

2. 高危妊娠胎儿已出现危险征象，如胎儿宫内窘迫。

3. 破膜24小时仍无产兆者。

4. 死胎、胎儿严重畸形。

5. 各种妊娠合并症治疗无效，继续妊娠对孕妇不利。

（二）禁忌证　有明显头盆不称，产道梗阻、横位、臀位，估计阴道分娩有困难者。

（三）操作方法

1. 缩宫素引产　以2.5~5U缩宫素加入5%葡萄糖500ml，配成0.5%~1%浓度进行滴注，滴速为8~10滴/分，视宫缩情况可逐渐加快至40滴/分。严密观察宫缩、胎心、血压及产妇一般情况。

2. 人工破膜术　适用于宫颈成熟、胎膜未破、胎头固定、羊水过多、胎盘早期剥离或前置胎盘。取膀胱截石位，消毒外阴及阴道，用手指经宫颈剥离胎膜4~5cm，然后用有齿钳在另一手指引导下，刺破胎膜，使羊水缓慢流出。若羊水流出不畅，可轻轻上推胎头，以利于羊水流出。

（四）护理

1. 严格掌握适应证，排除禁忌证。

2. 引产过程中，必须专人严密观察，注意血压、脉搏、宫缩强度、频率、胎心率及宫颈口扩张与胎先露下降情况。

3. 人工破膜前、后应注意胎心率。

4. 人工破膜时，破膜时间选在两次宫缩之间。

（李　青　单伟颖）

参 考 文 献

1. 郑修霞. 妇产科护理学. 第 5 版. 北京：人民卫生出版社，2012.
2. 郑修霞. 妇产科护理学. 第 4 版. 北京：人民卫生出版社，2006.
3. 乐杰. 妇产科学. 第 7 版. 北京：人民卫生出版社，2008.
4. 谢幸，苟文丽. 妇产科学. 第 8 版. 北京：人民卫生出版社，2013.
5. 丰有吉，沈铿. 妇产科学. 第 2 版. 北京：人民卫生出版社，2010.
6. 何仲. 临床护理学：生殖. 北京：中国协和医科大学出版社，2002.
7. 何仲. 妇产科护理学. 北京：北京大学医学出版社，2011.
8. 王立新，姜梅. 实用产科护理及技术. 北京：科学技术出版社，2008.